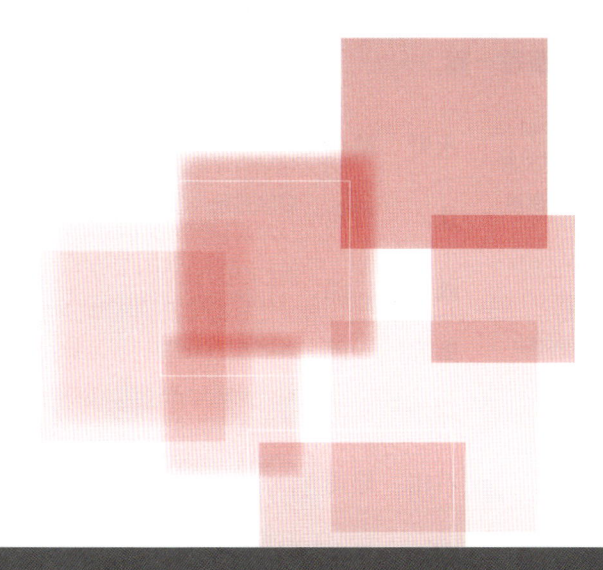

Rehabilitation for Multimorbidity and Multiple Disabilities (MMD)

重複障害の
リハビリテーション

Masahiro Kohzuki
上月 正博 編著

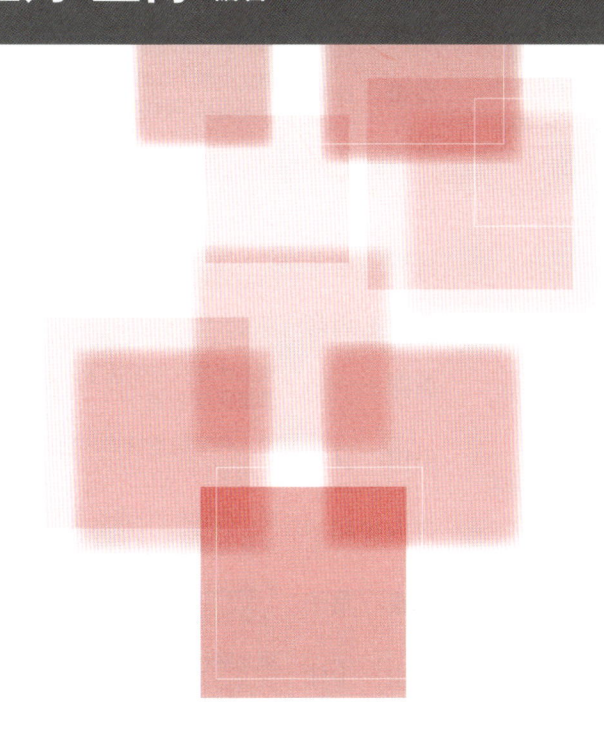

三輪書店

執筆者一覧 (執筆順)

上月 正博	東北大学大学院医学系研究科機能医学講座内部障害学分野
三浦 美佐	筑波技術大学保健科学部保健学科理学療法学専攻
木村 浩彰	広島大学病院リハビリテーション科
伊藤 修	東北大学大学院医学系研究科機能医学講座内部障害学分野
伊藤 貞嘉	東北大学大学院医学系研究科内科病態学講座腎・高血圧・内分泌学分野
海老原 覚	東邦大学大学院医学研究科リハビリテーション医学講座
小川 純人	東京大学大学院医学系研究科加齢医学講座
森 信芳	東北大学大学院医学系研究科機能医学講座内部障害学分野
濱田 一路	東北大学大学院医学系研究科機能医学講座内部障害学分野
永山 寛	日本医科大学大学院医学研究科神経内科学分野
渡辺 毅	独立行政法人労働者健康福祉機構 福島労災病院
秋澤 忠男	昭和大学医学部内科学講座腎臓内科学
松浦 弓恵	昭和大学医学部内科学講座腎臓内科学
三浦 平寛	東北大学大学院医学系研究科機能医学講座内部障害学分野
田澤 泰	東北大学大学院医学系研究科機能医学講座内部障害学分野
安達 仁	群馬県立心臓血管センター循環器内科
高橋 哲也	東京工科大学医療保健学部理学療法学科
及川 恵子	東海大学医学部付属八王子病院循環器内科
兵頭 昌樹	東海大学医学部専門診療学系リハビリテーション科学
荒川 英樹	和歌山県立医科大学リハビリテーション医学
中村 健	和歌山県立医科大学リハビリテーション医学
田島 文博	和歌山県立医科大学リハビリテーション医学
永野 靖典	高知大学医学部附属病院リハビリテーション部
辻 哲也	慶應義塾大学医学部リハビリテーション医学教室
國枝 顕二郎	浜松市リハビリテーション病院リハビリテーション科
藤島 一郎	浜松市リハビリテーション病院
鈴木 文歌	東北大学大学院医学系研究科機能医学講座内部障害学分野
石田 健司	栗原市立栗原中央病院リハビリテーション科
細田 里奈	高知大学医学部附属病院リハビリテーション部
志村 敦子	高知大学医学部附属病院看護部
猪飼 哲夫	東京女子医科大学リハビリテーション科
宮崎 博子	京都桂病院リハビリテーションセンター
増田 卓	北里大学医療衛生学部リハビリテーション学科
神谷 健太郎	北里大学病院リハビリテーション部
牧田 茂	埼玉医科大学国際医療センター心臓リハビリテーション科
高橋 珠緒	東北大学大学院医学系研究科機能医学講座内部障害学分野
武居 光雄	諏訪の杜病院
倉富 暁子	古賀病院 21 循環器科
河村 孝幸	東北福祉大学健康科学部医療経営管理学科
久道 周彦	東北大学病院薬剤部
黒澤 一	東北大学大学院医学系研究科産業医学分野
山田 良徳	帝人在宅医療株式会社 大阪支店
吉内 佐和子	関西医科大学附属枚方病院栄養管理部・健康科学センター
後藤 葉子	札幌医科大学保健医療学部作業療法学科
大山 千佳	東北薬科大学病院リハビリテーション科

序

　わが国は世界がこれまで経験したことのない超高齢社会となった．超高齢社会では多疾患患者が増えるため，障害も単一ではなく，重複障害という新たな課題に直面している．

　超高齢社会では重複障害者に対するリハビリテーション（以下，リハ）のニーズは予想以上に高まっている．しかし，これまでのリハのガイドラインは，原則的に単一疾患・障害を対象としているため，臨床現場では，重複障害者に対するリハの実施に関して戸惑いがみられる．例えば，心不全，呼吸不全，関節疾患を合併しているためにリハを積極的に行わない脳卒中症例，透析のためにリハを行わない心疾患症例，呼吸不全を合併し「少し動いただけで息苦しいので運動器リハを中止する」ためにリハがなかなか進まない運動器疾患症例などである．しかし，本書をご一読いただければ，こういう対応はすべて誤りであることがわかる．一般的に，低体力者ほどリハの効果が大きく出やすく，重複障害者ではリハ効果が高い可能性がある．

　脳卒中リハでは在宅生活や復職をゴールとしがちであるが，心臓リハのゴールは，単にそれだけではなく，心血管疾患の再発防止，生命予後の延長を含む．すなわち，心疾患を合併する脳卒中患者では，心臓リハのようなきちんとしたリハを行うことで，生命予後の延長も期待できる．

　このように，重複障害者にもリハは積極的に行われるべきものである．注意すべきことは，臓器連関や障害連関が存在しているため，その組み合わせ次第では，ある障害には有効なリハがほかの障害にも有効であったり，逆に有害であったりすることである．

　脳卒中片麻痺患者の歩行は，健常者と比べエネルギーの消費は77〜224％増しであるため，同じ運動でも脳卒中発症前より心臓にも高負荷となる．脳卒中に慢性心不全を合併している場合には，歩行時のエネルギー消費は装具や杖の使用で少なくなるとはいえ，運動療法の中止基準は心不全のものに従い，いくぶんマイルドな運動にとどめるなど全身状態やリスクの十分な把握を行い，重複障害など状況に応じた個別プログラムを作成することが重要である．

　本書は，重複障害者に対してどのようなリハが安全かつ有効であるかを，臓器連関の視点や最新のエビデンスを交えながら系統的に解説した初めての書である．臓器連関，障害連関，重複障害リハの基本知識やその実際を，専門医が責任をもって吟味し，最新情報まで残らず取り込むように努めた．また図表を多用し，明快さを心がけ，要領よくしかも誤解なく読めるように工夫を凝らした．本書をご一読いただければ，重複障害リハの正しい方法が驚くほど短時間で身につき，明日からのリハに自信をもって取り組めること請け合いである．

　本書はこれから重複障害のリハを開始しようというリハ医およびコメディカルの日常臨床の現場での手引き書として，また，すでに行っている方々の技術や考え方

の再点検やブラッシュアップの役割も果たせるように構成されている．編者の意図に快く賛同してくださった執筆者各位に深く感謝するとともに，企画・編集で何かと手を煩わせた三輪書店の山中恭子氏にも感謝する．

　本書により，リハスタッフが重複障害者に十分な自信を持って対応し，患者の生活機能予後・生命予後の改善やQOLの向上，家族・介護者負担の軽減などに大きく貢献することを期待する．本書が良質なリハの普及を促進し，1人でも多くの障害をおもちの方やご家族の福音になれば，編者としてこれに勝る喜びはない．

2015年4月

上月　正博

目　次

● 第 1 章　重複障害のリハビリテーション総論
1. 重複障害の定義 ……………………………………………………………… 2
上月正博
2. 重複障害リハビリテーションの定義とエビデンス ……………………… 26
上月正博
3. チームアプローチ（チーム医療）と重複障害 …………………………… 43
上月正博

● 第 2 章　重複障害をめぐる基礎知識：臓器連関
1. 視覚と聴覚 …………………………………………………………………… 52
三浦美佐
2. 脳神経と視覚，聴覚 ………………………………………………………… 59
三浦美佐
3. 脳・神経と骨・関節 ………………………………………………………… 63
木村浩彰
4. 心臓・血管と脳・神経 ……………………………………………………… 69
伊藤　修
5. 心臓・血管と視覚，聴覚 …………………………………………………… 78
三浦美佐
6. 心臓・血管と腎臓 …………………………………………………………… 83
伊藤貞嘉
7. 心臓・血管と肺 ……………………………………………………………… 89
海老原　覚
8. 心臓・血管と骨・関節 ……………………………………………………… 93
小川純人
9. 呼吸器と脳・神経 …………………………………………………………… 98
森　信芳
10. 呼吸器と肝臓 ……………………………………………………………… 113
濱田一路
11. 呼吸器と骨・関節 ………………………………………………………… 116
濱田一路
12. 腎臓と脳・神経 …………………………………………………………… 119
永山　寛
13. 腎臓と肺 …………………………………………………………………… 124
海老原　覚
14. 肝臓と腎臓 ………………………………………………………………… 128
渡辺　毅
15. 腎臓と骨・関節 …………………………………………………………… 146
秋澤忠男，松浦弓恵
16. 認知症と骨・関節 ………………………………………………………… 152
三浦平寛
17. 認知症と生活習慣病 ……………………………………………………… 162
三浦平寛
18. がんと骨・関節 …………………………………………………………… 171
田澤　泰
19. がんと生活習慣病 ………………………………………………………… 176
田澤　泰

● 第 3 章　重複障害のリハビリテーション各論
Ⅰ．重複障害のリハビリテーション診療の手順 ……………………………… 182
上月正博

Ⅱ．運動処方総論
1．運動処方の基本 ……………………………………………………………… 191
安達　仁
2．監視，非監視の運動療法 ……………………………………………………… 204
高橋哲也

Ⅲ．救急処置・安全対策のポイント ……………………………………………… 218
及川惠子

Ⅳ．各種疾患のリハビリテーション
1．脳・神経のリハビリテーション ……………………………………………… 234
兵頭昌樹
2．脊髄疾患のリハビリテーション ……………………………………………… 251
荒川英樹，中村　健，田島文博
3．心臓・血管疾患のリハビリテーション ……………………………………… 265
伊藤　修
4．呼吸器疾患のリハビリテーション …………………………………………… 281
海老原　覚
5．腎臓疾患のリハビリテーション ……………………………………………… 289
上月正博
6．運動器疾患のリハビリテーション …………………………………………… 303
永野靖典
7．生活習慣病のリハビリテーション …………………………………………… 326
上月正博
8．悪性腫瘍（がん）のリハビリテーション ………………………………………… 350
辻　哲也
9．摂食嚥下障害のリハビリテーション ………………………………………… 367
國枝顕二郎，藤島一郎

●第4章　重複障害のリハビリテーションの実際
Case 1：視覚障害を有する心臓リハビリテーション患者への運動処方 ………… 384
上月正博
Case 2：聴覚障害を有する呼吸リハビリテーション患者への運動処方 ………… 393
鈴木文歌
Case 3：脳卒中を合併した運動器疾患患者への運動処方 ……………………… 398
石田健司，永野靖典，細田里奈，志村敦子
Case 4：腎障害のある脳卒中片麻痺合併例へのリハビリテーション ………… 405
猪飼哲夫
Case 5：COPDを合併した心臓リハビリテーション患者への運動処方 ……… 412
宮崎博子
Case 6：腎不全を合併した心臓リハビリテーション患者への運動処方 ……… 422
増田　卓，神谷健太郎
Case 7：心不全・呼吸不全を有する超肥満患者への運動処方 ………………… 428
鈴木文歌
Case 8：運動器疾患を合併した心臓リハビリテーション患者への運動処方 …… 432
牧田　茂
Case 9：運動器疾患を合併した呼吸リハビリテーション患者への運動処方 …… 438
高橋珠緒
Case10：下肢切断合併例の透析患者へのリハビリテーション ………………… 445
武居光雄
Case11：腎臓障害のある心不全例へのリハビリテーション …………………… 454
倉富暁子
Case12：摂食嚥下障害合併例への呼吸リハビリテーション …………………… 460
國枝顕二郎，藤島一郎

- Case13：肝肺症候群へのリハビリテーション……469
  上月正博
- Case14：糖尿病を有する患者への回復期心臓リハビリテーションの実際……475
  河村孝幸
- Case15：がんと運動器疾患……483
  永野靖典
- Case16：認知症と運動器疾患……492
  海老原 覚

●コラム：重複障害のリハビリテーション成功へのコツ
- コツ①：スタッフの教育のコツ　498
- コツ②：運動療法を長く継続させるためのコツ　500
- コツ③：やる気のない患者への対応のコツ　501
- コツ④：高齢者への対応のコツ　502
- コツ⑤：クレーム対応のコツ　504
- コツ⑥：コンプライアンス，アドヒアランス，コンコーダンス　507
- コツ⑦：ダイナミックフラミンゴ療法　509
- コツ⑧：こんなリハ医は嫌われる15の条件　511
- コツ⑨：体力の二極分化　513
- コツ⑩：プラトンの教え　514
- コツ⑪：らくらく運動　516
- コツ⑫：リハビリテーション従事者に望むこと　518
  上月正博
- コツ⑬：薬剤　520
  久道周彦
- コツ⑭：禁煙　524
  黒澤 一
- コツ⑮：酸素療法　527
  山田良徳
- コツ⑯：栄養指導の効果を高める秘訣とは？　529
  吉内佐和子
- コツ⑰：住環境―重複障害者住宅のための条件設定　532
  後藤葉子

●付録　上月正博，高橋珠緒，大山千佳
- ①eGFR男女・年齢別早見表　538
- ②心機能指標正常値　540
- ③関節可動域表示ならびに測定法　541
- ④METs換算表　550
- ⑤障害者の権利に関する宣言　551
- ⑥介護保険制度　553
- ⑦身体障害者障害程度等級表　556
- ⑧要介護認定の認定調査票（基本調査）の構成　558
- ⑨視覚検査　559
- ⑩聴覚検査　562
- ⑪高次脳機能検査法　563
- ⑫音声・言語機能　564
- ⑬標準失語症検査　565
- ⑭ADL評価法　566
- ⑮運動負荷試験　571
- ⑯精神・心理機能検査　573

索　引　577

第1章

重複障害の
リハビリテーション総論

1. 重複障害の定義

●重複障害とは

1. 海外での重複障害の考え方

　重複障害とは，一般に障害を2つ以上あわせもつことをいうが，共通した明確な定義はない．すなわち，重複障害のとらえ方は疾患や障害の選び方，法律や制度によって異なり，必ずしも明確で統一的なとらえ方があるとはいえない現状にある．

　本来，重複障害に相当する英語は multiple disabilities であろうが，そのような表現ではしばしば profound intellectual and multiple disabilities（PIMD）や cerebral palsy と同義のように用いられ，老若男女にみられる障害の重複という意味での重複障害とは異なる内容になっている[1-4]．

　一方，重複障害を引き起こす原因疾患は一般に複数あることから（重複疾患），重複疾患に相当する英語をみてみると，multimorbidity や comorbidity という言葉があり，よく使用されている．Multimorbidity は2つ以上の疾患が同時にみられるものであり，comorbidity は単なる2つ以上の疾患の組み合わせでなく，関連のある，あるいは関連の深い疾患の組み合わせと定義されているが[5]，同じものとして扱う場合も少なくない．

　Multimorbidity の患者は，日常生活活動（Activities of Daily Living：ADL）が損なわれ，入院頻度が多く，入院期間が長く，生活の質（Quality of Life：QOL）が低く，心理的負担が大きく，手術後の合併症も多く，多くの医療費を要するとされている[6-10]．Multimorbidity の患者の治療に関するエビデンスは十分でなく[11]，さまざまな疾患の治療ガイドラインでも multimorbidity に対しては十分注意が払われていない[12)13]．そのため，現場の医師は，臨床ガイドラインは multimorbidity の患者に使用することができないと主張するために，ガイドラインの普及が進まない一因にもなっている[14]．

　Fortin ら[15]のシステマティックレビューによると，75歳での multimorbidity の頻度はプライマリーケアでの統計では3.5～98.5%，一般人口あたりで13.1～71.8%と大きな幅がある（図1，2）．これは，multimorbidity の対象にする疾患内容や診察する医師の専門性，患者の年齢や経済状態，地理的状況によっても異なるためであると考えられる[13)15-17]．すなわち，multimorbidity は慢性疾患であり，主に慢性閉塞性肺疾患（Chronic Obstructive Pulmonary Disease：COPD），糖尿病，高血圧症，がん，脳卒中，認知症，うつ，関節疾患，不安，うっ血性心不全，冠動脈疾患，喘息，不整脈，甲状腺疾患，貧血，聴覚障害，脂質異常症，肥満，前立腺肥大，骨粗鬆症の20疾患が挙げられるが[13]，確定したものではなく，肥満が除外されたり，パーキンソン病や AIDS を入れたり，また疾患数としても7～52個とまちま

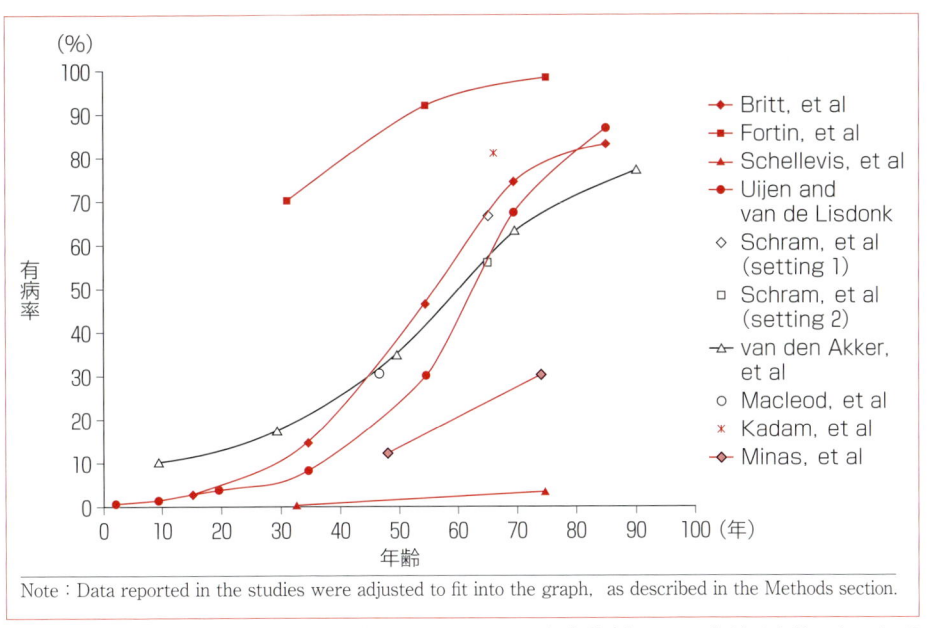

図1 multimorbidityの有病率（プライマリケア医の報告資料にもとづく）（文献15）より引用）

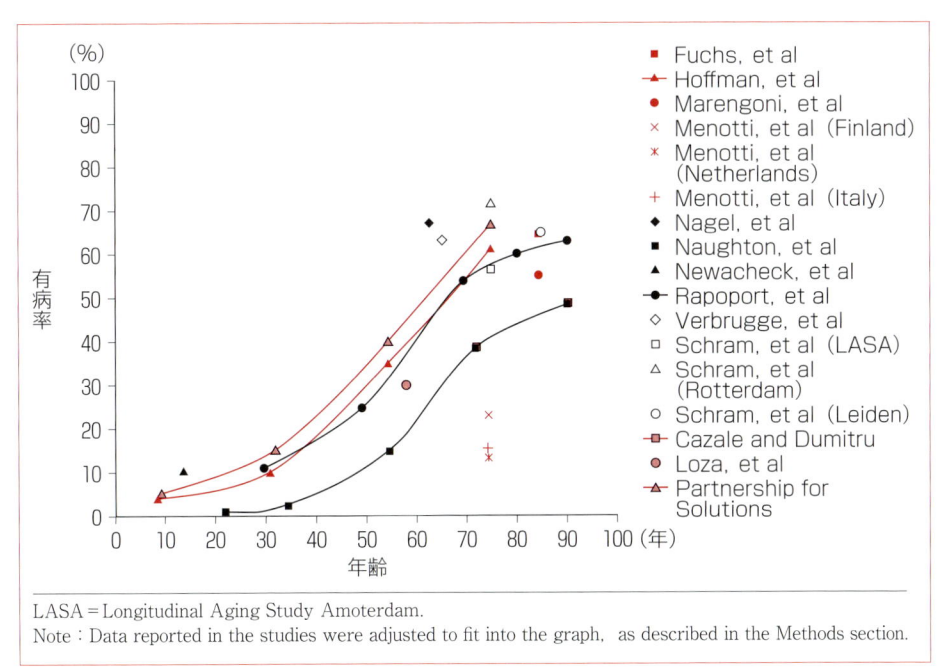

図2 multimorbidityの有病率（人口あたり）（文献15）より引用）

ちである[13)15)16)]．

　一般に，患者が高齢であるほど，高学歴であるほど，収入が多いほど，医師が専門医でなく一般医（GP）であるほど，老人施設にいるほど，multimorbidityの頻度が高い（**表1，2**）[7)]．また，肥満があるとmultimorbidityを有する確率は2倍に増える（**図3**）[18)]．COPD患者では97.7%で1つ以上の他の疾患を有し，53.5%で4つ

1. 重複障害の定義　3

表1 multimorbidityの有病率と罹病率（文献7）より引用）

性別	年齢	患者数	重複疾患の有病率（%）	疾患の平均数	重複疾患の罹患率（1993年）（%）	発症した疾患の平均数（1993年）
男性	0-19	6,994	10.7	0.51	0.5	0.06
	20-39	9,317	16.0	0.68	0.6	0.06
	40-59	8,243	33.6	1.27	1.3	0.11
	60-79	4,596	60.9	2.42	3.7	0.21
	≥80	480	74.2	3.24	5.6	0.31
女性	0-19	6,723	9.2	0.46	0.3	0.05
	20-39	9,804	18.8	0.78	0.6	0.08
	40-59	7,821	35.9	1.35	1.2	0.12
	60-79	5,739	64.9	2.61	3.2	0.21
	≥80	1,140	79.9	3.57	6.1	0.29
合計		60,857	29.7	1.21	1.3	0.11

表2 multimorbidityの有病率と性差，年齢差などとの関係（文献7）より引用）

特徴[a]	オッズ比	95% CI
性別		
男性	1.00	
女性	1.12	1.07-1.17
年齢		
25-39	1.00	
40-59	2.36	2.24-2.50
60-79	7.12	6.70-7.56
≥80	13.9	12.1-15.9
家族構成		
家族	1.00	
独居	1.05	0.99-1.11
高齢世帯	1.69	1.39-2.06
健康保険		
私的	1.00	
公的	1.29	1.22-1.36
教育		
低学歴	1.00	
中等教育	0.84	0.80-0.88
高学歴	0.75	0.69-0.81

[a]None of the independent variables passed the 0.05 remove limit.

以上の疾患を有していることが報告されている[19]．また，Ruttenら[20]は65歳以上のCOPD患者の20.5%で無自覚の心不全が合併していたことを報告している．

　Comorbidityの考え方は，患者を診るうえで併存しやすい疾患を予想し，適切な治療やリハビリテーション（以下，リハ）を行ううえで重要である．Comorbidityを考えるうえで，多くの患者の疾患統計データをクラスター分析する方法や質問紙を用いて分析する方法などがある．前者は最近よく行われる手法であり，例えばオーストラリアの高齢者の分析では①喘息，気管支炎，関節炎，骨粗鬆症，うつ，②高血圧，糖尿病，③がん，心臓病，脳卒中，の3つのクラスターに分けたり[17]，オラ

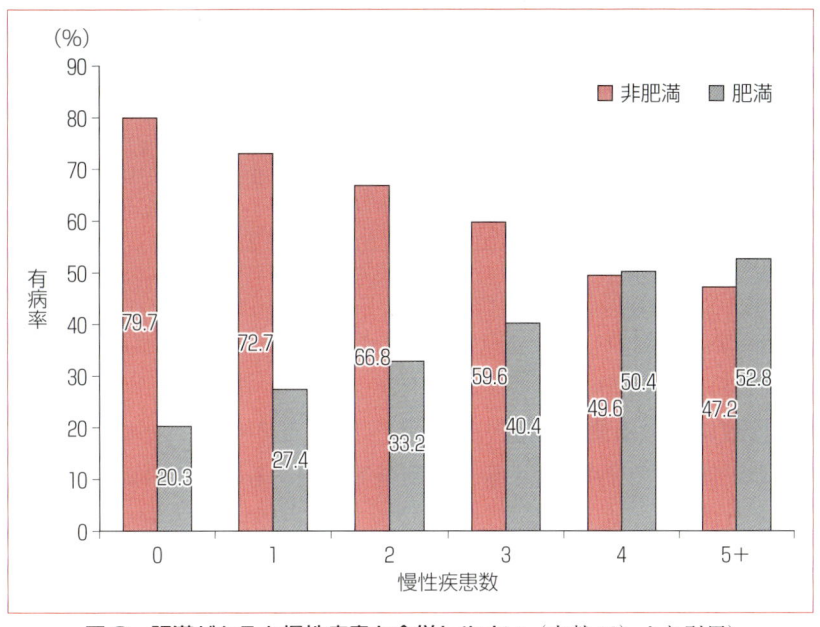

図3 肥満があると慢性疾患を合併しやすい（文献18）より引用）

ンダのCOPD患者の分析では，① 併存疾患ほとんどなし，② 心血管疾患（高血圧症，動脈硬化症），③ カヘキシア（低体重，サルコペニア，骨粗鬆症，慢性腎疾患），④ 代謝疾患（肥満，動脈硬化症，脂質異常症，高血糖，高血圧症），⑤ 心理（不安，うつ），の5つのクラスターに分けている[19]．一方，後者では，The Charlson Index[21]，The Cumulative Illness Rating Scale（CIRS）[22]，The Index of Coexisting Disease（ICED）[23]，The Kaplan-Feinstein Classification（KFC）[24]が代表的なものとして挙げられている[25,26]．

しかし，リハの現場では，高血圧や糖尿病が問題になるというより，高血圧や糖尿病による臓器障害である脳卒中，心臓病，腎不全，視覚障害，感覚障害などが問題になるわけで，海外でのmultimorbidityやcomorbidityの検討は，リハを遂行するうえではあまり実際に役立たず，別のアプローチが必要であろう．

2. わが国での重複障害の考え方

わが国でも，「重複障害」に関する明確な定義はまだない．重複障害のとらえ方は，法律や制度によって異なり，必ずしも明確で統一的なとらえ方があるとはいえない現状にある．ここでは，わが国での重複障害のいくつかの定義を列挙し，さらに本書での定義を示す．

障害者福祉に関連した施策の基礎となる法律には，① 身体障害者福祉法（昭和24年法律第283号），② 知的障害者福祉法（昭和35年法律第37号），③ 精神保健及び精神障害者福祉に関する法律（昭和25年法律第123号．以下，精神保健福祉法）の3つがあり，障害者福祉三法と呼ばれる．

これらの法律にもとづき，身体障害者，知的障害者，精神障害者の障害認定，実

表3　障害者福祉三法における重複障害の認定

① 身体障害：障害が2つ以上重複する場合おのおのの障害の指数を合算し障害等級を総合的に判定する．しかし，知的障害または精神障害との重複を考慮に入れる規定はない
② 知的障害：障害程度が重度であるかの判定において一定の身体障害をあわせもつ場合が考慮される．しかし，それ以外に重複障害を考慮した規定は特にない
③ 精神障害：重複障害に関する規定は特にない

態把握，各種施策が行われるが，身体障害，知的障害，精神障害は基本的に別個の障害としてとらえられている．

1) 厚生行政における重複障害

障害者福祉三法および障害者の雇用の促進等に関する法律での重複障害の障害認定は，**表3**のとおりである．

身体障害者の範囲は，原則として，「身体障害者障害程度等級表」の障害等級が1〜6級までに該当する身体障害のある者，および7級に該当する障害が2つ以上重複している者とされている．また，重度身体障害者は，障害程度が1級または2級に該当する障害を有する者，および3級に該当する障害を2つ以上重複して有することなどによって2級に相当する障害を有するとされる者である．身体障害者手帳の公布や指定医などの診断書・意見書を受ける場合に，身体障害を2つ以上有しているときは次のような形で障害等級が判定される．いわゆる併合認定がこれである．

① 同一の等級について2つの重複する身体障害がある場合は，1つ上の級とする．
　ただし，2つの重複する障害が特に「身体障害者障害程度等級表」の中で指定されているものは，その規定に従う．
② 肢体不自由者においては，7級に該当する障害が2つ以上重複する場合は，6級とする．
③ 異なる等級について2つ以上の重複する身体障害がある場合については，障害の程度を勘案して当該等級より上の級とすることができる．具体的には，各障害程度等級ごとに指数が割り当てられており，障害が重複するときはその指数を合算し，合算指数によって総合等級を判定する．割り当てられている指数は，1級：18，2級：11，3級：7などと定められており（**表4**），障害が重複する場合，それら指数を合算し，その合算指数が18以上なら1級，11〜17なら2級，7〜10なら3級などと判定する（**表5**）[27]．
④ 障害の併合認定は，身体障害が2つ以上重複する場合に行われるものであって，身体障害と知的障害をあわせもつ場合や知的障害と精神障害をあわせもつ場合などには行われない．

2) 学校教育法における重複障害

学校教育法における「重複障害」は，視覚障害，聴覚障害，知的障害，肢体不自由，病弱（身体虚弱を含む）の5つのうち2つ以上をあわせもつ場合をいう（学校教育法施行令第22条の3）．また，上述の5つのいずれかあるいは複数の障害に加

表4 等級別指数表

等級	指数
1級	18以上
2級	11～17
3級	7～10
4級	4～6
5級	2～3
6級	1
7級	0.5

表5 合算指数に対応した障害等級表

合算指数	総合指数
18以上	1級
11～17	2級
7～10	3級
4～6	4級
2～3	5級
1	6級

メモ

(例1)
右上肢のすべての指を欠くもの：3級，等級別指数：7
右上肢の手関節の全廃：4級，等級別指数：4
合計：11
　上記の場合，指数の合計は11となるが，「右上肢を手関節から欠くもの：3級，等級別指数：7」の障害の指数が限度となるため，合計指数は7となる．

(例2)
左上肢の肩関節の全廃：4級　等級別指数：4
左上肢の肘関節の全廃：4級　等級別指数：4
左上肢の手関節の全廃：4級　等級別指数：4
合計：12
　上記の場合，指数の合計は12となるが，「左上肢を肩関節から欠くもの：2級，等級別指数：11」の障害の指数が限度となるため，合計指数は11となる．

え，発達障害［学習障害（Learning Disabilities：LD），注意欠陥・多動性障害（Attention Deficit Hyperactivity Disorder：ADHD），高機能広汎性発達障害（高機能 Pervaive Developmental Disorder：PDD）］を引き起こしている場合も「重複障害」としてみなされる．高機能とは，知能指数（いわゆる IQ）が70以上の数値をもっている者，したがって「知的障害のない」状態ながら発達障害が発生する，ということを意味する．特別支援学校教諭教育職員免許状における教職課程では，「重複・LD等」領域の中に，通常，発達障害に関する科目が設定されている[27]．

3) 支援費制度における重複障害

　支援費制度においては，支援の必要度により障害程度区分（A：重度，B：中度，C：軽度の3区分）が定められている．これは，重度障害者に対する支援が適切に行われるよう，施設訓練等支援費の支給決定の際に障害の程度に係る区分を定めて，施設訓練等支援費の額について当該区分に応じた差異を設けるものである[27]．

　この障害程度区分に関連して，「身体障害者福祉法に基づく指定施設支援に要する費用の額の算定に関する基準（厚生労働省告示第二十八号）」において重度重複障害者加算にあわせ重複障害が定義されている．これによると3つ以上の障害をあわせもつ者が重複障害者とされている[27]．

　次に，同告示の身体障害者更生施設支援に関する記述の箇所を引用する．『区分Aに該当する者であって，視覚障害，聴覚若しくは平衡機能の障害，音声機能，言語機能若しくはそしゃく機能の障害，肢体不自由，内部障害，知的障害又は精神障害（知的障害を除く）のうち3つ以上の障害を有する者（以下「重複障害者」という．）である入所者に対して，重度重複障害者加算として，入所による指定施設支援を行った場合は，1月につき30,700円を，通所による指定施設支援を行った場合は，1月につき10,200円を所定額に加算する』（ただし，引用中の金額は，施設種類によ

> **メモ　重複障害の関連用語**
>
> ① 重複障害学級
> 　重複障害学級は，日本の特別支援学校における学級の形態の1つである．特別支援学校において，障害を2つ以上あわせ有する児童生徒で構成される学級．盲学校に在籍していて知的障害がある児童生徒，知的障害養護学校に在籍していて運動機能に障害がある児童生徒などが対象となる．一学級あたりの児童生徒数は3人以下，2つ以上の学年の児童生徒数の合計が3人以下の場合，例外的に複式編制を行うことが認められている[27]．
>
> ② 重度・重複障害
> 　知的障害以外の障害が主たる障害で，それに加えて，知能指数の著しく低い知的障害を従たる障害として抱えている状態のことを「重度・重複障害」と称する．ここでの「重度」とは，知的障害のないという意味で用いられる接頭辞である「軽度」の対義語として用いられている[27]．
> 　「重度・重複障害児」は，学校教育法施行令第22条の3に規定する障害を2つ以上あわせ有する者の他に，発達的側面からみて，「精神発達の遅れが著しく，ほとんど言語を持たず，自他の意思の交換及び環境への適応が著しく困難であって，日常生活において常時介護を必要とする程度」の者，行動的側面からみて，「破壊的行動，多動傾向，異常な習慣，自傷行為，自閉性，その他の問題行動が著しく，常時介護を必要とする程度」の者を加えている[27]．したがって，「重度・重複障害」は，学校教育法施行令第22条の3に規定する障害を2つ以上あわせ有し，発達的側面と行動的側面を考慮して，言語障害と情緒障害を加えたものであると理解できる[27]．
>
> ③ 重症心身障害
> 　重症心身障害は，主に福祉用語として用いられてきた．重症心身障害施設の処遇の問題が社会的な問題となったことから，1963年の厚生省次官通知によって，「重症心身障害児」は「身体的精神的障害が重複し，かつ重症である児童」と定義された．次いで，1966年，文部省総合研究班が「重症心身障害児の系統的研究」の中で，「身体障害は高度でほとんど有用の動作をなし得ず，相まって家庭療育が困難なことはもとより，精薄児施設においても集団生活指導の不可能な者」と定義している．同研究では，重度知的障害の他に，視覚障害，聴覚障害をあわせ有するもの，また「重篤な行動異常」をあわせ有する者も「重症心身障害児」に含めた[27]．
> 　1967年には，児童福祉法の改正により重症心身障害児施設は児童福祉施設となった．同年出された「児童福祉法の一部を改正する法律の施行について」とする厚生省次官通知では，「重症心身障害児」を「重度の知的障害及び重度の肢体不自由が重複している児童」と定義している．これは，前年に出された「重症心身障害児の系統的研究」で示された定義よりも，より狭義に「重症心身障害児」を定義づけたものといえる[27]．

り異なる）[27]．

3. 本書での重複障害の定義

　上述したように，重複障害の範囲をどのように設定するかについては医学，教育，福祉の立場によって異なっている．いずれの定義にも，高次脳機能障害などが含まれていない点は問題であるといえよう．また，喫煙がもたらす心臓機能障害と呼吸機能障害のように，内部障害の中での障害の重複も見過ごせない．さらに，身体障害，知的障害，精神障害の枠を超えて重複障害をとらえようとするものは少なく，また，おのおのの障害が比較的軽い場合の重複障害に配慮するものも少ない．

　重複障害については対象範囲を拡大し，複数の障害を有する人々をより今日的，実際的にとらえるとともに，現行法律を超えて現実的な対応や対策を考えていくことが肝要と考えられる．

　そこで，本書では，重複障害の定義を，「視覚障害，聴覚または平衡機能障害，音声・言語または咀嚼機能障害，肢体不自由，内部障害，知的障害，精神障害，高次脳機能障害のうち2つ以上をあわせもつ場合，あるいは，内部障害の中の7つの機能障害である心臓機能障害，腎臓機能障害，肝臓機能障害，呼吸機能障害，膀胱・

直腸機能障害，小腸機能障害，ヒト免疫不全ウィルスによる免疫機能障害のうち2つ以上をあわせもつ場合をいう」とする[28]．

　障害が重複する場合，各障害（単一障害）に関する支援ノウハウなどを足し合わせれば済むというわけではなく，重複する状態を総合的にとらえて対応する必要がある．医療・福祉のみならず行政もその対応の大きな側面を担うものである以上，行政の根拠となる法制度において，今後，より広い視野から重複障害を扱う必要があるといえる．重複障害の障害程度をどのようにとらえるのが適正かなどを含め，今後の大きな課題である．

●障害者の統計

1. 超高齢社会の現状

　わが国は世界がこれまで経験したことのない超高齢社会となった．わが国は，平均寿命，高齢化率（65歳以上の人口の割合），高齢化スピードの3点において，世界一の超高齢社会である（**図4**）[29)30)]．平均寿命の延びの主な要因としては，公衆衛生の向上，医学・医療の進歩，国民生活全体の向上などであり，これらを通じて，乳幼児死亡率・結核死亡率・伝染病死亡率の低下，生活習慣病，特に脳血管疾患の減少による中高年層の死亡率の改善が達成できたことが挙げられる．

　人口減少を防ぐためには出生率が2.0以上であることが必要である．わが国の出生率は昭和40年代の第2次ベビーブーム期（1971〜1974年）を含め，ほぼ2.1台で推移していたが，1975年に2.00を下回ってから低下傾向となり，2005年には1.26にまで落ち込んだ．しかし，2006年は6年ぶりに上昇し，2002年と同率となり，2013年には1.43にまで上昇した[31)]．一方で，この上昇は，景気回復や人口が多い団塊ジュニア世代が40代を迎えるため，駆け込み的に出産したためだという見方もあり，今後再び低下に転じることが予想されている．

　「2014年1月1日現在推計人口」によると，総人口1億2,722万人に占める割合は，年少人口が12.9%，生産年齢人口が61.9%，老年人口が25.2%となっている[32)]．年少人口は，1975年（24.3%）から一貫して低下を続けている．生産年齢人口は，1982年（67.5%）から上昇を続けていたが，1992年（69.8%）をピークに低下している．一方，老年人口は，1950年（4.9%）以降上昇が続いている．

　今後は，単純に人口規模が縮小するだけではなく，少子高齢化や未婚化の進行などにより，労働力・世帯・地域などの姿が大きく変化していくことになると予想されている．また，3大都市圏への人口の集中と周辺の過疎化が，さらに顕著になっていくとされている．

　わが国の高齢化率は1980年代までは世界の先進地域の中で下位，90年代にはほぼ中位であったが，出生率低下と平均寿命の延長により近年著しく上昇した[33)]．まず1970年に高齢化率が7%を超えて高齢化社会に入った．その後，1994年に高齢社会（65歳以上の人口＞14%），2007年には超高齢社会（65歳以上の人口＞21%）に

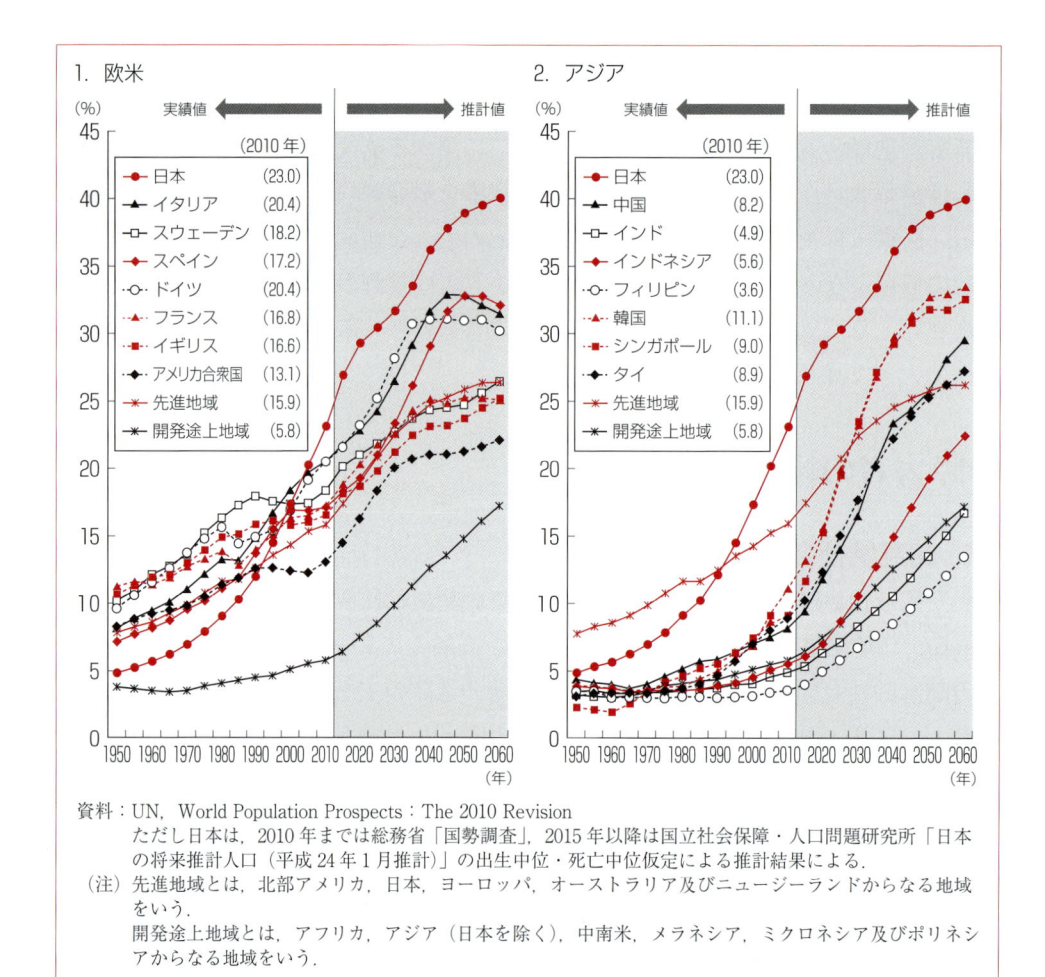

図4 世界の高齢化率の推移（文献30）より引用）

資料：UN, World Population Prospects : The 2010 Revision
　　　ただし日本は，2010年までは総務省「国勢調査」，2015年以降は国立社会保障・人口問題研究所「日本の将来推計人口（平成24年1月推計）」の出生中位・死亡中位仮定による推計結果による．
（注）先進地域とは，北部アメリカ，日本，ヨーロッパ，オーストラリア及びニュージーランドからなる地域をいう．
　　　開発途上地域とは，アフリカ，アジア（日本を除く），中南米，メラネシア，ミクロネシア及びポリネシアからなる地域をいう．

突入した．わが国の高齢化率は2012年には24.1%と世界一であり，2060年まで世界一であり続けると予想されている．2050年にはわが国の高齢化率は40％に達し，支え手側（20〜64歳）と支えられる側（65歳以上）の比率が1.2：1となると予想されている[33]．1965年は9.1人で1人を支える胴上げ型，2012年は2.4人で1人を支える騎馬戦型とすると，2050年は肩車型となる（**図5**）[33]．

　少子化の原因としては1990年以前は未婚化・晩婚化，1990年以降は結婚出生力の低下が主になったとされる．世代的にいうと1960年代，1970年代生まれの女性の未婚化・晩婚化・少産化傾向が顕著である．少子化の社会経済的背景については諸説があるが，豊かな社会になり価値観やライフスタイルが変化したことに加えて，女性の社会進出（高学歴化，労働市場への進出）により仕事と結婚・子育ての両立に困難を感じることが多かったためと推察される[34]．今後は少子化対策や高齢者の勤労率向上などの対策が必要であることは論をまたない．

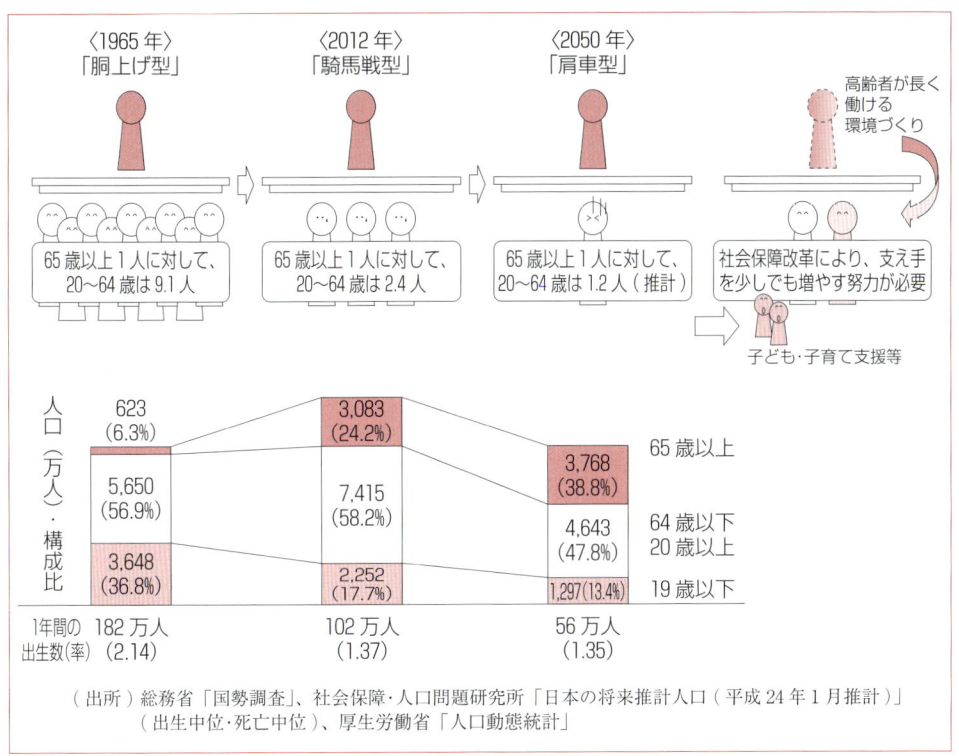

図5 「肩車型」社会へ (文献33) より引用）

表6　障害者数（推計）(文献35) より引用）

		総数	在宅者	施設入所者
身体障害児・者	18歳未満	9.8万人	9.3万人	0.5万人
	18歳以上	356.4万人	348.3万人	8.1万人
	合計	366.3万人（29人）	357.6万人（28人）	8.7万人（1人）
知的障害児・者	18歳未満	12.5万人	11.7万人	0.8万人
	18歳以上	41.0万人	29.0万人	12.0万人
	年齢不詳	1.2万人	1.2万人	0.0万人
	合計	54.7万人（4人）	41.9万人（3人）	12.8万人（1人）
		総数	外来患者	入院患者
精神障害者	20歳未満	17.9万人	17.6万人	0.3万人
	20歳以上	301.1万人	269.2万人	31.9万人
	年齢不詳	1.1万人	1.0万人	0.1万人
	合計	320.1万人（25人）	287.8万人（22人）	32.3万人（3人）

注1：（　）内数字は，総人口1,000人あたりの人数（平成17年国勢調査人口による．精神障害者については，平成22年国勢調査人口による）．
注2：精神障害者の数は，ICD10（国際疾病分類第10版）の「Ⅴ精神及び行動の障害」から精神遅滞を除いた数に，てんかんとアルツハイマーの数を加えた患者数に対応している．
注3：身体障害児・者の施設入所者数には，高齢者関係施設入所者は含まれていない．
注4：四捨五入で人数を出しているため，合計が一致しない場合がある．

2. 国民の6％が障害者

　2006年（平成18年）の身体障害，知的障害，精神障害の3区分で障害者数の概数をみると，身体障害者366万3,000人，知的障害者54万7,000人，精神障害者320万1,000人となっている（**表6**)[35]．これを人口千人あたりの人数でみると，身体障

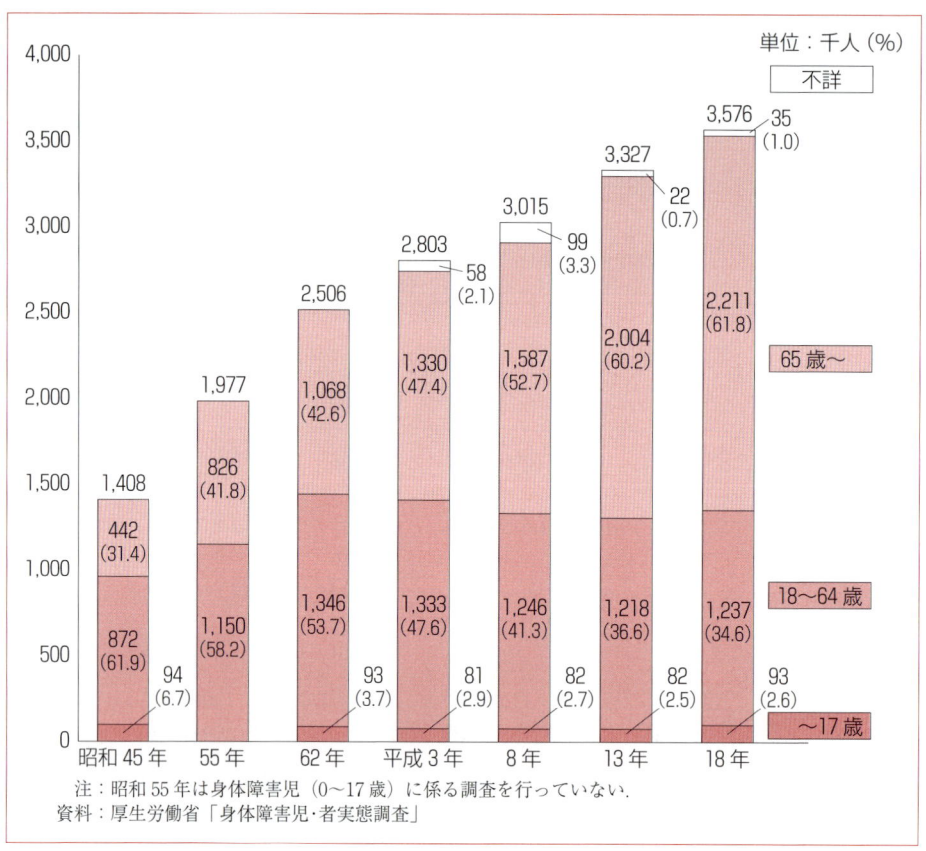

図6 年齢階層別障害者数の推移（身体障害児・者・在宅）（文献35）より引用）

注：昭和55年は身体障害児（0〜17歳）に係る調査を行っていない．
資料：厚生労働省「身体障害児・者実態調査」

害者29人，知的障害者は4人，精神障害者は25人となる．複数の障害をあわせもつ者もいるため，単純な合計数にはならないものの，およそ国民の6％がなんらかの障害を有していることになる．

3. 年齢階層別の障害者数
1）身体障害者

在宅身体障害児・者数は357.6万人である（表6，図6）[35)36)]．年齢階層別の内訳をみると，18歳未満9.3万人（2.6％），18歳以上65歳未満123.7万人（34.6％），65歳以上221.1万人（61.8％）となっている．わが国の総人口に占める65歳以上人口の割合（高齢化率）は調査時点の平成18年には20.8％であり，身体障害者ではその3倍以上も高齢化が進んでいるわけである[35)]．

65歳以上の割合は，1970年（昭和45年）には3割程度だったものが，2006年（平成18年）には6割まで上昇している．身体障害者の割合を人口千人あたりの人数でみると60歳代後半で58.3人，70歳以上では94.9人となっている[35)]．このように，高齢になるほど身体障害者の割合が高いことから，人口の高齢化が進むにつれて，身体障害者数は今後もさらに増加していくことが予想される．

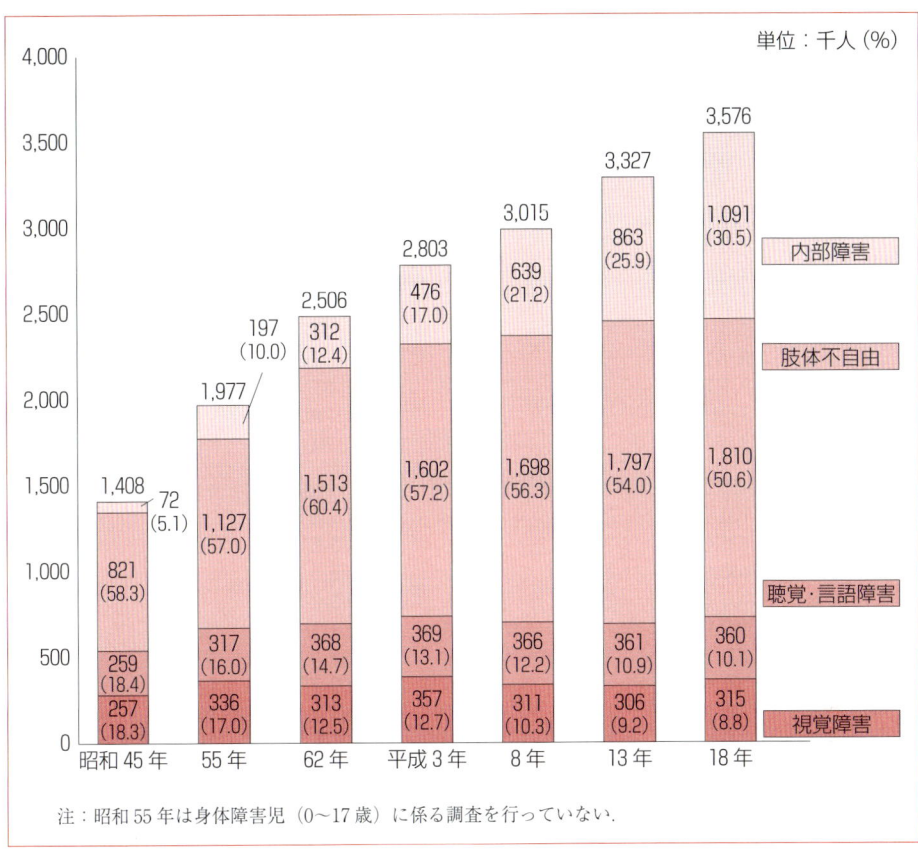

図7 障害の種類別にみた身体障害者数の推移（身体障害児・者・在宅）（文献35）より引用）

注：昭和55年は身体障害児（0～17歳）に係る調査を行っていない．

2）知的障害者

在宅知的障害者は2006年（平成18年）41.9万人である．年齢階層別の内訳をみると，18歳未満11.7万人（28.0％），18歳以上65歳未満27.4万人（65.5％），65歳以上1.5万人（3.7％）となっている．知的障害者が身体障害者と比べて18歳未満の割合が高い一方で，65歳以上の割合が低い点に特徴がある．知的障害は発達期に現れるものであり，発達期以降に新たに知的障害が生じるものではないことから，身体障害のように人口の高齢化の影響を大きく受けることはない[35]．

3）精神障害者

外来精神障害者は287.8万人である．年齢階層別の内訳をみると，20歳未満17.6万人（6.1％），20歳以上65歳未満172.4万人（59.9％），65歳以上97.4万人（33.8％）となっている．65歳以上の割合の推移をみると，平成17～23年までの6年間で，65歳以上の割合は28.6％から33.8％へと上昇している[35]．

4. 障害種類別の身体障害者数

身体障害者は，視覚障害，聴覚・言語障害，肢体不自由，内部障害に分類される．18歳以上の在宅身体障害児・者数でみた場合，2006年の調査では，357万6,000人と推計され，2001年の調査と比較して7.3％増加していた（**図7，表7，8**）[35)36)]．在

表7　障害の種類別にみた身体障害者数の推移（文献36）より引用）

年次	総数	視覚障害	聴覚・言語障害	肢体不自由	内部障害	（再掲）重複障害
推計数（単位：千人）						
昭和26年	512	121	100	291	—	—
30年	785	179	130	476	—	—
35年	829	202	141	486	—	44
40年	1,048	234	204	610	—	215
45年	1,314	250	235	763	66	121
55年	1,977	336	317	1,127	197	150
62年	2,413	307	354	1,460	292	156
平成3年	2,722	353	358	1,553	458	121
8年	2,933	305	350	1,667	621	179
13年	3,245	301	346	1,749	849	175
18年	3,483	310	343	1,760	1,070	310
構成比（単位：%）						
昭和26年	100.0	23.6	19.5	56.8	—	—
30年	100.0	22.8	16.6	60.6	—	—
35年	100.0	24.4	17.0	58.6	—	5.3
40年	100.0	22.3	19.5	58.2	—	20.5
45年	100.0	19.0	17.9	58.1	5.0	9.2
55年	100.0	17.0	16.0	57.0	10.0	7.6
62年	100.0	12.7	14.7	60.5	12.1	6.5
平成3年	100.0	13.0	13.2	57.1	16.8	4.4
8年	100.0	10.4	11.9	56.5	21.2	6.1
13年	100.0	9.3	10.7	53.9	26.2	5.4
18年	100.0	8.9	9.8	50.5	30.7	8.9
対前回比（単位：%）						
昭和26年	—	—	—	—	—	—
30年	153.3	147.9	130.0	163.6	—	—
35年	105.6	112.8	108.5	102.1	—	—
40年	126.4	115.8	144.7	125.5	—	488.6
45年	125.4	106.8	115.2	125.1	—	56.3
55年	150.5	134.4	134.9	147.7	298.5	124.0
62年	122.1	91.4	111.7	129.5	148.2	104.0
平成3年	112.8	115.0	101.1	106.4	156.8	77.6
8年	107.8	86.4	97.8	106.7	135.6	147.9
13年	110.6	98.7	98.9	105.6	136.7	97.8
18年	107.3	103.0	99.1	100.6	126.0	177.1

宅身体障害児・者の障害種類別の内訳をみると，視覚障害31.5万人（8.8％），聴覚・言語障害36.0万人（10.1％），肢体不自由181万人（50.6％），内部障害109.1万人（30.5％）となっている．平成13～18年の5年間の推移をみても，視覚障害，聴覚・言語障害，肢体不自由者数がほぼ横ばいであるのに対して，内部障害者数の占める割合は25.9％から30.5％へと増加した[35]．内部障害者数の増加は驚異的であり，5年間の身体障害者数増加分の93％を占めている．内部障害者総数も肢体不自由者総数と比較してその60％以上にも達した[35]．このことは，障害の発生原因や発生年齢とも関係しており，人口の高齢化の影響が内部障害の増加に影響を及ぼしているといえる．

表8 障害の種類別にみた身体障害児数の推移 (文献36) より引用

年次	総数	視覚障害	聴覚・言語障害	肢体不自由	内部障害	(再掲)重複障害
推計数 (単位:人)							
昭和40年	116,600	14,400	26,000	76,200	—	41,400
45年	93,800	7,000	23,700	57,500	5,600	12,600
62年	92,500	5,800	13,600	58,300	19,800	6,600
平成3年	81,000	3,900	11,200	48,500	17,500	6,300
8年	81,600	5,600	16,400	41,400	18,200	3,900
13年	81,900	4,800	15,200	47,700	14,200	6,000
18年	93,100	4,900	17,300	50,100	20,700	15,200
構成比 (単位:%)							
昭和40年	100.0	12.3	22.3	65.4	—	35.2
45年	100.0	7.5	25.3	61.3	6.0	13.4
62年	100.0	6.3	14.7	57.6	21.4	7.1
平成3年	100.0	4.8	13.8	59.9	21.6	7.8
8年	100.0	6.9	20.1	50.7	22.3	4.8
13年	100.0	5.9	18.6	58.2	17.3	7.3
18年	100.0	5.3	18.6	53.8	22.2	16.3
対前回比 (単位:%)							
昭和40年	—	—	—	—	—	—
45年	80.5	48.6	91.2	75.5	—	30.7
62年	98.6	82.9	57.4	99.7	353.6	52.4
平成3年	87.6	67.2	82.4	91.0	88.4	95.5
8年	100.7	143.6	146.4	85.4	104.0	61.9
13年	100.4	85.7	92.7	115.2	78.0	153.8
18年	113.7	102.1	113.8	105.0	145.8	253.3

5. 身体障害の発生時の年齢

在宅の身体障害者 (18歳以上) について，障害の発生時の年齢分布をみると，40歳代以降の発生が6割強を占めており，65歳以上の発生に限っても24％程度ある．障害種類別でみると視覚障害，聴覚・言語障害，肢体不自由ともに3～4割程度が40歳までに生じているのに対し，内部障害では40歳以前の発生は13％程度に過ぎず，大半が40歳以上で生じている．これは，内部障害では中高齢期に生じた心臓や腎臓などの臓器の疾病に起因する障害が多いことによる (図8)[35]．

6. 身体障害の原因

1) 在宅の身体障害者 (18歳以上)

疾病や事故の割合が高いが，不明や不詳も多い．疾病の中では，感染症や中毒性疾患以外の疾患の割合が高く，生活習慣病や原因不明の疾患などによっても障害が発生している．また，事故の中では労働災害が交通事故を若干上回っている[35]．

2) 在宅の身体障害児 (18歳未満)

不明が最も多く，以下出生時の損傷，そのほか，不詳，疾病，事故の順になっている[35]．

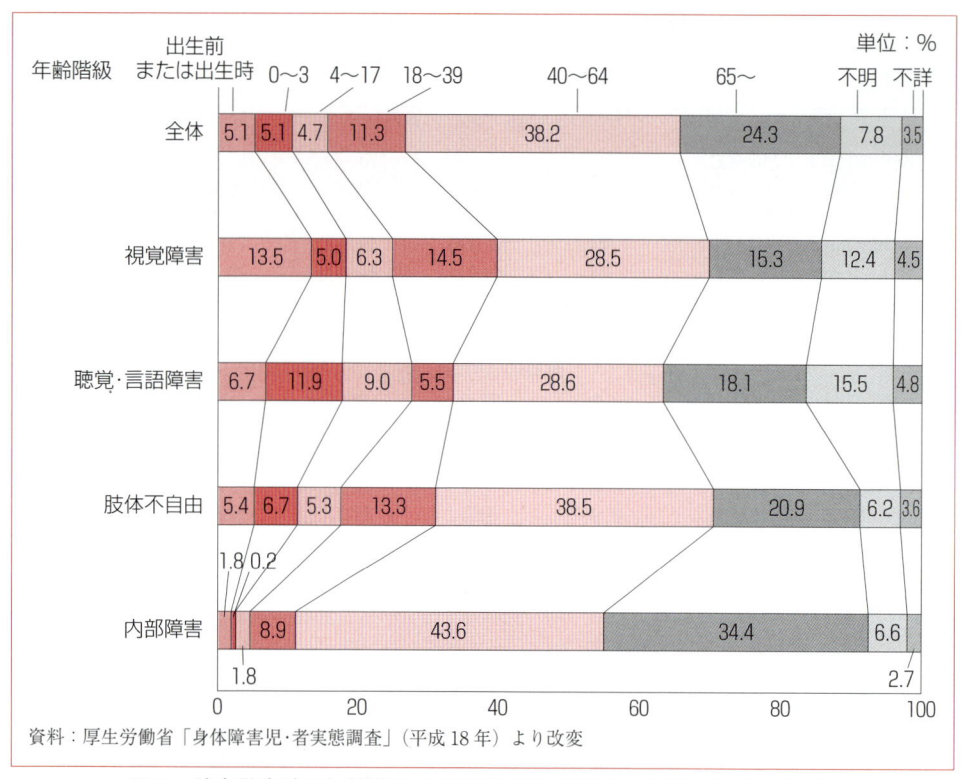

図8 障害発生時の年齢階級（身体障害者・在宅）（文献35）より引用）

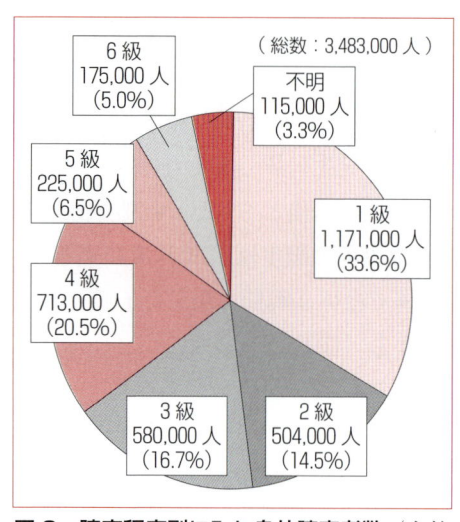

図9 障害程度別にみた身体障害者数（文献36）より引用）

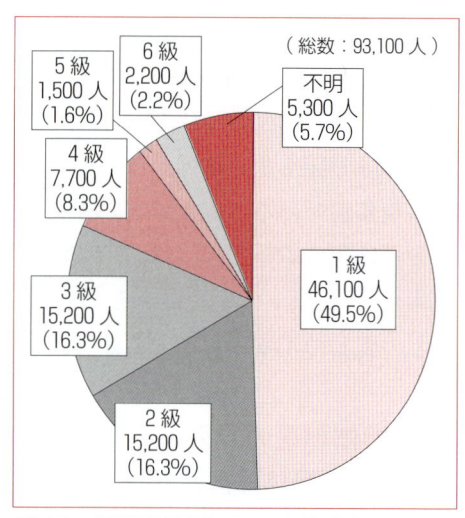

図10 障害程度別にみた身体障害児数（文献36）より引用）

7. 身体障害の程度（等級）
1) 身体障害者

　1・2級の重い障害を有する身体障害者は167万5,000人で，身体障害者総数の48.1%を占め，前回調査の45.1%に比べてその割合が増加している（図9）[36]．

　1・2級の重い障害を有する割合は障害の種類別に，視覚障害では19万2,000人

表9 障害の種類別にみた身体障害の程度（身体障害者）（文献36）より引用）

(単位：千人)

	総数	1級	2級	3級	4級	5級	6級	不明
平成18年	3,483 (100.0)	1,171 (33.6)	504 (14.5)	580 (16.7)	713 (20.5)	225 (6.5)	175 (5.0)	115 (3.3)
平成13年	3,245 (100.0)	850 (26.2)	614 (18.9)	602 (18.6)	660 (20.3)	260 (8.0)	216 (6.7)	45 (1.4)
対前回比（%）	107.3	137.8	82.1	96.3	108.0	86.5	81.0	257.8
平成18年内訳								
視覚障害	310 (100.0)	110 (35.5)	82 (26.5)	19 (6.1)	29 (9.4)	32 (10.3)	26 (8.4)	12 (3.9)
聴覚・言語障害	343 (100.0)	15 (4.4)	97 (28.3)	73 (21.3)	50 (14.5)	3 (0.9)	77 (22.4)	29 (8.5)
肢体不自由	1,760 (100.0)	449 (25.5)	312 (17.7)	293 (16.6)	392 (22.3)	190 (10.8)	72 (4.1)	52 (3.0)
内部障害	1,070 (100.0)	597 (55.8)	13 (1.2)	195 (18.2)	243 (22.7)	― (―)	― (―)	22 (2.1)
（再掲）重複障害	310 (100.0)	151 (48.7)	72 (23.2)	32 (10.3)	21 (6.8)	6 (1.9)	7 (2.3)	21 (6.8)

（　）内は構成比（%）

表10 障害の種類別にみた身体障害の程度（身体障害児）（文献36）より引用）

(単位：人)

	総数	1級	2級	3級	4級	5級	6級	不明
平成18年	93,100 (100.0)	46,100 (49.5)	15,200 (16.3)	15,200 (16.3)	7,700 (8.3)	1,500 (1.6)	2,200 (2.4)	5,300 (5.7)
平成13年	81,900 (100.0)	31,100 (38.0)	21,200 (25.9)	11,800 (14.4)	7,700 (9.4)	2,400 (2.9)	4,600 (5.6)	3,100 (3.8)
対前回比（%）	113.7	148.2	71.7	128.8	100.0	62.5	47.8	171.0
平成18年内訳								
視覚障害	4,900 (100.0)	3,700 (75.5)	― (―)	300 (6.1)	600 (12.4)	― (―)	― (―)	300 (6.1)
聴覚・言語障害	17,300 (100.0)	1,200 (6.9)	5,900 (34.1)	4,300 (24.9)	2,800 (16.2)	― (―)	1,500 (8.7)	1,500 (8.7)
肢体不自由	50,100 (100.0)	30,900 (61.7)	9,000 (18.0)	4,300 (8.6)	1,900 (3.8)	1,500 (3.0)	600 (1.2)	1,900 (3.8)
内部障害	20,700 (100.0)	10,200 (49.3)	300 (1.4)	6,200 (30.0)	2,500 (12.1)	― (―)	― (―)	1,500 (7.2)
（再掲）重複障害	15,200 (100.0)	9,600 (63.2)	2,500 (16.4)	900 (5.9)	600 (3.9)	300 (2.0)	300 (2.0)	900 (5.9)

（　）内は構成比（%）

(62.0%)，聴覚・言語障害では11万2,000人（32.7%），肢体不自由では76万1,000人（43.2%），内部障害では61万人（57.0%）となっている（**表9**)[36]．

2）身体障害児

1・2級の重度の障害を有する身体障害児は6万1,300人で，身体障害児総数の65.8%を占めている（**図10**)[36]．1・2級の重い障害を有する割合は障害の種類別に，視覚障害では3,700人（75.5%），聴覚・言語障害では7,100人（41.0%），肢体不自由では3万9,900人（79.7%），内部障害では1万500人（50.7%）となっている（**表10**)[36]．

1. 重複障害の定義　17

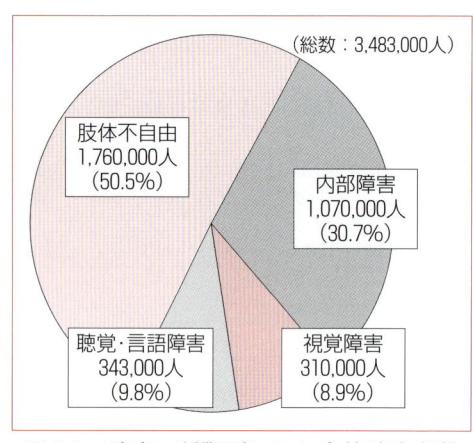

図11 障害の種類別にみた身体障害者数
（文献36）より引用）

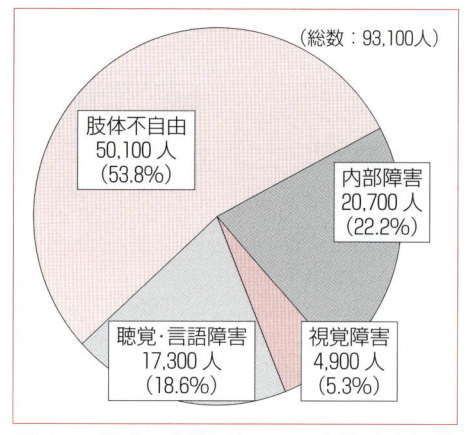

図12 障害の種類別にみた身体障害児数
（文献36）より引用）

8. 内部障害者の内訳と数

　わが国の身体障害者福祉法では，現在のところ，「内部障害」を心臓機能障害，腎臓機能障害，肝臓機能障害，呼吸機能障害，膀胱・直腸機能障害，小腸機能障害，ヒト免疫不全ウイルスによる免疫機能障害の7つと規定している．内部障害が身体障害者福祉法の中に組み込まれたのは，いまから40年あまり前の1967年が最初であり，その際の内部障害は心臓機能障害および呼吸器機能障害のみであった．その後，腎臓機能障害が1972年，膀胱または直腸機能障害が1984年，小腸機能障害が1986年，ヒト免疫不全ウイルスによる免疫機能障害が1998年に，最近では肝臓機能障害が2010年に新たに組み込まれた．

　2006年の18歳以上の在宅内部障害者数は107万人であるが，その内訳は心臓機能障害が59万5,000人と過半数を占め，呼吸器機能障害が9万7,000人，腎臓機能障害が23万4,000人，膀胱または直腸機能障害が13万5,000人，小腸機能障害が8,000人，ヒト免疫不全ウィルスによる免疫機能障害が1,000人である（**図11，表11**）[36]．

　一方，18歳未満の在宅身体障害者数を障害の種類別にみると，視覚障害が4,900人，聴覚・言語障害が1万7,300人，肢体不自由が5万100人，内部障害が2万700人であり，肢体不自由児が身体障害児総数の約5割，内部障害者が2割を占めている（**図12，表12**）[36]．

　内部障害者の年齢階級別の分布をみると，高齢者が占める割合が非常に高く（**図8**）[35]，わが国の人口高齢化の加速が内部障害者の増加の原因の1つと考えられる．さらにこれらの障害の危険因子となり得る糖尿病，脂質異常症罹患患者などの増加があり，今後も内部障害者増加の傾向は続くことが予想される[37]．臨床的には内部障害者であるが，法律的には身体障害者の等級としては軽いためあえて申請していない人々を加えれば，内部障害者数はさらに増えることになる．

　一方，障害により生活維持に支障が生じた場合に年金が支給される「障害年金」

表11　障害の種類別に見た身体障害者数（文献36）より引用）

（単位：千人）

	平成13年	平成18年	対前回比
総数	3,245 (100.0)	3,483 (100.0)	107.3%
視覚障害	301 (9.3)	310 (8.9)	103.0%
聴覚・言語障害	346 (10.7)	343 (9.8)	99.1%
聴覚障害	305 (9.4)	276 (7.9)	90.5%
平衡機能障害	7 (0.2)	25 (0.7)	357.1%
音声・言語そしゃく機能障害	34 (1.0)	42 (1.2)	123.5%
肢体不自由	1,749 (53.9)	1,760 (50.5)	100.6%
上肢切断	98 (3.0)	82 (2.4)	83.7%
上肢機能障害	479 (14.8)	444 (12.7)	92.7%
下肢切断	49 (1.5)	60 (1.7)	122.4%
下肢機能障害	563 (17.4)	627 (18.0)	111.4%
体幹機能障害	167 (5.1)	153 (4.4)	91.6%
脳原性全身性運動機能障害	60 (1.8)	58 (1.7)	96.7%
全身性運動機能障害 　（多肢及び体幹）	333 (10.3)	337 (9.7)	101.2%
内部障害	84.9 (26.2)	1,070 (30.7)	126.0%
心臓機能障害	463 (14.3)	595 (17.1)	128.5%
呼吸器機能障害	89 (2.7)	97 (2.8)	109.0%
じん臓機能障害	202 (6.2)	234 (6.7)	115.8%
ぼうこう・直腸機能障害	91 (2.8)	135 (3.9)	148.4%
小腸機能障害	3 (0.1)	8 (0.2)	266.7%
ヒト免疫不全ウイルスによる免疫機能障害	2 (0.1)	1 (0.1)	50.0%
（再掲）重複障害	175 (5.4)	310 (8.9)	177.1%

（　）内は構成比（%）

の支給対象疾患には呼吸器疾患，心疾患，腎疾患，肝疾患のほかに，高血圧，糖尿病，悪性新生物なども含まれている．今後はこのような疾患に由来する身体障害も内部障害の対象範囲として広げていくべきであると考えられる[37]．

表12 障害の種類別にみた身体障害児数（文献36）より引用）

(単位：人)

	平成13年	平成18年	対前回比
総数	81,900 (100.0)	93,100 (100.0)	113.7%
視覚障害	4,800 (5.9)	4,900 (5.3)	102.1%
聴覚・言語障害	15,200 (18.6)	17,300 (18.6)	113.8%
聴覚障害	14,700 (17.9)	15,800 (17.0)	107.5%
平衡機能障害	― (―)	― (―)	―
音声・言語そしゃく機能障害	500 (0.6)	1,500 (1.6)	300.0%
肢体不自由	47,700 (58.2)	50,100 (53.8)	105.0%
上肢切断	1,400 (1.8)	300 (0.3)	21.4%
上肢機能障害	9,400 (11.5)	11,800 (12.7)	125.5%
下肢切断	200 (0.3)	900 (1.0)	450.0%
下肢機能障害	11,100 (13.5)	7,100 (7.6)	64.0%
体幹機能障害	8,400 (10.3)	8,400 (9.0)	100.0%
脳原性全身性運動機能障害	9,600 (11.8)	11,400 (12.2)	118.8%
全身性運動機能障害 　（多肢及び体幹）	7,500 (9.1)	10,200 (11.0)	136.0%
内部障害	14,200 (17.3)	20,700 (22.2)	145.8%
心臓機能障害	10,800 (13.2)	15,200 (16.3)	140.7%
呼吸器機能障害	1,000 (1.2)	1,900 (2.0)	190.0%
じん臓機能障害	500 (0.6)	1,500 (1.6)	300.0%
ぼうこう・直腸機能障害	1,700 (2.1)	1,200 (1.3)	70.6%
小腸機能障害	― (―)	600 (0.6)	―
ヒト免疫不全ウイルスによる免疫機能障害	200 (0.3)	300 (0.3)	150.0%
(再掲) 重複障害	6,000 (7.3)	15,200 (16.3)	253.3%

（　）内は構成比（%）

9. 重複障害者数

1) 総数

　身体障害児・者総数は徐々に増加し，また重複障害児・者の全体に占める割合は4〜7%台を推移していたが，2006年に重複障害児では16.3%，重複障害者では8.9%と急増した．2006年で重複障害者数の概数をみると，32万5,000人となっている．これを人口千人あたりの人数でみると，2.5人となる[35]．しかしながら，これ

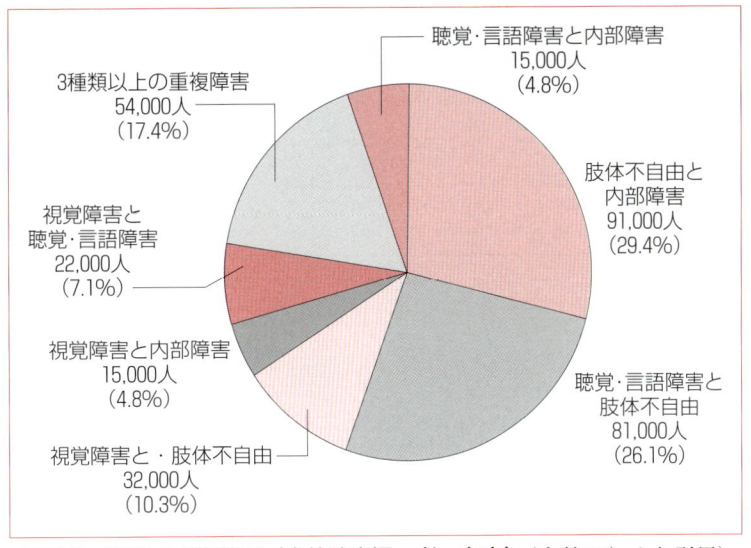

図13　障害の重複状況（身体障害児・者・在宅）（文献35）より引用）

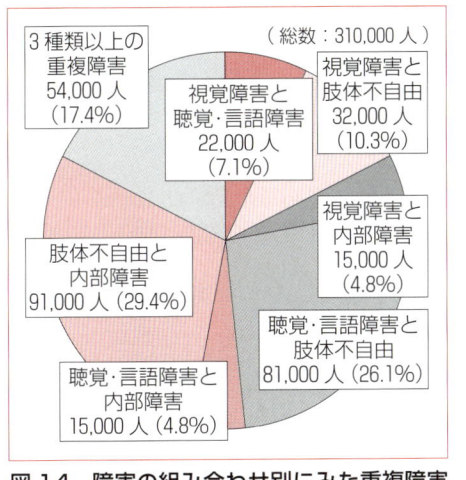

図14　障害の組み合わせ別にみた重複障害の状況（身体障害者）（文献36）より引用）

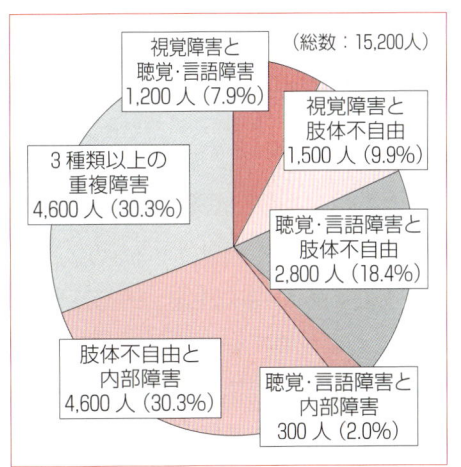

図15　障害の組み合わせ別にみた重複障害の状況（身体障害児）（文献36）より引用）

らの重複障害児・者の数は，身体障害を2つ以上あわせ有している者を指しており，知的障害や精神障害を考慮に入れると，さらに重複障害者の数が多くなることが推測される．

2) 障害の組み合わせ

重複障害者における障害の組み合わせは（図13〜15）のとおりである[35)36)]．肢体不自由と内部障害が9万1,000人で29.4％を占め，最も多い．次いで，聴覚・言語障害と肢体不自由が8万1,000人で26.1％，視覚障害と肢体不自由が3万2,000人で10.3％となっている．3種類以上の障害を有する者は5万4,000人で17.4％である．また，障害の組み合わせでは，肢体不自由と他の障害の組み合わせが重複障

1. 重複障害の定義　21

表13 重複障害組み合わせ別人数と構成比の推移（単位：千人，%）（文献36）より引用）

調査年	視覚聴覚	視覚肢体	視覚内部	聴覚肢体	聴覚内部	肢体内部	3種以上
1980	23 (15.1)	35 (23.1)	4 (2.4)	59 (39.6)	6 (4.1)	12 (8.0)	11 (7.7)
1987	24 (15.6)	27 (17.1)	4 (2.7)	58 (37.4)	7 (4.5)	26 (16.8)	9 (5.9)
1991	13 (10.7)	27 (22.1)	4 (3.2)	37 (30.4)	6 (5.1)	27 (22.5)	7 (5.9)
1995	17 (9.5)	34 (19.0)	11 (6.1)	51 (28.5)	7 (3.9)	47 (26.3)	11 (6.1)
2000	13 (7.4)	29 (16.6)	14 (8.0)	50 (28.6)	8 (4.6)	51 (29.1)	10 (5.7)
2005	23 (7.1)	34 (10.3)	15 (4.6)	84 (25.8)	15 (4.7)	96 (29.4)	59 (18.0)

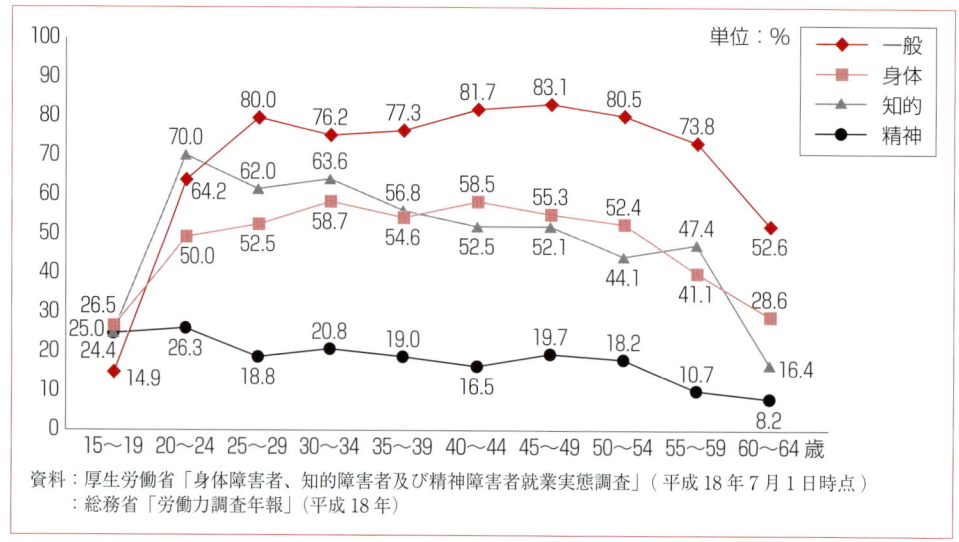

図16 年齢階層別就業率（文献35）より引用）

害者全体の65.8％以上を，内部障害とほかの障害の組み合わせが重複障害者全体の39％以上を占めている．

2006年の調査では，複数の障害を有する重複障害者数が77.1％も急増した（**表11**)[36]．また，内部障害の中での障害の重複化，特に心臓機能障害，呼吸器機能障害，腎臓機能障害を重複した患者数の増加が目立っている[35]．これも高齢化の加速や動脈硬化性疾患の増加によるものと考えられよう．

次に，過去5回の調査から重複障害者における障害種の組み合わせ別人数と構成比の推移についてみていく（**表13**)．肢体不自由と内部障害，3種以上の障害をあわせ有する重複障害者数が激増していることが明らかである．

10. 障害程度

重複障害者の障害程度の内訳をみてみると，18歳以上では1級が重複障害者全体の48.7％を占め，1・2級をあわせると71.9％にのぼる．18歳未満では1級が重複障害者全体の63.2％を占め，1・2級を合わせると79.6％にのぼる．また，身体障害者全体と比較して重複障害者はより重度の障害をもつ者の割合が多い[35]．

○身体障害者　　　　　　　　　　　　　　　　　　　　　　　　　　　　　　　　　　　　　　　単位：％

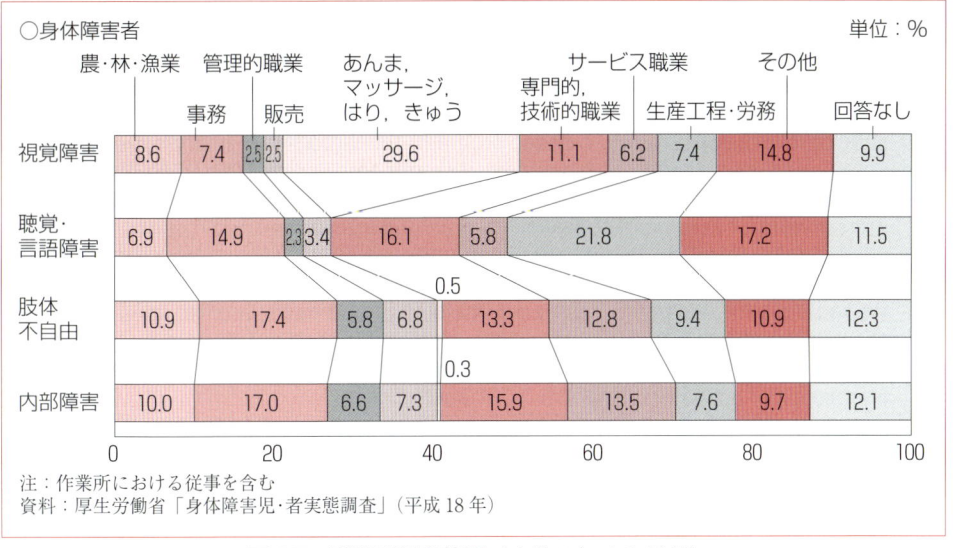

	農・林・漁業	事務	管理的職業	販売	あんま，マッサージ，はり，きゅう	専門的，技術的職業	サービス職業	生産工程・労務	その他	回答なし
視覚障害	8.6	7.4	2.5	2.5	29.6	11.1	6.2	7.4	14.8	9.9
聴覚・言語障害	6.9	14.9	2.3	3.4	16.1	5.8	21.8		17.2	11.5
肢体不自由	10.9	17.4	0.5	5.8	6.8	13.3	12.8	9.4	10.9	12.3
内部障害	10.0	17.0	0.3	6.6	7.3	15.9	13.5	7.6	9.7	12.1

注：作業所における従事を含む
資料：厚生労働省「身体障害児・者実態調査」（平成18年）

図17　職業別従事状況（文献35）より引用）

11. 雇用の現状

就業率を年齢階層別にみると，身体障害者の就業率は，一般の就業率と比べて全体的に20〜30％ほど低い分布となっている（図16）．これに対し，知的障害者の就業率は，20歳代では一般とほぼ同水準の60％台であるが，30〜40歳代では身体障害者と同様の水準まで低下し，さらに50歳代後半からは急速に低下する傾向がみられる[35]．就業している身体障害者（18歳以上）の職種をみると（図17），視覚障害ではあんま・マッサージ・はり・きゅう（29.6％），聴覚・言語障害では生産工程・労務（21.8％）の割合が高い．これに対し，肢体不自由と内部障害では，職種に際立った特徴はみられない[35]．

重複障害に関する調査は行政・教育・福祉分野からの調査が主であり，就労に関する調査は非常に少ない．その理由として，第一に各調査において，重複障害のとらえ方が異なること，第二に調査によって重複障害児・者の実態把握を主な目的としていなかったこと，第三に高次脳機能障害や自閉症，てんかんなど，障害そのもののとらえ方が検討段階にあるものもあり，重複障害のとらえ方が難しかったことが影響していたと考えられる．

重複障害の組み合わせとして，知的障害と身体障害，中でも肢体不自由との組み合わせが多いことが推察されたが，実際にはどのような障害の組み合わせが多く，どのような支援を必要としているのかについても明らかにされていない．さらに，今後，重複障害者の就労を視野に入れ，どのようなニーズがあり，どのような支援が必要なのか，重複障害という独自性に着目しながら丁寧に検討していくことが求められよう．

■文献

1) Hostyn I, et al: Interaction between persons with profound intellectual and multiple disabilities and their partners: a literature review. *J Intellect Dev Disabil* **34**: 296-312, 2009
2) Lancioni GE, et al: Microswitch-based programs for persons with multiple disabilities: an overview of some recent developments. *Percept Mot Skills* **106**: 355-370, 2008
3) Lancioni GE, et al: An overview of behavioral strategies for reducing hand-related stereotypies of persons with severe to profound intellectual and multiple disabilities: 1995-2007. *Res Dev Disabil* **30**: 20-43, 2009
4) Forster S, et al: The nature of affect attunement used by disability support workers interacting with adults with profound intellectual and multiple disabilities. *J Intellect Disabil Res* 2014; **58**: doi: 10.1111/jir. 12103 [Epub 2013 Nov 24].
5) van den Akker M, et al: Comorbidity or multimorbidity: what's in a name? A review of literature. *Eur J Gen Pract* **2**: 65-70, 1996
6) Agborsangaya CB, et al: Health-related quality of life and healthcare utilization in multimorbidity: results of a cross-sectional survey. *Qual Life Res* **22**: 791-799, 2013
7) van den Akker M, et al: Multimorbidity in general practice: prevalence, incidence, and determinants of co-occurring chronic and recurrent diseases. *J Clin Epidemiol* **51**: 367-375, 1998
8) Fortin M, et al: Relationship between multimorbidity and health-related quality of life of patients in primary care. *Qual Life Res* **15**: 83-91, 2006
9) Gijsen R, et al: Causes and consequences of comorbidity: a review. *J Clin Epidemiol* **54**: 661-674, 2001
10) Wolff JL, et al: Prevalence, expenditures, and complications of multiple chronic conditions in the elderly. *Arch Intern Med* **162**: 2269-2276, 2002
11) Mangin D, et al: Beyond diagnosis: rising to the multimorbidity challenge. *BMJ* **344**: e3526, 2012
12) Tinetti ME, et al: Potential pitfalls of disease-specific guidelines for patients with multiple conditions. *N Engl J Med* **351**: 2870-2874, 2004
13) Prados-Torres A, et al: Multimorbidity patterns: a systematic review. *J Clin Epidemiol* **67**: 254-266, 2014
14) Luijks HD, et al: GPs' considerations in multimorbidity management: a qualitative study. *Br J Gen Pract* **62**: 503-510, 2012
15) Fortin M, et al: A systematic review of prevalence studies on multimorbidity: toward a more uniform methodology. *Ann Fam Med* **10**: 142-151, 2012
16) Orueta JF, et al: Prevalence and costs of multimorbidity by deprivation levels in the basque country: a population based study using health administrative databases. *PLoS ONE* 2014; 9: e89787. doi: 10.1371/journal. pone. 0089787.
17) Islam MM, et al: Multimorbidity and comorbidity of chronic diseases among the senior Australians: prevalence and patterns. *PLoS One* 2014; 9: e83783. doi: 10.1371/journal. pone. 0083783.
18) Agborsangaya CB, et al: Multimorbidity prevalence in the general population: the role of obesity in chronic disease clustering. *BMC Public Health* **13**: 1161, 2013
19) Vanfleteren LE, et al: Clusters of comorbidities based on validated objective measurements and systemic inflammation in patients with chronic obstructive pulmonary disease. *Am J Respir Crit Care Med* **187**: 728-735, 2013
20) Rutten FH, et al: Unrecognized heart failure in elderly patients with stable chronic obstructive pulmonary disease. *Eur Heart J* **26**: 1887-1894, 2005
21) Charlson ME, et al: A new method of classifying prognostic comorbidity in longitudinal studies: development and validation. *J Chronic Dis* **40**: 373-383, 1987
22) Linn BS, et al: Cumulative illness rating scale. *J Am Geriatr Soc* **5**: 622-626, 1968
23) Kaplan MH, et al: The importance of classifying initial co-morbidity in evaluating the outcome of diabetes mellitus. *J Chronic Dis* **27**: 387-404, 1974
24) Cleary PD, et al: Variations in length of stay and outcomes for six medical and surgical conditions in Massachusetts and California. *JAMA* **266**: 73-79, 1991
25) Hall SF: A user's guide to selecting a comorbidity index for clinical research. *J Clin Epidemiol* **59**: 849-855, 2006
26) de Groot V, et al: How to measure comorbidity. a critical review of available methods. *J Clin Epidemiol* **56**: 221-229, 2003

27) 独立行政法人高齢・障害・求職者雇用支援機構障害者職業総合センター研究部門ホームページ：重複障害者の職業リハビリテーション及び就労をめぐる現状と課題に関する研究. 第2章 重複障害者に関する既存の調査・研究. 2006年3月
http://www.nivr.jeed.or.jp/download/houkoku/houkoku72_03.pdf〔Accessed 2015 Jan 14〕
28) Kohzuki M: The definitions of multimorbidity and multiple disabilities (MMD) and the rehabilitation for MMD. *Asian J Human Services* **8**: 120-130, 2015
29) 上月正博：高齢者の特徴とリハビリテーションの重要性. 臨床リハ **20**: 57-64, 2011
30) 厚生労働省：厚生労働省平成25年版厚生労働白書.
http://www.mhlw.go.jp/wp/hakusyo/kousei/13/dl/1-01.pdf〔Accessed 2015 Jan 14〕
31) 厚生労働省：厚生労働省平成25年人口動態統計月報年計（概数）の概況.
http://www.mhlw.go.jp/toukei/saikin/hw/jinkou/geppo/nengai13/dl/kekka.pdf〔Accessed 2015 Jan 14〕
32) 総務省統計局：人口推計―平成26年1月報.
http://www.stat.go.jp/data/jinsui/pdf/201401.pdf〔Accessed 2015 Jan 14〕
33) 総務省統計局：総務省人口推計.
http://www.stat.go.jp/data/jinsui/pdf/201010.pdf〔Accessed 2015 Jan 14〕
34) 大内尉義, 他（編集代表）：新老年学 第3版. 東京大学出版会, 2010
35) 内閣府：平成25年版障害者白書. 総務省統計局
http://www8.cao.go.jp/shougai/whitepaper/h25hakusho/zenbun/index-pdf.html〔Accessed 2015 Jan 14〕
36) 厚生労働省：平成18年身体障害児・者実態調査結果. 平成20年
http://www.mhlw.go.jp/toukei/saikin/hw/shintai/06/dl/01.pdf〔Accessed 2015 Jan 14〕
37) 上月正博（編）：新編 内部障害のリハビリテーション. 医歯薬出版, 2009

2. 重複障害リハビリテーションの定義とエビデンス

●重複障害リハビリテーションの定義

　世界保健機関（WHO）のリハの定義によると，「リハは，能力低下および社会的不利をもたらすような状態の影響を軽減し，能力低下および社会的不利のある者の社会的統合を達成するためのあらゆる手段を包含している．リハは，能力低下および社会的不利のある者を環境に適応するように訓練するだけでなく，彼／彼女たちの社会的統合を促進するため，彼／彼女たちの直接的な環境や社会へ，全体として介入することを目標としている．能力低下および社会的不利のある者自身，彼／彼女たちの家族および生活しているコミュニティも，リハに関係する諸サービスの計画立案および実行に参加すべきである」とされている（**表1**）[1]．このように，リハ医学・医療は，機能障害，能力低下，社会的不利のそれぞれに対する評価と介入を通じて可能なかぎり障害を克服することで，"adding life to years（生活機能予後やQOLの改善）"を達成すべく意欲的に行われてきた[2]．さらに，最近は，心臓リハや

表1　さまざまなリハビリテーションの定義

リハは，能力低下および社会的不利をもたらすような状態の影響を軽減し，能力低下および社会的不利のある者の社会的統合を達成するためのあらゆる手段を包含している．リハは，能力低下および社会的不利のある者を環境に適応するように訓練するだけでなく，彼／彼女たちの社会的統合を促進するため，彼／彼女たちの直接的な環境や社会へ，全体として介入することを目標としている．能力低下および社会的不利のある者自身，彼／彼女たちの家族および生活しているコミュニティも，リハに関係する諸サービスの計画立案および実行に参加すべきである（WHO，1981）．
リハとは，治療段階を終えた疾病や外傷の後遺症をもつ人に対して，医学的・心理学的な指導や機能訓練を施し，機能回復・社会復帰をはかることである．更生指導ともいう（広辞苑，1998）．
リハは，障害者の身体的・精神的・社会的な自立能力の向上を目指す総合的なプログラムであるとともに，それにとどまらず障害者のライフステージのすべての段階において全人間的復権に寄与し，障害者の自立と参加を目指すとの考え方である（日本の「障害者基本計画」の用語解説，2002）．
呼吸リハは，呼吸器の病気によって生じた障害をもつ患者に対して，可能なかぎり機能を回復，維持させ，これにより，患者自身が自立できることを継続的に支援していくための医療である（日本呼吸管理学会・日本呼吸器学会，2001）．
心臓リハは，心血管疾患患者の身体的・心理的・社会的・職業的状態を改善し，基礎にある動脈硬化や心不全の病態の進行を抑制あるいは軽減し，再発・再入院・死亡を減少させ，快適で活動的な生活を実現することを目指して，個々の患者の「医学的評価・運動処方にもとづく運動療法・冠危険因子是正・患者教育およびカウンセリング・最適薬物治療」を多職種チームが協調して実践する長期にわたる多面的・包括的プログラムである（日本心臓リハビリテーション学会ステートメント，2013）．
腎臓リハは，腎疾患や透析医療にもとづく身体的・精神的影響を軽減させ，症状を調整し，生命予後を改善し，心理社会的ならびに職業的な状況を改善することを目的として，運動療法，食事療法と水分管理，薬物療法，教育，精神・心理的サポートなどを行う，長期にわたる包括的なプログラムである（腎臓リハビリテーション，2012）．
重複障害リハは，多疾患による重複障害に基づく身体的・精神的影響を軽減させ，症状を調整し，生命予後を改善し，心理社会的ならびに職業的な状況を改善することを目的として，メディカルチェック，臓器連containsや障害連関への対応，運動療法，食事療法と水分管理，薬物療法，教育，精神・心理的サポートなどを行う，長期にわたる包括的なプログラムである（重複障害のリハビリテーション，2015）．

腎臓リハなどの内部障害リハにより"adding years to life（生命予後の改善）"や新たな疾患予防にも効果があることが明らかになってきている．

重複障害のリハの定義はこれまで存在していなかったが，臓器連関や障害連関の実態や心筋梗塞を発症した透析患者へのリハにより，死亡率が35％も低下したなどの報告を考え，以下のように定義することにしたい．

すなわち，「重複障害リハは，多疾患による重複障害にもとづく身体的・精神的影響を軽減させ，症状を調整し，生命予後を改善し，心理社会的ならびに職業的な状況を改善することを目的として，メディカルチェック，臓器連関や障害連関への対応，運動療法，食事療法と水分管理，薬物療法，教育，精神・心理的サポートなどを行う，長期にわたる包括的なプログラムである」と定義する（**表1**）[3]．

● 重複障害リハビリテーションのエビデンス

重複障害リハのエビデンスを述べる前に，代表的な疾患のリハのエビデンスを簡単にまとめてみる．

1. リハビリテーションと生活機能予後

1) 脳卒中

脳卒中患者のリハ効果は証明されており，リハにより麻痺などの機能障害そのものを改善したり，機能障害が残存しても利き手交換や杖・補助具などにより能力障害の改善に取り組むことで，生活機能予後を改善できる場合が多い．

2) 慢性閉塞性肺疾患（COPD）

COPD患者の主訴は麻痺ではなく労作時息切れである．障害が進むと平地歩行でも呼吸困難となり，さらに進行すると会話や着物の着脱の際にも息切れがする．努力呼吸，呼気延長，口すぼめ呼吸などの呼吸の異常，胸郭の拡大，ばち状指，栄養不良，チアノーゼなどがみられ，意識障害を生じることもある．

特にCOPDのリハに関しては，歩行筋の運動療法が運動耐容能の増加，呼吸困難の改善，健康関連QOLの改善，入院日数など医療資源利用率の減少などに効果的であることが明らかになり，呼吸リハはCOPDに対する非薬物療法の最初に行うべきものとして位置づけられている[4]．

3) 冠動脈疾患・心不全

冠動脈疾患に対する包括的回復期心臓リハにより，運動耐容能の増加，冠動脈硬化・冠循環の改善，冠危険因子の是正，QOLの改善などめざましい効果が示されている[5]．最近では心不全にも適応が拡大されている．労作時呼吸困難や易疲労性は，心不全患者の典型的な症状である．心不全に対する適切な運動療法により，心不全入院減少，健康関連QOL改善，内皮依存性血管拡張反応改善，内皮一酸化窒素合成酵素（eNOS）発現増加，安静時左室駆出率改善，左室拡張早期機能改善など，その効果は心臓への中枢効果のみならず，骨格筋・呼吸筋・血管内皮などへの末梢効果，

自律神経機能・換気応答・炎症マーカーなど神経体液因子への効果など，まさに全身に及んでいる[5]．

4) 慢性腎疾患

慢性腎疾患（Chronic Kidney Disease：CKD）透析患者では，腎性貧血，尿毒症性低栄養，骨格筋減少・筋力低下，骨格筋機能異常，運動耐容量の低下，易疲労感，活動量減少，QOL低下などが認められる．透析患者に対する運動療法は，運動耐容能改善，低栄養・炎症・動脈硬化複合症候群改善，タンパク質異化抑制，QOL改善などをもたらすことが明らかにされている[6]．透析患者の心血管疾患に対するK/DOQI臨床ガイドラインでは，「医療関係者は透析患者の運動機能評価と運動の奨励を積極的に行う必要がある」と明記してある[7]．

2. リハビリテーションと生命予後

1) 脳卒中

脳卒中の再発率は，海外では5年間で25〜42%[8]，わが国でも5年間で35%，10年間で51%と高く[9]，脳卒中患者は，リハを終了した後も高いリスクにさらされているといえる．再発予防対策をおろそかにすると，リハにより運動機能を改善させても脳卒中の再発で一気にADLやQOLを低下させてしまう．このため脳卒中後遺症者の管理において，脳卒中の再発予防と，そのほかの心血管系疾患の発症予防はきわめて重要である．

脳卒中患者では虚血性心疾患の合併が多いことが知られ，米国では脳卒中患者は32〜62%に虚血性心疾患を合併しており，死因の第1位は，脳血管疾患の再発ではなく虚血性心疾患を含む心血管死である[10]．筆者らの東北大学での調査[11]によれば，脳卒中リハ患者に対する下肢（または上肢）エルゴメーター運動負荷試験では，18%に虚血性心疾患（15%：無症候性心筋虚血，2%：労作性狭心症，1%：陳旧性心筋梗塞）の合併を認めた．一方，また，筆者らの東北大学での別の調査[12]によれば，脳卒中回復期リハ患者の24%に糖尿病を，76%に耐糖能異常を認め，特に歩行困難例において耐糖能異常の割合が高く，脳卒中発病前からの糖尿病などによる耐糖能異常に加えて，脳卒中に起因する身体障害により運動量が低下して，発病後にインスリン抵抗性が増した可能性が考えられた[11,12]．これらより糖尿病の合併した脳卒中患者は，一般の脳卒中患者と比較して脳卒中再発率が高いことが挙げられる[13]．

米国心臓病協会/米国脳卒中協会（American Heart Association/American Stroke Association：AHA/ASA）では，『脳梗塞の再発予防に対するガイドライン』[14,15]を発表しており，適度な運動も再発予防の1つに挙げられている．しかし，その推奨する運動量は脳卒中のない健常者や高血圧者と変わりなく，果たしてどれだけの割合の在宅脳卒中患者が，「中強度の運動を毎日少なくとも30分間」を行うことが可能かはなはだ疑問を感じる．

2) 慢性閉塞性肺疾患（COPD）

The Global Initiative for Chronic Obstructive Lung Disease（GOLD）ガイドライ

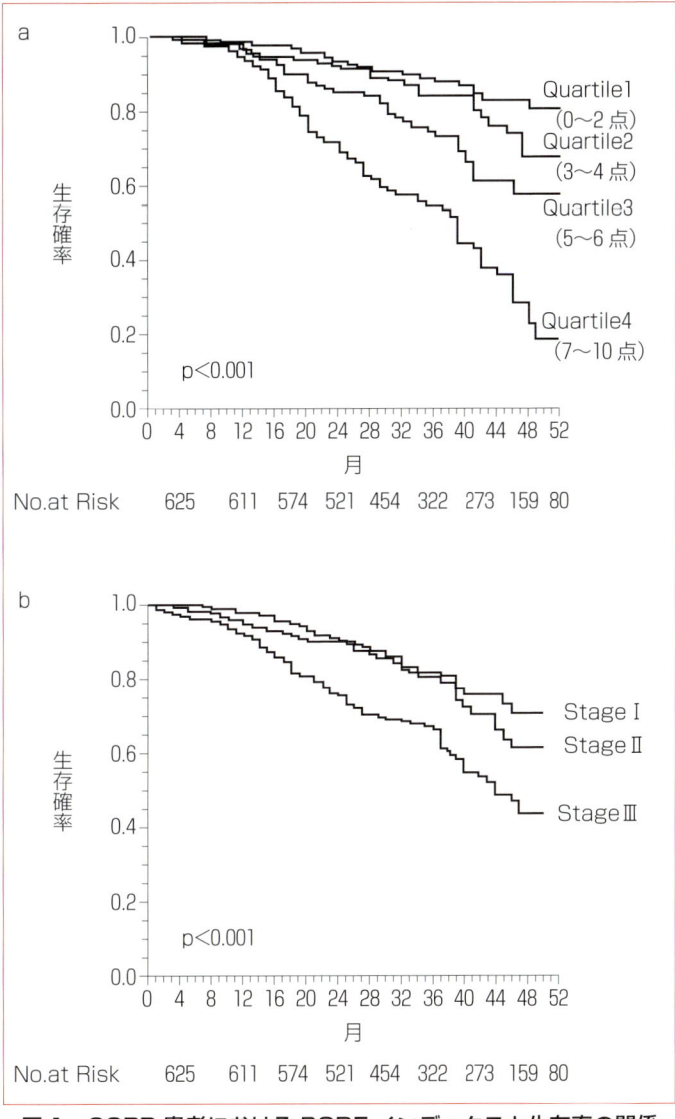

図1 COPD患者におけるBODEインデックスと生存率の関係
（文献16）より改変引用）

ンでは，COPDのリハの生命予後改善作用はエビデンスレベルBとして取り上げられている．

　COPDは，2001年にGOLDにより，1秒率と％1秒量により等級化や重症度分類がされている．しかし，COPDの生命予後と肺機能重症度分類との相関は強いとはいえず（**図1-a**）[16]，ATSのCOPD旧分類のstage Ⅲ（予測FEV_1が35％未満の重度COPD）では生命予後不良であるものの，stage Ⅰ（予測FEV_1が50％以上の軽度COPD）とstage Ⅱ（予測FEV_1が35％以上50％未満の中等度COPD）の間には生命予後に差は認めなかった．一方，2004年にCelliら[16]により開発されたBODEインデックスはCOPDの重症度を総合的にとらえたもので（**図1-b**），B（Body Mass Index：BMI），O（Degree of Airflow Obstruction；肺機能による気道の閉塞の程度），

2. 重複障害リハビリテーションの定義とエビデンス　29

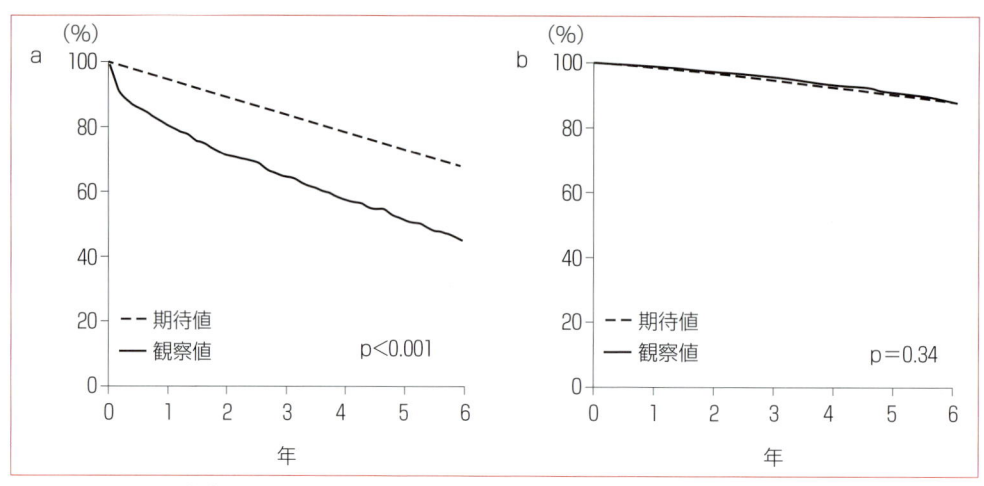

図2　6カ月の回復期心臓リハを行うと心筋梗塞患者の長期予後はさらに改善する（文献19）より引用）　a：回復期心臓リハを行わなかった場合，b：回復期心臓リハを行った場合

D（Dyspnea；呼吸困難感），E（Exercise capacity；運動能力）の頭文字をとって点数化を行い，点数を足し合わせて最低0点，最高10点としたものである．

　Celliらが COPD 患者625人を約2年半追跡したところ，死亡は162名で死因は呼吸不全61％（99名），心筋梗塞14％（23名），肺癌12％（19名），そのほか23％（21名）であった．症例数が4分割されるように0～2点，3～4点，5～6点，7～10点の4グループに分けると，生命予後は BODE インデックスが高いほど，つまり栄養状態が悪く，肺機能が落ちており，運動能力が低く，呼吸困難感が強いほど悪いことが明らかになった（**図1-b**）[16]．BODE インデックスの利点は比較的簡単に測定できる指標の総合点で生命予後がわかることである．COPD のみならず，急性増悪などでも BODE インデックスが生命予後の指標として有用であること[17]，また，呼吸リハにより BODE インデックスが改善することが示されている[18]．

3）冠動脈疾患・心不全

　心臓リハのゴールは，脳卒中リハのように単に在宅生活や復職だけではなく，心血管疾患の再発防止，生命予後の延長を含むものである（**表1**）[5]．特に急性期心臓リハに引き続いて半年間行われる回復期心臓リハが生命予後延長に効果的である（**図2**）[19]．米国心臓病学会/米国心臓病協会（American College of Cardiology/American Heart Association：ACC/AHA）のガイドラインでは，「心筋梗塞患者の長期生命予後を改善する方法で発症1カ月以降に確実に有効なもの（クラス1）は回復期心臓リハと脂質異常症治療薬である」と明記しており，冠動脈疾患患者に心臓リハを行う際には，生命予後の延長も当然意識して行わなければならない．

　一方，心不全患者における心臓リハも，心不全患者の予後改善をする「有効な治療」としての地位を確立している．心不全の運動療法に関するメタアナリシスである ExTraMaTCH 研究では，心不全・左室機能低下の801症例が運動療法群と対照群とに無作為割付けされ，予後解析では生存率（p＝0.015），無事故生存率（死亡＋

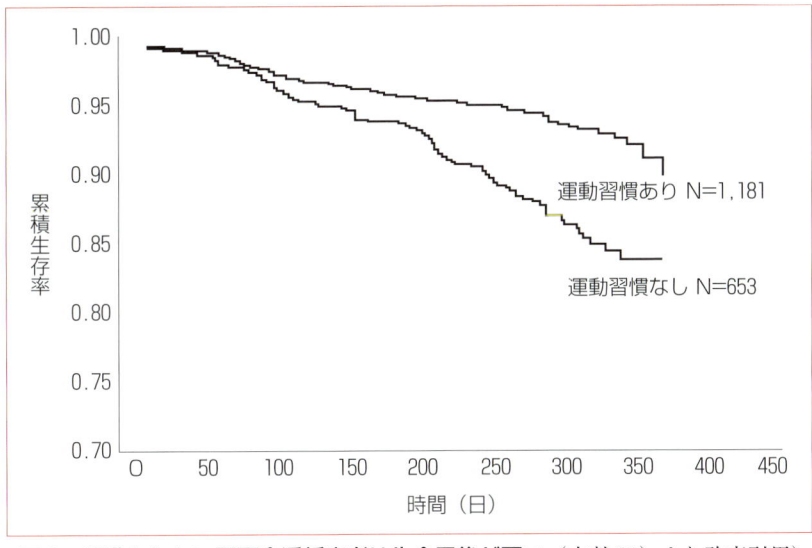

図3 運動をしない腎不全透析患者は生命予後が悪い（文献21）より改変引用）

表2 CKD透析患者における運動療法の効果（文献6）より引用）

1	最大酸素摂取量の増加
2	左心室収縮能の亢進（安静時・運動時）
3	心臓副交感神経系の活性化
4	心臓交感神経過緊張の改善
5	低栄養・炎症・動脈硬化複合症候群の改善
6	貧血の改善
7	睡眠の質の改善
8	不安・うつ・QOLの改善
9	ADLの改善
10	前腕静脈サイズの増加（特に等張性運動による）
11	透析効率の改善
12	死亡率の低下

入院，$p=0.018$）ともに運動療法群が有意に良好であり，運動療法が心不全患者の予後を改善することが示されている[20]．

4) 慢性腎疾患（CKD）

運動耐容能の低いCKD透析患者や運動をしない透析患者では生命予後が悪い[21]．また，CKD透析患者が運動を行わないことは，低栄養・左室肥大と同程度に生命予後に影響することが指摘されている（図3）[21]．CKD透析患者における運動療法の効果は表2に示す[6]．最近のDOPPS研究では，定期的な運動習慣のあるCKD透析患者は，非運動患者に比較して明らかに生命予後が良いこと，週あたりの運動回数が多いほど生命予後が良いこと，さらに，定期的な運動習慣をもつCKD透析患者の割合が多い施設ほど，施設あたりの患者死亡率が低いことも示されている[22]．2011年に腎臓リハの一層の普及・発展を目的として，職種を超えた学術団体である「日本腎臓リハビリテーション学会」も設立され盛況である[23]．

●重複障害の現状

1. 重複疾患の実態
1)脳卒中と心血管性疾患

　脳卒中患者では虚血性心疾患の合併が多く，死因やリハの際の合併症として問題になっている．例えば，米国の報告では，脳卒中患者は32〜62％に虚血性心疾患を合併しており，脳卒中患者の予後調査では，死因の第1位は，脳血管疾患の再発ではなく虚血性心疾患を含む心血管死であった[10]．一方，東北大学病院リハ科に入院した脳卒中リハ患者に対して筆者らが行った3年後の予後調査では，285例中死亡51例（18％）であり，死因はがん18％，脳卒中18％，心疾患12％の順に多かった[24]．

　脳卒中患者での冠動脈疾患合併頻度については，Pasqualeら[25]が連続83名の冠動脈疾患の症状を有さない軽度の脳卒中患者に運動負荷試験を実施したところ，28％に心電図上の明らかな無症候性の心筋虚血所見が認められ，23％が負荷心筋シンチ陽性であったとしている．筆者らの検討では，東北大学病院リハ科に入院した脳卒中リハ患者382名（男性255名，女性127名，平均59.6歳）の18％に虚血性心疾患（15％：無症候性心筋虚血，2％：労作性狭心症，1％：陳旧性心筋梗塞）を認めた[11]．

　最近はわが国でもアテローム血栓性脳梗塞が増加してきている．アテローム血栓性脳梗塞の危険因子は冠動脈疾患の危険因子と同一であるので，脳卒中患者を診察するにあたっては，脳の評価のみならず，危険因子の評価とほかの動脈硬化性疾患の有無，特に心臓ならびに末梢動脈の評価を忘れてはならない．筆者らの東北大学での調査[11]によれば，脳卒中患者（平均年齢60歳）の危険因子として，高血圧症71％，脂質異常症65％，糖尿病19％，高尿酸血症18％，喫煙42％，肥満26％，心房細動13％，左室肥大35％を認め，脳卒中患者では動脈硬化性疾患の合併が多かった．一方，脳卒中回復期リハ患者の24％に糖尿病を，76％に耐糖能異常（糖尿病を含む）を認めた．特に，歩行困難例において耐糖能異常の割合が高く，脳卒中発病前からの糖尿病などによる耐糖能異常に加えて，脳卒中に起因する身体障害により運動量が低下して，発病後にインスリン抵抗性が増した可能性が考えられた[24]．

　一方，心臓疾患患者が脳卒中を発生することも稀ではない．Framingham Studyでの24年間の追跡調査によると，心臓疾患患者における脳血管障害発生率は狭心症例では一般人の1.6〜2.4倍，心筋梗塞例で2.7〜3.7倍，両者合併例では3.8〜5.5倍であった[26]．急性心筋梗塞（Acute Myocardial Infraction：AMI）患者の脳梗塞合併リスクは特に高い．また，AMI発症後30日間の脳卒中発症リスクは一般人口の44倍と著しく高く，3年間平均でみても2〜3倍も高かった[26]．

　冠動脈硬化と頸動脈硬化とは共に脂質代謝異常，喫煙，メタボリックシンドローム，感染症，CRP高値，炎症性サイトカイン高値などが関与している．わが国の検討でも，冠動脈病変患者における頸動脈病変合併率は約20％で，冠動脈病変重症度と頸動脈病変合併率が相関したと報告されている（1枝：15％，2枝：21％，3枝：

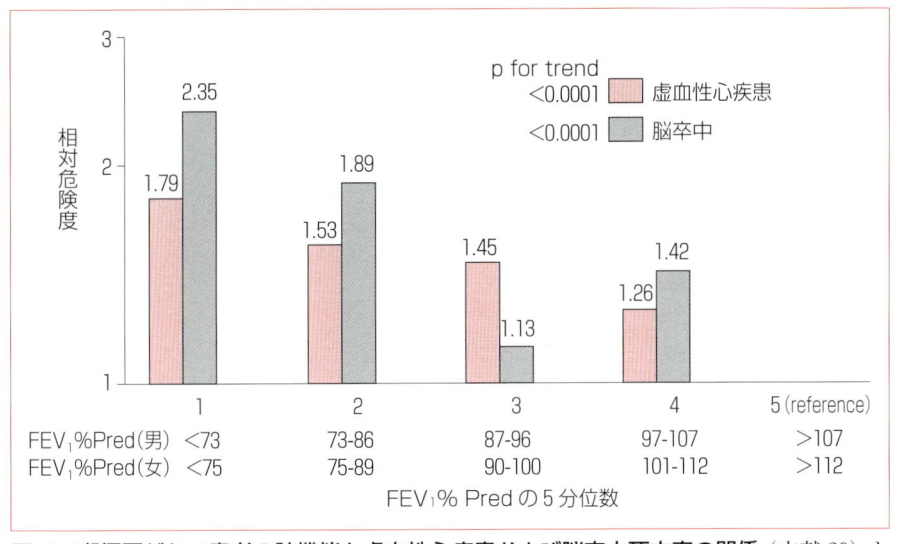

図4 喫煙歴がない患者の肺機能と虚血性心疾患および脳卒中死亡率の関係（文献29）より改変引用）

36%)[27]．

2）脳卒中と呼吸器疾患

脳卒中患者では呼吸器疾患の合併も少なくない．その背景には喫煙と加齢が共通要因として関与している．逆に，呼吸器疾患患者が脳卒中を発生することも稀ではなく，特に，COPD急性増悪患者では1～5日目に脳卒中を発症する危険率が2倍以上高い[28]．また，喫煙歴がなくても，呼吸機能の低下が脳卒中発症の増加や脳卒中死亡率の増加と関連があることも報告されている（図4）[29]．また，The Atherosclerosis Risk in Communities（ARIC）study[30]では，気管支喘息の呼吸器症状があることが脳卒中の発生に関係があることが示されている．

3）心血管疾患と呼吸器疾患

喫煙や加齢は共通の危険因子である．高齢心不全患者の33%にCOPDを合併し[29]，高齢COPD患者の25%に心不全を合併している[30]．

4）心血管疾患と骨関節疾患

前向き研究で年齢や性別などで補正した統計において，変形性関節症患者では，虚血性心疾患が高齢男性で33%，高齢女性で45%の上昇を，心不全が高齢男性で25%，高齢女性で20%の上昇を認めた[31]．ただし，脳卒中の有意なリスク上昇は認められなかった．しかし，脳卒中も含めた循環器疾患も骨関節疾患も加齢により罹患患者が増加することから，互いの因果関係は明らかでないにせよ，これらの合併症例は確実に増加するものと予想される．

2. 臓器連関と疾患

いかなる臓器も単独では存在しえず，臓器は相互に影響を及ぼし合っている．これを臓器連関という．異なる臓器間でなんらかのコミュニケーションが存在するが，

例えば慢性炎症もその1つである．

慢性炎症を惹起するものとして，運動不足，肥満，糖尿病，インスリン抵抗性などがある[32)33)]．慢性炎症は心血管疾患や代謝疾患などの慢性疾患，がん，神経変性疾患などにつながる[32)]．糖尿病が慢性炎症を惹起することで血管の炎症が生じ，血管障害となる（糖尿病性血管障害）．この糖尿病性血管障害は，細小血管障害と大血管障害に分けられ，前者には網膜症と腎症，後者には脳血管障害（脳卒中），冠動脈疾患および末梢動脈疾患がある．

最近は，超高齢化，喫煙，肥満，糖尿病や脂質異常症を有する患者の増加などに伴い，1人の患者が脳・心・肺・骨関節などの多臓器にわたる障害を有することは珍しくなくなっている．いったん臓器が傷害されると，臓器連関を通じて互いの臓器を傷つけ合う負の連鎖を形成する．このような患者に対応するためには，脳・心・肺・骨関節などの各臓器の特異的問題に加え，臓器連関を理解することがリハでも必要となってきたわけである．

●重複障害のエビデンス

これまでの各種リハガイドラインは，脳卒中，心筋梗塞，COPDのように単一疾患でのリハのエビデンスに限られ，重複障害リハのエビデンスに関しては十分に示されてきていない．しかし，リアルワールド（実臨床）でのリハ患者は，単独疾患・単独障害の場合はむしろ少なく，多疾患・重複障害の場合が多いわけであり，ガイドラインでは示されていない状況下で，リハ計画を立て，それを実行していかねばならない．今後は，重複障害リハのエビデンスを早急に確立し発展させなければならない．

虚血性心疾患のために冠動脈バイパス術を行ったCKD透析患者がリハを行うことで，全死亡率，心死亡率ともに30％以上も低下した報告[34)]や保存期CKD患者が心筋梗塞になり，回復期心臓リハを行った結果，eGFR（推算糸球体濾過量）が改善したという報告[35)36)]などもあり，重複障害のリハが有効である可能性が大いに期待できる．重複障害者の特徴とリハのポイントを**表3**に示す[33)]．

1. 重複障害リハビリテーションのメリット
1）リハビリテーション効果が大きい可能性
重複障害を有する患者では，安静・臥床が長くなり，身体活動は不活発になりがちであり，身体諸器官における廃用症候群を招くが，そのような不活発な生活習慣自体が疾患・障害発症の新たな危険因子となる[37)]．すなわち，全身臓器の機能低下，能力低下やQOLの悪化，廃用症候群を合併し，肥満・インスリン抵抗性・糖尿病・脂質異常症・動脈硬化につながり，心血管系疾患などに罹患して寿命を短縮するという悪循環に陥りやすい．その悪循環を予防したり，断ち切るために積極的にリハを行う必要がある[38)]．

表3　重複障害者の特徴とリハビリテーションのポイント（文献33）より引用）

1) **1つの疾患の治療がほかの疾患に影響を与えやすい**
   - 臓器障害に関する十分な知識をつけておく．
   - 常に臓器連関や全身状態を考慮し，全人的医療を行う．
   - 薬剤や食事メニューの変更，栄養状態や脱水の有無などに最新の注意をはらう．

2) **疾患の病態が多様で個人差が大きい**
   - 一人ひとりテーラーメイドされた対応が求められる．
   - 重篤な疾患があるのに明瞭な臨床症状を欠くことが多いので，自覚症状の有無を過信しない．
   - 体重，血圧，脈拍数，酸素飽和度，心電図，血液生化学検査結果，尿検査結果などを参考にする．
   - 運動負荷試験を厳密に行う．
   - 高強度運動よりも低〜中強度運動で，時間と頻度を漸増する．
   - 認知機能低下，聴覚障害，視覚障害合併例には，大きな声で，はっきり，ゆっくり，丁寧に対応し，教材に工夫をして「わかりやすさ」を徹底する．
   - 患者に加えて，家族にも教育を徹底する．

3) **本来の疾患と直接関係のない合併症を起こしやすい**
   - ウォームアップやクールダウンを長めにとる．
   - 運動強度の進行ステップには時間をかける．

4) **廃用症候群を合併しやすい**
   - 加齢に伴う基礎体力の低下に対して早めにリハを開始し，継続する工夫をこらす．

5) **疾患の完全な治癒は望めないことが多く，いかに自宅・社会復帰させるかが問題となることが多い**
   - 完璧なADL改善のために長期間入院を強いるのではなく，入院によりある程度ADLの改善がみられた段階で，在宅でいかにリハを継続させるかのシステムづくりを行う．

6) **疾患の発症・予後に医学の要素とともに，心理，社会（環境）の要素がかかわりやすい**
   - 心身機能・構造（機能障害）のみならず，健康状態，個人因子，環境因子，活動（能力低下），参加（社会的不利）を考え，それぞれに対応策を練る．

7) **治療にあたりQOLに対する配慮がより必要となる**
   - インフォームドコンセントを十分行うことはもちろん，患者の現在の生活習慣とその生きがいなどを十分聴取し，さらに，正しいこととできることのギャップを常に念頭において，落としどころを考える．
   - 目標を"adding life to years"と"adding life to years and years to life"のどちらにするのかを考えた個別プログラムを作成・対処する．

一般的に，低体力者ほどリハ効果が大きく出やすいので，特にリハがそれまできちんと行われてこなかった重複障害患者ほど，リハに取り組むことでその効果が大きく出る可能性が高い．

2) 一石二鳥のリハビリテーション効果

リハはFITT〔F（Frequency：運動の頻度），I（Intensity：運動の強度），T（Time：1回の運動時間，期間），T（Type：運動の種類）〕で行うと実に多彩な効果を示せる医療である．脳卒中リハの有効性はいうまでもないが，例えば，リハの効果は全身に認められるわけであり，心・肺・骨関節の障害を有する脳卒中患者のリハでは，きちんと心・肺・骨関節の障害に対するリハも同時に行うことで，脳卒中リハの効果に加えて心・肺・骨関節の障害に対する効果，すなわち，一石二鳥のリハ効果が期待できる．

3) 生命予後の延長

脳卒中リハでは在宅生活や復職をゴールとしがちであるが，心臓リハのゴールは，単にそれだけではなく心血管疾患の再発防止，生命予後の延長を含むものである．このことを考慮すれば，心疾患を有する脳卒中リハでは在宅生活や復職をゴールとするのではなく，きちんと心臓リハ（特に回復期心臓リハ）にもしっかり取り組む

ことで生命予後の延長も期待できる.

2. 重複障害リハビリテーションのデメリット
1)臓器への過剰な負担
　脳卒中片麻痺患者や整形外科疾患患者では，移動動作に発症前より多くの酸素消費量を必要とする．上肢を用いてのクラッチ歩行を行うと，一定スピードの移動であれば，通常歩行に比べて酸素摂取量や心拍数の大きな増加を伴い心肺への負担が増える[39].　上肢を用いての杖やクラッチ歩行での酸素摂取量を下肢のみで行う酸素摂取量に合わせても，そのときの心拍数が多く，そのぶん上肢を用いての杖やクラッチ歩行では心筋酸素消費量が増して心臓への負担増となる[40].　すなわち，脳卒中片麻痺患者では，健常者にとっては軽い移動に相当するものでも心肺への負荷が大きくなり，狭心症や心不全の症状が誘発されやすくなる危険がある．脳卒中患者では心疾患の合併が多いが[10)11]，心疾患の存在が脳卒中リハの当初の到達目標への阻害因子となることがある．

　そこで，脳卒中片麻痺患者においても，回復期リハの際には，運動負荷試験などにより，虚血性心疾患の存在のスクリーニングを行うことが重要である（表4）[41].　特に，糖尿病患者では，冠動脈狭窄病変が広範囲にわたり，多枝病変例が多いにもかかわらず，知覚神経障害を基盤として症状がない，あるいは非典型的であったりして発見が遅れてしまいがちである．年に最低一度は症状がなくても心電図をとる必要があることは，糖尿病を有する障害者にも当然あてはまる．失語症や注意障害などのため負荷試験そのものに難渋する症例の場合は，リハ実施前後や実施中もバイタルサインや必要に応じて心電図モニターによる観察を行う．

　脳卒中と呼吸器疾患の関係も重要である．脳卒中患者に生じた呼吸不全の悪化は，生命予後を左右するばかりか，脳障害の二次的拡大を助長し，運動機能回復の予後にも影響する．急性期の脳卒中に併存・合併する呼吸障害は，①脳卒中によって一次的に引き起こされる呼吸障害（cheyne-stokes呼吸，中枢性過換気などの呼吸中枢障害に起因する呼吸異常，睡眠時無呼吸症候群，②二次的合併症としての呼吸障害〔誤嚥性肺炎，深部静脈血栓症（Deep Vein Thrombosis：DVT）からの肺塞栓症，下側肺障害など〕，③既存症としての呼吸障害（COPD，拘束性肺障害，喘息，肺がんなど）がある[41].　呼吸器疾患を合併している患者に①②のような呼吸障害が加わると，より重度で複雑な病像を呈する．したがって，呼吸器疾患および一時的呼吸障害に対しても適切な治療を行い，二次的合併症を予防することが重要となる．また，COPDは診断されていないことも多いため，脳卒中患者においても経皮的酸素モニターや動脈血液ガス分析などで病態を把握することが必要である．

　変形性関節症や関節リウマチのような骨関節障害では，脳卒中リハでの立ち上がり訓練などでは非麻痺側の負担が増すことになり，関節痛の増悪やバランス異常のためにうまくいかないこともある．左足切断患者が脳卒中右片麻痺を起こした場合に起立困難になることはいうまでもない．このように，運動器の重複障害を有する

表4 脳卒中患者で可能な運動負荷法（文献41）より引用

1. 臥位下肢自転車エルゴメータ	両脚使用, 健側脚使用
2. 座位下肢自転車エルゴメータ	両脚使用, 健側脚使用
3. 臥位上肢自転車エルゴメータ	両腕使用, 健側腕使用
4. 座位上肢自転車エルゴメータ	両腕使用, 健側腕使用
5. 車椅子エルゴメータ	ホルター心電図使用
6. トレッドミル	運動障害が軽度な場合
7. 日常生活でのホルター心電図	すべての患者に適応あり

と脳卒中リハがやりにくくなることは明らかである.

2) リハビリテーションの留意点の多さ

重複障害患者に対するリハ中の事故として, 意識障害, 胸痛, 呼吸困難, めまい, 不整脈, 転倒, 骨折などが挙げられる. このため, リハの留意点が多く, 十分なモニターや人的資源が必要である.

a. 心疾患

心臓疾患を伴う脳卒中リハ患者の場合には, 負荷量を増やす段階で胸痛, 息切れ, 心電図変化, SpO_2低下の有無をチェックする必要がある. また, 心不全患者の場合は定期的に体重変化, 浮腫の有無に気をつけ, 定期的に血中BNPの測定も望ましい.

b. 呼吸器疾患

呼吸障害を伴う脳卒中リハ患者の場合は, 失語症や認知障害のために自覚症状を適切に表現できないこともあるため, リハを行う際には, 呼吸パターンや心拍数の異常, SpO_2低下などの客観的所見を見逃さないようにする. 運動療法の中止基準は呼吸リハの中止基準に従う. CO_2ナルコーシスに注意しながらSpO_2が90%を下回らないように酸素流量を設定する. 運動中の酸素吸入は運動中の低酸素血症を予防するだけでなく, 運動に伴う息切れを軽減し, 運動耐容能を増加させる.

脳梗塞患者の睡眠時無呼吸症候群の合併は, 健常者の5倍といわれており, 睡眠時の咽頭筋の低緊張がその機序と考えられている. 睡眠時無呼吸症候群が疑われるときは, 呼吸器科専門医に紹介して検査を行い, 病態, 重症度に応じてCPAP (Continuous Positive Airway Pressure), BiPAP (Bilevel Positive Airway Pressure) などを用いる[42].

c. 運動器疾患

変形性関節症や関節リウマチの患者が脳卒中を合併すると麻痺側の肩関節, 肘関節, 手関節, 足関節の拘縮が高頻度に生じることが知られ, 障害の併存により機能障害がより高度になることが懸念される. 関節拘縮の予防, 改善には可及的早期から他動的可動域訓練を導入することが重要で, 既存の運動器疾患がある場合には疾患の状態にあわせた可動域の範囲で愛護的に訓練を行うことが必要である.

全人工骨頭置換術 (Total Hip Arthroplasty : THA) あるいは人工骨頭挿入術の術後患者が脳卒中を合併すると, 麻痺側では脱臼リスクが高くなるので, 訓練中の脱臼に注意が必要である. 大腿骨近位部骨折で骨接合術が施行されている場合には骨

表5 脳卒中患者のADL予後不良に関与する因子（文献8）をもとに追加修正）

高齢	脳卒中の重症度	リハビリテーション開始まで
併存症	筋力低下	での日数
心血管疾患	座位バランスの不良	
呼吸器疾患	視空間認知障害	
骨関節疾患・切断	認知症	
糖尿病	失禁	
	日常生活活動スコア低値	

癒合が得られているか，得られていない場合には骨折部の安定性，インプラントの固定性が十分であるかについて確認しておく必要がある[43]．歩行訓練開始後には非麻痺癖側の股関節，膝関節に過度なストレスがかかることが示されており，ADLを拡大するうえで支障となることがある．変形性膝関節症では装具や関節内ヒアルロン酸注射が効果的であることから[44]，症状に応じて対策を検討する．レジスタンス運動などにより筋力の増強をはかるとともに，水中歩行，椅子に座ってできる運動，腰痛体操を勧める．

d. 糖尿病

糖尿病がある場合のリハ患者には十分な留意が必要である．例えば，糖尿病は脳卒中リハ患者の機能的予後の回復阻害因子である（**表5**）[8]．すなわち，末梢血管障害と足病変による足趾の変形や胼胝，足潰瘍，足壊疽，下肢の切断，糖尿病網膜症による視力障害・失明，糖尿病性腎不全による血液透析（透析時間のためのリハ時間確保困難，腎不全による運動耐容能低下，下肢浮腫の変化にもとづく装具調整の困難さ，など），さらに，糖尿病性神経障害でみられる四肢末端の異常感覚，単発性神経障害の脳神経障害，特に外眼筋麻痺，体幹・四肢の神経障害，糖尿病性筋萎縮症，さらに，自律神経障害としての起立性低血圧，膀胱の機能障害などはADL，QOLを大きく損なわせ，リハの大きな障害になる場合が少なくない[45]．糖尿病はLDLコレステロールや喫煙と並ぶ最強の動脈硬化性疾患の危険因子の1つである．糖尿病が動脈硬化性疾患を増加させる影響力は，加齢15年分に匹敵するともいわれている[46]．特に糖尿病の合併した脳卒中患者は一般の脳卒中患者と比較して，①合併症が多い，②機能予後不良，③リハの留意点が多い，④脳卒中再発率が高い，ことが挙げられる[13]．

3. 重複障害のリハビリテーションにおける今後の課題

1) リハビリテーションを行わない症例を減らす

心不全，呼吸不全，関節疾患などの合併のために脳卒中のリハを積極的に行えない症例や行ってもらえない症例も増加している．すなわち重複障害のリハの経験の乏しいリハスタッフでは，十分なリハを積極的に行ってもらえない．しかし，リハは内部障害や骨関節疾患でもその有効性が認められている．すなわち重複障害者にもリハは積極的に行われるべきであろう．問題なのは，臓器連関の存在のために，ある障害には有効なリハがほかの障害にも有効であったり，逆に有害であったりす

る点である．

2)従来の臓器別リハビリテーションのFITTを見直す

例えば，心臓機能障害などの内部障害は脳卒中の危険因子やリハ阻害因子として大きな影響を及ぼしている[47]．このような重複障害の時代におけるリハでは，従来の臓器別リハのFITTを見直さなくてはならない．各臓器に特異的な問題を考えるとともに，脳・心・肺・骨関節などの臓器関連を考慮することが必要である[47]．

例えば，脳卒中片麻痺患者の歩行は，健常者と比べエネルギーの消費は大きく，77～224％増しであるため[48]，同じ運動でも脳卒中発症前より心臓に対しても高負荷になることに注意する．このような場合は，歩行時のエネルギー消費は装具や杖の使用で少なくなるため，杖や装具を早期より使用しながら運動療法を行うことが望ましい．脳卒中に慢性心不全を合併している場合には，運動療法の中止基準は心不全のものに従いくぶんマイルドな運動にとどめるなど全身状態やリスクの十分な把握を行い，重複障害など状況に応じた個別プログラムを作成することが重要である．

3)リハビリテーションの目標を見直す

リハにおいては，当然"adding life to years"を優先して考えるべきであることは論を待たない．例えば，脳卒中で倒れた患者がリハの結果，再び歩けるようになり，自分で洗面や更衣，食事ができるようになり，散歩も楽しめるようになったとすれば，"adding life to years"を達成していることになり，地域の健康寿命（disability adjusted life expectancy：DALE）も伸びていく．

しかし，冠動脈疾患，心不全，透析患者など対象によっては"adding life to years"のみならず"adding years to life"も達成できる事実もリハ医療関係者は認識すべきである．すなわち，リハ対象患者によっては生活機能予後改善のためのリハにとどまらず，生命予後改善のためのリハの可能性を意識して対応を試みる姿勢が重要である．これまでは，リハの際には生活機能予後に関しては終始意識するものの，生命予後改善に関してはほとんど意識して行われていなかった場合もあったのではないだろうか．すなわち，症例によっては"adding life to years"のみならず，"adding life to years and years to life（生活の質の改善と寿命の延長）"をリハの新しい目標にすることも可能である[2]．"生活の質の改善と寿命の延長"を同時に達成できる医療は，まさに「医療の王道」であり，リハ医療にも「医療の王道」としての可能性が開かれているといっても過言ではない．

ここで，重要なのは，"adding life to years"を達成するために必要な運動強度・時間と"adding life to years and years to life"を達成するために必要な運動強度・時間やリハの内容が異なる可能性である．例えば，AHAでは，脳梗塞の再発予防に対するガイドライン[14)15]の推奨する「中強度の運動を毎日少なくとも30分間」の運動量を，果たしてどれだけの割合の在宅脳卒中患者が行うか，行えるかは疑問である．"Adding life to years"という目標では必ずしもそこまでの運動量は必要としないであろう．そこまでの運動量を無理に脳卒中リハ患者に課することで，患者のQOL

をかえって損なう可能性もあるかもしれない．

　しかし，身体活動量が低値でも継続すれば，耐糖能異常・高インスリン血症・HDL コレステロールを改善し得る報告もあり[11,12]，運動障害を有する高齢脳卒中患者こそ軽度の積極的な運動を行うことが重要であることはいうまでもない．今後，低い運動レベルで脳卒中再発予防効果や生命予後延長効果がないかどうかの大規模研究での検証が必要であろう．もちろん，運動以外の介入による脳卒中再発予防を積極的に行う必要があるといえよう．

4）重複障害リハビリテーションの啓発を行う

　重複障害・超高齢社会の時代においては，リハ従事者は重複障害でのリハに臨機応変に対応するための内部障害リハなどの知識と経験を有する必要があるとともに，多くのリハ関連職種や他分野との連携がますます重要になってくる．

　重複障害リハに関しては，これまできちんとした定義や統計が存在していないこと，対応マニュアルやガイドラインが存在しないことから，行政・医療機関・教育機関ともに ① 重複障害への理解が少ない，② 重複障害として割合が激増している内部障害への関心が低い，③ 障害のスクリーニングやリハ処方のために負荷試験やリハ料診療報酬が十分でない，④ 腎臓リハなど新しいリハ分野に関して診療報酬がついていない，⑤ リハ講座を有している大学医学部の数が少ない，などの問題点がある．重複障害・超高齢社会の時代においては，リハは医療・介護・福祉の重点項目のはずであり，行政・教育機関が本腰を入れるよう，多方面に働きかける必要がある．

●おわりに

　重複障害のリハのエビデンスや今後の課題に関して解説した．重複障害時代におけるリハでは，個々の患者の身体的，精神・心理的，社会的背景および本人の希望の個人差を十分考えて，個々に治療目標を立て，包括的に診療にあたることが肝要である．同時に，各臓器に特異的な問題を考えるとともに，脳・心・肺・骨関節などの臓器連関を考慮することも必要である．重複障害を呈する患者の機能予後や生命予後を改善するための FITT に関して，従来の臓器別リハの FITT を見直すとともに今後十分な検証が必要である．

　重複障害の脳卒中リハを積極的に行えない症例やリハを行ってもらえない症例が増加することを避けるために，リハスタッフは重複障害でのリハに臨機応変に対応する知識と経験を有する必要があるとともに，多くのリハ関連職種や他分野との連携がますます重要になってきたわけである．

■文献

1) WHO: Disability prevention and rehabilitation. World Health Organ Tech Rep Ser **668**: 1-39, 1981

2) Kohzuki M, et al: A paradigm shift in rehabilitation medicine: from "adding life to years" to "adding life to years and years to life". *Asian J Human Services* **2**: 1-8, 2012
3) Kohzuki M: The definitions of multimorbidity and multiple disabilities (MMD) and the rehabilitation for MMD. *Asian J Human Services* **8**: 120-130, 2015
4) Pauwels RA, et al: Global strategy for the diagnosis, management, and prevention of chronic obstructive pulmonary disease. NHLBI/WHO Global Initiative for Chronic Obstructive Lung Disease (GOLD) Workshop Summary. *Am J Respir Crit Care Med* **163**: 1256-1276, 2001, updated, 2007
available from http://www.goldcopd.com/guidelineitem.asp?l1=2&l2=1&intId=989
5) 循環器病の診断と治療に関するガイドライン（2011年度合同研究班報告）：心血管疾患におけるリハビリテーションに関するガイドライン（2012年改訂版）．
available from http://www.j-circ.or.jp/guideline/pdf/JCS2012_nohara_h.pdf〔Accessed 2015 Jan 14〕
6) 上月正博：透析患者における運動・リハビリ療法 透析患者における運動療法の重要性．臨床透析 **27**: 1291-1298, 2011
7) K/DOQI Workgroup: K/DOQI clinical practice guidelines for cardiovascular disease in dialysis patients. *Am J Kidney Dis* **45** (Suppl 3): S1-S153, 2005
8) Brandstarter ME: Stroke rehabilitation. In: Physical medicine & rehabilitation principles and practice. 4th ed Lippincott Williams & Wilkins (Philadelphia), pp 1655-1676, 2005
9) Hata J, et al: Ten year recurrence after first ever stroke in a Japanese community: the Hisayama study. *J Neurol Neurosurg Psychiatry* **76**: 368-372, 2005
10) Roth EJ: Heart disease in patients with stroke: incidence, impact, and implications for rehabilitation. Part 1: Classification and prevalence. *Arch Phys Med Rehabil* **74**: 752-760, 1993
11) Kohzuki M, et al: Heart disease and hyperlipidemia in Japanese stroke patients. Proceedings of the 1st World Congress of the International Society of Physical and Rehabilitation Medicine, Monduzzi Editore, Bologna, 531-535, 2001
12) 上月正博，他：シンポジウム：高齢者脳卒中の運動療法．臨床運動療法研究会誌 **3**: 13-16, 2001
13) 上月正博：オーバービュー：脳卒中リハビリテーションと糖尿病．臨床リハ **18**: 970-979, 2009
14) Adams RJ, et al: Update to the AHA/ASA recommendations for the prevention of stroke in patients with stroke and transient ischemic attack. *Stroke* **39**: 1647-1652, 2008
15) Sacco RL, et al: Guidelines for prevention of stroke in patients with ischemic stroke or transient ischemic attack. *Stroke* **37**: 577-617, 2006
16) Celli BR, et al: The body-mass index, airflow obstruction, dyspnea, and exercise capacity index in chronic obstructive pulmonary disease. *N Engl J Med* **350**: 1005-1012, 2004
17) Marin JM, et al: Prediction of risk of COPD exacerbations by the BODE index. *Respir Med* **103**: 373-378, 2009
18) Rubi M, et al: Effectiveness of pulmonary rehabilitation in reducing health resources use in chronic obstructive pulmonary disease. *Arch Phys Med Rehabil* **91**: 364-368, 2010
19) Witt BJ, et al: Cardiac rehabilitation after myocardial infarction in the community. *J Am Coll Cardiol* **44**: 988-996, 2004
20) Piepoli, MF, et al: Exercise training meta-analysis of trials in patients with chronic heart failure (ExTraMATCH). *BMJ* **328**: 189, 2004
21) O'Hare AM, et al: Decreased survival among sedentary patients undergoing dialysis: results from the dialysis morbidity and mortality study wave 2. *Am J Kidney Dis* **41**: 447-454, 2003
22) Tentori F. et al: Physical exercise among participants in the Dialysis Outcomes and Practice Patterns Study (DOPPS): correlates and associated outcomes. *Nephrol Dial Transplant* **25**: 3050-3062, 2010
23) 日本腎臓リハビリテーション学会ホームページ：http://jsrr.jimdo.com/
24) 上月正博：脳卒中患者における虚血性心疾患の発病の背景．JJRM **35**: 209-212, 1998
25) Pasquale GD, et al: Cerebral ischemia and asymptomatic coronary artery disease: a prospective study of 83 patients. *Stroke* **17**: 1098-1101, 1986
26) Kannel W, et al: Manifestation of coronary disease predisposing to stroke: The Framingham Study. *JAMA* **250**: 2942-2946, 1983

27) Uehara T, et al: Asymptomatic occlusive lesions of carotid and intracranial arteries in Japanese patients with ischemic heart disease. Evaluation by brain magnetic resonance angiography. *Stroke* **27**: 393-397, 1996
28) Truelsen T, et al: Lung function and risk of fatal and non-fatal stroke: the Copenhagen City Heart Study. *Int J Epidemiol* **30**: 145-151, 2001
29) Man SFP, et al: Vascular risk in chronic obstructive pulmonary disease: role of inflammation and other mediators. *Can J Cardiol* **28**: 653-661, 2012
30) Schanen JG, et al: Asthma and incident cardiovascular disease: the Atherosclerosis Risk in Communities Study. *Thorax* **60**: 633-638, 2005
31) Rahman MM, et al: The risk of cardiovascular disease in patients with osteoarthritis: a prospective longitudinal study. Arthritis Care & Res DOI 10.1002/acr.22092., 2013.
32) Pedersen BK: The diseasome of physical inactivity-and the role of myokines in muscle-fat cross talk. *J Physiol* **587**.23: 5559-5568, 2009
33) 上月正博：総論：重複障害者の増加の実態とその注意点. *JJCR* **19**: 19-22, 2014
34) Kutner NG, et al: Cardiac rehabilitation and survival of dialysis patients after coronary bypass. *J Am Soc Nephrol* **17**: 1175-1180, 2006
35) Toyama K, et al: Exercise therapy correlated with improving renal function through modifying lipid metabolism in patients with cardiovascular disease and chronic kidney disease. *J Cardiol* **56**: 142-146, 2010
36) Takaya Y, et al: Impact of cardiac rehabilitation on renal function in patients with and without chronic kidney disease after acute myocardial infarction. *Circ J* **78**: 377-384, 2014
37) 上月正博：脳血管障害. 日本臨床増刊号　身体活動・運動と生活習慣病：運動生理学と最新の予防・治療　**67**（Suppl 2）: 276-283, 2009
38) 上月正博：新編　内部障害のリハビリテーション. 医葉薬出版, 2009
39) Fisher SV, et al: Energy cost of ambulation with crutches. *Arch Phys Med Rehabil* **62**: 250-256, 1981
40) Patterson R, et al: Cardiovascular stress of ctutch walking. *Arch Phys Med Rehabil* **62**: 257-260, 1981
41) 上月正博：脳血管疾患の予防と治療における身体活動の位置づけ. 臨床スポーツ医学　**24**: 175-182, 2007
42) 池田紗綾香, 他：脳卒中と呼吸器疾患. 地域リハ　**7**: 375-380, 2012
43) 佐々木幹, 他：脳卒中と関節疾患. 地域リハ　**7**: 386-392, 2012
44) Shimizu M, et al: Clinical and biochemical characteristic after intra-auricular injection for the treatment of osteoarthritis of the knee: prospective randomized study of sodium hyaluronate and corcicosteroid. *J Orthp Sci* **15**: 51-56, 2010
45) 上月正博：糖尿病と障害. MB Med Reh　No. 117, 増大号：全日本病院出版会　pp1-8, 2010
46) Booth GL: Relation between age and cardiovascular disease in men and women with diabetes compared with non-diabetic people: a population-based retrospective cohort study. *Lancet* **368**: 29-36, 2006
47) 上月正博：オーバービュー：脳卒中と重複障害：リハビリテーションにおける留意点. 臨床リハ　**23**: 116-123, 2014
48) 里宇明元：運動障害者とフィットネス. 千野直一（編）：現代リハビリテーション医学　第2版, 金原出版, pp545-561, 2003

3. チームアプローチ（チーム医療）と重複障害

●リハビリテーションの4つの側面

　リハには4つの側面がある．医療の観点からの医学的リハ，社会福祉としての観点からの教育的リハ，職業的リハ，社会的リハの4つである（**図1**）[1]．

1. 医学的リハビリテーション

　医学的リハは，患者の心身機能の維持および向上を目的として，主として機能障害の回復，機能的制限の軽減をはかり，適応能力の向上を促す．一般に急性期，回復期，維持期に分けられている．急性期リハは，発症早期から開始されるべきもので，安静によって引き起こされる二次的合併症（廃用症候群）の予防に重点がおかれている．回復期リハは，病気の比較的に安定した時期に集中的に機能回復を目指す過程を呼ぶ．機能が一定の状態に到達し，社会生活が開始されると維持期となる．維持期リハでは，社会福祉の側面からの働きかけを行うと同時に，医療の面からの障害悪化と疾患の再発予防を行うことが重要である．

2. 教育的リハビリテーション

　教育的リハは，障害児の教育に関するもので，教育を受ける機会均等の立場を尊重するものである．障害者に対する教育指導者の人材育成や施設環境は，都道府県あるいは市町村の教育委員会や学校の努力によって徐々に整備されつつある．養護学校のみでなく，通常の学校の配慮も重要で，障害児学級や普通学級への入学も促進されている．障害児の教育に関する問題の解決には，教育指導者と医療者との対話や連携が重要となる．

3. 職業的リハビリテーション

　職業的リハは，障害者の復職や就職に関するもので，職業リハセンターや障害者職業センター，身体障害者職業訓練校，授産施設，福祉工場などが重要な役割を担っ

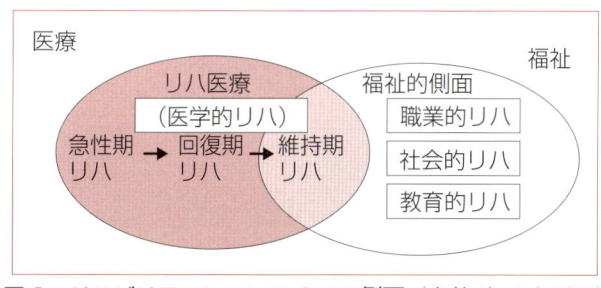

図1　リハビリテーションの4つの側面（文献1）より引用）

ている．職業能力を，その可能性も含めて把握する「職業評価」，障害者に実習や講習，指示，助言，情報提供などにより能力に適合する職業の選択を容易にさせ，その職業に対する適応性を増大させる「職業指導」，基本的な労働習慣を体得する「職業準備訓練」，体系的に職業に必要な技能や知識を習得する「職業訓練」「職業講習」，適職をみつけるための助力，職場開拓，職場環境改善の指導および調整である「職業斡旋」，一般的就職が困難な障害者に部分的就業，あるいは特別な配慮下の仕事の提供である「保護雇用」，職業指導，訓練，斡旋などの結果を評価し，検討する「追跡指導」などがそのサービスの主な内容である．

4. 社会的リハビリテーション

社会的リハは，医学的，教育的，職業的リハの全過程が円滑に進行するように，経済的条件や社会的条件を調整するためのサービスである．介護サービスやデイケアなどの社会福祉サービス，住宅・地域環境整備，補装具の支給，スポーツやレクリエーションをはじめとする社会参加への援助などが含まれる．医療・福祉施設と保健所，地方自治体によって構成される連携システムならびに，居住地域の住民による積極的な援助を含む「地域リハ」の事業が重要となる．高齢障害者については介護保険制度を利用して，種々のサービスを利用することが可能である．

●包括的リハビリテーションの5つの側面

「包括的リハ（comprehensive rehabilitation）」という用語は，最近は呼吸・循環障害を含む内部障害のリハを中心に頻繁に使用されるようになってきた[2]．リハの対象となる障害者の問題は単一のものであることは稀であり，1人の障害者にはさまざまな問題が存在することが多い．それらの問題に応じてリハが行われるわけである．そもそもリハは包括的に行われるべきものであるとして，「包括的リハ」という用語に違和感をもつリハ医も少なくないと思われる．事実，ステッドマン医学大辞典には，「包括的ケア〔comprehensive (medical) care〕」という用語は，「総合医療（診療），包括医療（診療），急性・慢性疾患の患者に対する，従来の診療だけでなく，疾患の防止，早期発見，身体障害者のリハをも含めた医療」と収載されている一方，「包括的リハ」という用語は収録されていない．

ここでは，「包括的リハ」を解説すると同時に，リハにあえて「包括的」という言葉をつけることの意義について考察してみたい．包括的リハには少なくとも5つの側面があると考えられる（**表1**）[1]．

表1 包括的リハビリテーションの5つの側面
（文献1）より引用）

1）ライフステージ
2）治療期ステージ
3）障害内容
4）リハプログラム
5）チームメンバー

1. ライフステージ

ライフステージからみた場合は，前出の医学的リハ，教育的リハ，職業リハ，社会的リハというよう

に分類できよう．この分類は，「そもそもリハは包括的に行われるべきものである」と主張するリハ医療関係者のイメージする「包括的リハ」に一番近いものであると考えられる．ライフステージからみたリハは非常に長期間かつ広範囲にわたるもので，まさにリハのリハたるゆえんである．この考え方は実に正しいわけであるが，現実にリハを進めていくうえでは，観念的・総花的で，ロードマップとして必ずしも具体的でない問題がある．

2. 治療期ステージ

治療期ステージからみた場合は，急性期リハ・回復期リハ・維持期リハというように分類できよう．この分類も医学的リハとしてリハ医にはなじみのあるものである．ただし，急性期・回復期・維持期リハの定義は，疾患群によりやや異なる．例えば，脳卒中リハにおいての急性期リハは，発症後ベッドサイドリハを開始してから車椅子に30分ほど座れるようになりリハ室での訓練が可能になるまで，回復期リハは，リハ室での訓練が開始され在宅あるいは施設に入るようになるまで，維持期は在宅あるいは施設に入ってからとされている．一方，心臓リハにおいては，心筋梗塞などの循環器疾患発症（手術）当日から離床までのICUやCCUで行われる急性期（第Ⅰ相）リハ，離床後に一般循環器病棟で行われる前期回復期（第Ⅱ相）リハ，原則として外来・通院リハとして行われる後期回復期（第Ⅱ相）リハ，社会復帰以後地域の運動施設などで生涯を通じて行われる維持期（第Ⅲ相）リハと分けている．このように，疾患によって治療期ステージのリハ期間やリハ内容に違いがある[1]．

3. 障害内容

2006年現在，全国の18歳以上の身体障害者数（在宅）は，348万3,000人，18歳未満の身体障害児数（在宅）は，9万3,100人と推計される[3]．障害内容では2つの大きな特徴，すなわち，①超高齢化や動脈硬化性疾患罹患者の増加を背景にした内部障害者の増加（5年間の身体障害者増加数の93％を内部障害者が占めた），②重複障害者（5年間で77％増加），特に肢体不自由と内部障害合併者の増加を考慮する必要がある．すなわち，臓器別リハや運動機能の回復のみのリハを行って安穏としているだけでは，リハ診療として不十分な時代に突入したのである[1]．

リハ医はこのような重複障害でのFITTを臨機応変に処方する知識と経験を有する必要があり，多くのリハ関連職種や他分野との連携がますます重要になってくる．

4. リハビリテーションプログラム

主に呼吸・循環障害のリハに携わるリハ医療関係者のイメージする「包括的リハ」にあたると考えられる．例えば最近の回復期心臓リハでは，医学的な評価や適切な運動処方と運動療法・薬物療法・食事療法・患者教育・カウンセリングなどをセッ

トにした包括的なプログラムにもとづいて，「包括的リハ」が行われている．冠動脈再灌流療法の進歩や急性冠症候群の管理の進歩により，急性期心臓リハの入院期間が短縮し，包括的ケアを行う回復期心臓リハの必要性がますます高まっている．多要素プログラムを擁する包括的回復期心臓リハにより，運動耐容能の増加，冠動脈硬化・冠循環の改善，冠危険因子の是正，生命予後の改善，QOLの改善などめざましい効果が示されている[4]．

これに対し，脳卒中の通常のリハプログラムの基本要素としては，リハ処方にもとづいた理学療法・運動療法，作業療法，言語聴覚療法が一般的に考えられる．一方，心臓リハの運動療法はリハの中心的な役割を担っており，さまざまな身体効果が証明されているものの[5]，運動療法だけでは禁煙効果はあまりなく，また，脂質・肥満・血圧にも効果が一定しておらず，再発予防のための危険因子の軽減が十分ではない[6]．このように，リハは運動療法や作業療法だけで成り立つのではなく，きちんとした薬物療法・食事療法・患者教育・カウンセリングなどをセットにしたメニューとして行われることでその威力が倍増することが明白になっている．このようなメニューをセットにしたものが「包括的リハ」と呼ばれるようになった．「包括的心臓リハ」「包括的呼吸リハ」といった具合である．

メニュー作成には患者の生活習慣の行動変容を促す，すなわちアドヒアランス（adherence）を高めるよう配慮することが必要である[7]．そのためには，行動変容の内容が患者の自己管理能力に合わせて計画される必要がある．すなわち，患者や医療者の願望に極端に左右されることなく，患者の状態や環境などを考慮した現実的なものでなければならない．入院中に行うリハメニューであっても，在宅でその効果を維持させるためには，リハメニューの内容を在宅で継続できる簡易なものにするといった配慮も必要になってくる[8]．すなわち，患者自身，あるいは患者と家族が自立・継続してリハを行えるように無理のないメニューにすること，最低限何が必要かを的確に患者や家族に伝えること，患者があきらめない内容にする，の3点が重要である[9,10]．

5. チームメンバー

チームメンバーをそろえると充実したリハプログラムを遂行可能であることから，チームアプローチをきちんと行うことを「包括的リハ」ということもある．

包括的リハを行うためには，患者を中心においてチームメンバーが対等の立場で同心円状に広がる形の関係をとり，メンバー全員が共同責任としてケアにあたるのが理想的であるとされている（**図2**）[11]．職種を超えた理解を示し調整能力などに長けたスタッフがコーディネーターになることが重要である．

チーム医療の形態には，① multidisciplinary（マルチデシプリナリー：学際的，多くの専門（学問）分野にわたる．異なる職種の人々が1つのプロジェクトに対して，平行的または連続的にそれぞれ独立して固有の職業分野の役割を果たす），② interdisciplinary（インターデシプリナリー：学際的，境界的．異なる職種の人々が共

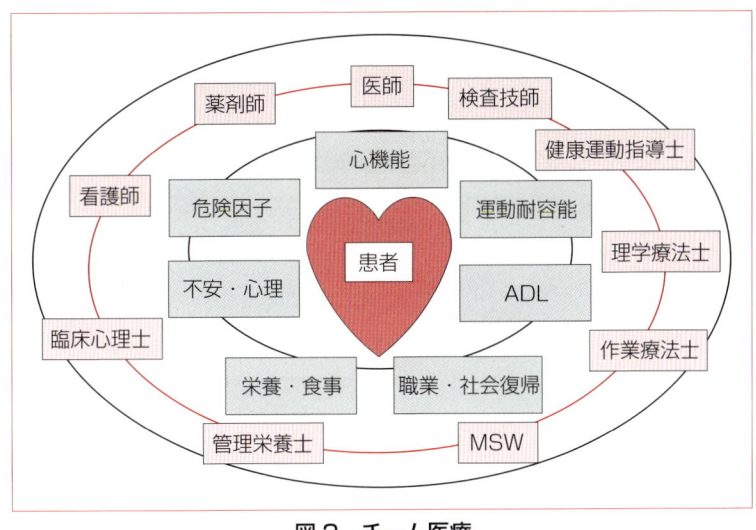

図2 チーム医療

通のプロジェクトに対して，力を合わせて協力して取り組む），③ transdisciplinary（トランスデシプリナリー：学際的，分野横断的，学融合的．異なる職種の人々が共有した概念を有しつつ共通のプロジェクトに対して，仕事や技術を共有しながら取り組む）の3つがあり，transdisciplinary な形態が一番効果的であり，メンバーの能力を延ばすことが可能である．

また，医療経済的に考えても，人材不足とその裏返しである多職種の雇用に関する人件費高騰のために，すべての職種をそろえたリハを行える体力のある医療施設は少ないのが現状であり，少ないスタッフで，包括的にリハを行うために必要である．

重複障害ではさまざまな問題や注意点があるために，重複障害のリハの際には，通常のリハの際以上に良好なチームワークが要求される．

しかし，優秀な多職種のスタッフをそろえても，チーム内の職種間の連携・信頼不足があれば十分なリハを供給することは困難になる．メンバー間の連携には，"TEAMWORK"（表2）を基本とするとうまくいきやすい[12]．

それを実現するためには，有能なコーディネーターのもとで，患者の家族構成，家族を含めた既往歴，職業，住環境，食生活などの生活状況の情報の獲得，こまめな情報交換と情報共有，専門技術者としての相手の立場・技術の尊重，相手の技術の一部習得などが必要になる．

リハで得られた効果は，リハスタッフから離れた在宅などでも長続きしなければならない．すなわち，リハで目指すことは，「患者が確実にしかも長期間達成できるような望ましいリハ」である．

表2 TEAMWORK（文献12）より改変引用）

- T : Team member　良きメンバー（リーダーやコーディネーターも含む）からなるチーム
- E : Enthusiasm　個人としての熱意・意気込み
- A : Accessibility　情報・場所への近接性の確保
- M : Motivation　時間的・経済的にも合理的な動機（ポスト，金銭面などの待遇，仕事の忙しさが納得できる範囲にある）
- W : Workplace　施設の支持にもとづいて仕事場のスペース・環境，スタッフの休憩所などの福利厚生面の充実
- O : Objectives　共通のゴールとしての目標
- R : Role　役割の明確化や交替の方法
- K : Kinship, Kindness　チームの一員としての家族のような職場内の人間関係あるいは親切さ

●他科や他施設との連携

　重複障害に対するリハには，単独疾患・単独障害に対するリハより多くの困難さがあることは自明である．重複障害者のリハを有効に行うためには，さまざまな評価，さまざまな意見調整を行うとともに共通のゴールを目指して，リハ担当者各自がそれぞれの役割をしっかり確認することが重要である．他科や他施設との連携もこれまで以上に重要となることが予想され，「独善的」「閉鎖的」なリハに陥らずに，オープンなチーム医療が望まれるわけである．

●おわりに

　リハはそもそも包括的に行われるべきものである．「包括的リハ」は，「リハはもともと包括的なもの」という概念と現実のギャップに対する批判で生じた用語とも考えられよう．つまり，「リハはもともと包括的なもの」であるが，その包括的なリハを成就するためには，目前にある患者に対して，どのような部分と期間を担当するのか，そして残った部分は誰に依頼するのか，残った期間はいつ誰に引き継ぐのか，を常に自問すべきであろう．言い換えれば，次の主治医にうまく伝達されているか，リハ医以外の医師，行政や福祉の担当者，コメディカルとの連携に漏れがないかを常に自問するべきであろう．リハにかかわる者すべてが包括的リハの重要性を理解し，その実践者として活躍することが社会に求められている．

■文献

1) 上月正博：シンポジウム　包括的リハビリテーションにおけるリハ医の役割：包括的リハビリテーションの意義と5つの側面．JJRM **47**: 199-204, 2010
2) 上月正博：生活習慣病と内部障害．米本恭三（監）：最新 リハビリテーション医学 第2版．医歯薬出版，pp319-329, 2005
3) 厚生労働省：平成18年身体障害児・者実態調査．平成20年 http://www.mhlw.go.jp/toukei/saikin/hw/shintai/06/dl/01.pdf〔Accessed 2015 Jan 15〕
4) 上月正博：教育講演：心筋梗塞リハビリテーション Update．JJRM **44**: 606-612, 2007
5) 循環器病の診断と治療に関するガイドライン（2011年度合同研究班報告）—心血管疾患におけるリハビリテーションに関するガイドライン（2012年改訂版）．http://www.j-circ.or.jp/guide-

line/pdf/JCS2012_nohara_h.pdf〔Accessed 2015 Jan 15〕
6) Wenger NK, et al: Cardiac rehabilitation. in clinical practice guideline No. 17（AHCPR publication No 96-0672）, pp1-26.
7) Monninkhof E, et al: Effects of a comprehensive self-management programme in patients with chronic obstructive pulmonary disease. *Eur Respir J* **22**: 815-820, 2003
8) 上月正博：呼吸・循環障害にみられる障害とリハビリテーション．江藤文夫，他（編）：呼吸・循環障害のリハビリテーション．医歯薬出版, pp6-17, 2008
9) Falvo DR: Effective patient education: a guide to increased compliance. Aspen Publishers Inc, 1994
10) 上月正博：高齢者の特徴とリハビリテーションの重要性．臨床リハ **20**: 57-64, 2011
11) 上月正博：チーム医療はどうあるべきか．上月正博，他（編著）：リハビリ診療トラブルシューティング．中外医学社, p137-138, 2009
12) Choi BC, et al: Multidisciplinarity, interdisciplinarity, and transdisciplinarity in health research, services, education and policy: 2. Promotors, barriers, and strategies of enhancement. *Clin Invest Med* **30**: E224-E232, 2007

第2章

重複障害をめぐる基礎知識：臓器連関

1. 視覚と聴覚

●視覚と聴覚

1. 視覚

人間が得る情報の8割は視覚に頼るものであるといわれるほど、眼で物をみることは人間の生活にとって重要である．

視覚すなわち視機能とは，視力，視野，色覚，光覚などの各種機能があり，視力はどれくらい細かいもの，あるいは輪郭を見分けられるかの指標である．視力は，通常見分けられる最少距離（すなわち2本の線を見分けられ，2本であるとわかる最少距離）で定義される．視野とは見える範囲のことで，正常な人で，片目では鼻側および上側で約60°，下側に約70°，耳側に約90〜100°，両目で同時にみえる範囲が広く，左右120°程度とされている．色覚とは，可視光線（400〜800 nm）の各波長に応じて起こる感覚をいう．

眼球はカメラにたとえると理解しやすい．角膜と水晶体は透明で光線を屈折し，カメラのレンズの役割を果たす（**図1，2**）．網膜はフィルムに相当し，視細胞のうち色や形を主として感じる錐体は中心付近で，光を主として感じる杆体は周辺部で密に配列している．ピント合わせは，毛様体筋の働きによって水晶体の屈折力を増減することで行われる．この遠近調節機能は正常人で40〜45歳に達するまでに調

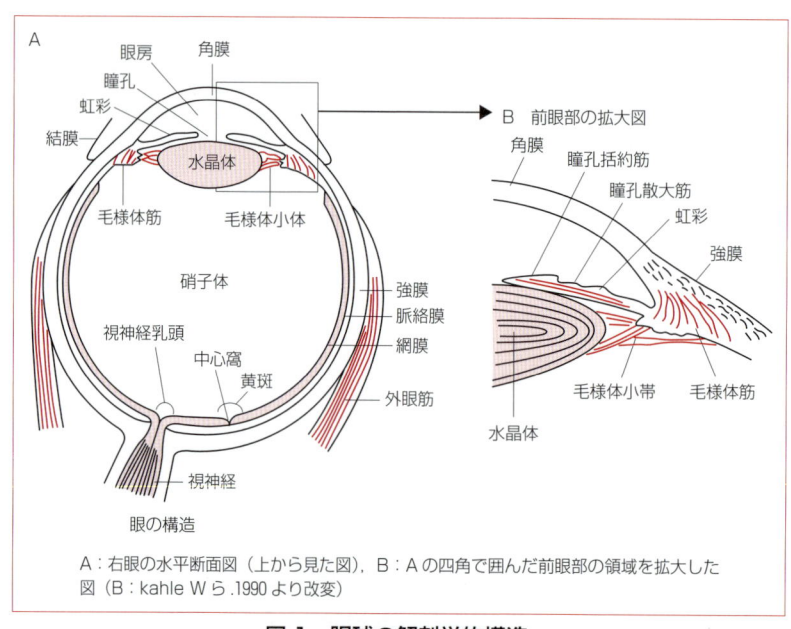

A：右眼の水平断面図（上から見た図），B：Aの四角で囲んだ前眼部の領域を拡大した図（B：kahle Wら.1990より改変）

図1　眼球の解剖学的構造
（文献1）より改変引用）

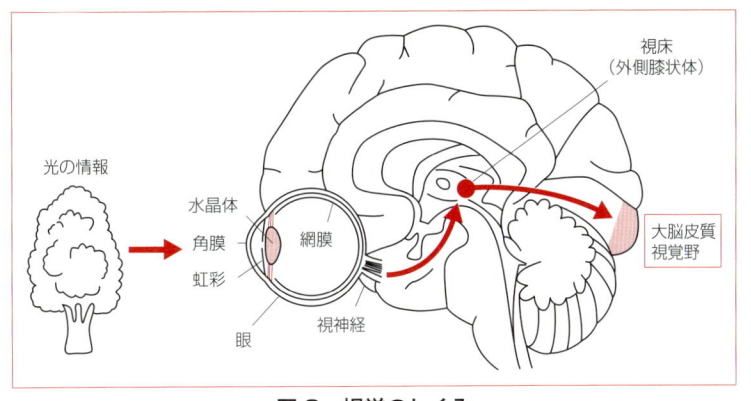

図2 視覚のしくみ
（文献1）より改変引用）

節機能が低下し，読書や近距離での作業が困難となる．これは，主に水晶体が固くなることで水晶体の曲率を増加させられる程度が恒常的に低下することによってもたらされ，老眼（presbyopia）と定義される[2]．

一方，虹彩，毛様体，脈絡膜は色素に富んでいて，眼球内部を暗箱にしている．虹彩の働きで瞳孔径が大きくなったり小さくなったりするが，これはカメラの絞りに相当する．眼内の栄養液は透明であって，毛様体から分泌され，古くなると前房隅角から排出される．脈絡膜は血管に富み，網膜の働きに必要なエネルギーを供給する．視神経は，網膜の反応を中枢に伝える伝導路である．中枢として最も重要なのは大脳後頭葉皮質である．網膜に写った外界の映像はすべてここに伝達され，さらに高度の中枢と連動して，必要な映像を重点的に知覚することになる．網膜には，長波長（565 nm），中波長（545 nm），短波長（440 nm）付近の光に感度の高い視物質をもつ3種類の錐体が存在し，目に光が入るとこの錐体の視物質が応答し，その情報が網膜から視神経を伝わって大脳皮質の視覚中枢に運ばれ，色覚が起こる．光覚とは，光に対して明暗の差（強弱）を識別する感覚であり，網膜に存在する杆体と錐体が，明暗順応調節に関与している[3]．

したがって，視覚障害とは，視力障害，視野障害，色覚障害，光覚障害（明順応障害，暗順応障害）などをいう．視覚障害は，眼球および視路（視神経から大脳視覚中枢までを含む）で構成されている視覚機構のいずれかの部分の障害によって起こる．日本眼科医会研究班報告「日本における視覚障害の社会的コスト」によると矯正視力が0.5未満の視覚障害者数は約145万人，そのうち65歳以上の人口は約10万人（61％）であり[4]，視覚障害の主原因は，第1位は緑内障，第2位は糖尿病網膜症，第3位は網膜色素変性である．

視覚障害者の年齢別に原因疾患をみてみると，18～59歳では，網膜色素変性と糖尿病網膜症で約50％を占めている．60～74歳では，糖尿病網膜症が顕著に多く（19.2％），以下，緑内障（12.1％），網膜色素変性（9.8％）の順になっている．原因疾患の第1位から第5位まで合わせても52％なので，視覚障害の原因となる病気

はさまざまである[5]．75歳以上の高齢者群では，第1位の緑内障が50％を占め，第2位の黄斑変性（24.2％）を含めると75％を占め，この年代では4人に3人は，この2つの病気が視覚障害の原因である．

2．聴覚

聴覚とは，外耳，中耳，内耳，聴神経，聴覚皮質などの器官を使い，音の信号を神経活動情報に変換し，音の強さ，音高，音色，音源の方向，リズム，言語などを認識する能力・機能を指す．ヒトは音からさまざまな情報を得ている．音とは空気の振動に過ぎないが，外耳道内を伝わった空気の振動は，鼓膜で受けとめられ，中耳伝音系を介し蝸牛へと伝わる．蝸牛では，振動を電気信号に変換するとともに，周波数分析も行われる．電気信号となった音の情報は，脳幹の複数の中継核を経由するうち，情報の統合，分析が行われ，大脳へと伝わる[6]．

聴覚と平衡感覚の受容器は耳の中（図3）にあり，外耳，中耳および内耳の蝸牛は聴覚に関与し，耳の半規管，球形嚢は平衡感覚に関与する．下界からの音情報は，アブミ骨の振動を介して蝸牛内で内耳液の波動として伝えられる．次に，この内耳液の波動により基底板の振動が生じ[7]，蝸牛で物理的振動エネルギーを神経の活動電位としての電気的エネルギーに変換する．その後，台形体を介し，多くの神経線維が対側の上オリーブ核へと伝わる．上オリーブ核は，左右の情報がはじめて統合される場所であり，音の方向感に重要な役割をもつといわれる．上オリーブ核以降，外側毛体，下丘，内側膝状体と上行し，最終的に大脳聴覚野へと連絡する．視覚，体性感覚に比べ，聴覚では大脳に伝わるまで多くの神経核を経由するため，より複雑な処理を行っていると考えられる．聴力は，一般的には聴力計（audiometer，聴力計は，いろいろな周波数の純音をイヤホンで被験者に聞かせる装置である．各周

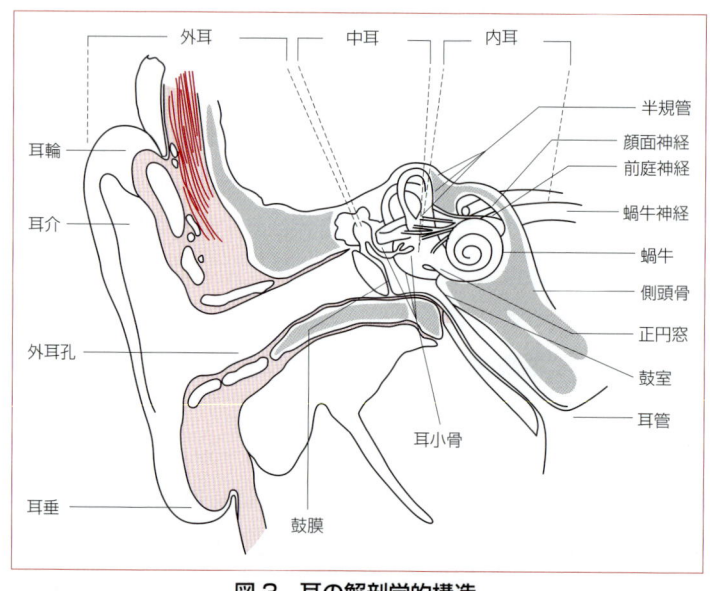

図3　耳の解剖学的構造

波数における閾値を決定し，正常聴力の百分率としてグラフ上にプロットする）で測定する．一方，聴覚障害はヒトにおいて最も頻繁に起きる感覚障害である[2]．WHOによると世界中で2億7,000万人以上の人々が中程度から重度の聴覚障害を抱え，その1/4は小児期に発症している．

● 互いの疾患が互いの臓器や疾患に及ぼす影響

　一般的に，視覚障害者は聴覚や触覚，臭覚といった感覚器官を視覚の代償手段として活用し，白杖や盲導犬，点字，音声ガイドの付いた家電，音声や点字でパソコン画面を表現する機器環境など，個人に合った道具を日常生活に取り入れる．それらを活用することにより，自立した社会生活を実現している場合が多い（**図4-a～d**）．しかし，高齢視覚障害者への障害補償には困難を伴う．その理由は，高齢者の場合，①積極的な視覚障害ケアへの動機が低い，②加齢による身体や認知の低下，

---

a．拡大読書器

内蔵のビデオカメラで撮影した映像をモニタに大きく表示する装置．カラーだけでなく，白黒，白黒反転表示ができたり，コントラストを強調する機能をもった機種もある．写真例の据置型拡大読書器は置き台のテーブルを操作することで，原稿をスムーズに読み進めることができる．

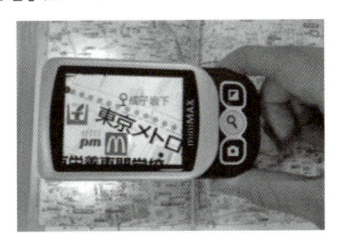

b．携帯型電子ルーペ

c．デイジープレイヤー

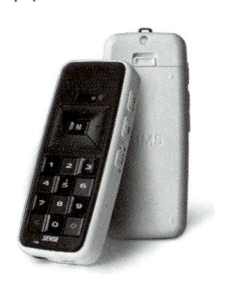

デイジー（デジタル録音図書）を再生する機器．視覚障害者向けのガイド音声付きや，ディスレクシア（識字障害），LD（学習障害）の人向けのモニタ付きプレイヤーなどがある．

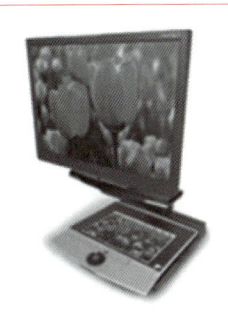

d．音声対応器機

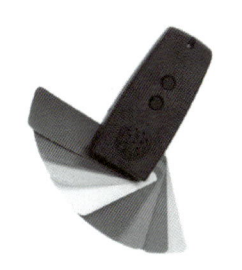

色や明るさ，方位などを音や音声で教えてくれる機器．シールにタッチするだけで録音した情報を再生する機器などがある．

図4　視覚補償器機

a. 耳かけ型補聴器　　b. 挿耳型補聴器

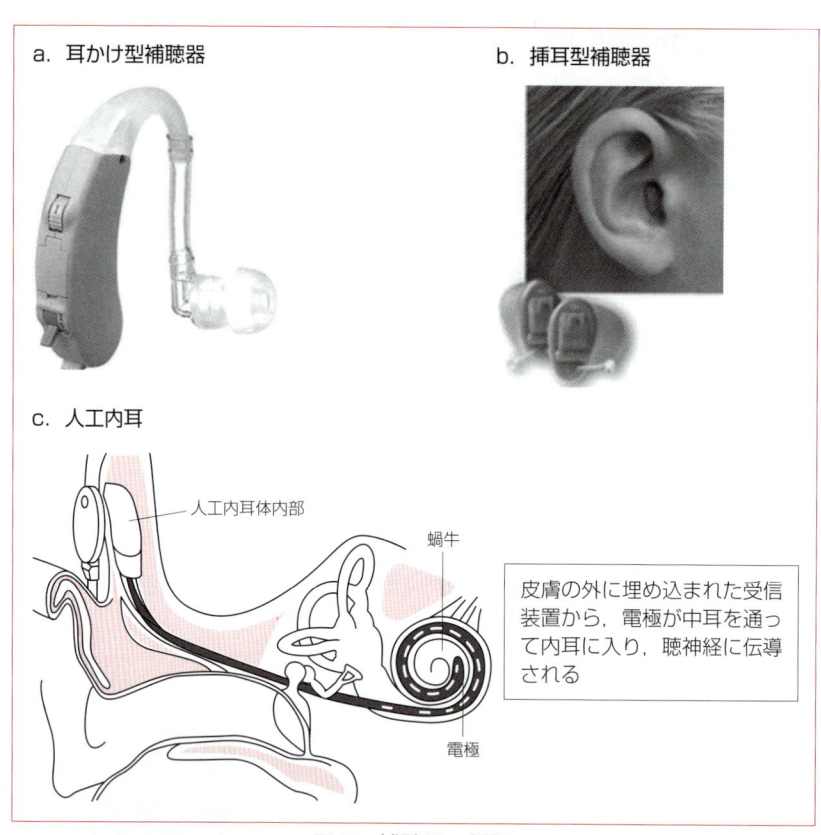

c. 人工内耳

人工内耳体内部　蝸牛　電極

皮膚の外に埋め込まれた受信装置から，電極が中耳を通って内耳に入り，聴神経に伝導される

図5　補聴器の種類

③高齢世帯の増加による支援者の不在がその背景にある[8]．しかし，法制度の積極的な利用，視覚補償機器の紹介，医療との連携をとることなどで，解決できる問題も多く含まれると考えられている[9]．

一方，聴覚障害者は，手話や筆談，読唇など視覚を中心として，聴覚以外の感覚器による代償で外界から情報を得る．聴覚障害すなわち難聴は，伝音声難聴（conduction deafness）と感音性難聴（sensorineural deafness）に大別できる．伝音声難聴は，外耳あるいは中耳における音伝導の障害によるもので，すべての周波数の音が影響を受ける．伝音声性難聴の原因として，耳垢や異物による外耳道の閉塞，外耳炎（水泳でよく起きる）および中耳炎などが挙げられる．一方，感音性難聴は，主として蝸牛有毛細胞の減少によって起こるが，第Ⅷ脳神経や中枢内経路の障害でも起こり，ある範囲の高さの音だけが聞こえにくくなる．また聴覚障害をもつ者に多く，耳鳴りやめまいをもつと報告されている[10]．老人性（加齢性）難聴（presbycusis）は75歳以上では1/3以上の人にみられ，おそらく有毛細胞とニューロンが次第に減少していくために起こる．加齢による聴力低下は，60歳代以前にも見受けられるが，70歳を超えると急激に高周波数成分の聴力閾値が上昇する．したがって，70歳代では，加齢による高音障害型感音性難聴と診断されることが多く，子音が聴き取りづらくなり，雑音の中での音声の聞き取り能力が低下する[11]．遺伝子性難聴の場合では，優性遺伝も劣性遺伝もあり，先天性に難聴をもつ者もいれば，徐々

表1　視覚障害または聴覚障害と視覚・聴覚の重複障害がQOL（SF-36）に及ぼす影響

(文献15) より改変引用)

QOL＼障害の種類	なし (n=1111)	視覚障害あるいは 聴覚障害 (n=694)	視覚と聴覚の 重複障害 (n=31)
身体機能	70.7 (0.8)	67.3 (1.0)†	57.1 (5.0)†‡
日常役割機能（身体）	66.7 (1.3)	61.4 (1.7)†	67.9 (8.4)
体の痛み	71.8 (0.8)	68.6 (1.1)†	66.5 (5.1)
全体的幸福感	68.0 (0.7)	66.3 (0.9)	58.3 (4.4)†
活力	62.2 (0.7)	60.9 (0.9)	46.1 (4.4)†‡
社会生活機能	85.6 (0.8)	81.6 (1.0)†	74.5 (5.0)†
日常役割機能（精神）	82.5 (1.1)	77.2 (1.4)†	78.1 (7.3)
心の健康	80.3 (0.5)	77.9 (0.7)†	70.6 (3.5)†‡
身体的側面のQOLサマリー	44.5 (0.3)	43.2 (0.4)†	40.3 (2.4)
精神的側面のQOLサマリー	52.9 (0.3)	51.9 (0.4)†	47.9 (2.3)†

＊データは標準化された得点と（　）内の標準偏差で表示
† 障害がない群と比較したときの有意差あり
‡ 視覚障害または聴覚障害がある群と比較したときの有意差あり

に聴力を失うタイプもあり多様である．

　これまで，聴力の改善が難しい成人難聴者に対する医療サービスとして，聴力管理と補聴器の適合指導が従来行われてきた．補聴器は，高齢難聴者の聴覚補償において，最も重要な機器であり，適切に処方されれば多くの場合有用である．しかし，老人性難聴は個々に程度が異なるので，その人の聴力に見合った調整をされた補聴器（図5-a, b）を使用することが重要である．一方，既存の補聴器の装用が困難な高音急墜型感音難聴に対し，言葉の聞き取りが改善できる新たな方法として，残存聴力活用型人工内耳（Electric Acoustic Stimulation：EAS）（図5-c）が開発された[12]．蝸牛内に電極を挿入し，電気刺激する装置と外耳道から音響刺激する装置からなり，高度難聴の中・高音部を人工内耳で，残聴のある低音部を音響刺激で聞き取るシステムである．さらに，電話での会話聴取を改善するため，音量の大きな電話機やTコイル付きの電話機などが開発されており，bluetooth®を利用して電話を聴取する方法も始まっている．このように，補聴器や人工内耳などの医工学の進歩にともない，障害者手帳取得までに至る聴覚障害者は減少している[5]．最近の研究によると聴覚障害をもつ人は，健常者と比較して1.5～7倍に視覚障害をあわせもつリスクがあり[13][14]，その重複する障害はQOLを有意に低下させると報告されている（表1）[15]．また，加齢により，それぞれ残存している感覚が機能低下し，代償が困難となり，活動性のさらなる低下によって，運動器の障害をあわせもち，より転倒の危険も高まり，廃用症候群やサルコペニアに陥る懸念が生じると考えられている[12]．したがって，超高齢社会の到来とともに，加齢による聴覚も視覚も重複して障害される，高齢者へのテーラーメイドの支援方法の確立が急務となっている[16]．

■文献

1) 佐藤昭夫, 他（編）：人体の構造と機能 第3版. 医歯薬出版, pp222-223, 2012
2) Ganong WF：ギャノング生理学　原書23版. 丸善出版, p241, 2011

1. 視覚と聴覚　57

3) Hall JE：ガイトン生理学　原著第 11 版．エルゼビア・ジャパン，2010
4) 日本眼科医会研究班 2006〜2008：日本における視覚障害の社会的コスト．日本の眼科　**80**：i-52，2009
5) 内閣府：平成 24 年度版障害者白書．http://www8.cao.go.jp/shougai/whitepaper/h24hakusho/zenbun/pdf/〔Accessed 2015 Jan 30〕
6) 泉　修司：高次聴覚機能とその画像的評価．音声言語医学　**53**：183-186，2012
7) 武市紀人：耳の解剖と機能．*Medical Technology*　**40**：714-718，2012
8) 新井千賀子：高齢者の視覚障害への対応，ロービジョンケア．日老医誌　**51**：336-341，2014
9) 坂田　礼，他：高齢者の視覚障害と対応策．臨床リハ　**21**：81-85，2012
10) König O, et al: Course of hearing loss and occurrence of tinnitus. *Hear Res*　**221**: 59-64, 2006
11) 水町光徳：加齢による聴覚と発話の相互作用．福祉情報工学 **113**：61-66，2013
12) 杉浦彩子，他：難聴に対するリハビリテーション．*MB med reha* **170**. 104-110，2014
13) Schneider J, et al: Prevalence and 5-year incidence of dual sensory impairment in an older Australian population. *Ann Epidemiol*　**22**: 295-301, 2012
14) Saunders GH, et al: An overview of dual sensory impairment in older adults: perspectives for rehabilitation. *Trends Amplif*　**11**: 243-258, 2007
15) Chia EM, et al: Association between vision and hearing impairments and their combined effects on quality of life. *Arch Ophthalmol*　**124**: 1465-1470, 2006
16) Gopinath B, et al: Dual sensory impairment in older adults increases the risk of mortality: a population-based study. *PLoS One*　**8**: e55054, 2013

2. 脳神経と視覚，聴覚

●臓器連関の内容

1. 脳神経と視覚

　網膜にとらえられた視覚像の情報は，視神経，そして視床の外側膝状体を通して後頭部にある大脳皮質の一次視覚野に伝えられる[1]（図1）[2]．その後，形や色の情報を主に処理している大脳皮質側頭葉のほうへ向かう腹側経路と，動き・位置・大きさなどを主に処理している大脳皮質頭頂葉のほうに向かう背側経路とに分かれる．眼球運動の制御に関係する経路では，大脳皮質頭頂葉にある頭頂眼野は，視覚情報の中の位置情報に主に関係し，後頭葉の視覚野から視覚情報を受け取り，視点を動

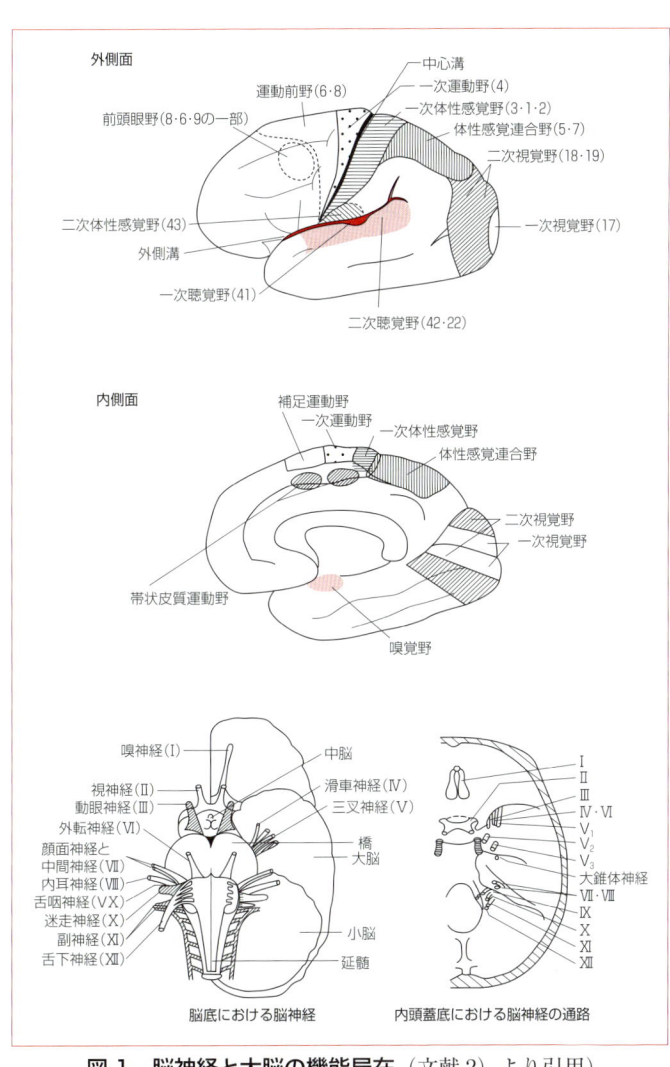

図1　脳神経と大脳の機能局在（文献2）より引用）

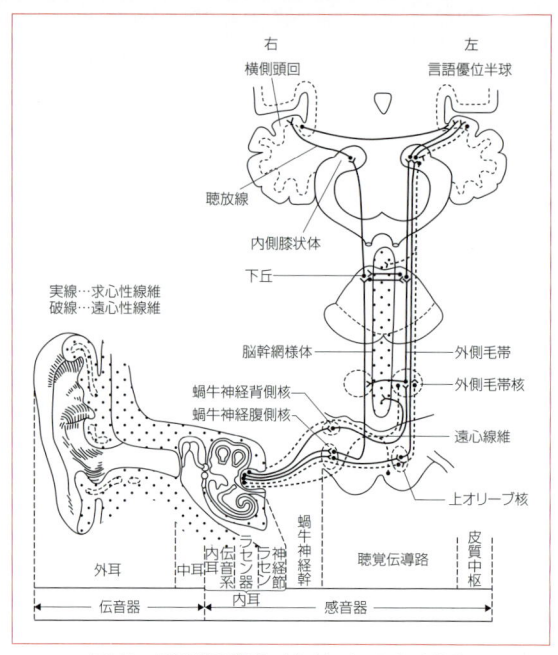

図2　聴覚伝導路（文献3）より引用

かすべき目標の位置を選別して，大脳皮質前頭葉にある前頭眼野に目標の位置情報を送る．前頭眼野は，目標の位置情報を眼球の運動情報に変換し中脳（上丘）や脳幹に送ると考えられ，眼球運動をするかしないかを決める最も重要な大脳皮質である．

　脳神経は脳に出入りする12本の末梢神経（図1）で，左右12対あるが，視機能に関与する神経はその半数近くを占める．まず，第Ⅱ脳神経が視覚を司り，眼の網膜の光受容体で受容した視覚情報は網膜内で神経節細胞に伝えられる．神経節細胞の神経軸索は眼球の後部で1本に束ねられ，脳に向かう．視交叉までのこの束を視神経と呼び，視交叉以後の神経節細胞軸索は視索と呼ばれるが，そのほとんどは間脳の外側膝状体や視床枕，ごく一部は上丘腕を経て中脳の上丘に達し，脳内の神経細胞とシナプス結合し，中枢に視覚情報を伝える．第Ⅲ脳神経は動眼神経と呼ばれ，運動神経による眼球運動と，副交感神経による瞳孔運動を司る．第Ⅳ脳神経の滑車神経は，外眼筋の1つである上斜筋を支配する運動神経である．また，第Ⅴ脳神経の三叉神経は，脳神経の中で最大の支配領域であり，感覚を司る神経と運動を司る神経の混合神経で，末梢枝が眼筋を支配する．第Ⅵ脳神経の外転神経とともに眼球運動を制御する．このように視覚に関与する脳神経の割合は大きい．

2. 脳神経と聴覚

　聴覚に関与する内耳神経（vestibulocochlear nerve）は，12対ある脳神経の1つ（図1）で，第Ⅷ脳神経，前庭蝸牛神経，聴神経（auditory nerve）とも呼ばれる．
　前庭から起こる前庭神経と蝸牛から起こる蝸牛神経が合流したもので，延髄から橋にかけて広がる前庭神経核と蝸牛神経核を通り，前庭覚（平衡覚）と聴覚（図2）[3]

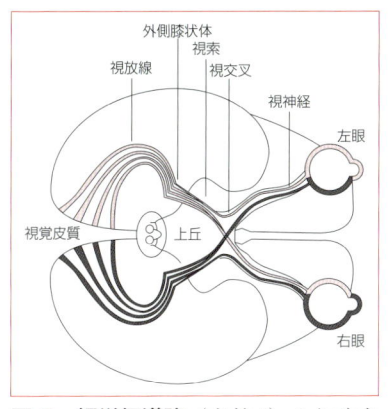

図3　視覚伝導路（文献4）より改変引用）

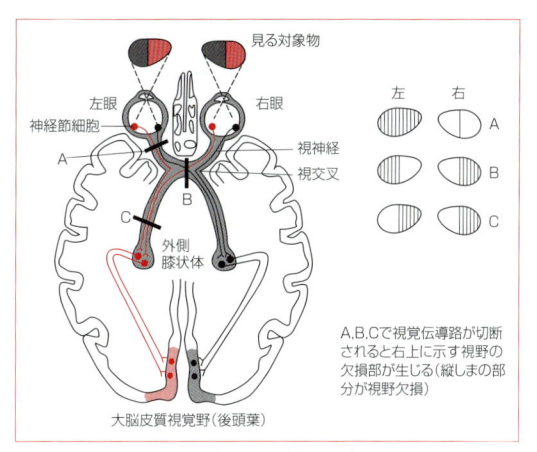

図4　視覚伝導路と視野

を伝える．音は，最終的には大脳の聴覚野に到達するが，聴覚野は一次，二次，三次聴覚野の3領域に分けられる．これらの領域は同心円状に並び，一次聴覚野が内側，三次聴覚野が外側に存在する（図1）．

一次聴覚野は，特定の周波数の音に対して反応する．この領域は音高や音量などの，音楽の基本的な部分を同定することができると考えられる．このことは視床の内側膝状体からの直接の入力を受けていることからもわかる．

●互いの疾患が互いの臓器や疾患に及ぼす影響

1. 脳神経と視覚

一方，視交叉では，両眼の鼻側半球の網膜からの神経軸索が反対側の中枢に，また耳側半球の網膜からの軸索は同側の中枢につながる（図3）[4]．視路には網膜，視神経，視交叉，視放線，後頭視覚皮質があり，視路上の障害によりさまざまな視野変化が起こる．例えば，視神経の障害では，障害側の視野が完全に失われ，視交叉による障害では，左右両視野の外側半部の欠損が生じる（両側性耳側半盲）などがある．他方で中枢神経である視覚野の障害では，両側の同半部の欠損（同側半盲）が起こる．このとき，黄斑部にあたる視野の中心部は欠損なく保たれるが，この理由は明らかではない[2]（図4）．視覚野に障害を受けた視覚障害者の場合，点字触読の機能が失われた[5]と報告されていることからも，視覚野が点字触読において，実際に機能を担っているものと考えられる．したがって，大脳皮質の運動野・感覚野における関連では，運動前野が侵されると与えられた視覚からの情報をもとに，動作を決めることができなくなる．このような行為不能を，失行（apraxia）という．以上，述べてきたとおり，脳神経と視覚とは互いに深く連関している．

2. 脳神経と聴覚

一次聴覚野の障害では，反対側の聴力に障害が起こるが，聴力が完全に失われる

2. 脳神経と視覚，聴覚　61

ことはない．一側の感覚器からの入力は，両側の聴覚野に達するためである．また，感覚性言語野（ウエルニッケ中枢）は一次聴覚野で聞く言語音を，言語として理解する皮質領域である．この領域が障害されると，聞いた言語音を理解することができなくなる．ちょうど知らない外国語を聞くのに似ている．このように感覚性言語野の障害で起こる失語を，感覚失語（sensory aphasia）という．他方，運動性失語（motor aphasia）とは，運動性言語野の障害で，意味のある言語音の発生ができなくなる失語のことをいう．

二次聴覚野はハーモニー，メロディ，リズムのパターンの処理を担っていることが示唆されている．二次聴覚野の障害では，聞く音の意味を理解することができなくなる．これを聴覚失認 auditory agnosia という．

三次聴覚野は全てを音楽の全体的な体験へと統合する役割を担うと推測されている[6]．

音色は，聴覚野のほかにも多くの領域で知覚される．Janata ら[7]によると，通常は聴覚処理と関連がないと考えられていたいくつかの領域でも活動の変化があると報告されている．前頭前皮質内側吻側部は，内側前頭前皮質の下位領域で，扁桃体へと投射し，負の感情の抑制を助けていると考えられている[8]．前頭前皮質内側吻側部の，音色に対する感受性は，この領域が共鳴する音や音楽の周波数や音色に対して，活性化することを意味している．他方で，内耳が関与する前庭感覚は，姿勢や眼球運動の制御のために重要であり，視覚，体性感覚と前庭感覚との感覚統合により，環境の中で自分の位置や移動の状態を正確に知覚することができ，それによって状況に応じてより生存に有利な行動を選択し，より適切な姿勢制御を行うことが可能になる．したがって，視覚伝導系と聴覚伝導系は視覚および聴覚だけではなく，広くわれわれの日常生活の中で，無意識のうちに大きな役割を担っている．

■文献

1) Ueno T, et al: Lichtheim 2: synthesizing aphasia and the neural basis of language in a neurocomputational model of the dual dorsal-ventral language pathways. *Neuron* **72**: 385-396, 2011
2) 高野廣子（伊藤 隆 原著）：解剖学講義 第3版．南山堂，p640, p736, 2012
3) 野村恭也：新耳鼻咽喉科学 改訂10版．p27, 南山堂，2004
4) Polyak SL : The Retina, Chicago. University of Chicago, 1941
5) Hamilton R, et al: Alexia for Braille following bilateral occipital stroke in an early blind woman. *Neuroreport* **11**: 237-240, 2000
6) Klinke R, et al: Recruitment of the auditory cortex in congenitally deaf cats by long-term cochlear electrostimulation. *Science* **285**: 1729-1733, 1999
7) Janata P, et al: The cortical topography of tonal structures underlying Western music. *Science* **298**: 2167-2170, 2002
8) Pitkänen A, et al: Organization of intra-amygdaloid circuitries in the rat: an emerging framework for understanding functions of the amygdala. *Trends Neurosci* **20**: 517-523, 1997

3. 脳・神経と骨・関節

●はじめに

　日常の診療で 1 人の患者に，脳卒中やパーキンソン病などの脳神経系疾患と，骨粗鬆症や変形性関節症，大腿骨頚部骨折などの骨関節系疾患を同時に診ることは多い．近年，脳神経系と骨関節系の臓器連関が基礎医学および臨床レベルで明らかにされつつある．本稿では脳神経系と骨関節系の臓器連関について言及する．

●臓器連関の内容

1. 骨と神経の関連

　骨塩量は，骨芽細胞による骨形成と破骨細胞による骨吸収のバランスにより維持されている．骨形成と骨吸収の調節は，局所で作用するサイトカインやホルモンが重要と考えられてきたが，近年，摂食調節因子と骨代謝の関係が注目されている[1]．

1) レプチンと交感神経系による骨代謝

　レプチンは 167 個のアミノ酸からなり，脂肪細胞から分泌されるアディポサイトカインの一種である[2]．脳幹と視床下部に作用して，食欲の抑制と代謝亢進に関与し，肥満を抑制する．また，骨代謝についても，レプチン欠損（ob/ob）マウスやレプチン受容体欠損（db/db）マウスを用いた動物実験により，骨形成抑制と骨吸収亢進による骨代謝調節作用が示された[3]．レプチンは，レプチン受容体を有する視床下部の細胞を介して骨芽細胞の交感神経 $\beta2$ 受容体に作用し，骨芽細胞内で ATF4（Activating Transcription Factor 4）の活性化を経て RANKL（Receptor Activator of Nublear Factor κ-B ligand）を発現させて破骨細胞への分化を誘導し骨吸収を亢進させる[4]．同様に，視床下部を介し骨芽細胞の交感神経 $\beta2$ 受容体に作用し，骨芽細胞の CREB（cAMP Response Element-Binding Protein）のリン酸化レベルを低下させ，骨芽細胞の増殖を抑制し骨形成を抑制させる[5]．結果としてレプチンは骨吸収の亢進と骨形成の抑制をもたらし，骨塩量を減少させる[6]（**図 1**）．

2) 副交感神経系と骨代謝調節

　神経終末にある M3 ムスカリン型受容体を介した副交感神経シグナルが骨芽細胞の働きを調節し，交感神経系との活性とバランスをとりながら骨代謝の維持が行われる[7,8]．骨内の副交感神経系は，破骨細胞上のニコチン型アセチルコリン受容体 $\alpha2$-AchR に作用し，破骨細胞のアポトーシスを亢進させ，骨量を増加させる[9]．

3) 摂食ペプチドによる骨代謝調節[1,6]

①Cart（cocaine amphetamine regulated transcript）: Cart は，食欲の調節にかかわる神経ペプチドで，骨芽細胞を介して間接的に骨吸収を制御している（図

3. 脳・神経と骨・関節 | 63

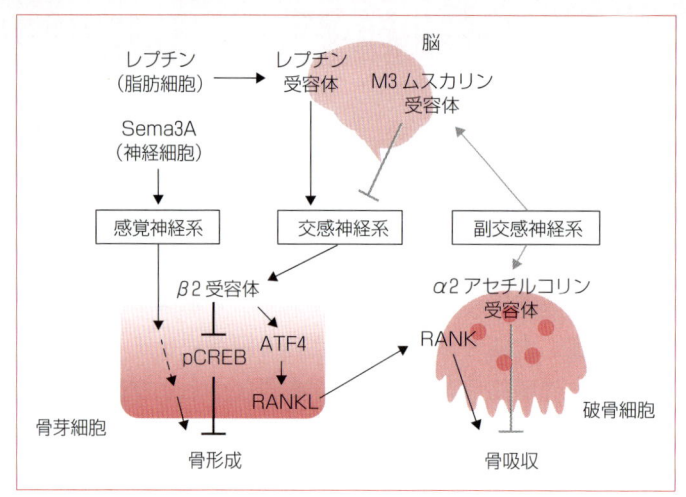

図1　交感神経系・副交感神経系・感覚神経系による骨代謝制御機構（文献6）より引用）

レプチンは交感神経系を介して骨形成と骨吸収を調節する．一方，副交感神経系は交感神経系に拮抗して作用する．また，破骨細胞に直接作用し，アポトーシスを充進させ骨吸収を抑制する．感覚神経は骨芽細胞機能を調節し骨形成を促す

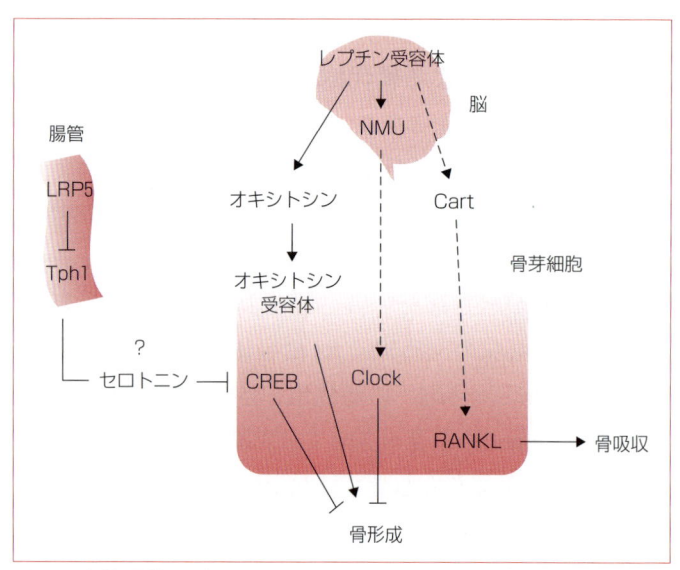

図2　食欲調節ペプチドとセロトニンによる骨代謝調節（文献6）より引用）

Cartとオキシトシンは骨芽細胞に作用し，骨吸収や骨形成に影響する．レプチンにより発現誘導されたNMUは，交感神経系を介し骨芽細胞の時計遺伝子の発現を調節することで骨芽細胞の増殖を制御する．一方，腸管で産生されたセロトニンは骨芽細胞に作用し，骨形成を抑制する

2）．

②オキシトシン：オキシトシンは，視床下部の室傍核と視索上核で産生される神経ペプチドで，骨芽細胞に直接作用し骨形成を促進する．

③NMU（neuromedin U）：NMUは，レプチンにより小腸や視床下部で発現誘導

される食欲抑制ペプチドである．交感神経系を介し，骨芽細胞の時計遺伝子の発現を調節することで骨芽細胞の増殖を抑制し，骨吸収を促進させる．
④ NPY（Neuropeptide Y）：NPYは，中枢神経系の弓状核に強く発現する食欲促進ペプチドである．NPY受容体を介して骨芽細胞に作用し骨代謝を調節する．

4）セロトニンによる骨代謝調節

セロトニンは，モノアミン系神経伝達物質であり，中枢神経系（5％）と小腸（95％）で産生される．中枢神経では，セロトニン2c受容体Htr（5-hydroxytryptamin receptor）2cと交感神経系を介して骨塩量を低下させる[10]．腸管で産生されたセロトニンは骨芽細胞に作用し，骨形成を抑制する（図2）．なお，セロトニンは抗うつ薬SSRI（Selective Serotonin Reuptake Inhibitors，選択的セロトニン再取り込み阻害薬）で作用を増強させ，SSRI服用患者の脊椎や股関節の骨密度低下と骨折リスクの上昇が示されており[11]，ヒトにおいても中枢神経のセロトニンが骨代謝にかかわることが示唆されている[12]．

5）感覚神経を介した骨代謝調節[13]

Sema3A（semaphorin 3A）はsemaphorinファミリーに属する神経ペプチドであり，発生過程において神経軸索伸長の方向性を決めている．神経軸索成長機能の欠損マウスは骨塩量が低下しており，その原因として感覚神経由来のSema3Aの関与が明らかにされた．このことから，骨内の感覚神経が単に感覚受容器として働いているだけでなく，骨量調整にも重要な役割を果たす新たな骨代謝制御系の存在が証明されている（図1）．

6）まとめ

神経ペプチドや交感神経・副交感神経・感覚神経を介した神経と骨の連関から，神経と骨という2つの臓器は従来考えられていたより直接的な関係にあることがうかがわれる．これらの知見は，新たな骨粗鬆症治療薬へつながることが期待されている．リハにおいても，この知見は臓器別の疾患の連関を考える際の基礎となる．

●脳神経疾患が骨関節疾患に及ぼす影響

1．不動・廃用性骨萎縮と骨粗鬆症

脳卒中やパーキンソン病などの不動化をきたす神経疾患は，続発性骨粗鬆症を発生し大腿骨近位部骨折のリスクを高める．高齢者における大腿骨近位部骨折のオッズ比は，脳卒中（女性）2.0，パーキンソン病（女性）9.4であり[14]，脳卒中患者の骨折の約80％は麻痺側に生じる[15]．続発性骨粗鬆症のうち，不動や廃用よる骨粗鬆症について，骨の要因と脳卒中など神経疾患の関与する要因について述べる．

2．不動性骨粗鬆症の発症機序

1）骨の要因

骨細胞は，骨に対するメカニカルストレスを感受する．骨細胞は，そのギャップ

結合を通じて骨細胞-破骨細胞間にネットワークを構築している．細胞内シグナル伝達物質である cAMP や cGMP，細胞外シグナル伝達物質である PGE2，IGF-Ⅰ，IGF-Ⅱ，TGF-β は，骨細胞-骨細胞間，骨細胞-骨芽細胞間および骨細胞-破骨細胞間におけるメカニカルストレスの伝達にかかわる[16]．

皮質骨と海綿骨における骨代謝回転速度が異なるため，海綿骨は皮質骨に比べて不動や廃用の影響を受けやすい．海綿骨の骨代謝速度は，皮質骨に比べて約8倍高い[17]．したがって，海綿骨成分の多い骨は，皮質骨成分が多い骨に比べてメカニカルストレスの低下による影響が大きく，骨量の減少率が高い．身体各部位における海綿骨の比率を調べた研究によると，脊椎椎体の海綿骨比率は，大腿骨転子部，大腿骨頚部および橈骨遠位部に比べ明らかに高い[18]．

2）脳卒中など神経疾患の関与する要因[19)20)]

脳卒中やパーキンソン病では不動化に伴う骨吸収の亢進と高カルシウム血症・ビタミン D〔25-hydroxyvitamin D：25(OH)D〕不足/欠乏，骨密度の減少，易転倒性がみられる．これらの関連は以下のように考えられる．

血清副甲状腺ホルモン（parathyroid hormone：PTH）濃度は，不動化の程度や血清 25(OH)D 濃度に影響される．つまり，脳卒中急性期患者の運動量は低下するため，骨吸収は亢進する．続いて血清カルシウム濃度は増加し，PTH の分泌は負のフィードバックにより減少する（二次性副甲状腺機能低下症）．一方，脳卒中慢性期患者の血清 25(OH)D 濃度が低値の場合，血清カルシウム濃度は減少し，PTH 分泌は増加する（二次性副甲状腺機能亢進症）．ただし，実際の臨床において，脳卒中発症前から 25(OH)D 不足/欠乏がある場合や，脳卒中発症4年後においても血清カルシウム濃度が増加している場合もあり，脳卒中患者ごとの評価が必要である．まとめとして，不動化に伴う血清カルシウム濃度の増加により PTH の分泌は減少し（二次性副甲状腺機能低下症），25(OH)D 不足/欠乏により PTH 濃度は上昇する（二次性副甲状腺機能亢進症）．

さらに，脳卒中やパーキンソン病の患者はビタミン K やビタミン B 群，葉酸も不足している．ビタミン B 群や葉酸の不足により生じる高ホモシスチン血症は，骨質の劣化と関連し，脳卒中やレボドーパ投与中のパーキンソン病患者の高ホモシスチン血症は大腿骨頚部骨折の危険因子である．

このように，神経疾患患者においては，不動性骨吸収亢進を契機とした血清カルシウム濃度増加と 25(OH)D 不足による骨粗鬆症の機序が考えられている．

3）骨関節疾患が脳神経疾患に及ぼす影響

変形性関節症罹患者の心血管病変有病率調査によると，変形性関節症罹患者の冠動脈疾患やうっ血性心不全の有病率は，非罹患者よりも増加する[21-24]．同じ血管病変に起因する脳卒中の発症率は，増加または不変（無関係）で一定の結果は出ていない．変形性関節症患者で脳卒中を含む心血管病変が増加する理由として，運動量低下[25]や筋力低下[26]，収縮期血圧上昇[27]などが挙げられている．

関節リウマチ患者の脳卒中発症リスクは，関節リウマチによる運動障害やプレド

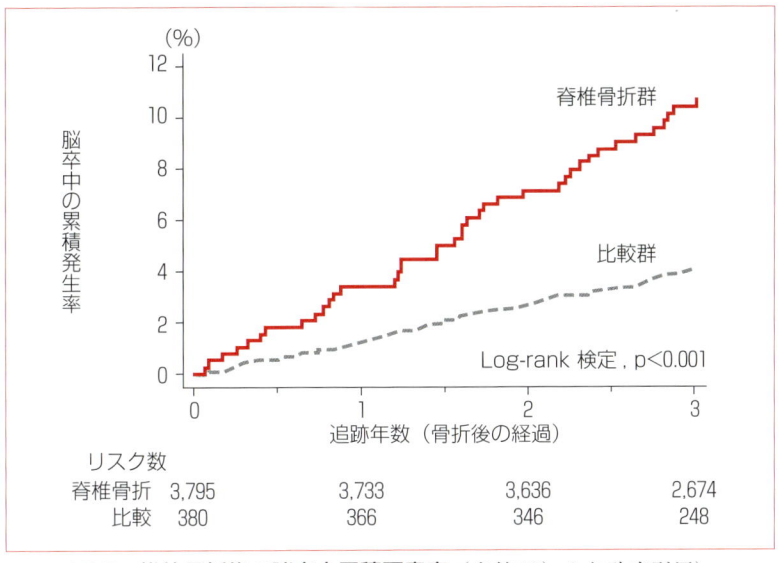

図3　椎体骨折後の脳卒中累積罹患率（文献30）より改変引用）

骨粗鬆症による脊椎椎体骨折群（10.77%［8.01～14.4］）は，比較群（4.15%［3.56～4.84］）より脳卒中罹患率が有意に高かった

ニゾロンやNSAIDs使用，収縮期血圧上昇により上昇する[24)27-29)]．関節リウマチに用いられる生物学的製剤と脳卒中発症リスクの関連は，渉猟した範囲では認めなかった．

　骨粗鬆症は脳卒中発症のリスクを上昇させる．脊椎圧迫骨折受傷3年で，脳卒中罹患率は2.71倍に増加する（**図3**）[30)]．脳卒中ガイドライン[31)]において，骨粗鬆症に対するrisedronateやethidronate投与や運動療法が推奨されており，骨粗鬆症予防だけでなく脳卒中後の体力低下や耐糖能異常・インスリン抵抗性の改善に有効である．

●おわりに

　以上のように，神経疾患と骨粗鬆症を主とした骨疾患は臨床上密接な関係にある．したがって，脳神経系疾患や骨関節系疾患のリハにおいて，両疾患の連関を念頭においた治療が必要である．また，脳神経系疾患のリハにより，併存する骨関節系疾患の改善が期待され，同様に骨関節系疾患のリハにより脳神経系疾患の改善も期待できる．今後，両疾患の連関からリハの効果を証明しなければならないと考える．

■文献

1) 竹田　秀：脳による骨の調節．実験医学　**29**（増刊）：142-146，2011
2) Zhang Y, et al: Positional cloning of the mouse obese gene and its human homologue. *Nature* **372**: 425-432, 1994
3) Ducy P, et al: Leptin inhibits bone formation through a hypothalamic relay: a central control of bone mass. *Cell* **100**: 197-207, 2000

4) Elefteriou F, et al: Leptin regulation of bone resorption by the sympathetic nervous system and CART. *Nature* **434**: 514-520, 2005
5) Kajimura D, et al: Genetic determination of the cellular basis of the sympathetic regulation of bone mass accrual. *J Exp Med* **208**: 841-851, 2011
6) 福田 亨, 他：神経系による骨代謝制御. 医学のあゆみ **247**: 44-49, 2013
7) Caulfield MP, et al: Muscarinic receptors—characterization, coupling and function. *Pharmacol Thera* **58**: 319-379, 1993
8) Shi Y, et al: Singaling through the M (3) muscarinic receptor favors bone mass accrual by decreasing sympathetic activity. *Cell Metab* **11**: 231-238, 2010
9) Bajayo A, et al: Skeletal parasympathetic innervation communicaties central IL-1 signals regulating bone mass accrual. *Proc Natl Acad Sci USA* **109**: 15455-15460, 2012
10) Yadav VK, et al: A serotonin-dependent mechanism explaines the leptin regulation for bone mass, appetite, and energy expenditure. *Cell* **138**: 976-989, 2009
11) Richards JB, et al: Effect of selective serotonin reuptake inhibitors on the risk of fracture. *Arch Intern Med* **167**: 188-194, 2007
12) 柏 真紀, 他：神経と骨代謝. *The Bone* **26**: 53-57, 2012
13) Fukuda T, et al: Sema3A regulates bone-mass accrual through sensory innervations. *Nature* **497**: 490-493, 2013
14) Grisso JA, et al: Risk factors for falls as a cause of hip fracture in women. The Northeast Hip Fracture Study Group. *N Engl J Med* **324**: 1326-1331, 1991
15) Poplingher AR, et al: Hip fracture in stroke patients. Epidemiology and rehabilitation. *Acta Orthop Scand* **56**: 226-227, 1985
16) 澤田泰弘：機械的負荷が骨に与えるシグナル. 野田政樹, 他（編）：実験医学増刊. 骨形成・吸収のシグナリングと骨疾患. 羊土社, pp97-102, 1996
17) 高田信二郎：不動性骨粗鬆症. 日本臨牀 **62**（増刊2）: 688-692, 2004
18) Einhorn TA: Bone strength: the bottom line. *Calcif Tissue Int* **51**: 333-339, 1992
19) 岩本 潤, 他：続発性骨粗鬆症：多領域の連携 5─運動器および神経内科（不動と骨粗鬆症）. *Osteoporosis Japan* **20**: 48-52, 2012
20) 佐藤能啓：QOLを高めるための続発性骨粗鬆症の管理シリーズ 3─不動・廃用性骨萎縮と骨粗鬆症. *Osteoporosis Japan* **13**: 571-574, 2005
21) Rahman MM, et al: The relationship between osteoarthritis and cardiovascular disease in a population health survey: a cross-sectional study. *BMJ Open* **3**: pii: e002634, 2013
22) Haugen IL, et al: Hand osteoarthritis in relation to mortality and incidence of cardiovascular disease: data from the Framingham Heart Study. *Ann Rheum Dis* **74**: 74-81, 2015
23) Ong KL, et al: Arthritis: its prevalence, risk factors, and association with cardiovascular diseases in the United States, 1999 to 2008. *Ann Epidermiol* **23**: 80-86, 2013
24) Watson DJ, et al: All-cause mortality and vascular events among patients with rheumatoid arthritis, osteoarthritis, or no arthritis in the UK General Practice Research Database. *J Rheumatol* **30**: 1196-1202, 2003
25) Hootman JM, et al: Physical activity levels among the general US adult population and in adults with and without arthritis. *Arthritis Rheum* **49**: 129-135, 2003
26) Palmieri-Smith RM, et al: Isometric quadriceps strength in women with mild, moderate, and severe knee osteoarthritis. *Am J Phys Med Rehabil* **89**: 541-548, 2010
27) Singh G, et al: Consequences of increased systolic blood pressure in patients with osteoarthritis and rheumatoid arthritis. *J Rheumatol* **30**: 714-719, 2003
28) Lindhardsen J, et al: Risk of atrial fibrillation and stroke in rheumatoid arthritis: Danish nationwide cohort study. *BMJ* **344**: e1257. doi: 10.1136/bmj. e1257, 2012
29) Nadareishvili Z, et al: Cardiovascular, rheumatologic, and pharmacologic predictors of stroke in patients with rheumatoid arthritis: a nested, case-control study. *Arthritis Rheum* **59**: 1090-1096, 2008
30) Chen YC, et al: Hospitalized osteoporotic vertebral fracture increases the risk of stroke: a population-based cohort study. *J Bone Miner Res* **28**: 516-523, 2013
31) 篠原幸人, 脳卒中合同ガイドライン委員会（編）：脳卒中ガイドライン2009. 協和企画, 2009

4. 心臓・血管と脳・神経

●脳・心連関

　心臓と脳は全身循環にとって重要な臓器である．心血管系と中枢・自律神経系は相互依存しており，一方の障害がほかの障害を引き起こす，いわゆる脳心連関がある[1]．自律神経による循環調節は，最も速い（秒単位）調節機構である[2]（図1）．末梢受容体や高位中枢からの刺激が循環中枢を介して，心血管運動神経系に伝えられる．心血管運動神経系は心臓や血管壁に分布している交感神経・副交感神経により構成されている．特に交感神経による調整が重要で，心臓の陽性変力作用・陽性変時作用により心拍出量を増大させる．また，血管平滑筋の緊張を維持しており，刺激されると血管収縮を引き起こし血管抵抗を増加させる．交感神経による循環調節は急速かつ強力であり，褐色細胞腫では急激な血圧・心拍数の変動を特徴とする．一方，副交感神経の興奮は心拍数を抑制するが，末梢血管の拡張作用は比較的弱いと考えられている．

　自律神経の循環調節として圧受容体反射，化学受容体反射，中枢神経虚血反応などが知られている[2]（図1, 2）．圧受容体反射は伸展受容器であり，動脈の大血管（高圧系）および心房・肺静脈・上下大静脈（低圧系）に存在する．血圧の上昇は高

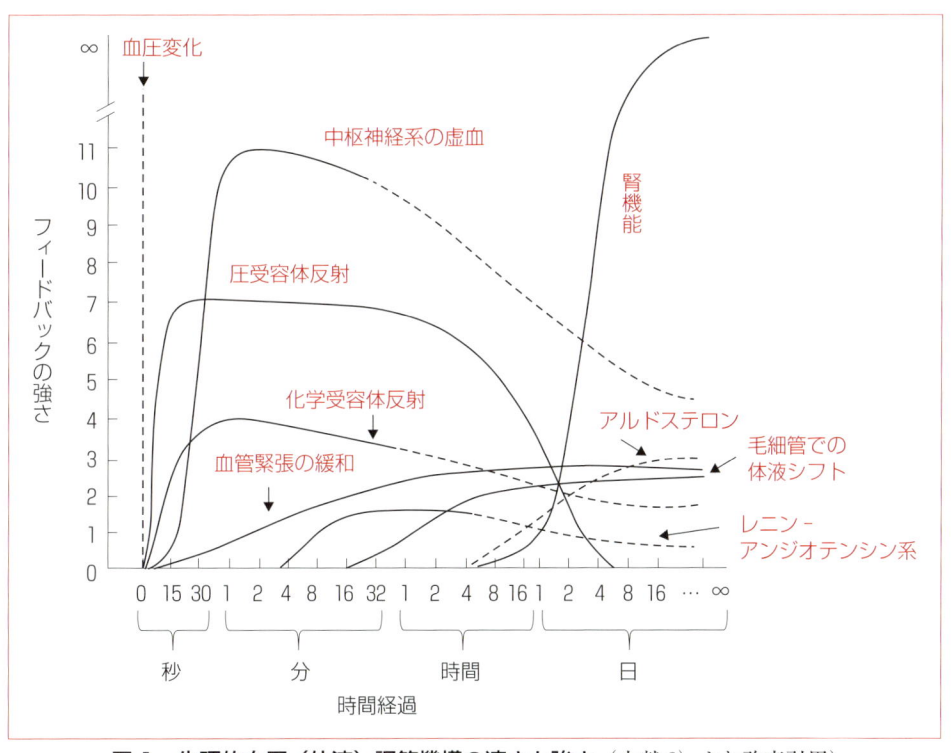

図1　生理的血圧（体液）調節機構の速さと強さ（文献2）より改変引用）

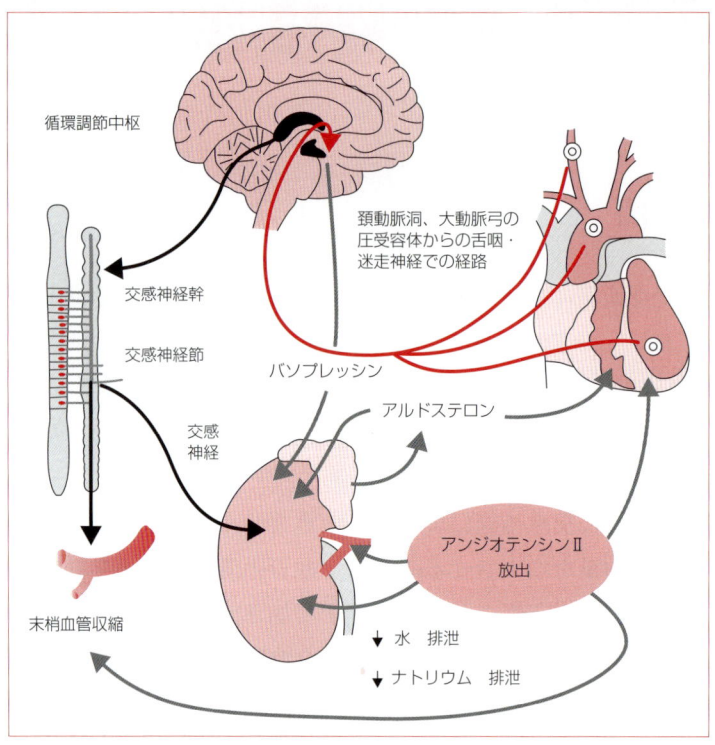

図2 心不全の病態生理図（文献3）より改変引用）

圧系の動脈圧受容体（頚動脈洞，大動脈弓）からの求心性入力を増加させ，上行性神経を介して脳幹部の孤束核に伝達される．孤束核の信号は血管運動中枢と迷走神経背側核に伝達され，末梢交感神経活動を減弱させ，迷走神経活動を効果させることにより血圧を下降させる．血圧の低下は逆の作用をもたらす．化学受容体反射は，動脈中の酸素分圧低下時や二酸化炭素分圧上昇時に刺激され，循環中枢活動が亢進する．この反射は運動時，筋肉の酸素需要量が増加したときに重要である．中枢神経虚血反応は脳神経が正常な機能を保てなくなるような脳の虚血時にのみ活性化される．より上位中枢からの入力により，延髄の循環中枢が興奮した結果としての交感神経出力は強力で，しばしばきわめて高い血圧値を呈する．

●自律神経系と心疾患

　心不全では，心拍出量の低下とともに腎血流量も低下しており，全身循環を維持するために，神経体液性因子として交感神経系やレニン・アンジオテンシン・アルドステロン（RAA）系が賦活化されている．賦活化された交感神経系は，局所および循環ノルエピネフリンを増加させ，α_1およびβアドレナリン受容体を介して心筋収縮性を高め，心拍数を亢進，血管を収縮，腎臓ではナトリウムや水を貯留させる．アンジオテンシンⅡは，主に腎輸出細動脈の収縮作用によって糸球体濾過量（Glomerular Filtration Rate：GFR）を維持するように働き，尿細管へ直接的もしくはア

ルドステロンを介して間接的に作用し，ナトリウムや水の再吸収を亢進させる[3]（**図2**）．

古くからカテコラミンの過剰投与や褐色細胞腫において収縮帯壊死を特徴とする心筋障害を惹起することはよく知られていたが，交感神経系の異常から発症する心疾患として，stress cardiomyopathy，すなわち，たこつぼ型心筋症が知られている．たこつぼ型心筋症は精神的・肉体的ストレスを誘因として発症し，一過性の特徴的な心機能障害を呈する新しい概念の心筋症である[4]．発作時の左室造影所見がたこつぼに類似することからこの命名がなされた．その発生機序はいまだ不明であるが，交感神経機能亢進が最も有力である．身体的・精神的ストレスが先行することが特徴である．その内容は多岐にわたるが，手術による侵襲，家族との死別，サプライズ・パーティ，敗血症，薬物中毒，ドブタミンやエルゴノビン負荷などストレス試験，雷による電撃症，甲状腺中毒症などが報告されている．季節的には夏が多く，発症時間帯は朝が多い．このような特徴的な発症様式をとり，当初から交感神経系の異常興奮が主要な発生機序として推定されている．かつて，地震を契機として急性心筋梗塞の頻度が急増することが報告されたが，少なくともその一部は本疾患であった可能性が高い．

たこつぼ型心筋症患者においては，ポンプ失調を合併した急性心筋梗塞患者に比べて血中カテコラミン濃度が2～3倍高値と，その上昇は急性心筋梗塞患者より顕著であり，特にエピネフリン濃度の増加が顕著である[5]．エピネフリンは心尖部に多く存在するβ_2アドレナリン受容体を刺激し，シグナル・スイッチ機構によって抑制性シグナルへシフトさせることが示されている[6]．Mayo clinic[7]と日本循環器学会[8]から診断基準が提唱されており（**表1**），いずれも褐色細胞腫に伴うものは除外とされているが，脳血管疾患については扱いが異なる．日本循環器学会による診断基準では除外とされているが，Mayo clinicの基準は除外項目に入れていない．

表1 たこつぼ型心筋症の診断基準

Mayo Clinic の診断基準
 Ⅰ．左室中部を中心とする壁運動異常があり，心尖部の壁運動異常を合併することがある．この壁運動異常は冠動脈支配とは一致しない．しばしば，ストレスとなる誘因が先行するが，すべてに先行するとはかぎらない．
 Ⅱ．冠動脈に閉塞性病変やプラーク破綻を示唆する所見がない．
 Ⅲ．ST上昇や陰性T波などの心電図異常やトロポニンTの中等度の上昇
 Ⅳ．褐色細胞腫や心筋炎が除外される．

日本循環器学会による診断基準
心尖部のバルーニングを呈する原因不明の疾患で，左室は「たこつぼ」に類似する形態を呈する．多くの場合，1カ月以内に収縮異常は軽快する．左室が主に障害されるが，右室に病変が及ぶこともある．左室流出路狭窄を呈することもある．脳血管疾患にともないたこつぼ型心筋症類似の病態を呈することもあるが，特発性たこつぼ型心筋症とは別個に取り扱う．

＜除外項目＞
 A．冠動脈の有意狭窄病変の存在や冠攣縮（冠動脈造影検査が必要）
 B．脳血管疾患
 C．褐色細胞腫
 D．心筋炎

● 互いの疾患が及ぼす影響―心疾患と脳血管疾患

　循環器疾患患者の高齢化は最近の顕著な傾向であるが，それとともに，ほかの臓器の血管合併症を有する頻度も増加している．特に，高齢者の虚血性心疾患に，脳血管障害や末梢血管障害を合併する頻度は高い．アテローム血栓性脳梗塞の危険因子は虚血性心疾患の危険因子と同一であることから，脳卒中患者や虚血性心疾患患者の診察では，脳の評価や心臓の評価のみならず，危険因子の評価とほかの動脈硬化性疾患の有無，末梢動脈の評価も忘れてはいけない．

　わが国の脳血管疾患死亡率は，1965〜70 年頃の人口 10 万人あたり約 175 人がピークであり，以後は世界に類をみないスピードで低下し続けてきた．2013（平成 25）年度人口動態統計では，脳血管疾患死亡者数は，がん，心疾患，肺炎に次ぐ第 4 位で年間 11.8 万人，人口 10 万人あたり 94 人（総死亡の 9.3％）で，病型別の死亡比率は脳梗塞 59％，脳出血 28％，くも膜下出血 11％であった．一方，心疾患死亡率（年齢調整後）は，過去 40 年間ほぼ横ばい〜減少傾向にある．うち虚血性心疾患死亡率は 1970 年までは増加したものの，以後は減少傾向が続いている．

　同じ虚血性脳血管疾患でも，日本人ではこれまで，細動脈硬化を基盤とするラクナ梗塞や頭蓋内のアテローム硬化性病変による脳梗塞が多かった．欧米では頚動脈領域の脳梗塞や一過性脳虚血発作（Transient Ishemic Attack：TIA）発作の大半が頭蓋外頚動脈狭窄性病変を合併するが，日本人ではむしろ頭蓋内動脈狭窄性病変合併例が多かった．近年になり，わが国でもアテローム血栓性脳梗塞，特に頭蓋外頚動脈病変によるものが増加傾向にあることが示唆されている[9]．

1. 虚血性心疾患と脳血管疾患

　虚血性心疾患患者が脳血管障害を発生することは稀ではない．代表的な疫学研究である Framingham 研究[10]によると，虚血性心疾患例における脳血管疾患発生率は，狭心症例では一般人の 1.6〜2.4 倍，心筋梗塞例で 2.7〜3.7 倍，両者合併例では 3.8〜5.5 倍に達した．急性心筋梗塞（Acute Myocardial Infarction：AMI）患者の脳梗塞合併リスクは特に高い．AMI 例の脳卒中発症予知因子として高齢，糖尿病，高血圧，脳卒中既往，前壁梗塞，心筋梗塞既往，心房細動，心不全であった．AMI 発症後 30 日間の脳卒中発症リスクは患者 1,000 人あたり 12.2 人と一般人口の 44 倍と著しく高く，3 年間平均でも 2〜3 倍も高い[11]．

　くも膜下出血を除く初発脳卒中 1,732 例を検討した Yokota ら[12]の報告では，脳出血（5％）やラクナ梗塞（9％）に比べ，アテローム血栓性脳梗塞と心原性脳塞栓症で冠動脈疾患合併が高率であった（19％，15％）．また，上月[13]の報告では，脳卒中患者 382 例（男性 255 名，女性 127 名，平均 59.6 歳）において 18％に虚血性心疾患を認め，3 年後の予後調査で 285 例中死亡 51 例（18％）であったが，死因は脳卒中 18％，がん 16％，心疾患 12％の順で多かった．

　冠動脈硬化と頭蓋外頚動脈硬化との間には強い相関がある．両者とも脂質代謝異

常や喫煙がリスクとなり，最近ではメタボリックシンドローム，感染症，CRP高値，炎症性サイトカイン高値などの関与も重視されている．わが国の検討では，冠動脈病変患者における頸動脈病変合併率は約20％で，冠動脈病変重症度と頸動脈病変合併率が相関した（1枝15％，2枝21％，3枝36％）[14]．冠動脈バイパス術（Coronary Artery Grafting：CABG）適応患者の約20％が狭窄度50％以上の，6～12％が80％以上の頸動脈狭窄病変を合併していた．

　AMIや心室瘤はそれ自体が塞栓源となり得る．虚血性心疾患は心房細動の原因ともなり，心不全を合併すれば，心内血栓形成，さらに塞栓症発生を助長し得る．左室駆出率（Ejection Fraction：EF）29％未満の心筋梗塞患者の脳卒中相対リスクはEF35％以上の患者の1.86倍で，EFが5％低下するごとに脳卒中のリスクが18％上昇する計算になるとの報告もある[9]．

2. 非弁膜症性心房細動

　心疾患の中でも，弁膜症を合併しない非弁膜症性心房細動（Nonvalvular Atrial Fibrillation：NVAF）が脳卒中，特に心源性脳塞栓症の危険因子で，最も頻度の高い原因疾患である．NVAFはリウマチ性僧帽弁疾患，人工弁，僧帽弁修復術の既往を有さない心房細動と定義されている．Framingham研究[15]では，NVAF患者の脳血管疾患の大部分は心原性脳塞栓症であり，NVAF患者の脳血管疾患発症リスクは洞調律患者の2～7倍あり，年間発症率は4～6％であった．持続性心房細動と発作性心房細動の脳卒中および全身性塞栓症の発症率を比較検討したところ[16]，両病型において塞栓症の発症率に有意な差がないことが報告されている．北海道地区での循環器内科受診患者約2万例の追跡調査が行われた結果[17]，NVAF合併率は14％で，40歳未満の3.0％から80歳以上の20.7％まで加齢とともに合併率が上昇した．虚血イベントは年率2.6％で，その大半が脳塞栓症またはTIAであった．

　NVAF患者における脳卒中発症リスクはその背景因子によって異なることが示されている[18]．背景因子から比較的簡単にその後の脳卒中発症リスクを層別化するシステム（CHADS$_2$スコア）が開発され[18,19]，臨床的にも汎用されている．CHADS$_2$スコアは心不全（Congestive heart failure），高血圧（Hypertension），75歳以上の高齢（Age），糖尿病（Diabetes），脳卒中またはTIA既往（Stroke）の頭文字をとって命名されたスコアであり，脳卒中発症リスクの高い脳卒中またはTIA既往は2点，ほかの4項目は1点とし，合計点数で発症リスクを判定する．65～95歳の抗凝固薬を使用していないNVAF患者の検討では，CHADS$_2$スコアの点数が高くなるとともに脳梗塞に発症率が上昇することが示された[18]（図3）．

3. 弁膜症

　リウマチ性心臓病（Rheumatic Heart Disease：RHD），特に心房細動（Atrial Fibrillaton：AF）を合併した場合の塞栓症発生リスクは健常人の約17倍ときわめて高率である[18]．わが国でも，1970～1980年代の最大の塞栓源心疾患はRHDで，

4. 心臓・血管と脳・神経　73

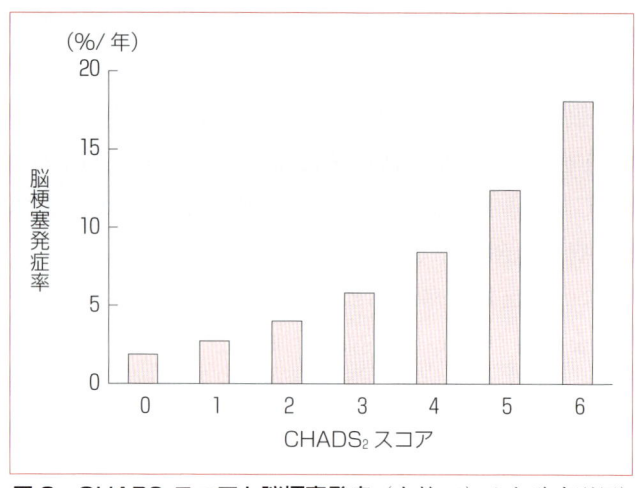

図3　CHARS₂スコアと脳梗塞発症（文献18）より改変引用）

全体の3割以上を占めていた．しかし，その頻度は80年代以降に急速に減少し，現在では心原性脳塞栓症全体の10％，もしくはそれ以下と推定される．RHDの有病率の激減，予防的抗凝固療法の普及，弁置換術の進歩などがその理由と考えられる．

4. 高血圧性心疾患や心筋症

高血圧は脳血管疾患の最大の危険因子である．高血圧性心疾患と脳血管疾患の合併は稀ではないが，両者の因果関係についてはこれまでほとんど議論されてこなかった．本態性高血圧患者約2,300例を対象としたイタリアの前向き観察研究で[20]，心電図，心エコー図で診断された左室肥大は血圧値やほかの危険因子とは独立した有意の脳血管疾患発症リスクであった（相対危険度1.6～1.8倍）と報告された．また，抗凝固療法を受けていない拡張型心筋症患者の18％に脳塞栓症を合併したとの報告があり，脳塞栓症発生率は，年間4％前後とされる[9]．

5. そのほかの心疾患

そのほかの塞栓源心疾患として，洞不全症候群，心臓ペースメーカ，人工弁（特に機械弁），感染性心内膜炎，非細菌性血栓性心内膜炎（Non-Bacterial Thrombotic Endocarditis：NBTE），心臓内腫瘍（特に粘液腫）などが挙げられる．海外での報告をまとめると[9]，洞不全症候群の脳血管疾患発生リスクは年8～10％で，心臓ペースメーカ植え込み後でも脳塞栓症の頻度は低下しない．心房と同期しない心室ペーシング（VVI）はAFを併発しやすく，脳塞栓発症を生じやすい．機械弁置換では抗凝固療法中でも年2～4％の頻度で塞栓症をきたすため，強力な抗凝固療法が勧められる．感染性心内膜炎では28～39％に神経合併症をきたし，脳塞栓症のほか，くも膜下出血，脳内出血も合併し得る．NBTEの約30％が脳塞栓症を生じる．左房粘液腫の20～45％に塞栓症を合併し，その半数以上は脳塞栓症である．

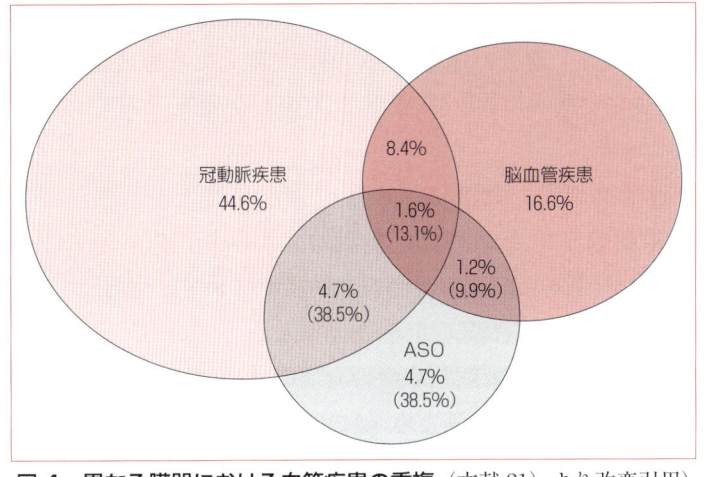

図4 異なる臓器における血管疾患の重複（文献21）より改変引用）

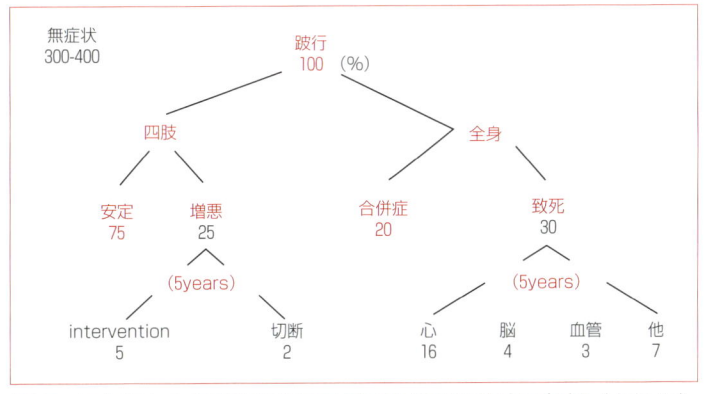

図5 5年にわたる跛行を有する閉塞性動脈硬化症の転帰（文献22）より改変引用）

6. 大動脈原性脳梗塞

経食道心エコーの普及にともない，上行大動脈から弓部大動脈粥腫が脳梗塞の塞栓源として重要であることがわかってきた．4mm以上の粥腫，潰瘍のあるもの，可動性プラークが脳梗塞発症と関連性が高いことがわかっている[9]．

7. 末梢血管疾患

末梢動脈疾患（Peripheral Arterial Disease：PAD）の大部分を占める閉塞性動脈硬化症は動脈硬化性疾患の1つであり，全身の他臓器にあわせて動脈硬化病変が生じていることが多い．合併頻度は冠動脈疾患（約30～50％）が最も多く，次いで脳血管障害（約20～30％）が続く[21]（図4）．間欠性跛行患者の肢の予後は一般に良好である．5年後に症状が悪化するのは約25％で，そのうち約3分の1が重症下肢虚血をきたすが，切断を要するのは2％に満たない（図5）．しかし，生命予後に関して，間欠性跛行患者の5年間の経過観察で約30％が死亡していた．その死因は，心血管合併症が16％，脳血管障害4％，その他の血管合併症3％，血管合併症以外は

7%であった[22]（図5）．したがって，PADの診療に際しては全身合併症や生命予後への配慮が必要であり，跛行の運動療法の適応に際しても重要臓器の合併症の有無に注意が必要である．

8．心大血管手術の周術期脳卒中

欧米での周術期脳卒中の頻度は冠動脈バイパス術（Coronary Artery bypass Grafting：CABG）で1.4〜3.8%，大動脈置換術では8.7%程度とされているが，弁置換術での合併頻度が非常に高く4.8〜8.8%となっている[23]．国立循環器病センターでの調査結果[9]では，周術期脳卒中の発症率はCABGで1.2%，大動脈弓部置換術で6.3%，弁置換術では1.3%と欧米に比較して頻度が低かった．周術期脳卒中は大半が脳梗塞であるが，術中に生じたと考えられるものが45%で，術後麻酔覚醒後に生じたものが50%程度とされている．術中に生じる脳梗塞は大半が大動脈粥腫などからの塞栓で，灌流圧の低下のみによるものは少ないと考えられている[23]．

■文献

1) Samuels MA: The brain-heart connection. *Circulation* **116**: 77-84, 2007
2) Guyton AC: Blood pressure control: special role of the kidneys and body fluids. *Science* **28**: 1813-1816, 1991
3) Schrier RW, Abraham WT: Hormones and hemodynamics in heart failure. *N Eng J Med* **341**: 577-585, 1999
4) 吉川　勉：たこつぼ型心筋症．日内会誌　**103**: 309-315, 2014
5) Wittstein IS, et al: Neurohumoral features of myocardial stunning due to sudden emotional stress. *N Engl J Med* **352**: 539-548, 2005
6) Paur H, et al: High levels of circulating epinephrine trigger apical cardiodepression in a β2-adrenergic receptor/Gi-dependent manner: a new model of takotsubo cardiomyopathy. *Circulation* **126**: 697-706, 2012
7) Prasad A, et al: Apical ballooning syndrome（Tako-Tsubo or stress cardiomyopathy）: a mimic of acute myocardial infarction. *Am Heart J* **155**: 408-417, 2008
8) Kawai S, et al; Takotsubo Cardiomyopathy Group: Guidelines for diagnosis of takotsubo (ampulla) cardiomyopathy. *Circ J* **71**: 990-992, 2007
9) 堀　正二，他：脳血管障害，腎機能障害，末梢血管障害を合併した心疾患の管理に関するガイドライン．*Circ J* **72**（Suppl IV）: 1465-1544, 2008
10) Kannel W, et al: Manifestation of coronary disease predisposing to stroke: The Framingham Study. *JAMA* **250**: 2942-2946, 1983
11) Witt B, et al: The incidence of stroke after myocardial infarction: A meta-analysis. *Am J Med* **119**: 354 e1-e9, 2006
12) Yokota C, et al: Long-term prognosis by stroke subtypes after a first-ever stroke: a hospital-based study over a 20-year period. *Cerebrovasc Dis* **18**: 111-116, 2004
13) 上月正博：脳卒中患者における虚血性心疾患の発病の背景．*Jpn J Rehabil Med* **35**: 209-212, 1998
14) Uehara T, et al: Asymptomatic occlusive lesions of carotid and intracranial arteries in Japanese patients with ischemic heart disease. Evaluation by brain magnetic resonance angiography. *Stroke* **27**: 393-397, 1996
15) Wolf P, et al: Epidemiologic assessment of chronic atrial fibrillation and risk of stroke: The Framingham Study. *Neurology* **28**: 973-977, 1978
16) Hohnloser SH, et al: Incidence of stroke in paroxysmal versus sustained atrial fibrillation in patients taking oral anticoaguration or combined antiolatelet therapy: an ACTIVE W substudy. *J Am Coll Cardiol* **50**: 2156-2161, 2007
17) Tomita F, et al: Prevalence and clinical characteristics of patients with atrial fibrillation: Analysis of 20,000 cases in Japan. *Jpn Circ J* **64**: 653-658, 2000
18) Gage B, et al: Validation of clinical classification schemes for predicting stroke: results

from the National Registry of Atrial Fibrillation. *JAMA* **285**: 2864-2870, 2001
19) Goldstein L, et al: Primary prevention of ischemic stroke. A guideline from the American Heart Association/American Stroke Association Stroke Council. *Stroke* **37**: 1583-1633, 2006
20) Verdecchia P, et al: Left ventricular hypertrophy as an independent predictor of acute cerebrovascular events in essential hypertension. *Circulation* **104**: 2039-2044, 2001
21) Bhatt D, et al: International prevalence, recognition, and treatment of cardiovascular risk factors in outpatients with atherothrombosis. *JAMA* **295**: 180-189, 2006
22) TASC II Working Group/日本脈管学会（編）：下肢閉塞性動脈硬化症の診断・治療指針II．日本脈管学会（編），メディカルトリビューン，pp1-109，2007
23) Selim M: Perioperative stroke. *N Engl J Med* **356**: 706-713, 2007

5. 心臓・血管と視覚, 聴覚

●臓器連関の内容

1. 心臓・血管と視覚

　心臓は全身に血液を送り，全身の諸臓器に腎臓とともに適切な血液量の供給を維持している．眼球の周囲には，多くの血管群が取り巻いている．眼球を栄養する主要な動脈は，内頚動脈の枝である眼動脈の分枝で構成される．網膜中心動脈は視神経管を通り，網膜の内面に分布する．短後毛様体動脈は，視神経の近くで強膜を貫いて脈絡膜に分布する（図1）[1]．眼瞼や外眼筋には眼動脈の分枝のほかに，外頚動脈の枝である顎動脈，浅側頭動脈，顔面動脈などの分枝も分布する．眼の主要な静脈は眼静脈である．眼静脈は上眼静脈と下眼静脈を受ける．網膜中心静脈は網膜中心動脈を受け，上眼静脈へ注ぐ．脈絡膜や毛様体に分布した血液は渦静脈となり，上眼静脈へ注ぐ．眼静脈は海綿静脈洞へと注ぐ．網膜の後方奥は眼底といい，瞳孔を通じて検視鏡で観察でき，人体において直接に血管をみることができる唯一の場所である（図2）．一方，脈絡膜と呼ばれる組織は，膜というよりも，毛細血管でつくり上げられたバスケット様であり，この内側に網膜が収められている．脈絡膜は，

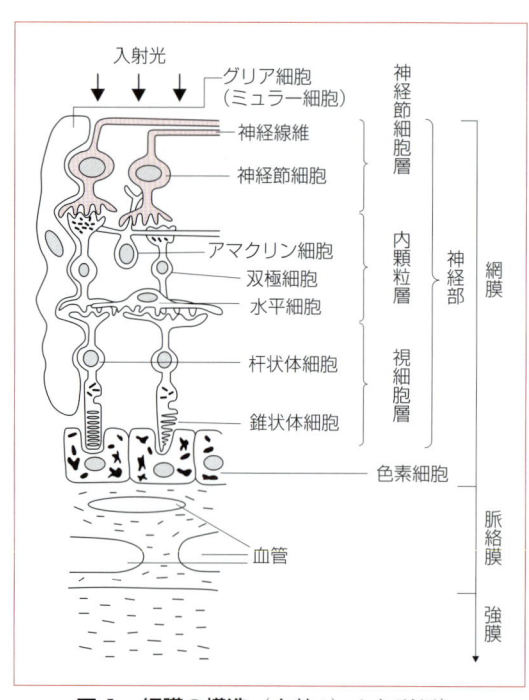

図1　網膜の構造（文献1）より引用）

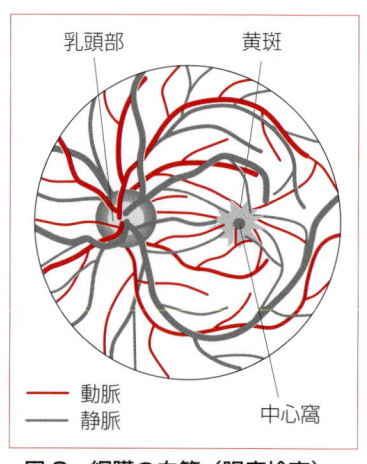

図2　網膜の血管（眼底検査）
（Kahle Wら，1990より）

この網膜の感覚網膜側−網膜の外側で光刺激に反応する視細胞群を栄養している．これだけの血液にさらされていながら，眼球の内部には健常状態では血液が漏出していない．その理由は，網膜の最外層にある網膜色素上皮細胞と網膜最少血管の内皮細胞とがバリア構成をしているためである．生活習慣病の合併症として生じてくる眼疾患は，この網膜を取り巻くバリア構成の破綻が多くの場合原因となる．

2. 心臓・血管と聴覚

心臓の左心室から出た大動脈に続く，脳底動脈（basilar artery）あるいは前下小脳動脈（Anterior Inferior Cerebellar Artery：AICA）から分岐した，迷路動脈〔内耳動脈（labyrinthine artery）〕は内耳道内で，固有蝸牛動脈（proper cochlear artery）および前庭蝸牛動脈（vestibulocochlear artery），前庭動脈（anterior vestibular artery）に分岐し，蝸牛，前庭に分布している[2]（図3）．固有蝸牛動脈は蝸牛軸内において，あたかも腎糸球体にみられるようなラセン状に迂回する多くの枝を出すが，これらから放射状に前庭階壁を走る細動脈はラセン靱帯，血管条，ラセン隆起に血管網をつくる．血管条の毛細血管網は上皮細胞と密接な関係にある．前庭階壁の細動脈は鼓室階壁に至って細静脈に移行し，蝸牛軸内のラセン静脈に注ぐ．迷路動脈は終末動脈であるから，それが血流障害を起こすと，ただちに内耳障害を起こす．

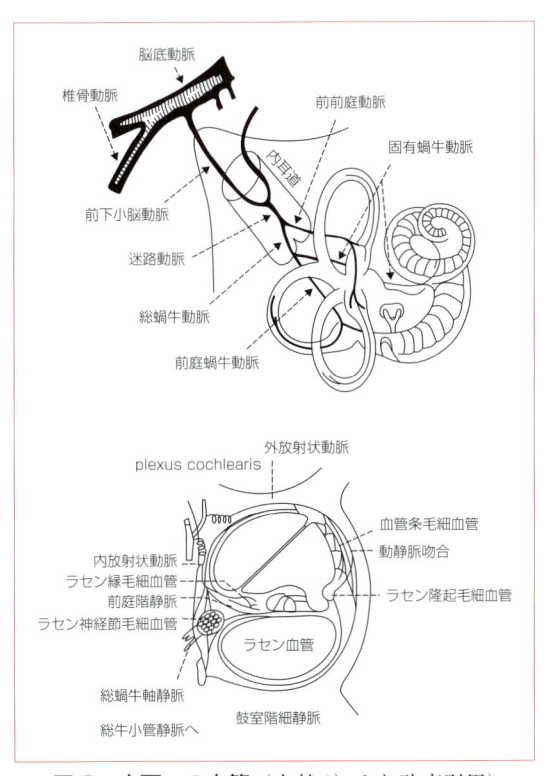

図3 内耳への血管（文献3）より改変引用）

●互いの疾患が互いの臓器や疾患に及ぼす影響

1. 心臓・血管と視覚

　われわれの社会が長寿社会といわれるようになって久しいが，実際は加齢とともにさまざまな疾患が生じてくる．昨今，生活習慣病と位置づけられる高血圧，糖尿病などの疾患は，心臓・血管と臓器連関をなして，視覚に影響を及ぼす代表的な例である．

　具体的には，本能性と二次性とを問わず，高血圧症に伴う微小血管障害が原因となり，眼疾患を呈することがある．このことは細少血管の内腔が狭細化することで細少血管の内圧が上昇し，血管の内皮細胞の破綻から出血をきたす場合と，狭細化した血管が閉塞症をきたして出血する場合である．前者は動脈性の出血に多く，後者は静脈性の出血が多い．稀に網膜中心動脈に閉塞症を起こすことがあるが，この結果，心筋梗塞と同様に，不可逆の重篤な視力障害をきたす．多くは心房細動などの心疾患が原因となり血栓を生じるためで，脳梗塞を起こす危険性もあり，原疾患の治療が重要となる．高血圧と眼疾患の関連については，動脈硬化の進行度が上がれば上がるほど眼疾患との関連が強まる．いったん毛細血管が破綻し，出血をきたすと，周辺網膜に不可逆性の変性を生じ，その部分の視力が障害される（図4）[4]．

　一方，2011年の厚生労働省の患者調査によると，日本では270万人の糖尿病患者

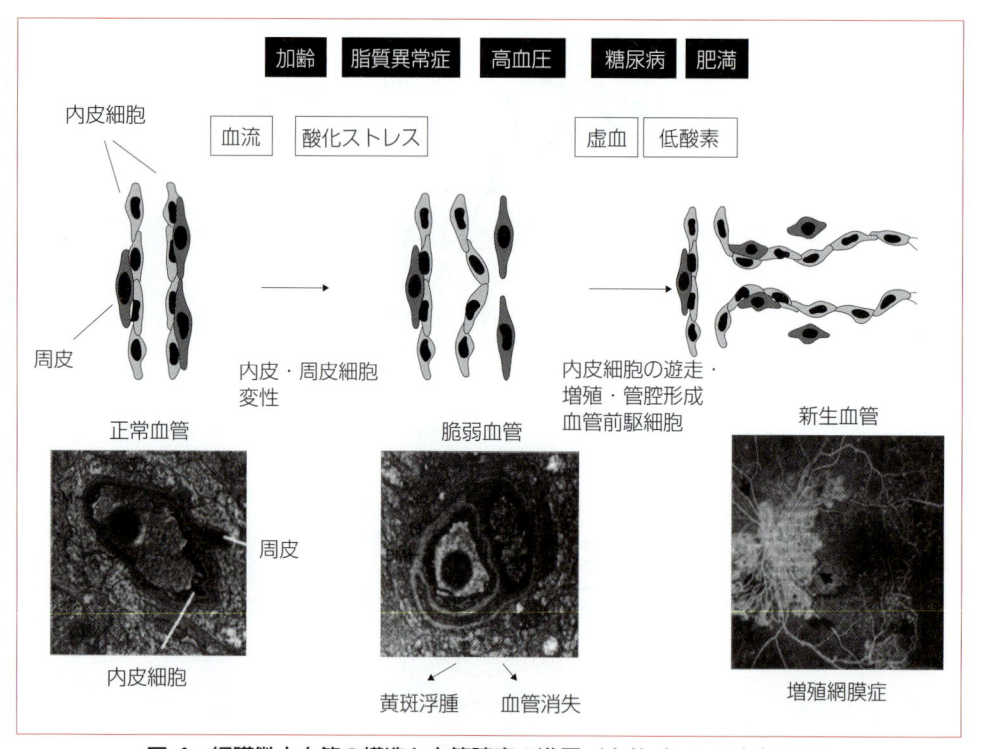

図4　網膜微小血管の構造と血管障害の進展（文献4）より改変引用）

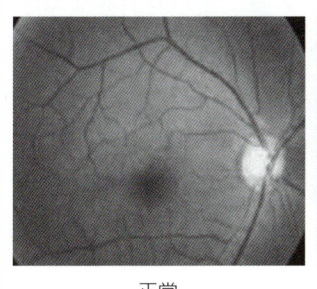

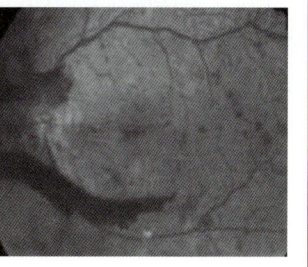

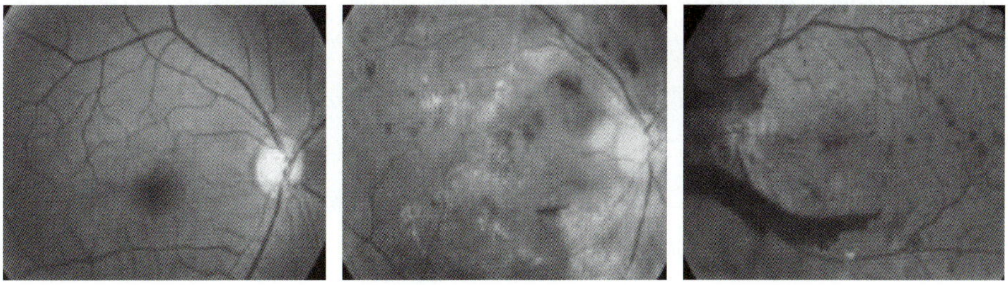

| 正常 | 糖尿病性網膜症（単純型） | 糖尿病性網膜症（増殖型） |

図5　正常な眼底と糖尿病性網膜症の眼底（文献6）より改変引用）

がいるとされ，3大合併症として，細小血管障害の糖尿病網膜症，糖尿病性腎症，糖尿病性神経障害の存在が広く知られている．これらのうち，糖尿病網膜症は，わが国の後天性視覚障害の原因の第2位である．網膜症の発症は，糖尿病の罹病期間と密接な関係がある．糖尿病を有する患者は，1型，2型糖尿病とあわせて，5年で約6％，10年で約20％，15年で約60％，20年で約80％，30年で90％が網膜症を有するようになるといわれる[2]．糖尿病網膜症の予後を，最もよく示唆するであろうといわれているのがHbA1c値であり，それは網膜症発生のメカニズムともかかわってくる．HbA1c値が上昇すると，血液凝固系の亢進により，微小血栓ができやすくなる，赤血球の酸素運搬機能が低下する，赤血球の粘性が上昇する，など，網膜内の微小循環が障害される方向に進む．その結果，網膜に部分的な虚血領域が形成され，その部分から血管成長因子が放出されて新生血管が生じ，これがきわめて脆く，また血管内皮細胞が不十分なため，ここから広範な網膜出血や硝子体出血を起こす（**図5**）[6]．一般にはHbA1c値9.0％が予後を分ける分水嶺ともいわれているが，患者のコントロール状態によりさまざまである．

2. 心臓・血管と聴覚

　最近の研究によると，65歳以上の虚血性心疾患をもつ患者は，同年代の健常者と比較して，2.85倍感音性難聴となるリスクが高いと指摘されており[7]，糖尿病や脂質異常症などの生活習慣病もまた，同年代の健常者と比較すると1.44倍感音性難聴をきたしやすいと報告されている[8]．その理由は，心臓から聴覚諸器官に血液を供給するため，微小血管が外耳から内耳に至るまでの諸組織を取り巻いていて，それらに障害をきたすと本来の聴覚伝導が阻害されると考えられるためである．とりわけ，内耳の末梢循環障害が難聴やめまいを引き起こすことはよく知られている．また，透析例での透析中の急激な血圧・電解質の変動や，糖尿病での内耳の糖代謝異常を指摘する報告もある[9]．いずれにせよ透析患者では同年代の健常者と比較して，1.6倍程度，突発性感音性難聴となるリスクが高く[10]，特に糖尿病性腎症の症例では，易感染性や動脈硬化など血管病変をきたしやすい点で，感音性難聴となるリスクが2.8倍程度高くなるという[11-13]．よって，加齢性難聴の発現に影響を及ぼす

因子は，遺伝的な要因のほか，騒音曝露，喫煙，飲酒，心臓・血管との関連が深い糖尿病・循環器障害の合併などが挙げられる．これらの機序は，蝸牛内におけるフリーラジカル過剰産生の反復によりミトコンドリア遺伝子変異の蓄積・ミトコンドリア機能の低下が徐々に起こり，有毛細胞やラセン神経節細胞など聴覚機能に重要な細胞がアポトーシスを起こして脱落していき，その結果，難聴が進行性に生じるとされている[14]．ゆえに，加齢性難聴の予防としては，蝸牛内のフリーラジカル産生の予防が重要で，フリーラジカルの生じやすい生活習慣，すなわち動脈硬化をきたさない生活習慣を考慮する必要がある[15]．

加齢性の視力障害と聴力障害の原因の多くは，微小血管の循環障害に起因し[16]，視力障害を有する高齢者の70%に聴力障害を有する[17]．

■文献

1) 佐藤昭夫, 他 (編)：人体の構造と機能 第3版. 医歯薬出版, 2012
2) 切替一郎, 他：新耳鼻咽喉科学 第11版. 南山堂, 2013
3) Lawrence M, et al: Oxygen availability in tunnel of organ of corti measured by microelectrode. *J Acoust Soc of Am* **52**：566-573, 1972
4) 高木 均：宿題報告 眼と加齢 加齢と網膜血管障害. 日眼会誌 **111**：207-231, 2007
5) 曽根博仁, 他：日本の2型糖尿病患者における血管合併症とそのリスクファクター. あたらしい眼科 **21**：449-453, 2004
6) 宇山昌延：眼底写真による診断法. Heart & Wellness, no10. http://www.me-times.co.jp/book/pdf/HWell10.pdf〔Accessed 2015 Feb 2〕
7) Quinones PA, et al: New potential determinants of disability in aged persons with myocardial infarction: results from the KORINNA-study. *BMC Geriatrics* **14**: 34, 2014
8) Friedland DR, et al: Audiometric pattern as a predictor of cardiovascular status: development of a model for assessment of risk. *Laryngoscope* **119**: 473-486, 2009
9) 小嶋康隆, 他：耳鼻咽喉科 高齢透析患者の平衡機能障害・難聴. 臨床透析 **27**：169-174, 2011
10) Lin C, et al: Increased risk of getting sudden sensorineural hearing loss in patients with chronic kidney disease: a population-based cohort study. *Laryngoscope* **123**: 767-773, 2013
11) Lin SW, et al: Risk of developing sudden sensorineural hearing loss in diabetic patients: a population-based cohort study. *Otol Neurotol* **33**: 1482-1488, 2012
12) Wu CS, et al: Sudden sensorineural hearing loss associated with chronic periodontitis: a population-based study. *Otol Neurotol* **34**: 1380-1384, 2013
13) 石川 浩：透析患者の合併症 耳鼻科疾患（難聴を中心に）. 腎疾患治療マニュアル2012-13 腎と透析 **72**（増刊）：681-683, 2012
14) Someya S, et al: Caloric restriction suppresses apoptotic cell death in the mammalian cochlea and leads to prevention of presbycusis. *Neurobiol Aging* **28**: 1613-1622, 2007
15) Syka J, et al: Atorvastatin slows down the deterioration of inner ear function with age in mice. *Neurosci Lett* **411**: 112-116, 2007
16) Saunders GH, et al: An overview of dual sensory impairment in older adults: perspectives for rehabilitation. *Trends in amplification* **11**: 243-258, 2007
17) Heine C, et al: Communication and psychosocial consequences of sensory loss in older adults: overview and rehabilitation directions. *Disabil Rehabil* **24**: 763-773, 2002

6. 心臓・血管と腎臓

●心・腎連関

　心臓と腎臓には密接な関連があり，心腎連関と呼ばれている．腎機能が低下すれば毒素が体内に蓄積するので，血管障害が起こりやすくなることは容易に想像（納得）することができる．しかし，腎機能がまったく正常でも，微量アルブミン尿があると，脳・心血管疾患の発症が有意に高くなる．なぜだろうか？　また，心不全では病初期から，食塩を摂取すると腎臓の近位尿細管におけるナトリウムの再吸収が増加する．正常では食塩負荷により減少するので，心不全では食塩をとればとるほど腎臓がそれを体内に貯留させて体液量を増やし，心臓に負担をかけるという悪循環が生じている．筆者はこれを「心不全における塩毒性」と呼んでいる．

　このような現象は腎臓，脳，心臓などの血管構造と機能とに密接に関連している．元来，これらの構造と機能は食塩摂取が困難だった人類の長い歴史（億年）を生き延びるために生命が獲得した形質であり，産業革命以降の数百年という短い期間に起こった生活環境の急激な変化に対応できていない．これが生活習慣病や多臓器障害の根源であり，われわれが直面している現実である．本項では，生命維持に重要な臓器に共通する構造と機能を解説し，なぜそれが臓器連関に重要なのかを考察する．

1. 腎臓の構造と機能

　われわれは日々さまざまな物を摂取しているが，体内環境（the milieu intérieur）は常に一定に保たれている．この恒常性を保つのに重要な役割をしているのが腎臓である[1]．腎臓は老廃物を完全に除去するために，ヒトでは1日に150 l もの濾過を行っている．このため，腎臓には多量の血液が流れ込んできており，その量は毎分1 l にも及ぶ．1個の腎臓の大きさがたかだか握り拳大であるにもかかわらず，2個で心拍出量（5 l/分）の実に20％もの血液が流れ込んできている．腎臓は重量あたりの血液量が飛びぬけて高い臓器の1つであるが，これを可能にしているのは腎臓の血管配列が"並列"になっているからである．図1に示すように，弓状動脈から小葉間動脈が並列に分枝し，そこから，さらに輸入細動脈が再び並列に分枝している．この並列構造のために腎臓の血管抵抗は非常に低く，大量の血液が流入し，多量の濾過を維持している．

　多量の濾過は不用な老廃物を完全に除去することに必要であるが，そのために払わなければならない代償もある．すなわち濾過した成分のうち体に必要なものを回収する作業である．例えば1日の糸球体濾過量（GFR）に含まれる食塩の量は1.35 kgであり，これをほぼ完全に回収しないことには生命維持は不可能である．ナトリ

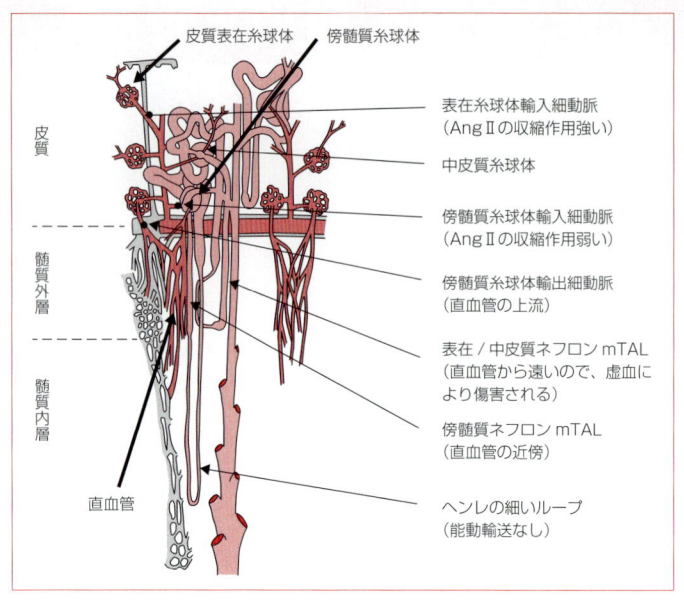

図1 腎臓の構造

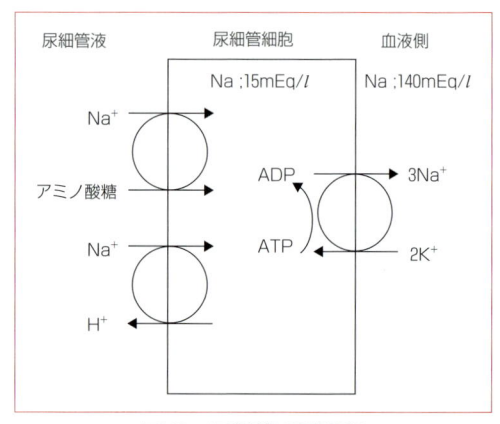

図2 尿細管の再吸収

ウムの再吸収はほとんどすべて能動輸送である．細胞内はカリウムイオン（K^+）が多く，ナトリウムイオン（Na^+）はごく少ない．これは，エネルギー（ATP）を使って，3個のNa^+を細胞内から汲み出し，2個のK^+を取り入れているからである（**図2**）．この濃度勾配のため，尿細管腔よりNa^+の流入が促進され，最終的に体内にNa^+が回収され，体液量と循環が維持される．また，Na^+の細胞内流入はH^+の分泌やアミノ酸や糖の再吸収と密接に絡んでおり，体液の恒常性に重要な役割を果たす．すなわち，腎臓は多量のエネルギーを消費しながら体液の恒常性を維持している．

腎臓の重要な使命の1つは大量の濾過と再吸収である．自然界では食塩摂取は困難であり，また，外敵との戦いによる外傷で血圧が低下することもあり得る．したがって，血圧が低下しても多量の濾過を維持し，多量のエネルギー（多量の酸素）を消費して再吸収し，なおかつ，腎臓自身を虚血傷害から守る必要があった．この観点から腎臓の構造と機能をみてみると実に精巧にできているかが理解できる．

腎臓のネフロンの構造は，①多量の濾過をする（糸球体），②必要な要素（糖，アミノ酸，塩分）をあらかた再吸収する（近位尿細管），③尿を薄める（水は再吸収せず塩分を再吸収する；太いヘンレの上行脚以降），④必要な分のみ水を再吸収する（集合管以降），という順番に配列されている．腎臓の中で一番虚血に弱い場所は

髄質外層である．腎血流の90％以上は皮質に流れ込み，多量の濾過を可能にしている．髄質に運ばれる血液は少ない．特に髄質内層に運ばれてくる酸素は少ないが，細いヘンレのループは能動輸送をせず酸素消費が少ないため細胞傷害は起こらない．一方，髄質外層の太いヘンレのループ（medullary Thick Ascending Limb：mTAL）は希釈尿を生成するために多量の再吸収を行っているため，酸素消費量が大きい．すなわち，mTAL は低酸素化で重労働をしていることになる．注目すべきは，皮質深部にある傍髄質ネフロンは長いヘンレのループをもち，かつ，常に直血管の近傍に位置することである．一方，表在ネフロンは短いループをもち，直血管から遠くなり，集合管に近くなる．したがって，髄質外層の中でも最も虚血に脆弱なのは，血管（酸素）から遠いところで多量の再吸収をしている表在ネフロンのmTAL である．すなわち，腎臓は多量の濾過と多量の再吸収を継続しながら，表在ネフロンの mTAL を保護する仕組みが要求されていることになる．

　食塩摂取量が少なく，血圧が低下した状況を考えてみよう．当然レニン・アンジオテンシン（Renin-Angiotensin：RA）系が活性化される．アンジオテンシンⅡ（AngⅡ）は輸出細動脈を収縮させて個々の糸球体内圧を保ち濾過を維持しようとする．しかし，それ以上に大切なのは，AngⅡが表在糸球体輸入細動脈を強く収縮させるのに対し，傍髄質糸球体輸入細動脈はあまり大きく収縮させないことである．このため，表在糸球体 GFR は低下するが，傍髄質糸球体 GFR は増加して，腎臓全体のGFR には大きな変化はみられない．このことは腎臓全体で濾過される水・Na^+ のうち長いネフロンをもつ傍髄質ネフロンを通っていく分画が増加することになる．このネフロンはエネルギーを使わずに水・Na^+ を再吸収する細いヘンレをもっているためより有効に再吸収ができる．また，その mTAL は血管の隣にあるので，Na^+ 負荷が増えても虚血に陥ることはない．一方，AngⅡは皮質において近位尿細管の再吸収を亢進させる．表在糸球体では輸入細動脈が強く収縮するために GFR が減少し，近位尿細管での再吸収が増加することで，虚血に最も弱い表在糸球体ネフロンの mTAL に到達する水・Na^+ は大きく減少し，仕事量，すなわち酸素消費量が減少するため，虚血傷害から免れる．このように，腎臓の複雑な構造と機能は食塩摂取が困難で，低血圧が起こりやすい環境で体液と循環の恒常性を保つために精巧に設計されている．

●互いの疾患が互いの臓器や疾患に及ぼす影響

1．心腎連関の機序

　2002 年に慢性腎臓病（CKD）の概念が提唱され，広く受け入れられている．CKDは GFR が 60 ml/min/1.73 m^2 未満，または，微量アルブミン尿などの腎損傷の所見が3カ月以上続く状態と定義されている[2]．CKD は末期腎不全のみならず，心血管疾患の高リスク群である（図3）[3]．腎機能が低下すれば，尿毒素の蓄積，酸化ストレスや炎症の亢進が引き起こされるため，血管障害が起こることは納得できる．た

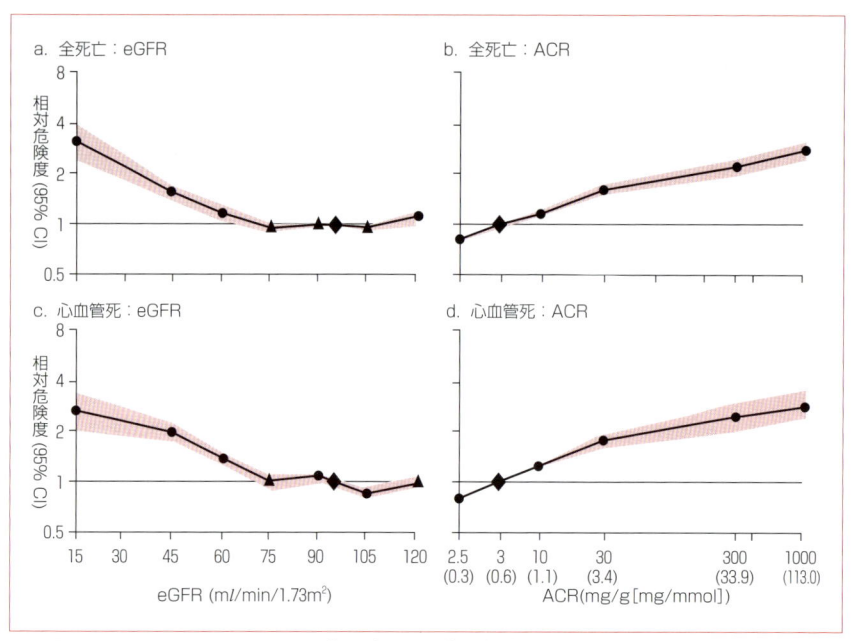

図3 eGFRまたはACRと全死亡および心血管死の関係（文献3）より引用）

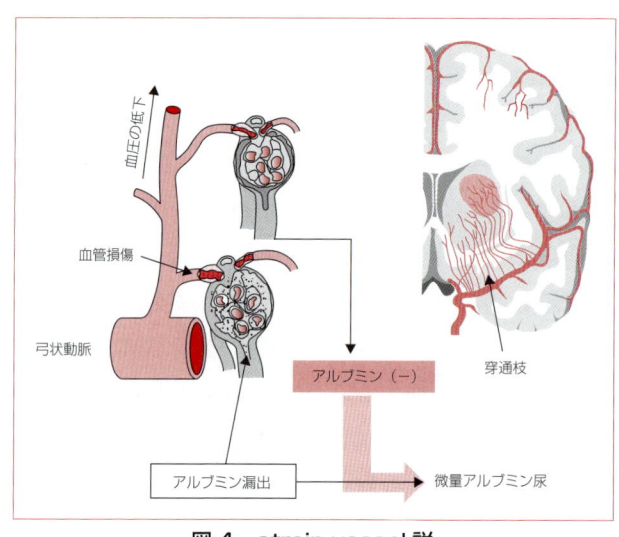

図4 strain vessel説

だし，GFRが60 ml/min/1.73 m²というレベルは自覚症状もなく，以前はまったく正常ととらえられていたことに注意すべきである．一方，1日10 mg程度のアルブミン尿は心血管病の有意な危険因子になっている（図3）．1日のGFRに含まれているアルブミン量は6 kgにも及ぶことを考えるとその意義の重大さが認識できる．なぜ，腎機能が正常なのに，6 kgのうちたった10 mgが尿中に漏れ出るだけで心血管疾患が発症しやすくなるのであろうか？　これは，重要臓器にはstrain vesselと呼ばれる特殊な循環系が存在するからである．図4に示すように太い弓状動脈（直径3 mm程度）から細い小葉間動脈（50 μm）が分枝している[4]．弓状動脈内圧は大

動脈と同じ程度であるので，小葉間動脈の起始部から分枝している傍髄質糸球体輸入細動脈は高く，しかも拍動性の圧力にさらされている．一方，小葉間動脈で徐々に圧力が低下するため表層にいくほど輸入細動にかかる圧力は低くなる．また，傍髄質糸球体輸入細動脈は，糸球体に至るまで圧を大きく低下させる必要があるために強く収縮して緊張度の高い血管である．このため，高血圧や動脈硬化が起こると，まず，傍髄質糸球体輸入細動脈が損傷され，その結果，下流の糸球体が破壊されて，アルブミンが尿中に漏出する．しかし，ほかのほとんどの糸球体はまだ正常であるので，傍髄質糸球体から漏出したアルブミンはほかの正常糸球体からの尿に薄められて微量アルブミン尿となる．すなわちアルブミン尿は高い圧力にさらされ，緊張度の高い strain vessel の損傷を反映する．Strain vessel はほかの重要臓器にも存在し，その典型が脳の穿通枝であり，高血圧による脳卒中の部位である．この共通する構造から，微量アルブミン尿があると脳卒中が起こりやすいことが理解できる．

2. 心不全と腎臓

心不全ではごく初期で GFR もまったく正常の段階からさまざまな異常がみられる．正常では食事摂取後に腎血流と GFR が増加し，塩分排泄が促進される．また，食後 90 分から 180 分にかけては尿細管における Na^+ の再吸収が抑制されて，体液のバランスが保たれる．心不全では腎血流と GFR の上昇が起こらない．また，正常では食塩摂取量が増加すると近位尿細管における再吸収が減少するのに対して，心不全では逆に増加する．すなわち，心不全の腎臓は食塩を排泄できないという受動的なものではなく，食塩は入ってくるとそれを積極的に体内に蓄積しようとする積極的な機序が作動していることになる（塩毒性）．

図 5 に心不全における腎臓の異常をまとめた[5]．心不全では，心拍出量の低下により，RA 系，交感神経系，抗利尿ホルモン（Anti-Diuretic Hormone：ADH）系などが活性化する．前述のように RA 系の活性化は表在糸球体 GFR を低下させ，傍髄質糸球体 GFR を増加させる．そのため Na^+ の再吸収が促進される．また，交感神経系も近位尿細管における再吸収を促進させるとともに，mTAL における Na-K-2Cl 輸送体の発現を亢進して Na^+ の再吸収を促進する．mTAL では仕事量が増加すると酸化ストレス物質の産生が亢進する．図 1 に示したように，傍髄質ネフロンの mTAL は直血管に隣接するため，この酸化ストレス物質が直血管に到達して血管収縮を引き起こし（tubulovascular cross talk），結果的に腎層髄質の血流が低下する．髄質血流の低下は間接的に近位尿細管の再吸収を亢進させ，また，髄質に蓄積した尿素の洗い出しを低下させ，髄質浸透圧を高く保つ．その結果，尿量も減少し尿浸透圧も高くなる．遠位尿細管や集合管ではアルドステロンや ADH が Na^+・水の再吸収を促進させる．心不全では体液量が過剰であるにもかかわらず，腎臓に送られてくるシグナルはすべて「体液欠乏」のシグナルである．

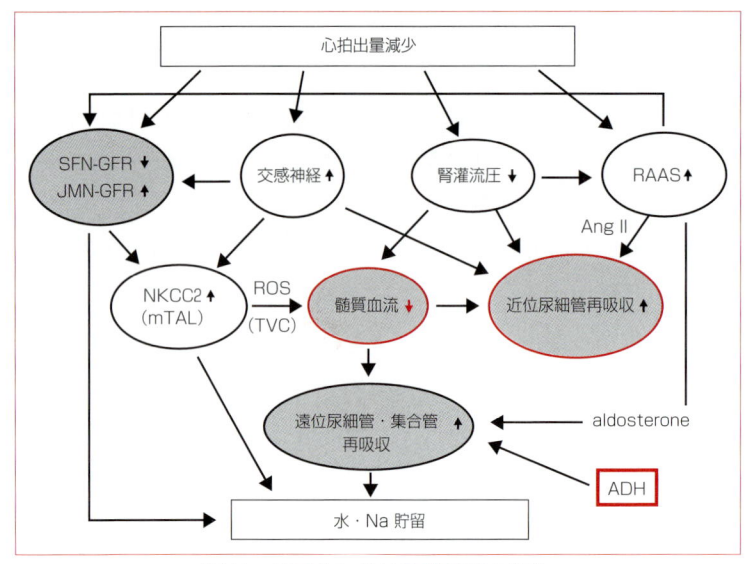

図5 心不全における腎機能の変化

SFN：表在ネフロン，JMN：傍髄質ネフロン，TVC：tubulo-vascular crosstalk

●おわりに

われわれの重要臓器の構造と機能は，食塩欠乏や低血圧に対応するために設計されている．しかるに，現代は食塩の過剰摂取や過栄養のため本来生命維持に重要だった構造が，逆に生命を脅かす構造になっている．われわれの生命も生命の進化の法則によって規定されていることを忘れてはならない．

■文献

1) Ito S: Cardiorenal syndrome: an evolutionary point of view. *Hypertension* **60**: 589-595, 2012
2) 日本腎臓学会（編）：CKD診療ガイド2012．東京医学社，2012
3) Chronic Kidney Disease Prognosis Consortium: Association of estimated glomerular filtration rate and albuminuria with all-cause and cardiovascular mortality in general population cohorts: a collaborative meta-analysis. *Lancet* **375**: 2073-2081, 2010
4) 伊藤貞嘉：進化と疾病（第111回日本内科学会講演会）．日内会誌 **103**: 2029, 2014
5) 伊藤貞嘉：うっ血腎．臨床循環器 **4**: 27-34, 2014

7. 心臓・血管と肺

●臓器連関の内容

　心臓・血管疾患と呼吸器疾患が併存していることは高齢化とともに非常に多くみられるようになってきた．喫煙と年齢は心・血管疾患，呼吸器疾患の両方の危険因子であるが，共通の危険因子があるからというだけで併存が多いのではなく，この2つの疾患はお互いに影響し合っていることが知られるようになってきた．本稿ではまず，呼吸器疾患と血管障害，とりわけ動脈硬化の関連について述べ，そのあと肺性心や循環器疾患関係の死因について述べる．さらに心疾患が肺疾患に及ぼす影響について概説する．

●心・血管疾患と呼吸器疾患の連関

1. 呼吸器疾患による血管障害の分子機構

　呼吸器障害の帰結はおおかた低酸素血症である．低酸素血症のときに細胞内で起こる分子機構に生物共通のものがある．酸素濃度が低下すると，生物は低酸素シグナルを活性化し低酸素状態に適応する．低酸素シグナルの中心的分子が Hypoxia Inducible Factor（HIF）と呼ばれる分子である．HIF は低酸素誘導性の転写因子で，酸素濃度が低下するにつれて漸増し，Vascular Endothelial Growth Factor（VEGF）やエリスロポエチン（Erythropoietin：EPO）などの遺伝子発現を誘導し血管新生や造血などを刺激する．HIF-1 は，肝がん細胞株 Hep3B において「低酸素依存的に EPO を誘導する因子」として 1992 年に Semenza らによって発見された．そして 1995 年に HIF-1 が HIF-1α と HIF-1β のヘテロダイマーであることが報告され，同年に各遺伝子がクローニングされた．その後，相次いで HIF-2α や HIF-3α が同定された．HIF レベルは酸素濃度感受性タンパク（Prolyl Hydroxylase：PHD）により酸素濃度依存性に調節されている．酸素が十分にある場合，HIF は PHD により特定のプロリン残基の水酸化を受けて分解され，一方，酸素濃度が低下すると，PHD の酵素活性が著しく低下するため HIF は分解されず，HIF は核内に移行し，低酸素応答配列（HRE）依存性に遺伝子発現を活性化する．

　心筋梗塞や脳梗塞をはじめとする虚血性疾患では，血流が失われることにより患部が低酸素環境に陥り，障害が引き起こされる．これらの疾患においては，HIF による低酸素適応応答が保護的に働くことが知られている．しかし，これらの虚血保護作用は急性期の効果であり，慢性的な HIF 活性化は動脈硬化や動脈瘤を誘発し心臓脈管系に悪影響を及ぼす．

　近年，細胞の低酸素応答と炎症とが非常に密接な関係にあることが明らかとなっ

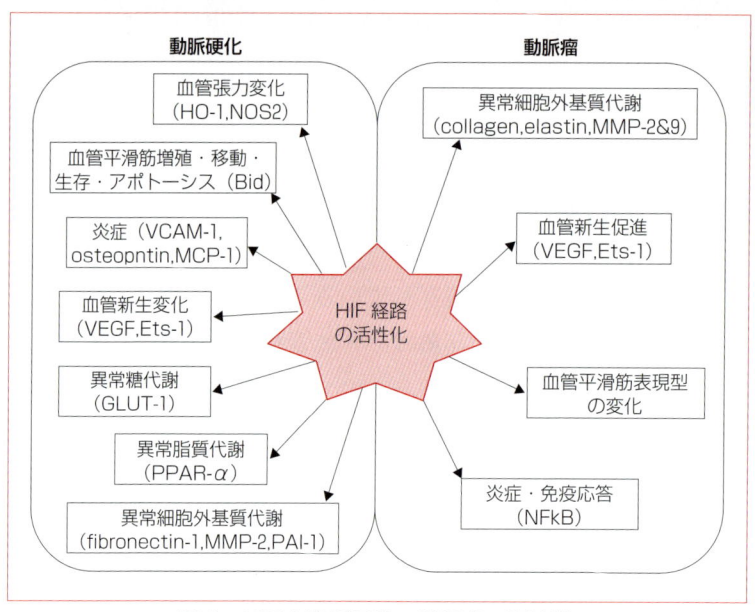

図1 HIFと動脈硬化，動脈瘤の関連性

ている．生体が低酸素ストレスにさらされた際，炎症性サイトカインや炎症マーカーの血中濃度が増加することが明らかとなっており，炎症部位では，免疫細胞などの浸潤や代謝の亢進などによって，栄養や酸素が消費されてしまうため，さらなる低酸素状態が引き起こされ悪循環となる．

　HIFは好中球やマクロファージ（MΦ）などによる炎症反応においても重要な役割を担っている．HIF-1は好中球の代謝リプログラミングやアポトーシス抵抗性を誘導して，低酸素の炎症部位での活動を可能にする．さらにHIF-1は，病原体の構成物質を認識して免疫反応を始動させるtoll-like receptorや，さまざまな炎症性サイトカインやケモカインの発現を誘導することが知られている．低酸素による炎症においては，炎症反応に深くかかわりのある転写因子の1つ，Nuclear Factor-kappa B（NF-κB）も重要である[1]．NF-κBは通常，Inhibitor of NF-κB（IκB）と結合することにより，機能が抑制されているが低酸素によるHIFの活性化はこれを解除する．このように，さまざまな機序を介して動脈硬化や動脈瘤を起こすのである（図1）．

2．肺性心

　肺性心（Cor Pulmonale：CP）は，肺の疾患の存在による肺循環の障害によって肺動脈圧の亢進をきたし，右心室の肥大拡張が生じる状態である．肺高血圧あるいは右心系のうっ血性循環障害が認められる．進行するとチアノーゼ，頚静脈の怒張，静脈拍動，浮腫をきたす．超音波検査では肺動脈径の拡大，後大静脈径の拡大，右心壁の拡大所見が認められる．心電図では右心室の拡大所見，P波の増高（肺性P）が認められる．X線撮影では，肺動脈，後大静脈の拡大所見，肺のうっ滞所見が認められる．治療には循環障害の原因となっている肺の疾患の治療を行う．

肺障害は，以下の機序により肺高血圧症を引き起こすと考えられている．① 毛細血管床の損失（例：COPDの水疱性変化によるもの，または肺塞栓症における血栓によるもの），② 低酸素症，高炭酸ガス血症，またはこれらの両方に起因する血管収縮，③ 肺胞圧の上昇（例：COPDにおけるもの，人工呼吸中のもの）④ 細動脈の中膜肥大（しばしばほかの機序による肺高血圧症への反応として生じる），である．肺高血圧症は右室に対する後負荷を増大させ，その結果，拡張終期圧および中心静脈圧の上昇ならびに心室肥大や心室拡張など，心不全に生じるものと同じ一連の事象が起きる．右室に対する要求は，低酸素誘発性の赤血球増多症を原因とする血液粘稠度の上昇により増強される．急性肺性心は通常，大量の肺塞栓，または急性呼吸窮迫症候群に対する人工呼吸による損傷に起因する場合が多い．慢性肺性心は通常COPD（慢性気管支炎，肺気腫）によって生じ，頻度は低いが，手術や外傷による広範な肺組織の喪失，溶解しない慢性肺塞栓，肺静脈閉塞症，強皮症，間質性肺線維症，後側弯，肺胞低換気を伴う肥満，呼吸筋を侵す神経筋障害，または特発性肺胞低換気によっても引き起こされる．COPD患者では，急性増悪または肺感染が右室過負荷を誘発し得る．慢性肺性心では，静脈血栓塞栓症のリスクが上昇する．

●互いの疾患が互いの臓器や疾患に及ぼす影響

1. 慢性閉塞性肺疾患（COPD）における心血管疾患

COPDでは心血管疾患の併存も高率にみられ，特に欧米ではCOPD患者の20〜30％が心血管イベントで死亡しており，ハイリスクな併存症として知られる（表1）．息切れが主訴の患者は，COPDまたは心不全が最初に疑われるが，両疾患の併存が原因のディコンディショニング（廃用性筋萎縮）の存在を疑うことも重要である．COPDでは喫煙歴，高齢などの患者背景や，痰，咳などの臨床所見に加え，スパイロメトリーによる呼吸機能チェックが必要である．また，心不全では，胸部X-Pに加えて，心電図，心エコーなどによる心機能チェックが必要である．しかし，これらの検査をすぐに行えない場合は，血中BNP（脳性ナトリウム利尿ペプチド）濃度の測定が有用で，100 pg/mlを超えていれば心不全が疑われる．

図2にCOPDにおける気流制限の程度と死因の関係を示す[3]．気流制限が強くなればなるほど呼吸不全死の割合が増えるが，逆にがん死と心・血管死は気流制限が弱い場合に多い．共通のリスク因子として，年齢，喫煙歴，大気汚染への曝露，受動喫煙が挙げられる．近年，COPD患者の心疾患リスクは，喫

表1 COPDにおける各種疾患の合併率（文献2）より引用）

合併症	合併率
骨粗鬆症	50〜70％
高血圧	40〜60％
胃食道逆流症	30〜60％
筋力低下	32％
うつ	25％
虚血性心疾患	10〜23％
陳旧性心筋梗塞	4〜23％
貧血	17％
糖尿病	12〜13％
陳旧性脳梗塞	10〜14％
不整脈	6〜14％
慢性腎不全	6〜11％
うっ血性心不全	5〜7％
睡眠時無呼吸症候群	1〜4％

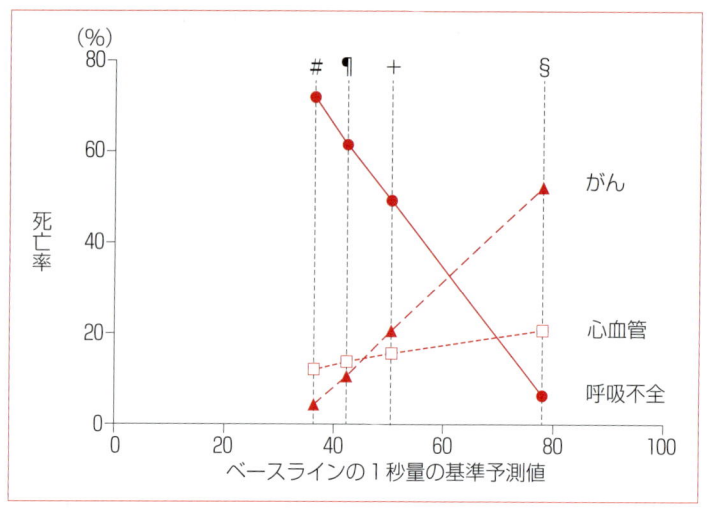

図2　COPDにおける閉塞性障害の程度と死因（文献3）より引用）

煙や従来の心血管リスク因子のみではなく，ほかの独立した因子も関与していることが，現在では認識されている．COPD患者で心血管系疾患の合併と死亡が多いことに対して，炎症，肺高血圧，肺過膨張および共通の遺伝的モデルなど多くの仮説が存在する．COPDの過少診断が依然として続くことは，重大な転帰をもたらす可能性がある．個々の介入の影響を特定する，さらなる機構的な研究は，こうした新規でCOPDときわめて関連性の高い臨床分野の理解につながるだろう．

2. 心血管疾患による肺疾患

肺高血圧症は，高肺血管抵抗を生じさせる機序によって分類されており，代表的なものは「肺動脈性肺高血圧症（Primary Arterial Hypertension：PAH）」「慢性血栓塞栓性肺高血圧症（Chronic Thromboembolic Pulmonary Hypertension：CTEPH）」「肺疾患に伴う肺高血圧症」の3つである．このうちPAHは，肺の血管が枝分かれして毛細血管に至る手前の0.1～0.04 mm前後の太さの肺小動脈において，血管内皮細胞の変性・増殖や遊走してきた平滑筋細胞の変性・増殖などにより，さまざまな細胞が何層にも重なって血管内腔が狭くなることで血流が悪くなり，心臓に負荷がかかる疾患である．その原因として，膠原病，先天性心疾患，肝硬変，HIV感染症などの疾患が原因となる．またCTEPHは器質化した血栓により肺動脈が慢性的に閉塞を起こした「慢性肺血栓塞栓症」に，肺高血圧が合併した疾患であり，動脈硬化性血管病変の関与も大きい．

■文献

1) Oliver KM, et al: Hypoxia. Regulation of NFkappaB signalling during inflammation: the role of hydroxylases. *Arthritis Res Ther* **11**: 215-216, 2009
2) Patel AR, et al: Extrapulmonary comorbidities in chronic obstructive pulmonary disease: state of the art. *Expert Rev Respir Med* **5**: 647-662, 2011
3) Sin DD, et al: Mortality in COPD: Role of comorbidities. *Eur Respir J* **28**: 1245-1257, 2006

8. 心臓・血管と骨・関節

●はじめに

　骨・関節疾患の中でも代表的な骨粗鬆症については，2000年米国国立衛生研究所（National Institutes of Health：NIH）コンセンサス会議において「骨強度の低下を特徴とし，骨折のリスクが増大しやすくなる骨格疾患」と定義され，骨量減少，骨質低下によって脆弱性骨折が起こりやすくなる病態とされている[1]．骨粗鬆症の発症には加齢をはじめ多くの危険因子が関与し，骨量減少や骨質低下，およびそれにもとづく腰背部痛，骨折，脊柱変形などを主症状とする疾患群の1つとみなされている．また，加齢に伴い動脈硬化症をはじめとする心血管疾患・生活習慣病と骨粗鬆症の有病率はいずれも増加することが知られており，高齢者のADL/QOLや生命予後に及ぼす影響が大きいことからも，これらの疾患の予防・治療は重要な課題となっている．近年，脂質異常症，糖尿病，高血圧，慢性腎臓病（CKD）をはじめとする生活習慣病と骨代謝，骨粗鬆症との間に共通した病因，病態の可能性が示されるようになり，酸化ストレスによる骨質劣化をはじめとした骨・血管相関をはじめとする臓器連関が明らかになってきている．

●臓器連関の内容

1. 心血管疾患・生活習慣病と骨代謝・骨粗鬆症との関連性

　これまでの知見より心血管疾患，生活習慣病と骨代謝，骨粗鬆症との間には共通する病因，病態が存在する可能性が示されてきている．骨粗鬆症と生活習慣病の有病率はいずれも加齢に伴って増加し，かつ併存する割合が高くなることが知られている．近年，さらに酸化ストレス，ホモシステイン，コラーゲン架橋異常である終末糖化産物（Advanced Glycation End Products：AGEs）架橋などによる骨脆弱化，骨血管相関の分子基盤も次第に明らかになってきている[2,3]（図1）．2型糖尿病では骨密度低下は必ずしも認められない一方で骨質劣化による骨折リスク上昇を呈することが知られているように，生活習慣病における骨折リスク上昇には骨質劣化に伴う骨脆弱性が関与していると考えられている．

　また，これまでの疫学研究の結果からは閉経後女性における椎体骨折数，重症度と心血管イベント数，心血管死亡率との間に相関が認められ，病因，病態における共通性が示唆されてきた．一方で，動脈硬化，心血管疾患の発症，進展にはホモシステイン，酸化ストレス，アンジオテンシンⅡ，性ホルモン欠乏などの関与が明らかになってきている．血中ホモシステイン濃度が高い群では累積骨折リスクが増大し，ホモシステイン代謝に重要な酵素MTHFRの中でもC677T多型を有する群で

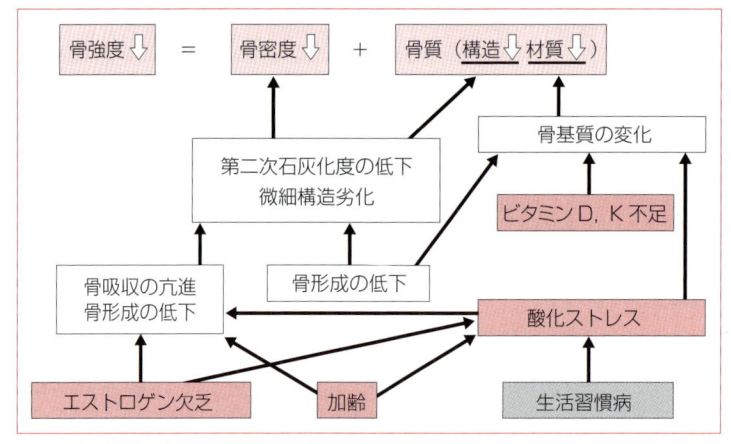

図1　生活習慣病と骨代謝・骨粗鬆症との関連性（文献3）より改変引用）

は低骨密度，骨折リスクの増大につながることなども明らかになってきている[4]．また最近，脂質異常症と骨粗鬆症に共通して Wnt シグナル伝達経路が関与している可能性も明らかにされ，中でも低比重リポタンパク受容体関連タンパク LRP（Low-density Lipoprotein Receptor-related Protein）の関与が示唆されている．

ビタミン D は核内受容体スーパーファミリーに属する VDR（Vitamin D Receptor）に結合して作用すると考えられており，VDR の T 細胞，マクロファージ，胸腺などにおける発現，ビタミン D による IL-6，TNF-α などのサイトカイン産生抑制などから，動脈硬化に関与する炎症を抑制する可能性を含め，その抗動脈硬化作用が明らかになりつつあり，ビタミン D 欠乏状態における動脈硬化進展の可能性も示唆される．マクロファージにおいてはビタミン D によるスカベンジャー受容体発現抑制，変性リポタンパクの結合，分解，泡沫化抑制が認められ[5]，血管内皮細胞においても LPS による炎症反応を抑制する[6]．血管平滑筋細胞では，ビタミン D 除去，過剰投与いずれにおいても増殖促進[7,8]が認められるなど U 字型現象に類似した一面も有する．このようにビタミン D の抗動脈硬化作用の一端が明らかになってきており，ビタミン D 欠乏状態における動脈硬化進展の可能性も示唆される．

また，ビタミン D 低下によって血漿レニン活性上昇，レニン-アンジオテンシン系の賦活化が起こり，高血圧，心血管合併症を引き起こすことが報告されている．本態性高血圧患者においては，血中ビタミン D 濃度と血漿レニン活性との逆相関が認められ，VDR ノックアウトマウス（VDR-KO）でも傍糸球体細胞のレニン増加，心筋肥大が認められる．さらにまた，血中 25-hydroxyvitamin D〔25(OH)D〕濃度を指標とするビタミン D 栄養と心血管疾患の発生，あるいは心血管疾患に起因する死亡率についてのコホート研究が報告され，ビタミン D 低下は冠動脈石灰化および心血管疾患の有病率と関連することが示されている[9]．心血管疾患をもたない 1,739 人を対象とした追跡研究（平均フォローアップ期間 5.4 年）では，ビタミン D 低値群〔25(OH)D＜15 ng/ml〕はビタミン D 高値群〔25(OH)D≧15 ng/ml〕に比べて心血管イベント（冠動脈疾患，脳卒中，末梢血管疾患，心不全）発症率が

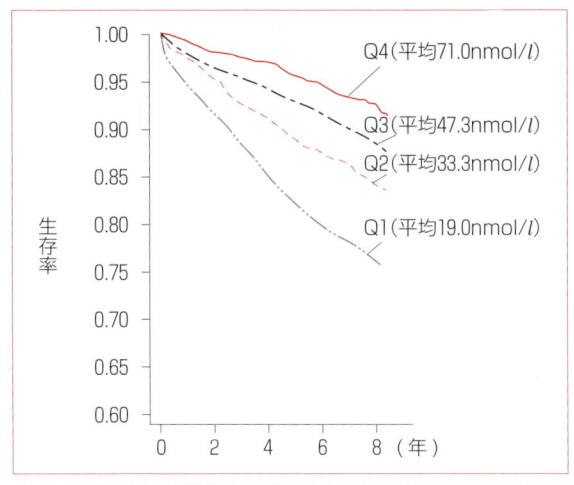

図2 血中25(OH)D濃度と心血管死亡率（文献10）より改変引用）

　有意に高い結果となった．また，冠動脈撮影予定の患者（3,258人，平均62±10歳）を対象に，血中25(OH)D濃度の4分位群で死亡率，心血管疾患に起因する死亡率との関係について7年間追跡調査を行った結果，低25(OH)D濃度を示す第1位群の25(OH)D濃度最高位群に対する心血管死ハザード比は2.22であった（図2）[10]．また，ビタミンDには血管石灰化促進作用があることが知られており，ビタミンDをウサギに週2回，1カ月間投与した際には，大動脈平滑筋細胞におけるVDRの発現亢進，著明な血管石灰化が認められた．ビタミンD投与による異所性石灰化促進の機序として，小腸におけるCa吸収促進や骨代謝回転抑制などを介して，血中Caが軟部組織へ移行する可能性が考えられている．維持透析患者を対象とした研究では，25(OH)D濃度低値は，血管石灰化高度，BNP高値，脈圧高値との間で関連が認められた．さらに，非腎不全患者における検討では，冠動脈石灰化の程度はPTHやオステオカルシンとは関係が認められず，ビタミンDと逆相関していた[9]．このほか，老化モデルマウスの1つであるklothoノックアウトマウス[11]では血管や軟部組織の石灰化が認められ，動脈における表現型は高齢者で多く認められるメンケベルグ型動脈硬化に類似していた．Klothoノックアウトマウスでは血清Ca，P，ビタミンDの高値，1α水酸化酵素活性の亢進が認められた一方で，klothoと1α水酸化酵素のダブルノックアウトマウスでは，klothoノックアウトマウスで認められた異所性石灰化が生じなかった[12]．こうした結果からビタミンD濃度の上昇が老化指標や血管石灰化に関連する可能性が示唆される．

　このほかに，閉経後骨粗鬆症治療薬として用いられている女性ホルモン，選択的エストロゲン受容体モジュレーター（Selective Estrogen Receptor Modulator：SERM）については，骨吸収抑制作用，骨折予防効果に加えて抗動脈硬化作用や，心血管疾患リスク軽減との関連性についても指摘されている．このように動脈硬化・心血管疾患と骨粗鬆症との間の共通機序についても明らかになってきている．

●互いの臓器が互いの疾患に及ぼす影響

1. 脂質異常症治療薬と骨代謝

　脂質代謝異常に対する治療薬として用いられている HMG-CoA 還元酵素阻害薬（スタチン）は，コレステロール合成の律速酵素である HMG-CoA 還元酵素を拮抗的に阻害しコレステロール合成を抑制する．骨代謝に対するスタチンの臨床効果に関しては種々の報告があるが，明確な結論，方向性が示されるには至っていない．2 型糖尿病患者を対象に，15 カ月間スタチン内服後に大腿骨骨密度測定を行った研究では，スタチン服用患者のほうが有意に高値を呈し，男性が女性に比べてスタチン服用に伴う骨密度上昇の割合が高い結果となった．また，スタチン，フィブラート，そのほか脂質低下薬の服用が骨折リスク低下と関連しているかを明らかにするため 50 歳以上の一般人口集団を対象として行われた症例対照比較解析では，BMI，喫煙状況，受診回数，ステロイドや女性ホルモン使用などについて補正後，スタチン使用中の患者で非使用者に比べ有意な骨折リスクの低下が認められた[10]．スタチンによる骨折リスクの低下については別の 65 歳以上を対象とした症例対照研究でも報告され，骨折リスク低下率とスタチン使用期間の間に有意な相関が認められた．これらの結果により，高齢患者のスタチン使用と大腿骨頚部骨折リスク低下との間の関連性が示唆された．また，4 つの大規模前向き研究にもとづくメタ解析によってもスタチン内服は大腿骨，椎体骨折頻度の低下につながる結果が示された．スタチンによる骨折リスク低下効果については種々の肯定的な結果が報告されている反面，両者の関連性について否定的な報告も存在し，なお大規模かつ詳細な研究により確定的な結論が得られるものと考えられる．一方，モデル動物を用いた研究からはスタチンによる骨代謝改善効果が示唆されている．骨芽細胞様細胞 MG63 においてスタチン投与により骨形成因子 BMP2 の発現促進が認められ，マウス頭蓋冠培養実験において，スタチン投与により骨芽細胞数の増加が示された[13]．マウス頭頂骨に直接スタチンを投与した in vivo 実験系においても骨量増加効果が示され，卵巣摘除に伴う骨量減少モデルに対してもスタチンの骨代謝改善作用が確認された．スタチンの骨吸収系への作用として，メバロン酸代謝産物である FFP，GGPP の生成抑制や破骨細胞アポトーシスの誘導による骨吸収抑制作用を有する可能性および前破骨細胞から成熟した多核破骨細胞への分化抑制をもたらす可能性が示された．

2. 高血圧と骨代謝

　高血圧と骨代謝・骨粗鬆症との関連性については，高血圧患者で骨折リスクが高いことが指摘され[14]，収縮期血圧と骨量との間に相関が認められる[15)16]一方で確立するには至っていない．高血圧患者で比較的多く認められる尿中カルシウム排泄増加に伴う続発性副甲状腺機能亢進症により，骨からのカルシウム流出や骨量減少を呈する可能性も考えられ，最近の知見からアンジオテンシン II による直接的な破骨細胞機能亢進作用の関与も示唆される[17]．また，CKD の発症，進展には糖尿病や高

血圧などが深く関与しており，CKD と骨粗鬆症に関するエビデンスは比較的集積している．また，CKD ステージ 2 相当の軽度腎機能低下した高齢者においては，大腿骨骨密度とクレアチニンクリアランスとの間に正の相関が認められるなど，CKD 早期の段階から骨密度低下，骨折リスクに影響を及ぼす可能性が示唆される．

●おわりに

心臓・血管と骨・関節との臓器連関について，生活習慣病と骨粗鬆症との関連性や，脂質異常症治療薬の骨代謝作用，ビタミン D の心血管作用などを含め概説した．今後，骨・関節疾患治療薬の心血管系作用や生活習慣病治療薬の骨作用をはじめ，心血管疾患と骨・関節疾患との関連性がより明らかとなり，臓器連関にもとづく新たな創薬，診断，治療法の開発など幅広い臨床応用につながることが期待される．

■文献

1) Osteoporosis prevention, diagnosis, and therapy. *NIH Consensus Statement* **17**: 1-45, 2000
2) 日本骨粗鬆症学会 生活習慣病における骨折リスク評価委員会（編）：生活習慣病骨折リスクに関する診療ガイドライン．ライフサイエンス出版，2011
3) 骨粗鬆症の予防と治療ガイドライン作成委員会：骨粗鬆症の予防と治療ガイドライン 2011 年版．ライフサイエンス出版，2011
4) McLean RR, et al: Homocysteine as a predictive factor for hip fracture in older persons. *N Engl J Med* **350**: 2042-2049, 2004
5) Suematsu Y, et al: Effect of 1,25-dihydroxyvitamin D3 on induction of scavenger receptor and differentiation of 12-o-tetradecanoylphorbol-13-acetate-treated THP-1 human monocyte like cells. *J Cell Physiol* **165**: 547-555, 1995
6) Equils O, et al: 1,25-Dihydroxyvitamin D inhibits lipopolysaccharide-induced immune activation in human endothelial cells. *Clin Elxp Immunol* **143**: 58-64, 2006
7) Carthy EP, et al: 1,25-Dihydroxyvitamin D3 and rat vascular smooth muscle cell growth. *Hypertension* **13**: 954-959, 1989
8) Mohtai M, Yamamoto T: Smooth muscle cell proliferation in the rat coronary artery induced by vitamin D. *Atherosclerosis* **63**: 193-202, 1987
9) Watson KE, et al: Active serum vitamin D levels are inversely correlated with coronary calcification. *Circulation* **96**: 1755-1760, 1997
10) Dobnig H, et al: Independent association of low serum 25-hydroxyvitamin D and 1,25-dihydroxyvitamin D levels with all cause and cardiovascular mortality. *Arch Intern Med* **168**: 1340-1349, 2008
11) Kuro-o M, et al: Mutation of the mouse klotho gene leads to a syndrome resembling ageing. *Nature* **390**: 45-51, 1997
12) Ohnishi M, et al: Reversal of mineral ion homeostasis and soft-tissue calcification of klotho knockout mice by deletion of vitamin D 1α-hydroxylase. *Kidney Int* **75**: 1166-1172, 2009
13) Mundy G, et al: Stimulation of bone formation in vitro and in rodents by statins. *Science* **286**: 1946-1949, 1999
14) Sennerby U, et al: Cardiovascular diseases and future risk of hip fracture in women. *Osteoporos Int* **18**: 1355-1362, 2007
15) Cappuccio FP, et al: High blood pressure and bone-mineral loss in elderly white women: a prospective study. Study of Osteoporotic Fractures Research Group. *Lancet* **354**: 971-975, 1999
16) Tsuda K, et al: Bone mineral density in women with essential hypertension. *Am J Hypertens* **14**: 704-707, 2001
17) Shimizu H, et al: Angiotensin II accelerates osteoporosis by activating osteoclasts. *FASEB J* **22**: 2465-2475, 2008

9. 呼吸器と脳・神経

●呼吸器系と脳・神経の臓器連関

　呼吸筋は，随意性と自律性の少なくとも2つの異なったシステムで調節されている．「脳・神経・筋疾患の呼吸異常」は，主にこの呼吸調節システムの異常によって起こると考えられている．脳・神経・筋疾患を随意性骨格筋の神経支配に沿って分類すると，脳卒中や頭部外傷などの脳の障害，脊髄損傷，筋萎縮性側索硬化症のような前角細胞の障害，ギラン・バレー症候群などの末梢神経障害，重症筋無力症などの神経筋接合部の障害，筋ジストロフィーなどの筋肉の障害，そして分類のできないパーキンソン病などの変性疾患となり，それぞれに特徴的な呼吸異常が認められる．これらの呼吸異常に対しては，長期の気道確保と人工呼吸による治療がなされるようになり生命予後が改善した．人工呼吸の中でも非侵襲的陽圧換気療法（Noninv-sive Positive Pressu Ventilation：NPPV）では，QOLの維持，改善も見込まれる[1]．脳・神経・筋疾患の呼吸異常に関しては，豊富な症例が紹介されている成書なども発行されており，また日本リハビリテーション医学会からは，『神経筋疾患・脊髄損傷の呼吸リハビリテーションガイドライン』が2014年5月に刊行されている．

　また，広い意味では肺がんの脳への転移などによる巣症状なども呼吸器系と脳・神経の臓器連関に入るかもしれない．転移性脳腫瘍の原発巣の約50％は肺がんとされている．脳内の腫瘍の部位により症状は異なる．最近では定位的放射線治療あるいは放射線外科治療と呼ばれる放射線治療が多く行われるようになってきている．適応は腫瘍の大きさ，数などで決まり，また原発がんが小細胞がんであった場合などは全脳照射を行うこともある．全脳照射は脳全体に大量の放射線を照射する治療であり，認知機能などの脳機能低下の可能性も否定はできない．

　急性の意識障害の原因の1つとして，CO_2ナルコーシスがある．急激な高炭酸ガス血症によって中枢神経や呼吸中枢が抑制され，中枢神経障害や意識障害を生じ，自発呼吸が困難な状態に陥る．呼吸中枢は通常，二酸化炭素分圧により調節されているが，高い二酸化炭素分圧状態が続くと，呼吸中枢がそれに慣れてしまい，酸素分圧に応じて呼吸が調節されるようになる．この状態のときに酸素分圧が上昇すると，呼吸中枢は呼吸を弱めてしまう．このため換気機能が低下し，血液中の二酸化炭素濃度が著しく上昇し，CO_2ナルコーシスが引き起こされる．

　一般的に呼吸器系と脳・神経系の臓器連関として注目されているのは，急性期，特に人工呼吸器装着時である．危篤状態の患者は，しばしば，元の疾患の性質とは無関係に多臓器不全を発症する[2,3]．人工呼吸は，しばしば，これらの患者における生命維持，ガス交換を改善し，筋肉の作業負荷を減少させる目的で使用される．し

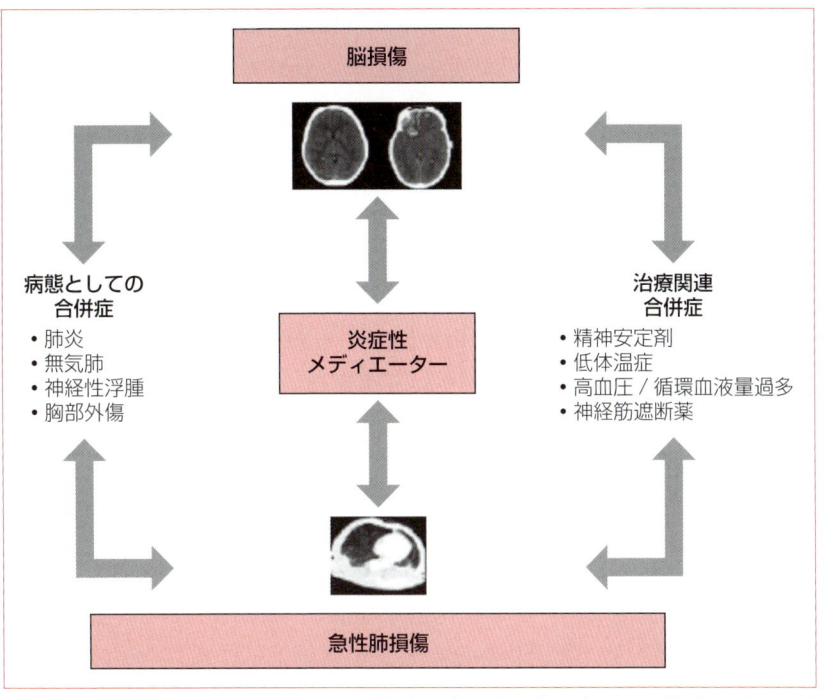

図1 急性肺損傷あるいは急性の脳損傷時の肺と脳の臓器連関（文献7）より引用）
急性肺損傷時あるいは急性の脳損傷時には，局所のみでなく全身性炎症反応を惹起し相互に影響を及ぼす．治療に関連して薬剤の影響や人工呼吸器管理も肺および脳への影響が指摘されている

かし人工呼吸は肺の損傷や炎症を引き起こす可能性があり，人工呼吸器誘発性肺傷害と呼ばれている[4)5)]．人工呼吸器誘発性肺傷害は，肺と脳を含むほかの器官との間の複数の経路が影響していると考えられている．中枢神経系内の局所炎症反応は，全身性免疫および炎症応答の誘引となることが報告されている[6)]．人工呼吸を受ける脳損傷患者では，発症前に呼吸器疾患がなくとも損傷部位によっては，肺から放出されるメディエーターが脳の反応を修飾する．また脳の局所的な灌流の低下が，平均気道内圧を上昇させ，リンパの流れを抑制し，自律神経系を亢進させるともいわれている（図1）[7)]．

●互いの臓器が互いに及ぼす影響

1. 脳と肺の相互作用：肺から脳へ

多臓器不全は急性呼吸窮迫症候群（Acute Respiratory Distress Syndrome：ARDS）の患者における主な死亡の原因となる[8)9)]．ARDSから回復した患者の多くは，退院時から永続的な認知機能低下を示している[10)11)]．基礎となるメカニズムは不明であるが，集中治療室での高血糖，低血圧および低酸素血症が低下した神経学的転帰と相関している[12-15)]．脳機能は，酸素と糖に依存するため，血糖の厳密な管理は，重症患者における多発性神経障害の発生率を低下させる[16)]．低酸素血症は，ARDSによって誘発される脳機能障害および一般的な脳萎縮に関与している．低酸

素に対する応答として，血管新生，エネルギー代謝，細胞生存または神経幹細胞増殖に関連するいくつかの遺伝子の発現を調節する低酸素誘導性転写因子（HIF）-1αおよびHIF-2αの発現が修飾を受ける[17)18)]．酸化的リン酸化およびフリーラジカルの発生は，慢性の神経障害のメカニズムに関与すると考えられている[19)20)]．

　急性肺損傷（Acute Lung Injury：ALI）そのものが神経損傷を誘発する可能性も考えられている．ブタモデルでの学習，記憶および認知のために不可欠である海馬に関しての研究では，海馬のニューロン損傷の重症度は，低酸素血症の程度というより，低酸素血症の誘引として肺損傷が関与するかどうかに関連していた[21)]．ALIによって免疫応答が引き起こされるという事実は，これを説明できるかもしれない[22)]．

　血液脳関門（Blood-Brain Barrier：BBB）および血液肺関門の通常の内皮は血液から，脳または肺の細胞にシグナルを伝達する[23)24)]．星状細胞および神経細胞特異的エノラーゼからのS-100Bタンパク質の循環レベルは，脳損傷の良好なマーカーと考えられている[25)]．S-100Bレベルは重症敗血症や敗血症性ショックの患者における脳症の発展に伴って，また中等度の頭蓋損傷後1年経過した後の外傷後ストレスにより増加することが報告されている[26)27)]．

2. 脳と肺の相互作用：脳から肺へ

　脳損傷自体とその神経学的後遺症が死亡，または身体障害の主な原因であることは確立されている．いくつかの研究が，急性脳損傷患者の1/3は，臨床的な悪化とALIを増悪させていることを報告しているが[28-31)]，原因がはっきりしないままである．メカニズムとしては，神経原性肺水腫，炎症性メディエーターおよび院内感染の影響の可能性がある[34)]．脳損傷はまた，その後の呼吸不全のリスクを高める．機械的または虚血・再灌流障害により肺の脆弱性を高める可能性がある．広範な脳損傷のウサギでは，同じような換気の設定で無傷の脳のウサギと比較した場合，人工呼吸器誘発性の肺損傷に対する肺の感受性の増大が示されている[32)]．

　神経原性肺水腫は，中枢神経系の損傷として広く認識された合併症である[33)34)]．これは，広範な脳損傷後に起こる，カテコールアミンの大量放出に起因するとされている[1)35)]．Avlonitisら[36)]は，α-アドレナリン拮抗薬の前処理によって高血圧反応を防止することにより，ラットにおいて，炎症性肺損傷を予防できることを示した．ノルアドレナリンと神経性低血圧のコントロールは，全身性炎症反応と酸素化を改善することも示された[36)]．

　脳ミクログリアとアストロサイトは，急性脳損傷時の炎症性メディエーターの主な発生源になる．BBBの透過性亢進は，周囲へのメディエーターの通過を可能にする[37-40)]ため，二次的な合併症と多臓器機能障害の誘引となる可能性がある．実験的に作成した脳出血傷害モデルでは，脳および肺の両方において，細胞間接着分子および組織因子の発現を増加させ，肺胞構造の破壊を伴う好中球増多を示した[35)]．さらに，ラットにおける外傷性脳損傷モデルでは，Ⅱ型肺胞細胞の細胞内膜を損傷し

て持続的に肺における脂質過酸化を増加させた[41]．気道の免疫防御も，脳損傷の非常に早い段階で修飾される可能性がある．これらの知見は，気道の防御機構の初期の変化は，脳損傷患者における人工呼吸器関連肺炎の発生率が高いことに，部分的とはいえ影響を与えていることを示唆している[42)43]．

　肺と脳とは特定の受容体と結合し，相互に放出され，検知することができるいくつかの炎症に関する生化学的メディエーターを共有している[44]．肺では，局所の活性化および防衛細胞の動員は，循環白血球ケモカインおよび細胞接着分子の放出に寄与し，最終的には，損傷した組織の再構築につながる[45-47]．Skrabal ら[48]は脳死ブタ血漿（タンパク質）および肺（タンパク質および mRNA）から腫瘍壊死因子（TNF）α，IL-1β および IL-6 レベルの増加を見いだした．末梢器官または血液細胞をサイトカインの主な発生源として除外することはできないが，損傷した脳は，サイトカイン生産と流通の重要な部位である可能性がある．

　この神経免疫関連では自律神経系も考慮されるべきである．全身性炎症は，迷走神経（コリン作動性抗炎症経路）によって部分的に制御され，かつこのような制御は，急性脳損傷および鎮静の両方によって影響されるかもしれない[49)50]．交感神経系の活性化は，非局所の虚血プレコンディショニングに関与し得る[51]．虚血プレコンディショニングは，虚血に対する局所または遠隔での応答の適応を通して脳や肺などの異なる器官を保護することができる内因性のメカニズムである．フリーラジカルはまた，逆説的な保護的役割をも果たしている可能性が指摘されている[52)53]．

●慢性閉塞性肺疾患（COPD）と脳卒中

　リハの対象疾患としては，呼吸器リハ料では COPD，脳血管疾患等リハ料では脳血管疾患が多くを占める．COPD は，肺のみならず多くの全身症状をもたらす．その全身症状に関与するメカニズムは低酸素血症，高炭酸ガス血症，全身性炎症，および神経ホルモンの活性化とされる[54)55]．COPD 患者における併存疾患は臨床所見と患者の予後に影響を与える（図2）[56)57]．COPD の併存疾患に関する報告の多くは全身性炎症，がん，および心血管疾患に焦点を当てており，脳血管疾患に関するエビデンスの量はそれらに比べるとはるかに少ない．

1. 慢性閉塞性肺疾患患者の脳卒中危険因子

　COPD 患者における脳卒中の危険因子増加には，さまざまな相互に関係するメカニズムが存在すると考えられる．COPD 患者では，脳卒中患者と共通の危険因子である心血管疾患の合併率が高いことがアメリカの国民健康調査（National Health Interview Survey：NHIS）[58]やイギリスの健康改善ネットワーク（THIN-data）[59]で報告されている．カナダのサスカチュワン州での医療記録によると，COPD 患者は心筋梗塞，うっ血性心不全，そして心不整脈の合併が有意に高い割合を示した[60]．また，COPD を有する患者は，大血管のアテローム性動脈硬化症（図3）[61]，小血管

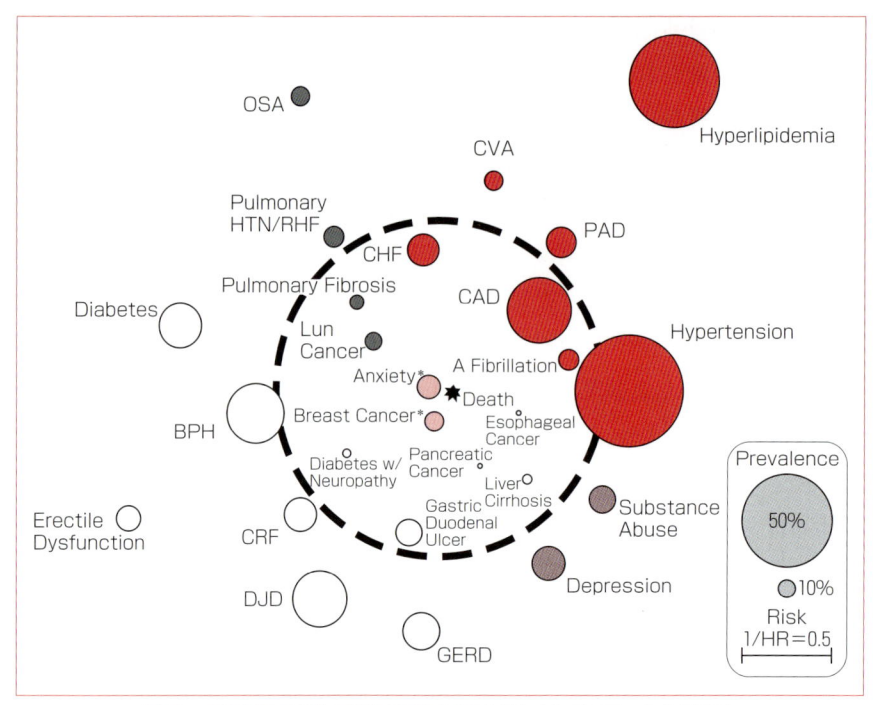

図2　COPD患者の併存疾患と死亡率（文献57）より引用）

「comorbidome」はコホート全体において10％以上の有病率があり，死亡率との強い関連をもつ併存疾患のグラフィック表現である．疾患別の円の面積は，疾患の有病率をあらわし，中心部からの距離が死亡のリスクを表現している．円のすべてが点線の内側に完全に入っているものは有意な死亡率の増加に関連している．
円の色は器官または疾患によるグループをあらわす．
（●＝心血管，●＝女性特有の疾患，●＝肺，●＝精神科，○＝そのほか）
A fibrillation＝心房細動/粗動，BPH＝前立腺肥大，CAD＝冠動脈疾患，CHF＝うっ血性心不全，CRF＝慢性腎不全，CVA＝脳血管障害，DJD＝変形性関節疾患，GERD＝胃食道逆流症，OSA＝閉塞性睡眠時無呼吸，PAD＝末梢動脈疾患，pulmonary HTN＋RHF＝肺高血圧症＋右心不全

の閉塞，脳塞栓症に起因する脳卒中のリスクにもさらされている．

さらに，COPDは直接脳卒中のリスクが高いことも知られている．THIN-dataによると，COPDはくも膜下出血を含む頭蓋内出血，一過性脳虚血発作を含む初回脳卒中発作のリスクが高いことも示されている（**図4**）[59]．サスカチュワン州の後方視的な研究においても，COPD患者における脳卒中の合併率が有意に高いことが報告されている[60]．年齢，性別をマッチさせた対照を含めた，一過性脳虚血発作を含む370例の脳卒中患者によるドイツの症例対照研究では，中等度以上と自己申告した慢性気管支炎患者における脳卒中のオッズ比は2.6（95％ CI 1.2-5.9）と報告されている[62]．以上のようにCOPDは危険因子を介して，あるいは直接的に脳卒中のリスクが高いことが示されている．

NHIS[5]のデータによると，COPDによる入院患者の8.0％がすでに脳卒中の既往があった．民族背景やBMIは，COPD患者における脳卒中リスクに影響を与えなかったが，性別は有意に影響を与えており，女性に比べ男性で脳卒中の有病率が高かった．脳卒中の有病率に関しては，性別に関連する類似の結果がTHIN-dataで

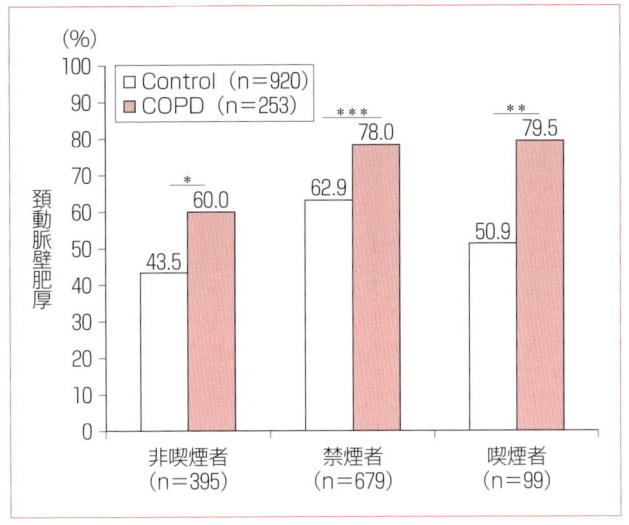

図3 喫煙状況別のCOPDの有無による頸動脈壁肥厚の有病率（文献61）より改変引用）

COPD患者では非喫煙者，禁煙者，喫煙者いずれでも対照者と比べてエコーにより2.5 mm以上の壁肥厚患者の割合は有意に高率である．
*p＝0.0284，**p＝0.0032，***p＝0.0004（Pearson chi-square検定による）

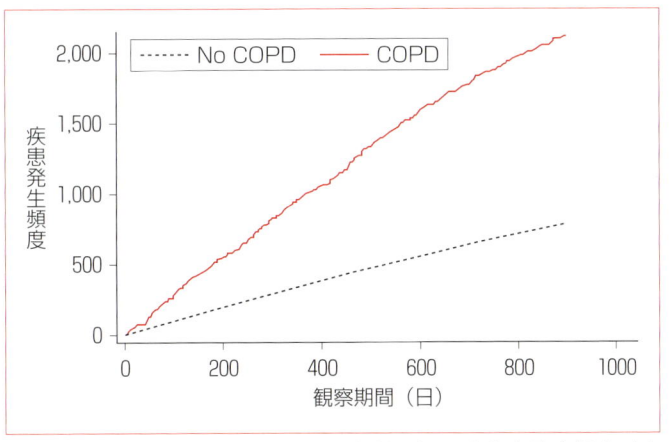

図4 COPDあるいは非COPD患者の初回脳卒中発症頻度（文献59）より改変引用）

観察期間中の初回脳卒中発症頻度をCOPD患者と非COPDとで比較した

も示されている[59]．多変量解析結果では，高齢と喫煙がCOPD患者におけるさらなる脳卒中の危険因子として同定された．NIPPON DATA (National Integrated Project for Prospective Observation of Non-Communicable Disease and its Trends in the Aged) 80によると，日本人において喫煙は脳卒中のリスクを高めることが明らかとなっている[63]．前向き研究であるARIC (Atherosclerosis Risk in Communities) studyのサブ解析により，喫煙および受動喫煙が総頸動脈の内膜中膜肥厚の伸展速度を加速することが報告されている（**図5**）[64]．

9. 呼吸器と脳・神経 103

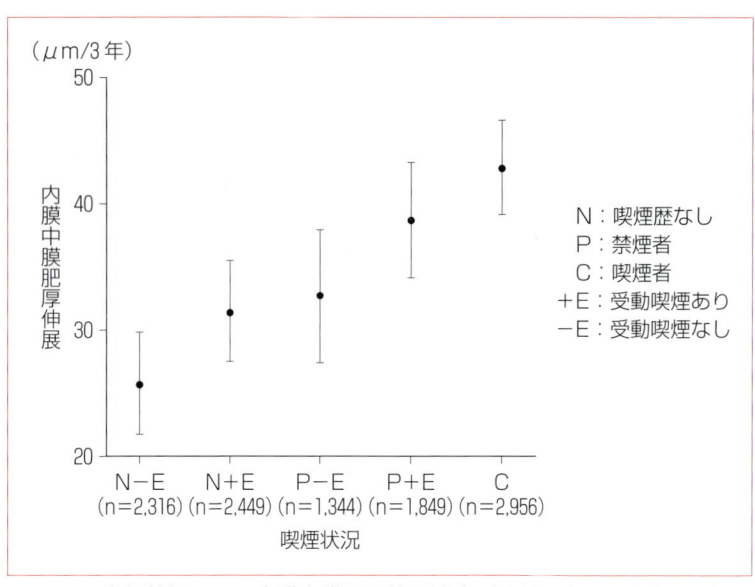

図5 喫煙状況による内膜中膜肥厚伸展速度（文献64）より改変引用）
総頚動脈の内膜中膜肥厚をエコー検査にて測定し人口統計的特性，心血管リスク，生活習慣で補正した．平均値および95％信頼区間で示してある

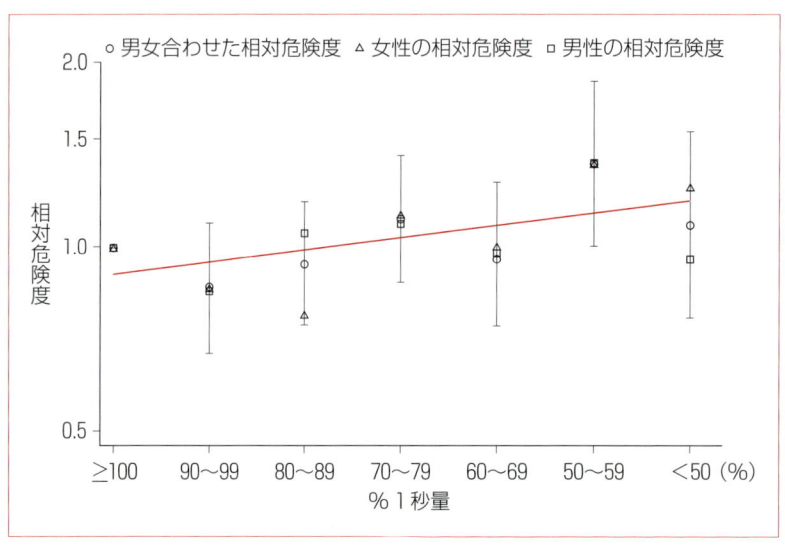

図6 ％1秒量と脳卒中発症リスク（コックス回帰モデル）（文献66）より改変引用）
喫煙，吸入薬使用，教育歴，BMI，余暇の時間の身体活動量，糖尿病，収縮期血圧，降圧治療，コレステロール，中性脂肪にて補正した相対リスク．回帰直線は男女をあわせた相対リスク，エラーバーは同じく95％信頼区間である

　脳卒中のリスクは，COPDの重症度に依存している[65]．しかし，喫煙，社会経済的地位や糖尿病などの関連交絡因子について補正した研究は2つのみであった[65,66]．それらの研究によると，％1秒量の低下と虚血性脳卒中のリスクとの間にほぼ直線関連がみられた（図6）．

　Rotterdam scan studyでは，60～90歳の1,077名の非認知症MRI撮影者の約

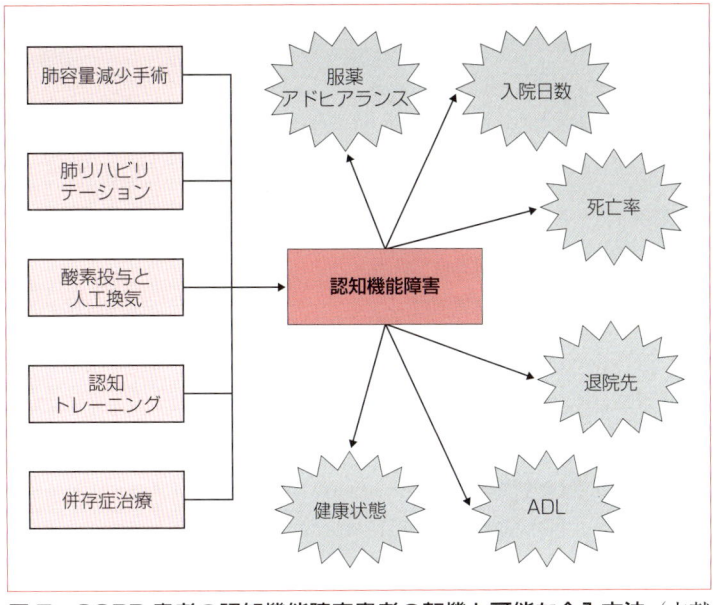

図7 COPD患者の認知機能障害患者の転機と可能な介入方法（文献72)より引用）

20％に無症候性脳虚血が存在することが報告された[67]．COPDの有無に焦点を当てたサブ解析も行われた[68]．COPDのない参加者に比べて73人のCOPDを有する対象者は，灌流境界領域である側脳室周囲白質における白質病変が高度であり，脳の灌流低下がなんらかの影響を与えている可能性が示唆される．同様の結果は，動脈血酸素飽和度（SpO_2）が低い対象者でもみられ，低酸素血症が重要な因子であることを示唆している．

ARIC studyのサブ解析では，脳卒中の既往のない患者での肺機能と脳のMRIとが評価された[69]．1秒量で4群に分けて比較すると，一番多い群と比べて，最も1秒量の少ない群の患者では，臨床症状を伴わない画像上の脳梗塞は3倍，白質病変は2倍多くみられた．前向き研究であるcardiovascular health studyの結果は，COPDの重症度と白質病変の重症度との相関を示した[70]．最近のメタアナリシスによると，白質病変は認知症，脳卒中，死亡リスクの増加の予測因子である[71]．COPDおよび低酸素血症の全患者の最大77％は，注意力の低下，記憶力低下，精神活動速度の低下，遂行機能低下など神経心理学的変化がある[72]．また，認知障害があることはCOPD患者における死亡の予測因子でもある（**図7**）[72]．

2. 慢性閉塞性肺疾患患者はなぜ脳卒中が多いのか？

COPDと脳卒中とを関連づけるメカニズムは完全に解明されてはいない．しかしながら，いくつかのメカニズムが考えられている．まず，COPDは急性あるいは慢性の感染症を伴う慢性炎症状態であり[73]，炎症や感染症自体は，虚血性脳卒中の危険因子として証明されている[21]．炎症や感染症は，アテローム性動脈硬化症を促進し[75-77]，凝固系を亢進させて血栓形成および塞栓性脳卒中にもつながる[78]．また，

表1 COPD患者における脳卒中リスク増大のメカニズム（文献85）より改変引用）

メカニズム	主な原因	参照
↑凝固	↑フィブリノゲン濃度 ↑トロンビン-アンチトロンビン複合体 ↑プロトロンビン活性化フラグメント1＆2 ↑プラスミノーゲン活性化因子阻害1	Pinol-Ripoll 2008 Sabit 2010 Sabit 2010 Jiang 2010
↑血小板凝集	↑βトロンボグロブリン濃度 ↑セクレチン ↑トロンボキサン合成	Cella 2001 Davì 1997
↑内皮機能不全	↓一酸化窒素濃度 ↑トロンボモジュリン濃度 ↓血流関連血管拡張反応 ↑動脈壁の硬化	Cella 2001 Cella 2001 Eickhoff 2008 Maclay 2009
↑大動脈アテローム性動脈硬化症	↑酸化ストレス ↑CRP	Fimognari 2008
↑小血管閉塞	↑糖尿病有病率	Feary 2010
?脳梗塞境界域	↓動脈血酸素分圧低下，脳血流減少	Miyamoto 2000 van Dijk 2004

COPD患者ではアテローム性動脈硬化症や低酸素血症による全身性の酸化ストレスが促進され[79]，凝固系が亢進し[79,80]，内皮機能不全[80,81]や動脈硬化[82]が促進され，血小板凝集能が亢進する[83,84]という証拠がある（**表1**）[85]．COPDは，交感神経系やレニンアンギオテンシン-アルドステロン系の亢進とも関連している[86]．同様の病態生理学的変化は，虚血性脳卒中の既知の危険因子[87]である閉塞性睡眠時無呼吸でも報告されている[88]．COPD患者に合併する閉塞性睡眠時無呼吸の頻度は，COPD以外の一般集団と同様であるという事実にもかかわらず，成人男性で両者の合併した患者では，より顕著な夜間の酸素飽和度の低下がみられている[88]．また，筋肉の消耗および構造的な変化は脳卒中[89]およびCOPD[90,91]との間で重複している可能性がある．この筋の変化[92]は疾患特異的なのか，あるいは一般的な異化[93]の結果であるのかについては，まだ確立されていない．

3. 脳卒中と慢性閉塞性肺疾患の死亡率への影響

TORCH（Towards a Revolution in COPD Health）studyでは，COPDに関連した死亡の約4％は脳卒中によって引き起こされた[94]．またCOPDの急性増悪で入院した398人の患者の院内での脳卒中の発症は，院内死亡率の上昇と関連していた[95]．さらに脳卒中に関連する死亡のリスクは1秒量と反比例することが示されている（**図8**）[96]．

4. 慢性閉塞性肺疾患患者における脳卒中急性期治療と脳卒中予防

脳卒中急性期の酸素の吸入が，効果があるかどうかは明確になっていない（**図9**）[97]．しかし，通常の呼吸機能であり十分な血液の酸素化があることは，脳卒中急性期において脳組織を虚血から保護するために重要であると考えられている．2008

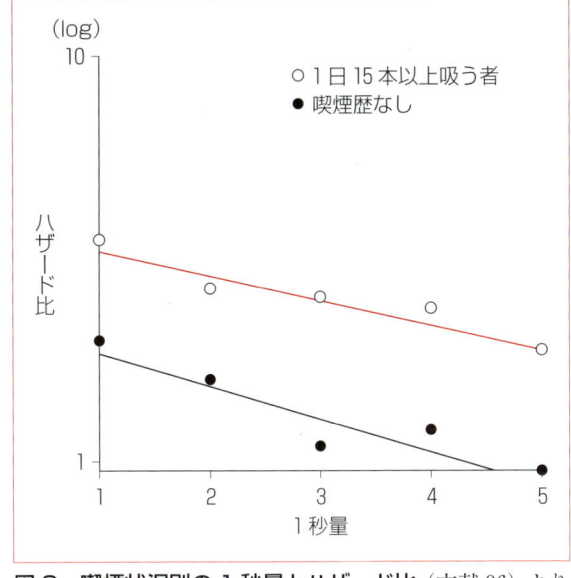

図8 喫煙状況別の1秒量とハザード比（文献96）より改変引用）

喫煙歴のないものと現在の喫煙者の1秒量とハザード比．ハザード比は対数で表示している．拡張期血圧，コレステロール，BMI，社会的地位で補正してある

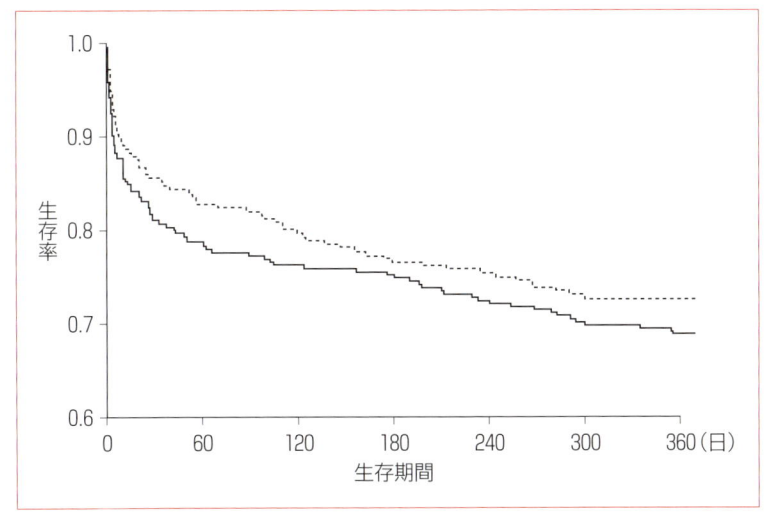

図9 酸素投与の有無によるカプランマイヤー曲線（文献97）より改変引用）
実線は酸素投与群，破線はコントロール群であり，差はみられなかった

年の欧州脳卒中機構のガイドラインは，「広範な大脳半球の脳卒中または脳幹，脳卒中発作に対して，また肺炎，心不全，肺塞栓症，COPDの増悪などの合併症を有する患者において低酸素血症を見いだし治療することは重要であると考えられている」と述べている[98]．脳卒中急性期にはCOPDが見逃される可能性もある．臥位でのポータブルX線は，心胸比を大きめにし，また胸水などの影響でもともとの透過性の亢進が見逃されやすくなる（**図10**）．

9. 呼吸器と脳・神経 | 107

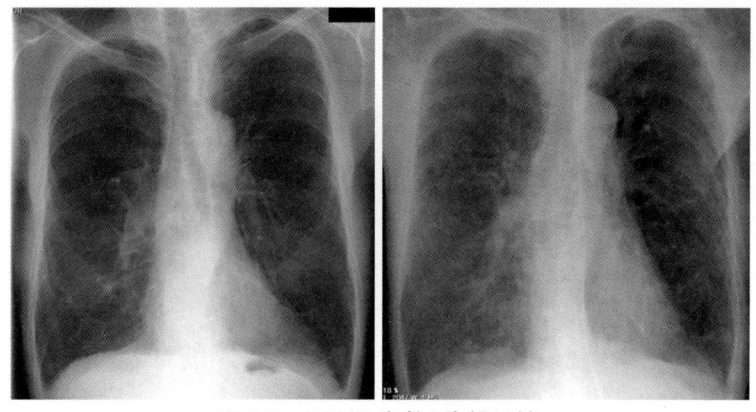

図10 COPD患者の胸部X線
同一患者．左は立位X線でのPA像，心胸比44%で上肺野中心に透過性が亢進している．右は急性期臥位ポータブルでAP像，計測される心胸比は48%，右下肺には肺炎像がみられ，全体に透過性も低下してみえる

　肺炎は，脳卒中患者における最も重要な合併症の1つであり，主に誤嚥によって引き起こされる．誤嚥は意識障害あるいは嚥下障害のある患者に多くみられる．脳関連の免疫抑制状態が脳卒中後の感染症のリスクを増大する[98)99)]．ベッド上での頻回の体位交換や理学療法が誤嚥性肺炎を予防する．発症90日後の予後調査の結果，感染予防ケアが有効であることが示されている[98)100)]．また，COPDは脳卒中急性期の肺炎のリスクをおよそ4倍にするとの報告がある[98)101)]．

　脳卒中は，患者の生命予後やQOLを低下させる．そしてCOPD患者における脳卒中の予防に関するエビデンスは限られている．そのためCOPD患者における脳卒中予防は，その心血管リスクに応じて考慮される．心房細動を合併するCOPD患者では，抗凝固療法が推奨される[102)]．一般的に虚血性脳卒中の一次予防に関しては，禁煙，適切なBMI，適度なアルコール摂取，定期的な運動と健康的な食事などの健康的なライフスタイルが虚血性脳卒中の減少と関連しており（相対危険度0.29 95% CI 0.14-0.63）[103)]，禁煙と心血管危険因子の治療は，COPD患者においても重要である．

　COPDは，脳卒中のリスクを約2倍に高める独立した危険因子である．また，COPD患者においては脳卒中に関連する死亡率が高い．COPD患者における現時点での脳卒中予防は，既存の心血管リスクに応じて行われる必要がある．COPDそのものの最適な治療が脳卒中のリスクを軽減する可能性があるかどうか，前向き臨床研究が必要とされている．

■文献

1) Mustfa N, et al: The effect of noninvasive ventilation on ALS patients and their caregivers. *Neurology* **66**: 1211-1217, 2006
2) Zygun DA, et al: Non-neurologic organ dysfunction in severe traumatic brain injury. *Crit Care Med* **33**: 654-660, 2005
3) Plotz FB, et al: Ventilator-induced lung injury and multiple system organ failure: a critical

review of facts and hypotheses. *Intensive Care Med* **30**: 1865-1872, 2004
4) Kono H, et al: Role of Kupffer cells in lung injury in rats administered endotoxin 1. *J Surg Res* **129**: 176-189, 2005
5) Pannu N: Effect of mechanical ventilation on the kidney. *Best Pract Res Clin Anaesthesiol* **18**: 189-203, 2004
6) Avlonitis VS, et al: Pulmonary transplantation: the role of brain death in donor lung injury. *Transplantation* **75**: 1928-1933, 2003
7) Pelosi P, Rocco PR: The lung and the brain: a dangerous cross-talk. *Crit Care* **15**: 168, 2011
8) dos Santos CC, et al: The contribution of biophysical lung injury to the development of biotrauma. *Annu Rev Physiol* **68**: 585-618, 2006
9) Slutsky AS, et al: Multiple system organ failure. Is mechanical ventilation a contributing factor? *Am J Respir Crit Care Med* **157**: 1721-1725, 1998
10) Hopkins RO, et al: Chronic neurocognitive effects of critical illness. *Curr Opin Crit Care* **11**: 369-375, 2005
11) Milbrandt EB, et al: Potential mechanisms and markers of critical illness-associated cognitive dysfunction. *Curr Opin Crit Care* **11**: 355-359, 2005
12) Hopkins RO, et al: Two-year cognitive, emotional, and quality-of-life outcomes in acute respiratory distress syndrome. *Am J Respir Crit Care Med* **171**: 340-347, 2005
13) Thal SC, et al: New cerebral protection strategies. *Curr Opin Anaesthesiol* **18**: 490-495, 2005
14) Rovlias A, et al: The influence of hyperglycemia on neurological outcome in patients with severe head injury. *Neurosurgery* **46**: 335-342, 2000
15) Panickar KS, et al: Overexpression of Bcl-xl protects septal neurons from prolonged hypoglycemia and from acute ischemia-like stress. *Neuroscience* **135**: 73-80, 2005
16) Van den Berghe G, et al: Insulin therapy protects the central and peripheral nervous system of intensive care patients. *Neurology* **64**: 1348-1353, 2005
17) Semenza GL: Oxygen-regulated transcription factors and their role in pulmonary disease. *Respir Res* **1**: 159-162, 2000
18) Chavez JC, et al: The transcriptional activator hypoxia inducible factor 2 (HIF-2/EPAS-1) regulates the oxygen-dependent expression of erythropoietin in cortical astrocytes. *J Neurosci* **26**: 9471-9481, 2006
19) Hopkins RO, et al: Brain atrophy and cognitive impairment in survivors of Acute Respiratory Distress Syndrome. *Brain Inj* **20**: 263-271, 2006
20) Incalzi RA, et al: Cognitive impairment in chronic obstructive pulmonary disease—a neuropsychological and spect study. *J Neurol* **250**: 325-332, 2003
21) Fries M, et al: S-100 protein and neurohistopathologic changes in a porcine model of acute lung injury. *Anesthesiology* **102**: 761-767, 2005
22) Raabe A, et al: Brain cell damage and S-100B increase after acute lung injury. *Anesthesiology* **102**: 713-714, 2005
23) Blatteis CM: The afferent signalling of fever. *J Physiol* **526**: 470, 2000
24) Rabinovitch M: Elastase and cell matrix interactions in the pathobiology of vascular disease. *Acta Paediatr Jpn* **37**: 657-666, 1995
25) Ingebrigtsen T, et al: Biochemical serum markers for brain damage: a short review with emphasis on clinical utility in mild head injury. *Restor Neurol Neurosci* **21**: 171-176, 2003
26) Nguyen DN, et al: Elevated serum levels of S-100beta protein and neuron-specific enolase are associated with brain injury in patients with severe sepsis and septic shock. *Crit Care Med* **34**: 1967-1974, 2006
27) Ambros JT, et al: Ischemic preconditioning in solid organ transplantation: from experimental to clinics. *Transpl Int* **20**: 219-229, 2007
28) Pelosi P, et al: An integrated approach to prevent and treat respiratory failure in brain-injured patients. *Curr Opin Crit Care* **11**: 37-42, 2005
29) Bernard GR, et al: The American-European Consensus Conference on ARDS. Definitions, mechanisms, relevant outcomes, and clinical trial coordination. *Am J Respir Crit Care Med* **149**: 818-824, 1994
30) Holland MC, et al: The development of acute lung injury is associated with worse neurologic outcome in patients with severe traumatic brain injury. *J Trauma* **55**: 106-111, 2003
31) Kahn JM, et al: Acute lung injury in patients with subarachnoid hemorrhage: incidence,

risk factors, and outcome. *Crit Care Med* **34**: 196-202, 2006
32) López-Aguilar J, et al: Massive brain injury enhances lung damage in an isolated lung model of ventilator-induced lung injury. *Crit Care Med* **33**: 1077-1083, 2005
33) Malik AB: Mechanisms of neurogenic pulmonary edema. *Circ Res* **57**: 1-18, 1985
34) Ducker TB: Increased intracranial pressure and pulmonary edema. 1. Clinical study of 11 patients. *J Neurosurg* **28**: 112-117, 1968
35) Wu S, et al: Enhanced pulmonary inflammation following experimental intracerebral hemorrhage. *Exp Neurol* **200**: 245-249, 2006
36) Avlonitis VS, et al: The hemodynamic mechanisms of lung injury and systemic inflammatory response following brain death in the transplant donor. *Am J Transplant* **5**: 684-693, 2005
37) Habgood MD, et al: Changes in blood-brain barrier permeability to large and small molecules following traumatic brain injury in mice. *Eur J Neurosci* **25**: 231-238, 2007
38) Morganti-Kossmann MC, et al: Inflammatory response in acute traumatic brain injury: a double-edged sword. *Curr Opin Crit Care* **8**: 101-105, 2002
39) McKeating EG, et al: Transcranial cytokine gradients in patients requiring intensive care after acute brain injury. *Br J Anaesth* **78**: 520-523, 1997
40) Rhodes JK, et al: Expression of interleukin-6 messenger RNA in a rat model of diffuse axonal injury. *Neurosci Lett* **335**: 1-4, 2002
41) Yildirim E, et al: Ultrastructural changes in tracheobronchial epithelia following experimental traumatic brain injury in rats: protective effect of erythropoietin. *J Heart Lung Transplant* **23**: 1423-1429, 2004
42) Fàbregas N, et al: Pulmonary infection in the brain injured patient. *Minerva Anestesiol* **68**: 285-290, 2002
43) Rincón-Ferrari MD, et al: Impact of ventilator-associated pneumonia in patients with severe head injury. *J Trauma* **57**: 1234-1240, 2004
44) Masek K, et al: Neuroendocrine immune interactions in health and disease. *Int Immunopharmacol* **3**: 1235-1246, 2003
45) Kalsotra A, et al: Brain trauma leads to enhanced lung inflammation and injury: evidence for role of P4504Fs in resolution. *J Cereb Blood Flow Metab* **27**: 963-974, 2007
46) Matsumoto T, et al: Pivotal role of interleukin-8 in the acute respiratory distress syndrome and cerebral reperfusion injury. *J Leukoc Biol* **62**: 581-587, 1997
47) Sasaki K, et al: Effect of flavones on rat brain and lung matrix metalloproteinase activity measured by film in-situ zymography. *J Pharm Pharmacol* **57**: 459-465, 2005
48) Skrabal CA, et al: Organ-specific regulation of pro-inflammatory molecules in heart, lung, and kidney following brain death. *J Surg Res* **123**: 118-125, 2005
49) Tracey KJ: Physiology and immunology of the cholinergic antiinflammatory pathway. *J Clin Invest* **117**: 289-296, 2007
50) Dantzer R, et al: Neural and humoral pathways of communication from theimmune system to the brain: parallel or convergent? *Auton Neurosci* **85**: 60-65, 2000
51) Peralta C, et al: Protective effect of preconditioning on the injury associated to hepatic ischemia-reperfusion in the rat: role of nitric oxide and adenosine. *Hepatology* **25**: 934-937, 1997
52) Olguner C, et al: The safe limits of mechanical factors in the apnea testing for the diagnosis of brain death. *Tohoku J Exp Med* **211**: 115-120, 2007
53) Sojka P, et al: One-year follow-up of patients with mild traumatic brain injury: occurrence of post-traumatic stress-related symptoms at follow-up and serum levels of cortisol, S-100B and neuron-specific enolase in acute phase. *Brain Inj* **20**: 613-620, 2006
54) Barnes PJ, Celli BR: Systemic manifestations and comorbidities of COPD. *Eur Respir J* **33**: 1165-1185, 2009
55) Doehner W, et al: Neurohormonal activation and inflammation in chronic cardiopulmonary disease: a brief systematic review. *Wien Klin Wochenschr* **121**: 293-296, 2009
56) Sin DD, et al: Mortality in COPD: Role of comorbidities. *Eur Respir J* **28**: 1245-1257, 2006
57) Divo M, et al: Comorbidities and risk of mortality in patients with chronic obstructive pulmonary disease. *Am J Respir Crit Care Med* **186**: 155-161, 2012
58) Finkelstein J, et al: Chronic obstructive pulmonary disease as an independent risk factor for cardiovascular morbidity. *Int J Chron Obstruct Pulmon Dis* **4**: 337-349, 2009
59) Feary JR, et al: Prevalence of major comorbidities in subjects with COPD and incidence

of myocardial infarction and stroke: a comprehensive analysis using data from primary care. *Thorax* **65**: 956-962, 2010
60) Curkendall SM, et al: Cardiovascular disease in patients with chronic obstructive pulmonary disease, Saskatchewan Canada cardiovascular disease in COPD patients. *Ann Epidemiol* **16**: 63-70, 2006
61) Lahousse L, et al: Chronic obstructive pulmonary disease and lipid core carotid artery plaques in the elderly: the Rotterdam Study. *Am J Respir Crit Care Med* **187**: 58-64, 2013
62) Grau AJ, et al: Association of symptoms of chronic bronchitis and frequent flu-like illnesses with stroke. *Stroke* **40**: 3206-3210, 2009
63) Ueshima H, et al: Cigarette smoking as a risk factor for stroke death in Japan: NIPPON DATA80. *Stroke* **35**: 1836-1841, 2004
64) Howard G, et al: Cigarette smoking and progression of atherosclerosis: The Atherosclerosis Risk in Communities (ARIC) Study. *JAMA* **279**: 119-124, 1998
65) Hozawa A, et al: Lung function and ischemic stroke incidence: the Atherosclerosis Risk in Communities study. *Chest* **130**: 1642-1649, 2006
66) Truelsen T, et al: Lung function and risk of fatal and non-fatal stroke. The Copenhagen City Heart Study. *Int J Epidemiol* **30**: 145-151, 2001
67) Vermeer SE, et al: Silent brain infarcts and white matter lesions increase stroke risk in the general population: the Rotterdam Scan Study. *Stroke* **34**: 1126-1129, 2003
68) van Dijk EJ, et al: Arterial oxygen saturation, COPD, and cerebral small vessel disease. *J Neurol Neurosurg Psychiatry* **75**: 733-736, 2004
69) Liao D, et al: Lower pulmonary function and cerebral subclinical abnormalities detected by MRI: the Atherosclerosis Risk in Communities study. *Chest* **116**: 150-156, 1999
70) Longstreth WT Jr, et al: Clinical correlates of white matter findings on cranial magnetic resonance imaging of 3301 elderly people. The Cardiovascular Health Study. *Stroke* **27**: 1274-1282, 1996
71) Debette S, et al: The clinical importance of white matter hyperintensities on brain magnetic resonance imaging: systematic review and meta-analysis. *BMJ* **341**: c3666. doi: 10.1136/bmj. c3666. online first
72) Dodd JW, et al: Cognitive function in COPD. *Eur Respir J* **35**: 913-922, 2010
73) Sin DD, et al: Chronic obstructive pulmonary disease as a risk factor for cardiovascular morbidity and mortality. *Proc Am Thorac Soc* **2**: 8-11, 2005
74) Emsley HC, Hopkins SJ: Acute ischaemic stroke and infection: recent and emerging concepts. *Lancet Neurol* **7**: 341-353, 2008
75) Ross R: Atherosclerosis: an inflammatory disease. *N Engl J Med* **340**: 115-126, 1999
76) Park YB, et al: Atherosclerosis in rheumatoid arthritis: morphologic evidence obtained by carotid ultrasound. *Arthritis Rheum* **46**: 1714-1719, 2002
77) Fimognari FL, et al: Mechanisms of atherothrombosis in chronic obstructive pulmonary disease. *Int J Chron Obstruct Pulmon Dis* **3**: 89-96, 2008
78) Lindsberg PJ, et al: Inflammation and infections as risk factors for ischemic stroke. *Stroke* **34**: 2518-2532, 2003
79) Sabit R, et al: The effects of hypoxia on markers of coagulation and systemic inflammation in patients with COPD. *Chest* **138**: 47-51, 2010
80) Jiang Y, et al: Urokinase-type plasminogen activator system and human cationic antimicrobial protein 18 in serum and induced sputum of patients with chronic obstructive pulmonary disease. *Respirology* **15**: 939-946, 2010
81) Eickhoff P, et al: Determinants of systemic vascular function in patients with stable chronic obstructive pulmonary disease. *Am J Respir Crit Care Med* **178**: 1211-1218, 2008
82) Maclay JD, et al: Vascular dysfunction in chronic obstructive pulmonary disease. *Am J Respir Crit Care Med* **180**: 513-520, 2009
83) Cella G, et al: Plasma markers of endothelial dysfunction in chronic obstructive pulmonary disease. *Clin Appl Thromb Hemost* **7**: 205-208, 2001
84) Davì G, et al: Enhanced thromboxane biosynthesis in patients with chronic obstructive pulmonary disease. The Chronic Obstructive Bronchitis and Haemostasis Study Group. *Am J Respir Crit Care Med* **156**: 1794-1799, 1997
85) Doehner W, et al: Neurological and endocrinological disorders: orphans in chronic obstructive pulmonary disease. *Respir Med* **105**: S12-19, 2011

86) Lee PN: The effect of reducing the number of cigarettes smoked on risk of lung cancer, COPD, cardiovascular disease and FEV (1)—a review. *Regul Toxicol Pharmacol* **67**: 372-381, 2013
87) Arzt M, et al: Association of sleep-disordered breathing and the occurrence of stroke. *Am J Respir Crit Care Med* **172**: 1447-1451, 2005
88) McNicholas WT: Chronic obstructive pulmonary disease and obstructive sleep apnea: overlaps in pathophysiology, systemic inflammation, and cardiovascular disease. *Am J Respir Crit Care Med* **180**: 692-700, 2009
89) Scherbakov N, et al: Sarcopenia in stroke-facts and numbers on muscle loss accounting for disability after stroke. *J Cachexia Sarcopenia Muscle* **2**: 5-8, 2011
90) Koehler F, et al: Anorexia in chronic obstructive pulmonary disease—association to cachexia and hormonal derangement. *Int J Cardiol* **119**: 83-89, 2007
91) Franssen FM, et al: Whole-body resting and exercise-induced lipolysis in sarcopenic [corrected] patients with COPD. *Eur Respir J* **32**: 1466-1471, 2008
92) Fearon K, et al: Myopenia-a new universal term for muscle wasting. *J Cachexia Sarcopenia Muscle* **2**: 1-3, 2011
93) Scherbakov N, et al: Body weight after stroke: lessons from the obesity paradox. *Stroke* **42**: 3646-3650, 2011
94) McGarvey LP, et al: Ascertainment of cause-specific mortality in COPD: operations of the TORCH Clinical Endpoint Committee. *Thorax* **62**: 411-415, 2007
95) Roca B, et al: Factors associated with mortality in patients with exacerbation of chronic obstructive pulmonary disease hospitalized in General Medicine departments. *Intern Emerg Med* **6**: 47-54, 2011
96) Hole DJ, et al: Impaired lung function and mortality risk in men and women: findings from the Renfrew and Paisley prospective population study. *BMJ* **313**: 711-715, 1996
97) Rønning OM, et al: Should stroke victims routinely receive supplemental oxygen? A quasi-randomized controlled trial. *Stroke* **30**: 2033-2037, 1999
98) European Stroke Organisation (ESO) Executive Committee: ESO Writing Committee: Guidelines for management of ischaemic stroke and transient ischaemic attack 2008. *Cerebrovasc Dis* **25**: 457-507, 2008
99) Prass K, et al: Stroke-induced immunodeficiency promotes spontaneous bacterial infections and is mediated by sympathetic activation reversal by poststroke T helper cell type 1-like immunostimulation. *J Exp Med* **198**: 725-736, 2003
100) Chamorro A, et al: The Early Systemic Prophylaxis of Infection After Stroke study: a randomized clinical trial. *Stroke* **36**: 1495-1500, 2005
101) Sellars C, et al: Risk factors for chest infection in acute stroke: a prospective cohort study. *Stroke* **38**: 2284-2291, 2007
102) Lainscak M, et al: Atrial fibrillation in chronic non-cardiac disease: where do we stand? *Int J Cardiol* **128**: 311-315, 2008
103) Kurth T, et al: Healthy lifestyle and the risk of stroke in women. *Arch Intern Med* **166**: 1403-1409, 2006

10. 呼吸器と肝臓

●呼吸器と肝臓の臓器連関

1. 肺と肝臓

呼吸器系の主たる機能は，血液の酸素化と二酸化炭素の排出であり，血液とガスとの間で呼吸ガスの拡散を促すために新鮮な空気と血液が接触する場を提供しているのが肺である．

一方，肝臓は人体で最大の臓器で1〜1.5 kgの重さがあり，除脂肪体重の1.5〜2.5%を占める．肝細胞は身体のホメオスターシス維持のために多くの重要な役割を果たしており，例えば，大部分の重要な血清タンパク（アルブミン，輸送タンパク，血液凝固因子，ホルモン，増殖因子）の合成や，胆汁やその担体（胆汁酸，コレステロール，レシチン，リン脂質）の生成，栄養素（糖，グリコーゲン，脂肪，コレステロール，アミノ酸）の調整，脂肪親和性物質（ビリルビン，陰イオン物質，陽イオン物質，薬物）を代謝や抱合し胆汁中や尿中に排泄する．

肝疾患は消化管や心，肺などほかの臓器の異常をしばしば合併する．特に呼吸器系の異常を合併する場合には患者のQOLを著しく低下させるばかりでなく，生命の危険にかかわることも少なくない．肝疾患における呼吸器系の異常は多様な要因を背景としている．例えば，アルコール性肝疾患の患者では飲酒による心肺機能の低下や，喫煙の割合が高いため慢性閉塞性肺疾患（COPD）の合併率が高くなる．原発性胆汁性肝硬変（PBC）には肺線維症の合併が多いことが以前から知られている[1]が，最近の研究では肺高血圧が高率に合併するという報告がある[2]．

●肺疾患や肝疾患が互いの臓器や疾患に及ぼす影響

1. 肝硬変と呼吸

肝硬変の患者では，呼吸困難や息切れの合併がしばしばみられる．肝硬変患者が呼吸器系の異常を呈することは古くから知られており，慢性肝疾患例の10〜70%において動脈血酸素分圧が低下しているとも報告されている[3]．その背景として，換気血流比不均衡，肺拡散能（DLCO）低下，肺血流量の低下，動静脈シャント，肺胞毛細間膜の変化などが関与しているといわれている[4]．

2. 肝肺症候群

肝肺症候群（hepatopulmonary syndrome）とは，「肝疾患に関連して生じた肺血管拡張にもとづく動脈血酸素化の異常」と定義されている疾患群である（**表1**）．本症は門脈圧亢進症を伴う慢性肝疾患患者の約20%に生じるとの報告がある[5]．また

表1　肺機能検査（文献5）より引用）

<血液ガス分析>

	pH	PaO$_2$ mmHg	PaCO$_2$ mmHg	SaO$_2$ %	HCO$_3$ mmol/l
Room Air	7.414	39.5	32.3	77.2	20.7
100% O$_2$	7.445	59.9	31.8	92.0	21.8

⟶ シャント比 24.4%

<肺機能>

VC	2.15 l	90.7%
FEV1.0	1.86 l	85.4%

⟶ 正常パターン

基礎疾患としての肝疾患には肝硬変が多いが，慢性活動性肝炎，劇症肝炎やほかの肝疾患もあり，門脈圧の亢進は必ずしも認められるわけではない[6]．びまん性，または限局性に肺毛細血管の拡張を認め，頻度は少ないながら肺動静脈シャントを合併する場合もある[7]．心肺機能に問題ないにもかかわらず，肺拡散能の低下や，換気血流比不均衡，肺血管の拡張，肺胞気・動脈血酸素分圧較差（AaDO$_2$）の増加を認める肝疾患例では，本症が強く疑われる．ガス交換の障害度は肝予備能に依存している[4]．

肝肺症候群に関与する因子として，肺における eNOS（endotherial NO synthase）の増加や，胆管細胞による ET（Endothelin）-1 産生の増加，ET-B 受容体の増加，血管拡張因子としての一酸化炭素（CO）の関与が指摘されている[8-11]．

症状としては呼吸苦が主であり，進行例ではくも状血管腫，ばち状指，チアノーゼなどが認められる．ある報告では，111 例の肝硬変例を前向きに検討し，肝肺症候群を合併した 27 例（24%）の予後は，非合併例に比べて有意に不良であった（生存中央値 10.6 カ月 vs 40.8 カ月）[12]．

3. 門脈肺高血圧症

肝肺症候群とは異なり，肺血管抵抗の上昇が病態の背景にある状態を門脈肺高血圧症（portopulmonary hypertension）と呼ぶ．定義としては「門脈圧亢進症に関連した肺動脈性肺高血圧症」とされる（**表1**）．これは肝肺症候群と異なり肺血管抵抗の上昇が病態の背景にあり，基礎肝疾患の有無にかかわらず門脈圧亢進症をきたす．肺血管には原発性肺動脈性肺高血圧症と同様に，中幕の肥厚や内膜の増殖・線維化などの変化が観察される[13]．

診断は右心カテーテル検査により行われる[14]．呼吸機能検査では DLCO の低下や PaO$_2$（動脈血酸素分圧）の低下を認める[15]．

■文献

1) Aguti AGN, et al: The lung in patients with cirrhosis. *J Hepatol* **10**: 251-257, 1990
2) Shen M, et al: Pulmonary hypertension in primary biliary cirrhosis: A prospective study in

178 patients. *Scand J Gastroenterol* **44**: 219-223, 2009
3) Moller S, et al: Arterial hypoxaemia in cirrhosis: factor or function? *Gut* **42**: 868-874, 1998
4) Moller S, et al: Pathophysiological aspects of pulmonary complications of cirrhosis. *Scand J Gastroenterol* **42**: 419-427, 2007
5) 辻崎正幸, 他：肝硬変・肝癌に合併した肝肺症候群の1例. 日胸 **51**: 627-631, 2005
6) 南須原康行：症例に学ぶ呼吸機能検査 ① 肝肺症候群. 呼吸 **26**: 363-366, 2007
7) Herve P, et al: Pulmonary vascular abnormalities in cirrhosis. *Best Pract Res Clin Gastroenterol* **21**: 141-159, 2007
8) Fallon MB, et al: The role of endotherial nitric oxide synthase in the pathogenesis of a rat model of hepatopulmonary syndrome. *Gastroenterology* **113**: 606-614, 1997
9) Luo B, et al: Cholangiocyte endothelin 1 and transforming growth factor beta 1 production in rat experimental hepatopulumonary syndrome. *J Clin Gastroenterol* **39**: 682-695, 2005
10) Fallon MB: Mechanism of pulmonary vascular complications of liver disease: hepatopulumonary syndorome. *J Clin Gastroenterol* **39**: S138-142, 2005
11) Arguedas MR, et al: Carboxyhemoglobin levels in cirrhotic patients with and without hepatopulumonary syndrome. *Gastroenterology* **128**: 328-323, 2005
12) Schenk P, et al: Prognostic significance of the hepatopulumonary syndrome in patients with cirrhosis. *Gastroenterology* **125**: 1042-1052, 2003
13) Rodriguez-Roisin R, et al: Pulmonary-hepatic vascular disorders (PHD). *Eur Respir J* **24**: 861-880, 2004
14) Barst RJ, et al: Diagnosis and differential assessment of pulmonary arterial hypertension. *J Am Coll Cardiol* **43** (12 supplement S): 40S-47S, 2004
15) Hadengue A, et al: Pulmonary hypertension complicating portal hypertension: prevalence and relation to splanchnic hemodynamics. *Gastroenterology* **100**: 520-528, 1991

11. 呼吸器と骨・関節

●呼吸器と骨・関節の臓器連関

1. 肺と骨・関節

　呼吸器系の主たる機能は，血液の酸素化と二酸化炭素の排出であり，血液とガスとの間で呼吸ガスの拡散を促すために新鮮な空気と血液が接触する場を提供しているのが肺である．

　骨は，細胞と細胞外の基質からなる結合組織である．基質の大部分にはミネラル（主にカルシウム，リンなど）が存在している．骨の生体における機能としては，① 体型の保持と内部臓器の保護，② ミネラルの貯蔵庫としての体液電解質平衡の維持，③ 造血の3つである．

　関節は相対する2つ以上の骨を連結する構造体である．可動性に応じて ① 可動関節，② 不動関節に分類され，可動関節は身体の可動性と支持性，浮動関節は身体の支持性が重要な機能である．

　骨・関節はADLを行ううえで密に関連しているため，骨・関節疾患を罹患することはADLの低下を招くことが多い．高齢化社会の到来とともに骨・関節疾患を発症する患者は増加している．厚生労働省の平成22年国民生活基礎調後査では，実際に介護が必要になる原因の10.9％が関節疾患，10.2％が骨折・転倒によるものとされており，予防やリハが重要となる．

●肺疾患や骨・関節疾患が互いの臓器や疾患に及ぼす影響

1. 慢性閉塞性肺疾患と骨

　慢性閉塞性肺疾患（COPD）は喫煙などを原因として罹患する疾患であるが，現在は全身に異常をきたす疾患として認識されるようになっている．COPDにより，全身性に炎症が惹起され，それにより骨粗鬆症に関与するといわれている[1]．COPDに対する吸入ステロイド使用が骨折率を上昇させるとの報告もある[2]．

2. 肺がんと骨転移

　骨は肺がんからの転移が多い臓器の1つである．進行肺がんにおいて，約30～40％の患者に骨転移は起こるとされている[3]．骨転移は，痛みや骨破壊，高カルシウム血症，神経圧迫症候群，病的骨折を引き起こすため動作（QOL）の制限となり，患者にとって悪い転機となることが多い[4]．

表 1 Hypertrophic osteoarthropathy の原因疾患

呼吸器系	心血管系
気管支原発癌と他の新生物	チアノーゼ性先天性心疾患
肺膿瘍，肺気腫，気管支拡張症	亜急性細菌性心内膜炎
慢性間質性肺炎	感染を起こした動脈移植片[a]
嚢胞性線維症	大動脈瘤[b]
慢性閉塞性肺疾患	四肢主幹動脈の動脈瘤[a]
サルコイドーシス	動脈管開存症[b]
消化器系	四肢主要血管の動静脈瘤[a]
炎症性腸疾患	甲状腺（甲状腺先端部障害）
スプルー	甲状腺機能亢進症（Graves 病）
新生物：食道，肝臓，腸	

[a] 片側性，[b] 両側下肢．

3．肺性肥厚性骨関節症

肺性肥厚性骨関節症（Pulmonary hypertrophic osteoarthropathy：PHO）は Bluberger と Marie によって報告された原発性肺癌や転移性肺腫瘍にみられるばち状指，長管骨の骨新生を伴う骨膜炎，関節炎の 3 主徴を呈する腫瘍随伴症候群の 1 つである[5]．

肥大性骨関節症は胸腔内悪性腫瘍患者の 5〜10％に発症し，特に気管支原発のがんと胸膜腫瘍に多い．肺転移できたすことは稀とされている．肺膿瘍を含む胸腔内感染症や肺気腫，気管支拡張症，COPD でもみられるほか，右-左シャントの先天性心疾患や細菌性心内膜炎，クローン病などでも認められることがある（**表 1**）．

病因としてはさまざまな説が挙げられているが，最近の報告では，体液性，特に成長ホルモンや血小板由来成長因子（PDGF），肝性上皮成長因子（HEGF），腫瘍壊死因子（TNF），血管内皮成長因子（VEGF）[6-8]，インターロイキン 6（IL-6）[9]などのサイトカインによる可能性が支持されている．

次にいくつかの説の詳細を述べる．

1）血小板の関与について

静脈循環に存在する巨核球と大型血小板は正常肺を通過して断片化される．チアノーゼを呈する先天性心疾患もしくは右-左シャントがある疾患の患者では，大型血小板が肺をバイパスして四肢末端に到達し，そこで内皮細胞に作用を及ぼすことが可能となる．四肢末端における血小板と内皮細胞の活性化によって PDGF が分泌され，結合組織と骨膜の増殖を起こすと考えられている[10]．

2）血管内皮成長因子

VEGF は線維芽細胞や血管平滑筋細胞，骨膜周囲の好中球や単球から産生され，関節周囲の血管新生をきたすとされる．PHO 合併肺がんにおいて VEGF が有意に高かったという報告はないものの，VEGF 高値の PHO 合併肺がん例で，肺がん術直後より VEGF の正常化と PHO の改善の報告もあり，相互の関与が示唆されるが，今後のさらなる研究が待たれる[11]．

4. 喫煙と骨

喫煙は，骨に対してさまざまな機序で作用し骨密度を減らすことで骨粗鬆症を招くとされる．直接作用としてはニコチンが骨細胞の働きを抑制すること[12]，間接作用としては小腸からのカルシウム吸収の減少[13]，ビタミンD不足[14]，非喫煙者に比べて低い活動度[15]などである．

■文献

1) Huertas A, et al: COPD: a multifactorial systemic disease. *Ther Adv Respir Dis* **5**: 217-214, 2011
2) Loke YK, et al: Risk of fractures with inhaled corticosteroids in COPD: systematic review and meta-analysis of randomized controlled trials and observational studies. *Thorax* **66**: 699-708, 2011
3) Niu YJ, et al: Risk factors for bone metastasis in patients with primary lung cancer: study protocol for systematic review. *BMJ Open* **4**: e005202, 2014
4) Oyewumi MO, et al: Emerging lung cancer therapeutic targets based on the pathogenesis of bone metastases. *Int J of Cell Biol* **2014**: Article ID236247, 2014
5) 森　毅, 他：肥大性骨関節症を呈した肺癌の1例・その成長ホルモンの関与について．肺癌 **40**: 324, 2000
6) 内野順治, 他：診断に役立つ症候と所見―バチ指．呼吸器科 **2**: 497-502, 2002
7) 今井久雄, 他：若年者肺癌に合併しゲフィチニブが有効であった肺性肥大性骨関節症の1例．日呼吸会誌 **45**: 189-193, 2007
8) Oshima Y, et al: Expression of cell associated isoform of vascular endothelial growth factor 189 and its prognostic relevance in non-small cell lung cancer. *Int J Oncol* **12**: 541-544, 1998
9) Abe Y, et al: A case of pulmonary adenocarcinoma associated with hypertrophic osteoarthropathy due to vascular endothelial growth factor. *Anticancer Respiration* **22**: 3485-3488, 2002
10) 福井次矢, 他（監）：ハリソン内科学 第4版．メディカル・サイエンス・インターナショナル, 2469-2470, 2013
11) 原　靖果, 他：手術後改善を認めた肺性肥大性骨関節症合併肺腺癌の1例．日呼吸会誌 **48**: 966-971, 2010
12) Riebel GD, et al Whitesides TE, Hutton WC. The effect of nicotine on incorporation of cancellous bone graft in an animal model. *Spine* **20**: 2198-2202, 1995
13) Krall EA, et al : Smoking increases bone loss and decreases intestinal calcium absorption. *J Bone Miner Res* **14**: 215-220, 1999
14) Brot C, et al: The influence of smoking on vitamin D status and calcium metabolism. *Eur J Clin Nutr* **53**: 920-926, 1999
15) Gregg EW, et al: Physical activity and osteoporotic fracture risk in older women: Study of Osteoporotic Fractures Research Group. *Ann Intern Med* **129**: 81-88, 1998

12. 腎臓と脳・神経

●臓器連関の内容

　腎臓疾患が関連する神経疾患は多くはないが,重要な疾患がいくつか挙げられる.ただ神経疾患といっても幅広く,おのおのの疾患の詳細は成書に譲ることになるが,ここでは腎疾患の通常診察で遭遇しやすい神経疾患の症候や対応を中心に述べる.

1. 中枢神経疾患

　緊急性が高い疾患,可逆的な疾患を見逃さないようにすることが大切であり,その意味では特に脳血管障害の発症は常に念頭におく必要がある.

　脳血管障害は,大きく虚血性と出血性脳血管障害に分類される.このうちラクナ梗塞や一部の高血圧性脳出血では,特に高血圧との関連が強く示唆されており,その病態も腎疾患と共通することも指摘されている (strain vessel 説).すなわち,太い血管から直接,または数少ない分岐で細動脈となる血管,拍動性の高い内圧を受けている血管,血管の緊張度が高い血管を strain vessel と呼んでいるが,これらは高血圧や糖尿病などの細動脈硬化で障害されやすい.このような部分は腎臓では弓状動脈から直接（または数少ない分岐から）分岐する傍髄質輸入細動脈にあたり,中枢神経系では主に中大脳動脈から分岐する穿通枝に相当する.腎臓では,血圧の上昇により傍髄質輸入細動脈の自動調節能が破綻し,その下流にある糸球体が高血圧にさらされることでアルブミンの漏出につながるとされている.中枢神経系ではstrain vessel である穿通枝は高血圧により障害されやすく,穿通枝内膜の変性によりラクナ梗塞が,内膜のフィブリノイド壊死が起これば血圧上昇により破綻して出血（視床出血,被殻出血）をきたす.もともと strain vessel 自体は生物学的に血流の保持が必要な部位（糸球体,基底核）への血流保持を目的として進化の過程で築き上げられたシステムと思われるが,現代人では塩分過量摂取などにより高血圧をきたすようになってきたため,障害を呈するようになってきたのは残念なことである.

　そのほか,腎疾患については透析患者ではさまざまな脳血管障害の危険因子の存在に加え,貧血,栄養障害,透析に伴う循環動態の変動,抗凝固薬の影響などが加わるため,脳血管障害発症の危険性は高い.また多発性囊胞腎では高率に脳動脈瘤を合併する.

2. 末梢神経疾患

　一般に末梢神経障害では深部反射が低下し,運動神経障害が長期にわたれば四肢遠位を中心とした筋萎縮を呈する.感覚神経の障害では温痛覚の低下や振動覚の低下といった所見を呈することがある.理学的にこれらの所見を認めれば末梢神経障

害を疑う．

　末梢神経障害が疑われた場合，末梢神経伝導検査にて病態を簡便に評価できる．このとき，上肢の検査に際してシャント損傷の可能性を考慮し，検査を予定する前に検査が可能か否かを十分に検討する．末梢神経伝導検査では伝導速度にのみ目が行きがちだが，最も大切なのは波形であり，伝導速度（潜時），振幅，分散，運動神経伝導検査では終末潜時を総合的に解釈する．可能であればF波伝導検査も施行することが好ましい．末梢神経障害にはいくつかの分類が存在するが，軸索の変性，髄鞘の変性の2つに分けることが多い．前角細胞や軸索自体の障害により，変性が遠位部から近位に進行する形態を軸索変性という．軸索は一度変性すると基本的に改善は見込めない．軸索の変性時の末梢神経伝導検査では波形はほぼ形を保ったまま小さくなり，振幅が低下する．軸索の損傷程度が大きい場合（約80％以上の損傷）では波形は導出されなくなる[9]．

　髄鞘だけが髄節単位で変性することを節性脱髄という．髄鞘は脱落しても再生する．節性脱髄時の末梢神経伝導検査では，脱髄部位を通過した波形は大きく変形・多相化し，伝導時間も著明に延長する．この伝導時間の延長は，伝導速度の著明な低下，終末潜時の延長としてとしてあらわれる．また波形の持続時間の延長（時間的分散の延長），伝導ブロックも認められる．脱随でも二次的に軸索の障害が生じることがあり，この場合は振幅も低下する[9]．

●腎疾患や脳・神経疾患が互いの臓器や疾患に及ぼす影響

1. 脳血管障害

　脳血管障害の治療は，初療までの時間が治療選択から予後まで影響するので発症を疑ったり判断に迷ったらすみやかに専門医へコンサルトする．画像検査では，頭部MRI拡散強調画像を撮像できれば虚血性障害を鋭敏に評価できるが，出血性障害の評価は通常の撮像では困難なことも少なくない．頭部CT検査では出血性脳血管障害の評価はわかりやすいが，発症から24時間以内の虚血性脳血管障害は明確に病巣が認められないこと，時間がたっても小さな病巣は認めがたいことには常に留意すべきである．

　透析患者の脳血管障害管理は既存のガイドラインを多少修正したものが存在する[1]．透析患者では出血のリスクが高いため，抗血栓薬の投与に際しての留意が必要である．血栓溶解療法に関しては，AHA/ASAガイドライン[2]では48時間以内にヘパリンの投与を受けて活性化トロンボプラスチン時間が正常上限を超えていると溶解療法の適応外になり，透析患者の多くが除外されてしまう．そのため，透析患者に血栓溶解療法を考慮するときには，出血の危険をよく評価したうえで個々の症例について検討することになっている．

　また，急性期の血液浄化療法では，循環動態の変動を減らして安定した血圧を維持できること，頭蓋内圧を亢進させないこと，頭蓋内出血を助長しないことが重要

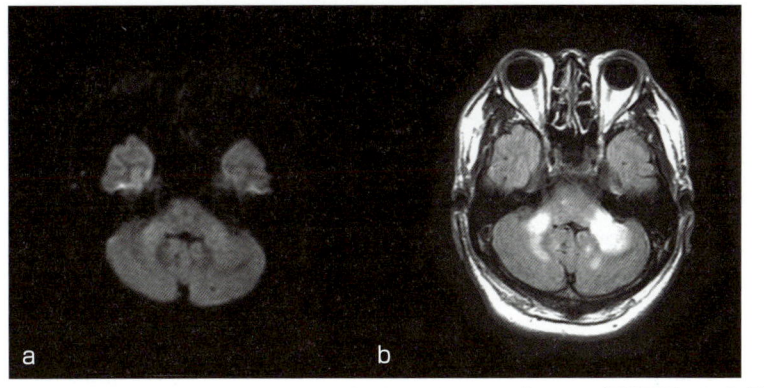

図1　posterior reversible encephalopathy syndrome（PRES）の1例
a：拡散強調画像，b：FLAIR
FLAIRでは小脳脚を中心に高信号がみられるが，拡散強調画像では所見はみられない

であるとされている．不均衡症候群をきたしにくい腹膜透析や持続的血液浄化療法はこれらの点において通常の間欠的血液透析より影響が少ないとされているが，前者は手技的な観点から現実的な適用には一考の余地も残されている．ただ本邦の脳卒中治療ガイドライン2009[3]においては，脳出血患者では脳出血急性期には血液透析より腹膜透析，または持続的血液濾過が望ましいと明記されている．

近年，治療抵抗性高血圧の治療としてカテーテルによる腎交感神経遮断術が開発された[4]．高血圧を基礎に生じる腎，脳血管疾患では同様な効果が期待され，今後の発展が望まれる．

2. posterior reversible encephalopathy syndrome（PRES）

高血圧，非特異的腎炎症性疾患（糸球体腎炎や肝腎症候群），全身性ループスエリテマトーデス，Wegener肉芽腫，化学療法後，免疫抑制目的で使用するcalcineurin阻害薬（シクロスポリン，タクロリムス）の使用後に頭痛，嘔吐，錯乱，筋力低下，痙攣，視野障害を呈することがある．このときの頭部MRIでは，症状にあわせて後頭葉白質，視床下部，小脳半球，橋などにT2強調画像で高信号を認め，血圧の改善やcalcineurin阻害薬の血中濃度の改善によりこの高信号が消失する．これは可逆性の血管障害性浮腫が本態であるとされ，PRESといわれている．

頭部MRIではT2強調画像で高信号となるが，基本的には血管障害性浮腫であるので拡散強調画像で同部位は高信号とはならないが（**図1**），ADC（Apparent Diffusion Coefficient）mapでは高信号を呈する[5]．ただし，障害が高度であるとT2強調画像の高信号部位が梗塞に陥ることもあり，その際は細胞障害性浮腫を反映して拡散強調画像で高信号を呈する[5]．

3. Fabry病

Fabry病はX染色体連鎖劣性疾患で，α-ガラクトシダーゼA欠乏による代謝異常症である．酵素補充療法による効果が期待されるため特徴的な臨床症状をみたら

必ず疾患を想定したい．Fabry 病の診断は 28％が皮膚科医，23％が神経専門医，19％が腎臓専門医により診断されており，腎臓専門医よりも他科の専門医が指摘している場合が多いことは特筆すべきと思われる[6]．家族歴の存在に加え，下腹部・陰部（いわゆる"パンツをはく部位"）の被角血管腫（angiokeratoma），若年性脳梗塞，四肢の疼痛，発汗低下，腹痛などは重要なキーワードとなる．

神経症状は脳血管障害，末梢神経障害，自律神経障害が主体であり，若年性脳梗塞の原因としては，脳内の血管拡張と血栓形成，血管壁への糖脂質沈着による血管閉塞，心原性塞栓症などの関与が指摘されている．末梢神経障害の症状では，灼熱感・異常知覚を伴う疼痛があり，自律神経障害としては，発汗異常や下痢などの消化器症状がある．

4. restless legs 症候群

Restless Legs 症候群（RLS）は，虫がはうような耐えがたい異常な感覚が生じ，下肢を動かしたい衝動によりじっとしていられない症状を呈する．一次性ほか腎不全や妊娠などが原因となり，末梢神経障害に合併することもある．腎疾患，特に透析導入患者では 14〜23％に認められる[7]．発症時期は透析導入直後が最も多く，透析時間の状態や腎不全の程度によって症状が変化することも報告されているので，尿毒症性要因の関連も疑われる[7]．原因の 1 つとして中枢神経系のドパミン作動系異常や鉄代謝異常，遺伝性要因が指摘されている．治療では，低用量の非麦角系ドパミン作動薬が推奨されており[8]，わが国では pramipexole を用いることが多い．ただしパーキンソン病よりはるかに少ない投与量であること，pramipexole は約 90％が未変化体で腎臓から排泄されるので腎機能低下例では血中濃度が上昇しやすいことは明記しておきたい．

5. 透析脳症，透析認知症

慢性血液透析患者に生じる致死的痙攣性疾患の原因としてアルミニウムの排泄障害による脳への蓄積が指摘され，透析脳症，透析認知症といわれるようになった．体内へのアルミニウム進入経路としては，透析液によるものと経口摂取によるものの 2 つがあるが，その後の対策により前者の発症は稀になっている．しかし，腎疾患患者ではアルミニウム含有制酸剤（スクラルファートなど）の長期投与により発症する可能性は拭えない．

初発症状としては会話が遅くなる，口ごもるといった言語障害や失語が認められやすい．身体症状としてはミオクローヌス，振戦，骨軟化症がみられ，時に強直間代性痙攣も呈する．精神症状としては無関心，無気力，記銘力低下，幻覚・妄想，失行などを呈する．アルミニウム中毒症状としての小球性低色素性貧血を高率に合併する．アルツハイマー型認知症との鑑別が困難な場合もある．

診断には血清アルミニウム値の測定が有用だが，必ずしも高値を示すとはかぎらないので注意が必要である．治療はアルミニウムのキレートが有用である．

6. 腎障害に伴う末梢神経障害

　ANCA関連腎炎，尿毒症性ニューロパチー，シャント作成に伴う虚血性単肢ニューロパチーなどでは軸索の障害パターンを呈する．特に，尿毒症性ニューロパチーでは感覚神経系での障害が顕著となる[10]．ただし，浮腫が高度な患者ではみかけ上振幅が低下してしまうことがあり，軸索の変性と混同しないことが重要である．節性脱髄を生じる疾患としては，慢性炎症性脱髄性多発ニューロパチー（Chronic Inflammatory Demyelinating Polyneuropathy：CIDP）や手根管症候群の合併がある．CIDPは糸球体腎炎との合併がいくつか報告されており，早期の加療で症状の軽快が期待できる疾患であるため常に留意したい[11]．手根管症候群は，手根管でのアミロイド沈着による絞扼性ニューロパチーで長期にわたる透析の合併症で生じやすく，正中神経に限局する運動・感覚神経の遠位潜時の延長が認められる．早期では運動神経より感覚神経の評価のほうがより鋭敏との指摘もある[12]．腎機能障害の原因としても重要な糖尿病で認められる糖尿病性末梢神経障害では，軸索の障害・節性脱髄いずれのパターンも生じ得るだけでなく，理学的な所見でも典型的な手袋靴下型の多発神経障害から単神経障害まで多彩な神経障害のパターンを取り得るので，ほかの原因による末梢神経障害の合併の評価は必ずしも容易ではない．またCIDPの合併も認められやすい[13]．おのおのの治療などの詳細は成書を参考されたい．

■文献

1) K/DOQI workgroup: K/DOQI clinical practice guidelines for cardiovascular disease in dialysis patients. *Am J Kidney Dis* **45**（suppl3）：S1-S153, 2005
2) Adams H, et al: Guidelines for the early management of patients with ischemic stroke: 2005 guidelines update: a scientific statement from the Stroke Council of the American Heart Association/American Stroke Association. *Stroke* **36**: 916-923, 2005
3) 篠原幸人，他（編）：脳卒中治療ガイドライン2009．協和企画，pp178-179, 2009
4) Krum H, et al: Catheter-based renal sympathetic denervation for resistant hypertension: a multicentre safety and proof-of-principle cohort study. *Lancet* **373**: 1275-1281, 2009
5) Covarrubias DJ, et al: Posterior reversible encephalopathy syndrome: prognostic utility of quantitative diffusion-weighted MR Images. *Am J Neuroradiol* **23**: 1038-1048, 2002
6) Branton M, et al: Natural history and treatment of renal involvement in Fabry disease. *J Am Soc Nephrol* **13**: S139-S143, 2002
7) 野村哲志，他：二次性レストレスレッグス症候群について．睡眠医療 **4**：51-56, 2010
8) Trenkwalder C, et al: Treatment of restless legs syndrome: an evidence-based review and implications for clinical practice. *Mov Disord* **23**: 2267-2302, 2008
9) 永山　寛：末梢神経伝導検査．芝紀代子（編）：臨床検査技師イエロー・ノート基礎編．メジカルビュー社，pp508-513, 2007
10) Nielsen VK: The peripheral nerve function in chronic renal failure. V. Sensory and motor conduction velocity. *Acta Med Scand* **194**: 445-454, 1973
11) Panjwani M, et al: Membranous glomerulonephritis associated with inflammatory demyelinating peripheral neuropathies. *Am J Kidney Dis* **27**: 279-283, 1996
12) Padua L, et al: Neurophysiological classification and sensitivity in 500 carpal tunnel syndrome hands. *Acta Neurol Scand* **96**: 211-217, 1997
13) Sharma KR, et al: Demyelinating neuropathy in diabetes mellitus. *Arch Neurol* **59**: 758-765, 2002

13. 腎臓と肺

●臓器連関（肺・腎疾患）の内容

　腎疾患と呼吸器疾患が併存していることは高齢化とともに非常に多くみられるようになってきた．喫煙と年齢は腎疾患，呼吸器疾患の両方の危険因子であるが，共通の危険因子があるからというだけで併存が多いのではなく，この2つの疾患はお互いに影響し合っていることが知られるようになってきた．

　腎疾患と肺疾患は病態によっては密接に関係し，その患者の予後を大きく左右する場合がある．その関係のありようは通常考えてわかるとおり3種類ある．① 腎疾患により肺疾患が引き起こされる場合，② 肺疾患により腎疾患が引き起こされる場合，③ 腎疾患と肺疾患が同様の機序で同時に起こる場合である．① の代表が腎不全患者に起こる尿毒症性肺 uremic lung であり，② のケースは肺炎による急性腎障害であり，③ の代表は肺・腎症候群（Pulmonary Renal Syndrome：PRS）と呼ばれるものである．ここではこれらそれぞれについて概説すると同時に PRS の代表的疾患であるグッドパスチャー症候群について概説する．

　急性腎障害時の腎肺連関についてはそれが原因で，水分循環の過負荷が起こったり，尿毒症が起こったり，酸塩基平衡が崩れたり，炎症が促進されたりとさまざまなクロストークが存在する（図1）[1]．

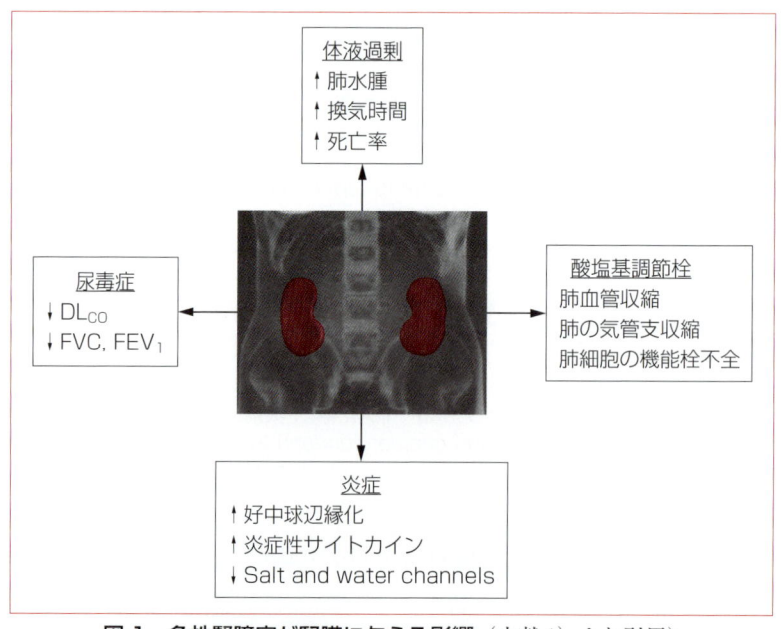

図1　急性腎障害が腎臓に与える影響（文献1）より引用）

●肺疾患や腎疾患が互いの臓器や疾患に及ぼす影響

1. 尿毒症性肺

　腎不全患者において胸部 X 線上で肺門部中心に左右対称に広がる浸出性の広範な陰影を認めることがあり，尿毒症性肺（uremic lung）と呼ばれる．これは腎不全の代謝異常にもとづく肺毛細血管の透過性亢進が生ずるためであり，一般のうっ血性心不全と比較して左心機能の低下が軽度でも肺うっ血所見が出現しやすいのが uremic lung の特徴である．腎不全患者においては水・Na 排泄障害によって体液量増大を招き，体重増加，浮腫，高血圧などの循環器症状を生じる．さらに進行すると心不全を生じて呼吸困難，起座呼吸などの自覚症状を呈し，なんらかの血液浄化法を余儀なくされることが多くなってくる．

2. 肺炎と急性腎障害

　感染による全身性の炎症性疾患である敗血症は，急性腎障害（Acute Kidney Injury：AKI）の重要な原因の1つである．疫学研究より，敗血症の重症度に依存して AKI が発症し，合併した場合に致死率が非常に高くなることがわかっている．敗血症では全身の末梢血管抵抗の低下が起こり，さらに血管作動性物質やサイトカインなどの血中および腎臓内での増加がみられる．その結果として，腎血流量の低下や糸球体濾過量の低下，尿細管細胞死などが生じて AKI に至るのである[2]．同様の機序で敗血症に至らない肺炎でも AKI を引き起こすことが近年報告されている[3]．そして，その肺炎による AKI はたとえ重症肺炎でなくても起こっている．非重症肺炎の約 20％に AKI が起こり，そういった患者は高齢で合併症が多く血中の IL-6，TNFα，D ダイマーが高い傾向がある．また AKI をきたした肺炎患者は死亡率が高い．

　AKI あるいは急性肺損傷（ALI）それぞれの単独発症の患者の死亡率は 40％前後であるが，それらが合併すると死亡率が 80％に達すると報告されている．AKI が ALI を引き起こす場合も考えられ，ここ数年動物モデルを用いて，AKI が原因となり ALI が引き起こされるメカニズムの解析が進んできている．両腎虚血再灌流傷害などのモデルにより肺の Na トランスポーターである ENaC や水チャンネルである aquaporin-5 の関与，また lipocalin-2，chemokine（C-X-C motif）ligand 2（CXCL2），IL-6 などのさまざまなサイトカインの関与が示唆されている．

3. 肺・腎症候群

　PRS は，びまん性肺胞出血および糸球体腎炎が同時に発症する病態である．PRS は，ほかの原因（肺炎，がん，または気管支拡張症など）に起因することが明らかでない喀血がある患者に，特に喀血がびまん性実質性の肺浸潤を伴う場合に疑われる．PRS は常に基礎疾患である自己免疫疾患の症状としてあらわれるが，近年は PRS に対して鑑別診断ならびに特異的な一連の検査および治療が行われる結果，1つの疾患群として認識されてきた．PRS は，グッドパスチャー症候群が有名である

が，それ以外にも全身性エリテマドーシス (Systemic Lupus Erythematosus：SLE)，ヴェーゲナー肉芽腫症，顕微鏡的多発血管炎，またほかの血管炎および結合組織病によって引き起こされることもある．**表1**にPRSの鑑別診断表を示す．後者の疾患が原因となるPRSの症例数は総数としては，おそらくグッドパスチャー症候群が原因となる症例数よりも多い．しかし，それらの疾患の患者がPRSの症状を呈する場合は比較的少数であるので，注意を要する．例えばIgA腎症およびヘノッホ-シェーンライン紫斑病などのIgA異常関連疾患，および必須混合クリオグロブリン血症などの免疫複合体の仲介する腎疾患において，あまり頻度として多くない症状であるが，稀に，急速進行性糸球体腎炎が単独で腎不全，体液量過剰，喀血を伴う肺水腫の機序によりPRSを引き起こすことがある．

表1　肺・腎症候群の鑑別診断

結合組織病
　多発筋炎または皮膚筋炎
　進行性全身性硬化症
　関節リウマチ
　全身性エリテマドーシス

グッドパスチャー症候群

腎疾患
　特発性免疫複合体性糸球体腎炎
　IgA腎症
　心不全を伴う急速進行性糸球体腎炎

全身性血管炎
　ベーチェット症候群
　チャーグ-ストラウス症候群
　クリオグロブリン血症
　ヘノッホ-シェーンライン紫斑病
　顕微鏡的多発動脈炎
　ヴェーゲナー肉芽腫症

そのほか
　薬物（ペニシラミン）
　心不全

初期検査には，血尿の証明のための尿検査，腎機能評価のための血清クレアチニン，貧血の証明のためのCBC（全血球計算）などがある．肺機能検査は診断的ではないが，一酸化炭素拡散能（DLco）上昇の所見は，肺出血を示唆し，これは肺胞内ヘモグロビンによる一酸化炭素の取り込みの上昇に起因している．血清抗体検査はいくつかの原因を鑑別する助けとなりうる．抗糸球体基底膜（抗GBM）抗体は，グッドパスチャー症候群に特徴的であり，2本鎖DNA抗体および血清補体の減少はSLEの典型である．さらにプロテイナーゼ3〔PR3-ANCAまたは細胞質ANCA（c-ANCA）〕に対する抗好中球細胞質抗体（ANCA）はヴェーゲナー肉芽腫症において存在する．ミエロペルオキシダーゼ〔MPO-ANCA，または核周囲ANCA（p-ANCA）〕に対する抗好中球細胞質抗体は，顕微鏡的多発血管炎を示唆する．

4. グッドパスチャー症候群（抗GBM抗体病）

グッドパスチャー症候群は，血中の抗GBM抗体によって引き起こされる肺胞出血および糸球体腎炎の自己免疫症候群であり，抗GBM抗体存在下での糸球体腎炎と肺胞出血の併発である．グッドパスチャー症候群は，びまん性肺胞出血と糸球体腎炎の併発として発現することが最も多いが，時には糸球体腎炎（10〜20％）または肺疾患（10％）が単独であらわれることもある．女性よりも男性が罹患することのほうが多い．

グッドパスチャー症候群は，遺伝的感受性を有する喫煙者に最も多く発症するが，炭化水素への曝露およびウイルス感染もまた誘因の可能性がある．症状は，呼吸困難，咳，疲労，喀血，および/または血尿である．グッドパスチャー症候群は喀血ま

たは血尿のある患者に疑われ，血中に抗 GBM 抗体が存在することにより確定される．抗 GBM 抗体はIV型コラーゲンの α3 鎖の非膠原質形成性（NC-1）ドメインを標的にしており，腎毛細血管および肺毛細血管の基底膜内で高濃度であることが認められる．環境曝露（最も一般的なものには喫煙，ウイルス性の上気道感染症，炭化水素溶剤の吸入，あまり一般的でないものには肺炎）は，遺伝的に感受性の強い人（最も顕著なのは，HLA-DRw15，HLA-DR4，および HLA-DRB1 対立遺伝子を有する人々）において，肺胞毛細血管抗原を血中抗体に触れさせる．血中抗 GBM 抗体は基底膜に結合して，補体と結合し，細胞媒介性炎症反応を誘発して，糸球体腎炎および/または肺毛細血管炎を引き起こす．

　グッドパスチャー症候群はしばしば急速に進行し，早期発見と早期治療が遅れた場合，死に至ることもあるが，呼吸不全または腎不全の発症前に治療が開始されれば，予後は良好である．肺出血および呼吸不全に直面した場合の救急救命には気道確保が必須である．気管内挿管および機械的人工換気は，境界値の動脈血ガス分圧所見の患者および切迫した呼吸不全を有する患者に勧められる．

　一般的な治療法は，毎日または1日おきの血漿交換療法を2〜3週間，抗 GBM 抗体除去のため4 l の交換を行い，新たな抗体の形成を防ぐ目的で，静注のコルチコステロイド（通常，メチルプレドニゾロン1gを20分かけて投与を1日おきに3回行い，その後，プレドニゾン1mg/kgを1日1回）およびシクロホスファミド（2mg/kgを1日1回）の6〜12カ月間投与を併用する．治療は肺機能および腎機能が改善を停止した場合は漸減する．長期予後は診察時の腎機能障害の程度に関連する．診察時に透析の必要のある患者および生検で50％より大きい半月体がみられる患者は，生存期間が2年未満であり，腎移植を行わないかぎりは透析がしばしば必要になる．喀血は疾患の早期発見につながるので，良好な予後の徴候といえる．再発は少数に発生し，継続的な喫煙および呼吸器感染に関連する．末期腎不全の患者で腎移植を受けた患者では，疾患は移植腎に再発する可能性がある．

　肺と腎臓の連関について着目している人はほんとどみられず，研究成果もあまり出てきていない．しかし，肺も腎臓もどちらも重要な臓器で，ここで述べてきたように両方の臓器の相互作用も非常に重要なものが存在する．リハの現場では，この両方の臓器に障害をもつ人に遭遇することが多く，担当することもめずらしくない．今後この方面の研究が発展することを切に望む．

■文献

1) Basu RK, et al: Kidney-lung cross-talk and acute kidney injury. *Pediatr Nephrol* **28**: 2239-2248, 2013
2) 園田紘子，他：Sepsis/MOF と AKI．ICU と CCU **34**: 283-289, 2010
3) Murugan R, et al: Genetic and Inflammatory Markers of Sepsis (GenIMS) Investigators: Acute kidney injury in non-severe pneumonia is associated with an increased immune response and lower survival. *Kidney Int* **77**: 527-535, 2010

14. 肝臓と腎臓

●肝臓と腎臓の生理的機能連関（図1）

　肝臓と腎臓は，共に体内の恒常性維持・代謝調節の要である．糖（エネルギー），タンパク，脂質代謝の主役は肝臓，水・電解質・酸塩基平衡調節の主役は腎臓という一般的な役割分担があるが，一部の生理的調節においては協調または相互補完の関係にある．

　糖代謝においては，肝臓は主要な糖新生およびエネルギーの貯蔵臓器（グリコーゲン）であるが，腎臓でも全身の約20％の糖新生を担っている．インスリンは，膵臓から分泌後，門脈を経由して，肝臓では主要標的臓器として多くが受容体に結合し，インスリン作用を示した後に代謝される．その後，インスリンは体循環に入り筋肉・脂肪組織など全身で作用し，最終的には異化臓器である腎臓（尿細管）で代謝される．したがって，肝不全では，食後には糖代謝・グリコーゲン産生低下から高血糖（肝性糖尿病）の傾向となるが，空腹時（飢餓状態）ではむしろ低血糖傾向となる．一方，腎不全では，インスリン寿命の増加や糖新生の低下から，糖尿病患者では血糖が改善し，一般的に低血糖を惹起しやすくなる．

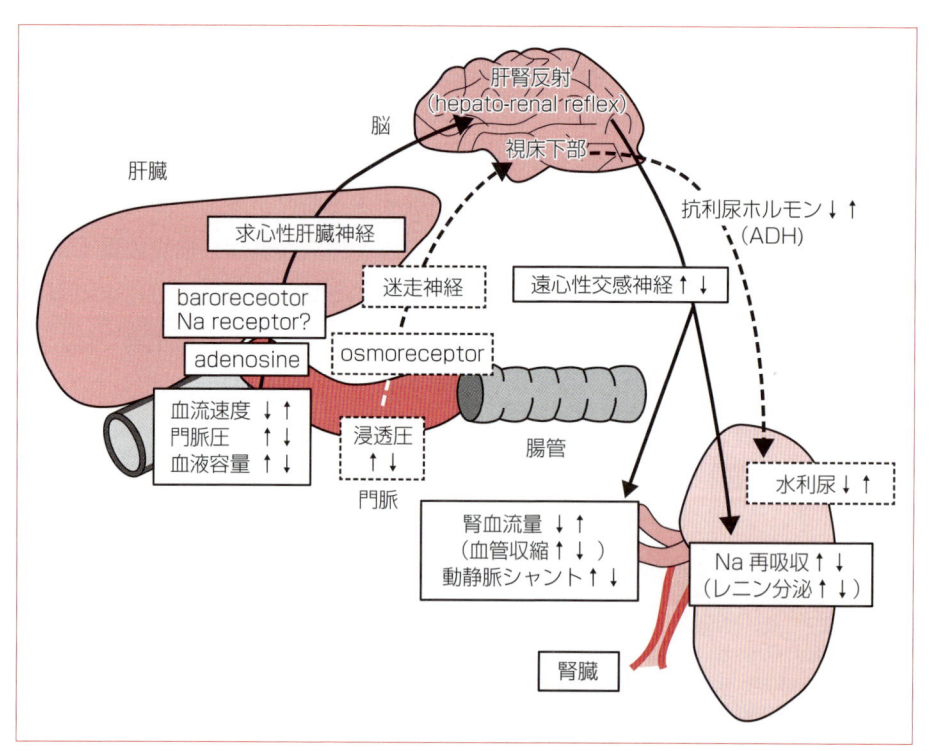

図1　肝臓と腎臓の生理的機能連関
矢印の向き（↑↓）は，各々の項目について，前後がそれぞれ一致する．略号は本文中参照

薬物・毒物や生体の代謝物の体外排泄は，主に脂溶性と水溶性という物性によってそれぞれ肝排泄と腎排泄に役割分担されるが，脂溶性物質の一部は肝臓で代謝，抱合（硫酸，グルクロン酸）され，水溶性の物質として腎臓から排泄される．

内分泌機能としては，成人でのエリスロポエチンの主たる産生臓器は腎であるが，胎生期での主要産生臓器は肝臓であり，成人後も一部のエリスロポエチンは肝臓で産生される．そのため，腎機能低下（腎間質病変）によって腎性貧血が発症するが，末期腎不全でも肝臓由来のエリスロポエチンの産生増加によって貧血は一定（ヘマトクリット20％程度）以下には低下しないことが多いことも腎臓と肝臓の相互補完の例である．

水（浸透圧），Na（体液容量）平衡に関する肝臓と腎臓の機能的連関として，肝腎反射（Hepato-Renal Reflex：HRR）が，主に動物実験で証明されている．まず，門脈中の浸透圧の変化を感知すると，迷走神経を介する視床下部での抗利尿ホルモン（Antidiuretic Hormone：ADH）分泌の調節によって，速やかな血清浸透圧の修正がなされる[1]．また，門脈中への高張食塩水負荷によっては，求心性肝臓神経活性，遠心性腎交感神経活性の低下を介して，尿細管でのNa再吸収抑制（Na利尿）を惹起する[2]．これらの反応は，高食塩摂取後に血清の浸透圧変化を介さないで速やかに平衡を維持する生理的機能と考えられる．一方，門脈の血流量低下や圧上昇（門脈圧亢進症）では，遠心性腎交感神経活性が亢進し，腎皮質を中心に腎血管攣縮による腎血流量（Renal Blood Flow：RBF）減少・GFR低下，レニン放出増加・アンジオテンシン・アルドステロン系の活性化によるNa・水の体内貯留を惹起する[3,4]．この反応は，いくつかの分子機序が想定されるが，門脈圧亢進症では門脈中のアデノシン濃度上昇が重要との報告がある[5]．ヒトでは，肝硬変患者の経頸静脈肝内門脈大循環短絡術（Transjugular Intrahepatic Portosystemic Shunt：TIPS）による門脈圧減少によって急性期にはGFRは改善しないが[6]，逆にTIPSを閉塞することで急性にGFRが低下することから[7]，HRRがヒトでも機能しており，後述の肝腎症候群の病態発症にも関与すると考えられる．このように肝臓・門脈系には，浸透圧受容器（sodium receptor），圧受容器の存在が想定され，門脈内の変化に応じて神経性または液性因子を介して腎機能に影響を与えることで生理的，病態発症的機能を果たしている[8]．

●互いの疾患が互いの臓器や疾患に及ぼす影響（図2）

肝疾患と腎疾患の病態発症の連関は機序の面から，下記のようにいくつかのパターンに分類できる．

1. 腎疾患治療に起因する肝障害：de novo 肝炎

慢性腎臓病（CKD），特に透析患者では，高頻度にB型，C型肝炎が認められる[9]．また，免疫学的機序による腎疾患に対するステロイド治療，免疫抑制治療にはB型

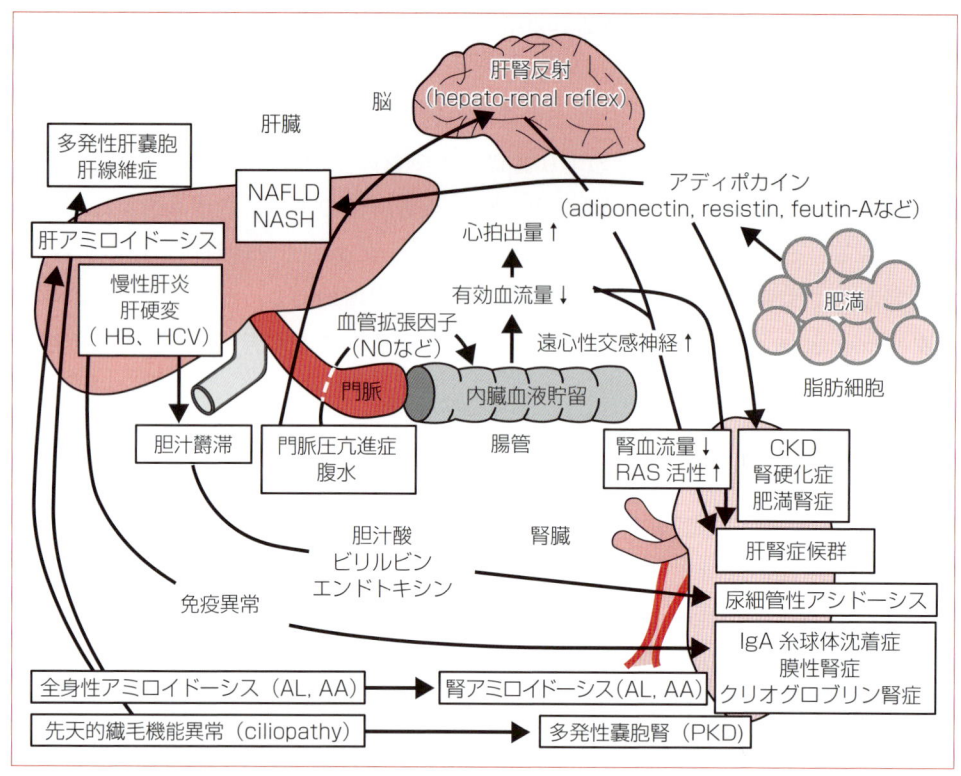

図2 肝疾患と腎疾患の病因・病態におけるインターアクション
略号は本文中参照

肝炎ウィルス（HBV）対策が必要である．HBV キャリアや臨床的には治癒状態と考えられる HBs 抗原陰性で HBc 抗体，または HBs 抗体陽性例（既往感染者）で強力な免疫抑制療法・化学療法中や終了後に HBV 再活性化により B 型肝炎が発症し，一部が劇症化する．特に既往感染者における場合，「de novo B 型肝炎」は HBs 抗原陰性であるので抗体系のスクリーニングが重要である．HBV 再活性化による肝炎は重症化（劇症化）しやすいだけでなく，肝炎の発症により原疾患の治療を困難にさせるため，発症そのものを阻止することが最も重要である．免疫抑制治療前に HBs 抗原-抗体検査を実施することが対策の基本である．HBV キャリアであれば，HBe 抗原，HBe 抗体，HBV-DNA 定量検査にて感染状態を把握し，治療前に核酸アナログ製剤を予防投与する．核酸アナログは耐性株出現率の最も低いエンテカビルが第一選択である．HBs 抗原陰性の場合でも，HBc および HBs 抗体検査を実施し，HBV 感染既往者を把握する．いずれかの抗体が陽性の場合は HBV-DNA 定量検査を実施し，陽性であれば核酸アナログを予防投与する．HBV-DNA が検出感度以下の場合，治療中および治療終了後 12 カ月間は月 1 回 HBV-DNA を定量し，陽性化した時点でただちに核酸アナログの投与を開始する．HBV キャリアでは核酸アナログ投与終了に関する明確な基準はないが，de novo B 型肝炎では免疫抑制・化学療法終了後も 12 カ月間は投与を継続し，投与終了後も 12 カ月間は厳重な経過観察が必要である[10]．

表 1 肝腎症候群の診断基準（文献 11）より改変引用）

① 腹水を有する肝硬変
② 血清 Cr 値 1.5 mg/dl 超
③ 利尿薬中止あるいはアルブミン点滴の 2 日後でも血清 Cr 値の低下がない
④ ショックがない
⑤ 腎障害をきたす薬剤使用が最近ない
⑥ タンパク尿 500 mg/日未満，血尿 50 RBC/HPF 未満
⑦ 画像診断による腎形態異常をきたす腎実質障害がない

表 2 急性腎障害（AKI）の RIFLE 分類

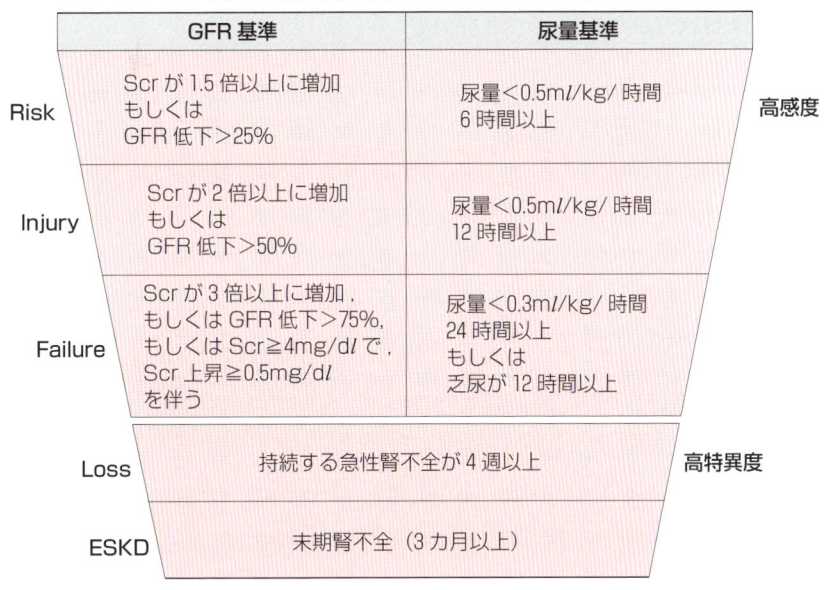

	GFR 基準	尿量基準	
Risk	Scr が 1.5 倍以上に増加 もしくは GFR 低下＞25％	尿量＜0.5 ml/kg/時間 6 時間以上	高感度
Injury	Scr が 2 倍以上に増加 もしくは GFR 低下＞50％	尿量＜0.5 ml/kg/時間 12 時間以上	
Failure	Scr が 3 倍以上に増加，もしくは GFR 低下＞75％，もしくは Scr≧4mg/dl で，Scr 上昇≧0.5mg/dl を伴う	尿量＜0.3 ml/kg/時間 24 時間以上 もしくは 乏尿が 12 時間以上	
Loss	持続する急性腎不全が 4 週以上		高特異度
ESKD	末期腎不全（3 カ月以上）		

2. 血行動態の変化による機能的腎障害である肝腎症候群

　肝硬変や劇症肝炎による慢性・急性肝不全において，肝腎症候群（Hepato-Renal Syndrome：HRS）と呼ばれる機能的な急性腎障害（AKI）が発症する．病態発症機序は，NO などの血管拡張因子の作用で皮膚や消化管を中心とする内臓の血管拡張による血液貯留（血流分布異常），その結果としての全身の有効血流量の減少と心拍出量の増加を惹起する．同時に，上述の HRR による腎血管収縮に起因する腎皮質血流量低下と動静脈シャント形成によって，食塩（体液）の貯留を伴う．代償期には，レニン・アンジオテンシン系（Renin-Angiotensin System：RAS），交感神経系，バソプレシン系などの活性化による血管収縮によって血圧と腎濾過量が維持されているが，非代償期には体液量の増加にもかかわらず，有効血漿量がさらに低下，腎血流量低下によって AKI が発症する[11]．2007 年に HRS の診断基準が改定され，診断が明確化された（**表 1**）．進行した肝硬変における AKI の予後予知には，一般の AKI と同様に尿量と血清 Cr 値によって定義されるである RIFLE 分類（**表 2**）または AKIN 分類（**表 3**）が使用可能である[13]が，血清 cystatinC 値は HRS の早期診断に有用である[14]．HRS は臨床経過から，発症が急速（2 週以内に血清 Cr 値の 2 倍化，または 2.5 mg/dl 以上）な I 型とやや緩徐な II 型に分類される．I 型では，尿細管

表3　AKINによるAKIの定義とステージ分類（文献12）より改変引用）

AKI定義	急激な（48時間以内）腎機能低下．腎機能低下とは，血清Cr 0.3 mg/dl以上増加または血清Crが1.5倍以上に上昇，尿量0.5 ml/kg/hr以下が6時間以上持続すること（上記は適正体液量のもと評価，尿量評価においては尿路閉塞・狭窄を鑑別すること）	
Stage	血清クレアチニン（Cr）	尿量
1	血清Cr 0.3 mg/dl以上増加または血清Cr＝1.5〜2倍に上昇	尿量0.5 ml/kg/hr以下が6時間
2	2倍＜血清Cr≦3倍に上昇	尿量0.5 ml/kg/hr以下が12時間
3	血清Cr＞3倍に上昇または急激なCr 0.5 mg/dl上昇を伴うCr 4 mg/dl以上（腎代替療法患者はStage 3とする）	尿量0.3 ml/kg/hr以下が24時間，または無尿が12時間

障害は顕著でなく，浸透圧尿/血漿比＞1，Cr尿/血漿比＞30であることが鑑別の参考となる．肝移植未実施での6カ月後の生存率はⅠ型で10％，Ⅱ型で40％程度とHRS未発症の肝硬変の生存率（80％）に比較して予後が悪いとされる[15]．進行した肝硬変に発症したAKIでは，脱水（腎前性腎不全），薬剤性（抗生剤，NSAIDs，抗がん剤など）の急性尿細管壊死（ATN），大量の腹水による腹圧上昇に伴う腎血管収縮が原因の腹部コンパートメント症候群（Abdominal Compartment Syndrome：ACS），突発性細菌性腹膜炎（Spontaneous Bacterial Peritonitis：SBP）などの対処可能な病因によるAKIとHRSの鑑別は臨床的に重要である．ATNでは，尿中Neutrophil Gelatinase-Associated Lipocalin（NGAL），Interleukin-18（IL-18），Kidney Injury Molecule-1（KIM-1），Liver-Type Fatty Acid Binding Protein（L-FABP）とアルブミン排泄量がほかの病因に比較して高値，一方HRSではFractional Excretion of Sodium（FENa）が低値である[16]ことが鑑別の参考になる．

予防・治療としては，大量の腹水が存在し，体液貯留の顕著である非代償期の肝硬変では，利尿薬や腹水穿刺による腹水除去とアルブミン製剤使用による有効血流量改善はHRSの発症予防に有効である[17]．HRSの治療では，血流動態の改善のための腎血管拡張作用をもつ薬剤であるドーパミン製剤，RAS抑制薬，プロスタグランジン製剤，エンドセリン受容体拮抗薬などの有効性は証明されていない[18]．一方，内臓および末梢血管の収縮作用をもつV1作動薬（terlipressin）[19]，α-アドレナリン作動薬（ノルエピネフリン，ミドドリン）およびソマトスタチン作動薬（オクトレオチド）などの薬剤と血漿容量確保のためのアルブミン製剤静脈内投与との併用，さらに門脈圧減少を目的としたTIPSの即効的な腎機能改善作用が報告されている[20]．一方，長期的な腎・生命予後改善の唯一の方法は肝移植とされている．しかし，腎機能低下の程度と肝移植後の生存率が逆相関するので肝移植の適応には留意が必要である[21]．また，腎不全のため血液浄化療法が必要となる場合もあるが，肝移植を前提とする場合以外は意義が少ないとされる[22]．

3. 胆汁うっ滞による尿細管障害

胆汁うっ滞を伴う肝疾患では，血中に蓄積する胆汁酸，（直接型）ビリルビン，エ

ンドトキシンなどの物質による尿細管障害（H^+-ATPase，H^+/K^+-ATPase の抑制）に起因する尿細管性アシドーシス（Renal Tubular Acidosis：RTA）が発症する[23]．障害部位によってⅠ型（遠位型），Ⅱ型（近位型）または両者の混合型がある．尿の酸性化障害による代謝性アシドーシス以外に，Ⅰ型 RTA では，低 K 血症（筋力低下），高 Ca 尿症・低 Ca 血症（腎石灰化，尿路結石，骨粗鬆症，骨痛），2 型 RTA では，低 K 血症，腎性糖尿，アミノ酸尿，尿中 $β_2$ ミクログロブミン増加などが認められる．胆汁うっ滞時には比較的高頻度（30～50％）に認められるが，ほとんどが不完全型であり臨床的に問題となる例は比較的稀である[23]．

4. 肝疾患に合併する免疫異常に起因する器質的腎疾患

肝疾患に伴う免疫異常病態によって，免疫複合体の腎沈着に起因する糸球体を首座とする器質的腎障害が発症する．早期発見には，慢性肝疾患における検尿の経過観察が重要である．

1) 肝性 IgA 糸球体沈着症・IgA 腎症

慢性肝炎や肝硬変の糸球体メサンギウム領域に組織学的に IgA が沈着することが多く，肝性 IgA 糸球体沈着症と呼ばれる．肝の原疾患としては，アルコール性肝硬変でほかの病因よりはやや高頻度である．病態発症機序は，進行した肝疾患に伴う Kupffer 細胞の機能低下による IgA を含む免疫複合体の除去障害とされている．ほとんどの症例は，臨床的な尿検査異常や腎機能低下を示さないが，一部の症例でポリクローナルな IgA の沈着がメサンギウムの活性化，補体活性化による増殖性糸球体腎炎の経過をたどり，IgA 腎症の合併との鑑別が困難な場合もある[24]．

2) B 型肝炎ウィルス（HBV）による腎症

HBs 抗原，HBc 抗体陽性の患者に主に発症する腎障害で，糸球体病変部位に HBe 抗原と HBV-DNA が検出され，HBe 抗原・抗 HBe 抗体からなる免疫複合体が発症に関与すると考えられる．多くの場合，B 型急性肝炎の既往をもち，小児では膜性腎症（Membranous Nephropathy：MN）が多く，80％が男児である．成人では MN または膜性増殖性糸球体腎炎（Membranoprolife-rative Glomerulone-phritis：MPGN）によって，ネフローゼ症候群を呈することも少なくない．検査上は，トランスアミナーゼは必ずしも異常でなく，約 80％に血中免疫複合体が陽性である．診断は，血清学的に HBV 感染が証明された患者で検尿異常を認め，腎生検による腎組織学的な MN，MPGN の所見があり，HBe 抗原の局在が証明されれば確定する．治療の基本は，抗原除去のための抗ウイルス薬（ラミブジンなど）が基本である[25)26)]．副腎皮質ステロイドは，ウイルス量が増加するため従来禁忌とされていたが，最近は短期併用では有効との報告があり，インターフェロン（Interferon：IFN）の小児での有効性の報告もある[27]．

3) C 型肝炎ウィルス（HCV）に起因するクリオグロブリン腎症

慢性 C 型肝炎・肝硬変の経過中に尿異常所見を認める患者の一部に，MPGN の組織像，電子顕微鏡的に基底膜内皮下に高電子密度沈着物を認める特異的な HCV 腎

症を発症する．臨床的には，ネフローゼ症候群を呈すことが多く，腎予後も不良であることが多い[28]．HCV抗原に対する抗体（グロブリン）と抗グロブリン抗体やリウマチ因子で形成されるクリオグロブリン（低温で沈殿するグロブリン）の糸球体や血管の細胞成分への沈着が発症原因とされる[29]．全身性のクリオグロブリン血管炎を併発すると，発熱などの非特異的症状とともに多発関節炎，紫斑，レイノー症状，寒冷蕁麻疹，皮膚潰瘍などの結合織疾患の症状を合併することもある．診断は，HCV抗体陽性患者での検尿異常（タンパク尿，血尿，沈渣異常），血清クリオグロブリン・IgM型リウマチ因子陽性，低補体血症（約半数に認める）などが手がかりとなるが，確定診断は組織学的なMPGNの組織像，クリオグロブリンの糸球体内局在の証明である[30]．治療は，IFN-α，PEG-IFN-α-2b，リバビリンなどの抗ウィルス療法が基本であるが，腎機能低下例（Ccr＜50 ml/分）では血中半減期が長いPEG-IFN-α-2b，リバビリンは推奨されない[31)32)]．進行性の腎炎，全身性血管炎ではステロイドパルス療法，免疫抑制剤，抗CD20抗体（リッキシマブ）[33]，血漿交換が行われ，減量時に抗ウイルス療法が追加されることもある．

5. 全身疾患の部分症候としての肝疾患と腎疾患の併発
　全身性疾患において，肝臓と腎臓を同時に障害する場合である．

1）先天的繊毛機能異常（ciliopathy）
　多発性囊胞腎は，腎皮質・髄質に多数の囊胞を形成し，実質の萎縮と線維化による腎機能低下が進行する遺伝性腎疾患である．肝囊胞，肝線維症などの肝疾患をほとんどの例で併発し，尿細管上皮と胆管上皮の解剖学的，発生学的な類似性が原因と考えられる．常染色体優性遺伝型多発性囊胞腎（Autosomal Dominant Polycystic Kidney Disease：ADPKD）と常染色体劣性遺伝型多発性囊胞腎（Autosomal Recessive Polycystic Kidney Disease：ARPKD）に分類される．これらの疾患の原因遺伝子の産物は，ADPKDの原因遺伝子polycystin-1は尿細管上皮の尿流のセンサー，polycystin-2は尿流によってCa^{2+}が細胞内に流入するチャンネルであり，ARPKDでのfibrocystinも含めて尿細管や胆管などの上皮細胞の一次繊毛に存在する機能タンパクの異常が病因である．これらの遺伝子異常による先天的繊毛機能異常（ciliopathy）に伴う情報伝達の異常が，上皮細胞の増殖や繊維形成の病因と考えられている[34]．ADPKDは，最も頻度が高い遺伝性腎疾患で，囊胞形成による腎サイズの増大とともに腎機能低下が進行し，中年以降に末期腎不全となる例が多く，日本の透析導入の原疾患第4位を占める．腎外症状としては，他臓器の囊胞形成を認め，特に肝囊胞が最も頻度が高い．中年以降には90%以上に肝囊胞を併発するが，巨大肝囊胞によるQOL低下と食欲低下による栄養障害や囊胞感染以外には臨床的に問題となることは少ない．そのほか，頭蓋内脳動脈瘤（くも膜下出血の原因）や僧房弁逸脱症なども合併する[35]．ARPKDは，稀な遺伝性疾患で，肺低形成による呼吸不全で新生児に死亡することが多いが，表現型は多彩であり，成人期まで生存する例もある．新生児期から両側腎臓には，拡張した集合管につながる径1〜2 mmの

小囊胞が多発し，腎の顕著な腫大を認める場合から生後にはじめて顕在化する場合もあり，表現型は多彩である[36]．肝臓では，門脈の線維化，胆管の形態異常や拡張を伴い，門脈圧亢進から肝不全に至る例もある．ADPKDの治療は，現在はRAS系抑制薬を中心とした降圧治療とバソプレシンV_2受容体拮抗薬（トルバプタン）[37]が主体であるが，ソマトスタチン類似体の有効性（特に若い女性）が証明されている[38)39]．そのほか，囊胞の発症，増大の機序の解明によって，mTOR阻害薬，スタチンなどの新規薬物治療が探索されている[40]．また，巨大な肝囊胞に対する血管塞栓療法は，手術療法の適応のない患者においても，肝容積縮小（QOL改善）および栄養状態の効果と安全性が証明されている[41]．

2）後天的代謝異常

a．アミロイドーシス

高齢者のネフローゼ症候群および腎不全では常に念頭に置くべき疾患である．β構造をとって不溶化した変性タンパク（アミロイド）が臓器に沈着して機能障害を惹起する全身疾患である．アミロイドの原因タンパクの種類は，免疫グロブリン軽鎖（ALアミロイドーシス），肝臓で合成される急性期タンパクであるserum amyloid A（AAアミロイドーシス），$β_2$ミクログロブリン（透析アミロイドーシス）など種々である．アミロイドタンパクは，ヘマトキシリン・エオジン染色で淡好酸性な均一無構造，コンゴレッド染色で橙赤色に染色され，偏光顕微鏡で緑色の複屈折を示し，電子顕微鏡的に直線状の細線維（幅8〜15 nm）から構成される共通の性質をもっている．腎臓に沈着してネフローゼ症候群や腎機能低下を惹起するのは，ALおよびAAアミロイドーシスのみである．これらのアミロイドーシスは同時に，肝臓，心臓などほかの多くの臓器に沈着するが，心アミロイドーシスが最も重要な生命予後の規定要因である．肝臓では肝腫大が多くの例で認められるが，トランスアミナーゼは正常か軽度上昇のことが多く，アルカリホスファターゼなどの胆道系酵素はしばしば高度に上昇する．胆汁うっ滞による黄疸（約8％），腹水（14〜20％）が合併すると予後は不良である．

確定診断は，組織学的にアミロイドの沈着を証明することであるが，肝，腎では出血や破裂の可能性の指摘もあるので，皮膚，脂肪組織，消化管などの生検での診断の可能性も考慮する．治療は，ALアミロイドーシスでは免疫グロブリン軽鎖の産生抑制のための従来のメルファラン・プレドニン（MP）療法に換わって大量メルファランと自家末梢血幹細胞移植の併用療法[42]，ボルテゾミブを基本とする併用化学療法，レナリドミドやポマリドミドのような免疫調整薬とデキサメタゾン併用療法などによる血液学的および腎機能改善[43)44]，AAアミロイドーシスではアミロイド線維形成抑制のための陰性スルホン化分子エプロジセートの腎機能低下抑制効果が報告されている[45]．

b．肥満・メタボリック症候群による多臓器（脳心腎肝）連関（図3）

（1）非アルコール性脂肪肝／非アルコール性脂肪肝炎

非アルコール性脂肪肝（Non-Alcoholic Fatty Liver Disease：NAFLD）は，一般住

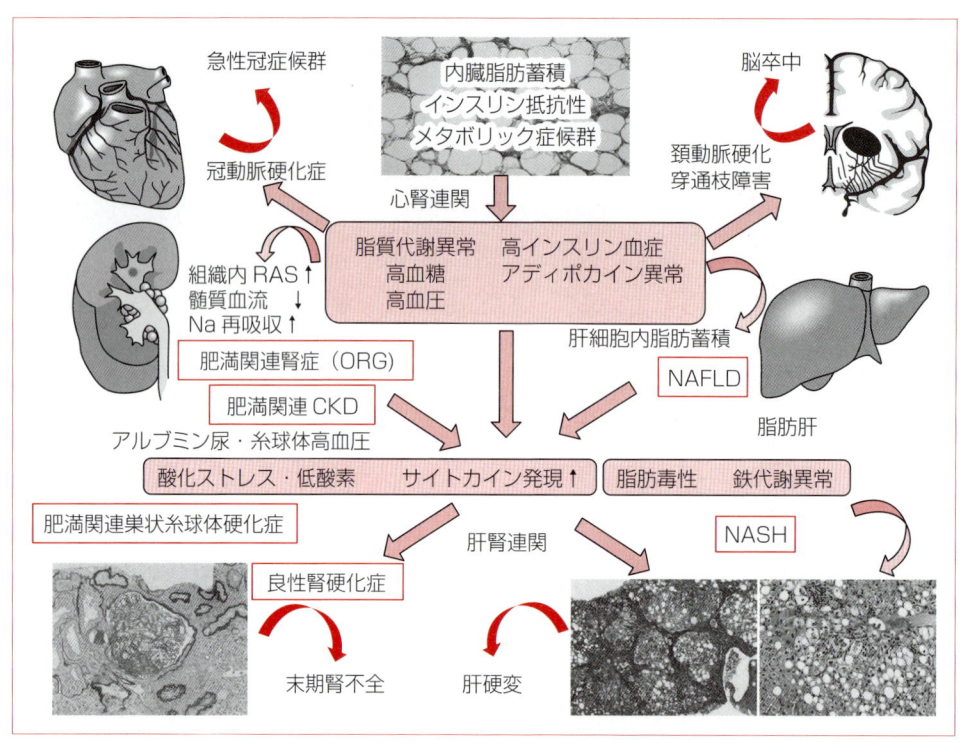

図3 肥満・メタボリック症候群に続発する多臓器連関（脳心腎肝連関）による病態の発症機序

民の頻度は15〜30％と報告されているが，メタボリックシンドローム（Metabolic Syndrome：Mets），糖尿病などインスリン抵抗性の病態ではさらに高頻度で，2型糖尿病患者では70〜75％との報告もある．NAFLDは，インスリン抵抗性，Metsの肝臓での表現型であるとされ[46)47)]，単純性脂肪肝から非アルコール性脂肪肝炎（Non-Alcoholic Steatohepatitis：NASH）まで組織像は幅広い．NASHでは大滴性脂肪肝，肝細胞の風船様変性，炎症細胞浸潤，肝線維化，mallory bodyの組織像をもち，肝硬変，肝不全，肝細胞癌の原因として注目されている[48)49)]．NAFLDの組織学的な炎症（NASH）化や肝線維化の進展は，サイトカイン，アディポカイン，脂肪酸，酸化ストレス，酸化LDL，アポトーシス，自然免疫（toll-like receptor）が要因と報告され，多段階的に進展する（multi-hit仮説）[50-52)]．NASHの確定診断は肝生検による組織診断が必要であるが，臨床的診断には，組織診断されたNASHに寄与する因子の多変量解析で残った血中フェリチン（女性で200 ng/ml以上，男性で300 ng/ml以上），空腹時インスリン（10 μU/ml以上）と4型コラーゲン7S（5 ng/ml以上）からなるNAFIC score[53)]や血小板減少が有用とされる．

（2）慢性腎臓病と肥満関連腎症

一方，疫学的に肥満とCKDの頻度は相関[54)55)]し，その要因としては，Metsとその基盤病態であるインスリン抵抗性が糖尿病，高血圧，高尿酸血症などとは独立に，アルブミン尿やCKDの発症または増悪因子であるとする報告は多い[56-59)]．さらに，高度の肥満者では高血圧症や糖尿病の存在とは無関係に，病理組織学的には糸球体

の腫大（glomerulomegary）と巣状分節状糸球体硬化症（Focal Segmental Glomerulosclerosis：FSGS）に類似の組織像を呈する肥満関連腎症（Obesity-Related Glomerulopathy：ORG）という疾患概念が提唱されている．腎予後は，ORGは特発性FSGSに比べて良好であるが，減量に失敗すると必ずしも良好でないとされる[60]．発症機序では，交感神経，RAS活性化による糸球体高血圧，糸球体内の酸化ストレス，炎症の関与が強いと考えられている[61)62]．

(3) 肥満・メタボリック症候群における脳心腎肝臓器連関

2型糖尿病や小児のNAFLDは，アルブミン尿やCKD発症の予知因子であることも報告され，肥満（インスリン抵抗性）とNAFLDとCKDの密接な関連が示唆される[63)64]．また，最近のメタ解析によると，NAFLDはCKDの頻度（prevalence）と発症（incidence）の有意な危険因子であり，炎症・肝線維化の進行（NASH）はさらにハザード比を上昇させるとされた[65)66]．このような肝腎の臓器連関には，フェチュイン-A，アディポネクチンなどの肝，脂肪細胞由来の液性因子を介する糸球体上皮細胞（podocyte）と肝細胞におけるAMPキナーゼ経路の機能異常が関与しているとの報告もある[67]．臨床的には，NAFLDとCKDを合併した個々の症例において，肥満（インスリン抵抗性）を基盤とした肝臓と腎臓の臓器連関の病態の把握に，インスリン抵抗性（腹囲，HOMA-IR），炎症マーカー（hsCRP，TNFα，フェリチン，およびフィブリノーゲンの高値，IGF-1低値）や尿酸値が肝線維化マーカーであり，CKDの有意な予知因子であることから，肝腎臓器連関を示唆するバイオマーカーとして有用である[68]．また，これらの因子は，肥満・Metsにおける肝腎臓器連関は，脳，心血管における動脈硬化・血栓性疾患と連関する（脳心腎肝連関）ことを示唆する（図3）[69]．

(4) 肝腎（脳心腎肝）連関病態の治療

モデル動物実験，または臨床試験で，NAFLD/NASHに対する有効性が証明されているのは，生活習慣改善による減量（−7％以上），および抗酸化薬（ビタミンE，ペントキシフィリン）脂質代謝に関連するスタチンと多価不飽和脂肪酸，すなわち，Eicosapentaenoic Acid（EPA）とDocosahexaenoic Acid（DHA），インスリン抵抗性改善作用をもつ糖尿病治療薬（チアゾリジン，メトホルミン）である[70]．これら治療法の多くは，ORGまたは肥満，Metsに合併するCKDに対しても腎保護効果が報告され，両者および心血管疾患の合併病態（脳心腎肝連関）での有用性が示唆される．

① 減量

運動療法や食事療法による減量は，NAFLDの肝組織重症度を改善させ[70)71]，ORG[72]および肥満に伴うCKDは，生活習慣改善または減量手術による減量[73]によってタンパク尿や糸球体過濾過（高血圧）の軽減が報告されている[72)74]が，生活習慣改善は持続率が低いのが問題点である．

② 抗酸化薬

ビタミンEはPIVENS試験にて非糖尿病成人NASHでの脂肪細胞インスリン抵

抗性指標（空腹時の遊離脂肪酸×インスリン値）とは独立に，血清学的，組織学的改善が報告され[75]，これまでの臨床研究のメタ解析では，NASH でのみ，ビタミン E 単独またはウルデオキシコール酸併用にて血清生化学的な治療効果が確認されている[76-78]．しかし，小児の NAFLD に対するビタミン E 治療の血清 ALT 値の持続的抑制効果は認めなかったとの報告がある（TONIC 試験）[79]．一方，腎疾患に対するビタミン E の効果については，腎線維化モデル（5/6 腎摘）ラットでの腎硬化を抑制する[80]との報告はあるが，単独の効果を検証した臨床研究は報告が乏しい．

抗酸化，抗炎症作用を呈する非特異的ホスホエステラーゼ阻害薬ペントキシフィリンは，NAFLD および NASH に対する RCT にて，血中のトランスアミナーゼ，$TNF\alpha$，および種々の酸化脂質の値，ならびに肝組織学的に脂肪沈着の減少，炎症・線維化の改善が報告され[81-84]，メタ解析でも確認されている[85]．糖尿病性および非糖尿病性 CKD に対して，ペントキシフィリンは単独および RAS 阻害薬との併用でもタンパク尿減少効果が証明され，尿中 $TNF\alpha$, MCP-1 排泄減少との関連が示唆されている[86]．さらに，RAS 阻害薬使用中のタンパク尿陽性 CKD 患者に対する少数例の RCT で，腎機能低下速度を有意に抑制したとの報告もある[87]．

③ インスリン抵抗性改善薬

インスリン抵抗性改善作用をもつ糖尿病治療薬であるチアゾリジン系薬剤（ピオグリタゾン，ロシグリタゾン）[88)89)] とメトホルミン[90)91)]は，糖尿病および非糖尿病にこだわらず，NAFLD/NASH に対する生化学的および肝組織学的改善効果がメタ解析でも証明されているが，メトホルミンの効果は一部の患者に限定され[90)92)]，チアゾリジン系薬剤の効果はビタミン E の効果に勝るものではない[93-95]．

一方，腎疾患に対するチアゾリジン系薬剤の効果は，高脂肪食による ORG モデルラット，高脂肪・食塩・フルクトース食による Mets モデルラット，アドリアマイシン，アデニン，5/6 腎摘，片側尿管閉塞や加齢による CKD モデル動物では単独，または RAS 阻害薬との併用にて腎の機能および腎組織学的な腎保護作用が報告されている[96-101]．しかし，臨床的には，2 型糖尿病合併 CKD ではロサルタンとの併用で追加的な腎機能低下抑制が報告されているのみである[102]．一方，メトホルミンは，非糖尿病 CKD モデル 5/6 腎摘ラットで低下している AMP キナーゼを活性化によって，その後の腎機能低下，腎線維化を抑制すると報告されている[103]．しかし，メトホルミン腎排泄であり，進行した CKD では乳酸アシドーシスの危険性の増加が危惧され，禁忌とされている．しかし，最近の系統的レビューでは，軽症～中等症 CKD（eGFR：$30\sim60$ mL/min per 1.73 m^2）では乳酸アシドーシスの発症率の増加は認めない[104]ことから，この病期の CKD での腎保護効果の検証が求められている．

④ 脂質代謝関連薬

スタチンの NAFLD/NASH に対する治療効果については，スタチン単独またはエゼチミブとの併用によって，高脂肪食・肥満による Mets モデル動物の NASH にて，トランスアミナーゼの低下と肝組織学的に eNOS 発現誘導，および iNOS 発現，

JNK活性, 炎症因子産生, 肝細胞アポトーシスなどの抑制と線維化抑制効果が証明されている[105)106)]. 臨床的には, 脂質代謝異常を伴うNASHにおいて, AGEsの産生抑制と相関してトランスアミナーゼの低下効果を示したなどの報告が存在する[107)108)]が, Cochrane Databaseを用いた最近のメタ解析では, 臨床研究の質, 量ともに現状では十分でなく, スタチンのNAFLD/NASHに対する臨床的, 肝組織学的効果は証明されなかった[109)].

一方, 24時間蓄尿でタンパク尿を評価したRCTのメタ解析では, スタチンによるアルブミン尿減少率は, 導入時のアルブミン尿の程度が高いほど顕著であった[110)111)]. 一方, スタチンの腎機能 (eGFR) 低下抑制効果を検討したメタ解析の結果は一致しない[111)112)]. 最近のCochrane central registerに登録されたCKD患者のメタ解析でも, 透析前CKDでは, 脳卒中を除いて有意な心血管イベントの発症および死亡率の低下効果 (約20％低下) を示しているが, 透析期のCKD患者, 腎移植患者では証明できず, eGFR低下の抑制効果は証明されなかった[113)].

このように, スタチンは透析前CKDでも心血管イベントの発症・死亡の抑制効果をもち, タンパク尿・アルブミン尿減少効果は確からしいが, 腎機能改善に関しては確証がないのが現状である.

以上から, NAFLD/NASHを伴うCKDでのスタチン使用は, 心血管イベント抑制は確実であり, 腎保護およびNAFLD/NASHの改善も期待されるので推奨される. 一方, NAFLD/NASHに対するスタチンの効果に関しては, 今後のRCTの結果が期待される.

ω-3系多価不飽和脂肪酸であるEPAとDHAは, Mets患者におけるインスリン抵抗性の改善を介する血清TG値の低下効果が臨床的に証明されている[114)]. 食餌性NASHモデル動物において, EPAは肝のTG含有量の低下とは独立に, 酸化ストレス関連因子の発現低下と相関して線維化を抑制すること[115)], DHAの肝での酸化ストレス, 炎症関連因子および線維化抑制作用は, EPAに比較して顕著であること[116)], このDHAの作用はmetabolome解析によると, 肝での脂肪酸および酸化脂肪酸パターンの変化による可能性があること[117)]が報告されている. 臨床的には, 精製されたEPAは肝生検で証明されたNASHにおいて, 炎症性サイトカイン, 酸化ストレス指標とトランスアミナーゼの低下, 一部の例で肝での炎症・線維化の抑制を証明し[118)], DHAとEPA合剤による検討 (WELCOME研究) では, MRIで判定した肝脂肪含量の低下はEPAに比較してDHAでより顕著であるとした[119)]. 一方, ω-3系脂肪酸の腎保護に関しては, IgA腎症などの炎症性腎疾患のモデル動物実験や臨床研究は散見される[120)]. 一方, 肥満・Mets関連CKDに関する臨床研究はほとんどなく, MetsモデルにおいてEPA/DHA合剤はEPA単独投与に比較して, 腎不全予防効果がより顕著で, これはDHAに由来する抗炎症作用脂肪酸 (プロテクチン, レゾルビン) に起因するとされた報告があるのみである[121)]. 今後の肥満・Mets関連CKDに対するEPA/DHAの腎保護に関する臨床研究が望まれる.

いずれにしても, スタチンとEPA/DHAは, 多くの臨床研究によって脂質異常の

改善と心血管イベント予防効果が確認されており，インスリン抵抗性を基盤にした肝腎連関の病態に合併する脂質異常の治療薬として心血管イベント予防効果が期待される．

●まとめ

　肝臓と腎臓は，生体での恒常性維持・代謝調節の主要臓器であり，一部の機能は協調，補完関係にある．浸透圧・水・電解質（容量）調節に関しては，肝臓門脈系の受容体を介して腎臓機能を調節する機能連関（HRR）が存在する．肝疾患と腎疾患が並存する疾患群は，発症機序，病態，予後は多様で，統一的に扱うことは困難である．しかし，肝疾患における血行動態異常，蓄積代謝物，免疫異常によって腎障害を惹起することは比較的多く，一部の全身性疾患は肝臓と腎臓の障害を惹起する．また，肝腎の連関した病態は心血管疾患の発症進展と強く連関した病態であるとの認識が重要である（心腎肝連関）．これらの病態は，予防・治療法が確立していないものも多いが，最近徐々にさまざまな予防や治療の有効性が証明されてきている．日常臨床において，病歴や症候からの心腎肝連関の病態を想起し，早期に病態を把握することで，心腎肝連関を配慮した治療につなげることが重要である．一方，この病態の治療に関する大規模な RCT は不足しており，将来の課題である．

■文献

1) Adachi A: Thermosensitive and osmoreceptive afferent fibers in the hepatic branch of the vagus nerve. *J Auton Nerve Syst* **10**: 269-273, 1984
2) Morita H, et al: Hepatorenal reflex plays an important role in natriuresis after high-NaCl food intake in conscious dogs. *Cir Res* **72**: 552-559, 1993
3) Jimenez-Saenz M, et al: Renal sodium retention in portal hypertension and hepatorenal reflex: from practice to science. *Hepatology* **37**: 1494-1495, 2003
4) Lubel JS, et al: Liver disease and the renin-angiotensin system: recent discoveries and clinical implications. *J Gastroent Hepatol* **23**: 1327-1338, 2008
5) Ming Z, et al: Decreases in portal flow trigger a hepatorenal reflex to inhibit renal sodium and water excretion in rats: role of adenosine. *Hepatology* **35**: 167-175, 2002
6) Stanley AJ, et al: Acute effects of transjugular intrahepatic portosystemic stent-shunt (TIPSS) procedure on renal blood flow and cardiopulmonary hemodynamics in cirrhosis. *Am J Gastroenterol* **93**: 2463-2468, 1998
7) Jalan R, et al: Reduction in renal blood flow following acute increase in the portal pressure: evidence for the existence of a hepatorenal reflex in man?. *Gut* **40**: 664-670, 1997
8) Gentilini P, et al: Liver-kidney pathophysiological interrelationships in liver diseases. *Dig Liver Dis* **40**: 909-919, 2008
9) Molino C, et al: The management of viral hepatitis in CKD patients: an unresolved problem. *Int J Artif Org* **31**: 683-696, 2008
10) 日本肝臓学会（編）：B 型肝炎治療ガイドライン：免疫抑制・化学療法により発症する B 型肝炎対策ガイドライン．
11) Gentilini P, et al: Functional renal alternation in chronic liver disease. *Digestion* 66-72, 1980
12) Mehta RL, et al: Acute kidney injury network: report of an initiative to improve outcomes in acute kidney injury. *Crit Care* **11** : R31, 2007
13) Jeng CC, et al: RIFLE classification can predict short-term prognosis in critically ill cirrhotic patients. *Intens Care Med* **33**: 1921-1930, 2007

14) Wan ZH, et al: Cystatin C is a biomarker for predicting acute kidney injury in patients with acute-on-chronic liver failure. *World J Gastroenterol* **19**: 9432-9438, 2013
15) Venkat D et al: Hepatorenal syndrome. *South Med J* **103**: 654-661, 2010
16) Belcher JM, et al: Kidney biomarkers and differential diagnosis of patients with cirrhosis and acute kidney injury. *Hepatology* **60**: 622-632, 2014
17) Davenport A: Management of acute kidney injury in liver disease. *Contrib Nephrol* **165**: 197-205, 2010
18) Salerno F, et al: Diagnosis, prevention and treatment of the hepato-renal syndrome in cirrhosis. *Gut* **56**: 1310-1318, 2007
19) Triantos CK, et al: Terlipressin therapy for renal failure in cirrhosis. *Eur J Gastroenterol Hepatol* **22**: 481-486, 2010
20) Wong F, et al: Midodrine, octareotide, albumin, and TIPS in selected patients with cirrhosis and type 1 hepato-renal syndrome. *Hepatology* **40**: 55-64, 2004
21) Navasa M, et al: Impact of pretransplant renal function on survival after liver transplantation. *Transplantation* **59**: 361-365, 1995
22) Betrosian AP, et al: Acute renal dysfunction in liver diseases. *World J Gastroenterol* **13**: 5552-5559, 2007
23) Ahya SN, et al: Acid-base and potassium disorders in liver disease. *Semin Nephrol* **26**: 466-470, 2006
24) Pouria S, et al: Secondary IgA neohropathy. *Semin Nephrol* **28**: 27-37, 2008
25) Tang S, et al: Lamivudine in hepatitis B-associated membranous nephropathy. *Kidney Int* **68**: 1750-1758, 2005
26) Wen YK, et al: Remission of hepatitis B virus-associated membranoproliferative glomerulonephritis in a cirrhotic patient after lamivudine therapy. *Clin Nephrol* **65**: 211-215, 2006
27) Farrell GC, et al: Management of chronic hepatitis B infection: a new era of disese control. *Intern Med J* **36**: 100-113, 2006
28) Johnson RJ, et al: Membranoproliferative glomerulonephritis associated with hepatitis C virus infection. *New Engl J Med* **328**: 465-470, 1993
29) Fornasieri A, et al: High binding of immunoglobulin M kappa rheumatoid factor from type II cryoglobulins to cellular fibronectin: A mechanism for induction of in situ immune complex glomerulonephritis? *Am J Kidney Dis* **27**: 476-483, 1996
30) Sansonno D, et al: Localization of HCV antigens in renal tissue of HCV-infected patients with cryoglobulinemic mesangiocapillary glomerulonephritis (MCGN). *J Am Soc Nephrol* **6**: 431, 1996
31) Sabry AA, et al: Effect of combination therapy (ribavirin and interferon) in HCV-related glomerulopathy. *Nephrol Dial Transplant* **17**: 1924-1930, 2007
32) Sugiura T, et al: Effects of pegylated interferon alpha-2a on hepatitis-C-virus-associated glomerulonephritis. *Pediat Nephrol* **24**: 199-202, 2009
33) Roccatello D, et al: Long-term effects of antiCD20 monoclonal antibody treatment of cryoglobunemic glomerulonephritis. *Nephrol Dial Transplant* **19**: 3035-3061, 2004
34) Gunay-Aygun M: Liver and kidney disease in ciliopathies. *Am J Med Genet Part C Sem Med Genet* **151C**: 296-306, 2009
35) Pirson Y: Extrarenal manifestations of autosomal dominant polycystic kidney disease. *Adv Chronic Kidney Dis* **17**: 173-180, 2010
36) Magdalena A, et al: Clinical and molecular characterization defines a broad spectrum of autosomal recessive polycystic kidney disease (ARPKD). *Medicine* **85**: 1-25, 2006
37) Torres VE, et al: Tolvaptan in patients with autosomal dominant polycystic kidney disease. *N Engl J Med* **367**: 2407-2418, 2012
38) Hogan MC, et al: Randomized clinical trial of long-acting somatostatin for autosomal dominant polycystic kidney and liver disease. *J Am Soc Nephrol* **21**: 1052-1061, 2010
39) Gevers TJ, et al: Young women with polycystic liver disease respond best to somatostatin analogues: a pooled analysis of individual patient data. *Gastroenterology* **145**: 357-365. e1-2, 2013
40) Belibi FA, Edelstein CL: Novel targets for the treatment of autosomal dominant polycystic kidney disease. *Expert Opin Investig Drugs* **19**: 315-328, 2010
41) Hoshino J, et al: Intravascular embolization therapy in patients with enlarged polycystic liver. *Am J Kid Dis* **63**: 937-944, 2014
42) Hoshino J, et al: Pathologic improvement after high-dose melphalan and autologous

stem cell transplantation in patients with for primary systemic amyloidosis. *Nephro Dialys Trans Plus* **6**: 414-416, 2008
43) Chaulagain C: New insights and modern treatment of AL amyloidosis. *Curr Hematol Malig Rep* **8**: 291-298, 2013
44) Mahmood S, et al: Lenalidomide and dexamethasone for systemic AL amyloidosis following prior treatment with thalidomide or bortezomib regimens. *Brit J Haematol* **166**: 842-848, 2014
45) Dember LM, et al: Eprodisate for the treatment of renal disease in AA amyloidosis. *New Engl J Med* **356**: 2349-2360, 2007
46) Bedogni G, et al: Prevalence of and risk factors for non-alcholic fatty liver disease: the Dionysos Nutrition and Liver Study. *Hepatology* **40**: 1387-1395, 2005
47) Marchesini G, et al: Nonalcholic fatty liver disease and metabolic syndrome. *Curr Opin Lipidol* **16**: 421-427, 2005
48) Neuschwander-Tetri BA, et al: Clinical, laboratory and histological associations in adults with nonalcoholic fatty liver disease. *Hepatology* **52**: 913-924, 2010
49) Musso G, et al: Non-alcoholic fatty liver disease from pathogenesis to management: an update. *Obesity Rev* **11**: 430-445, 2010
50) Manco M, et al: Metabolic syndrome and liver histology in paediatric non-alchloc steatohepatitis. *Int J Obes（Lond）* **32**: 381-387, 2008
51) Manco M, et al: Waist circumference correlates with liver fibrosis in children with nonalcoholic steatohepatitis. *Gut* **57**: 1283-1287, 2008
52) Review team; LaBrecque D, et al: World Gastroenterology Organisation Global Guidelines Nonalcoholic Fatty Liver Disease and Nonalcoholic Steatohepatitis June 2012
53) Sumida Y, et al: A simple clinical scoring system using ferritin, fasting insulin, and type Ⅳ collagen 7S for predicting steatohepatitis in nonalcoholic fatty liver disease. *J Gastroenterol* **46**: 257-268, 2011
54) Gelber RP, et al: Association between body mass index and CKD in apparently healthy men. *Am J Kidney Dis* **46**: 871-880, 2005
55) Hsu CY, et al: Body mass index and risk for end-stage renal disease. *Ann Intern Med* **144**: 21-28, 2006
56) Chen J, et al: The Metabolic Syndrome and Chronic Kidney Disease in U. S. Adults *Ann Intern Med* **140**: 167-174, 2004
57) Parvanova AI, et al: Insulin resistance and micrialbuminuria: a cross-sectional, case-control study of 158 patients with type 2 diabetes and different degrees of urinary albumin excretion. *Diabetes* **55**: 1456-1462, 2006
58) Chen HM, et al: Evaluation of metabolic risk marker in obesity-related glomerulopathy. *J Renal Nutr* **21**: 309-315, 2011
59) Kurella M, et al: Metabolic syndrome and the risk for chronic kidney disease among nondiabetic adults. *J Am Soc Nephrol* **16**: 2134-2140, 2005
60) Kambham N, et al: Obesity-related glomerulopathy: an emerging epidemic. *Kidney Int* **59**: 1498-1509, 2001
61) Praga M, et al: Clinical features and long-term outcome of obesity-associated focal segmental glomerulosclerosis. *Nephrol Dial Transplant* **16**: 1790-1798, 2001
62) Wu Y, et al: Obesity-related glomerulopathy: insights from gene expression profiles of the glomeruli derived from renal biopsy samples. *Endocrinology* **147**: 44-50, 2006
63) Targher G, et al: Non-alcoholic fatty liver disease is independently associated with an increased prevalence of chronic kidney disease and proliferative/laser-treated retinopathy in type 2 diabetic patients. *Diabetologia* **51**: 444-450, 2008
64) Manco M, et al: Albuminuria and insulin resistance in children with biopsy proven non-alcoholic fatty liver disease. *Pediatr Nephrol* **24**: 1211-1217, 2009
65) Chang Y, et al: Nonalcoholic fatty liver disease predicts chronic kidney disease in nonhypertensive and nondiabetic Korean men. *Metabolism* **57**: 569-576, 2008
66) Musso G, et al: Association of non-alcoholic fatty liver disease with chronic kidney disease: a systematic review and meta-analysis. *PLoS Med* 2014 Jul; **11**（7）: e1001680. PMID: 25050550
67) Ix JH, et al: Mechanisms linking obesity, chronic kidney disease, and fatty liver disease: the roles of fetuin-A, adiponectin, and AMPK. *J Am Soc Nephrol* **21**: 406-412, 2010
68) Sesti G, et al: Association between noninvasive fibrosis markers and chronic kidney disease among adults with nonalcoholic fatty liver disease. *PLoS One* 2014; **9**（2）:

e88569. PMID: 24520400

69) Carbone F, et al: The liver and the kidney: two critical organs influencing the atherothrombotic risk in metabolic syndrome. *Thromb Haemost* **110**: 940-958, 2013
70) Musso G, et al: Impact of current treatments on liver disease, glucose metabolism and cardiovascular risk in non-alcoholic fatty liver disease (NAFLD): a systematic review and meta-analysis of randomised trials. *Diabetologia* **55**: 885-904, 2012
71) Kistler KD, et al: Physical activity recommendations, exercise intensity, and histological severity of nonalcoholic fatty liver disease. *Am J Gastroenterol* **106**: 460-468, quiz 469, 2011
72) Shen WW, et al: Obesity-related glomerulopathy: body mass index and proteinuria. *Clin J Am Soc Nephrol* **5**: 1401-1409, 2010
73) Fowler SM, et al: Obesity-related focal and segmental glomerulosclerosis: normalization of proteinuria in an adolescent after bariatric surgery. *Pediatr Nephrol* **24**: 851-855, 2009
74) Chagnac A, et al: The effects of weight loss on renal function in patients with severe obesity. *J Am Soc Nephrol* **14**: 1480-1486, 2003
75) Bell LN, et al: Relationship between adipose tissue insulin resistance and liver histology in nonalcoholic steatohepatitis: a pioglitazone versus vitamin E versus placebo for the treatment of nondiabetic patients with nonalcoholic steatohepatitis trial follow-up study. *Hepatology* **56**: 1311-1318, 2012
76) Ji HF, et al: Effect of vitamin E supplementation on aminotransferase levels in patients with NAFLD, NASH, and CHC: results from a meta-analysis. *Nutrition* **30**: 986-991, 2014
77) Pacana T, et al: Vitamin E and nonalcoholic fatty liver disease. *Curr Opin Clin Nutr Metab Care* **15**: 641-648, 2012
78) Pietu F, et al: Ursodeoxycholic acid with vitamin E in patients with nonalcoholic steatohepatitis: long-term results. *Clin Res Hepatol Gastroenterol* **36**: 146-155, 2012
79) Lavine JE, et al: Effect of vitamin E or metformin for treatment of nonalcoholic fatty liver disease in children and adolescents: the TONIC randomized controlled trial. *JAMA* **305**: 1659-1668, 2011
80) Tain YL, et al: Vitamin E reduces glomerulosclerosis, restores renal neuronal NOS, and suppresses oxidative stress in the 5/6 nephrectomized rat. *Am J Physiol Renal Physiol* **292**: F1404-1410, 2007
81) Van Wagner LB, et al: Pentoxifylline for the treatment of non-alcoholic steatohepatitis: a randomized controlled trial. *Ann Hepatol* **10**: 277-286, 2011
82) Satapathy SK, et al: Beneficial effects of pentoxifylline on hepatic steatosis, fibrosis and necroinflammation in patients with non-alcoholic steatohepatitis. *J Gastroenterol Hepatol* **22**: 634-638, 2007
83) Lin SL, et al: Effect of pentoxifylline in addition to losartan on proteinuria and GFR in CKD: a 12-month randomized trial. *Am J Kid Dis* **52**: 464-474, 2008
84) Zein CO, et al: Pentoxifylline decreases oxidized lipid products in nonalcoholic steatohepatitis: new evidence on the potential therapeutic mechanism. *Hepatology* **56**: 1291-1299, 2012
85) Du J, et al: Effects of pentoxifylline on nonalcoholic fatty liver disease: a meta-analysis. *World J Gastroenterol* **20**: 569-577, 2014
86) Badri S, et al: A review of the potential benefits of pentoxifylline in diabetic and non-diabetic proteinuria. *J Pharm Pharm Sci* **14**: 128-137, 2011
87) Perkins RM, et al: Effect of pentoxifylline on GFR decline in CKD: a pilot, double-blind, randomized, placebo-controlled trial. *Am J Kid Dis* **53**: 606-616, 2009
88) Yki-Järvinen H: Thiazolidinediones and the liver in humans. *Curr Opin Lipidol* **20**: 477-483, 2009
89) Boettcher E, et al: Meta-analysis: pioglitazone improves liver histology and fibrosis in patients with non-alcoholic steatohepatitis. *Aliment Pharmacol Ther* **35**: 66-75, 2012
90) Loomba R, et al: Clinical trial: pilot study of metformin for the treatment of non-alcoholic steatohepatitis. *Aliment Pharmacol Ther* **29**: 172-182, 2009
91) Doycheva I, et al: Effect of metformin on ballooning degeneration in nonalcoholic steatohepatitis (NASH): when to use metformin in nonalcoholic fatty liver disease (NAFLD). *Adv Ther* **31**: 30-43, 2014

92) Torres DM, et al: Rosiglitazone versus rosiglitazone and metformin versus rosiglitazone and losartan in the treatment of nonalcoholic steatohepatitis in humans: a 12-month randomized, prospective, open-label trial. *Hepatology* **54**: 1631-1639, 2011
93) Rakoski MO, et al: Meta-analysis: insulin sensitizers for the treatment of non-alcoholic steatohepatitis. *Aliment Pharmacol Ther* **32**: 1211-1221, 2010
94) Sanyal AJ, et al: Pioglitazone, vitamin E, or placebo for nonalcoholic steatohepatitis. *N Engl J Med* **362**: 1675-1685, 2010
95) Shyangdan D, et al: Insulin sensitisers in the treatment of non-alcoholic fatty liver disease: a systematic review. *Health Technol Assess* **15**: 1-110, 2011
96) Yang HC, et al: The PPARgamma agonist pioglitazone ameliorates aging-related progressive renal injury. *J Am Soc Nephrol* **20**: 2380-2388, 2009
97) Higashi K, et al: Additive antifibrotic effects of pioglitazone and candesartan on experimental renal fibrosis in mice. *Nephrology* **15**: 327-335, 2010
98) Huang Y, et al: Rosiglitazone alleviates injury in rats with adenine-induced chronic kidney disease. *Mol Med Rep* **8**: 1831-1835, 2013
99) Ochodnicky P, et al: Pioglitazone, a PPAR agonist, provides comparable protection to angiotensin converting enzyme inhibitor ramipril against adriamycin nephropathy in rat. *Eur J Pharmacol* **730**: 51-60, 2014
100) Kong X, et al: Losartan and pioglitazone ameliorate nephropathy in experimental metabolic syndrome rats. *Biol Pharm Bull* **34**: 693-699, 2011
101) Yan Z, et al: Peroxisome proliferator-activated receptor delta protects against obesity-related glomerulopathy through the P38 MAPK pathway. *Obesity* **21**: 538-545, 2013
102) Jin HM, et al: Renoprotection provided by losartan in combination with pioglitazone is superior to renoprotection provided by losartan alone in patients with type 2 diabetic nephropathy. *Kidney Blood Press Res* **30**: 203-211, 2007
103) Satriano J, et al: Induction of AMPK activity corrects early pathophysiological alterations in the subtotal nephrectomy model of chronic kidney disease. *Am J Physiol Renal Physiol* **305**: F727-733, 2013
104) Inzucchi SE, et al: Metformin in patients with type 2 diabetes and kidney disease: a systematic review. *JAMA* **312**: 2668-2675, 2014
105) Wang W, et al: Simvastatin ameliorates liver fibrosis via mediating nitric oxide synthase in rats with non-alcoholic steatohepatitis-related liver fibrosis. *PLoS One* 2013; 8 (10): e76538. PMID: 24098525
106) Van Rooyen DM, et al: Pharmacological cholesterol lowering reverses fibrotic NASH in obese, diabetic mice with metabolic syndrome. *J Hepatol* **59**: 144-152, 2013
107) Kimura Y, et al: Atorvastatin decreases serum levels of advanced glycation endproducts (AGEs) in nonalcoholic steatohepatitis (NASH) patients with dyslipidemia: clinical usefulness of AGEs as a biomarker for the attenuation of NASH. *J Gastroenterol* **45**: 750-757, 2010
108) Nseir W, et al: Lipid-lowering agents in nonalcoholic fatty liver disease and steatohepatitis: human studies. *Dig Dis Sci* **57**: 1773-1781, 2012
109) Eslami L, et al: Statins for non-alcoholic fatty liver disease and non-alcoholic steatohepatitis. *Cochrane Database Syst Rev* 2013; 12: CD008623
110) Douglas K, et al: Meta-analysis: the effect of statins on albuminuria. *Ann Int Med* **145** (2): 117-124, 2006
111) Statins for improving renal outcomes: a meta-analysis. Sandhu S, et al: *J Am Soc Nephrol* **17**: 2006-2016, 2006
112) Strippoli GF, et al: Effects of statins in patients with chronic kidney disease: meta-analysis and meta-regression of randomised controlled trials. *BMJ* **336**: 645-651, 2008
113) Palmer SC, et al: HMG CoA reductase inhibitors (statins) for people with chronic kidney disease not requiring dialysis. *Cochrane Database Syst Rev* 2014; 5: CD007784
114) Lopez-Huertas E: The effect of EPA and DHA on metabolic syndrome patients: a systematic review of randomised controlled trials. *Br J Nutr* **107** Suppl 2: S185-194, 2012
115) Kajikawa S, et al: Eicosapentaenoic acid attenuates progression of hepatic fibrosis with inhibition of reactive oxygen species production in rats fed methionine- and choline-deficient diet. *Dig Dis Sci* **56**: 1065-1074, 2011
116) Depner CM, et al: Docosahexaenoic acid attenuates hepatic inflammation, oxidative

stress, and fibrosis without decreasing hepatosteatosis in a Ldlr (-/-) mouse model of western diet-induced nonalcoholic steatohepatitis. *J Nutr* **143**: 315-323, 2013

117) Depner CM, et al: A metabolomic analysis of omega-3 fatty acid-mediated attenuation of western diet-induced nonalcoholic steatohepatitis in LDLR-/- mice. *PLoS One* 2013; 8: e83756. PMID: 24358308

118) Tanaka N, et al: Highly purified eicosapentaenoic acid treatment improves nonalcoholic steatohepatitis. *J Clin Gastroenterol* **42**: 413-418, 2008

119) Scorletti E, et al: Effects of purified eicosapentaenoic and docosahexaenoic acids in non-alcoholic fatty liver disease: Results from the* WELCOME study. *Hepatology* 2014 Jul 4; . PMID: 25043514

120) Sakurai K, et al: Dietary Perilla seed oil supplement increases plasma omega-3 polyunsaturated fatty acids and ameliorates immunoglobulin A nephropathy in high immunoglobulin A strain of ddY mice. *Nephron Exp Nephrol* **119**: e33-e39, 2011

121) Katakura M, et al: Omega-3 fatty acids protect renal functions by increasing docosahexaenoic acid-derived metabolite levels in SHR. Cg-Lepr (cp)/NDmcr rats, a metabolic syndrome model. *Molecules* **19**: 3247-3263, 2014

15. 腎臓と骨・関節

●はじめに

　透析患者を代表とする末期腎不全患者は高率に重度の骨関節病変を合併する．わが国の維持透析患者を例にとると，大腿骨骨折のリスクは一般人口に比し約5倍高く[1]，高い骨折のリスクは世界の透析患者共通に認められる所見である[2]．また，透析患者へのアンケート調査によると，日常生活を阻害する症状として骨関節症状は上位を占め，特に透析期間の長期化に伴いより高頻度となる[3]．このように末期腎不全患者で骨関節病変が顕在・重症化する要因として，①慢性腎臓病に伴う骨・ミネラル代謝異常症（Chronic Kidney Disease-mineral Bone Disorder：CKD-MBD），②透析アミロイド症，③骨粗鬆症など加齢に伴う病変，が挙げられる．本稿では腎機能障害と骨関節障害の関連について，主に①②について解説する．

●臓器連関の内容

1. CKD-MBD と骨関節病変

　全身のカルシウム（Ca），リン（P）代謝とその平衡は主として腎臓によって維持される．腎疾患の存在や腎機能の異常はビタミン D，Klotho・線維芽細胞増殖因子23（Fibroblast Growth Factor 23：FGF-23）系，PTH などの異常を介して心血管系，骨関節など全身に予後を規定する重要な病変をもたらすことから，腎臓病患者の予後向上を目的として設立された国際機関である Kidney Disease Improving Global Outcomes（KDIGO）から2006年に CKD-MBD という概念が提唱された[4]．

1）CKD-MBD の病態

　慢性腎臓病（CKD）は原因疾患の種類を問わず，腎機能が低下したり，タンパク尿や血尿など腎臓病を疑う異常所見が3カ月以上持続した患者に適応される疾患名で，2002年に KDIGO から提唱されて以来，その高い罹患率，心血管系疾患の合併率，末期腎不全への進行率，低い生命予後から世界的に重点的な対策が求められている疾患である．腎機能正常者では食物中に含まれる P が腸管へ移行したり，血清 P 濃度が上昇すると FGF-23 が骨から分泌され，腎近位尿細管の Na, P 共輸送体の抑制を介して P の尿中排泄を増加させ，血中 P 濃度を低下させるか上昇を防止する．同時に，FGF-23 は腎臓のビタミン D1α 水酸化酵素活性を抑制，24 水酸化酵素活性を促進して活性型ビタミン D の産生を低下させ，腸管からの P 吸収を減少させて血中 P 濃度の恒常性を維持する[5]．FGF-23 の腎臓に対するこうした作用は FGF-23 の共受容体である klotho を介して発揮される．CKD に伴う腎機能障害時には，腎組織での klotho 発現が低下し，P 負荷による FGF-23 の増加に対する腎臓

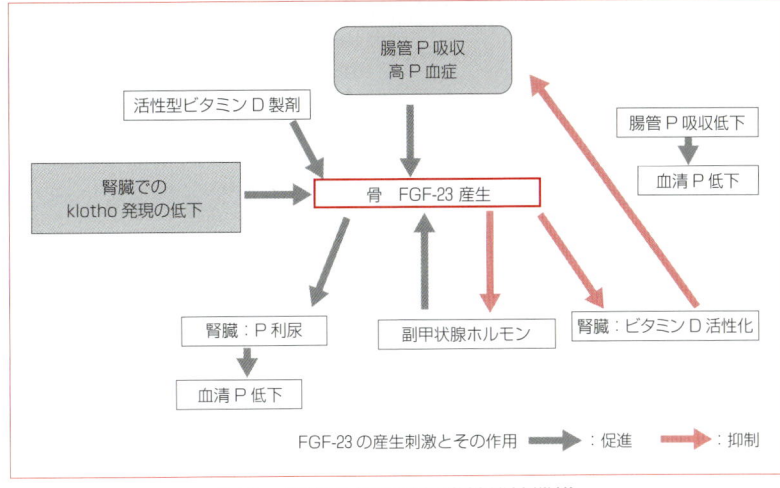

図1 血清P濃度の恒常性維持機構

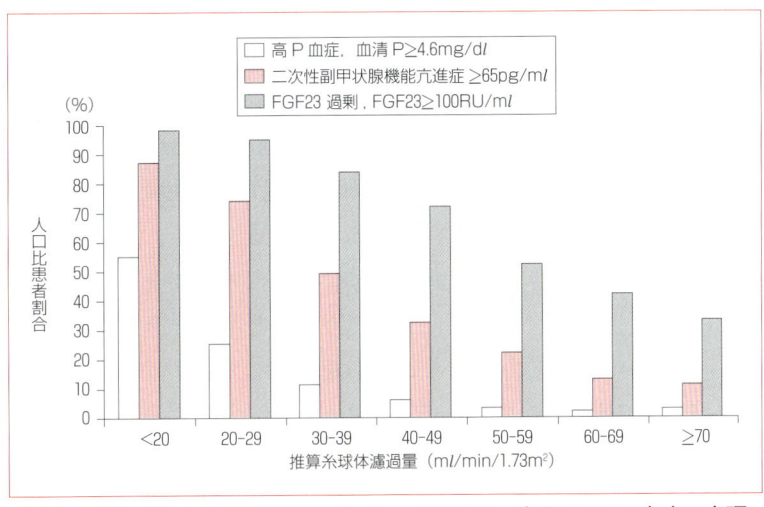

図2 CKD 2-4患者における高リン，高PTH，高FGF-23血症の出現頻度と腎機能の関連（文献6）より引用）

のP排泄反応が低下するため，FGF-23の分泌が増加し，腎臓でのビタミンD活性化がより高度に障害され，ビタミンD欠乏が出現する（図1）．P負荷（高リン血症），ビタミンD欠乏やそれらに伴う血清Ca濃度低下は生体に深刻な影響をもたらすため，代償反応として副甲状腺でPTHの分泌が促進され，PTHは腎臓でのビタミンD活性化，骨吸収，P利尿の促進を介してP，Ca，ビタミンDの恒常性が維持される．この代償反応は腎機能（GFR）の低下に伴いFGF-23がまず上昇し，ビタミンDの低下から次いでPTHが増加し，血清Pの恒常性は腎不全末期まで保たれる経緯で観察することができる（図2）[6]．腎機能の低下に伴い，こうした代償反応が反復する結果，末期腎不全に至るとFGF-23の著明な増加，PTHの上昇（二次性副甲状腺機能亢進症），活性型ビタミンDの減少，低Ca血症，高P血症が顕在化

15. 腎臓と骨・関節 | 147

する．この過程で治療目的に投与される活性型ビタミンD製剤はさらに，FGF-23濃度を上昇させ，また増加したPTHもFGF-23濃度上昇をさらに加速する．FGF-23は本来副甲状腺からのPTH分泌を抑制するが，高度の二次性副甲状腺機能亢進症では，副甲状腺のklotho，FGF受容体レベルが減少し，抑制刺激伝達が不十分となりPTHは抑制されない．特に長期間腎機能の廃絶した透析患者ではこうした病態が継続し，ビタミンD低下と過剰のPTHは多様な骨関節障害を，ビタミンD低下とFGF-23の上昇は心不全を，PTHの増加と高P血症は異所性（血管）石灰化から心血管病変を惹起・進行させることになる．

●互いの疾患が互いに及ぼす影響

1. CKD-MBDの臨床所見

　CKD-MBDは上述の病態から高P，PTH，FGF-23血症 高低Ca血症，ビタミンD低下などの検査値の異常（L），線維性骨炎，骨軟化症，無形成骨症などの骨病変（B），血管を含む軟部組織の異所性石灰化（C）の3徴候から構成され，どの病変が存在するかによりLB，LC，LBCなどと表示される．このうちCKDに伴う異常な骨病態と定義された骨病変は，CKD-MBDでは骨回転（turnover），石灰化（mineralization），骨量（volume）から骨組織学的に定量的に評価（TMV分類）され，従来の腎性骨異栄養症の骨病変の名称を踏襲し，線維性骨炎，骨軟化症，混合型病変，無形成骨症などに診断される（診断には骨生検が必要である）．PTHの過剰分泌に起因する線維性骨炎は，骨形成・吸収の両者が著明に亢進した高代謝・回転骨所見を呈し，最終的には骨量の減少と骨髄の線維化をきたす．骨軟化症の主因は活性型ビタミンDの欠乏とそれに伴う低Ca血症で発症する類骨の石灰化障害で，小児ではくる病を呈するが，透析患者では1970〜80年代に石灰化前線へのアルミニウム沈着が主因となった（アルミニウム骨症）．これが契機となり，透析患者ではリン吸着薬として多用されていたアルミニウム製剤が1992年に禁忌となり，透析液からのアルミニウム侵入を防止するため，透析液希釈水（水道水）の逆浸透装置による浄化が進んだ．無形成骨症は骨形成，吸収が両者とも著明に低下した低回転骨で，線維性骨炎と対極像を呈し，PTHの相対的分泌不全，PTHに対する骨の抵抗性が一因となるが，詳しい機序は不明な点も多い．CKD-MBDの第3の徴候である異所性石灰化は，心血管系では血管壁中膜のメンケベルク型の石灰化や心臓弁膜の石灰化が特徴的で，末梢の血管壁まで多彩な石灰化像を呈し，血管平滑筋細胞の骨芽細胞様細胞への形質転換（血管壁の骨化）から，CKD患者の高度な動脈硬化性病変と密接に関連している．異所性石灰化は関節内にもみられ，骨・関節痛や運動障害の原因となる．

　CKD-MBDの代表的な臨床症状は，骨折，偽骨折，骨・関節痛，骨格の変形，腱断裂などの骨・関節症状が主体であるが，骨関節以外にも筋肉痛，瘙痒症，末梢神経障害，ESA抵抗性貧血，心血管病変など多彩な症状を呈する．X線検査では，

rugger jersey像，salt and pepper像，骨膜下骨吸収，骨膜下骨新生，brown tumor，異所性石灰化，多発性骨折に伴う胸郭の変形・身長の短縮，くる病では骨端部軟骨の化骨障害などが挙げられる．骨シンチグラムでは骨折部位への取り込みのほか，線維性骨炎では全身骨への取り込みの増加，二次性副甲状腺機能亢進症ではエコー，CT，シンチグラムなどで腫大した副甲状腺が検出される．診断には症状に加え，Ca，P，PTH値，骨代謝マーカーの異常（骨型 ALP，TRAP 5b），画像検査などが用いられる．

異所性石灰化にはX線，CT，MRIなどの画像検査が頻用されるが，冠動脈などの定量的解析にはelecton beam CT（EBCT）やmulti-slice CTなどが用いられる．異所性石灰化はPTHの過剰のみならず，Ca，Pの緩衝臓器である骨の代謝・回転が著明に低下した無形性骨も危険因子となる．

2. 透析アミロイド症と骨関節障害

腎臓は低分子タンパクであるβ_2ミクログロブリン（β_2-Microgloblin：BMG）の代謝・排泄臓器でもある．血中のBMG濃度は腎機能の低下とともに上昇し，透析期に至っても従来の透析療法ではBMGの効率的除去が困難であったため，長期の腎機能廃絶がBMGの全身蓄積をもたらし，蓄積したBMGはさまざまな変性を受けた結果，BMGを主要構成タンパクとする特有のアミロイド線維（BMGアミロイド）が形成される．本アミロイド線維は全身に蓄積するが（透析アミロイド症），Caとの親和性が強いことから主として骨関節病変をもたらす．透析アミロイド症の発症頻度は透析療法による管理期間が延長するほど増加し，患者のQOLを阻害する重要な要因となっている．アミロイド線維はまず滑膜，骨などに沈着して多彩な骨関節症状を惹起するが，初発症状は手根管症候群や弾発指が多く，やがて関節痛，関節可動域制限，さらに進行すると破壊性脊椎関節症，骨折などに帰結する．骨折は骨囊胞（アミロイド骨囊胞）の出現部位に多く，大腿骨頸部骨折の頻度が高い．また，破壊性脊椎関節症など脊椎管の狭窄や変形を伴う病態をきたしやすく，患者のQOLは著しく阻害されるだけでなく，整形外科的手術を施行しても，再発率は高い．

3. 透析患者の骨折

CKD-MBD，透析アミロイド症，さらに透析患者の高齢化に伴う骨粗鬆症様病変の進行により，透析患者の大腿骨骨折頻度は一般人口に比してきわめて高く，そのリスクは約5倍とされている．特に女性の高齢者で骨折リスクは著増し，80～89歳の女性での新規骨折発症は1,000人あたり年間40人を超える．国際的にみると諸外国の骨折頻度はわが国より2～4倍高く，末期腎不全患者の易骨折性は世界共通の現象である（図3）．この原因として，CKD-MBDに起因する骨病変に伴う骨塩量の減少が挙げられ，事実透析患者の骨塩量は低値を示すが，透析患者では骨塩量低下と骨折のリスクとは必ずしも一致しない．骨折のリスクと二次性副甲状腺機能亢進症の程度にも明確な関連はみられず，逆に圧迫骨折のリスクは低PTH血症の

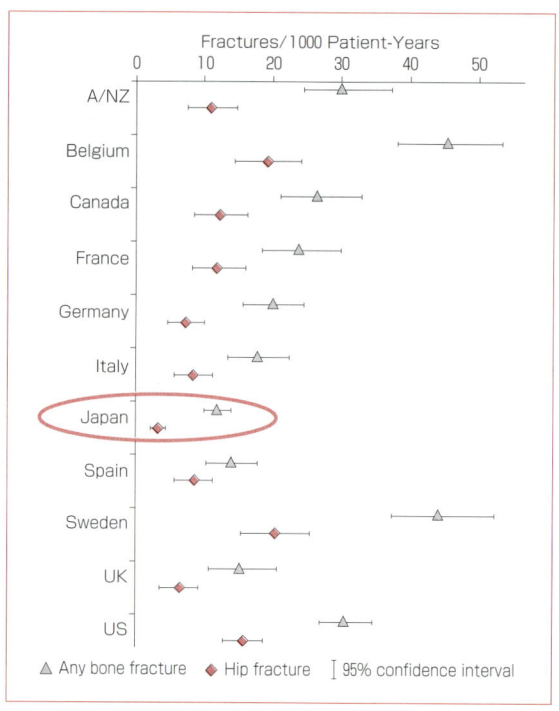

図3 世界の透析患者の骨折頻度（文献2）より改変引用）

患者で増加する，との指摘もある．そのため骨質の劣化も大きな原因と考えられており，コラーゲン架橋の異常，骨基質の変性などさまざまな機序が想定されている．また，骨折は透析患者生命予後の悪化と明確な関連があり，骨折患者では非骨折患者に比べて死亡率は4倍高い，との報告もみられる[2]．

4．骨関節病変への対策

対策はCKD-MBD，透析アミロイド症おのおのに必要となる．前者については，保存期腎不全ではFGF-23の上昇を防ぐため，腎機能障害に応じたPの摂取制限が重要で，短期的ではあるがP制限やP吸着薬の服用がFGF-23の上昇抑制作用をもつことが報告されている．しかし，長期的なP制限は困難で，実際には腎機能低下に応じた病期ごとの血清Ca，P，PTHの管理基準が提唱されており[7-9]，適切な薬剤の服用や透析療法の工夫でこうした基準を達成する必要がある．以下に具体的項目を概説する．

1）P吸着薬

腸管内でPを吸着し，Pの腸管吸収を抑制する．わが国では炭酸Ca，塩酸セベラマー，炭酸ランタン，ビキサロマー，クエン酸第二鉄の5剤が使用可能で，塩酸セベラマー，ビキサロマーを除いた3剤は保存期CKDから使用できる．ただし炭酸CaはCaの負荷につながり，異所性石灰化を促進して心血管病変など生命予後を悪化させる可能性が指摘されている．

2）活性型ビタミンD製剤

Calcitriol，alfacalcidolの経口製剤が保存期に，透析期CKDにはcalcitriol，

maxacalcitol の静注薬，falecalcitriol の経口薬が使用可能である．活性型ビタミン D 製剤の投与が保存期では腎予後の，透析期，保存期 CKD の両者で生命予後や心血管予後を改善させることが近年報告されている．

3) Ca 受容体作動薬

副甲状腺の Ca 受容体に Ca 様に作用して PTH の分泌，産生を抑制すると同時に，PTH の抑制から血清 Ca, P 濃度の低下をもたらす．透析期 CKD 患者に現在シナカルセト塩酸塩が認可されている．こうした薬剤によっても管理基準内への治療が困難な難治例，特に透析例では副甲状腺摘除術や副甲状腺内エタノール注入療法などの副甲状腺インターベンションが選択される．

透析アミロイド症に対しては，BMG の蓄積を防ぐ BMG 除去効率の高い透析療法（on-line HDF）や BMG の吸着除去療法，炎症を防止する透析液の清浄化などが予防に有効とされ，事実透析導入から透析アミロイド症発症までの期間は確実に延長している．治療には除痛療法や整形外科的対策が選択されている．

骨折予防薬として一般に用いられる SERM やビスホスホネートについては，共に骨折防止を裏づけるエビデンスは得られていない．特に多くのビスホスホネートが透析患者では禁忌，あるいは慎重投与となっており，骨回転低下に伴う無形性骨の発症や，異所性石灰化の進行などが懸念されている．最近開発された denosmab や PTH 製剤については，現在透析患者に対しても試験的な検討が進んでいる．Denosmab は腎機能障害者には慎重投与で，薬物動態上腎機能障害の影響は軽度であるが，随伴症状の低 Ca 血症への対応が課題となる．PTH 製剤は腎機能障害者には慎重投与であるうえ，副甲状腺機能亢進症が禁忌となっており，多くの症例がこれに該当する．また，腎不全患者の骨は PTH に対する反応性が低下しており，安全性，有効性の面から現時点では一定の評価は得られていない．

■文献

1) Wakasugi M, et al: Increased risk of hip fracture among Japanese hemodialysis patients. *J Bone Miner Metab* **31**: 315-321, 2013
2) Tentori F, et al: High rates of death and hospitalization follow bone fracture among hemodialysis patients. *Kidney Int* **85**: 166-173, 2014
3) 全国腎臓病協議会（編）：2011 年度血液透析患者実態調査報告書．pp61, 2012
4) Moe S, et al: Definition, evaluation, and classification of renal osteodystrophy: a position statement from Kidney Disease: Improving Global Outcomes (KDIGO). *Kidney Int* **69**: 1945-1953, 2006
5) Scanni R, et al: The human response to acute enteral and parenteral phosphate loads. *J Am Soc Nephrol* **25**: 2730-2739, 2014
6) Isakova T, et al: Fibroblast growth factor 23 is elevated before parathyroid hormone and phosphate in chronic kidney disease. *Kidney Int* **79**: 1370-1378, 2011
7) 日本透析医学会：透析患者における二次性副甲状腺機能亢進症治療ガイドライン．透析会誌 **39**: 1435-1455, 2006
8) National Kidney Foundation. K/DOQI: clinical practice guideline for bone metabolism and disease in CKD. *Am J Kidney Dis* **42** (Suppl 3): S1-S202, 2003
9) KDIGO CKD-MBD Work Group. KDIGO Clinical Practice Guideline for the Diagnosis, Evaluation, Prevention, and Treatment of Chronic Kidney Disease-Mineral and Bone Disorder (CKD-MBD). *Kidney Int* **76**: S1-S130, 2009

16. 認知症と骨・関節

●認知症と骨・関節疾患

　わが国の認知症患者数であるが，朝田[1]を研究代表者とした認知症対策総合研究事業による複数地域での調査では，2012年において全国約462万人と推定されている．実際の原因疾患については，アルツハイマー型認知症（Alzheimer's Disease：AD）が67.6％で最多，次いで脳血管性認知症（Vascular Dementia：VaD）が19.5％，レビー小体型認知症（Dementia with Lewy Bodies：DLB）・認知症を伴うパーキンソン病（Parkinson Disease with Dementia：PDD）が4.3％であった．

　認知症の全世界の患者数であるが，Alzheimer's disease internationalによる世界各国の認知症疫学調査をメタ解析した報告によると，2001年の全世界の認知症罹患者数は2,430万人であり，2001年には新規発症者が1年間で460万人であったと報告されている[2]．また，全世界の認知症患者は2020年には4,230万人，2040年には8,100万人となり，開発途上国の割合が40年間で60.1％から71.2％に増加すると試算されている．つまり，認知症は開発途上国や先進国にかかわらず，今後世界的な問題となることが予想される．

　わが国において認知症や骨・関節疾患は，患者のQOLやADLの低下の直接的な原因となっており，超高齢社会の到来とともに医療はもちろん，介護においても問題となっている．厚生労働省による平成25年国民生活基礎調査によれば，要支援者では「関節疾患」が20.7％で最も多く，要介護者では「脳血管疾患（脳卒中）」の21.7％に次いで「認知症」が21.4％と多くなっている[3]．平成22年のデータでは，要支援者ならびに要介護者の総数では，4位に「関節疾患」，5位に「骨折・転倒」が並んでおり，それぞれ10.9％，10.2％と報告されている[4]．つまり，認知症ならびに骨折や関節疾患は，高齢者のADL低下や社会的参加を妨げる主要原因であり，QOLの低下につながっていると考えられ，それらの予防はきわめて重要である．また，認知症は死亡率とも関連があり，軽度認知障害者ならびに中等度から重度の認知障害者では，認知障害のない対象者と比較して，全死亡リスクがそれぞれ1.69倍と2.3倍であったとの報告があり[5]，認知症の有無やその重症度により，予後が変わってくる．また，認知症患者の整形外科的疾患の特徴として山崎ら[6]が**表1**のように挙げているが，認知症の存在が治療開始を遅らせ，時に治療自体を不可能にし，適切な治療の妨げとなる．さらに，重篤な合併症を引き起こすことも多い．そのため，認知症は臨床や介護の現場において問題を抱えることが多く，さらに徘徊などの症状のために社会的にも重要な問題となる疾患である．

　認知症と骨折については，ビタミンDやアポリポタンパクE（ApoE）との関連がいわれている．ビタミンDは，体内カルシウムやリン濃度レベル，骨形成などを調

表1 認知症患者の整形外科疾患の特徴（文献6）より改変引用）

① 骨折の発見が遅れる
② 病院での受け入れが困難
③ 来院が遅いため合併症をともなう（褥瘡，肺炎，貧血，電解質異常，脱水など）
④ 本人の訴えがはっきりしないため病態の把握が困難
⑤ 骨粗鬆症を伴う
⑥ 骨粗鬆症に起因した既存骨折に対する手術によりインプラントが残存しているため手術方法が困難
⑦ 受傷から時間が経過している例が多く手術が困難
⑧ 術後のせん妄などが起こり，管理（食事，投薬）が困難
⑨ 軽度の認知症ではリハが可能であるが重度の認知症ではリハが困難
⑩ 術後 ADL の低下により退院先の受け入れが困難

整するのに重要な脂溶性ビタミンであり，食物からの摂取や日光への曝露により皮膚で生成される．近年ビタミンDと認知障害ならびに認知症との関連が示されており，ビタミンDレセプターが脳に存在し[7]，これと結合することで解毒作用や神経栄養因子合成による神経保護作用をもたらすと考えられている．また，ApoEはコレステロール輸送やリポタンパク代謝など脂質代謝に関与している分子であり，脂質代謝酵素の活性化や免疫調整，神経再生など多くの機能が推察されている．ApoEにはε2，ε3，ε4遺伝子によりコードされる3種類のアイソフォームであるApoE2，ApoE3，ApoE4がある．ApoE4の存在がAD発症ならびに骨折リスクを高めるといわれている．

●互いの疾患が互いに与える影響

1. 認知症と転倒

認知症患者において注意しなければならない問題の1つに「転倒」が挙げられる．転倒は骨折や硬膜下血腫などを引き起こすため，転倒後移動困難となり，活動性の低下に直結し，低栄養となりサルコペニアを誘発，または悪化させる．サルコペニアにより，筋力低下，代謝能低下，骨粗鬆症になり，さらなる転倒につながっていき，骨折しやすくなってしまうといったフレイルの負のスパイラルに陥ってしまう（図1）[8]．今後，超高齢社会が進む中で，転倒は患者の予後だけでなく，リハの観点からも非常に問題となる．

一般的に高齢者においては，体幹や下肢筋力の低下，平衡感覚の低下，視覚や聴覚の低下，深部覚や位置覚など末梢神経感覚の低下，注意能力の低下などの機能障害が加齢または基礎疾患に伴い進行しており，歩行能力が低下し，転倒しやすいと考えられる．特に認知症ではこれらに加えて，遂行機能や注意障害が転倒との密接な関連にあることが認められており[9,10]，せん妄や徘徊，睡眠障害などの認知症に伴う行動・精神症状（Behavioral and Psychological Symptoms of Dementia：BPSD）としての行動異常も転倒リスクを高める．

認知症と転倒との関連についてはいくつか研究があるが，59のナーシングホーム

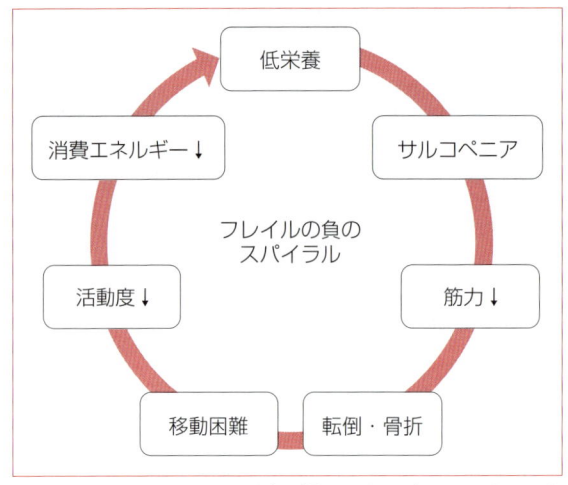

図1 フレイルによって引き起こされる負のスパイラル
(文献8) より引用)

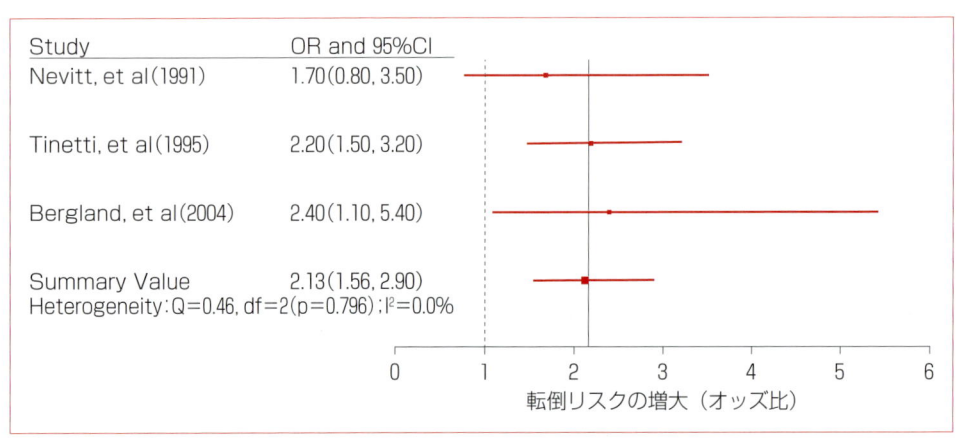

図2 認知症患者（MMSE 26点未満）の転倒リスク（文献12）より改変引用)

在住高齢者を対象とした前向き研究では，転倒リスクとして認知症が挙げられており，その相対リスクは1.74倍と報告されている[11]．さらに，メタ解析の研究において，MMSE（Mini Mental State Examination）が26点未満である高齢者は，骨折，脱臼，意識障害を伴う頭部外傷などの転倒関連の重度外傷の相対リスクが2.13倍と高かった（図2）[12]．つまり，認知症そのものが転倒ならびに骨折のリスクファクターであるうえに，骨折以外の重篤な外傷にもつながりやすい．また，Namiokaら[13]が認知症の原因疾患別に調べた報告では，過去1年間の転倒の既往は，ADと比較してVaD，DLBで有意に高く，下肢運動機能ではDLBでより重度の障害が認められた．そのためADよりもVaDやDLBにて転倒しやすいことが予想される．

2. 認知症と骨折

認知症ならびに軽度認知機能障害（Mild Cognitive Impairment：MCI）の患者は，

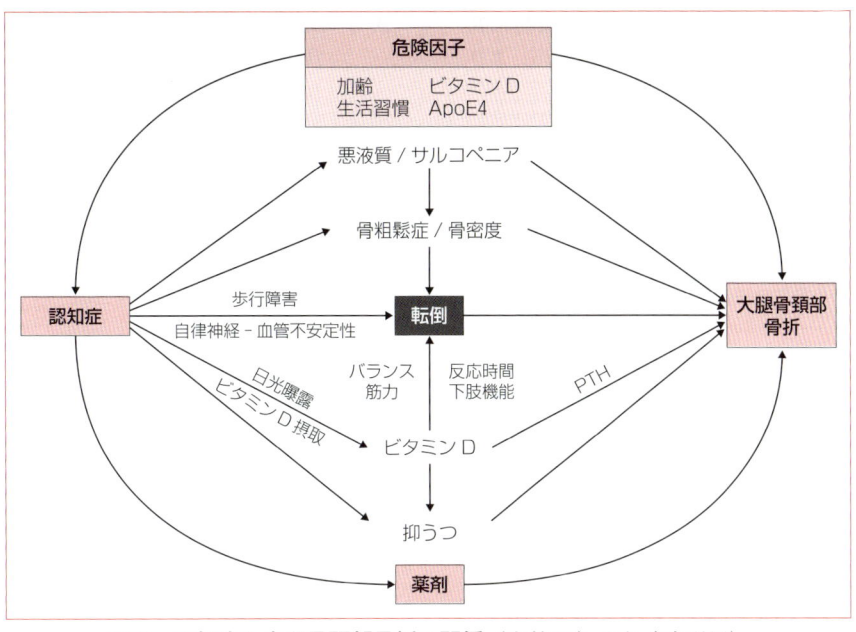

図3 認知症と大腿骨頸部骨折の関係（文献25）より改変引用）
ApoE4（アポリポタンパクE4）

認知機能が正常な群と比較して（広義の）大腿骨頸部骨折（大腿骨頸部骨折ならびに転子部骨折）のリスクが高いとの報告は多数あり[14-21]．また全骨折に関してもvan Staaら[16]によれば認知症患者の全骨折の相対危険度は1.6倍であり，Haasumら[22]によれば，認知症患者の過去4年間の骨折の既往は25.4%と非認知症群の3.68倍であったと報告されている．さらに，ADの診断後10年間の追跡調査では，はじめ1年間での総骨折リスクは2倍であったものの，その後の総骨折リスクの上昇はなかった．しかし，大腿骨頸部骨折に限れば2.7倍のリスク上昇があったと報告されている[23]．大腿骨頸部骨折の受傷後3カ月後の全死亡リスクは，年齢，性別をあわせたコントロール群の5.8～8.0倍であり，10年後まで継続して死亡リスクは高かった[24]との報告がある．つまり，高齢者の認知症患者にとって，骨折リスクは高く，直接予後に大きくかかわってくる大腿骨頸部骨折が最大の問題であると考えられ，その予防のために転倒の防止，骨粗鬆症の治療，栄養状態の改善などが必要となってくる．認知症と大腿骨頸部骨折との関連を**図3**[25]に示す．また，両者に共通する危険因子を**表2**に，両者を仲介する危険因子を**表3**にまとめた．それぞれの危険因子について述べる．

1) 年齢

年齢は認知症と大腿骨頸部骨折の危険因子であり，両者とも加齢に伴い罹患率が上昇する．特に女性では，男性よりも長寿であるため，ビタミンD欠乏，骨粗鬆症，AD，大腿骨頸部骨折の有病率は高くなる．

2) ビタミンD

活性型ビタミンDの前駆体である25(OH)Dの血清濃度が，MMSEスコアと正

表2 認知症と大腿骨頚部骨折に共通の危険因子（文献25）より改変引用）

・年齢
・活動性の低下
・喫煙
・アルコール
・ビタミンD欠乏
・ApoE4

表3 認知症と大腿骨頚部骨折を仲介する危険因子（文献25）より改変引用）

・歩行障害
・自律神経-血管不安定性
・転倒
・ビタミンD欠乏
・骨粗鬆症/骨密度
・悪液質/サルコペニア
・抑うつ
・薬剤

の相関があったとの報告[26]や，Littlejohnsら[27]の平均5.6年間追跡したコホート研究によれば，血清25(OH)D濃度が50 pg/ml以上と十分量である場合と比較して，25 pg/ml未満，25～50 pg/mlと低い場合，全認知症罹患率がそれぞれ2.25倍と1.53倍と高く，また，ADに限った場合でも，それぞれ2.22倍と1.69倍と高かったとの報告がある．

3）身体活動

認知症患者において，身体活動が転倒リスクを減少させたとの報告がある[28]．一方，身体活動が認知障害に対して効果があるとの報告はこれまで多数認められている[29-32]．

4）喫煙

喫煙は認知障害ならびに認知症の危険因子であり，ADとVaDの相対リスクはそれぞれ1.79倍と1.78倍と報告されている[33]．また，遂行機能や問題解決能力の低下と関連があったとの報告がある[34]．骨折との関連では，横断研究にて高齢女性における骨量との関連が示唆されており[35]，大腿骨頚部骨折や骨粗鬆症性骨折のリスクを上昇させる[36,37]．

5）飲酒

アルコール摂取量に比例して認知症との関連があり，大量飲酒により認知症リスクは増加する[38]．アルコール依存症患者では，栄養障害に伴って骨量が低下しており，骨折リスクが増していると考えられる．

6）アポリポタンパクE4

1993年に高齢発症のADにおいてApoE4の頻度が有意に高いことが報告されたが[39]，その後，遺伝子型がApoE3/3であるのと比較して，ApoE4/4とApoE3/4の場合，それぞれ30.1倍と3.7倍とADのリスクが高いことが明らかになった[40]．さらに，認知症と転倒の既往での調整後において，ApoE4の存在により大腿骨頚部骨折のリスクが2.1倍であったと報告されているが[41]，統計的に有意ではない．ただし，透析患者における研究では，遺伝子型がApoE4/4とApoE3/4である患者と，ApoE2/3やApoE2/3である患者では，骨折の既往がそれぞれ44％と16％であり，これは有意な結果であった[42]．

7）歩行障害

AD 患者では，ストライドの短縮，歩行速度の低下，踏み出し頻度の低下，一歩一歩での変動の増大，立脚期の延長，動揺性の悪化などが認められる．VaD 患者では，AD と比較してストライドがさらに短く，歩行速度も低下していると報告されており[43]，転倒リスクにつながっていると考えられる．

8）自律神経-血管不安定性

AD 患者では，自律神経障害の合併率が高く，起立性低血圧となりやすい．また，DLB では AD に比してさらに自律神経障害の合併が多く，転倒リスクの悪化とともに，骨折リスクが高くなることが予想される．

9）骨粗鬆症・骨密度

骨粗鬆症や骨密度の低下は，骨折の独立した危険因子であることはよく知られているが，認知症とも関連があり，AD 患者は骨密度が低下しており，骨粗鬆症の合併も多いと考えられている．早期 AD 患者群と非認知症群とを比較した研究では，年齢，性別に加えて，身体活動，喫煙，抑うつ，ApoE4 などで調整を行っても，AD 群で平均骨密度が有意に低かった[44]．また，AD と大腿骨頚部骨折との研究では，大腿骨頚部骨折の既往のある認知症患者では，骨折の既往のない認知症群や非認知症群の骨密度と比較して，約 60％まで低下していた[16]．

10）悪液質・サルコペニア

認知症患者では BMI が低下しており，特に認知症が進行しているほど体重減少がみられる[45]．認知症の進行により，認知機能の低下，感覚障害の進行，抑うつ状態，意識障害などにより食事の準備や摂取が困難となり，また一人暮らしなどの社会的要因や高齢であるためさまざまな合併症の存在も問題となる．また，BMI の低下は骨折リスクとも関連があり，AD においては骨密度が BMI と相関があったと報告されている[16]．さらに，BMI が $20\,kg/m^2$ 未満の高齢者では，正常または肥満の高齢者と比べて，ビタミン D レベルが低値であったとの報告がある[46]．一般的に体重減少は筋量の減少，サルコペニアと関連があり[45]，体重減少は筋力の低下につながると考えられるが，筋力低下そのものが転倒リスクとなるため，骨折の危険性は増すと考えられる．高齢者の体重減少と大腿骨頚部骨折を調査した研究では，10％以上の体重減少が大腿骨頚部骨折の相対リスクを男性では 1.8 倍，女性では 2.9 倍に上昇させ，また 10％以上の体重増加が相対リスクをそれぞれ 0.4 倍と 0.7 倍に減少させたと報告されている[18,47]．

11）抑うつ

認知症患者において抑うつ状態の合併は珍しいことではない．Probable AD（臨床的確診）の 20％，Possible AD（臨床的疑診）の 13％に合併しており，約 41％がうつ症状をもっていたと報告されている[48]．14 の前向きコホート研究をメタ解析した報告では，抑うつが骨折リスクを 1.52 倍に上昇させ，さらに骨密度の低下とも関連していた[49]．また，抑うつは転倒[10,50]や BMI[51]，骨密度，喫煙，身体活動[52]などとの関連が報告されている．さらに，高齢者への横断研究にて，ビタミン D 欠乏のあ

る高齢者は，ビタミンD充足群と比較して，気分障害の合併が12倍であったと報告されている[53]．逆にうつ病も認知症の危険因子であり，縦断研究においてベースラインでうつ病があった患者は，認知症発生リスクが1.72倍であった[54]．

12) 薬剤

認知症患者では抗うつ薬，向精神薬，抗不安薬，睡眠薬などを内服している場合が多く，転倒ならびに骨折リスクは高い．抗コリン薬作用をもつ薬剤は，患者が高齢者であることもあり，鎮静やせん妄などの副作用を生じ，転倒や骨折の危険性が増加するため注意が必要となる．抗認知症治療薬であるコリンエステラーゼ阻害薬は，失神や徐脈の副作用があるため，大腿骨頚部骨折リスクが1.18倍に上昇するとの報告があるが[55]，一方，ムスカリン性アセチルコリン受容体に作用するドネペジル，リバスチグミンは，骨代謝に対して保護的に作用し，骨折リスクを低減するとの報告がある[56]．また，NMDA（N-メチル-D-アスパラギン酸）受容体拮抗薬であるメマンチンも，骨折リスクを低下させたとの報告がある[57]．

3. 認知症と関節疾患

認知症と変形性関節症（Osteoarthritis：OA）との関連がわが国の研究で示唆されている．2005年より東京大学病院の臨床運動器医学にてOAと骨粗鬆症を中心としたコホート研究であるROAD（Research on Osteoarthritis/Osteoporosis Against Disability）プロジェクトが開始された[58)59]．このプロジェクトでは参加者にMMSEを実施しており，Yoshimuraら[60]によりベースライン調査と3年後の追跡調査を比較した報告がなされた．それによれば，認知症の簡易検査であるMMSEが23/30点以下のMCIはベースライン時では全体の4.5％にみられ，変形性膝関節症（Knee Osteoarthritis：KOA）の発生リスクはMCIの存在下では4.9倍であった．OAは高血圧や糖尿病などの生活習慣病との関連が指摘されており[61]，また認知症の発生にもそれら生活習慣病がかかわっているため，生活習慣病の是正が両者の発生を減らす可能性がある．ADでは神経炎症の活性化，TNFαやインターロイキン-1, 6, 10, TGF-βなど炎症性サイトカインとの関連が報告されており[62]，これらがADとOAとに相互に関与している可能性も考えられている．認知症と関節疾患との関連についてはまだわかっていないことが多く，今後の研究が待たれる．

■文献

1) 朝田　隆：都市部における認知症有病率と認知症の生活機能障害への対応（厚生労働科学研究費補助金 認知症対策総合研究事業）．平成23〜24年度総合研究報告書
2) Ferri CP, et al: Global prevalence of dementia: a Delphi consensus study. *Lancet* **366**: 2112-2117, 2005
3) 厚生労働省：平成25年 国民生活基礎調査の概況 Ⅳ介護の状況 2 要介護者等の状況．2014
4) 厚生労働省：平成22年 国民生活基礎調査の概況 Ⅳ介護の状況 2 要介護者等の状況．2011
5) Guo Z, et al: Low blood pressure and five-year mortality in a Stockholm cohort of the very old: possible con- founding by cognitive impairment and other factors. *Am J Public Health* **87**: 623-628, 1997
6) 山崎　謙，他：整形外科的疾患と認知症．老年精神医学雑誌 **21**: 329-334, 2010

7) Eyles DW, et al: Distribution of the vitamin D receptor and 1 alpha-hydroxylase in human brain. *J Chem Neuroanat* **29**: 21-30, 2005
8) 海老原覚, 他：第6回 高齢者におけるリハビリテーションの阻害因子とそれに対する一般的対応 2. 転倒とバランス障害 1) 地域高齢者. 老年医学 **52**: 1109-1113, 2014
9) Mirelman A, et al: Executive function and falls in older adults: New findings from a five-year prospective study link fall risk to cognition. *PLoS One* **7**: e40297, 2012
10) Montero-Odasso M, et al: Gait and cognition: a complementary approach to understanding brain function and the risk of falling. *J Am Geriatr Soc* **60**: 2127-2136, 2012
11) Van Doorn C, et al: Dementia as a risk factor for falls and fall injuries among nursing home residents. *J Am Geriatr Soc* **51**: 1213-1218, 2003
12) Muir SW, et al: The role of cognitive impairment in fall risk among older adults: a systematic review and meta-analysis. *Age Aging* **41**: 299-308, 2012
13) Namioka N, et al: Comprehensive geriatric assessment in elderly patients with dementia. *Geriatr Gerontol Int* **15**: 27-33, 2015
14) Morris JC, et al: Senile dementia of the Alzheimer's type: an important risk factor for serious falls. *J Gerontol* **42**: 412-417, 1987
15) Johansson C, et al: A population-based study on the association between dementia and hip fractures in 85-year olds. *Aging* (Milano) **8**: 189-196, 1996
16) van Staa TP, et al: Utility of medical and drug history in fracture risk prediction among men and women. *Bone* **31**: 508-514, 2002
17) Sato Y, et al: Risk factors for hip fracture among elderly patients with Alzheimer's disease. *J Neurol Sci* **223**: 107-112, 2004
18) Weller I, et al: Hip fractures and Alzheimer's disease in elderly institutionalized Canadians. *Ann Epidemiol* **14**: 319-324, 2004
19) Langlois JA, et al: Hip fracture risk in older white men is associated with change in body weight from age 50 years to old age. *Arch Intern Med* **158**: 990-996, 1998
20) Hayes WC, et al: Impact near the hip dominates fracture risk in elderly nursing home residents who fall. *Calcif Tissue Int* **52**: 192-198, 1993
21) Porter RW, et al: Prediction of hip fracture in elderly women: a prospective study. *BMJ* **301**: 638-641, 1990
22) Haasum Y, et al: Undertreatment of osteoposis in persons with dementia? a population-based study. *Osteoporos Int* **23**: 1061-1068, 2012
23) Melton LJ 3rd, et al: Fracture risk in patients with Alzheimer's disease. *J Am Geriatr Soc* **42**: 614-619, 1994
24) Haentjens P, et al: Meta-analysis: excess mortality after hip fracture among older women and men. *Ann Intern Med* **152**: 380-390, 2010
25) Friedman SM, et al: Dementia and hip fractures: development of a pathogenic framework for understanding and studying risk. *Gariatr Orthop Surg Rehabil* **1**: 52-62, 2010
26) Przybelski RJ, et al: Is vitamin D important for preserving cognition? A positive correlation of serum 25-hydroxyvitamin D concentration with cognitive function. *Arch Biochem Biophys* **460**: 202-205, 2007
27) Littlejohns TJ, et al: Vitamin D and the risk of dementia and Alzheimer disease. *Neurology* **83**: 920-928, 2014
28) Allan LM, et al: Incidence and prediction of falls in dementia: a prospective study in older people. *PLoS One* **4**: e5521, 2009
29) Fritsch T, et al: Associations between dementia/mild cognitive impairment and cognitive performance and activity levels in youth. *J Am Geriatr Soc* **53**: 1191-1196, 2005
30) Podewils LJ, et al: Physical activity, APOE genotype, and dementia risk: findings from the Cardiovascular Health Cognition Study. *Am J Epidemiol* **161**: 639-651, 2005
31) Baker LD, et al. Effects of aerobic exercise on mild cognitive impairment: a controlled trial. *Arch Neurol* **67**: 71-79, 2010
32) Buchman AS, et al: Total daily physical activity and the risk of AD and cognitive decline in older adults. *Neurology* **78**: 1323-1329, 2012
33) Anstey KJ, et al: Smoking as a risk factor for dementia and cognitive decline: a meta-analysis of prospective studies. *Am J Epidemiol* **166**: 367-378, 2007
34) Razani J, et al: Effects of cigarette smoking history on cognitive functioning in healthy older adults. *Am J Geriatr Psychiatry* **12**: 404-411, 2004

35) Bauer DC, et al: Factors associated with appendicular bone mass in older women. The Study of Osteoporotic Fractures Research Group. *Ann Intern Med* **118**: 657-665, 1993
36) Hoidrup S, et al: Tobacco smoking and risk of hip fracture in men and women. *Int J Epidemiol* **29**: 253-259, 2000
37) Kanis J: FRAX® WHO Fracture Risk Assessment Tool. Web version 3.9. World Health Organization on Collaborating Centre for Metabolic Bone Diseases. http://www.shef.ac.uk/FRAX/[Accessed 2015 Mar]
38) Kumar V, et al: Healthy brain aging: effect of head injury, alcohol and environmental toxins. *Clin Geriatr Med* **26**: 29-44, 2010
39) Strittmatter WJ, et al: Binding of human apolipoprotein E to synthetic amyloid beta peptide: isoform-specific effects and implications for late-onset Alzheimer disease. *Proc Natl Acad Sci USA* **90**: 8098-8102, 1993
40) Myers RH, et al: Apolipoprotein E epsilon4 association with dementia in a population-based study: The Framingham study. *Neurology* **46**: 673-677, 1996
41) Johnston JM, et al: APOE 4 and hip fracture risk in a community-based study of older adults. *J Am Geriatr Soc* **47**: 1342-1345, 1999
42) Kohlmeier M, et al: Bone fracture history and prospective bone fracture risk of hemodialysis patients are related to apolipoprotein E genotype. *Calcif Tissue Int* **62**: 278-281, 1998
43) Tanaka A, et al: Gait disturbance of patients with vascular and Alzheimer-type dementias. *Percept Mot Skills* **80** (3 pt 1): 735-738, 1995
44) Loskutova N, et al: Bone density and brain atrophy in early Alzheimer's disease. *J Alzheimers Dis* **18**: 777-785, 2009
45) Poehlman ET, et al: Energy expenditure, energy intake, and weight loss in Alzheimer disease. *Am J Clin Nutr* **71**: 650S-655S, 2000
46) Wicherts IS, et al: Vitamin D status predicts physical performance and its decline in older persons. *J Clin Endocrinol Metab* **92**: 2058-2065, 2007
47) Langlois JA, et al: Weight change between age 50 years and old age is associated with risk of hip fracture in white women aged 67 years and older. *Arch Intern Med* **156**: 989-994, 1996
48) Landes AM, et al: Prevalence of apathy, dysphoria, and depression in relation to dementia severity in Alzheimer's disease. *J Neuropsychiatry Clin Neurosci* **17**: 342-349, 2005
49) Wu Q, et al: Depression, fracture risk, and bone loss: a meta-analysis of cohort studies. *Osteoporos Int* **21**: 1627-1635, 2010
50) Campbell AJ, et al: Falls in old age: a study of frequency and related clinical factors. *Age Ageing* **10**: 264-270, 1981
51) Berlinger WG, et al: Low Body Mass Index in demented outpatients. *J Am Geriatr Soc* **39**: 973-978, 1991
52) Diem SJ, et al: Depressive symptoms and rates of bone loss at the hip in older women. *J Am Geriatr Soc* **55**: 824-831, 2007
53) Wilkins CH, et al: Vitamin D deficiency is associated with low mood and worse cognitive per- formance in older adults. *Am J Geriatr Psychiatry* **14**: 1032-1040, 2006
54) Saczynski JS, et al: Depressive symptoms and risk of dementia: The Framingham Heart Study. *Neurology* **75**: 35-41, 2010
55) Gill SS, et al: Syncope and its consequences in patients with dementia receiving cholinesterase inhibitors: a population-based cohort study. *Arch Intern Med* **169**: 867-873, 2009
56) Tamimi I, et al: Acetylcholinesterase inhibitors and the risk of hip fracture in Alzheimer's disease patients; a case-control study. *J Bone Mine Res* **27**: 1518-1527, 2012
57) Kim DH, et al: Dementia medications and risk of falls, syncope, and related adverse events meta-analysis of randomized controlled trials. *J Am Geriatr Soc* **59**: 1019-1031, 2011
58) Yoshimura N, et al: Cohort profile: research on Osteoarthritis/Osteoporosis Against Disability (ROAD) study. *Int J Epidemiol* **39**: 988-995, 2010
59) Yoshimura N, et al: Prevalence of knee osteoarthritis, lumbar spondylosis and osteoporosis in Japanese men and women: the research on Osteoarthritis/Osteoporo-sis Against Disability study. *J Bone Miner Metab* **27**: 620-628, 2009
60) Yoshimura N, et al: Does mild cognitive impairment affect the occurrence of

radiographic knee osteoarthritis? A 3-year follow-up in the ROAD study. *BMJ Open* **2**: e001520, 2012
61) Yoshimura N, et al: Accumulation of metabolic risk factors such as overweight, hypertension, dyslipidemia, and impaired glucose tolerance raises the risk of occurrence and progression of knee osteoarthritis: a 3-year follow-up of the ROAD study. *Osteoarthritis Cartilage* **20**: 1217-1226, 2012
62) Zhang F, et al: Neuroinflammation in Alzheimer's disease. *Neuropsychiatr Dis Treat* **11**: 243-256, 2015

17. 認知症と生活習慣病

●認知機能と生活習慣

　近年のさまざまな研究により，認知症が食事，運動，喫煙，飲酒，運動不足，抑うつ，教育，環境，遺伝などの生活習慣や社会的因子，また，高血圧，糖尿病，脂質異常，肥満などの生活習慣病と関連があることが明らかになってきた（図1）[1]．高血圧，脂質異常症，糖尿病は動脈硬化を進行させる血管性因子であり，血管性因子はこれまで，脳血管性認知症（VaD）の危険因子と考えられてきたものの，アルツハイマー型認知症（AD）においてもまた，その関与が重要であることがわかってきた．血管障害に伴う脳血流低下が，血管性認知症を進行させるとともに，ADに原因物質であるAβ（amyloid β protein）の蓄積と関連しているとの報告がある．軽度認知機能障害（MCI）患者のAD移行を追跡した臨床研究では，血管危険性因子である高血圧，糖尿病，脂質異常症，脳血管障害をもつMCI患者ではAD移行率が高く，それらの治療によってADへの移行が減少すると報告されている[2]．

　高血圧，糖尿病，脂質異常，肥満はどれも生活習慣が強く関与しており，また，体内ではレニン-アンジオテンシン系，インスリン抵抗性，炎症性サイトカインなどを介して，相互にかかわり合っている．これら疾患はどれも血管障害ならびに神経障害を引き起こし，認知機能を低下させると考えられている（図2）[3]．わが国では超高齢社会の到来とともに，認知症患者の増加が予想され，生活習慣病同士の関連もあり，認知症の予防や進展の抑制のために生活習慣の是正ならびに生活習慣病の治療を行うことが重要である．

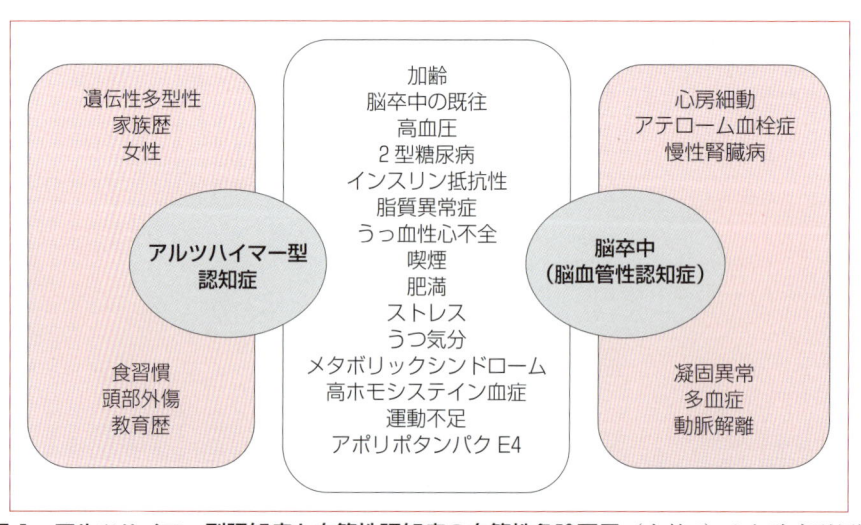

図1　アルツハイマー型認知症と血管性認知症の血管性危険因子（文献1）より改変引用）

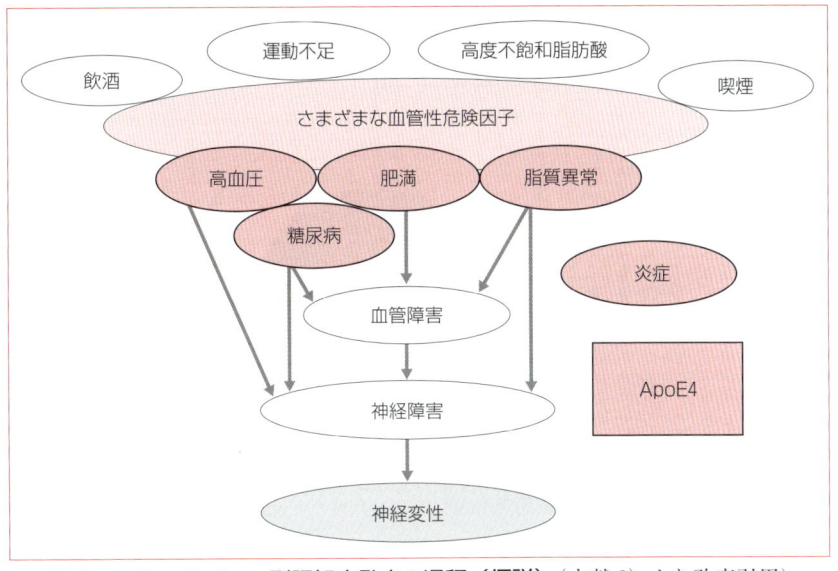

図2 アルツハイマー型認知症発症の過程（仮説）（文献3）より改変引用）

●互いの疾患が互いに与える影響

1. 認知機能とRAA系

　認知障害へのレニン・アンジオテンシン・アルドステロン（RAA）系の関与の病態生理としては，アンジオテンシンⅡ受容体が大きくかかわっていると考えられている（図3）[4]．アンジオテンシンⅡ受容体には，アンジオテンシンⅡタイプ1（AT$_1$）受容体，アンジオテンシンⅡタイプ2（AT$_2$）受容体があり，またアンジオテンシンⅣが結合するアンジオテンシンⅣ（AT$_4$）受容体やアンジオテンシン-(1-7)が結合するMas受容体が近年みつかっている．脳内のAT$_1$受容体やAT$_2$受容体の活性化が神経分化などを介して認知機能調節に直接関与していると考えられている．

　AT$_1$受容体の活性化により，高血圧，血管障害，炎症，酸化ストレスなどが亢進するが，ARB投与によりそれらが抑制され，脳保護効果をもたらす．ヒトレニンとヒトアンジオテンシノーゲン過剰発現のツクバ高血圧マウスを用いた研究では，降圧に関係なくアンジオテンシンⅡ受容体拮抗薬（ARB）投与により認知機能低下が抑制され，酸化ストレスの低下と脳血流の増加を認めたと報告されている[5]．AT$_2$受容体ではその遺伝子変異や欠損が認知症の発症に関与していることがわかっている．AT$_1$受容体やAT$_2$受容体の欠損マウスの脳梗塞モデルを用いた研究では，ARBの投与により脳梗塞サイズの縮小，梗塞周辺の血流増加，酸化ストレスの低下を認めたが，AT$_2$受容体欠損マウスではその効果が減弱しており，AT$_2$受容体が脳保護効果に関係しているとされている[6]．また，AT$_2$受容体に特異的アゴニストであるCompound21（C21）を使用した研究では，マウスの脳血流増加，神経シナプスの増加，神経細胞の分化を認めたとの報告がある[7]．

　認知機能におけるミネラルコルチコイドであるアルドステロンの影響はいまだ不

17．認知症と生活習慣病 | 163

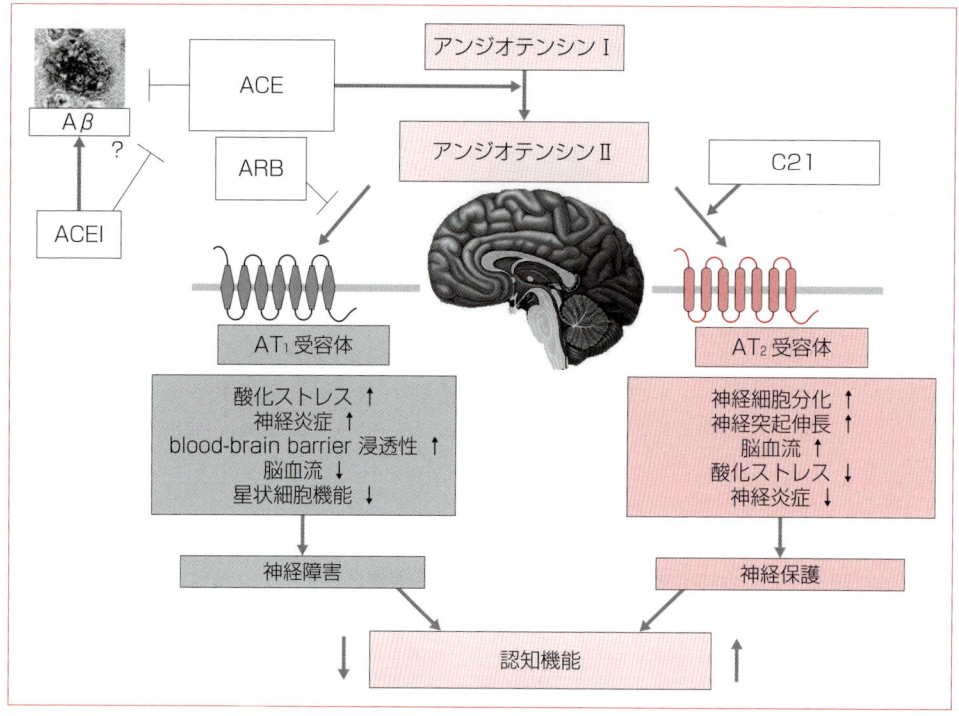

図3 アンジオテンシン関連ペプチドと認知機能障害（文献4）より改変引用）

Aβ：amyroid β, ACE：angiotensin converting enzyme, ACEI：ACE inhibitor, C21：compound 21, AT_1：angiotensin Ⅱ type 1, AT_2：angiotensin Ⅱ type 2

　明であるが，神経活動に良好な影響を与えると報告されている．一方，アルドステロン拮抗薬が脳虚血に対する神経保護作用を有するとの報告は多数認められ，現在，アルドステロンは認知機能に対して負の作用をもっている可能性が高いと考えられるが，さらなる研究結果が待たれる．

　アンジオテンシン関連ペプチドであるアンジオテンシンⅣは，AT_4受容体と特異的に結合することで，認知機能については良好な結果をもたらすと報告されている．多くの研究において，アンジオテンシンⅣやそのアナログが，学習や記憶に関連する長期増強（Long-Term Potentiation：LTP）を促進することが示されている[8-12]．また，アンジオテンシン-(1-7) と Mas 受容体らも認知機能への関連が報告されており，アンジオテンシン-(1-7)/Mas 受容体系が海馬のLTPを促進させ[13]，さらに脳虚血において神経保護作用があると報告されている[14]．脳におけるアンジオテンシン-(1-7)/Mas 受容体系について，今後さらなる研究発展が期待される．

2. 認知機能とインスリン

　インスリン抵抗性ならびに高インスリン血症による神経成長因子の反応性の低下や炎症性サイトカインの増加が認知障害に関与している（図4）．ADの原因となるアミロイド前駆タンパクである APP（β-Amyloid Precusor Protein）を過剰発現するマウスと肥満モデルであるレプチン欠損マウスを交配したマウスでの研究では，ADの進行がより高度となり，糖尿病にADが合併することで耐糖能を悪化させ

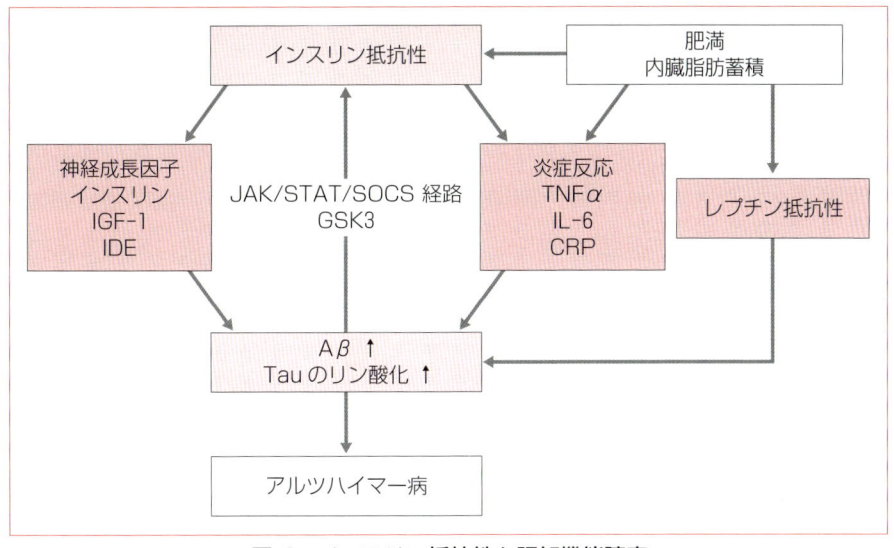

図4 インスリン抵抗性と認知機能障害

IGF-1：insulin-like growth factor 1, IDE：insulin degrading enzyme, TNFα：tumor necrosis factorα, IL-6：interleukin-6, CRP：c-reactive protein, JAK/STAT/SOCS：janus kinase/signal transducer and activator of transcription/suppressor of cytokine signaling, GSK3：glycogen synthase kinase 3, Aβ：amyloidβ protein

る[15)16)]．ADでは脳でAβの沈着とTauタンパクの過剰リン酸化が認知機能低下の原因と考えられているが，そのマウスではAβが視床下部に沈着することで中枢でのインスリン作用が障害され，さらにAβが直接的に膵β細胞に沈着してインスリン分泌の低下や，JAK/STAT/SOCS経路を介してインスリン抵抗性を引き起こすと報告されている[17)18)]．また，ADに関連物質としてAβオリゴマーは，海馬での神経細胞に結合して細動膜のインスリン受容体を細胞内に移行させ，インスリンの反応性を低下させると考えられている[19)]．これらのことから，インスリン抵抗性が脳内でのインスリンやIGF-1の作用低下を引き起こし，ADによる耐糖能の悪化との相互作用で，認知機能低下が促進されると考えられる．また，インスリン細胞内シグナル伝達に関与しているインスリンレセプター基質1（IRS-1）ならびにIRS-2，PI3キナーゼ-Akt経路の関与が報告されている．ADではIRS-1が低下しており，一方IRS-2は神経機能を障害する可能性が考えられており，ADモデルマウスでは，IRS-2を欠損させると認知機能が改善され，寿命も延長したと報告されている[19)20)]．PI3キナーゼ-Akt経路のインスリンシグナル伝達からGSK3（Glycogen Synthase Kinase 3）βを介してTauタンパクのリン酸化を抑制することで神経保護作用をもたらすため，この系の伝達障害により認知機能障害を引き起こすと考えられる．

ADでは，脳での炎症性変化を認め，TNFα（Tumor Necrosis Factor α）やIL6（Interleukin 6）などの炎症性サイトカインや，炎症マーカーであるCRP（C-Reactive Protein）の上昇が認知機能低下と関連している[21)]．また，認知症の糖尿病患者ではこれら炎症性サイトカインが上昇しており，インスリン抵抗性を悪化させるとともに，神経変性が引き起こされ，認知機能が低下すると考えられている．さら

に，高血糖の持続がTNFαやIL6を介してAβの沈着を引き起こす．

3. 認知機能とコレステロール

基礎研究においては，コレステロール代謝異常がAβやその前駆体であるアミロイド前駆体タンパク質（APP）と関連があるとの報告はあるが，臨床では認知症に対して，正と負の両方の影響が報告されており，血液脳関門を境に脳内と末梢でのコレステロール代謝の違いや，血清コレステロール測定時期と認知症発症との時間的な関連などの結果かもしれない．

4. 認知機能と脂肪

肥満やメタボリックシンドロームでは，内臓脂肪の蓄積によりアディポサイトカインの分泌上昇やそれに伴うインスリン抵抗性が引き起こされ，さらにアディポネクチンの分泌低下やレプチン分泌の増強が認知障害の発生に関与していると考えられている．血中レプチン濃度が高いほど，ADならびに認知症発症リスクは低いことが報告されており[22]，肥満者ではレプチン濃度が上昇していることを考えると，レプチン抵抗性が認知機能低下に関与している可能性が示唆されている．

●認知症と高血圧

高血圧はVaDの危険因子と考えられてきたが，ADにおいても血管性因子がその発症や進行に関与していることがわかっている．高血圧は動脈硬化を進展させて血管障害を引き起こし，脳卒中や冠動脈疾患の危険因子となるだけでなく，認知症の危険因子となる．高血圧と認知症との病態において，動脈硬化とは別にRAA系の関連がいわれており，ARBの投与が認知症発生を抑制すると考えられている．RCTと観察研究を組み合わせたメタ解析によれば，降圧薬による治療は言語以外の認知機能に有効であり，さらにARBは，群間での血圧の変化に有意差がなかったにもかかわらず，利尿薬，ACE阻害薬，β遮断薬より有意に認知症リスクを抑制した[23]．また，心血管障害をもつ65歳以上の高齢者を対象とした研究においては，ARBならびにACE阻害薬リシノプリルの使用は，ADならびに認知症の発症やナーシングホームへの入所率を低下させ，さらに死亡率も減少させたと報告されている[24]．また，その結果はリシノプリルよりもARBにて顕著であった．ほかに，全米のADセンター29施設から集められた剖検データを解析した研究によれば，ARB投与者ではADと診断された数が少なかったと報告されている[25]．

アルドステロン拮抗薬については，その投与が脳梗塞巣の大きさを縮小させたとの報告があり，アルドステロン濃度が高値である高血圧患者において，認知機能低下がアルドステロン拮抗薬の投与によりMMSEが改善した[26]，との報告がある．

●認知症と糖尿病

　糖尿病患者は認知症のリスクが高く，メタ解析によれば，認知機能低下リスクはMMSEによる評価で非糖尿病群と比較して1.2倍であり，将来認知症となるリスクは1.6倍であったと報告されている[27]．そのため認知症の予防には，糖尿病の発症予防ならびに早期治療が必要であると考えられている．認知症の発症機序としては，動脈硬化の進行，高血糖，低血糖，大きな血糖変動，インスリン抵抗性，高インスリン血症，糖尿病に伴う血管障害などがいわれている．

　65歳以上の高齢者において，非糖尿病群と糖尿病群の両群で平均血糖値が高いほど認知症リスクが高まり，さらに糖尿病群においては平均血糖が低すぎても認知症リスクが高くなると報告されている（図5）[28]．高い血糖変動は糖化反応や酸化ストレスの亢進を引き起こし，また，内皮機能の低下との関連が報告されており[29]，それらが神経細胞を障害すると考えられている．さらに，通常，脳でのインスリンやIGF-1（Insulin-Like Growth Factor 1）は，神経保護作用やシナプスの可塑性に関与しており，神経機能に重要であるが，AD患者ではそれらが低下しているといわれている[30,31]．

　治療薬においては，インスリン抵抗性改善薬であるピオグリタゾンがADの認知機能障害を改善するとの報告がなされている[31,32]．また，GLP-1（Glucagon-like peptide-1）受容体作動薬が，Aβオリゴマーによるインスリンシグナルの障害を改善することで，認知機能の改善や神経保護作用を示すことが報告されている[19,31]．今後，GLP-1受容体作動薬の認知障害に対する予防効果について，臨床研究が進むことが望まれる．

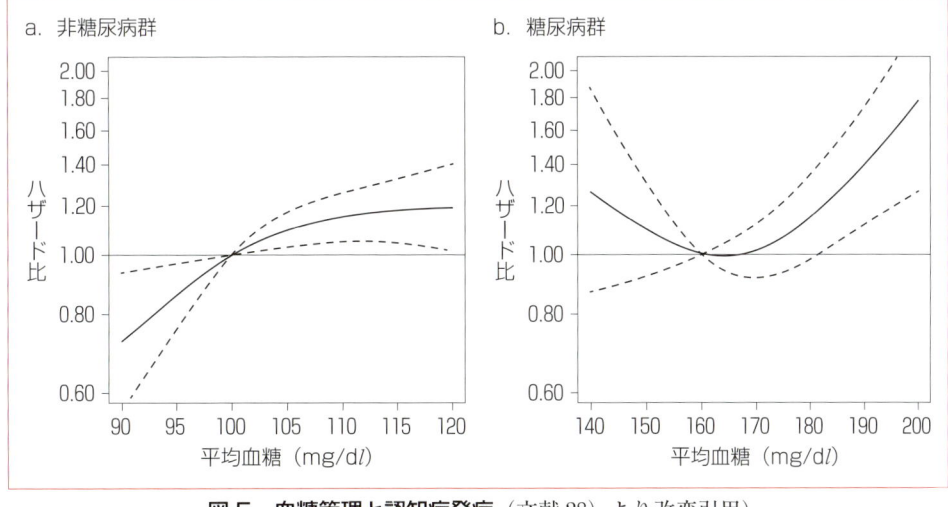

図5　血糖管理と認知症発症（文献28）より改変引用）

●認知症と脂質異常症

　脂質異常症は高血圧や糖尿病と同様，動脈硬化の危険因子である．したがって，脳血管障害であるVaDの発症に関与していると考えられるが，ADの発生についても，脂質異常症が関連していることを示唆する報告が挙げられている．臨床研究においては，中年期の高コレステロール血症が老年期のMCIならびにAD発症の危険因子であるとの報告[33)34)]や，糖尿病患者では低HDLコレステロールや高トリグリセリド血症が認知障害のリスクが高いとの報告[35)]など，認知症と脂質異常との関連を示した報告はほかにも多数あるが，反対に脂質異常症が認知症の発症を抑制するとの報告や認知症と関連はないとの報告が複数認められる．このように結論が一致しない理由として，血液脳関門を境にして脳内と末梢におけるコレステロール代謝が異なることや，血清コレステロール測定時期と認知症発症との時間的な関連などが考えられる．ただし，動脈硬化の進行による脳血流の低下や脳虚血がADの危険因子となっている可能性は考えられる．

　脂質異常症の治療薬であるスタチン（HMG-CoA還元酵素阻害薬）には，酸化ストレスの減少，血管の抗炎症作用，動脈硬化性プラークの抑制，血栓抑制効果などさまざまな効果があるとされている．スタチンの使用が認知症リスクを減少させるとの報告は多数認められている一方，スタチン使用により認知機能に有意差はなかったとする報告も多く，現在，脂質異常と認知症との関連と同様，スタチンに関しても一定の見解が得られていない．スタチンと認知症との関連をみた8つの前向きコホート研究のメタ解析によれば，スタチン使用群ではADならびに認知症の相対リスクが0.62と低かったと報告されている[36)]．スタチンの認知症リスク低下効果については，さらなる比較検討が必要である．

●認知症と肥満

　認知症の危険因子として，肥満ならびにメタボリックシンドロームが報告されており，肥満やメタボリックシンドロームは，ほかの生活習慣病と同様に動脈硬化の危険因子であり，VaDリスクの上昇に寄与すると考えられる．米国在住の40〜45歳10,136名を36年間フォローした研究によれば，年齢やほかの生活習慣病などで調整を行ったうえで，ADとVaDのリスクをBMIで分けて評価したところ，ハザード比はBMIが18.5〜24.9の正常群と比較して，BMIが25.0〜30.0と30.1以上では，ADはそれぞれ2.1と3.1，VaDはそれぞれ2.0と5.0であった[37)]．また，70歳の高齢者を18年間フォローしたスウェーデンの研究によれば，70歳でBMIが1.0上昇すると，認知症発症リスクが36％上昇したと報告されている[38)]．

　AD患者と内臓脂肪を調査した研究によると，内臓脂肪面積が≧100 cm^{2}の群では，ベースラインでのスコアに有意差はないが，改訂長谷川式簡易知能評価スケール（HDS-R）のスコア低下率が有意に大きく，MMSEのスコア低下率に有意差はな

かったが大きい傾向があり，内臓脂肪蓄積が多いほど認知障害の進行が速いことが示唆されている[39]．さらに，内臓脂肪蓄積群では ARB などの RAS（レニン-アンジオテンシン系）抑制薬の投与により，認知機能障害の進行が緩やかになることが示唆されている[24,40,41]．

■文献

1) 長田 乾：アルツハイマー病と血管性認知症．日本臨牀 **72**: 618-630, 2014
2) Li J, et al: Vascular risk factors promote conversion from mild cognitive impairment to Alzheimer disease. *Neurology* **76**: 1485-1491, 2011
3) 「認知症疾患治療ガイドライン」作成合同委員会（編）：認知症疾患治療ガイドライン 2010. http://www.neurology-jp.org/guidelinem/nintisyo.html（2015 年 3 月閲覧）
4) Mogi M, et al: Roles of brain angiotensin II in cognitive function and dementia. *Int J Hypertens* **2012**: 169649, 2012
5) Inaba S, et al: Continuous Activation of Renin-Angiotensin System Impairs Cognitive Function in Renin/Angiotensinogen Transgenic Mice. *Hypertension* **53**: 356-362, 2009
6) Iwai M, et al: Possible Inhibition of Focal Cerebral Ischemia by Angiotensin II Type 2 Receptor Stimulation. *Circulation* **110**: 843-848, 2004
7) Jing F, et al: Direct stimulation of angiotensin II type 2 receptor enhances spatial memory. *J Cereb Blood Flow Metab* **32**: 248-255, 2012
8) Albiston AL, et al: Effect of I. C. V. injection of AT4 receptor ligands, NLE1-angiotensin IV and LVV-hemorphin 7, on spatial learning in rats. *Neuroscience* **124**: 341-349, 2004
9) Albiston AL, et al: Attenuation of scopolamine-induced learning deficits by LVV-hemorphin-7 in rats in the passive avoidance and water maze paradigms. *Behav Brain Res* **154**: 239-243, 2004
10) Braszko JJ, et al: Angiotensin II (3-8)-hexapeptide affects motor activity, performance of passive avoidance, and a conditioned avoidance response in rats. *Neuroscience* **27**: 777-783, 1988
11) Kramár EA, et al: The effects of angiotensin IV analogs on long-term potentiation within the CA1 region of the hippocampus in vitro. *Brain Res* **897**: 114-121, 2001
12) Wright JW, et al: Contributions of the brain angiotensin IV-AT4 receptor subtype system to spatial learning. *J Neurosci* **19**: 3952-3961, 1999
13) Hellner K, et al: Angiotensin-(1-7) enhances LTP in the hippocampus through the G-protein-coupled receptor Mas. *Mol Cell Neurosci* **29**: 427-435, 2005
14) Jiang T, et al: Suppressing inflammation by inhibiting the NF-κB pathway contributes to the neuroprotective effect of angiotensin-(1-7) in rats with permanent cerebral ischaemia. *Br J Pharmacol* **167**: 1520-1532, 2012
15) Strachan MW, et al: Cognitive function, dementia and type 2 diabetes mellitus in the elderly. *Nat Rev Endocrinol* **7**: 108-114, 2011
16) Sato N, et al: Role of insulin signaling in the interaction between Alzheimer disease and diabetes mellitus: a missing link to therapeutic potential. *Curr Aging Sci* **4**: 118-127, 2011
17) Zhang Y, et al: Amyloid-β induces hepatic insulin resistance by activating JAK2/STAT3/SOCS-1 signaling pathway. *Diabetes* **61**: 1434-1443, 2012
18) Zhang Y, et al: Amyloid-β induces hepatic insulin resistance in vivo via JAK2. *Diabetes* **62**: 1159-1166, 2013
19) Bomfim TR, et al: An anti-diabetes agent protects the mouse brain from defective insulin signaling caused by Alzheimer's disease-associated Aβ oligomers. *J Clin Invest* **122**: 1339-1353, 2012
20) Talbot K, et al: Demonstrated brain insulin resistance in Alzheimer's disease patients is associated with IGF-1 resistance, IRS-1 dysregulation, and cognitive decline. *J Clin Invest* **122**: 1316-1338, 2012
21) Marioni RE, et al: Association between raised inflammatory markers and cognitive decline in elderly people with type 2 diabetes: the Edinburgh type 2 diabetes study. *Diabetes* **59**: 710-713, 2010

22) Lieb W, et al: Association of plasma leptin levels with incident Alzheimer disease and MRI measures of brain aging. *JAMA* **302**: 2565-2572, 2009
23) Levi MN, et al: Antihypertensive classes, cognitive decline and incidence of dementia: a network meta-analysis. *J Hypertens* **31**: 1073-1082, 2013
24) Li NC, et al: Use of angiotensin receptor blockers and risk of dementia in a predominantly male population: prospective cohort analysis. *BMJ* **340**: b5465, 2010
25) Hajjar I, et al: Impact of angiotensin receptor blockers on Alzheimer's disease neuropathology in a large brain autopsy series. *Arch Neurol* **69**: 1632-1638, 2012
26) Yagi S, et al: High plasma aldosterone concentration is a novel risk factor of cognitive impairment in patients with hypertension. *Hypertens Res* **34**: 74-78, 2011
27) Cukierman T, et al: Cognitive decline and dementia in diabetes—systematic overview of prospective observational studies. *Diabetologia* **48**: 2460-2469, 2005
28) Crane PK, et al: Glucose Levels and Risk of Dementia. *N Engl J Med* **369**: 540-548, 2013
29) Di Flaviani A, et al: Impact of glycemic and blood pressure variability on surrogate measures of cardiovascular outcomes in type 2 diabetic patients. *Diabetes Care* **34**: 1605-1609, 2011
30) Soeda Y, et al: The inositol phosphatase SHIP2 negatively regulates insulin/IGF-I actions implicated in neuroprotection and memory function in mouse brain. *Mol Endocrinol* **24**: 1965-1977, 2010
31) De Felice FG: Alzheimer's desease and insulin resistance: translating basic science into clinical applications. *J ClinI Invest* **123**: 531-539, 2013
32) Sato T, et al: Efficacy of PPAR-γ agonist pioglitazone in mild Alzheimer disease. *Neurobiol Aging* **32**: 1626-1633, 2011
33) Kivipelto M, et al: Midlife vascular risk factors and Alzheimer's disease in later life: longitudinal, population based study. *BMJ* **322**: 1447-1451, 2001
34) Notkola IL, et al: Serum total cholesterol, apolipoprotein E ε allele, and Alzheimer's disease. *Neuroepidemiology* **17**: 14-20, 1998
35) Umegaki H, et al: Risk factors associated with cognitive decline in the elderly with type 2 diabetes: baseline data analysis of the Japanese Elderly Diabetes Intervention Trial. *Geriatr Gerontol Int* **12** (Suppl 1): 103-109, 2012
36) Song Y, et al: Association of statin use with risk of dementia: a meta-analysis of prospective cohort studies. *Geriatr Gerontol Int* **13**: 817-824, 2013
37) Whitmer RA, et al: Body mass index in midlife and risk of Alzheimer disease and vascular dementia. *Curr Alzheimer Res* **4**: 103-109, 2007
38) Gustafson D, et al: An 18-year follow-up of overweight and risk of Alzheimer disease. *Arch Intern Med* **163**: 1524-1528, 2003
39) Furiya Y, et al: Renin-angiotensin system blockers affect cognitive decline and serum adipocytokines in Alzheimer's disease. *Alzheimers Dement* **9**: 512-518, 2013
40) Anan F, et al: Candesartan, an angiotensin II receptor blocker, improves left ventricular hypertrophy and insulin resistance. *Metabolism* **53**: 777-781, 2004
41) Benndorf RA, et al: Telmisartan improves insulin sensitivity in nondiabetic patients with essential hypertension. *Metabolism* **55**: 1159-1164, 2006

18. がんと骨・関節

●臓器連関の内容

1. 腫瘍と骨

　腫瘍とは生体の細胞が自立的，無目的に分裂増殖したものをいう．腫瘍は大きく悪性腫瘍と良性腫瘍に分けられる．このうち悪性腫瘍，すなわちがんは，組織への浸潤と転移をきたすという特徴をもっている．がんのうち組織学的に上皮性悪性腫瘍であるものを癌腫（carcinoma），非上皮性悪性腫瘍であるものを肉腫（sarcoma）という．

　骨は多くの固形がんや一部の血液系腫瘍において転移巣を形成しやすい臓器の1つである．がんの骨転移は疼痛，病的骨折，圧迫性の神経障害などの原因となりADLに重大な影響を及ぼす．

　骨転移は一般に骨溶解性の病変と骨形成性の病変がさまざまに混在することが多い．一部のがんでは特徴的な骨転移の形態をきたすことが知られている．乳がんや血液のがんの1つである多発性骨髄腫などは骨溶解性の転移，前立腺がんでは骨形成性の転移が多い（表1）．

2. がんの骨転移の機序

　骨転移の形成のメカニズムを説明するための説の1つに「種と土壌仮説（seed and soil theory）」が知られている[2]．これは腫瘍細胞を種に，転移先臓器を土壌にたとえ，腫瘍細胞が生育できる微小環境が整った臓器のみに転移をきたすという仮説である．骨基質にはさまざまな成長因子やサイトカインが豊富に含まれており，このことが転移巣形成に促進的に働くと考えられている．

　ケモカイン受容体CXCR4は細胞膜7回貫通型のGタンパク共役型受容体であり，細胞増殖や免疫調節に関与していることが知られている．CXCR4は乳がんなどの腫瘍細胞に多く発現している．骨には間質細胞由来因子-1（Stromal Cell-derived Factor 1：SDF-1）と呼ばれるケモカインが豊富に存在しており，これはCXCR4のリガンドであるため，腫瘍の骨での増殖に促進的に作用する[3]．

　正常な骨組織では骨芽細胞に膜結合型サイトカインである破骨細胞分化促進因

表1　各種がんにおける典型的な骨転移のX線像（文献1）より抜粋，改変）

主に骨形成性のもの	前立腺がん，カルチノイド，肺小細胞がん，ホジキンリンパ腫，髄芽腫，POEMS症候群
主に骨溶解性のもの	腎細胞がん，悪性黒色腫，多発性骨髄腫，非小細胞肺がん，甲状腺がん，悪性リンパ腫，ランゲルハンス細胞組織球症
混合性のもの	乳がん，消化器がん，多くの扁平上皮がん

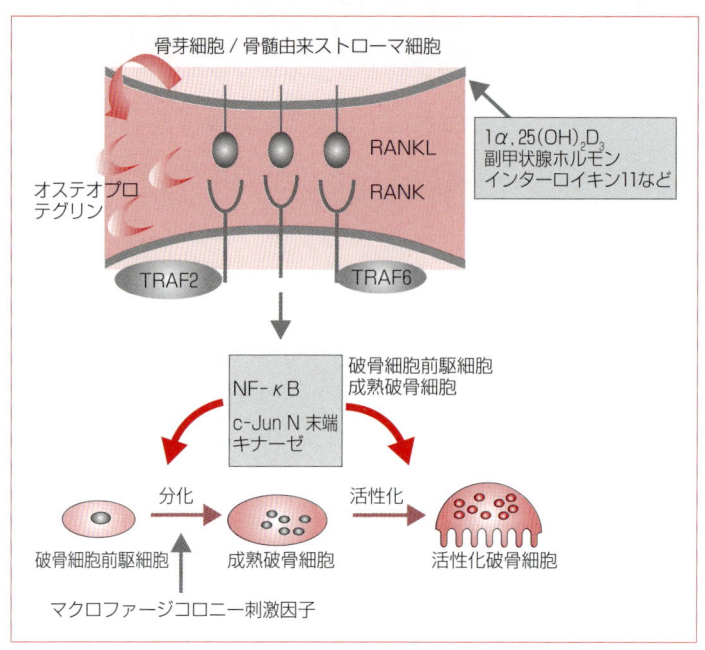

図1 破骨細胞の分化と機能を調節する RANKL-RANK シグナル系
（文献4）より改変引用）

RANKL/RANK 結合が NF-kB を介して破骨細胞の分化を促進する
TRAF：TNF 受容体関連因子

子/NF-κB 活性化受容体リガンド（Receptor Activator of NF-κB Ligand：RANKL）が発現しており，破骨細胞やその前駆細胞には NF-κB 活性化受容体（Receptor Activator of NF-κB：RANK）が存在し，RANKL と RANK が結合することで破骨細胞が活性化し必要な骨吸収を行っている（図1）．乳がんなどでは腫瘍細胞自体に RANKL あるいは RANK が発現しているため，過剰な破骨細胞の活性化によって骨吸収の促進が起こる[5]．また，腫瘍細胞の RANK への刺激により細胞増殖にかかわる転写因子 NF-κB が活性化し細胞増殖が促進される．このようにして骨吸収，転移巣形成により破壊される過程でさらに骨基質から RANKL が放出され，さらなる破骨細胞の活性化，骨吸収を引き起こす（図2）．

　非小細胞肺がんでは腫瘍細胞に骨シアロタンパク質を発現しており，これは骨基質の1型コラーゲンへの結合に作用して骨転移形成にかかわるとされる．前立腺がんや骨髄腫などで発現しているアネキシン2は破骨細胞形成を促進する因子であり，破骨細胞を介した骨吸収の促進に働くとされる．肺扁平上皮がんや成人 T 細胞白血病では副甲状腺ホルモン関連タンパク（Parathyroid Hormone-related Protein：PTHrP）が産生され，骨芽細胞の RANKL 活性化を介して骨吸収が生じる．

　また骨基質にはトランスフォーミング増殖因子（Transforming Growth Factor-β：TGF-β），インスリン様成長因子（Insulin-like Growth Factor-1/2：IGF-1/2），線維芽細胞増殖因子（Fibroblast Growth Factor：FGF），血小板由来成長因子（Platelet-derived Growth Factor：PDGF），骨形成タンパク質（Bone Morphoge-

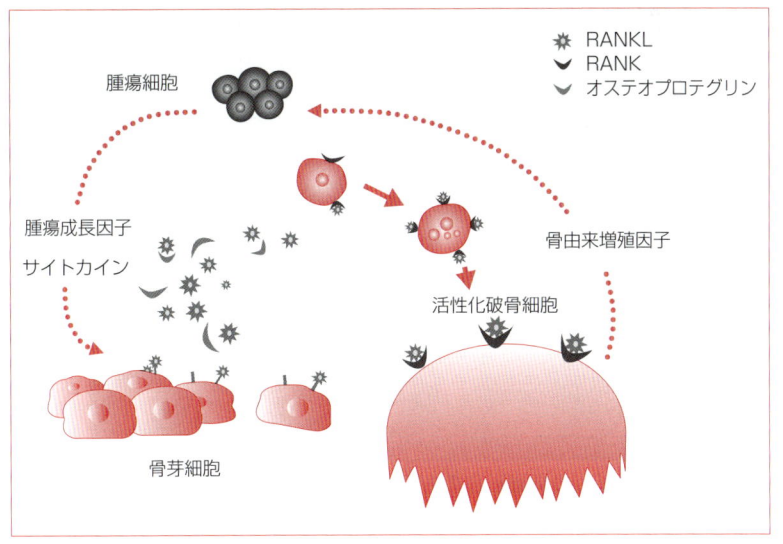

図2　がんの骨転移におけるRANK-RANKLシグナル系（文献6）より改変引用）

腫瘍細胞より分泌された成長因子やサイトカインが骨芽細胞を介して破骨細胞を活性化する．骨吸収により骨組織からさまざまな成長因子が放出され腫瘍の成長に寄与する

netic Protein：BMP），Caといった多くの成長因子が含まれており，これらが骨吸収の過程で放出，活性化されさらなる腫瘍の成長が促進される．これらのさまざまな分子的メカニズムの相互作用により腫瘍細胞自体からの血管新生因子放出や骨吸収促進因子放出も刺激され，骨転移巣の形成，増大へとつながる．

● 互いの疾患が互いの臓器や疾患に及ぼす影響

1. がんの浸潤，病的骨折による骨関節障害

　病的骨折は原発性骨腫瘍やがんの骨転移など，骨にすでに存在する病変を背景として起こった骨折のことをいう．患者は先行する外傷に引き続き突然の背部痛や四肢の痛みを訴える．しばしば外傷が明らかでない場合もある．

　骨の痛みは進行性がん患者において頻度の高い症状である．骨転移は多くの固形がんの転移の際によくみられ，特に肺がん，前立腺がん，乳がんで多い．骨の痛みは腫瘍の直接浸潤，病的骨折，隣接臓器からの波及により出現する．痛みはがんによる侵害受容器への刺激，微細な骨折，局所の成長因子や化学メディエーターの影響など複合的な要因が関与する．

2. 骨転移の臨床的特徴

　全身の骨のうち，最も頻度の高い転移先は脊椎である．腫瘍が硬膜外へ浸潤した際には脊髄の圧迫や馬尾障害を引き起こす（**図3**）．多くは椎体後方への腫瘍の伸展により発生する．転移した脊椎高位によりあらわれる神経症状は異なる．腫瘍性脊髄圧迫は痛みと不可逆的な神経障害の原因となる．骨盤への転移は局所の痛みの

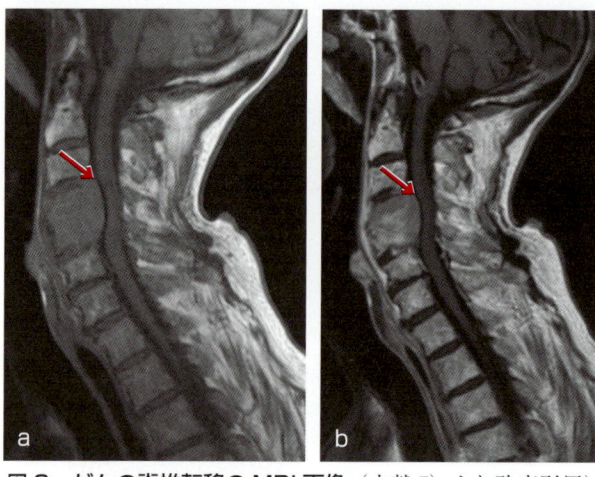

図3　がんの脊椎転移のMRI画像（文献7）より改変引用）
多発性骨髄腫が頚椎（C4）で硬膜外へ進展し脊髄を圧迫している．
a：T1強調画像，b：Gd造影T1強調画像

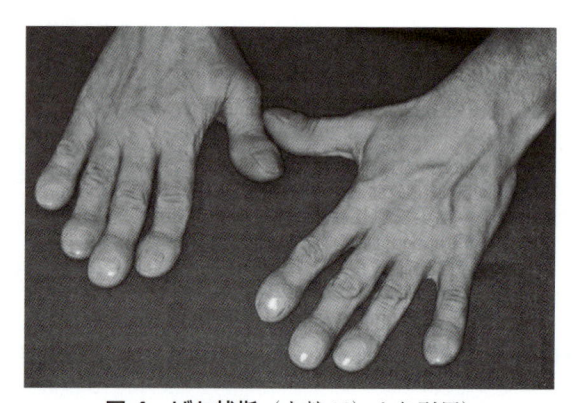

図4　ばち状指（文献10）より引用）

ほか，坐骨神経痛や有痛性神経叢障害の原因となる．長幹骨への転移先としては大腿骨，脛骨，腓骨が多い．特に大腿骨での病的骨折は近位（大腿骨頚部）に多い．

3. 腫瘍随伴症候群としての骨関節症

　肥大性骨関節症は，四肢末端の骨軟部組織の異常な増殖，肥大をきたす症候群である．臨床徴候としてばち状指，関節炎・関節液貯留，長管骨の骨膜性骨肥厚などがみられる[10]（図4）．肥大性骨関節症は遺伝子疾患による一次性のもの以外にがんやチアノーゼ性心疾患に続発する二次性のものが知られている．がんでは特に肺がんで多く，腺がんおよび小細胞がんに合併しやすい．わが国で肺がん患者2,625人を対照とした報告[8]では骨シンチグラフィで19人（0.7％）に肥大性骨関節症の合併があったと報告されている．

　肥大性骨関節症の発症機序は不明な点が多いが，局所の血小板，血管内皮の活性化が重要な役割を果たしていると考えられている．正常状態では産生された巨大血小板が肺を通過する際に断片化されるが，肺疾患やチアノーゼ性心疾患では肺循環

をバイパスした巨大血小板が末梢でさまざまな成長因子を放出し，これにより肥大性骨関節症が引き起こされるとされている[9]．また，腫瘍そのものによる成長因子や増殖因子の産生，放出が関連するともいわれ，血管内皮細胞増殖因子（Vascular Endothelial Growth Factor：VEGF）などの成長因子により血管増殖，浮腫形成，骨新生が亢進するとされる．

4. そのほかの骨関節症

悪性リンパ腫では，尿酸値上昇による二次性の痛風関節炎を起こす．また，特にT細胞性のリンパ腫では，関節滑膜へのリンパ腫浸潤により関節障害を起こすことがある．一部の白血病でも多関節炎を呈する場合がある．

■文献

1) Damron TA, et al: Evaluation and management of complete and impending pathologic fractures in patients with metastatic bone disease, multiple myeloma, and lymphoma. http://www.uptodate.com/contents/evaluation-and-management-of-complete-and-impending-pathologic-fractures-in-patients-with-metastatic-bone-disease-multiple-myeloma-and-lymphoma?source=search_result&search=patologic+fracture&selectedTitle=1%7E150〔Accessed 2014 May 15〕
2) Paget S: The distribution of secondary growths in cancer of the breast. *Lancet* **133**: 571-573, 1889
3) Yin JJ, et al: Mechanisms of cancer metastasis to the bone. *Cell Res* **15**: 57-62, 2005
4) 高橋直之：破骨細胞の形成メカニズム．骨粗鬆症治療 **1**：2-3，2002
5) Jones DH, et al: Regulation of cancer cell migration and bone metastasis by RANKL. *Nature* **440**: 692-696, 2006
6) Miller K, et al: Advance in the therapy of prostate cancer-induced bone disease: Current insights and future perspectives on the RANK/RANKL pathways. *Eur Urol* **8**(suppl): 744-752, 2009
7) Shah LM, et al: Imaging of spinal metastatic disease. *Int J Surg Oncol* 2011: 2011: 769753
8) Ito T, et al: Hypertrophic pulmonary osteoarthropathy as a paraneoplastic manifestation of lung cancer. *J Thorac Oncol* **5**: 976-980, 2010
9) Dickinson CJ: The aetiology of clubbing and hypertrophic osteoarthropathy. *Eur J Clin Invest* **23**: 330-338, 1993
10) 矢﨑義雄（総編），伊藤貞嘉，他（編）：内科学 第10版．朝倉書店，pp19-30, p725, 2013
11) Roodman GD: Mechanisms of bone metastases. http://www.uptodate.com/contents/mechanisms-of-bone-metastases?source=search_result&search=bone+metastasis&selectedTitle=1%7E150〔Accessed 2014 May 15〕
12) Portenoy RK, et al: UpToDate. Overview of cancer pain syndromes. http://www.uptodate.com/contents/overview-of-cancer-pain-syndromes?source=search_result&search=cancer+pain&selectedTitle=2%7E86〔Accessed 2014 May 15〕
13) Yazici Y: Malignancy and rheumatic disorders. http://www. uptodate. com/contents/malignancy-and-rheumatic-disorders?source=search_result&search=malignancy+and+rheumatic&selectedTitle=1%7E150〔Accessed 2014 Jun 12〕

19. がんと生活習慣病

●臓器連関の内容

1. がんの疫学と生活習慣

わが国の死因別死亡数はがんが第1位であり[1]，担癌患者へのリハがますます一般的となることが予想される（**表1**）．部位別にみると男性では肺がん，胃がん，大腸がんの順に多く，女性では大腸がん，肺がん，胃がんの順に多い[1]．

多くのがんの発生には遺伝子異常などの内的要因だけでなく，生活習慣や環境などの外的要因が関与している．世界保健機関（WHO）や，国際がん研究機関（International Agency for Research on Cancer：IARC）ではこれらの生活習慣が発がんに与える影響を評価して提言を行っている[2,3]．がんについて，予防的に働くものと発症促進に働く生活習慣および環境関連因子について**表2**に示す．これらの中で多くのがんに共通するものとして喫煙，食事内容（肉の過剰摂取，野菜の不足），肥満，運動不足ががん発生の促進に働く生活習慣として重要である．

2. ミオカインとがん

筋は運動にかかわる機能のほか，内分泌器官としての機能をもっている．筋から分泌されるさまざまなサイトカインはミオカインと呼ばれ[4]，主に運動により放出

表1 わが国の疾患別死因（平成25年）（文献1）より抜粋，改変）

	死因	死亡数（人）	死亡率（人口10万対）	死亡総数に占める割合（%）
総数	全死因	1,268,436	1,009.1	100.0
	1 悪性新生物	364,872	290.3	28.8
	2 心疾患	196,723	156.5	15.5
	3 肺炎	122,969	97.8	9.7
	4 脳血管疾患	118,347	94.1	9.3
	5 老衰	69,720	55.5	5.5
男	全死因	658,684	1,076.5	100.0
	1 悪性新生物	216,975	354.6	32.9
	2 心疾患	91,445	149.5	13.9
	3 肺炎	66,362	108.5	10.1
	4 脳血管疾患	56,718	92.7	8.6
	5 不慮の事故	23,043	37.7	3.5
女	全死因	609,752	945.1	100.0
	1 悪性新生物	147,897	229.2	24.3
	2 心疾患	105,278	163.2	17.3
	3 脳血管疾患	61,629	95.5	10.1
	4 肺炎	56,607	87.7	9.3
	5 老衰	52,899	82.0	8.7

表2　生活習慣とがんの関連（文献2）より改変引用）

部位		
消化器系		
口腔がん	促進	喫煙, アルコール, 熱い飲食物
	抑制	野菜, 果物
食道がん	促進	肥満（腺がん）, 喫煙, 熱い飲食物
	抑制	野菜, 果物
胃がん	促進	塩分, 喫煙, ヘリコバクター・ピロリ菌感染
	抑制	野菜, 果物
大腸がん	促進	喫煙, 肥満, 加工肉, アルコール
	抑制	野菜, 果物, 運動, 低用量アスピリン内服
肝臓がん	促進	肝炎ウイルス感染, アフラトキシン, アルコール
胆嚢がん	促進	肥満
膵臓がん	促進	喫煙, 肥満
	抑制	葉酸
呼吸器系		
咽頭がん	促進	喫煙, アルコール, 熱い飲食物
	抑制	野菜, 果物
喉頭がん	促進	喫煙, アルコール
	抑制	果物, 野菜
肺がん	促進	喫煙, ヒ素
	抑制	果物
尿路系		
腎がん	促進	喫煙, 肥満
膀胱がん	促進	喫煙
そのほか		
乳がん	促進	アルコール, 肥満
	抑制	運動, 授乳
子宮がん	促進	喫煙（子宮頸がん）, ヒトパピローマウイルス感染（子宮頸がん）, 肥満（子宮体がん）
	抑制	運動
白血病	促進	喫煙, HTLV-1感染
悪性リンパ腫	促進	EBウイルス感染
皮膚がん	促進	紫外線曝露

されインスリン抵抗性, 心血管疾患, 骨粗鬆症, 発がんに対して拮抗する作用を有している（図1）. ミオカインにはmyostatin, interleukin-6, interleukin-7, interleukin-8, interleukin-15, CXCL-1, LIFなどが知られている. ミオカインの1つで, interleukin-6の類縁サイトカインであるオンコスタチンMは運動による乳がん発症抑制効果において重要な役割を果たしていることが知られている[5].

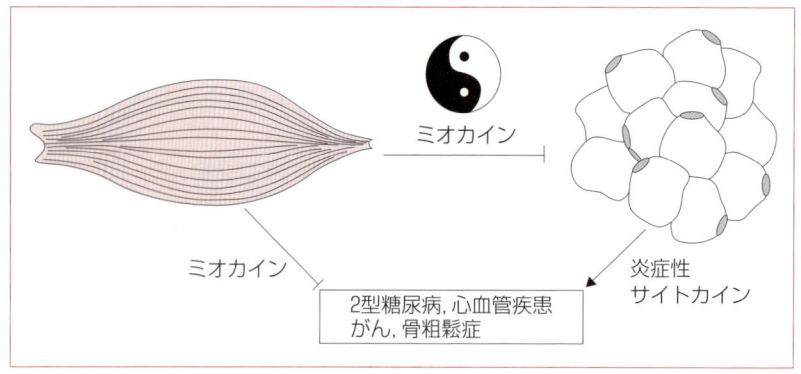

図1 ミオカインと生活習慣病（文献5）より改変引用）

ミオカインは肥満などの病態で脂肪細胞から分泌される炎症性サイトカインに対抗するように作用する

●互いの疾患が互いの臓器や疾患に及ぼす影響

1. 生活習慣病とがん罹患のリスク

　いわゆる生活習慣病とは食習慣，運動習慣，休養，喫煙，飲酒などの生活習慣が，その発症，進行に関与する疾患群のことを指す．高血圧症，脂質異常症，糖尿病，痛風などが代表的な疾患であり，さらには心臓血管疾患，脳卒中，COPDなども含まれる．これらのうち特に糖尿病については，従来よりがん罹患との関連が知られている．国内の疫学研究にもとづいた報告によると，糖尿病（主に2型糖尿病）では，なんらかのがんに罹患するリスクは男性で1.27倍，女性で1.21倍であるとされる[6]．国内外の研究を含んだメタアナリシスにより，糖尿病は大腸がん，肝臓がん，膵臓がん，乳がん，子宮内膜がん，膀胱がんにおいてリスク上昇と関連していることが示された[7]（**表3**）．また，COPDは喫煙習慣を危険因子として発症するが，COPD自体が肺がん発症の危険因子であることが近年明らかになってきた（**図2**）[8]．

2. 糖尿病とがん罹患の機序

　インスリンはインスリン受容体に結合して生理作用が発揮される．細胞内でのホスファチジルイノシトール-3キナーゼを介したシグナル伝達により，細胞内へのグルコース取り込み作用以外にも，細胞増殖のシグナル伝達を活性化する作用を有している[9]．2型糖尿病やメタボリックシンドロームではインスリン抵抗性が基本病態に存在し，それにより高インスリン血症が認められる．過剰な内因性インスリンが細胞増殖シグナルを介して発がんに関連して

表3　糖尿病患者における主ながんに対する相対リスク（文献7）より改変引用）

	相対リスク （95%信頼区間）
胃がん	1.19（1.08-1.31）
大腸がん	1.3（1.2-1.4）
肝臓がん	2.5（1.8-2.9）
膵臓がん	1.82（1.66-1.89）
乳がん	1.20（1.12-1.28）
子宮内膜がん	2.10（1.75-2.53）
前立腺がん	0.84（0.76-0.93）
膀胱がん	1.24（1.08-1.42）

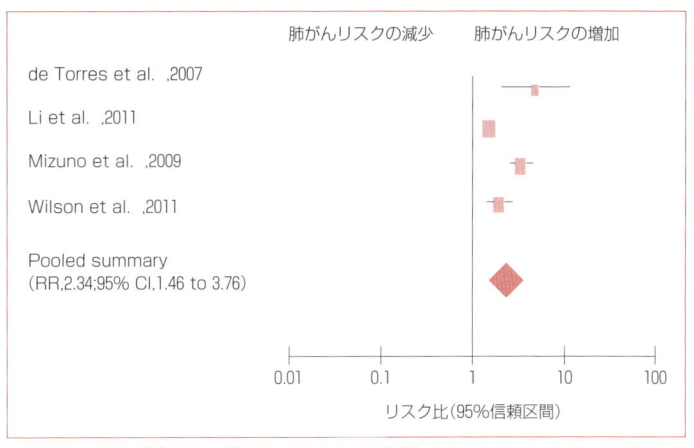

図2 CT肺気腫と肺がんリスクの関係（文献8）より改変引用）

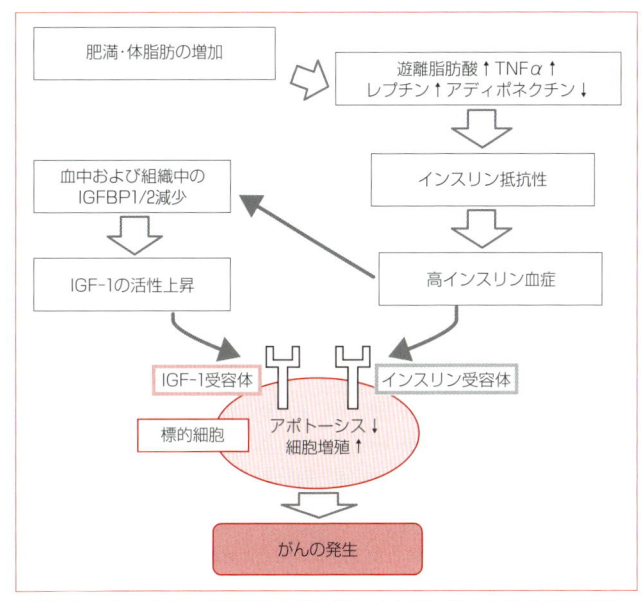

図3 インスリン抵抗性と発がん（文献10）より改変引用）
インスリン抵抗性と高インスリン血症がインスリン受容体とIGF-1受容体を介したシグナル伝達により細胞増殖を促進する

いる可能性がある[7)10)]（**図3**）．

　インスリン様成長因子（Insulin like Growth Factor 1：IGF-1）受容体は多くのがんにおいて細胞増殖の促進因子であることが知られている[11)]．IGF-1受容体はインスリン受容体に構造が似ており，インスリンはIGF-1受容体に弱い反応性を示す．また高インスリン血症がIGF-1の調節に働くIGF結合タンパク（Insulin-like Growth Factor Binding Protein：IGFBP）を低下させ，IGF-1の作用を増強する．高インスリン血症がIGF-1受容体を介したがんの増殖の促進に働いている可能性が示唆されている．

　そのほか，高血糖がもたらす酸化ストレスによるDNAレベルのダメージや，脂

肪細胞から分泌されるアディポサイトカインによる慢性炎症が，がん発生，増殖の促進因子として考えられている．

3. 慢性閉塞性肺疾患と肺がん発症の関連

　喫煙は気道局所の酸化ストレスの増大，炎症性サイトカインの産生，気道の構造の破壊をもたらす．それによる線毛運動機能低下が肺内の発がん物質のクリアランスを低下させることで発がん性が高まるといわれている．一方で，喫煙が細胞レベルでの DNA の異変異性と関係している可能性がある．いくつかの遺伝子変異は COPD と肺がん発症の共通遺伝子変異として知られており[12)13)]，肺がんの危険因子としての COPD を説明する 1 つの根拠となっている．

4. 生活習慣病をきたす腫瘍性疾患

　カテコラミン，アルドステロン，コルチゾルを分泌する副腎腫瘍では耐糖能低下，治療抵抗性の高血圧症をきたす．成長ホルモン産生下垂体腫瘍では糖尿病，高血圧症を高頻度に合併する．グルカゴノーマではグルカゴン過剰分泌により糖尿病となる．糖尿病加療中に急激に血糖コントロールの悪化をきたした場合，膵臓がんをはじめとした悪性腫瘍の合併に注意が必要である．慢性骨髄性白血病などの一部の血液腫瘍では高尿酸血症から痛風をきたすことがある．

■文献

1) 厚生労働省：平成 25 年（2013）人口動態統計（確定数）の概況．2013
2) World Health Organization: Diet, nutrition and the prevention of chronic diseases. *World Health Organ Tech Rep Ser* : 1-149, 2003
3) World Health Organization: Tobacco Smoke and Involuntary Smoking Diet, nutrition and the prevention of chronic diseases. IARC monograph on the Evaluation of Carcinogenic Risks to Humans 1-1452, 2004
4) Pedersen BK, et al: Searching for the exercise factor: is IL-6 a candidate? *J Muscle Res Cell Motil* **24**: 113-119, 2003
5) Pedersen BK, Febbraio MA: Muscles, exercise and obesity: skeletal muscle as a secretory organ. *Nat Rev Endocrinol* **8**: 457-465, 2012
6) Inoue M, et al: Diabetes mellitus and the risk of cancer: results from a large-scale population-based cohort study in Japan. *Arch Intern Med* **166**: 1871-1877, 2006
7) 糖尿病と癌に関する委員会：糖尿病と癌に関する委員会報告．糖尿病 **56**: 374-390, 2013
8) Zurawska JH, et al: What to do when a smoker's CT scan is "normal"?: Implications for lung cancer screening. *Chest* **141**: 1147-1152, 2012
9) Vivanco I, et al: The phosphatidylinositol 3-Kinase AKT pathway in human cancer. *Nat Rev Cancer* **2**: 489-501, 2002
10) Calle EE, et al: Overweight, obesity and cancer: epidemiological evidence and proposed mechanisms. *Nat Rev Cancer* **4**: 579-591, 2004
11) Renehan AG, et al: Obesity and cancer risk: the role of the insulin-IGF axis. *Trends Endocrinol Metab* **17**: 328-336, 2006
12) Lambrechts D, Buysschaert I, Zanen P, et al: The 15q24/25 susceptibility variant for lung cancer and chronic obstructive pulmonary disease is associated with emphysema. *Am J Respir Crit Care Med* **181**: 486-493, 2010
13) Wauters E, et al: The TERT-CLPTM1L locus for lung cancer predisposes to bronchial obstruction and emphysema. *Eur Respir J* **38**: 924-931, 2011

第3章

重複障害の
リハビリテーション各論

I 重複障害のリハビリテーション診療の手順

●重複障害リハビリテーション患者の診療の基本事項

　重複障害リハの対象患者の診察にあたっては，既往歴，現症，各種検査成績などをもとに，疾患，合併症，併存症の状況などの情報収集や評価を行う．また，身体的，精神・心理的，社会的背景および本人の希望の個人差を十分考えて，個々にリハ目標を立て，包括的に診療にあたることが肝要である（**図1**）．

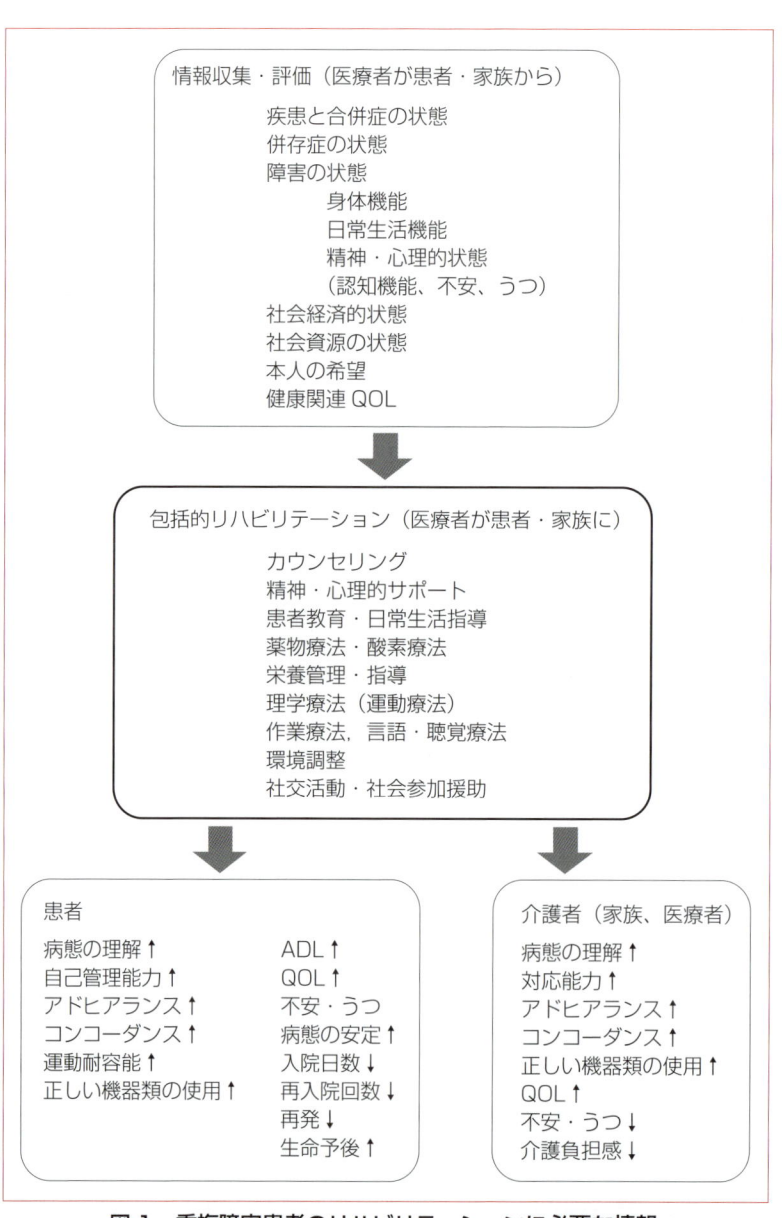

```
┌─────────────────────────────────────────┐
│  情報収集・評価（医療者が患者・家族から）        │
│      疾患と合併症の状態                        │
│      併存症の状態                              │
│      障害の状態                                │
│          身体機能                              │
│          日常生活機能                          │
│          精神・心理的状態                      │
│          （認知機能、不安、うつ）              │
│      社会経済的状態                            │
│      社会資源の状態                            │
│      本人の希望                                │
│      健康関連QOL                               │
└─────────────────────────────────────────┘
                    ↓
┌─────────────────────────────────────────┐
│  包括的リハビリテーション（医療者が患者・家族に） │
│      カウンセリング                            │
│      精神・心理的サポート                      │
│      患者教育・日常生活指導                    │
│      薬物療法・酸素療法                        │
│      栄養管理・指導                            │
│      理学療法（運動療法）                      │
│      作業療法、言語・聴覚療法                  │
│      環境調整                                  │
│      社交活動・社会参加援助                    │
└─────────────────────────────────────────┘
          ↓                       ↓
┌──────────────────────┐  ┌──────────────────────┐
│  患者                │  │  介護者（家族、医療者）│
│  病態の理解↑  ADL↑    │  │  病態の理解↑          │
│  自己管理能力↑ QOL↑   │  │  対応能力↑            │
│  アドヒアランス↑ 不安・うつ↓│ │  アドヒアランス↑      │
│  コンコーダンス↑ 病態の安定↑│ │  コンコーダンス↑      │
│  運動耐容能↑ 入院日数↓ │  │  正しい機器類の使用↑  │
│  正しい機器類の使用↑ 再入院回数↓│ │  QOL↑           │
│             再発↓      │  │  不安・うつ↓          │
│             生命予後↑  │  │  介護負担感↓          │
└──────────────────────┘  └──────────────────────┘
```

図1　重複障害患者のリハビリテーションに必要な情報

●具体的な検査項目

1. 危険因子と基本的検査項目

情報収集と評価では，疾患の重症度と同時に生命予後に大きく影響する心血管疾患や疾患や障害の発症あるいは進行の危険因子の有無，合併症の状態を把握するために詳細な問診や血液生化学検査などを行う（図1, 表1〜3）[1-4]．中でも，合併の多い循環器疾患の二次予防には危険因子を減じたりコントロールしたりすることがきわめて重要である．危険因子の中でも糖尿病を伴う場合は特に高リスクであり，糖尿病以外の3個以上の危険因子あるいは臓器障害・心血管病の存在と同じ程度の高いリスクである[1]．

基本的ADL（BI, FIM），広義ADL（IADL），QOL，不安，うつ，運動耐容能，筋肉量の評価も行う．また，血圧，脈拍，SpO_2のチェックも必須である．ロコモーションチェック（図2）[5]，メタボリックシンドロームチェックもしておくのが望ましい．この際，運動機能障害が認められることが多いが，活動レベルに応じたリハ，特にADL基本動作練習（図3）[6]を行うことで，劇的に機能が改善することは少なくないので，患者・家族に初回の診察結果だけで落胆することのないように励ますことが何より重要である．

総合機能評価簡易版（CGA7, 表4）[7]にて意欲，認知機能，ADL，情緒・気分のスクリーニングを行うことも有用である．異常があれば，MMSE，HDS-Rなどもきち

表1 リスク層別化に用いる予後影響因子（文献1）より引用）

A. 心血管病の血圧値以外の危険因子	B. 臓器障害/心血管病	
高齢（65歳以上） 喫煙 脂質異常症[*1] 低HDLコレステロール血症 　　　　　（<40 mg/d*l*） 　　　　　高LDLコレステロール血症 　　　　　（≧140 mg/d*l*） 　　　　　高トリグリセライド血症 　　　　　（≧150 mg/d*l*） 肥満（BMI≧25）（特に内臓脂肪型肥満） メタボリックシンドローム 若年（50歳未満）発症の心血管病の家族歴	脳	脳出血・脳梗塞 無症候性脳血管障害 一過性脳虚血発作
	心臓	左室肥大（心電図，心エコー） 狭心症，心筋梗塞，冠動脈再建術後 心不全
	腎臓	タンパク尿・アルブミン尿 低いeGFR[*2]（<60 ml/分/1.73 m^2） 慢性腎臓病（CKD），確立された腎疾患（糖尿病性腎症，腎不全など）
糖尿病　空腹時血糖≧126 mg/d*l* 　　　　負荷後血糖2時間値≧200 mg/d*l* 　　　　随時血糖≧200 mg/d*l* 　　　　HbA1c≧6.5%（NGSP）	血管	動脈硬化性プラーク 頚動脈内膜中膜複合体厚≧1.1 mm 大血管疾患 末梢動脈疾患（足関節上腕血圧比低値：ABI≦0.9）
	眼底	高血圧性網膜症

[*1] 空腹時採血によりLDLコレステロールはFriedwaldの式（TC−HDL-C−TG/5）で計算する．TG 400 mg/d*l* 以上や食後採血の場合にはnonHDL-C（TC−HDL-C）を使用し，その基準はLDL-C＋30 mg/d*l*とする．
[*2] eGFR（推算糸球体濾過量）は下記の血清クレアチニンを用いた推算式（eGFR$_{creat}$）で算出するが，筋肉量が極端に少ない場合は，血清シスタチンを用いた推算式（eGFR$_{cys}$）がより適切である．
　eGFR$_{creat}$（m*l*/分/1.73 m^2）＝194×Cr$^{-1.094}$×年齢$^{-0.287}$（女性は×0.739）
　eGFR$_{cys}$（m*l*/分/1.73 m^2）＝(104×Cys$^{-1.019}$×0.996^{年齢}（女性は×0.929))−8

表2 脳卒中ガイドラインにおける初発予防のための危険因子の分類（文献2)を改変引用）

修正不能な危険因子
　年齢，性，人種/民族，遺伝因子
十分に証明された修正可能な危険因子
　高血圧症，たばこ煙への曝露，糖尿病，心房細動や他の心疾患，脂質異常症，頸動脈狭窄，鎌状赤血球症，閉経後のホルモン補充療法，栄養不良，運動不足，肥満や体脂肪分布
十分に証明されていない，または修正の可能性のある危険因子
　片頭痛，メタボリックシンドローム，飲酒，薬物乱用，睡眠関連呼吸障害，高ホモシステイン血漿，高リポ蛋白（a）血症，過凝固，炎症と感染

表3 脳梗塞再発予防のための AHA/ASA ガイドライン（文献3)4)を改変引用）

危険因子	勧告（クラス/レベル）
喫煙	禁煙（Ⅰ/C）． 喫煙環境を避ける（Ⅱa/C）． 禁煙のためのカウンセリング，ニコチン製品，投薬（Ⅱa/B）．
アルコール	大酒家は禁酒あるいは減酒（Ⅰ/A）．
肥満	過体重の人は減量し，BMI を 18.5〜24.9 kg/m^2，ウエスト径を正常化すべき．適切な食事，運動，行動変容のカウンセリング（Ⅱb/C）．
日常生活活動	運動可能な場合は，中強度の運動を毎日少なくとも30分間施行．脳梗塞後に障害が残る場合は，監視下での運動処方が推奨される（Ⅱb/C）．
高血圧	超急性期を超えたすべての患者に高血圧のコントロールが推奨（Ⅰ/A）． 目標血圧レベルは個別に設定（Ⅱa/B）． 降圧に有効な生活習慣の変容も推奨（Ⅱb/C）．
糖尿病	血糖レベルは正常域に近いところまでコントロールし，HbA1c も7％以下にすべき（Ⅱa/B）． 血圧と脂質レベルをより厳格にコントロール（Ⅱa/B）． 腎障害の進行をより強く防止する ACE 阻害薬と ARB を第一選択薬に用いる（Ⅰ/A）．
コレステロール	高コレステロール血症，冠動脈疾患，動脈硬化性疾患を有する人は，米国コレステロール教育プログラム（NCEP）Ⅲガイドラインに従う必要がある（Ⅰ/A）． LDL-C を 100 mg/dl 未満を達成するようにスタチンを推奨（Ⅰ/A）．
血小板凝集	抗凝固療法より抗血小板療法が推奨される（Ⅰ/A）． アスピリン単独あるいはアスピリン＋ジピリダモール，クロピドグレル単独が推奨される（Ⅰ/A）．
血液凝固能亢進	凝固療法は明らかな心源性塞栓のソースがなければ推奨されない（Ⅰ/A）． INR 2.5 を目標とするワーファリン療法は，心房細動（Ⅰ/A），脳卒中の原因が左心室塞栓（Ⅱa/B），拡張型心筋症（Ⅱb/C），リウマチ性僧帽弁疾患（Ⅱa/C），人工心臓弁装着者（Ⅰ/B）では推奨される．

クラスⅠ：benefit＞＞＞risk，Ⅱa：benefit＞＞risk, additional studies focused objectives needed, Ⅱb：benefit＞risk, additional studies with broad objectives needed, additional registry data would be helpful；Ⅲ：risk＞benefit, no additional studies needed.
エビデンスの高さ：A：3-5 population risk strata evaluated, general consistency of direction and magnitude of effect, B：2-3 population risk strata evaluated, C：1-2 population risk strata evaluated．

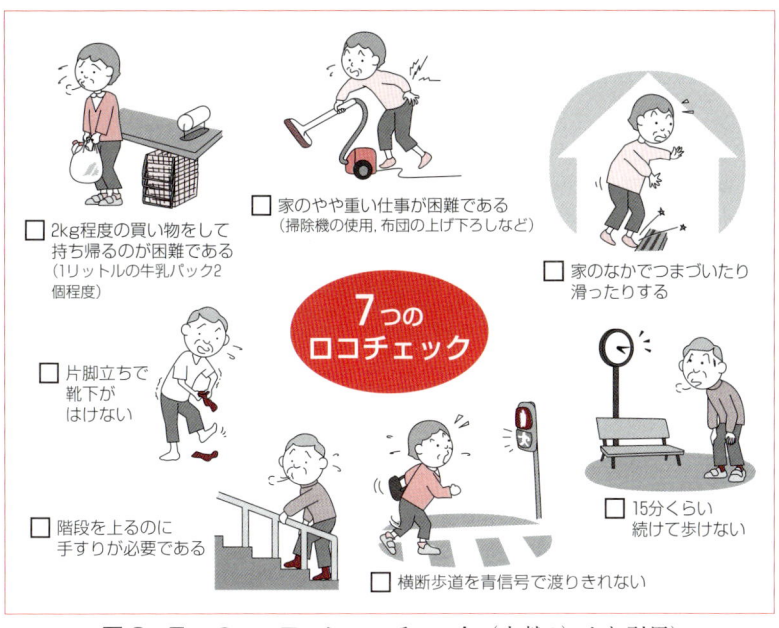

図2 7つのロコモーションチェック（文献5）より引用）

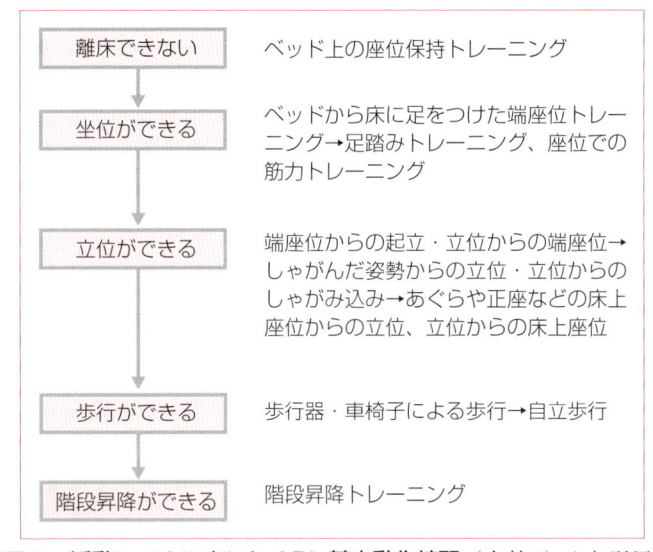

図3 活動レベルに応じたADL基本動作練習（文献6）より引用）

んと測定する．質問に答えられるか否かで，視力や聴力の確認にもなる．異常があれば，専門医に診察を依頼する．

リハ対象患者が在宅生活可能か否かなどは患者を取り巻く社会や環境面によって支配されることが稀でないので，国際生活機能分類（International Classification of Functioning, Disability and Health：ICF）に合わせて心身機能・構造（機能障害）のみならず，健康状態，個人因子，環境因子，活動（能力低下），参加（社会的不利）を考え，それぞれに対応策を練ることが必要である（図4）[8]．

「健康状態」は病気だけでなく，妊娠，高齢，ストレスにさらされている状態など

表4 総合機能評価簡易版（CGA7）（文献7）より引用）

設問	質問/解答	解釈	次の評価
1	＜外来患者に対して＞診察時に被験者の挨拶を待つ ●自分からすすんで挨拶をする＝○ ●返事はする，または反応なし＝× ＜入院患者もしくは施設入所者に対して＞自ら定時に起床するか，もしくはリハへの積極性で判断 ●自ら定時に起床する，またはリハその他の活動に積極的に参加する＝○ ●上記以外＝×	意欲の低下がみられる ➤ 趣味，レクリエーションもしていない可能性が高い	Vitality Index
2	「これからいう言葉を繰り返してください（桜・猫・電車）」 「あとでまた聞きますから覚えておいてください」 ●復唱可能＝○ ●不可能＝× ※復唱できなければ4の認知能は省略する	復唱ができない ➤ 失語，難聴がなければ，中等度以上の認知症が疑われる	MMSE/HDS-R
3	＜外来患者に対して＞「ここまでどうやって来ましたか？」 ＜入院患者もしくは施設入所者に対して＞「普段バスや電車，自家用車を使ってデパートやスーパーマーケットに行きますか？」 ●自分でバス，電車，タクシー，自家用車を使って移動できる＝○ ●付き添いが必要＝×	付き添いが必要 ➤ タクシーも自分で使えなければ，虚弱か中等度の認知症が疑われる	IADL：Lowton & Brody
4	「先ほど覚えていただいた言葉を言ってください」 ●ヒントなしで全部再生可能＝○ ●上記以外＝×	遅延再生ができない ➤ 軽度の認知症が疑われる，遅延再生が可能なら認知症の可能性は低い	MMSE/HDS-R
5	「お風呂に自分ひとりで入って，洗うのに手助けは要りませんか？」 ●自立＝○ ●部分介助または全介助＝×	入浴，排泄の両者が× ➤ 要介護状態の可能性が高い．入浴と排泄が自立していれば他の基本的ADLは自立していることが多い．	Barthel index
6	「失礼ですが，トイレで失敗してしまうことはありませんか？」 ●失禁なし，集尿器自立＝○ ●上記以外＝×		
7	「自分が無力だと思いますか？」 ●いいえ＝○ ●はい＝×	無力であると思う ➤ うつの傾向がある	GDS-15

※ 問題ありと判断した場合，次の評価を実施し，詳細な評価を行う

も含む．「環境因子」は，「人間の身体の外にあるものすべて」とみて，杖，義肢，車椅子，住居はもとより道路，交通機関，自然環境，教育・医療・社会福祉制度やサービス，家族や友人，人々や社会がとる態度などもすべて含む．また，「個人因子」は，性格，気質，心理的状態といった内面のものをいう．リハでは，障害のマイナス面を減らすだけでなく，個性や能力などプラスの面を伸ばすことによってもマイナス面を補ったり克服したりする．歩行ができない場合には，できるように訓練するが（心身機能・身体構造），万一，歩行ができなくても車椅子を使って（環境因子）

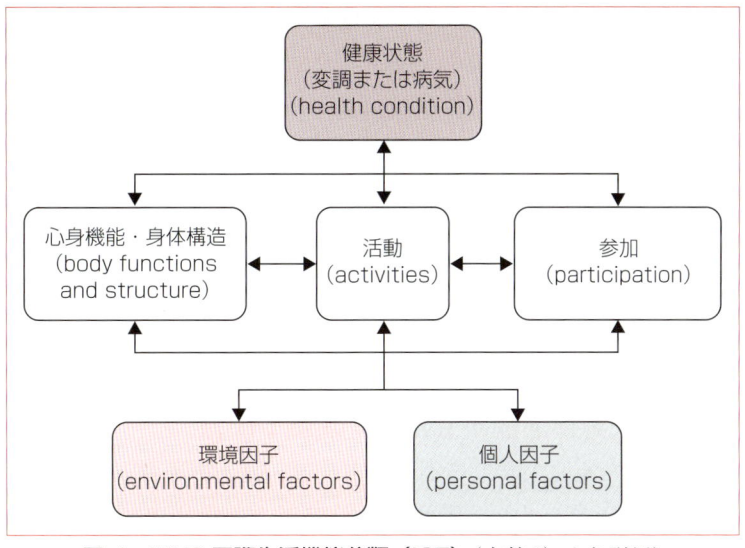

図4　WHO 国際生活機能分類（ICF）（文献8）より引用）

移動する，左手で字を書く練習をすることによって活動の制限を回復させることができる．家の前にスロープを取り付けたり（環境因子），車椅子で運転ができる車を練習することで（環境因子），本人の積極的な姿勢があれば（個人因子），会社や買い物にも一人で出かけられるようになり，参加の制約を克服することも可能になる．このように「障害」とは，決して病気や健康問題をもった本人のみに原因を求めるべき問題ではなく，環境などとの相互作用として成立するものなのである．

さらに，リハ患者が高齢の場合は，伴侶の死や親友の死など悲しみや深い喪失感を伴うライフイベントに遭遇することが多い．これらをきっかけに，うつ病，心血管疾患などを発症することもある．ライフイベントは疾患の予後にも影響を与えることがある．したがって，患者の心理的，社会的状況を問診することは重要であり，最近経験したライフイベントを聞くことも重要である．実際，一人暮らしの高齢者数はうなぎ登りであり[9]，リハや介護に大きな影響を及ぼすことが予想される．高齢者リハに携わるリハ医療スタッフはこれらの高齢者の特徴をよく理解したうえでリハ診療に臨むことが重要である．

2. ほかに隠れた疾患・障害がないか？

重複障害があることがわかっていても，ほかに隠れた疾患・障害がないかどうかを探る必要がある．Pasquale ら[10]の報告では，連続83名の冠動脈疾患の症状を有さない軽度の脳卒中患者に運動負荷試験を実施したところ，28％に心電図上の明らかな無症候性の心筋虚血所見が認められ，23％が負荷心筋シンチ陽性であったとしている．筆者ら[11]のデータでは，東北大学病院リハ科に入院した脳卒中リハ患者382名（男性255名，女性127名，平均59.6歳）の18％に虚血性心疾患を認めた．

最近はわが国でもアテローム血栓性脳梗塞が増加してきている．アテローム血栓性脳梗塞の危険因子は冠動脈疾患の危険因子と同一であるので，脳卒中患者を診察

するにあたっては，脳の評価のみならず，危険因子の評価と他の動脈硬化性疾患の有無，特に心臓ならびに末梢動脈の評価を忘れてはならない．

　一方，冠動脈病変患者における頸動脈病変の合併も重要である．冠動脈硬化と頸動脈硬化との間には強い相関がある．わが国の検討では，冠動脈病変患者における頸動脈病変合併率は約20％で，冠動脈病変重症度と頸動脈病変合併率が相関したと報告されている（1枝：15％，2枝：21％，3枝：36％）[12]．両者とも脂質代謝異常や喫煙がリスクとなり，最近ではメタボリックシンドローム，感染症，CRP高値，炎症性サイトカイン高値などの関与も重視されている．

3．障害による低身体活動がもたらす疾患や障害

　筆者ら[11]がまとめた東北大学での調査によれば，脳卒中患者（平均年齢60歳）の危険因子として高血圧症を71％，脂質異常症65％，糖尿病19％，高尿酸血症18％，喫煙42％，肥満26％，心房細動13％，左室肥大35％を認め，脳卒中患者では動脈硬化性疾患の合併が多かった．一方，また，筆者らが行った東北大学での別の調査[13]によれば，脳卒中回復期リハ患者の24％に糖尿病を，76％に耐糖能異常（糖尿病を含む）を認めた．特に，歩行困難例において耐糖能異常の割合が高く，脳卒中発病前からの糖尿病などによる耐糖能異常に加えて脳卒中に起因する身体障害により運動量が低下して，発病後にインスリン抵抗性が増した可能性が要因と考えられる[13]．

4．運動負荷試験を行う

　呼吸循環系疾患の合併の有無を検討するのに有用なのは，運動負荷試験である．運動負荷試験は，標準的な運動負荷試験の中止基準の適応とその運動負荷試験の解釈法をよく知っている訓練された医療関係者によって監視されるべきである．トレッドミル運動負荷試験　エルゴメータ負荷試験，6分間歩行試験などが適当と考えられる．

　例えば，脳卒中片麻痺患者の歩行は健常者と比べエネルギーの消費は大きく，同じ運動でも脳卒中発症前より心臓に対しても高負荷になることに注意する．そのために，リハに際して心肺疾患のスクリーニングや安全性の確認のための運動負荷試験の必要性が高い[14]．

　特に，糖尿病患者では，冠動脈狭窄病変が広範囲にわたり多枝病変例が多いにもかかわらず，知覚神経障害を基盤として症状がない，あるいは非典型的であったりして発見が遅れてしまいがちである．年に最低一度は症状がなくても心電図をとる必要があることは，糖尿病を有する障害者にも当然あてはまる．失語症や，注意障害などのため負荷試験そのものに難渋する症例の場合は，リハ実施前後や実施中もバイタルサインや必要に応じて心電図モニターによる観察を行う．

　また，COPDは診断されていないことも多いため，リハ患者においても運動負荷中に経皮的酸素モニター測定を行ったり，必要に応じて動脈血液ガス分析などで病

態を把握することが必要である.

5. 症状のみに気をつけるのでは不十分である

高齢者では，息切れ，疼痛，発熱など症状や兆候が非定型的であったり乏しかったりするために，狭心発作，心不全，肺炎などに気づきにくく，発見が遅れる場合が少なくない．特に，急性心筋梗塞で典型的な胸痛を呈するものは，50歳代以下75％，60歳代50％，70歳代26％，80歳代9％と加齢とともに急速に減少し[15]，呼吸困難，ショック，なんとなく元気がない，食欲が低下したなどの非定型的な症状を契機に急性心筋梗塞がようやく発見される症例が著しく増加してくる．また，肺炎の初発症状が意識障害であることもしばしば経験される．

6. 高齢者の特徴も理解して診察にあたる

重複障害者は高齢の場合が多く，高齢者の特徴も理解して診察にあたる必要がある[6]．予後が社会や環境面によって支配されることが稀でないので，個々の患者の身体的，精神・心理的，社会的背景および本人の希望の個人差を十分考えて，個々に治療目標を立て，包括的に診療にあたることが肝要である．パスに沿った型どおりのリハに固執せず，対象患者の特徴を踏まえたリハが必要である．教材に工夫をして「わかりやすさ」を徹底し，患者に加えて家族に教育を徹底することも必要であろう．

●まとめ

重複障害リハ患者について疾病および身体機能について総合的な評価ができ，それにもとづく医療計画を立てること，ほかの医療機関，介護サービスと共に地域医療連携を構築すること，患者の生活史，家庭環境などを考慮して，個別のQOLを尊重した医療ができること，終末期に対応できること，などは重要なポイントである[16]．

このように，重複障害者のリハ診療においては障害臓器の機能だけをみる診療では不十分であり，全身の臓器機能，ADL，QOL，精神心理機能，さらに社会環境の整備（在宅医療の整備もこれに含まれよう）にまで及ぶ広い視点が必要である（全人的医療）．このことは，すべての分野のリハにも共通したものであり，本書などを通じて包括的なリハを学んだ医療関係者は，その技術を活かせる領域が今後飛躍的に広がることが期待される．

■文献

1) 日本高血圧学会高血圧治療ガイドライン作成委員会（編）：高血圧治療ガイドライン2014．ライフサイエンス出版，2014
2) Goldstein LB, et al: Guidelines for the primary prevention of stroke: a guideline for healthcare professionals from the American Heart Association/American Stroke

Association. *Stroke* **42**: 517-584, 2011
3) Adams RJ, et al: Update to the AHA/ASA recommendations for the prevention of stroke in patients with stroke and transient ischemic attack. *Stroke* **39**: 1647-1652, 2008
4) Sacco RL, et al: Guidelines for prevention of stroke in patients with ischemic stroke or transient ischemic attack: a statement for healthvare professionals from the American Heart Association/American Stroke Association Council on Stroke: co-sponsored by the Council on Cardiovascular Radiology and Intervention: the American Academy of Neurology affirms the value of this guideline. *Stroke* **37**: 577-617, 2006
5) 日本整形外科学会：7つのロコチェック．ロコモパンフレット（2010年度版），2010
6) 日本呼吸ケア・リハビリテーション学会呼吸リハビリテーション委員会ワーキンググループ，他（編）：呼吸リハビリテーションマニュアル—運動療法 第2版．照林社，2012
7) 鳥羽研二（監）：高齢者総合的機能評価ガイドライン．厚生科学研究所，2013
8) WHO：（仮訳）国際生活機能分類（ICF）—国際障害分類改訂版．厚生労働省社会・援護局保健福祉部，2001
9) 内閣府ホームページ：平成22年版 高齢社会白書
http://www8.cao.go.jp/kourei/whitepaper/w-2010/zenbun/22pdf_index.html
10) Pasquale GD, et al: Cerebral ischemia and asymptomatic coronary artery disease: a prospective study of 83 patients. *Stroke* **17**: 1098-1101, 1986
11) Kohzuki M, et al: Heart disease and hyperlipidemia in Japanese stroke patients. Proceedings of the 1st World Congress of the International Society of Physical and Rehabilitation Medicine, Monduzzi Editore, Bologna, 531-535, 2001
12) Uehara T, et al: Asymptomatic occlusive lesions of carotid and intracranial arteries in Japanese patients with ischemic heart disease. Evaluation by brain magnetic resonance angiography. *Stroke* **27**: 393-397, 1996
13) 上月正博：脳卒中患者における虚血性心疾患の発病の背景．*JJRM* **35**: 209-212，1998
14) 上月正博：脳血管疾患の予防と治療における身体活動の位置づけ．臨床スポーツ医学 **24**: 175-182，2007
15) 大内尉義，他（編集代表）：新老年学 第3版．東京大学出版会，2009
16) 上月正博：今必要なトータルケアの視点．臨床リハ **16**: 604-610，2007

II 運動処方総論
1. 運動処方の基本

●はじめに

　医療技術の進歩は，従来に比して疾病発症急性期の救命率向上をもたらした．その結果，延命が可能となる代わりに複数の疾患を同時に有する患者が増えてきた．

　運動療法は種々の疾患に対する有用性が認識されており，その実施法についても一定のコンセンサスを得ているものが多い．しかし，重複障害を有する場合，それぞれの病態に応じた運動療法が異なることがあるため，種々の疾患別の運動療法を知っていなければならない．

　運動療法の中には，体全体を動かして代謝活性を亢進させる運動療法と関節・骨格筋を正常状態に動かせるようにする運動療法がある．実施法は大きく異なるが，患者の病態に応じて，適切にこれらを組み合わせる必要がある．

　そこで本稿では，さまざまな疾患に対する運動療法とそれらの組み合わせ方，運動のリスク層別化の試みについて記述する．

●患者選択

　表1に運動療法が効果を示す疾患・病態を示す．運動療法が効果を示す病態は多岐にわたる．重複障害の場合，運動療法は複数の病態を同時に治療することが可能である．

　メタボリックシンドロームと冠危険因子は生活習慣の改善とともに運動療法が第一選択となる．メタボリックシンドロームの本態である肥満に対しては有酸素運動とレジスタンストレーニングが共に有用である[1,2]．糖代謝異常としては，空腹時から高血糖を示す持続的高血糖のほか，食後高血糖やインスリン抵抗性[3]も運動療法のよい適応である．肥満同様，有酸素運動とレジスタンストレーニングともに治療効果を発揮する．脂質代謝異常に関しては，高コレステロール血症，高中性脂肪血症，高LDL血症，低HDL血症を改善させるほか，LDL粒子サイズを増大させたり酸化LDLを減少させる効果も有している[4]．高血圧の場合，有酸素運動は収縮期血圧・拡張期血圧ともに低下させる．

　脳血管疾患の場合，脳出血や脳梗塞の結果生じた運動器の動作障害が運動療法の適応となる．従来は「理学療法」あるいは「理学診療」と呼ばれていたもので，最近では「リハビリテーション（以下，リハ）」と呼ばれている．「関節可動域訓練」と「筋力増強訓練」とで構成されるが，活動レベルの低下に伴うメタボリックシンドロームやサルコペニアが患者の予後規定因子となることもあるため，「持久力訓

表1 運動療法の有効性が報告されている疾患と病態

疾患	運動療法が効果を示す主な病態
メタボリックシンドローム 冠危険因子	内臓脂肪蓄積 糖代謝異常 脂質代謝異常 高血圧
脳血管疾患	脳出血 脳梗塞
呼吸器疾患	肺気腫・慢性気管支炎（COPD） 気管支喘息 呼吸機能低下状態（神経筋疾患） 人工呼吸器 術後喀痰排出困難状態
心疾患	心不全 虚血性心疾患 末梢動脈疾患 不整脈
肝疾患	NAFLD（非アルコール性脂肪性肝障害）
腎疾患	糖尿病性腎症 高血圧性腎症（腎硬化症） 透析導入後
骨・関節・筋疾患	骨粗鬆症 骨格筋萎縮状態（disuse syndrome）
末梢神経疾患	末梢神経障害（polyneuropathy）
精神疾患	抑うつ状態
脳神経疾患	脳梗塞・脳出血などによる麻痺
その他	大腸がん AIDS

練」や「歩行訓練」も構成要素の1つとして重要であると認識されはじめている．

呼吸器疾患のうち，閉塞性肺疾患の場合は呼吸筋を鍛える運動療法よりも全身の運動療法が推奨される[5]．全身運動による一定仕事時の分時換気量や呼吸様式の安定化が症状緩和につながる．神経筋疾患によって呼吸機能が低下した状態や術後の患者に対しては，呼吸をゆっくりと深くさせる呼吸トレーニングが症状改善に役立つ．人工呼吸器装着中の場合，ベッド上での上下肢の運動はデコンディショニングの進行を遅らせる．

心疾患に対する運動療法の意義は多彩である[6]．心不全は心機能低下を基礎に体全体の機能が悪化する症候群である．骨格筋機能，自律神経活性，血管内皮細胞機能などが悪化して易疲労感，息切れ，動悸などの症状が出現するとともに予後が悪化する．持続的運動療法は①運動耐容能を改善させることはもちろん，②骨格筋の酸化酵素活性を改善させる，③血管内皮細胞機能を改善して血管抵抗を低下させる，④過剰に興奮している交感神経活性を安定化させる，⑤化学受容体の感受性を制御するなどしてADLと予後の改善をもたらす．さらに，有酸素運動は心筋の炎症[7]や過酸化を抑制[8]して心機能の改善をもたらす．レジスタンストレーニングは骨格筋量を増加させて息切れ感を改善させたり骨格筋ポンプ機能を改善させて心保護

表2 虚血性心疾患における運動療法の効果

疾患	特徴		主目的
安定した狭心症	症状（+）	PCI・CABG 不成功例 PCI・CABG 後にも残存狭窄（+） 側副血行を有する完全閉塞病変	狭心症症状の解除・治療
	症状（−）	PCI・CABG 成功例	新規病変発症予防 バイパス血管開存
		PCI 非実施例	動脈硬化病変進展予防 新規発症予防 急性冠症候群発症予防
心筋梗塞	心不全（+）		心不全治療
	心不全（−）		新規病変発症予防

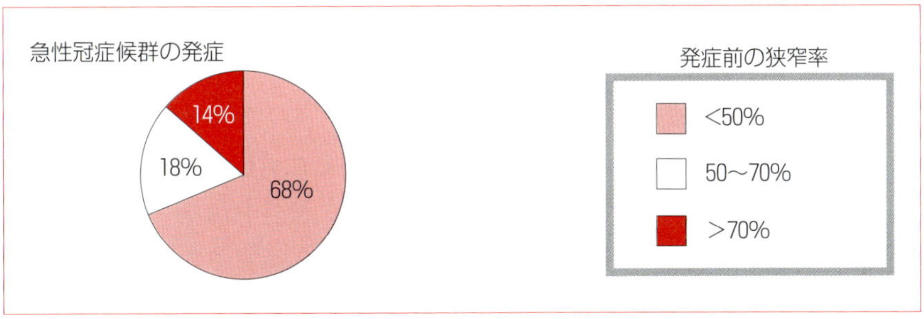

図1 冠動脈狭窄率と急性冠症候群発症率

冠動脈狭窄率は急性冠症候群の発症を予測しないことが示されている

作用を増強させる．リズミカルなレジスタンストレーニングは有酸素運動的な効果も有する．

　虚血性心疾患に対する運動療法の効果を**表2**に示す．また，**図1**に示すように急性冠症候群発症率と冠動脈狭窄度は関係しない[9]．冠動脈内腔側へのプラーク膨隆の程度がわずかでもプラーク量が少ないことを意味しているわけではなく，血管の positive remodeling が生じている場合にはプラークが外側に向かって蓄積している．そして冠動脈の太さは左前下行枝近位部でも直径3.5 mm 程度であり，ひとたびプラークラプチャが生じた場合，血栓によって30秒以内に閉塞し得るため，冠動脈の狭窄度と急性冠症候群発症率には関係がないのである．運動療法は炎症を減らし[10]，プラークの増大化を抑制し，血小板凝集を減らすことで急性冠症候群の発症率を減らす．また，運動療法を含む心臓リハは心筋梗塞の予後を改善させる[11]．心筋梗塞の予後に影響する因子は心ポンプ機能と自律神経活性であり，運動療法はこれらを改善させる．

　労作性狭心症の原因は冠動脈硬化症である．運動療法は動脈硬化病変を退縮[12]させたり，血管内皮細胞機能を改善させて冠血流を増加[13]させたりして狭心症の症状を軽減させる．同時に，運動療法は一定活動時の心拍数増加度と血圧上昇度を抑制して心筋酸素需要を減少させる．このことも胸痛改善機序の1つである．

II 運動処方総論 1. 運動処方の基本 | 193

末梢動脈疾患は運動療法が第一選択である[14]．運動により組織を虚血にさらすことによって側副血行の発達を促すことができる．Fontaine分類ⅠからⅢまでは運動療法が第一選択となる．

　いくつかの不整脈も運動療法が良好な効果を示す．心房細動はレートコントロールのほうがリズムコントロールよりも優れているとの報告[15]もあるが，運動療法は自律神経活性を安定化させることによって房室伝導を制御し労作時の心拍数過剰応答を安定化させる．また，自動能亢進によって生じる期外収縮や一部の心室頻拍は有酸素レベルの持続的運動療法によって不整脈発生頻度は減少する．

　肝疾患のうち，非アルコール性脂肪肝疾患（NAFLD）は運動療法のよい適応である[16]．運動により血液中のブドウ糖濃度が減少すると，骨格筋や肝臓に蓄積した異所性脂肪がエネルギー源として消費され始める．その結果，NAFLDが改善する．また，骨格筋は第二の肝臓とも呼ばれているように，アンモニアの分解作用，タンパク質貯蔵作用，血糖制御作用を有しており，運動療法による骨格筋の発達は肝保護に役立つ．有酸素運動とともにレジスタンストレーニングも有用である[17]．

　腎疾患に運動療法は必須である．持続的運動による血管内皮細胞機能改善効果が腎内圧とともに腎血流を改善させるためと思われる．慢性腎臓病（CKD）に対する運動療法が腎機能を改善させたという報告は多い[18]．

　抑うつ状態に対する運動療法の効果も重要である．運動療法は有酸素運動でもレジスタンストレーニングでも種々の疾患に起因する抑うつスコアを改善させる[19)20]．

　脳梗塞や脳出血などの脳血管疾患に伴う麻痺に対する理学的療法の効果は言をまたない．関節を動かし，骨格筋と神経を刺激する点で運動療法そのものである．この場合は局所的な運動療法，すなわち理学療法が適応となる．ただし，脳血管疾患の原因となる高血圧や肥満などに対しては全身の持続的運動が有効である．

●リスクの層別化

　さまざまな疾患における運動療法に関するリスクの層別化を示したガイドラインというものは心疾患に関するもの以外には存在しない．ここでは，筆者が日常考えている基準を示す．

　運動中に増悪したり発症したりする疾患は多い．したがって，運動療法は優れた治療効果を有する反面，危険なこともある．運動療法中の合併症を**表3**に示す．心血行動態への悪影響，代謝への悪影響，事故に分類できる．

　転倒・転落などの事故は，脚力不足，視覚から運動器へのコーディネーション不良，集中力不足などが原因となる．集中力は本人の特性のこともあるが，運動療法開始時の薬物使用状況，血糖値，血圧なども関連する．**表4**に事故に関するリスクの層別化を示した．

　心血行動態に関する事故に関連する因子は自律神経活性，運動耐容能，動脈硬化

表3 運動療法中の合併症

状況・病態	合併症
事故	転倒 転落 過度の進展等による骨折・怪我 熱中症
心血行動態悪化	血圧過上昇 肺水腫・心不全増悪 不整脈 肺塞栓 心筋梗塞発症 狭心症発症
中枢神経	めまい・ふらつき 脳出血・脳梗塞
代謝	低血糖
呼吸機能異常	低酸素 過換気

表4 事故に関する運動中のリスク分類

リスク	評価	低リスク	高リスク
平衡性	開眼片足立ち	60秒以上	10秒以下
脚力	10 m 歩行	8秒以下	20秒以上
視力・視野		正常	低下
聴力		正常	低下
血圧	通常の血圧と比べての変動	変化なし	<±20 mmHg
血糖値に関する薬物	SU剤，インスリン，グリニド製剤	服用（−）	服用中
ふらつきを生じることのある薬物		服用（−）	服用中

病変の不安定性，心内圧上昇，循環不全である．交感神経の過剰な興奮は血圧の過上昇，不整脈，血栓易形成性などを導く．運動耐容能が低い場合，**図2**に示すように運動中に PAWP（Pulmonary Arterial Wedge Pressure, 肺動脈楔入圧）が上昇しやすく肺水腫を誘発しやすい[21]．PAWP がやっと下がった状況の患者では容易に再上昇しやすいため，要注意である．一方，心駆出率（Ejection Fraction：EF）は運動耐容能と相関するものではないため，EF が低いからといってリスクが高いとは限らない．また，心筋梗塞発症率は動脈硬化による狭窄率とは関係しないことも重要である[9]．すなわち，たとえ経皮的冠動脈インターベンション（Percutaneous Coronary Intervention：PCI）によって有意狭窄が解除されていても 15〜25％程度の狭窄病変があれば心筋梗塞は発症する．心筋梗塞の直接の原因はプラークラプチャであり，これは**表5**に示すような状況下で発症する．**表6**に心血行動態に関するリスク層別化を示した．

表7に中枢神経（脳卒中リハ）に関するリスク層別化，**表8**に代謝に関するリス

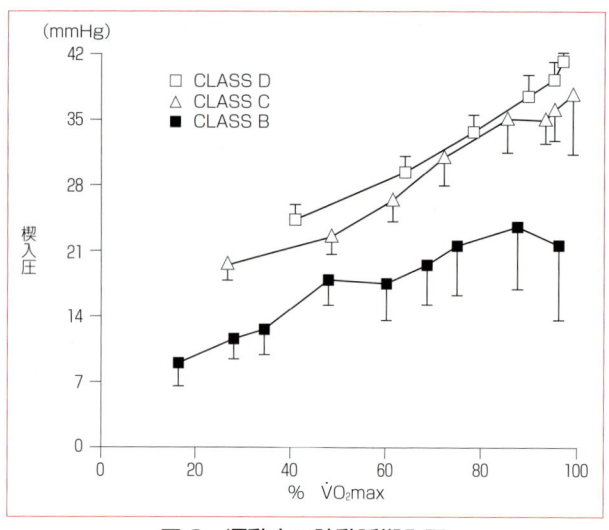

図2 運動中の肺動脈楔入圧

Weber 分類のクラスが低い（A➡D）ほど運動中に肺動脈楔入圧（PAWP）は上昇しやすい．AT が最大負荷の 60％程度であることを考えると class C では AT レベルですでに PAWP が 25 mmHg に達していることがわかる．それぞれの Weber 分類の AT と最高酸素摂取量は，B：11-14，16-20，C：8-11，10-16，D：5-8，6-10 ml/min/kg

表5 プラークラプチャの誘因

原因	機序
過労・ストレス	プラークの炎症
脱水	血液粘度上昇
高血糖	血液粘度上昇，プラークの炎症

表6 心血行動態に関するリスク層別化

リスク	評価	低リスク	高リスク
自律神経活性異常	安静時心拍数	70 未満	90 以上
運動耐容能	Peak $\dot{V}O_2$ (ml/min/kg)	14 以上	10 未満
心内圧上昇	頸静脈怒張 Ⅲ音 体重増加	(−) (−) (−)	(＋) (＋) 2 kg/3 日以上
循環不全	安静時血圧（mmHg） 脈圧（いつもと比較して）	100 以上 同等	90 未満 10 mmHg 以上低減少
動脈硬化	壁不整	(−)	(＋)
炎症	過労・ストレス	(−)	(＋)
血栓	バイアスピリン服用 過労・ストレス 脱水・高血糖	あり なし なし	なし あり あり
不整脈	心室頻拍の既往	なし	あり

表7 脳卒中のリハビリテーションに関するリスク層別化

リスク	評価	低リスク	高リスク
脳出血	血圧	<140 mmHg	>180 mmHg
脳梗塞	抗血小板薬などの服役状況	良好	不良
	危険因子（高血圧，糖尿病，喫煙，脂質異常症）の管理	良好	不良
肺塞栓	長期間の安静臥床	あり	なし

表8 代謝に関するリスク層別化

リスク	評価	低リスク	高リスク
低血糖	インスリン，SU剤，グリニド服用	なし	あり
網膜症	前増殖性網膜症	なし	あり
ケトーシス		なし	あり
急性冠症候群	冠動脈硬化症（壁不整）	なし	あり
	SGLT2阻害薬服用＋脱水	なし	あり

ク層別化を示す．

●運動処方の目的

運動処方は運動療法を安全かつ有効に実施できるようにするために作成する．どのような運動療法がどのような効果を発揮するかを知っていなければならない．
表9に運動療法の構成成分と期待される効果を示す．表4～8に示したリスクとあわせて運動処方を作成する．

●運動処方の構成内容

運動療法はウォームアップ，主運動，クールダウンで構成される．ウォームアップの目的は，①体を温める，②関節の進展性を高めて怪我を予防する，③自律神経活性を運動する状況に変換することである．明るく少しにぎやかな環境で実施する．一方，クールダウンは興奮した身体を鎮める目的で行うため，少し照明を落として静かな環境で実施する．

有酸素運動は自転車エルゴメータ，トレッドミル，屋外歩行などで行う．過体重や膝関節疾患がある場合にはプールでのウォーキングも勧められる．レジスタンストレーニングは上肢と下肢のトレーニングを組み合わせて10種類くらいの種目を実施する．マシンを用いて実施してもよいが，ない場合にはゴムでできたチューブやボールを利用したり自重で行うこともある．運動耐容能が低くて有酸素運動を十分に実施できない場合には低強度インターバルトレーニングを行う[31)32)]．また，心不全に対して高強度レジスタンストレーニングを実施する施設もある[33)34)]．

表9 運動療法の構成成分と期待される効果

構成成分	効果	
有酸素運動	運動耐容能改善 骨格筋機能・容量改善 骨格筋内毛細血管密度増加 脂肪細胞容積縮小 インスリン抵抗性改善 糖代謝プロファイル改善 脂質プロファイル改善 心筋酸素需要減少 冠血流量改善 冠動脈病変退縮	心筋細胞炎症改善 過酸化物除去機構改善 アポトーシス軽減[22] 血管内皮細胞機能改善 血管抵抗減少 化学受容体感受性安定化[23] 換気異常安定化[24] 心房筋細胞内 Ca 動態安定化[25-27] 自律神経活性安定化 基礎代謝改善[28]
レジスタンストレーニング	運動耐容能改善 骨格筋量増加 血糖プロファイル改善	基礎代謝増加[29] 酸化酵素活性改善
インターバルトレーニング	運動耐容能改善 基礎代謝改善[30]	
運動器への理学療法的アプローチ	骨格筋・神経機能回復	

　神経・筋疾患の場合には関節の伸展・屈曲運動など関節可動域を改善させるような運動を行う．局所の炎症がとれてから実施し，少し抵抗を感じる範囲まで動かす．
　基礎疾患が重複している場合，最も制限の強い基礎疾患に対する運動療法を実施する．例えば，肥満，糖尿病，高血圧，脳卒中片麻痺を合併している場合，片麻痺に対する運動療法を実施する．安全に歩行が可能になった後，すみやかに散歩などの全身の運動療法も取り入れる．
　COPDと虚血性心疾患を合併し，COPDの要素が強い場合は運動中の制限因子は息切れ感の場合が多い．望ましい有酸素運動レベルに達していなくても，息切れ感が強くならない運動を実施する．有酸素運動で息切れ感が強い場合には，骨格筋量増大による過剰換気抑制効果をねらってレジスタンストレーニングを中心に行う．
　腎機能障害を合併している場合には，運動中に心内圧が上昇して腎血流がうっ滞することは避けなければならない．また，過剰な血圧上昇も，腎内圧を上昇させて腎機能を悪化させるため避けなければならない．そのため，血圧が過剰に上昇しないレベルでの有酸素運動とレジスタンストレーニングを実施する．血圧の目安にエビデンスはないが，筆者は150 mmHg程度以上にはならないようにと考えている．

●運動強度・持続時間

　有酸素運動における運動強度の目安は嫌気性代謝閾値（Anaerobic Threshold：AT）である．ATレベルでは，図3に示すように交感神経活性が亢進せず，アシドーシスにもなっていない．そのため，血栓形成や不整脈発生，細胞障害などが生じにくい運動強度と考えられる．
　ATは心肺運動負荷試験（Cardio Pulmonary Exercise Test：CPX）で求める．V-

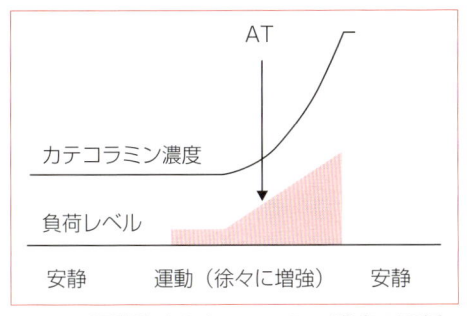

図3　運動強度とカテコラミン濃度の関係
ATを超えるあたりからカテコラミン放出が増加し始める

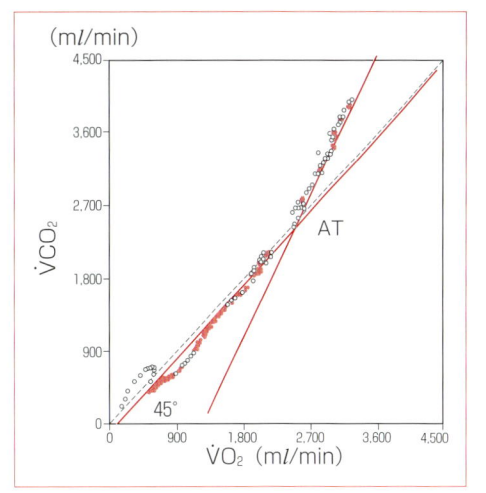

図4　V-slope法

slope法にて$\dot{V}O_2$-$\dot{V}CO_2$関係が45°以上になるときの酸素摂取量がATである（図4）．あるいは$\dot{V}E/\dot{V}O_2$がランプ負荷中に上昇に転じる際の酸素摂取量をATとする．ATになった負荷量の1分前の負荷量で運動療法を行うと安全で最も効率のよい有酸素運動が実施できる．

CPXを実施できない場合にはKarvonenによる心拍処方あるいは自覚的運動強度にもとづく運動処方を作成する．Karvonen法は，

処方心拍数＝（最高心拍数−安静時心拍数）×係数＋安静時心拍数

の式から計算した心拍数で運動療法を行うというものである．係数は0.4〜0.6を用いる．ただし，運動に対する心拍応答が低下している場合，すなわちchronotropic incompetence（変事性不全）が存在する場合には最高心拍数は実測しなければならない．chronotropic incompetenceは心不全，重症高血圧，重症糖尿病，β遮断薬使用中などに認められる．

自覚的運動強度は表10に示す，いわゆるBorg指数で11〜13に相当する運動強度で実施する．

ATまでは，通常，呼吸数が大きく増加することはない（図5）．したがって，呼吸数が増加して息切れ感を感じ始めるレベルで運動を行えば，有酸素運動レベルの上限で運動を行っていることになる．これを確認する方法が「トークテスト」である．トークテストは運動中に30秒くらいで読み終わる文章を読ませて心リハスタッフが息切れの度合いを評価するものである．息切れが強くて連続して文章を読めない，すなわちトークテストが陽性の場合には，運動強度を緩める．

稀に呼吸数の増加開始がATよりも早期に出現することがある．図6に示したように，重症心不全では運動中にPAWPが上昇する．PAWPが膠質浸透圧以上に達すると血管から血漿成分が漏出して肺うっ血が始まる．これが呼吸に関連した受

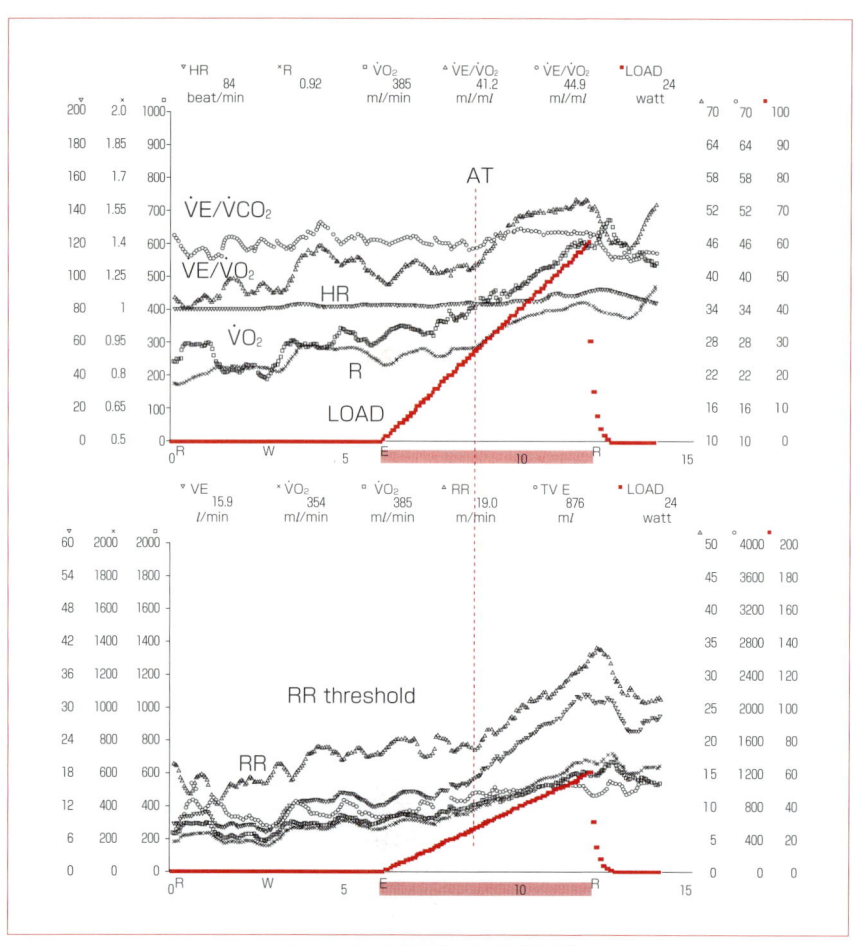

図5 ランプ負荷中の呼吸回数
ATを超えると呼吸回数（RR）は急激に増加し始める

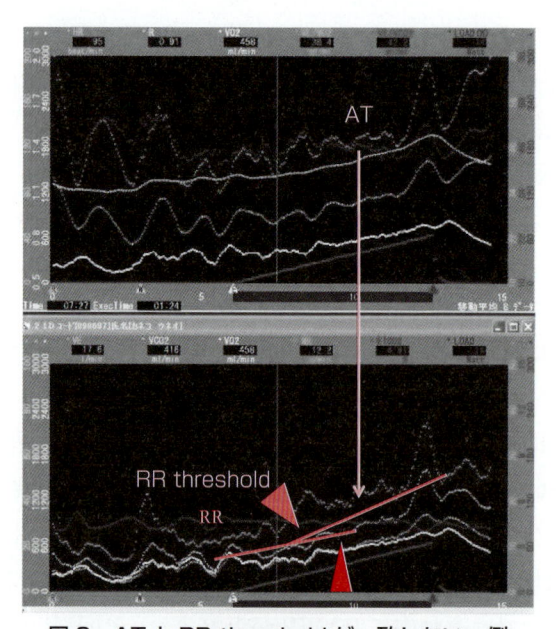

図6 ATとRR thresholdが一致しない一例
ATに達する以前にRR thresholdがあり，呼吸数が増加し始めている

表10 Borg指数

スコア	自覚症状
7	非常に楽である
9	かなり楽である
11	楽である
13	ややきつい
15	きつい
17	かなりきつい
19	もうだめ

表11 1RM決定法

%1RM	連続して運動を行える回数
60	17回
70	12回
80	8回
90	5回
100	1回

表12 運動療法中に注意すべき症状・所見

症状・所見	備考
胸痛	運動中に新たに出現
呼吸困難	重症狭心症の症状として，息切れ・呼吸困難もあるので注意
めまい	循環不全，脳虚血の症状であることもある
腹痛	右心不全の場合には，季肋部痛を訴えることもある
嘔気	
気分不良	心不全の場合には，なんとなくはっきりとしない気分不良を訴えることもある．
意識障害・失神	モニター心電図で不整脈を確認
頭痛	血圧上昇（SBP＞250 mmHgなら中断）
不整脈	運動中の心房細動・左脚ブロック，心室頻拍，心室細動等重篤な不整脈
血圧低下	収縮期血圧＜90 mmHgの場合は中断 もともと90 mmHg未満の場合はさらに10 mmHg低下したら中断
酸素化	SpO_2＜90%なら中断
ST変化	無痛性心筋虚血に注意

容体を刺激して呼吸回数が増加するものと考えられる．すなわち，AT以下で呼吸数が増加する場合には，ATよりも優先して呼吸数が増加しないレベルでの運動療法が行われるべきである．

医療現場で実施されるレジスタンストレーニングは，ボディービルダー養成の場合とは異なり，『息をこらえずリズミカルに，「ややきつい」と感じるレベル』で行う．すなわち，isometric（等尺性）ではなくisotonic（等張性）なレジスタンストレーニングを行う．メニューは，上肢，上肢帯，腹部，背部，下肢，下肢帯などの骨格筋をまんべんなく刺激する項目を10種類程度選択する．「ややきつい」レベルは1RMの50～60%とされている．1RMは実測することもあるが，表11に示す方法で推測する場合もある．軽いレベルから始めて徐々に負荷を重くしていき，「ややきつい」と感じるレベルを採用することもある．滴定法と呼ぶ．高齢者や虚弱者（フレイル）の場合には軽めの負荷を採用して，実施回数を多くする．

内科系障害が重複している場合には有酸素運動とレジスタンストレーニングを上述の基準に従って実施する．外部障害が重複している場合には，多くの場合は外部障害が運動強度の制限因子となる．骨・関節障害の程度に従って運動療法を行い，持続的運動が可能になったら息切れ感を目安に持続的運動療法を開始する．

運動療法中止基準

表12に運動療法中に注意すべき症状・所見を示す．これらの所見が増悪したときには運動療法を中止する．腎機能・肝機能・炎症反応・血糖・ケトン体などは採血結果で判断する．血圧・不整脈・肺うっ血・低酸素などは心電図や胸部X線，心エコーのほか，頸静脈の視診やIII音の聴診などでも判断できるようにする．

おわりに

さまざまな障害を有する患者に対する運動療法について記述した．基本は，最も弱い部分に注意しながら実施することである．中断することを考えるのではなく，どのようにしたら実施できるのかを考えて積極的に実施してほしい．

■文献

1) Hunter GR, et al: Increased resting energy expenditure after 40 minutes of aerobic but not resistance exercise. *Obesity* (Silver Spring) **14**: 2018-2025, 2006
2) Heden T, et al: One-set resistance training elevates energy expenditure for 72h similar to three sets. *Eur J Appl Physiol* **111**: 477-484, 2011
3) Passos MC, et al: Regulation of insulin sensitivity by adiponectin and its receptors in response to physical exercise. *Horm Metab Res* **46**: 603-608, 2014
4) Takashima A, et al: Cardiac rehabilitation reduces serum levels of oxidized low-density lipoprotein. *Circ J* **78**: 2682-2687, 2014
5) Nici L, et al: American Thoracic Society/European Respiratory Society statement on pulmonary rehabilitation. *Am J Respir Crit Care Med* **173**: 1390-1413, 2006
6) 循環器病の診断と治療に関するガイドライン（2011年度合同研究班報告）：心血管疾患におけるリハビリテーションに関するガイドライン（2012年改訂版）. http://www.j-circ.or.jp/guideline/pdf/JCS2012_nohara_h.pdf（2015年2月閲覧）
7) Gielen S, et al: Anti-inflammatory effects of exercise training in the skeletal muscle of patients with chronic heart failure. *J Am Coll Cardiol* **42**: 861-868, 2003
8) Frederico MJ, et al: Exercise training provides cardio-protection via a reduction in reactive oxygen species in rats submitted to myocardial infarction induced by isoproterenol. *Free Radic Res* **43**: 957-964, 2009
9) Falk E, et al: Coronary plaque disruption. *Circulation* **92**: 657-671, 1995
10) ErQun M, et al: The effects of long-term regular exercise on endothelial functions, inflammatory and thrombotic activity in middle-aged, healthy men. *J Sports Sci Med* **5**: 266-275, 2006
11) Witt BJ, et al: Cardiac rehabilitation after myocardial infarction in the community. *J Am Coll Cardiol* **44**: 988-996, 2004
12) Ornish D, et al: Intensive lifestyle changes for reversal of coronary heart disease. *JAMA* **280**: 2001-2007, 1998
13) Hambrecht R, et al: Effect of exercise on coronary endothelial function in patients with coronary artery disease. *N Engl J Med* **342**: 454-460, 2000
14) Norgren L, et al: Inter-Society Consensus for the Management of Peripheral Arterial Disease (TASC II). *J Vasc Surg* **45**: S5-S67, 2007
15) The Atrial Fibrillation Follow-up Investigation of Rhythm Management (AFFIRM) Investigators: A comparison of rate control and rhythm control in patients with atrial fibrillation. *New Engl J Med* **347**: 1825-1833, 2002
16) Duncan GE, et al: Exercise training, without weight loss, increases insulin sensitivity and postheparin plasma lipase activity in previously sedentary adults. *Diabetes Care* **26**: 557-562, 2003
17) Zelber-Sagi S, et al: Effect of resistance training on non-alcoholic fatty-liver disease a

randomized-clinical trial. *World J Gastroenterol* **20**: 4382-4392, 2014
18) Greenwood SA, et al: Effect of exercise training on estimated GFR, vascular health, and cardiorespiratory fitness in patients with CKD: a pilot randomized controlled trial. *Am J Kidney Dis* **15**, 2014. pii: S0272-6386 (14) 01146-9. doi: 10.1053/j.ajkd.2014.07.015. [Epub ahead of print]
19) von der Heijden MM, et al: Effects of exercise training on quality of life, symptoms of depression, symptoms of anxiety and emotional well-being in type 2 diabetes mellitus: a systematic review. *Diabetologia* **56**: 1210-1225, 2013
20) Jaggers JR, et al: Aerobic and resistance training improves mood state among adults Living with HIV. *Int J Sports Med*: 175-181, 2015
21) Weber KT, et al: Oxygen utilization and ventilation during exercise in patients with chronic cardiac failure. *Circulation* **65**: 1213-1223, 1982
22) Werner C, et al: Physical exercise prevents cellular senescence in circulating leukocytes and in the vessel wall. *Circulation* **120**: 2438-2447, 2009
23) Stickland MK, Miller JD: The best medicine: exercise training normalizes chemosensitivity and sympathoexcitation in heart failure. *J Appl Physiol* **105**: 779-781, 2008
24) Adachi H, et al: Short-term physical training improves ventilatory response to exercise after coronary arterial bypass surgery. *Jpn Circ J* **65**: 419-423, 2001
25) Bonilla IM, et al: Endurance exercise training normalizes repolarization and calcium-handling abnormalities, preventing ventricular fibrillation in a model of sudden cardiac death. *J Appl Physiol* **113**: 1772-1783, 2012
26) Shao CH, et al: Exercise training during diabetes attenuates cardiac ryanodine receptor dysregulation. *J Appl Physiol* **106**: 1280-1292, 2009
27) Kemi OJ, et al: Exercise training corrects control of spontaneous calcium waves in hearts from myocardial infarction heart failure rats. *J Cell Physiol* **227**: 20-26, 2012
28) Paoli A, et al: High-Intensity Interval Resistance Training (HIRT) influences resting energy expenditure and respiratory ratio in non-dieting individuals. *J Transl Med* **10**: 237, 2012. doi: 10.1186/1479-5876-10-237.
29) 安達 仁：低強度インターバルトレーニング　高強度インターベルトレーニング．安達　仁（編）：眼で見る実践心臓リハビリテーション　改訂3版．中外医学社，pp80-81，2013
30) Meyer K, et al: Interval training in patients with severe chronic heart failure: analysis and recommendations for exercise procedures. *Med Sci Sports Exerc* **29**: 306-312, 1997
31) Arena R, et al: Should high-intensity-aerobic interval training become the clinical standard in heart failure? *Heart Fail Rev* **18**: 95-105, 2013
32) Guiraud T, et al: High-intensity interval exercise improves vagal tone and decreases arrhythmias in CHF. *Med Sci Sports Ex* **45**: 1861-1867, 2013

II 運動処方総論
2. 監視, 非監視の運動療法

●監視型運動療法

1. 運動療法における監視の定義

　運動療法の各種身体効果は広く認められているが, 特に障害者を対象にした場合, 運動療法は効果的である以前に安全でなければならない. 障害者を対象にした運動療法の安全性担保には, 有医療資格者による運動療法の直接監視が重要である. また, 一定期間の後に監視を外し, 医療施設以外の運動施設や在宅での非監視型運動療法の可否を判断するためにも, 運動療法導入から運動療法の安全性を確認するまでの監視型運動療法は重要である. したがって, 障害者に対する監視型運動療法の定義は「運動療法の導入から, その後の複数回のセッションにおける有医療資格者による監視を伴う運動療法」といえる.

　特に, 運動療法における監視の内容は多岐にわたり, 傍らで運動をしているところをみていればいいというわけではない. 運動療法前の体調確認やバイタルサインの測定などで構成されるメディカルチェックに始まり, 運動療法中の血圧, 脈拍, 心電図の直接監視, 運動プログラムの正しい実施, 治療内容や自身の病状や体調についての理解などに及ぶ. 運動療法の監視について表1にまとめた.

2. 監視型運動療法の禁忌と導入
1) 監視型運動療法の禁忌

　監視型運動療法を実際に行う際には, まず運動療法の禁忌に該当しないかどうかの確認が必要である. 重複障害を有する場合は, その原因疾患に応じたリスクや運動療法の禁忌を理解しておくことが重要である. それぞれの病状の悪化はもとより,

表1　障害者の運動療法の監視について

1. 有医療資格者による運動の直接の監視や指導
2. 運動療法中の心拍数や血圧, 呼吸回数, 酸素飽和度, 心電図など生体情報の監視や判断
3. 運動療法中の自覚症状の確認と他覚所見の評価
4. 処方された運動強度で行っているかの確認 (目標心拍数, 運動強度, 酸素飽和度, Borg指数など)
5. 運動療法機材の適切な使用法の確認
6. 必要に応じた酸素流量の増量の確認
7. 運動療法前の体調確認やバイタルサインの測定と評価
8. 適切な準備運動や整理運動の確認
9. 運動療法の効果や目的の理解の確認
10. 重大な運動療法関連合併症の理解の確認
11. 運動強度の調節の能力の確認
12. 非監視型運動療法に向けた心拍数やBorg指数の自己モニタリングの習熟度の確認

表2 運動負荷試験の禁忌

絶対禁忌
1. 発症2日以内の急性心筋梗塞
2. 症状が続く不安定狭心症
3. 血行動態異常の原因となるコントロール不良の不整脈
4. 活動性の心内膜炎
5. 症状のある重度大動脈弁狭窄症
6. 代償されていない心不全
7. 急性の肺塞栓または肺梗塞,深部静脈血栓症
8. 急性の心筋炎または心膜炎
9. 急性大動脈解離
10. 安全で適切なテストを妨げる身体障害

相対禁忌
1. 左冠動脈主幹部の狭窄
2. 症状との関係が確かでない中等度から重度の大動脈弁狭窄性弁膜症
3. 心室レートがコントロールされていない頻脈性不整脈
4. 後天性の高度または完全房室ブロック
5. 重度な安静時圧格差をもつ肥大型閉塞性心筋症
6. 最近の発作や瞬間的な心筋虚血
7. 協力する能力が制限されている精神障害
8. 安静時血圧が200/110 mmHgを超える高血圧
9. 不安定な医学的状態(例えば,有意な貧血,重要な電解質の異常,甲状腺機能亢進症など)

　運動は身体にストレスをかける治療法であることから,どの障害においても心停止が最も重大なリスクと認識され,循環器系の禁忌項目が少なくない.

　心疾患の運動療法の禁忌については,わが国の『心血管疾患におけるリハビリテーションに関するガイドライン(2012年改訂版)』[1]に明記されている.それによると,運動療法の禁忌は米国心臓協会(AHA)の「exercise standards」[2]に記載されている運動負荷試験の禁忌がそれに該当するとされている(**表2**).米国スポーツ医学会(American College of Sports Medicine:ACSM)の「運動処方の指針」[3]の「入院および外来患者の心疾患リハビリテーションの臨床的適応と禁忌:運動療法の適応と禁忌」にも多くの項目で**表2**との共通項が確認できる.要約すると不安定狭心症やコントロール不良の不整脈や高血圧,急性(活動性)の安定していない病状などでは運動療法が禁忌である.

　呼吸器疾患に対する運動療法の禁忌も類似している項目が認められる(**表3**)[4].一方,国内の患者数が約950万人と推定(2012年国民健康・栄養調査)されている糖尿病を合併する場合は,運動療法のリスクも多岐にわたる.糖尿病三大合併症と運動療法の適応と禁忌について,**表4**に示す[5].糖尿病三大合併症と運動療法の適応と禁忌は近年注目されている腎臓機能障害に対する運動療法の禁忌にも応用できる.糖尿病網膜症を合併している場合は,運動による過度の血圧上昇が網膜の出血を引き起こす場合がある.そのため,必ず眼科受診の結果を確認することが重要で,運動療法開始前には眼科受診の確認を怠ってはならない.眼科受診の確認をした後も,息をこらえて重い物を持ち上げ続けるなどの過度の血圧上昇を招く恐れのある運動は避けるべきである.糖尿病腎症に対しては,腎機能の悪化に注意しながら,

表3　呼吸器疾患の運動療法の適応と禁忌（文献4）より引用）

運動療法の適応
・症状のある慢性呼吸器疾患 ・標準的治療により病状が安定している ・呼吸器疾患により機能制限がある ・呼吸リハの施行を妨げる因子や不安定な合併症・依存症がない ・年齢制限や肺機能の数値による基準は定めない
運動療法の禁忌
・不安定狭心症，発症から間もない心筋梗塞，非代償性うっ血性心不全，肺性心，コントロール不良の不整脈，重篤な大動脈弁狭窄症，活動性の心筋炎，心内膜炎などの心疾患の合併 ・コントロール不良の高血圧症 ・急性全身性疾患または発熱 ・最近の肺塞栓症，急性肺性心，重度の肺高血圧症 ・重篤な肝臓，腎臓機能障害の合併 ・運動を妨げる重篤な整形外科疾患の合併 ・高度の認知障害，重度の精神疾患の合併 ・ほかの代謝異常（急性甲状腺炎など）

表4　糖尿病三大合併症と運動療法の適応と禁忌（文献5）より改変引用）

糖尿病網膜症		
病期	運動の適否	
単純網膜症	強度の運動処方は行わない	
増殖前網膜症	眼科的治療を受け，安定した状態でのみ歩行程度の運動可	
増殖網膜症	運動処方は行わない	
糖尿病腎症		
病期	検査値	運動の適否
第1期（腎症前期）	尿中アルブミン陰性	原則として糖尿病の運動療法を行う
第2期（早期腎症期）	微量尿中アルブミン	原則として糖尿病の運動療法を行う
第3期A（顕性腎症前期）	・eGFR 60 ml/分以上 ・タンパク尿1g未満	中等度までの運動は可．ただし運動により尿タンパクが増加する場合は強度を下げる
第3期B（顕性腎症後期）	・eGFR 60 ml/分未満 ・タンパク尿1g/日以上 （血清クレアチニン正常）	運動制限が必要．体力を維持する程度の運動は可
第4期（腎不全期）	高窒素血症 血清クレアチニン上昇	運動制限が必要．散歩やラジオ体操は可
第5期（透析療法期）	—	原則として軽度の運動のみ．過激な運動は不可
糖尿病神経障害		
分類	主な症状	運動の適否
感覚神経障害	触覚・痛覚・振動覚の低下	足の壊疽に注意．水泳や自転車がよい
自律神経障害	呼吸性不整脈の消失 安静時頻脈	日常生活以外の運動処方は行わない

病期に応じた運動療法が推奨されている．近年，透析中に行う運動療法が注目されている．透析療法によって尿毒症の症状が劇的に改善するために，運動による腎機能悪化についてのリスクは少なくなる．近年，米国 K/DOQI[6] の透析患者の心血管病に対する臨床ガイドラインでは，身体不活動（physical inactivity）が心血管病の大きなリスクになるとして運動療法と活動性の向上が推奨されている．さらに，糖

表5 リハビリテーションの中止基準（文献7）より引用）

1．積極的なリハビリテーションを実施しない場合
　① 安静時脈拍 40/分以下または 120/分以上
　② 安静時収縮期血圧 70 mmHg 以下または 200 mmHg 以上
　③ 安静時拡張期血圧 120 mmHg 以上
　④ 労作性狭心症の方
　⑤ 心房細動のある方で著しい徐脈または頻脈がある場合
　⑥ 心筋梗塞発症直後で循環動態が不良な場合
　⑦ 著しい不整脈がある場合
　⑧ 安静時胸痛がある場合
　⑨ リハビリテーション実施前にすでに動悸・息切れ・胸痛のある場合
　⑩ 座位でめまい，冷や汗，嘔気などがある場合
　⑪ 安静時体温が 38 度以上
　⑫ 安静時酸素飽和度（SpO_2）90%以下

2．途中でリハビリテーションを中止する場合
　① 中等度以上の呼吸困難，めまい，嘔気，狭心痛，頭痛，強い疲労感などが出現した場合
　② 脈拍が 140/分を超えた場合
　③ 運動時収縮期血圧が 40 mmHg 以上，または拡張期血圧が 20 mmHg 以上上昇した場合
　④ 頻呼吸（30 回/分以上），息切れが出現した場合
　⑤ 運動により不整脈が増加した場合
　⑥ 徐脈が出現した場合
　⑦ 意識状態の悪化

3．いったんリハビリテーションを中止し，回復を待って再開
　① 脈拍数が運動前の 30%を超えた場合．ただし，2 分間の安静で 10%以下に戻らないときは以後のリハビリテーションを中止するか，またはきわめて軽労作のものに切り替える
　② 脈拍が 120/分を超えた場合
　③ 1 分間 10 回以上の期外収縮が出現した場合
　④ 軽い動悸，息切れが出現した場合

4．そのほかの注意が必要な場合
　① 血尿の出現
　② 喀痰量が増加している場合
　③ 体重が増加している場合
　④ 倦怠感がある場合
　⑤ 食欲不振時・空腹時
　⑥ 下肢の浮腫が増加している場合

　尿病神経障害があること自体は運動療法の禁忌にはならないが，足の壊疽がある場合には患肢に荷重がかかることで，壊疽症状が悪化する危険がある．そのため，潰瘍発生リスクを増大させる可能性は極力排除すべきで，足底板や靴型装具などでの除圧を考慮しなければならない．

　日本リハビリテーション医学会では，運動療法をはじめとしたリハが安全かつ効率的に行われるための安全管理マニュアル『リハビリテーション医療における安全管理・推進のためのガイドライン』[7]を発表している（表5）．このガイドラインの中の「積極的なリハビリテーションを実施しない場合」においても循環器系の項目が多い．このような運動療法の禁忌にあてはまるものは，リスクがきわめて高いと解釈することができ，なんらかの理由で医師から運動が指示された場合であっても，対象者や親族への十分な説明と同意を得て行わなければ，万が一の場合にはトラブルに発展しかねない．

2）監視型運動療法の導入

　運動療法の導入初期には近位監視による運動療法が行われる必要がある．近位監

表6 近位監視による運動療法を実施するための情報

1. モニタ心電図
2. 血圧
3. 心拍数（心電図で）
4. 脈拍数（触診やパルス監視センサーで）
5. 酸素飽和度（パルスオキシメータで）
6. 中枢の症状（息切れや胸部不快感，動悸，表情，顔色など）
7. 末梢の症状（関節痛，筋疲労，痺れ，倦怠感など）
8. 自覚的運動強度（Borg 指数や visual analogue scale など）
9. 運動前のメディカルインタビュー（最近の症状や倦怠感，投薬状況，食欲，睡眠状況，体重の増減，健康感などの聴取）
10. 四肢，姿勢のアライメント
11. 歩行障害やバランス障害
12. 性格特性や行動変容段階
13. 薬剤の詳細と運動への影響の把握

視による運動療法を実施するための情報を**表6**に示す．一定の近位監視セッションが終了した後でも，対象者の健康状態や病状が変化した場合，再入院後などには再びはじめから行う必要がある．また，クラス別に推奨される監視のセッション数が終了した後は，まったく対象者に近寄らなくてもいいというわけではなく，適宜，**表1**の目的が達成されているか確認することは重要である．一方，セッションを超えての監視は，対象者の自主性や自己管理能力の定着を阻害したり，「監視下でないと運動できない」といった誤った印象を植えつけることになるために，過剰な監視は慎まなければならない．

a. モニタ心電図による監視

モニタ心電図は最も一般的でかつ有益な情報を提供する監視機器である．身体的あるいは知的な問題のため自分自身で心拍数の監視ができない者や，運動負荷試験中に出現が確認された不整脈や心筋虚血を有する者，冠動脈に有意な残存狭窄を有する者，左室駆出分画が30％未満の著しい左室機能の低下を示す者，心停止の既往を有する者，普段と違った胸部症状を訴えている者，などに対してはモニタ心電図による監視が必要である．

b. 運動器障害の監視

近年，高齢患者の急増とともに，運動療法の導入初期に関節や筋肉の痛みや歩行障害を示す患者も散見される．転倒や転落のリスクを把握して，転倒・転落の危険性を回避することはADLを低下させないためにも，また疾病を重症化させないためにも重要である．忘れてはならないのが，よく適合した運動靴の着用である．加齢や廃用，不動などによって筋力が低下している場合，足根骨や中足骨などからなる足関節の正常な構造を維持できず，荷重時や歩行時に足部に痛みを生じることもある．リハ現場では着脱しやすいことを理由に習慣的にバレーシューズを使用しているところがあるが，足底部のアーチサポートや外側から足部を圧迫サポートする機能に乏しく，積極的な運動療法導入時には不向きである．主たる荷重関節である膝関節も同様に，関節軟骨の減少や筋力低下による膝関節の正常構造が失われ（変

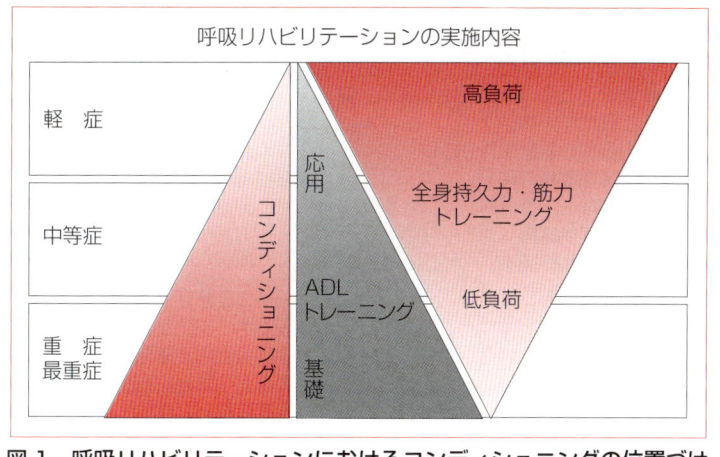

図1 呼吸リハビリテーションにおけるコンディショニングの位置づけ

形し），関節の前後方向や側方への動揺や下腿異常回旋が生じ，荷重時や歩行時に膝部に痛みを生じることもある．あらかじめ関節構造の変化や不安定性が確認できるとしたら，サポート力の異なる各種膝装具や足底板などを処方し，疼痛の悪化がないかを監視しながら行う必要がある．また，転倒のリスクがあるとされたのであれば，運動療法は複数人で監視したり，近位監視を原則としたり，休憩時にも椅子などからの転落に気を配る必要がある．

c. 呼吸リハビリテーション分野の運動療法導入時の監視

わが国の呼吸リハ対象患者は高齢でかつ重症例が多いことから，呼吸リハ分野では運動療法の開始に，効率のよい運動トレーニングを目指したコンディションづくりのため「コンディショニング」を行っている．「コンディショニング」とは，ディコンディショニングの状態を改善し，運動療法を効率的に行うために身体の状態を整え，運動へのアドヒアランス（adherence）を高めるための介入と位置づけられている．このコンディショニングは，呼吸練習，リラクセーション，胸郭可動域練習，ストレッチングなどを含み，重症になればなるほど，その重要性は増す（**図1**）[4]．特に，運動に対する不安の解消やモチベーションの維持にも重要である．

d. 脳卒中片麻痺患者の場合

脳卒中片麻痺患者は，急性期には機能障害および能力低下の回復を促進するための反復トレーニングがよく行われている．また，運動障害や感覚障害に起因する歩行障害を有し，ADL範囲は制限され相対的に活動量が低下して体力レベルは低下している．動脈硬化に起因する脳卒中再発のリスクを低減するためにも，運動療法により体力レベルの向上は重要とされる[8]．しかし，多くの脳卒中片麻痺患者は自転車エルゴメータをこいだり，トレッドミル上で歩行することが困難なため，積極的な有酸素運度はこれまであまり行われてこなかった．しかし，最新のガイドラインによると週に3〜4セッションの中等度の強度の有酸素運動を40分行うことを推奨するとされた[9]．運動機能に加えて認知機能の低下も合併することから，ほかの疾患と同様，機器を用いた運動療法は困難な場合も少なくないが，日常の生活活動

表7　自転車エルゴメータとトレッドミルの相違　(文献10) より引用)

	自転車エルゴメータ	トレッドミル
長所	・サドルで体重を支えるので安定性が高く，膝や腰に対する負担が少ない ・急に運動を中止しても危険は少ない ・各種計測や血液採取が容易 ・患者の体動が少なく，機械的ノイズが少ないので，各種の測定が容易 ・省スペースで，移動が簡単	・日常生活で慣れている歩行運動である ・身長による制限がない ・最大運動負荷が得られやすい ・機械の較正が容易
短所	・精度に問題のある装置がある ・電磁制動型は熱・速度変動などで精度がくるいやすい．低負荷量の信頼性が乏しい ・自転車に乗り慣れない人や高齢者ではこぎにくいことがある ・トレッドミルに比べると動員される筋群が少ない ・低身長に対応していないものがある ・機械較正が煩雑である	・転倒の危険性がある ・運動中の血圧が測定しにくい ・運動強度の定量化がしにくい ・体重が100 kgを超えると速度に問題がある装置がある ・動作音がうるさい ・装置を置くのにスペース・天井高が必要 ・移動が難しい

量を増やすことが最も重要で，そのため，余暇活動や趣味活動，日常生活パターンを評価して，より実践的な運動を指導する必要がある．この場合，特に動作や作業特異的な運動が安全に可能かどうか十分に監視しながら導入する必要がある．

e. 自転車エルゴメータを用いるか，トレッドミルを用いるかの鑑別

運動療法の基本形態は，自転車エルゴメータかトレッドミル（正確にはトレッドミルエルゴメータ）での有酸素運動である．監視型運動療法の導入時に自転車エルゴメータを用いるか，トレッドミルを用いるかは議論があるが，一般的には運動中の血圧や心電図，酸素飽和度，脈拍などを監視しやすい自転車エルゴメータが使用される．特に高齢患者の多い昨今，運動中に転倒の危険が少なく，すぐに運動負荷を調節できるといったメリットも多い．また，自転車エルゴメータは筋力の低下が著明な者や過体重者などにとって，膝や足関節などの荷重関節への負担も少ないといった点も支持されている理由である．一方，筋力の低下や筋萎縮は殿部にも及ぶことから長時間の駆動により殿部の痛みを訴えたり，下肢のみの局所の運動で動員される筋肉が少ないという特徴もある（**表7**)[10]．

3) 運動療法による重大リスクの発生

運動負荷試験などの客観的運動耐容能評価をもとにした運動処方に従って運動療法を行っていれば，重大なリスクの発症はきわめて少ないとされるが，運動療法中に突然の心停止を発症したり，運動後に心停止を起こした患者の多くは処方された運動強度を超えて運動していたことによるものである[11-13]．運動療法導入初期には運動処方の厳守が重要である．

3. 監視型運動療法から非監視型運動療法への移行

監視型運動療法から非監視型運動療法への移行は一定のセッション修了後に行われることが望ましい．また，ACSMは監視型運動療法から非監視型運動療法への移

表8 監視型運動療法から非監視型運動療法への移行のガイドライン（ACSM）

1. 運動耐容能が8 METs以上または職業的要求レベルの2倍であること
2. 運動に対する適切な血行動態反応（運動負荷の増加に対する血圧の上昇）とその回復が認められること
3. 最大運動負荷時の適切な心電図反応，例えば正常もしくは変わらない伝導または不変，安定した不整脈もしくは不整脈なし，安定し許容範囲の虚血性変化（例えば1mm以内のST低下）であること
4. 心臓由来の症状が安定または無症状であること
5. 安定した（コントロールされた）安静時心拍数と血圧が認められること
6. リスクファクター介入の適切な管理およびリスクファクターを改善するのに効果的で安全な運動に参加し，その結果，これらリスクファクターが独立かつ効果的な変化を示すこと
7. 病気の経過，徴候と症状，薬剤使用と副作用についての知識を有すること
8. リスク介入のプログラムの成功とコンプライアンスがあること

行のガイドラインを**表8**のように定義している[3]．

どのような対象者であっても，この条件をクリアすれば絶対に安全という保証はない．逆に，この条件をクリアできなければ，絶対に監視を外してはいけないということもない．特に重複した疾患をもつ場合，また高齢者の場合は，**表8**の1に示した体力レベルは高すぎる．

一定期間，必要に応じた監視型運動療法を行い，運動療法を自己管理できるようになった後は，可及的すみやかにすべての対象者が監視型から非監視型へ移行できるように運動療法プログラムを進める．どのような対象者であっても一生医療機関で運動療法を継続することはできないし，本来はできるだけ自分自身で管理することが望ましいため，監視型運動療法の開始初期から自己管理の技術は強調されるべきで，習得状況を常に監視し続けることが，対象者自身の自信を回復するためにも重要である．

●非監視型運動療法

1. 運動療法における非監視の定義

運動療法を行う際の非監視型運動療法についての明確な定義はない．**表1**のように，「運動療法の監視」の定義は幅広く，心電図モニタのような高額な医療機器はいらず，スタッフによる監視があれば「監視型運動療法」ということになる．**表1**の運動療法の監視の定義にあてはまらないもの，すなわち自分自身で運動療法をする self-monitored exercise training が「非監視型運動療法」と同義として定義される．

2. 非監視型運動療法の実際

非監視型運動療法では，有医療資格者による運動の直接の監視や指導はない．そのため，運動療法を行う場所も，民間のスポーツジムや地域の公民館，公園，プール，散歩道など屋内屋外を問わず，さまざまなところで行うことができる．

非監視型運動療法では，事前のセルフメディカルチェックは必須である．血圧，

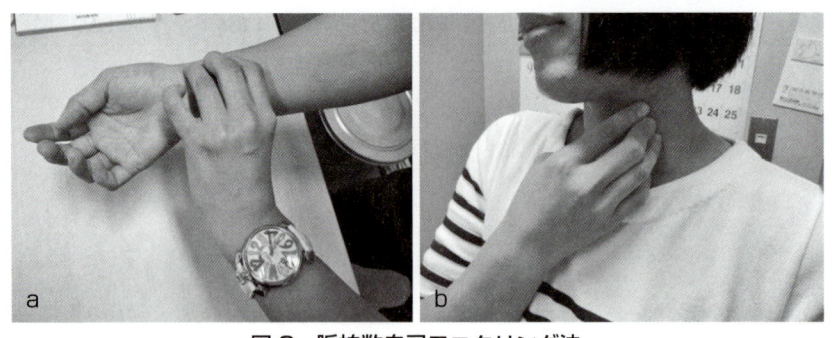

図2 脈拍数自己モニタリング法
a：橈骨動脈での自己検脈，b：頚動脈での自己検脈（両側を同時に強く圧迫してはならない）

脈拍の測定はもちろんのこと，服薬の確認，体重や体調の変化，各種症状の有無などを自ら確認することが無用な事故を防ぐためにも重要である．何よりも重要なのは，これらセルフメディカルチェックの内容を記録して，保存しておくことである．記録の保存は，定期的な評価に役立ち，評価に対する称賛は継続のモチベーションにつながることになる．

非監視型運動療法では，準備運動も怠ってはならない．準備運動は骨格筋や腱などの結合織の伸展性や柔軟性を高め，関節の可動域を広げることで骨関節系の傷害を予防するだけでなく，骨格筋を温めることで筋収縮効率を高め，心臓の後負荷を減少させる効果がある．また，急激な換気の増大やカテコラミン分泌を抑えることで，心室性不整脈など異常心電図の出現を抑えたり，血小板凝集の亢進を予防するともできる．さらに，局所の組織温度を上げることで血液からの酸素の解離をよくし，酸素の有効利用が促進される．

運動療法中に自分自身で自分を監視する self-monitoring 方法（自己モニタリング法）としては，脈拍数や自覚的運動強度をモニタリングする方法がある．

1) 脈拍数自己モニタリング法

脈拍数自己モニタリング法，別名は「自己検脈法」である．脈拍数の自己モニタリングは，通常，橈骨動脈で行うのが一般的である．橈骨動脈での自己検脈は，腕時計をしていないほうの腕の手のひらを上に向け，腕時計をしているほうの2〜4指を橈骨動脈に当てて計測するとよい．このようにすることで，時計をみながら（時間を測りながら）脈拍数の計測が可能になる（**図2-a**）．どうしても橈骨動脈で触れられない場合は，上腕動脈や頚動脈での検脈を行うこともある．頚動脈での検脈を行う際は，両側の頚動脈を同時に強く圧迫してはいけない．頚動脈洞には圧受容器があり，両側の頚動脈を同時に強く圧迫すると，副交感神経の活動が亢進し徐脈や意識消失を生じることもある．必ず一側だけでやさしく頚部に指を当てて計測する（**図2-b**）．

脈拍数の自己モニタリングは，不整脈のない場合は運動前後に10秒（もしくは15秒）の脈拍数を計算し，その数を6倍（または4倍）することで1分間の脈拍数を計算する．近年，対象者の高齢化が進み，心房細動を有する高齢者が増えてきて

表9 Rating of Perceived Exertion (RPE) スケール

通称	Borg スケール RPE スケール	修正 Borg スケール 修正 RPE スケール
正式名称	A Rating of Perceived Exertion Scale	New Borg Category Ratio Scale
スケール	6 7　Very, very light　（非常に楽） 8 9　Very light　（とても楽） 10 11　Fairly light　（楽） 12 13　Somewhat hard　（いくらかきつい） 14 15　Hard　（きつい） 16 17　Very hard　（とてもきつい） 18 19　Very, very hard　（非常にきつい） 20	0　Nothing at all　（なんとも感じない） 0.5　Very, very slight (just noticeable) 　　　（ちょっと気づくくらい） 1　Very slight　（ほんの少し） 2　Slight　（少し） 3　Moderate　（中程度） 4　Somewhat severe　（いくらかひどい） 5　Severe　（ひどい） 6 7　Very severe　（とてもひどい） 8 9 10　Very, very severe　（とても, とてもひどい） Maximal　（最大, 耐えられない）

■は，重複障害者の至適運動強度とされる強度

いる．したがって，不整脈や循環器疾患のある対象者では，30秒から1分間連続して脈拍数をモニタリングするほうがよい．

非監視型運動療法には，脈拍センサーを用いるとより客観的な運動療法が可能になる．これまでは，胸部に取り付けたトランスミッター（心拍センサー）で心拍を感受し，無線で腕時計に内蔵されたレシーバーに心拍情報を送り心拍数を表示させる機能をもつ腕時計型が主流であったが，脈拍（脈波）センサーは近年小型化され測定精度が向上したため，胸部の心拍センサーがない腕時計型の脈拍計測ツールが開発され市販されるまでになっている．

2) 自覚的運動強度自己モニタリング法

自覚的運動強度の代表的な指標にはスウェーデンの心理学者である Gunnar Borg が開発した Rating of Perceived Exertion Scale（RPEスケール）がある[14]．RPEスケールは Borg 指数とも呼ばれる．RPEスケールにはオリジナル RPE スケールと修正 RPE スケールがある（**表9**）．

オリジナル RPE スケールは，「非常に楽　6」から「非常にきつい　20」までの段階スケールで，それぞれ奇数の番号に運動強度の感覚表現をつけている．6から20までの数字を10倍すると，健常成人の心拍数に対応するといわれている[14]．Borg は自身の著書の中で，オリジナル RPE スケールは運動の強度の感覚を段階づけするために最も適切なスケールとしている．一方，修正 RPE スケールは正確には「New Borg Category Ratio Scale」という．「なんとも感じない　0」から「最大, 耐えられない　10」までの段階があり，6，8，9を除く数字に運動強度の感覚表現がつけられている．Borg は修正 RPE スケールについて，息切れ感や痛みなど主観的症状を評価するときに最も適切なスケールとしている[15]．

2013年に改定された AHA の「exercise standards」[2] では，有酸素運動，レジスタ

表10 有酸素運動とレジスタンストレーニングの一般指針

有酸素運動（endurance training）
　頻度：≥5日/週
　強度：予測最大心拍数（220－年齢）の55～90%
　　　　最大酸素摂取量（VO₂max）の40～80%
　　　　心拍数予備能（heart rate reserve）の40～80%
　　　　RPE 12～16
　様式：歩行，トレッドミル，自転車，そのほか
　時間：30～60分
　心拍数を指標にする場合はβ-adrenergic-blocking medicationsを服用していないこと

レジスタンストレーニング（resistance training）
　頻度：2～3日/週
　強度：1回持ち上げられる最大の重さ（1-RM）の50～80%
　　　　RPE 12～16
　　　　1つの運動を8～15回反復を1セットとし1～3セット
　様式：下肢　下肢伸展（leg extensions），下肢屈曲（leg curls），レッグプレス（leg press）
　　　　上肢　ベンチプレス（bench press），側方引き下げ（lateral pulldowns）
　　　　　　　肘関節屈曲（biceps curl），肘関節伸展（triceps extension）
　時間：30～45分

ンストレーニングともに，至適運動強度はRPE 12～16とされ，これまでの11～13から大きく変化した．この「exercise standards」は一般人を含めての指針なので重複障害者に対しては従来どおり11～13がよいと思われる．非監視型運動療法実施の際には注意したい指標である（**表10**）．

●在宅運動療法

1. 在宅運動療法の定義

前述したように非監視型運動療法では，有医療資格者による運動の直接の監視や指導はない．この非監視型運動療法を自宅で行うことを在宅運動療法という．

2. 在宅運動療法の実際

在宅での運動療法は，監視型運動療法から非監視型運動療法に移行した後の運動療法の最終形といえる．運動療法は，有酸素運動とレジスタンストレーニング，体柔軟性の維持・改善を目的としたストレッチなどである．疾患に応じた運動メニューの詳細は各論に譲るが，すべて自己管理して実施することになる．

1）運動以外の管理

運動の内容もさることながら，毎日の血圧，脈拍の測定，体重，各種症状の有無，身体活動量（歩行歩数など）などを記録して自己管理することが重要である（**図3**）．記録したものを外来診察時に持参して主治医に確認してもらうことは，運動療法の継続に加えて，病気の再発予防にたいへん役立つ．患者の状態に加えて，家族や友人など社会的サポートの有無や自己管理能力も重要な在宅運動療法プログラムの要素である．

在宅運動療法以外にも，病態や再発危険因子，薬剤情報などを十分に理解してい

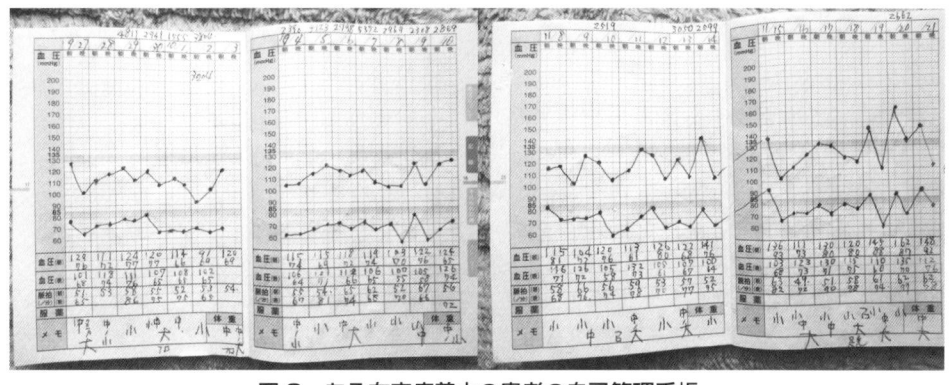

図3　ある在宅療養中の患者の自己管理手帳
歩行歩数や血圧，脈拍，脚の慢性痛の程度が細かく記載されており，秋が深まるにつれて早朝血圧の上昇が顕著になっているのがわかる．また脚の慢性痛の程度が強くなり，身体活動量も減っている

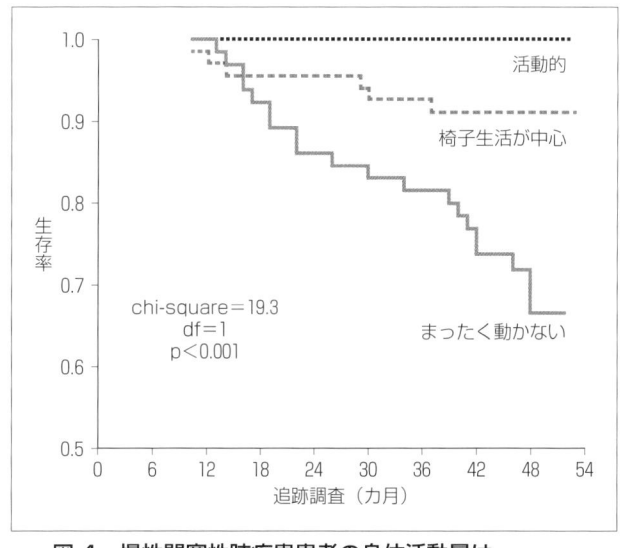

図4　慢性閉塞性肺疾患患者の身体活動量は生命予後に強く影響する（文献23）より引用）

るかどうかを把握することは重要である．本来リハは，障害度に応じて継続期間が決められるが，運動療法は治療の一環として，薬と同様に一生継続していくものである．運動療法の具体的な目的を医療従事者とともに設定し，個別に作成された運動処方（強度，期間，頻度，有酸素運動の種類，筋力増強トレーニングの有無）を常に意識して，毎日の服薬と同様に重要であることを説明して納得していただき，継続してもらうことが重要である．

2）身体活動量の管理

近年，身体活動量の重要性が増している．世界保健機構（WHO）は身体不活動を死亡危険因子の第4位に挙げ[16]，わが国では喫煙，高血圧に次ぐ第3位に運動不足が指摘されている[17]．急速に広がるphysical inactivityに世界中が警戒し，注目している[18]．わが国でも「健康日本21」に基づき，2006年には「健康づくりのための運

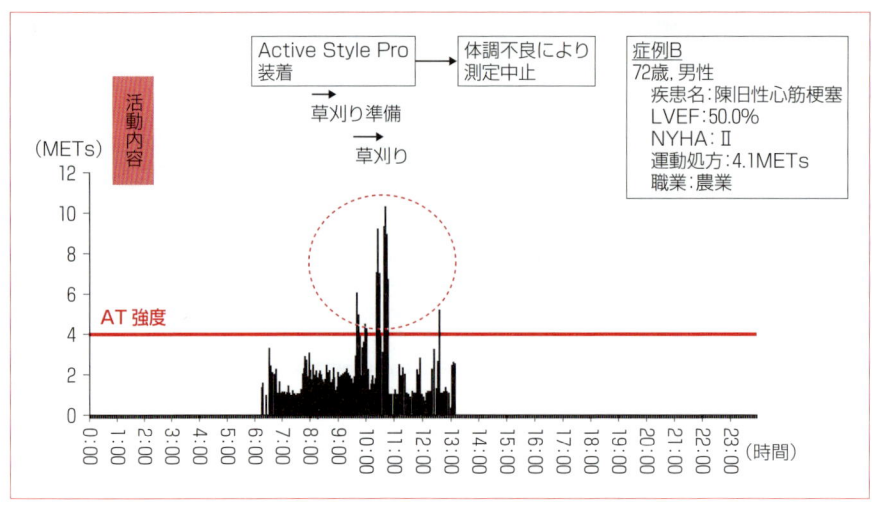

図5 ある心不全患者の身体活動量の記録
本症例は草刈り時にAT強度を大幅に超えてしまい，自覚症状も強いことから，草刈りを制限するように指導した

動指針2006（エクササイズガイド）」が，そして，2013年に「健康づくりのための身体活動指針（アクティブガイド）」が発表されている[19]．アクティブガイドでは目標とする身体活動量が年代ごとに示され，1日の歩数を1,000～1,500歩増加させること，普段より10分多く身体を動かそうなどのスローガンが掲げられた．健常人に限らず，各種疾患を有する有疾患患者においても身体活動量の重要性は数多く指摘されている（心疾患[19-21]，呼吸器疾患[22]，炎症反応[23]，抑うつ[24]，大腸がん[25]）（図4）．

この身体活動量を管理するツールとして，3軸加速度センサと活動強度を算出するアルゴリズムを応用した身体活動量計が普及している．低強度から中等度以上の活動まで精度の高い活動量の測定が可能となり，運動強度や運動量の管理に使用されている．特に，全体の身体活動量はもとより，一般的なADLが過剰な心負荷とならないように指導することが重要である（図5）[26]．

健康や疾病予防を目的とする生活のためには，運動よりもむしろ日々の身体活動を維持することが重要であり[27]，特に在宅運動療法では，生活活動を含めた身体活動量を経時的に評価する必要性がある．

■文献

1) 循環器病の診断と治療に関するガイドライン（2011年度合同研究班報告）：心血管疾患におけるリハビリテーションに関するガイドライン（2012年改訂版）www.j-circ.or.jp/guideline/pdf/JCS2012_nohara_h.pdf
2) Fletcher GF, et al: Exercise standards for testing and training: a scientific statement from the American Heart Association. *Circulation* **128**: 873-934, 2013
3) American College of Sports Medicine（著），日本体力医学会体力科学編集委員会（訳）：運動処方の指針 原書第8版．南江堂，2011
4) 日本呼吸ケアリハビリテーション学会（編）：呼吸リハビリテーションマニュアル―運動療法第2版．照林社，pp25-26，2012
5) 日本糖尿病学会（編）：糖尿病治療ガイド2012-2013．文光堂，pp78-79，2012

6) K/DOQI Workgroup: K/DOQI clinical practice guidelines for cardiovascular disease in dialysis patients. *Am J Kidney Dis* **45**(4 Suppl 3): S1-153, 2005
7) 日本リハビリテーション医学会診療ガイドライン委員会（編）：リハビリテーション医療における安全管理・推進のためのガイドライン．医歯薬出版，2006
8) 篠原幸人，他（編）：脳卒中治療ガイドライン2009．協和企画，pp331-334，2009
http://www.jsts.gr.jp/guideline/331_334.pdf
9) Kernan WN, et al; American Heart Association Stroke Council, Council on Cardiovascular and Stroke Nursing, Council on Clinical Cardiology, and Council on Peripheral Vascular Disease: Guidelines for the prevention of stroke in patients with stroke and transient ischemic attack: a guideline for healthcare professionals from the American Heart Association/American Stroke Association. *Stroke* **45**: 2160-2236, 2014
10) 前田知子：サイクルエルゴメータとトレッドミルの違いは？ 心臓リハビリテーション現場で役立つTips．中山書店，pp2-3，2008
11) Hossack KF, et al: Cardiac arrest associated with supervised cardiac rehabilitation. *J Cardiac Rehab* **2**: 402-408, 1982
12) Hambrecht R, et al: Various intensities of leisure time physical activity in patients with coronary artery disease: effects on cardiorespiratory fitness and progression of coronary atherosclerotic lesions. *J Am Coll Cardiol* **22**: 468-477, 1993
13) Franklin BA, et al: Safety of medically supervised outpatient cardiac rehabilitation exercise therapy: a 16-year follow-up. *Chest* **114**: 902-906, 1998
14) Borg G: Perceived exertion as an indicator of somatic stress. *Scand J Rehabil Med* **2**: 92-98, 1970
15) Borg GA: Psychophysical bases of perceived exertion. *Med Sci Sports Exerc* **14**: 377-381, 1982
16) GLOBAL HEALTH RISKS: Mortality and burden of disease attributable to selected major risks. WHO. 2009
17) Ikeda N, et al: Adult mortality attributable to preventable risk factors for non-communicable diseases and injuries in Japan: a comparative risk assessment. *PLoS Med* **9**: e1001160, 2012
18) Kohl HW 3rd, et al: The pandemic of physical inactivity: global action for public health. *Lancet* **380**: 294-305, 2012
19) Miura Y, et al: Impact of physical activity on cardiovascular events in patients with chronic heart failure. A multicenter prospective cohort study. *Circ J* **77**: 2963-2972, 2013
20) Apullan FJ, et al: Usefulness of self-reported leisure-time physical activity to predict long-term survival in patients with coronary heart disease. *Am J Cardiol* **102**: 375-379, 2008
21) Izawa KP, et al: Usefulness of step counts to predict mortality in Japanese patients with heart failure. *Am J Cardiol* **111**: 1767-1771, 2013
22) Waschki B, et al: Physical activity is the strongest predictor of all-cause mortality in patients with COPD: a prospective cohort study. *Chest* **140**: 331-342, 2011
23) Beavers KM, et al: Effect of exercise training on chronic inflammation. *Clin Chim Acta* **411**: 785-793, 2010
24) US Department of Health and Human Services: Physical Activity Guidelines Advisory Committee Report, 2008
http://www.health.gov/paguidelines/report/pdf/committeereport.pdf
25) Lee KJ et al; JPHC Study Group: Physical activity and risk of colorectal cancer in Japanese men and women: the Japan Public Health Center-based prospective study. *Cancer Causes Control* **18**: 199-209, 2007
26) 荻野智之，他：3軸加速度計を用いた慢性心不全患者の活動量評価と生活指導の試み．心臓リハ **19**: 78-83, 2014
27) Pate RR, et al: Physical activity and public health. A recommendation from the Centers for Disease Control and Prevention and the American College of Sports Medicine. *JAMA* **273**: 402-407, 1995

III 救急処置・安全対策のポイント

　定期的な運動は心血管疾患の罹患率・死亡率を低下させるが，運動中の心血管系合併症の発生率は健常人よりも心疾患患者のほうが約10倍高いと推定されている[1]．1986年には，監視下運動療法中における心停止発症率は1/112,000患者-時間，心筋梗塞発症率は1/294,000患者-時間，死亡率は1/784,000患者-時間と報告されている[2]．2001年には，外来心臓リハ中の重症の心血管系合併症発生率は1/60,000患者-時間であることが示されている[3]．また午前・午後のいずれの時間帯に運動を実施してもリスクに関しては差がないと考えられている[4]．

●心血管および筋骨格系合併症発生予防のための対策

1. 中等度から高度リスク患者に対し監視下運動療法を行う

　運動負荷試験を含む医学的評価によってリスク層別化を行い，中等度から高度リスク患者においては，運動療法は監視下，心電図モニタリング下で行う．さらに，心血管系合併症は，しばしば運動終了後の回復期に発生するため，運動終了後，患者が更衣室から退出するまでスタッフは現場にとどまり監視を継続する．

2. 運動療法参加患者に対し教育を推進する

　運動療法に参加する患者に，処方された心拍数や適切な運動量，自己検脈の方法について熟知ならびに順守させる．運動に関連した心臓突然死例には，処方された心拍数を順守しなかったということがしばしば認められている[5]．運動強度の指標として心拍数とともに自覚的運動強度（RPEスケール）を用いることは有用な方法である[6]．

　心血管系合併症が疑われるような症状（胸部不快感，腹部不快感，普段みられないようなふらつき，疲労感や息切れ，動悸など）が認められた場合には運動を中止するか，運動を継続する前に医師に相談するよう助言する．また，医学的治療内容が変更された場合には，運動スタッフにそのことを知らせるよう患者に指導しておく．

3. 十分なウォームアップとクールダウンを行う

　運動の前後での5～10分間のウォームアップとクールダウンによって，筋骨格系合併症を予防し，突然の運動中断によって引き起こされる迷走神経反射（vasovagal reflex）亢進による低血圧を防ぐことができる．

4. 食直後の運動を避ける

　食直後に運動を行うと，腸管と筋肉の両方への血液需要量が増加し，血流再分布により臓器から血液が奪われ，こむら返り・嘔気・失神の原因になる．食後，少なくとも2時間は経ってから運動を行う．

5. 過負荷を示す以下の徴候に注意する

1) 運動時の息切れ
　運動中に呼吸は増大するが，それが不快なものであってはならない．運動中，会話ができない，喘鳴が生じる，回復に5分以上かかるときは，運動強度が強すぎると判断する．

2) 運動中・後の失神
　運動強度が高い，突然の運動中止，vasovagal reflex 亢進によって運動後に頭がもうろうとすることがある．運動強度を低くし，クールダウンの時間を長くすることによって対処できると思われる．しかし，運動中に失神を呈した場合は，医学的再評価がすむまで運動は中止する．

3) 慢性疲労や不眠
　運動後，1日中疲労が持続する場合やよく眠れない場合には，運動強度または持続時間を減少させる．

4) 骨と関節の不快感
　運動開始時にいくらかの筋肉の不快感は起こり得るが，腰痛，関節痛が発生する場合には，運動方法，特にストレッチングとウォームアップ運動を点検して，正しい方法が行われていることを確認する．持続する場合には，医師による評価が終わるまで運動を中止する．

6. 環境条件に応じ運動量を調節する

　気温は湿度と大気の流れ（風）によって大きく影響される．暑熱環境下では，湿度が低く，微風があると運動はより耐容できる．気温が21℃以上の場合には，運動量（スピード，時間，強度）を抑える．暑さによる熱ストレスの徴候（頭痛，めまい，失神，嘔気，冷感，痙攣，および動悸）に注意し，これらの症状のいずれかが存在すれば，すぐに運動を中止し，涼しいところへ移動する．また発汗による脱水を避けるため，適切な水分摂取を運動の前・中・後に行う．

　逆に，寒冷への曝露は，交感神経を刺激し末梢血管抵抗や血圧を上昇させ，冠動脈攣縮を誘発させるなど，心仕事量を増加させ，心筋虚血を引き起こすことがある．寒冷環境下では，必要に応じて衣服を脱ぎ着できるよう重ね着や，防寒対策（帽子・靴下・手袋など）を講じる必要がある．冷気の吸入により狭心症発作を呈する場合には，吸気を暖めるためにフェイスマスクを身につけることで，不快感を軽減することができる．

●重複障害患者に対する合併症発生予防のための対策

1. 低血糖

インスリンや経口血糖降下薬の投与中の糖尿病患者では，運動誘発性低血糖の出現が問題になる．低血糖は運動中だけでなく運動後12時間まで遅れて出現することがある．運動前後の自己血糖測定，パートナーと一緒の運動や監視下での運動は有用な方法である．特にインスリン投与中の患者ではインスリン投与時間の変更や投与量の減量，炭水化物の摂取追加を考慮する[7]．

2. 無症候性心筋虚血

2型糖尿病患者は無症候性心筋虚血の合併頻度が高く，心電図モニターでST-T変化がみられた場合や，いつもと異なる息切れや背部痛は無症候性心筋虚血を疑い医師に報告する．

3. 足部潰瘍

歩行は足に衝撃がかかるため，末梢動脈疾患患者においては，フットケアが大切である．足部潰瘍のリスクを低減させるため，歩行速度を下げる，体重負荷の軽減〔水中運動・自転車エルゴメータ（リカンベント式含む）の使用，適切な靴選び，負担を足の別の部位や下肢に分散させる装具の使用〕する方法を用いる．患者自身や患者のパートナー，医療従事者がお互いにチェックすることも有用である．

4. 運動誘発性喘息

気管支喘息患者の中には，激しい運動をすると運動誘発性喘息（exercise induced asthma）を起こす場合がある．風邪を引いた後や季節の変わり目で気管支の過敏性が亢進しているときほど発作が出やすい．息を弾ませるときに気管支が冷えることや気管支から水分が取られ乾燥することが原因と考えられる．夏よりも冬の乾燥した寒い日に起きやすく，水泳は気管支の乾燥がないため起きにくい．運動によって起きる気管支の収縮は，運動を始めて数分で起き，中止すると30分後には自然回復する．ウォーミングアップを十分に取り，夜間や冬季の運動時はマスクを使い，鼻呼吸をして気管支の冷えや乾燥を防ぐ．運動前に気管支拡張薬や抗アレルギー薬の吸入を行うと予防できる場合がある．

●心血管系合併症（心停止，急性冠症候群，症候性徐脈，頻脈）に対する処置

リハ従事者は，緊急時の対応の手順を熟知していることが重要である．緊急対応機器装置が整備されているだけでは救命はできないということを認識することが最も重要であり，緊急時に対応できるよう定期的な見直しと心肺蘇生の訓練実施が必要とされる[1]．同時に患者家族に心肺蘇生（Cardiopulmonary Resuscitation：CPR）

および自動体外式除細動器（Automated External Defibrillator：AED）について学習するよう助言を与えることが推奨される．

1. 心停止に対する対策

心室細動（Ventricular Fibrillation：VF）は除細動までの時間が1分遅れるごとにその生存率は7〜10％ずつ低下することから，より早期の除細動を必要とする．心停止に陥った患者を救うためには，"より迅速な通報，より迅速な一次救命処置（Basic Life Support：BLS），より迅速なAED，より迅速な二次救命処置（Advanced Cardiac Life Support：ACLS），心停止後ケアの統合"といった「救命の連鎖（chain of survival）」が重要である．米国心臓病協会（AHA）の『心肺蘇生と救急心血管治療のためのガイドライン2010』[8]では，成人，小児，および乳児（出生直後の新生児を除く）に対するBLSの手順を，それまでのA-B-C（気道，呼吸，胸骨圧迫）からC-A-B（胸骨圧迫，気道，呼吸）に変更することが勧告された．すなわち，CPRの開始時に「息をしていないか"みて，聞いて，感じて"」が削除され，2回の換気から始めるのではなく，先に30回の胸骨圧迫を行うことから始めることに変更された．心臓マッサージの圧迫中断は，換気（高度な気道確保器具が挿入されるまで），心リズムのチェック，あるいはショックの施行時のみに限られ，最小限にするべきである．2人のスタッフがいる場合には，疲労による胸骨圧迫の質と速度が低下するのを防ぐために，約2分ごとに胸骨圧迫の圧迫担当を交代すべきである．

1）成人に対する一次救命処置（図1）

心停止が疑われた場合，まず周囲の安全を確認し，感染防御を行うことを忘れてはならない．CPRはマンパワーが必要であり，必ず，救急対応システムを始動させる．BLSの手順を表1に述べる．

2）成人に対する二次救命処置（図2）

心停止にはそのリズムから心室細動/無脈性心室頻拍（VF/pulseless VT），無脈性電気活動（Pulseless Electrical Activity：PEA），心静止（asystole）に分けられる．ACLSは医療従事者によって医療器具の使用や薬物投与が行われる高度な救命処置である．高度な気道確保器具〔気管チューブ，食道気管コンビチューブ（コンビチューブ），ラリンゲアルマスクエアウエイ（Laryngeal Mask Airway：LMA）〕が挿入されれば，以後，心臓マッサージと人工呼吸を非同期で行う．このとき，人工呼吸は8〜10回/分（6〜8秒に1回）で行い，人工呼吸によって過換気状態にすることは避けなければならない．末梢静脈路（主に正中静脈）を確保して薬物を投与する際，薬剤をボーラス注射で投与後，静脈内輸液の20 mlをボーラスで後押し，当該肢を10〜20秒間挙上する．静脈内および骨髄路を確保できない場合，気管内投与が可能な蘇生薬がある（リドカイン，アドレナリン，アトロピン，ナロキソン，バソプレッシン）．通常，気管内投与量は，推奨静脈内投与量の2〜2.5倍であり，5〜10 mlの蒸留水または生理食塩水で希釈し，気管チューブへ直接注入する．表2に心停止患者に対するACLSの手順を述べる．

```
┌─────────────────────────────────────┐
│         反応がない                    │
│ 呼吸をしていない，または，正常な呼吸を │
│ していない(死戦期呼吸のみ)            │
└─────────────────────────────────────┘
                  ↓
┌─────────────────────────────────────┐
│ 人を呼ぶ・119番通報 or 緊急コール・    │
│ AED or 除細動器(DC)を要請             │
└─────────────────────────────────────┘
                  ↓
┌─────────────────────────────────────┐
│         循環のサインの確認            │
│      頸動脈拍動の有無を確認           │
│ (10秒以内に確認できなければ「脈拍がない」と判断) │
│      一般市民：体動の有無を確認       │
└─────────────────────────────────────┘
         ↓                    ↓
  循環のサインなし         循環のサインあり
         ↓                    ↓
  AED・DC・救急隊が到着 or    人工呼吸10～12回/分
  循環のサインがみられるまで  (5～6秒に1回)を2分間行う
  30:2の胸骨圧迫と人工呼吸
  (CPR)を2分間行う
         ↓
  AED・DCが到着、電源を入れ、ただちにパッドを装着
         ↓
           リズム解析
         ↓                    ↓
    ショックの適応          ショック適応外
         ↓                    ↓
   一回のショックを与え、    ただちにCPRを2分間
   ただちにCPRを2分間
```

*胸骨圧迫は
・手のひらの付け根を前胸部の中央（左右の乳首の真ん中）に置く
・強く（胸骨が5cm以上沈む程度）・速く（1分間少なくとも100回）
・圧迫を行うたびに胸郭が完全に元に戻るまで待つ
・胸骨圧迫の中断は最小限(10秒以内)にする
・過換気を避ける
・約2分ごとに胸骨圧迫を交代して疲労を防止する
*人工呼吸は，胸郭が上がる呼気吹き込みを1秒かけて2回行う

AED電源
ショックボタン
ふたを開くと自動的に電源が入る
AED機能

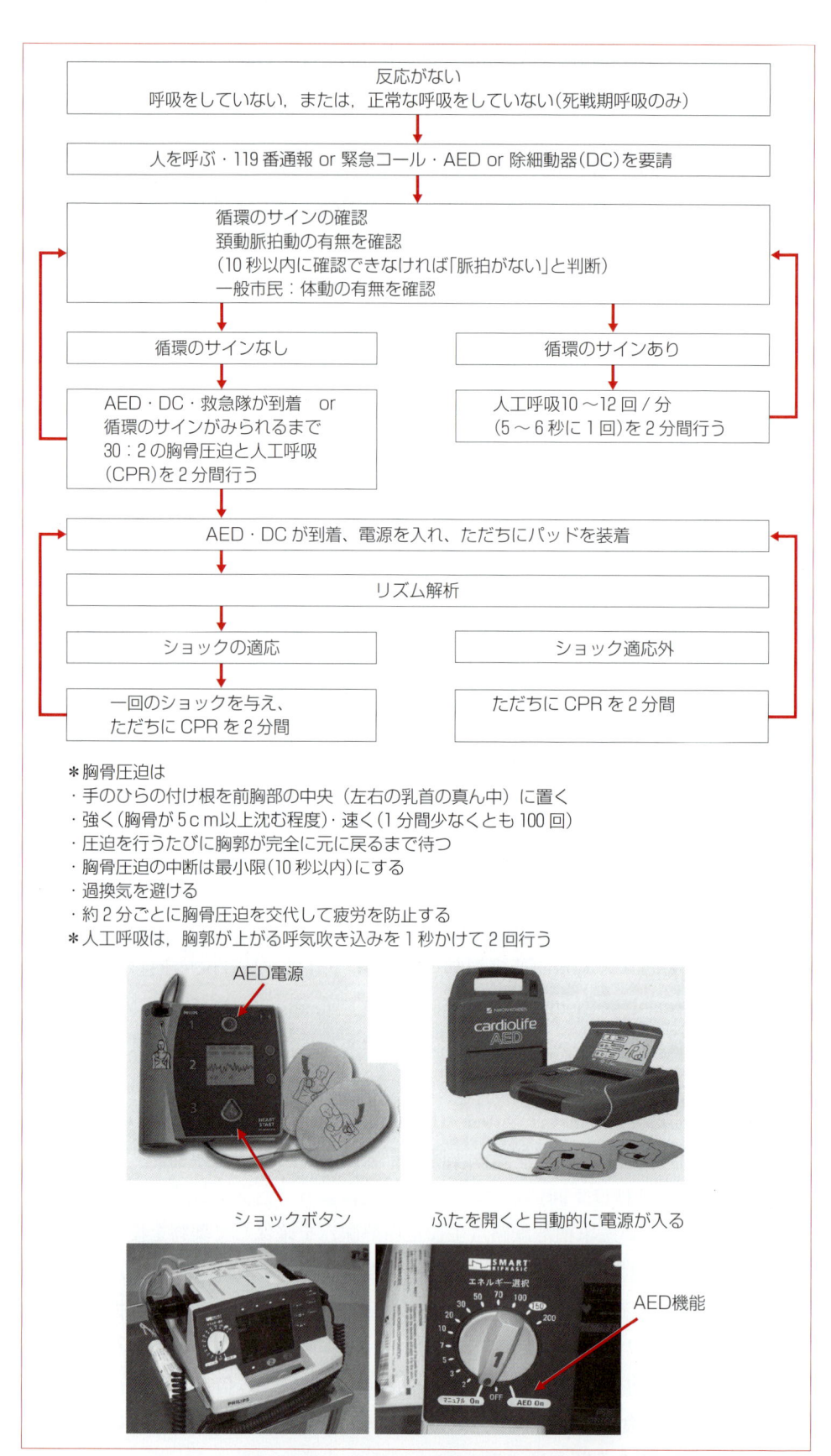

図1 成人に対する一次救命処置（BLS）

表1 一次救命処置の手順

① 患者の両肩をたたき，意識の確認をする．「大丈夫ですか？ わかりますか？」
② 反応がなく，正常な呼吸をしていなければ（呼吸がない，または"あえぎ様呼吸"であれば），ただちに人を呼ぶ．「誰か来てください．医師を呼んでください」「救急カート，AED（もしくは除細動器）をもってきてください」このとき，心室細動や無脈性心室頻脈のときにみられるあえぎ様呼吸に注意し，この"あえぎ様呼吸"を正常な呼吸と判断してはならない
③ 頸動脈を触れて，脈を確認する（5〜10秒以内）．10秒かけても確実な頸動脈を触知できなければ，「脈拍はない」すなわち「循環のサイン」はないと判断する
④ 脈がなかったら（体動がなかったら），胸骨圧迫30回と人工呼吸2回のサイクルを開始する
⑤ 胸骨圧迫は，胸部中央（胸骨の下半分）に一方の手のひらの付け根を置き，もう一方の手をその上に重ねる（最初に置いた手の手首をつかんでもよい）
⑥ 肘を伸ばして垂直に，胸郭が少なくとも5cm以上沈むぐらい圧迫する．速さは1分間に少なくとも100回/分以上のテンポで行う．圧迫を行うたびに胸骨が完全に元に戻るまで待つ
⑦ 患者の頭部後屈・あご先挙上を行って気道を確保する
⑧ 人工呼吸は，患者の口を覆い（口対口人工呼吸，もしくはバックバルブマスクを用いて）1回1秒かけて，胸の上がりを目視できる呼気を吹き込む．救助者が口対口の人工呼吸ができない場合には，胸骨圧迫のみでも有益であるとされている
⑨ 吹き込んでも胸が上がらなかったら，気道確保し直して再度吹き込む
⑩ 2回吹き込んでも胸が上がらなかったら次のステップ（胸骨圧迫）に進む
⑪ AED（か除細動器）が到着するか，患者が動き出すまで続ける
⑫ AEDが到着したら，最初にAEDの電源を入れ（ふたを開くと自動的に電源が入る機種もある），AEDのアナウンスに合わせて行動する
⑬ 患者の前部（右鎖骨の下）と外側部（左側胸部の中腋窩線上）にパッドを装着する（ほか，前-後，前-左肩甲骨下，前-右肩甲骨下でもよい）
⑭ パッド装着の際，ⓐ 前胸部が濡れていたら拭き取る，ⓑ パッチ剤が貼られていたら剥がす，ⓒ ペースメーカ，または植込み型除細動器部位の真上を避けて前-外側部または前-後にパットを貼る（これまでは，器具より2.5cm離すことが推奨されていたが，埋込み型器具に関連したパッドの正確な位置を懸念することで除細動の試みを遅らせてはならない），ⓓ （可能であれば）身につけている金属類を外す，ⓔ 胸毛があれば剃る，ことが大事であり，パッド装着中も胸骨圧迫は継続する．
⑮ AEDのアナウンスに従い，解析を待つ（解析の間は胸骨圧迫を中断する）
⑯ AEDの指示に従い，
　「ショックが必要」なら誰も患者に触れていないのを確認してショックボタンを押す
　「ショックが不要」なら，ただちに胸骨圧迫と人工呼吸を開始する
　「ショックが不要」でも，パッドは剥がさない
　「ショックが不要」でも，AEDの電源は入れっぱなしにしておく（ふたを閉じない）
⑰ ショックを行った後，間髪いれずに心肺蘇生を再開し，2分間心肺蘇生を行った後，再度リズムの解析を行う．
⑱ この一次救命処置は救急隊もしくは院内の救急対応チームが到着する（二次救命処置が行える）まで，もしくは患者の循環のサイン（頸動脈拍動触知可能状態もしくは体動）がみられるまで継続する

2. 蘇生後治療

体系的な蘇生後治療により良好なQOLで患者が生存できる可能性が高くなる．そのために換気および酸素投与の最適化，低血圧治療，低体温療法導入，冠動脈再灌流療法が重要である．

1) 換気および酸素投与の最適化

自己心拍再開（Return of Spontaneous Circulation：ROSC）直後は十分な気道を確保し，意識や反応がない患者では高度な気道確保器具を用いて呼吸をサポートする必要がある．その際，波形表示呼気CO_2モニターの使用が推奨されており，人工呼吸を10〜12回/分から始め，酸素飽和度（SpO_2）94％以上，呼気終末CO_2分圧（$PETCO_2$）35〜40 mmHg，または動脈血二酸化炭素分圧（$PaCO_2$）40〜45 mmHgとなるよう呼吸回数や必要な最低量の吸入酸素濃度（Fraction of Inspired Oxygen：FIO_2）に調節し，過換気や酸素過剰を避ける．

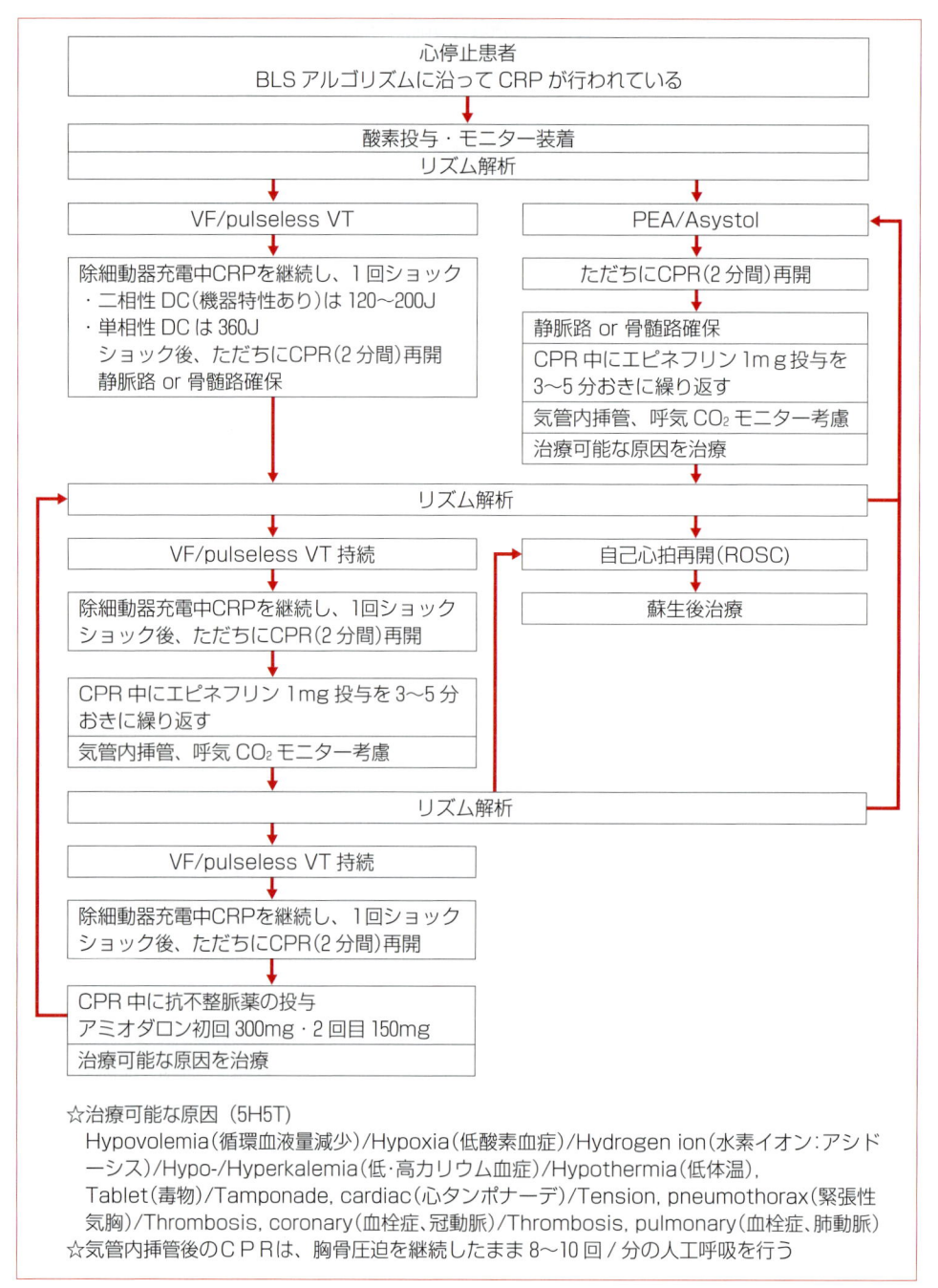

```
                    心停止患者
         BLS アルゴリズムに沿って CRP が行われている
                         ↓
                  酸素投与・モニター装着
                      リズム解析
            ↓                           ↓
      VF/pulseless VT              PEA/Asystol
            ↓                           ↓
 除細動器充電中CRPを継続し、1回ショック    ただちにCPR(2分間)再開
 ・二相性DC(機器特性あり)は 120〜200J           ↓
 ・単相性DC は 360J                   静脈路 or 骨髄路確保
  ショック後、ただちにCPR(2分間)再開    CPR 中にエピネフリン 1mg 投与を
  静脈路 or 骨髄路確保                   3〜5 分おきに繰り返す
                                    気管内挿管、呼気 CO₂ モニター考慮
                                      治療可能な原因を治療
                         ↓
                      リズム解析
            ↓                           ↓
      VF/pulseless VT 持続           自己心拍再開(ROSC)
            ↓                           ↓
 除細動器充電中CRPを継続し、1回ショック       蘇生後治療
  ショック後、ただちにCPR(2分間)再開

 CPR 中にエピネフリン 1mg 投与を 3〜5 分
 おきに繰り返す
 気管内挿管、呼気 CO₂ モニター考慮
                         ↓
                      リズム解析
                         ↓
      VF/pulseless VT 持続
                         ↓
 除細動器充電中CRPを継続し、1回ショック
  ショック後、ただちにCPR(2分間)再開

 CPR 中に抗不整脈薬の投与
 アミオダロン初回 300mg・2 回目 150mg
 治療可能な原因を治療
```

☆治療可能な原因（5H5T）
　Hypovolemia(循環血液量減少)/Hypoxia(低酸素血症)/Hydrogen ion(水素イオン：アシドーシス)/Hypo-/Hyperkalemia(低・高カリウム血症)/Hypothermia(低体温)，Tablet(毒物)/Tamponade, cardiac(心タンポナーデ)/Tension, pneumothorax(緊張性気胸)/Thrombosis, coronary(血栓症、冠動脈)/Thrombosis, pulmonary(血栓症、肺動脈)
☆気管内挿管後のＣＰＲは、胸骨圧迫を継続したまま 8〜10 回/分の人工呼吸を行う

図2　成人に対する二次救命処置（ACLS）

2）低血圧治療

　収縮期血圧（SBP）が 90 mmHg 未満となった場合には，低血圧に対する治療を要する．

　まず静脈路を確保し，1〜2 *l* の生理食塩水または乳酸加リンゲル液をボーラス（急速静注）する．低体温療法を実施する，または予定されている場合には 4℃の輸液を考慮する．SBP 90 mmHg または平均動脈圧 65 mmHg を上回るまで，ドパミン 5〜

表2 二次救命処置の手順

① 一次救命処置アルゴリズムに沿って心肺蘇生（CPR）が行われた心停止患者には，絶え間ない胸骨圧迫ならびに高濃度酸素投与下でバッグバルブマスクによる人工呼吸を継続しつつ，モニターを装着し，バイタルサインの再評価を行う
② モニター上，VF/pulseless VTであれば，除細動を1回行い，ただちにCPR（2分間）を再開する
③ リズムの再評価を行い，モニター上，VF/pulseless VTであれば，除細動を再度1回行い，ただちにCPR（2分間）を行う
④ CPR中，エピネフリン1mgを3～5分間隔で投与〔経静脈的（IV）または経骨髄内（IO）投与〕する（初回または2回目のエピネフリンの代わりにバソプレッシ40 IUでも可．本邦では保険適応外）
⑤ リズム再評価で，モニター上，VF/pulseless VTであれば，除細動を1回行い，ただちに2分間のCRPを再開する．このときCPR中に抗不整脈薬の投与を考慮する
⑥ 一方，asystoleや無脈性電気活動（PEA）のリズムの場合は除細動の適応はなく，2分間のCPRを施行しながら，エピネフリン1mgの投与を3～5分ごとにIVまたはIO投与する（初回または2回目のエピネフリンの代わりにバソプレッシン40 IUでも可．）．2005年のガイドライン[9]ではasystoleや徐脈性PEAの場合は硫酸アトロピン1mgの投与が考慮されていたが，2010年は削除された．
⑦ 2分間のCPR後，リズム再評価を行うことを繰り返す．除細動の適応があれば③へ，除細動の適応がない場合には⑥へ，自己心拍再開したら蘇生後治療へ移行する．

10μg/kg/minまたはアドレナリン（またはノルアドレナリン）0.1～0.5μg/kg/minを持続静注する．

3）低体温療法

ROSC後，昏睡状態（口答での指示に対して意味のある応答を示さない状態）の場合には，神経学的回復改善目的にて低体温療法（深部体温32～34℃に冷却し12～24時間維持）を導入する．深部体温は，腋窩や口腔体温では十分に評価できないため，食道体温計，膀胱カテーテル（無尿症でない場合），肺動脈カテーテル（ほかの適応により留置されている場合）を用いてモニターする．

4）冠動脈再灌流療法

ROSC後，急性心筋梗塞が判明した場合には，経皮的冠動脈インターベンション（PCI）による冠動脈再灌流療法を積極的に行う．PCIと低体温療法は同時に行うことが可能であり，安全であることが報告されている．

3. 急性冠症候群に対する初期治療

虚血または梗塞を示唆する症状や，モニター上ST上昇，ST低下，T波の陰転化や新規に左脚ブロックを認めた場合には急性冠症候群〔Acute Coronary Syndrome：ACS（ST上昇型急性心筋梗塞：STEMI，非ST上昇型急性心筋梗塞：NSTEMI，不安定狭心症：UA）〕が疑われる．ただちに運動を中止し，バイタルサインと心リズムのモニターや12誘導心電図による評価，静脈路の確保，必要に応じて酸素投与，アスピリン，ニトログリセリン，および適応があればモルヒネによる初期治療を行う．ニトログリセリンとモルヒネの主な禁忌は低血圧であり，右室梗塞による低血圧も含まれる．アスピリンの主な禁忌は真性アスピリンアレルギーと活動性の消化管出血またはその最近の既往である．STEMIの場合には，冠動脈再灌流療法を遅らせてはならない．

1)虚血または梗塞を示唆する症状

- 胸の中央部で数分間(普通は2～3分以上)継続する不快な圧迫感,膨満感,絞扼感または疼痛.
- 肩,頚部,片腕または両腕,または顎まで広がる胸部不快感.
- 背中や肩甲骨の間まで広がる胸部不快感.
- 立ちくらみ,めまい,失神,発汗,吐き気,または嘔吐を伴う胸部不快感.
- 原因不明の突然の息切れ(胸部不快感を伴う場合も,伴わない場合もある).

これらの症状は,急性大動脈解離,急性肺血栓塞栓症,心タンポナーデ,緊張性気胸などの致死性疾患にもみられる.

2)酸素

呼吸困難,心不全の明らかな徴候を示している場合,$SpO_2<94\%$の場合には,SpO_2 94%以上となるよう酸素を投与する.合併症のないACSに対して酸素のルーチン使用を支持する十分なエビデンスは存在しない.

3)アスピリン(アセチルサリチル酸)

患者に真性アスピリンアレルギーの既往がなく,最近の消化管出血がなければ,アスピリン162～325 mgを噛み砕いて服用させる.

4)ニトログリセリン(三硝酸グリセリン)

虚血性胸部不快感を示す患者には,疼痛が緩和するまで,あるいは低血圧による使用限界まで,最高3回,3～5分間隔でニトログリセリン舌下または噴霧投与する.以下の状況での使用は注意を要する.

a. 低血圧,徐脈,または頻脈

低血圧(SBP<90 mmHg またはベースラインより30 mmHg以上の低下),著明な徐脈(<50 bpm),または心不全が伴わない頻脈(>100 bpm)の患者ではニトログリセリンの使用を避ける.

b. 右室梗塞,下壁心筋梗塞

右室梗塞は下壁心筋梗塞に合併している可能性があり,心拍出量と血圧を維持するため右室充満圧に依存するところが大きい.右室梗塞が疑われる場合や下壁心筋梗塞患者には,適切な右室前負荷が必要なので,万が一,ニトログリセリンを投与する場合にはきわめて慎重に投与する.

c. ホスホジエステラーゼ阻害薬の最近の使用

過去24時間以内のジルデナフィルまたはバルデナフィルの服用,48時間以内のタダラフィルを服用している場合には,重度の低血圧を引き起こす可能性があるため,ニトログリセリンの使用を避ける.

5)モルヒネ

ニトログリセリンに反応しない胸部不快感のあるSTEMIに対し適応となる(クラスⅠ).UA,NSTEMI患者でのモルヒネの使用は,死亡率を上昇させるという報告がなされ,推奨段階がクラスⅠ(行うべき)からクラスⅡa(行うことは有益)に引き下げられた.

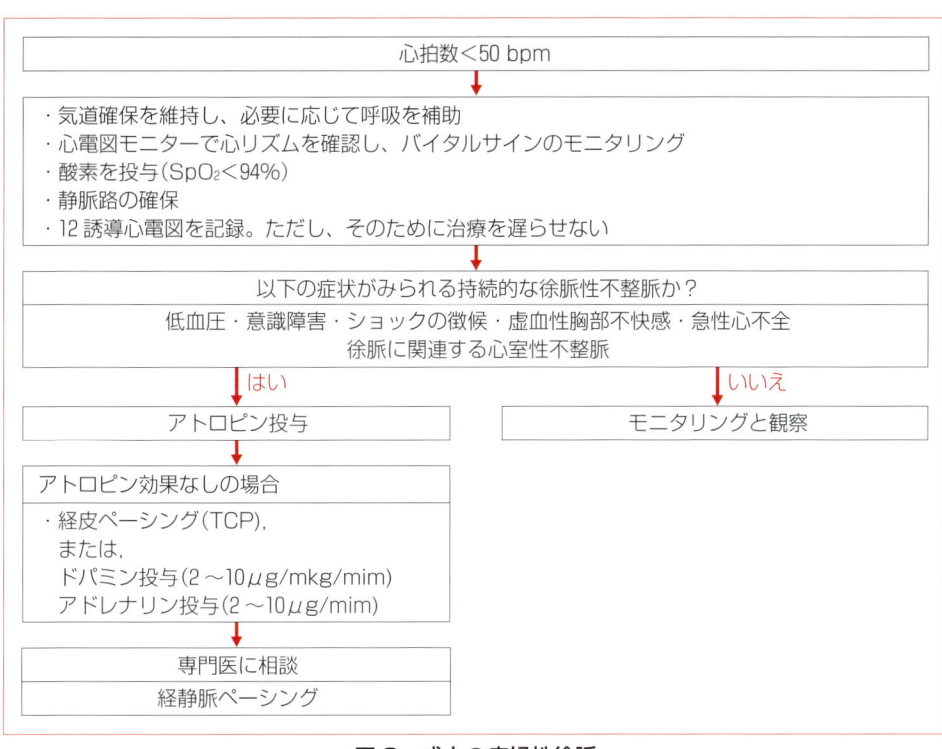

```
┌─────────────────────────────────────────────────┐
│              心拍数＜50 bpm                      │
└─────────────────────────────────────────────────┘
・気道確保を維持し、必要に応じて呼吸を補助
・心電図モニターで心リズムを確認し、バイタルサインのモニタリング
・酸素を投与（SpO₂＜94%）
・静脈路の確保
・12誘導心電図を記録。ただし、そのために治療を遅らせない

┌─────────────────────────────────────────────────┐
│    以下の症状がみられる持続的な徐脈性不整脈か？      │
│  低血圧・意識障害・ショックの徴候・虚血性胸部不快感・急性心不全 │
│          徐脈に関連する心室性不整脈                │
└─────────────────────────────────────────────────┘
       ↓ はい                        ↓ いいえ
   アトロピン投与                 モニタリングと観察

 アトロピン効果なしの場合
 ・経皮ペーシング（TCP），
   または，
   ドパミン投与（2〜10μg/mkg/mim）
   アドレナリン投与（2〜10μg/mim）
       ↓
   専門医に相談
   経静脈ペーシング
```

図3　成人の症候性徐脈

6）非ステロイド性抗炎症薬（NSAIDs）

ACSに対するNSAIDsの使用は，死亡，再梗塞，高血圧，心不全および心筋破裂が発生するリスクが高くなるため，アスピリンを除いて禁忌であり，入院加療中のSTEMI患者には投与しないようにする．

4．症候性徐脈に対する処置（図3）

心拍数が50 bpmを下回る徐脈のうち，患者が循環不良の自他覚症状（低血圧，意識障害，ショックの徴候，虚血性胸部不快感，急性心不全，徐脈に関連する心室不整脈）を示し，それが徐脈によって引き起こされていると見極めた場合には，症候性徐脈と判断する．バイタルサインや心リズムをモニターし，酸素投与（SpO₂＜94%の場合），静脈路の確保を行い，第一選択薬としてアトロピンを投与する．アトロピンが無効な場合には，経皮ペーシング（Transcutaneous Pacing：TCP）の準備やドパミンやアドレナリンの持続静注を行う．

1）アトロピン

症候性徐脈に対して第一選択薬である．アトロピン0.5 mgを3〜5分ごとに静注し，最大投与量3 mgを超えないように反復投与する．

ACSの場合には，アトロピンにより心拍数が上昇し，虚血を悪化させたり，梗塞範囲を拡大させたりする可能性があり，アトロピンはクラスⅢ（禁忌）である．

MobitzⅡ2度房室ブロックまたは3度房室ブロックや，新規のQRS幅の広い3度房室ブロックの場合は，アトロピンは無効の可能性が高い．

表3　経皮ペーシング（TCP）の手順

① 経皮ペーシングは痛みを伴う場合があり，意識のある患者には疼痛管理のため鎮痛薬，鎮静薬を投与する．
② 患者の前部（右鎖骨の下）と外側部（左側胸部の中腋窩線上）にペーシング電極パッドを貼付する．必ず，ペーシング機器のモニターリード電極を装着する（モニターリードを装着しないとペーシングできない）．
③ ペーシング装置の電源を入れる．
④ デマンドレートを約60 ppmにセットする．ペーシング開始後は，患者の臨床的反応にもとづいてレートを調節する．ほとんどの患者は60〜70 ppmのレートで改善する．
⑤ 出力電流を，コンスタントに心室補足できる電流値から2 mA高い値に設定する（安全マージン）．
⑥ 電気的刺激による筋収縮が頸動脈拍動触知と似ていて判断を誤らせることがあるため，右大腿動脈拍動触知によって機械的捕捉を確認するのが望ましい．
＊スタンバイTCP：ACS患者で以下のような心リズムを伴う場合には，臨床的悪化を予測してTCPをスタンバイさせておく． ・重度の症候性洞徐脈をともなう症候性洞機能不全 ・無症状のMobitz II型2度房室ブロック ・無症状の3度房室ブロック ・ACSにおける新規の左脚ブロック，右脚ブロック，交代性脚ブロック，二枝ブロック

2）経皮ペーシング

TCPの手順を**表3**に示す．

3）ドパミン，アドレナリン

心拍加速効果のあるβアドレナリン作動薬は，症候性徐脈の治療における第一選択薬ではないが，TCPの代替になるほか，カルシウム拮抗薬またはβ遮断薬の過量投与といった特殊な状況下でも代替薬となる．ドパミン持続投与は2〜10 μg/kg/min，アドレナリン持続投与は2〜10 μg/minから開始し用量を調節する．

5. 頻拍に対する処置（図4）

頻拍は心拍数100 bpmを超える不整脈と定義される．臨床的に重大となるのは，150 bpm以上の頻拍に起因することが多い．150 bpmを下回る場合には，心室機能障害がないかぎり，不安性な症状の主な原因が頻拍であるとは考えにくい．

患者が循環不良の自他覚症状（低血圧，意識障害，ショックの徴候，虚血性胸部不快感，急性心不全）を示し，それが頻脈によって引き起こされていると見極めた場合には，「不安定な頻脈」と判断する．バイタルサインや心リズムをモニターし，酸素投与（SpO$_2$＜94％の場合），静脈路の確保を行い，同期電気ショックの適応となる．狭いQRS幅で規則的なリズムの場合にはアデノシンの投与を考慮してもよい．

心拍数増加による重篤な自他覚症状がない場合には，「安定した頻拍」と考える．QRS幅が広いか狭いか，QRS幅は多形性か単形性か，リズムは規則的か不規則か，リズムは洞頻脈によるものか否かを評価し，適切な処置を行う．

1）同期電気ショック

① 意識のある患者には鎮静を行う．
② 除細動器（単相性または二相性）の電源を入れる．
③ 患者にモニターリードならび粘着性のパッドを装着する．
④ 同期ボタンを押し，同期モードにする．

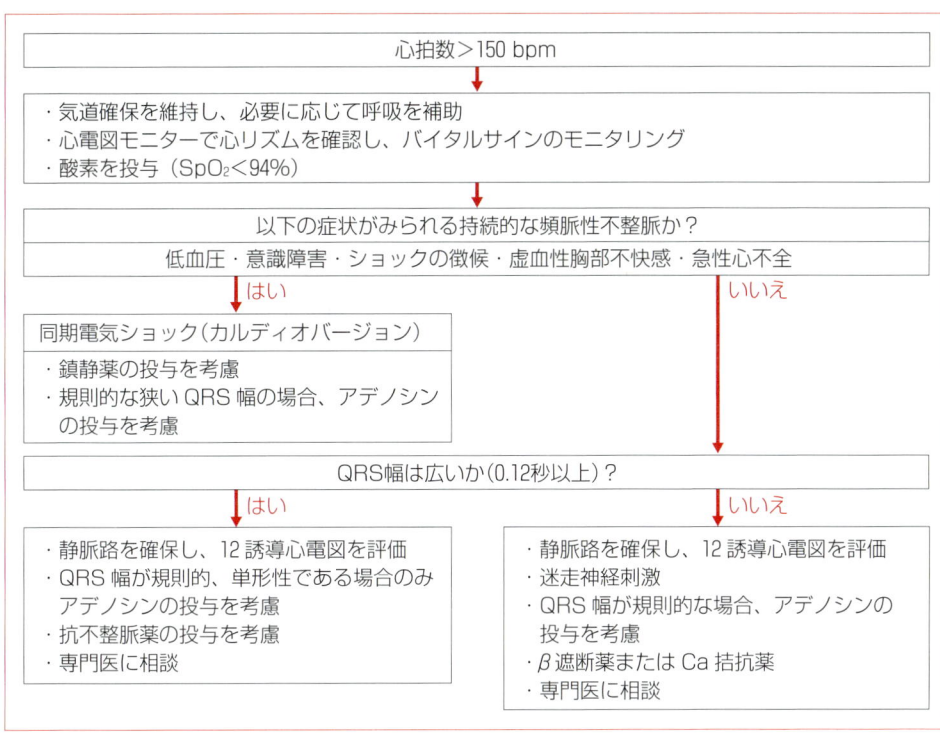

```
┌─────────────────────────────────────────────────────┐
│                   心拍数＞150 bpm                    │
└─────────────────────────────────────────────────────┘
                          ↓
・気道確保を維持し，必要に応じて呼吸を補助
・心電図モニターで心リズムを確認し，バイタルサインのモニタリング
・酸素を投与（SpO₂＜94％）
                          ↓
           以下の症状がみられる持続的な頻脈性不整脈か？
         低血圧・意識障害・ショックの徴候・虚血性胸部不快感・急性心不全
         ↓はい                                    いいえ↓
  同期電気ショック(カルディオバージョン)
  ・鎮静薬の投与を考慮
  ・規則的な狭いQRS幅の場合，アデノシン
    の投与を考慮
                                                    ↓
                 QRS幅は広いか（0.12秒以上）？
         ↓はい                                    いいえ↓
  ・静脈路を確保し，12誘導心電図を評価      ・静脈路を確保し，12誘導心電図を評価
  ・QRS幅が規則的，単形性である場合のみ    ・迷走神経刺激
    アデノシンの投与を考慮                ・QRS幅が規則的な場合，アデノシンの
  ・抗不整脈薬の投与を考慮                  投与を考慮
  ・専門医に相談                          ・β遮断薬またはCa拮抗薬
                                         ・専門医に相談
```

図4 成人の頻拍

⑤ 同期がかかっていること示すマーカがR波の上にあることを確認する．
⑥ 適切なエネルギー量を選択する．初回エネルギー量．
　・狭いQRS幅で規則的（上室頻拍，心房粗動）：50～100 J
　・狭いQRS幅で不規則（心房細動）：200 J（単相性），120～200 J（二相性）
　・広いQRS幅で規則的（単形成VT）：100 J
　・広いQRS幅で不規則（多形性VT）：除細動エネルギー量でVFとして治療（非同期下）
⑦「充電中です，離れて」と告げて，「充電」ボタンを押す．
⑧ 誰も患者に触れていないことを確認して，「ショック」ボタンを押す．
⑨ モニターを確認し，頻拍が持続する場合には，同時モードに再設定し，エネルギー量を上げる（ほとんどの除細動器は同期電気ショックの実施後，初期設定の非同期モードに戻る）．

2）洞頻脈

　洞頻脈はほぼすべて生理学的なものであり，発熱，貧血，運動，循環血液量低下（失血），低血圧など，1回心拍出量の低下や心拍出量の増加を必要とした場合にみられる〔心拍出量（CO）＝1回拍出量（SV）×心拍数〕．重症の心不全や心原性ショック時には，代償性頻脈によって循環動態を維持させているため，β遮断薬などで心拍数を下げようとすると心拍出量が低下し，患者の状態が悪化する可能性が高い．基盤となっている全身的原因を特定し治療することが目標となる．

3) QRS幅が狭く規則的なリズムの頻拍

QRS幅が狭く（＜0.12秒）規則的なリズムの頻拍のうち，安静時の心拍数が150/分を超えていれば，洞頻脈以外の頻拍，すなわち上室頻拍，心房粗動などが原因と考えられる．静脈路を確保し，12誘導心電図にて評価する．

上室頻拍に対しては，迷走神経刺激（Valsalva手技または頸動脈洞マッサージ）またはアデノシンが推奨される．迷走神経刺激単独で上室頻拍の25％が停止する．停止しない場合にはアデノシンの急速静注を行う．日本ではアデノシン三リン酸ナトリウム（ATP：アデホス）であり，初回投与量は10 mg，2回目投与量は20 mgである．リエントリー性不整脈であれば，アデノシンにより房室ブロックが亢進し，2分以内に約90％が停止する．アデノシンを投与しても心リズムが戻らない場合には，心房粗動，異所性心房頻拍，接合部性頻拍の可能性がある．心房粗動であれば，心拍数は通常150 bpmであり，アデノシンは房室伝導を遅くさせるため，粗動波の特定が容易となる．アデノシンは妊婦に投与しても安全かつ有効である．一方，気管支攣縮の原因となる場合があるため，喘息患者にアデノシンを投与してはならない．

アデノシンを投与後，再発した場合や効果がない場合には，非ジヒドロピリジン系カルシウム拮抗薬（ベラパミルおよびジルチアゼム）やβ遮断薬などの長時間作用型房室結節伝導抑制薬で心拍コントロールする．

4) QRS幅が狭く不規則なリズムの頻拍

QRS幅が狭く（＜0.12秒）不規則なリズムの頻拍は，心房細動によるものである．速い心室レートの制御（レートコントロール），血行動態的に不安定な心房細動を洞調律に戻す（リズムコントロール），また，その両方を行う．

5) QRS幅が広く規則的なリズムの頻拍

QRS幅が広く（0.12秒以上）規則的なリズムの頻拍は，心室起源（VT）または変行伝導を伴う上室頻拍と推定されるが，ほとんどがVTである．最近のエビデンスではQRS幅が広く規則的で単形性である場合のみ，アデノシンを投与しても比較的安全であることが示唆されている．

6) QRS幅が広く不規則なリズムの頻拍

QRS幅が広く（0.12秒以上）不規則なリズムの頻拍は，変行伝導を伴う心房細動，副伝導路を介した順行性伝導による早期興奮性の心房細動，または多形性VTやtorsades de pointesの可能性があり，専門医にすみやかにコンサルトする．

●急性喘息発作

急性気管支喘息発作を起こした際には，患者自身が所持している発作治療薬（レリーバー）で対応できる発作かどうかを見極めることが重要である（**図5**）．症状が改善しない場合には，下記に挙げた治療を順に行っていく．

① β_2刺激薬を定量噴霧吸入器（MDI）またはネブライザーで吸入．20～30分おきに

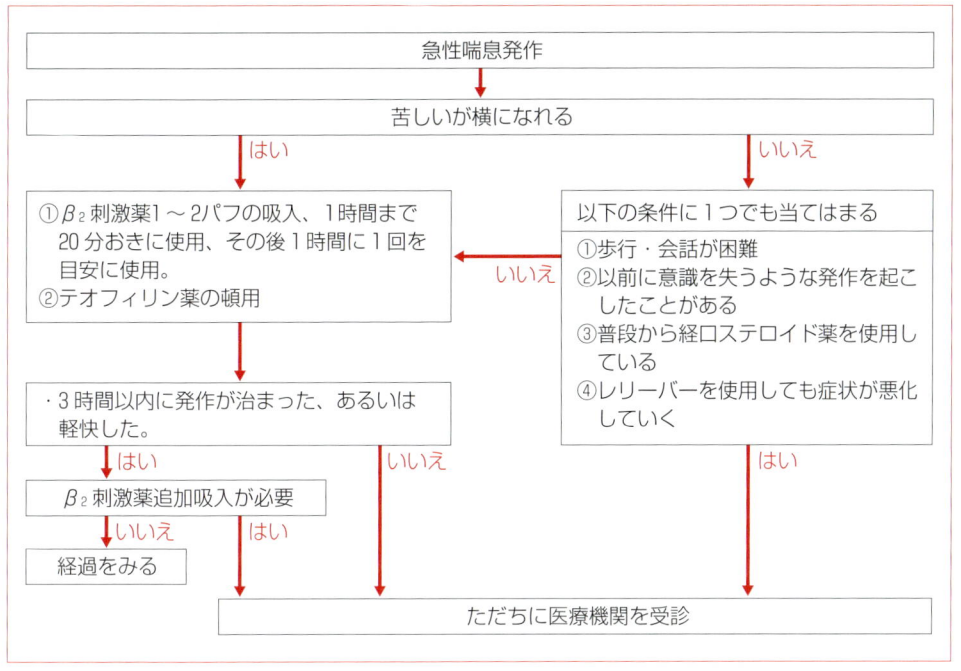

```
                    急性喘息発作
                        │
                        ▼
                  苦しいが横になれる
            はい ┌──────┴──────┐ いいえ
               ▼              ▼
  ①β₂刺激薬1〜2パフの吸入、     以下の条件に1つでも当てはまる
    1時間まで20分おきに使用、    ①歩行・会話が困難
    その後1時間に1回を         ②以前に意識を失うような発作を起こ
    目安に使用。          いいえ  したことがある
  ②テオフィリン薬の頓用    ◄────── ③普段から経口ステロイド薬を使用し
        │                      ている
        ▼                    ④レリーバーを使用しても症状が悪化
  ・3時間以内に発作が治まった、    していく
   あるいは軽快した。
   はい ┌──┴──┐ いいえ                    │はい
      ▼      │                          │
   β₂刺激薬追加吸入が必要                     │
   いいえ┌─┴─┐はい                         │
       ▼    │                            │
    経過をみる │                            │
            └────────►ただちに医療機関を受診◄──┘
```

図5 喘息発作

反復．脈拍は130/分以下に保つ．症状改善しなければ②③の治療に移る．
② アミノフィリン 6 mg/kg を等張補液 200〜250 ml で約1時間かけて点滴．テオフィリンの血中濃度 10〜15 μg/ml を目標にする．症状によりヒドロコルチゾン 200〜500 mg，またはメチルプレドニゾロン 40〜125 mg を追加点滴静注．
③ 上記で改善しなければ，エピネフリン 0.1〜0.3 ml を皮下注射．20〜30 分間隔で反復可能．ただし脈拍は 130/分以下に保つ．（虚血性心疾患，緑内障，甲状腺機能亢進症では禁忌）．
④ 酸素吸入　呼吸困難のため横になれないような中発作には経鼻で 1〜2 l/分．呼吸困難のため苦しくて歩行困難，会話困難となるような大発作や中発作が持続する場合には，PaO₂ 80 mmHg を目標とし酸素を投与する．

●脳卒中

　脳卒中の自他覚症状には顔面・上肢・下肢の特に片側の突然の脱力や感覚障害，突然の錯乱，発語障害または理解困難，突然の片目または両目の視力低下，突然の歩行困難，めまい・平行感覚障害・協調運動障害，突然の原因不明の激しい頭痛などがある．これらの症状出現時には，30〜60 秒で実施できるシンシナティプレホスピタル脳卒中スケール（Cincinnati Prehospital Stroke Scale，**表4**）にもとづき，顔面下垂，上肢の脱力，言語障害の3つの身体所見についてチェックを行う．「1つでも」異常がある場合には脳卒中である確率は 72％，3つの症状があれば脳卒中の可能性は 85％以上といわれている．

表4 シンシナティプレホスピタル脳卒中スケール

どれか1つでも異常を認めた場合には，脳卒中を強く疑う
顔面の下垂
歯をみせるように，あるいは笑顔を指示
→正常＝両側が等しく動く
→異常＝片側がもう一側のように動かない
上肢の動揺
目を閉じさせ，10秒間上肢をまっすぐに伸ばすよう指示
→正常＝左右とも同じように挙がる，または左右ともまったく挙がらない
→異常＝片方が挙がらないか，もう一方と比べてふらふらと下がる
言語
「瑠璃（るり）も玻璃（はり）も照らせば光る（例）」を繰り返す
→正常＝正しい言葉を明瞭に話す
→異常＝不明瞭な言葉，間違った言葉，またはまったく話せない

　脳卒中治療の目標は，急性脳損傷を最小限に抑え，患者を最大限に回復させることであり，「time is brain」という標語のとおり，治療効果は時間依存性であるため，迅速に脳卒中を認識し，脳卒中センターに直接搬送してもらうのが有益である．脳卒中のほとんどは家庭内で発症するため，患者家族に対して脳卒中の自他覚症状の知識とあわせ，119番通報の重要性を伝える必要がある．脳卒中治療では虚血性脳卒中（脳卒中全体の87％），出血性脳卒中（脳卒中全体の13％）を鑑別することが重要であり，発症時間を確定し，迅速なCT評価によって脳内出血の有無を判断し，専門医にただちにコンサルトする．虚血性脳卒中では線溶療法の適応となる可能性がある．

●筋・骨格系合併症（打撲，捻挫，骨折）

　運動中に関節の捻挫や筋挫傷など軟部組織が損傷した場合には，水と氷を入れたポリ袋，または濡らしたタオルを使用するなどして冷却する．再冷凍可能なゲルパックや氷のみよりも，水と氷を混ぜるほうが冷却効果を得やすい．寒冷傷害を防止するため，冷却時間は20分以内にとどめ，冷却材と皮膚の間には薄いタオルなどを挟む．

　骨折が疑われる場合には，損傷した上肢や下肢を動かしたり伸ばしたりせず，疼痛軽減や損傷の重症化を防ぐために，損傷が発生したときの体位のままで副木を当てて，損傷した上肢や下肢を安定させる．青みか蒼白が伴う場合には緊急事態の可能性があるため，ただちに医師に連絡する．

■文献

1) Balady GJ, et al: Recommendations for cardiovascular screening staffing, and emergency policies at health/fitness facilities. *Circulation* **97**: 2283-2293, 1998
2) Van Camp SP, et al: Cardiovascular complications of outpatient cardiac rehabilitation programs. *JAMA* **256**: 1160-1163, 1986
3) Fletcher GF, et al: Exercise Standards for Testing and Training: a statement for

Healthcare Professionals from the American Heart Assosiaction. *Circulation* **1004**: 1694-1740, 2001
4) Murray PM, et al: Should patients with heart disease exercise in the morning or afternoon? *Arch Intern Med* **153**: 833-836, 1993
5) American Association of Cardiovascular and Pulmonary Rehabilitation (AACVPR): Guidelines for Cardiac Rehabilitation and Secondary Prevention Programs. 4th ed. Human Kinetics, Champaign, IL, 2004.
6) Borg G: Borg's perceived exertion and pain scales. Human Kinetics, Champaign, IL, 1998
7) American College of Sports Medicine: ACSM's Guidelines for Exercise Testing and Prescription. 9th ed. Lippincott Williams & Wilkins, Pescatello LS, 2013
8) 2010 American Heart Association Guidelines for Cardiopulmonary Resuscitation and Emergency Cardiovascular Care Science. *Circulation* **122**(suppl 3), 2010

IV 各種疾患のリハビリテーション
1. 脳・神経のリハビリテーション

●はじめに

　高齢化社会の進行により，脳卒中患者は増加の一途をたどっている．その一方で急性期治療の進歩により，脳卒中による死亡率は減少している[1]．これはすなわち，脳卒中生存者が急増していることを意味し，その多くがさまざまなレベルの障害を抱えている．また，変性疾患の1つであるパーキンソン病も運動症状に対する治療の進歩などにより，平均寿命はパーキンソン病でない人と差が少なくなっている．それに伴い，パーキンソン病特有の症状や障害をもつ人は確実に増えている．この障害をできるだけ軽減し，社会復帰にあたって本人や家族，社会への負担を減らすことがリハの主目的である．

　脳卒中を発症すると，運動障害をはじめとしたさまざまな症状を生じる．これらの症状はリハを行うことである程度の改善をみるが，脳卒中後の機能回復には時間的な制約がある．すなわち，機能の回復曲線を描くと，例えば上肢機能については4カ月ほどでほぼプラトーになるとされている[2]．最近の研究では，プラトーとされた維持期の患者でも介入により機能が改善することが報告されているが[3]，基本的には，この最も大きく回復する好機を逃さずにリハを行うことが肝要となる．

　この時間的制約は，脳損傷後の脳の回復メカニズムによるところが大きい[4,5]．成人では，通常脳の可塑性は抑制された状態にある．しかし，脳損傷が起こった後のある一定期間，活発に可塑性が発揮されるようになり，この間に回復の多くがなされる．具体的には神経の可塑的変化，神経新生，血管新生，グリア細胞の再構築，神経細胞の発芽などがこの時期に活発に行われる[5]．これらの回復は使用依存性に，使えば使うほど促進される．しかし，この活発な回復は残念ながら一定期間が過ぎるとみられなくなってしまうため，回復の時間的制約が生じる．このため，できるだけ早期から十分なリハ介入をすることが重要となる．

　ここで合併症や重複障害の存在が問題になる．それらにより介入開始が遅れたり，思うように進められなかったりすると，わずかな期間しかない回復の好機を逃すことになる．その結果として，期待される機能回復が得られず，本人，家族，社会への負担増につながる可能性が高くなってしまう．

　また，維持期においても継続的に運動を行うことが脳卒中再発予防に重要であることが強調されている[6]．その際にも合併症や重複障害のリスクコントロールをしっかりと行うことが必要となる．

　今後，さらに高齢化は進行し，多数の脳卒中患者や神経疾患患者，それも高齢で重複障害を有する患者が増加することが予想され，それをいかにしてマネジメント

していくかはたいへん重要な課題となっている．

●リハビリテーションの対象疾患

超急性期から維持期の脳卒中患者，および神経疾患患者である．本稿では脳卒中患者と代表的な神経疾患であるパーキンソン病について述べる．

●リハビリテーションの効果

1. 脳卒中

脳卒中の最も主要な機能障害は運動障害であり，約80％の患者がさまざまな程度の麻痺を呈している．そのほかの障害としては高次脳機能障害，感覚障害，視覚障害，人格変化などがある．主要な障害を**表1**[7]に示す．

表1 脳卒中による主な障害（文献7）より引用）

意識障害	人格変化
意欲低下	認知機能障害
嚥下障害	視覚障害
言語障害	関節機能障害
運動障害（麻痺など）	バランス障害
感覚障害	歩行障害
協調運動障害	

脳卒中発症後，リハ科へ転科もしくは転院してリハを行うことによりADLが向上することが示されている．また，維持期であっても筋力，体力，歩行能力などは向上する[3]．加えて近年では，より早期から開始することでより改善がみられる可能性が指摘されており，急性期リハも注目されている[8]．リハの効果については日本脳卒中学会により『脳卒中ガイドライン2009』（以下，ガイドライン）の中にまとめられている．現在2015年版の作成が進んでいるが，ここではガイドラインの内容を中心に紹介する．

1）運動障害に対するリハビリテーションの効果

先にも述べたように，脳卒中後数カ月の間に機能回復が活発に起こり，それを最大限引き出すために集中的にリハが行われる．ガイドラインでは，脳卒中後遺症に対しては，機能障害および能力低下の回復を促進するために早期から積極的にリハを行うことが強く勧められる（グレードA），発症後早期の患者では，より効果的な能力低下の回復を促すために，訓練量や頻度を増すことが推奨される（グレードA）とされ，より最近の知見でも早期から始めたほうが歩行の改善などの効果が高いことも明らかになっている[9]．

移動能力に関しては，起立-着座訓練や歩行訓練など下肢訓練の量を多くする（グレードA），内反尖足に短下肢装具を用いる（グレードB），筋電や関節角度を用いたバイオフィードバック（グレードB），トレッドミル訓練，免荷式動力型歩行補助装置による訓練（グレードB）などに効果が認められ，推奨されている．最近の報告では電気刺激を併用した歩行訓練の効果も示されている[10]．短下肢装具についてのレビューも行われており，歩行能力やバランスに効果があることが再確認されている[11]．また，発症後6カ月間に歩行や歩行関連活動の訓練を行う時間を増やすと，

歩行速度やADLがより改善するとされ，この間により集中的な訓練を行うことが勧められる[12]．

　上肢機能障害に対しては，麻痺側上肢に対するリーチ運動，メトロノームに合わせた両上肢の繰り返し運動，目的指向型運動，イメージなどの特定の訓練の効果が認められる（グレードA）．比較的軽度な麻痺については，健側上肢を拘束して麻痺側を積極的に使わせるCI療法（Constraint Induced Movement Therapy）に効果があり（グレードB），中等度の麻痺については電気刺激が勧められる（グレードB）．CI療法については有効性がよく知られているが，具体的にどのタイミングでどのように行うことが最も効果的かについてはさらなる報告が待たれる[13]．

　痙縮はADLを大きく左右する要因になるが，抗痙縮薬の内服（グレードA），バクロフェンの髄注（グレードB）に加えて，最近ではボツリヌス療法（グレードA）が広く行われるようになり，効果を発揮している．

2）運動障害以外の障害に対するリハビリテーションの効果

　摂食嚥下障害については，嚥下機能検査を適切に行い，それをもとに栄養経路や食形態，摂取方法の検討と指導を行う（グレードB）．経口摂取が困難な場合には，急性期から経管栄養を開始したほうが末梢点滴よりも死亡率が低下する（グレードB）とされる．間接訓練は検査所見や食事摂取量の改善などが認められ，実施が勧められている（グレードB）．

　認知機能障害は死亡率を上昇させ，施設入所の要因となるばかりでなく，運動機能などそのほかの回復の妨げにもなり，介護コストを増大させるため，適切な対応が求められる[14]．認知機能はそれぞれの定義はいまだ曖昧な部分も多いが，注意，遂行機能，視空間認知，記憶，言語などの領域に分けられる．脳卒中では記憶障害に比べて，遂行機能や処理速度の低下，注意障害が目立つとされている[14]．ガイドラインでは適切な評価を行い，家族へ伝えること（グレードB），実生活への適応を目的とした機能の回復訓練と代償訓練（グレードB）が勧められている．

　失語症に対する訓練効果は認められており，年単位での改善がみられる[15]．ガイドラインでは系統的な評価を行い，発症早期から集中的に行うことが勧められている（グレードB）．最近では上肢に用いられていたCI療法を失語症に応用するという研究[16]や反復経頭蓋磁気刺激法（Repetitive Transcranial Magnetic Stimulation：rTMS）による研究[17]も行われている．

2．パーキンソン病

　パーキンソン病は神経変性疾患の1つで，運動症状として振戦，筋強剛，無動，姿勢保持反射障害などを呈し，非運動症状として便秘，排尿障害，起立性低血圧などの自律神経症状や感覚鈍麻，うつ，認知機能障害などが出現する．これらの一次的な運動症状に対して，直接的なリハの効果は乏しいとされている[18]．しかし，これによりリハの有効性が否定されるわけではなく，低活動により起こる二次的な廃用症候群，あるいは複合的な機能障害に対するエビデンスは多数みられる[19]．

『パーキンソン病治療ガイドライン2011』[20] がweb上でも閲覧可能となっており，その中にリハの効果がまとめられている．それによると，運動療法が身体機能，健康関連QOL，筋力，バランス，歩行速度の改善に有効（グレードA），外部刺激，特に聴覚刺激による歩行訓練で歩行は改善（グレードA），また，音楽療法も試みてよい（グレードC1），運動療法により転倒の頻度が減少する（グレードB）とされている．

●リハビリテーションプロトコール

1. 脳卒中

リハの基本は評価，目標設定，治療介入，そして再評価を繰り返すことにある．障害の程度や各種合併症の有無から社会背景まで，患者により状況はさまざまであり，画一的なプログラムを作成することは難しく，それぞれの患者に合わせた個別の介入が求められる．患者中心のリハには多くの専門職がかかわり，多職種によるチーム医療が行われる．各職種間で情報を共有し，共通のゴールに向かって進めていくことが重要である．

1）機能回復

機能回復は自然回復と学習との組み合わせで起こる非常に複雑なプロセスにより行われる．回復の概略とリハ戦略について図1[21]に示す．時期で分けると，発症後

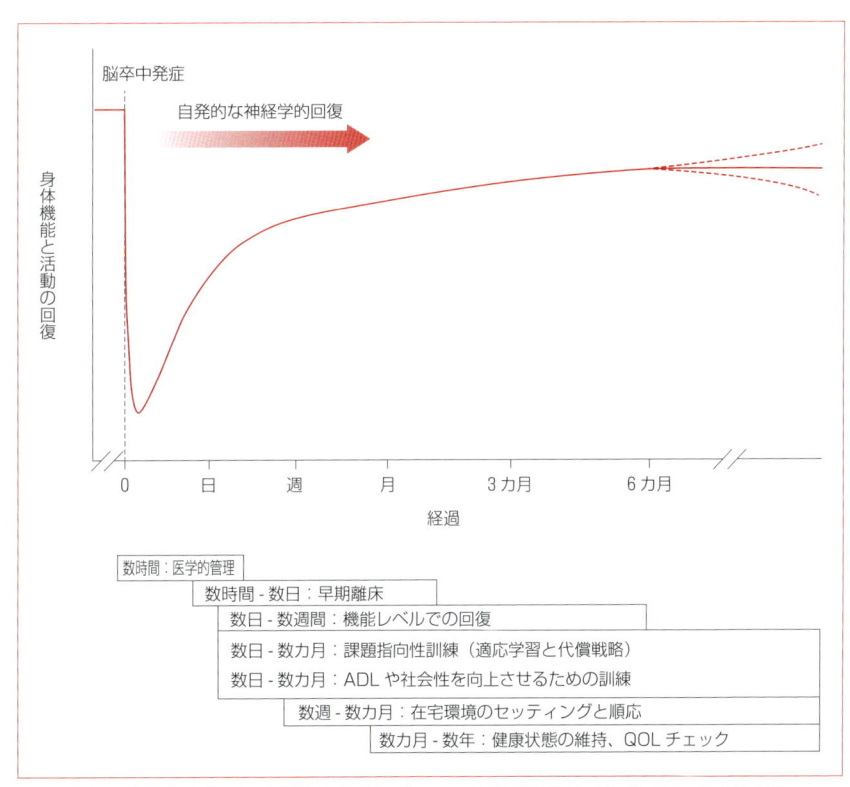

図1　脳卒中からの回復の仮想パターンと治療戦略（文献21）より引用）

表2 障害の評価方法（文献23）より引用）

Brunnstrom stage	中枢神経麻痺の運動パターンによる評価法．上肢，手指，下肢各々をStage 1：完全麻痺からStage 6：分離運動可能までの6段階に評価する
(modified) Ashworth scale	筋緊張の亢進を他動運動での抵抗感で分類．筋緊張が亢進していない0から屈曲伸展の不可能な4までの5段階．Modifiedでは，1と2の間に1+がある
Fugl-Meyer assessment	上肢運動機能66点，下肢運動機能34点，バランス14点，感覚24点，関節可動域・疼痛88点からなる脳卒中の総合評価
Stroke Impairment Assessment Set (SIAS)	麻痺側運動機能，筋緊張，感覚，関節可動域，疼痛，体幹機能，高次脳機能，非麻痺側機能からなる機能障害の総合評価
脳卒中重症度スケール (JSS)	意識，言語，無視，視野，眼球運動，瞳孔，顔面麻痺，足底反射，感覚，運動の得点を統計的に算出された重み付けにより合計する評価法
NIH stroke scale	意識，瞳孔反射，注視，視野，顔面神経，上肢運動，下肢運動，足底反射，失調，感覚，無視，構音，失語症を0点から2〜4点で評価する
Functional Independence Measure (FIM)	世界的に普及しているADL評価法．18項目各々を1点（全介助）から7点（自立）に採点し，合計点も算出する．13個の運動項目と5個の認知項目を分けて扱うこともある
Barthel index	ADLの10項目を2〜4段階で採点し100点が完全自立となる（英国では20点満点）．各項目の自立の点数が異なることで項目の経験的な重み付けになっている

数時間から数日間の間に早期モビライゼーション，数日から数週の間に機能レベルでの改善の獲得，数日から数カ月の間に適応学習や代償を目的とした課題指向的な訓練，同時期にADLの向上や社会生活へ向けた耐久性の向上も含めた個別のリハ，数週から数カ月の間に生活環境やサービスの調整，数カ月からそれ以降にわたり身体機能の維持が行われる[21]．

どこで，どれだけの期間のリハを行うことがより効果的であるかについては，いまだ一定の見解が得られていない[7]．欧州では，早期退院し在宅でリハなどの治療を受けるearly supported dischargeという取り組みがなされ，効果が検証されている[22]．わが国では保険制度や医療システムの関係もあり，地域連携パスなどを活用しながら急性期の治療とリハを行った後，回復期リハ病棟へ移り集中的にリハを行うことが一般的である．

2）障害の評価

評価については，機能障害レベルから能力障害レベルまでさまざまな尺度が開発されている．『脳卒中ガイドライン2009』[23]でも使用を勧められているものを**表2**に示す．

目標設定のためには予後予測が欠かせない．回復には病前の状態や運動以外の機能などさまざまな要因が関与するため，予後予測は非常に複雑で難しいものであるが，最も簡便な予測因子は運動障害の重症度である．上肢機能も下肢機能も麻痺が重度であるほど回復は厳しくなる[24,25]．

急性期における検討では，発症後72時間以内に肩の外転，手指の伸展がわずかにでも可能であれば，98％は6カ月後の上肢機能が比較的良好であり，逆にどちらも

表3 脳梗塞再発予防のためのAHA/ASAガイドライン(文献31)より引用)

危険因子	勧告（クラス/レベル）
喫煙	禁煙（Ⅰ/C） 喫煙環境を避ける（Ⅱa/C） 禁煙のためのカウンセリング，ニコチン製品，投薬（Ⅱa/B）
アルコール	大酒家は禁酒あるいは減酒（Ⅰ/A）
肥満	過体重の人は減量し，BMIを18.5〜24.9 kg/m²，ウエスト径を正常化すべき．適切な食事，運動，行動変容のカウンセリング（Ⅱb/C）
日常生活活動	運動可能な場合は，中強度の運動を毎日少なくとも30分間施行．脳梗塞後に障害が残る場合は，監視下での運動処方が推奨される（Ⅱb/C）
高血圧	超急性期を超えたすべての患者に高血圧のコントロールが推奨（Ⅰ/A） 目標血圧レベルは個別に設定（Ⅱa/B） 降圧に有効な生活習慣の変容も推奨（Ⅱb/C）
糖尿病	血糖レベルは正常域に近いところまでコントロールし，HbA1cも7%以下にすべき（Ⅱa/B） 血圧と脂質レベルをより厳格にコントロール（Ⅱa/B） 腎障害の進行をより強く防止するACE阻害薬とARBを第一選択薬に用いる（Ⅰ/A）
コレステロール	高コレステロール血症，冠動脈疾患，動脈硬化性疾患を有する人は，米国コレステロール教育プログラム（NCEP）Ⅲガイドラインに従う必要がある（Ⅰ/A） LDL-Cは100 mg/dl未満を達成するようにスタチンを推奨（Ⅰ/A）
血小板凝集	抗凝固療法より抗血小板療法が推奨される（Ⅰ/A）． アスピリン単独あるいはアスピリン＋ジピリダモール，クロピドグレル単独が推奨される（Ⅰ/A）
血液凝固能亢進	凝固療法は明らかな心源性塞栓のソースがなければ推奨されない（Ⅰ/A）．INR 2.5を目標とするワーファリン療法は，心房細動（Ⅰ/A），脳卒中の原因が左心室塞栓（Ⅱa/B），拡張型心筋症（Ⅱb/C），リウマチ性僧帽弁疾患（Ⅱa/C），人工心臓弁装着者（Ⅰ/B）では推奨される．

クラスⅠ：benefit＞＞＞risk，Ⅱa：benefit＞＞risk, additional studies focused objectives needed, Ⅱb：benefit＞risk, additional studies with broad objectives needed, additional registry data would be helpful；Ⅲ：risk＞benefit, no additional studies needed.
エビデンスの高さ：A：3-5 population risk strata evaluated, general consistency of direction and magnitude of effect, B：2-3 population risk strata evaluated, C：1-2 population risk strata evaluated

不可能であれば比較的良好な回復が得られる可能性は25%に低下する[26]．歩行能力では，やはり発症後72時間以内に30秒以上の座位保持が可能であると同時に，股関節，膝関節，足関節すべてがわずかに動くか，いずれか1関節が重力に抗しての運動が可能であれば，見守り歩行が可能となる確率は98%，両者とも不可能であればその確率は27%へ低下する[27]．長期的な生命予後に関しては，発症後6カ月時点でのmodified Rankin Scaleが0か1（日常生活可能）であれば生存期間の中央値は12.9年であるが，4（介助歩行）で3.7年，5（寝たきり）であれば2.5年まで短縮するため，この期間中に可能なかぎり回復させることが重要となる[28]．

急性期，回復期とリハを行った後の退院後もリハを継続することで，不良転帰を減少させ，ADLを向上させることが示されている[6)29]．また，脳卒中は再発も多く，再発率は5年間で35%，10年間で51%と報告されている[30]．脳卒中再発予防には，適切な基礎疾患管理と生活習慣の改善が必要になり，米国心臓協会（AHA）の再発予防ガイドラインの推奨を**表3**[31]に示す．運動を継続することは脳卒中再発予防に

表4 Hoehn & Yahrによるパーキンソン病の重症度分類と厚生労働省研究班の生活機能障害分類

Hoehn & Yahrによるパーキンソン病の重症度分類		生活機能障害度	
ステージI	片側のみの障害で,機能低下はあっても軽微	I度	日常生活にほとんど介助を必要としない
ステージII	両側性または躯幹の障害,平衡障害はない		
ステージIII	姿勢反射障害の初期徴候がみられ,方向転換とか閉脚,開眼起立時に押された際に不安定となる.身体機能は軽度から中等度に低減するが,仕事によっては労働可能で,日常生活動作は介助を必要としない	II度	日常生活,通院に介助を必要とする
ステージIV	症候は進行して,重症な機能障害を呈する.歩行と起立保持には介助を必要としないが,日常生活動作の障害は高度である		
ステージV	全面的な介助を必要とし,臥床状態	III度	起立や歩行が不能で,日常生活に全面的な介助が必要

もつながるため,維持期であってもリハを継続することが望ましいことはいうまでもない.現在このステージのリハは主に介護保険により行われていることが多い.

2. パーキンソン病

パーキンソン病は進行性の疾患であり,その病期は重症度分類や生活機能障害度で評価される(**表4**).重症度によって症状や障害の程度が大きく異なり,個々の患者の状況に合わせた目標設定や介入が必要となる.軽症の場合は活動量を維持し,できるかぎり社会生活を継続することが目標となる.そのため,疾患への理解を深めるための教育や支援が必要である.また,パーキンソン体操(**図2**)などの指導を行い,拘縮や姿勢障害の予防や基本的な筋力の維持をはかる[32].姿勢反射障害が生じる頃には転倒のリスクが高まるが,日常生活の維持と歩行可能な期間の延長を目標として姿勢矯正運動,バランス訓練,ADL指導,環境設定などを行う.また,リズム刺激など外部からの刺激により運動が改善することが知られており,視覚刺激や音刺激を利用した歩行訓練や,音楽療法も行われることがある.介助が必要になる頃には,転倒による骨折などに十分注意しなくてはならない.また嚥下障害も生じるため,肺炎を予防するために適切な評価と指導が必要となる.各病期におけるリハ内容については**表5**のようにまとめられている[32].

●リハビリテーション上の注意点

1. 脳卒中

脳卒中の場合は,発症後可能なかぎり早期からリハを開始すべきであるが,血行動態が不安定な時期でもあり,十分な観察のもとに行う必要がある.特に,急性期での離床開始の際には神経症状が変動していない(進行していない)こと,意識レベルや血圧をはじめとしたバイタルサインの安定が重要になる.

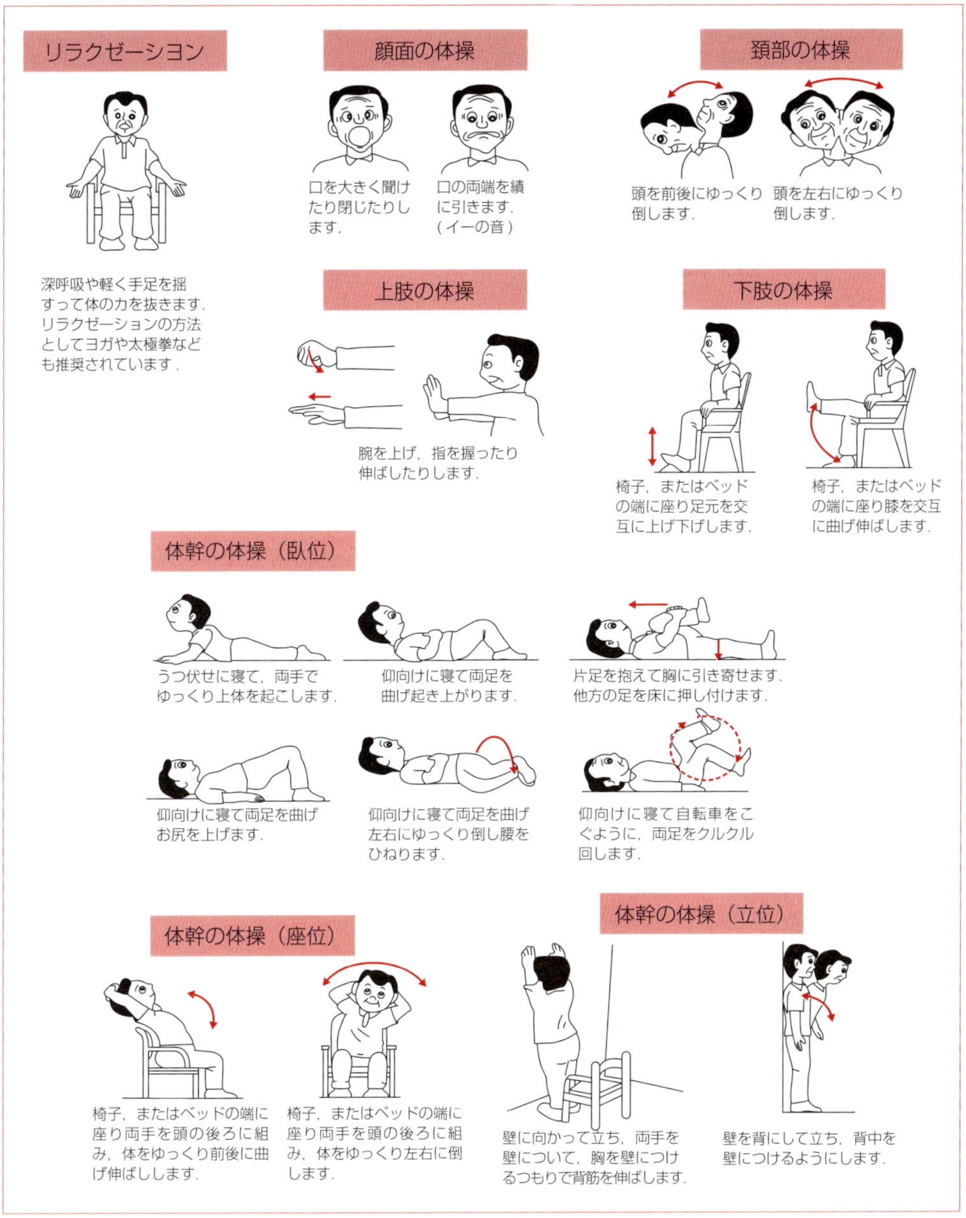

図2 パーキンソン体操の例（文献32）より引用）

　意識レベルは，JCS 1桁であれば座位訓練を開始できる．血圧は脳出血の場合は適切に降圧されている必要があり，アテローム血栓症では脳低灌流を防ぐため，過度な血圧低下は避けなくてはならない．自律神経系にも障害が及んでいる可能性も考慮し，離床にあたっては起立性低血圧など，姿勢変化による血圧変動にも注意が必要である．

　一般にrt-PA静脈療法施行例では出血のリスクもあるため，厳重なモニター下に24時間のベッド上安静の後に離床が開始されることが多いが，より早期から起こしていく取り組みも行われている[33]．急性期における離床検討時の注意点につい

表5　パーキンソン病の各病期におけるリハビリテーション内容（文献32）より引用）

Exercise		Stage I	Stage II	Stage III	Stage IV	Stage V
パーキンソン体操	立位でできるもの	◎	◎	○		
	座位でできるもの	○	◎	◎	○	
	臥位でできるもの			◎	◎	
ROM運動（徒手）				○	◎	◎
姿勢矯正運動				◎	◎	
筋力増強・維持運動		○	◎	◎	◎	
バランス練習	立位	◎	◎	◎	◎	
	座位			○	◎	◎
	四つ這い			◎	◎	
呼吸練習			○	◎	◎	◎
嚥下練習			○	◎	◎	◎
移動練習	散歩など全身調整的運動	◎	◎			
	歩行障害の要因に対して		○	◎	◎	
	応用歩行練習	◎	◎	◎		
	車椅子駆動			◎	◎	
基本動作	寝返り・起き上がり		○	◎	◎	○
	立ち上がり	○	◎	◎	◎	○
ADL練習・指導			○	◎	◎	
IADL練習・指導		○	◎	◎	○	

「◎」：重点的に行う　「○」：病状にあわせ必要に応じて行う

て**表6**[34]に示す．

2. パーキンソン病

パーキンソン病では，ある程度進行してくると症状のon-off現象が出現してくる．効果的なリハのためにはon時に訓練を行う必要があり，訓練時間の設定や家庭での自主トレーニングの指導などに配慮が必要となる．

●合併しやすい疾患と障害

1. 脳卒中

脳卒中はさまざまな疾患や障害を合併しやすく，発症後に生じる合併症は多くの場合，発症後数週以内に生じる[35,36]．代表的な合併症を**表7**に示し，主なものを以下に述べる．

1）循環器合併症

虚血性心疾患と脳卒中は共通のリスクファクターをもち，かつ脳障害により自律神経系が乱されることから[37,38]，心合併症は高率に起こる[39]．主な心合併症として心筋梗塞，不整脈，心筋症などが挙げられる．

脳卒中急性期の調査では，退院までに2.3％の患者に急性心筋梗塞（AMI）を発症し，その場合は死亡もしくは介護度が高くなる可能性が高い．心筋梗塞の既往，糖尿病，脳卒中重症度，末梢血管障害が独立した危険因子であることが報告されて

表6 急性期における離床検討時に注意すべき病態,留意点(文献34)より引用)

病型	注意すべき病態,留意点
ラクナ梗塞	・原則として速やかに離床を進めてよいが,BADのように進行するものもある ・脳幹の場合は嚥下障害に注意
アテローム血栓性	・狭窄部位の血流が不安定な場合,虚血が進行する場合がある.血圧の低下を避ける必要あり ・発症以前から存在している慢性の虚血性変化にも留意
心原性	・心房細動等の不整脈が原因となっている場合,抗凝固療法が導入されているかを確認 ・出血性梗塞に進展した場合の症状増悪に注意 ・虚血性心疾患,感染性心内膜炎,心不全等がベースにある場合がある
脳出血	・適切に降圧されていることが前提 ・再出血,水頭症などの合併によって症状が増悪する可能性 ・手術症例では,廃用を予防しつつ呼吸器からの離脱をサポート ・ドレナージ,頭蓋内圧モニターが留置されている場合の管理
そのほか	・脳底動脈解離の場合,頸部の運動を制限する必要がある ・大動脈解離に合併した脳梗塞の場合は,胸部の安静にも配慮 ・rt-PA投与後は出血の合併があり得る ・脳浮腫が進行した場合,手術の適応となることがある(特に心原性) ・血管攣縮によって虚血を生じる場合もある ・病巣が皮質に及ぶ場合,症候性てんかんを合併する可能性あり ・血管造影やカテーテル治療後の穿刺部保護(特に鼠径部) ・血管治療後の過灌流症候群 ・病型,発症機序が不確定である場合もあるが,想定し得る範囲でリスクをアセスメントする

表7 主な合併症(文献35)より引用)

肺炎	転落	うっ血性心不全
尿路感染症	うつ	心停止/不整脈
発熱	深部静脈血栓	消化管出血
疼痛	肺塞栓	嚥下障害
褥瘡	心筋梗塞	尿失禁

いる[40].特にアテローム血栓性脳梗塞と冠動脈疾患は共に動脈硬化が原因の1つとなり,そのリスクは共通しているため,合併も多いと考えられる.

心房細動,上室性頻拍,心室性期外収縮,心室頻拍といった不整脈も脳卒中後に観察される[41)42].不整脈は循環動態を不安定にし,突然死のリスクとなり,心房細動などではさらなる血栓症のリスクを高めるため注意が必要である.

脳梗塞の1.2%にたこつぼ型心筋症を生じると報告されている[43].この心筋症は心電図では一時的なST上昇とそれに続く陰性T波を呈し,心尖部の収縮低下を特徴とするもので,女性に多いとされる.

脳卒中の病変部位と心合併症の関係では,右島との関連が指摘されている[44)45].同部位は大脳辺縁系など自律神経系の制御にかかわる領域との関連性が強く,心筋再分極の異常と関連し,血管疾患による死亡のリスクを高めると考えられている[38].

循環器合併症は注意深く観察することにより未然に防いだり,早期に対応することで軽症に抑えたりできる場合も多く,特に急性期には常に念頭において治療にあ

IV 各種疾患のリハビリテーション 1.脳・神経のリハビリテーション | 243

たる必要がある．

2) 呼吸器合併症

肺炎は最も多い合併症の1つであり[36)46)]，肺炎罹患者の死亡率は約3倍になる[47)]．脳卒中後の肺炎の原因の多くは誤嚥によるものと考えられる．軽症例が多いものの，時に急性呼吸不全に至るものもある．誤嚥性肺炎ではX線上は限局した浸潤影がみられ，異常影は身体所見よりも遅れてあらわれることもある[35)]．高齢（65歳以上），言語障害，重度の麻痺，認知機能障害，嚥下障害が独立した肺炎のリスク因子となる[48)]．当然のことながら，重度の嚥下障害は肺炎を起こしやすく，発生率は約11倍にもなるため[49)]，詳細な評価，適切な食事形態，口腔ケアなどが必要となる．呼気筋の筋力低下や，不十分な咳嗽も肺炎リスクを高める．rTMSを用いた調査では，片側の障害であっても呼気筋機能は低下し，咳を弱めるとされている[50)]．

睡眠時無呼吸も正確な合併率は定かではないが，よくみられる合併症である[51)]．無呼吸による低酸素，心拍出量の低下，血圧変動などは脳損傷を増大させる可能性があるため注意が必要となる．睡眠時無呼吸には中枢性と閉塞性とがある．中枢性の睡眠時無呼吸は高齢，左心機能の低下，脳卒中の重症度がリスクとなるが[52)]，閉塞性の場合はBMIや頸部の周径など一般的な危険因子がリスクとなる[53)]．上気道閉塞が重症であるほど機能改善が悪化するとの報告もあるため[54)]，疑われる場合には十分に注意する必要がある．

3) 消化器合併症

脳卒中では嚥下障害も高率で起こる．嚥下中枢は下部脳幹に存在するが，片側半球の障害でも嚥下障害を呈することがある．誤嚥性肺炎のリスクとなるだけでなく，低栄養や脱水にもなりやすくなり，回復を妨げる可能性がある．一般に嚥下障害のある場合には経鼻栄養もしくは胃瘻が選択されることが多いが，これらでも肺炎を完全に予防することはできない．

消化管出血は1.5～3％の脳卒中患者に生じる[55)56)]．出血が生じた場合，脳梗塞患者では抗血栓薬を中止せざるを得ず，再発や心筋梗塞，深部静脈血栓症（DVT）の合併など，予後を左右するさらなる合併症を生じる危険がある．重症患者の調査ではH$_2$ブロッカー（ヒスタミンH$_2$受容体拮抗薬）の予防投与が効果的とされるが，H$_2$ブロッカーは肺炎リスクを上げるというデメリットがある[57)]．PPI（プロトンポンプ阻害薬）も予防効果はあるが，抗血小板薬などと相互作用があるため，使いづらい側面がある[58)]．

便失禁と尿失禁も生じやすく，高齢，広範な病変，重度の麻痺，意識障害が重要な予測因子となる．能力障害や意識障害などのためトイレへの移動に介助が必要な場合や，抗コリン薬投与中に生じやすい[59)]．失禁は本人の自尊心喪失につながるとともに介護負担も増大させ，施設入所となる要因の1つである[60)]．

4) 泌尿器合併症

尿路感染症も脳卒中患者によくみられる．高齢，尿道カテーテルの使用，脳卒中重症度，女性が独立した予測因子となる．カテーテルの扱いを適切にすることでか

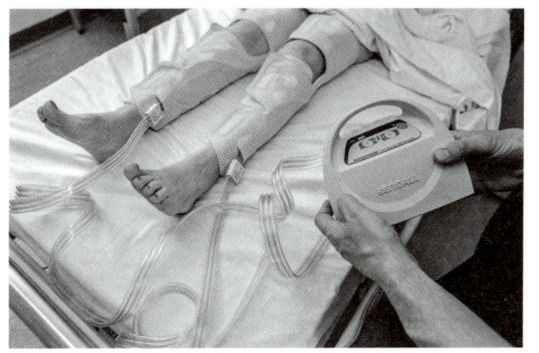

図3 間欠的空気圧迫法（文献63）より引用）
大腿までカバーし，遠位から順に圧迫し，患者の血行動態にあわせてタイミングを調整できるタイプ

なりの部分が予防できると考えられる．

5）深部静脈血栓症（DVT）

MRIを使用した調査では，アスピリン内服と弾性ストッキング装着をしている患者で，発症3週間で42%にDVTを生じ，12%に肺塞栓を生じていた[61]．脳卒中発症1カ月以内のDVT発症は6カ月後の機能予後を悪化させ，肺塞栓に至れば死亡の可能性もある．

DVT予防には弾性ストッキングが広く使われていたが，多施設大規模研究であるCLOTS trial 1において，周術期と異なり脳卒中後の弾性ストッキングにはDVTや肺塞栓を予防する効果はなく，むしろ潰瘍形成など皮膚トラブルを増加させることが明らかにされた[62]．弾性ストッキングによる効果は，圧迫により静脈径を小さくすることで血流の流速を保ち，下腿筋のポンプ作用をサポートして得られると考えられるが，脳卒中後では麻痺により下腿筋のポンプ作用が失われるため圧迫の効果が得られにくいこと，周術期と異なり，不動となる前からの装着が不可能なことなどが原因として考えられる．皮膚トラブルの増加は糖尿病や血管障害を合併している例が多いこと，周術期は数日の装着であるが，脳卒中後の場合は数週からそれ以上の長期間装着していることなどが原因として考えられている．

一方で，CLOTS trial 3において間欠的空気圧迫装置（図3）では，脳卒中後のDVT発生を抑えることが明らかになった[63]．間欠的空気圧迫装置にはさまざまなタイプがあるが，この報告では大腿までカバーし，遠位から順に圧迫し，患者の血行動態に合わせてタイミングを調整できるものが使用されている．これにより下腿筋のポンプ作用をサポートし，下肢での静脈うっ滞が減少することでDVTが減ると考えられている．

そのほかの方法として，低容量の低分子ヘパリン皮下注射が脳梗塞後のDVTと肺塞栓の予防に効果的で出血のリスクも伴わないとの報告もあるが[64]，最終的な死亡率は改善させないという報告もあり[65,66]，今後の調査が待たれる．

6）筋骨格系合併症

脳卒中患者では骨折，特に大腿骨頚部骨折のリスクが増え，発症後1年間の受傷

率は7倍になるとの報告もある[67]．脳卒中患者の場合，もともと加齢により骨萎縮をきたしていることも多く，麻痺による荷重量の低下，さらに抗凝固薬の使用も骨塩量の減少に拍車をかける[68]．介助下であったとしても2カ月以内に歩行を再開することは骨塩量の減少防止につながる[69]．ほとんどの骨折は転倒により起こるため，バランス障害や半側空間無視，認知機能低下，運動障害などがみられる際には特に注意が必要であり，鎮静作用のある薬剤は極力使用を避けることが望ましい．

7）うつ

報告により幅広いが，脳卒中患者のおおよそ1/3にうつを合併するといわれている[70]．言語障害や認知機能障害がある場合には判断が難しいが，多くの場合は軽症であると考えられる．女性，より若年での発症，より重度の障害がうつのリスク要因である[70]．特定部位の脳損傷により神経伝達物質が阻害され，うつを発症するという考えもあったが，現在では否定的であり，どの部位の損傷でも合併しうる[53,71]．うつは自殺により死亡率を上昇させるばかりでなく，訓練への意欲も失われる場合が多く，機能改善を妨げることになる．

2．パーキンソン病

パーキンソン病では，かつて認知症は合併しないとされていたが，最近では診断後60％に認知症を認め，20年後では80％になるという報告もなされている[72,73]．また，パーキンソン症候群に認知症が先行するレビー小体型認知症（DLB）の疾患概念も確立されてきており，パーキンソン症状と認知症をあわせもつ患者は多くみられる．特徴としては，記憶はそれなりに保たれるものの，思考が遅くなり，自発性も低下して他人に依存的となることが多いとされる．パーキンソン病の認知症では，ドネペジルやリバスチグミンの有効性が示唆されており[74,75]，末梢性コリン作動性効果による振戦の出現・悪化の可能性もあるが，副作用に注意しながら使用することができる．

パーキンソン病が骨折のリスクを高めることも知られており，骨粗鬆症性骨折の発症率は約2倍，大腿骨近位骨折は約3倍になるとされている[76]．また，大腿骨近位骨折は比較的早期にみられ，パーキンソン病と診断されてから受傷までの期間の中間値は4年であり，全体の75％はHoehn & Yahr分類のⅠ～Ⅲに起こる[77]．もともとのパーキンソン病もあるため，骨折の治療経過は一般群と比較して不良となることが多い．大腿骨近位骨折は死亡のリスクとなるだけでなく，在宅生活を困難とする要因にもなる．骨粗鬆症への治療の要否など，詳細にリスク評価することが必要と考えられている[78]．

パーキンソン病はそれ自体で生命を落とす疾患ではなく，平均寿命はパーキンソン病でない人と差がなくなってきているが，嚥下障害による肺炎や尿路感染症などの感染症，転倒・転落などが予後に関与すると考えられる．できるだけ活動性を保てるようにすることや，適切な摂食指導や栄養経路の検討などを行い，十分な栄養管理を行うことも重要である．

● 重複障害のリハビリテーションを行う際に押さえておくべきポイント

まず，それぞれの併存疾患に対する禁忌や中止基準を念頭におく必要がある．虚血性心疾患がある場合には，『心血管疾患におけるリハビリテーションに関するガイドライン（2012年改訂版）』[79]による運動負荷の禁忌と中止基準を参考とする．また，同ガイドラインにて生活習慣病に対する運動療法の適応と禁忌についても示されている（p335，表8参照）．

麻痺などの運動障害があると動作の必要エネルギー量が多くなることに注意するほか，杖の使用もエネルギー消費を増加させることにも注意が必要であり[80)81)]，これらのことを考慮して負荷量を決めていく．さらに，既存の重複障害だけでなく，経過とともに合併症を生じてくることにも留意する必要があり，患者を注意深く観察する必要がある．

重要なのは重複障害があるからといって安易に安静とするのではなく，リスク管理のもとにできるかぎりの活動量を確保できるように努めることである．

● おわりに

脳卒中後のリハとパーキンソン病について，合併しやすい疾患や障害に重点をおいて述べた．今後，高齢の脳卒中患者やパーキンソン病患者が増加することは間違いなく，急性期から維持期までの各病期において，重複障害や合併症がありながらもリハを行う場面も増えることが予想される．さまざまな障害に対して適切に対応できる能力が求められている．

■文献

1) Carandang R, et al: Trends in incidence, lifetime risk, severity, and 30-day mortality of stroke over the past 50 years. *JAMA* **296**: 2939-2946, 2006
2) Nakayama H, et al: Compensation in recovery of upper extremity function after stroke: the Copenhagen Stroke Study. *Arch Phys Med Rehabil* **75**: 852-857, 1994
3) Moore JL, et al: Locomotor training improves daily stepping activity and gait efficiency in individuals poststroke who have reached a "plateau" in recovery. *Stroke* **41**: 129-135, 2010
4) Murphy TH, et al: Plasticity during stroke recovery: from synapse to behaviour. *Nat Rev Neurosci* **10**: 861-872, 2009
5) Hermann DM, et al: Promoting brain remodelling and plasticity for stroke recovery: therapeutic promise and potential pitfalls of clinical translation. *Lancet Neurol* **11**: 369-380, 2012
6) Therapy-based rehabilitation services for stroke patients at home. *Cochrane Database Syst Rev*: 2003（1）: CD002925
7) Brewer L, et al: Stroke rehabilitation: recent advances and future therapies. *QJM* **106**: 11-25, 2013
8) Stokelj D, et al: Very early versus delayed mobilisation after stroke. *Neuroepidemiology* **35**: 163-164, 2010
9) Peurala SH, et al: Effects of intensive therapy using gait trainer or floor walking exercises early after stroke. *J Rehabil Med* **41**: 166-173, 2009
10) Mehrholz J, et al: Electromechanical-assisted training for walking after stroke.

Cochrane Database Syst Rev: 2013（7）: CD006185
11) Tyson SF, et al: Effects of an ankle-foot orthosis on balance and walking after stroke: a systematic review and pooled meta-analysis. *Arch Phys Med Rehabil* **94**: 1377-1385, 2013
12) Veerbeek JM, et al: Effects of augmented exercise therapy on outcome of gait and gait-related activities in the first 6 months after stroke: a meta-analysis. *Stroke* **42**: 3311-3315, 2011
13) Peurala SH, et al: Effectiveness of constraint-induced movement therapy on activity and participation after stroke: a systematic review and meta-analysis of randomized controlled trials. *Clin Rehabil* **26**: 209-223, 2012
14) Cumming TB, et al: Stroke, cognitive deficits, and rehabilitation: still an incomplete picture. *Int J Stroke* **8**: 38-45, 2013
15) Brady MC, et al: Speech and language therapy for aphasia following stroke. *Cochrane Database Syst Rev*: 2012（5）: CD000425
16) Meinzer M, et al: First decade of research on constrained-induced treatment approaches for aphasia rehabilitation. *Arch Phys Med Rehabil* **93**: S35-45, 2012
17) Szaflarski JP, et al: Excitatory repetitive transcranial magnetic stimulation induces improvements in chronic post-stroke aphasia. *Med Sci Monit* **17**: CR132-139, 2011
18) Horstink M, et al: Review of the therapeutic management of Parkinson's disease. Report of a joint task force of the European Federation of Neurological Societies and the Movement Disorder Society-European Section. Part Ⅰ: early（uncomplicated）Parkinson's disease. *Eur J Neurol* **13**: 1170-1185, 2006
19) Goodwin VA, et al: The effectiveness of exercise interventions for people with Parkinson's disease: a systematic review and meta-analysis. *Mov Disord* **23**: 631-640, 2008
20) 日本神経学会（監）：パーキンソン病治療ガイドライン 2011．医学書院，2011
21) Langhorne P, et al: Stroke rehabilitation. *Lancet* **377**: 1693-1702, 2011
22) Langhorne P, et al: Early supported discharge after stroke. *J Rehabil Med* **39**: 103-108, 2007
23) 篠原幸人，他（編）：脳卒中治療ガイドライン 2009．協和企画，2009
24) Coupar F, et al: Predictors of upper limb recovery after stroke: a systematic review and meta-analysis. *Clin Rehabil* **26**: 291-313, 2012
25) Wandel A, et al: Prediction of walking function in stroke patients with initial lower extremity paralysis: the Copenhagen Stroke Study. *Arch Phys Med Rehabil* **81**: 736-738, 2000
26) Nijland RH, et al: Presence of finger extension and shoulder abduction within 72 hours after stroke predicts functional recovery: early prediction of functional outcome after stroke: the EPOS cohort study. *Stroke* **41**: 745-750, 2010
27) Veerbeek JM, et al: Is accurate prediction of gait in nonambulatory stroke patients possible within 72 hours poststroke? The EPOS study. *Neurorehabil Neural Repair* **25**: 268-274, 2011
28) Slot KB, et al: Impact of functional status at six months on long term survival in patients with ischaemic stroke: prospective cohort studies. *BMJ* **336**: 376-379, 2008
29) Walker MF, et al: Individual patient data meta-analysis of randomized controlled trials of community occupational therapy for stroke patients. *Stroke* **35**: 2226-2232, 2004
30) Hata J, et al: Ten year recurrence after first ever stroke in a Japanese community: the Hisayama study. *J Neurol Neurosurg Psychiatry* **76**: 368-372, 2005
31) 上月正博：オーバービュー──脳卒中と重複障害：リハビリテーションにおける留意点．臨床リハ **23**: 116-123, 2014
32) 中西 亮，他：パーキンソン病の障害評価とリハビリテーション．*Jpn J Rehabil Med* **50**: 658-670, 2013
33) Muhl L, et al: Mobilization after thrombolysis（rtPA）within 24 hours of acute stroke: what factors influence inclusion of patients in A Very Early Rehabilitation Trial（AVERT）? *BMC Neurol* **14**: 163, 2014
34) 仁科彩子，他：脳卒中ユニットにおける集中治療とリハビリテーション．臨床リハ **23**: 430-435, 2014
35) Kumar S, et al: Medical complications after stroke. *Lancet Neurol* **9**: 105-118, 2010
36) Indredavik B, et al: Medical complications in a comprehensive stroke unit and an early supported discharge service. *Stroke* **39**: 414-420, 2008
37) Dutsch M, et al: Cardiovascular autonomic function in poststroke patients. *Neurology*

69: 2249-2255, 2007
38) Samuels MA: The brain-heart connection. *Circulation* **116**: 77-84, 2007
39) Touze E, et al: Risk of myocardial infarction and vascular death after transient ischemic attack and ischemic stroke: a systematic review and meta-analysis. *Stroke* **36**: 2748-2755, 2005
40) Liao J, et al: In-hospital myocardial infarction following acute ischaemic stroke: an observational study. *Eur J Neurol* **16**: 1035-1040, 2009
41) Frontera JA, et al: Cardiac arrhythmias after subarachnoid hemorrhage: risk factors and impact on outcome. *Cerebrovasc Dis* **26**: 71-78, 2008
42) Rem JA, et al: Value of cardiac monitoring and echocardiography in TIA and stroke patients. *Stroke* **16**: 950-956, 1985
43) Yoshimura S, et al: Takotsubo cardiomyopathy in acute ischemic stroke. *Ann Neurol* **64**: 547-554, 2008
44) Abboud H, et al: Insular involvement in brain infarction increases risk for cardiac arrhythmia and death. *Ann Neurol* **59**: 691-699, 2006
45) Tokgozoglu SL, et al: Effects of stroke localization on cardiac autonomic balance and sudden death. *Stroke* **30**: 1307-1311, 1999
46) Hong KS, et al: Impact of neurological and medical complications on 3-month outcomes in acute ischaemic stroke. *Eur J Neurol* **15**: 1324-1331, 2008
47) Katzan IL, et al: The effect of pneumonia on mortality among patients hospitalized for acute stroke. *Neurology* **60**: 620-625, 2003
48) Sellars C, et al: Risk factors for chest infection in acute stroke: a prospective cohort study. *Stroke* **38**: 2284-2291, 2007
49) Martino R, et al: Dysphagia after stroke: incidence, diagnosis, and pulmonary complications. *Stroke* **36**: 2756-2763, 2005
50) Harraf F, et al: Transcranial magnetic stimulation study of expiratory muscle weakness in acute ischemic stroke. *Neurology* **71**: 2000-2007, 2008
51) Broadley SA, et al: Early investigation and treatment of obstructive sleep apnoea after acute stroke. *J Clin Neurosci* **14**: 328-333, 2007
52) Siccoli MM, et al: Central periodic breathing during sleep in 74 patients with acute ischemic stroke- neurogenic and cardiogenic factors. *J Neurol* **255**: 1687-1692, 2008
53) Turkington PM, et al: Prevalence and predictors of upper airway obstruction in the first 24 hours after acute stroke. *Stroke* **33**: 2037-2042, 2002
54) Turkington PM, et al: Effect of upper airway obstruction in acute stroke on functional outcome at 6 months. *Thorax* **59**: 367-371, 2004
55) O'Donnell MJ, et al: Gastrointestinal bleeding after acute ischemic stroke. *Neurology* **71**: 650-655, 2008
56) Davenport RJ, et al: Gastrointestinal hemorrhage after acute stroke. *Stroke* **27**: 421-424, 1996
57) Cook DJ, et al: Stress ulcer prophylaxis in critically ill patients. Resolving discordant meta-analyses. *JAMA* **275**: 308-314, 1996
58) Norgard NB, et al: Drug-drug interaction between clopidogrel and the proton pump inhibitors. *Ann Pharmacother* **43**: 1266-1274, 2009
59) Harari D, et al: New-onset fecal incontinence after stroke: prevalence, natural history, risk factors, and impact. *Stroke* **34**: 144-150, 2003
60) Patel M, et al: Natural history and effects on 2-year outcomes of urinary incontinence after stroke. *Stroke* **32**: 122-127, 2001
61) Kelly J, et al: Venous thromboembolism after acute ischemic stroke: a prospective study using magnetic resonance direct thrombus imaging. *Stroke* **35**: 2320-2325, 2004
62) Dennis M, et al: Effectiveness of thigh-length graduated compression stockings to reduce the risk of deep vein thrombosis after stroke (CLOTS trial 1): a multicentre, randomised controlled trial. *Lancet* **373**: 1958-1965, 2009
63) Dennis M, et al: Effectiveness of intermittent pneumatic compression in reduction of risk of deep vein thrombosis in patients who have had a stroke (CLOTS 3): a multicentre randomised controlled trial. *Lancet* **382**: 516-524, 2013
64) Kamphuisen PW, et al: What is the optimal pharmacological prophylaxis for the prevention of deep-vein thrombosis and pulmonary embolism in patients with acute ischemic stroke? *Thromb Res* **119**: 265-274, 2007

65) Lederle FA, et al: Venous thromboembolism prophylaxis in hospitalized medical patients and those with stroke: a background review for an American College of Physicians Clinical Practice Guideline. *Ann Intern Med* **155**: 602-615, 2011
66) Kakkar AK, et al: Low-molecular-weight heparin and mortality in acutely ill medical patients. *N Engl J Med* **365**: 2463-2472, 2011
67) Kanis J, et al: Acute and long-term increase in fracture risk after hospitalization for stroke. *Stroke* **32**: 702-706, 2001
68) Sato Y, et al: Long-term oral anticoagulation reduces bone mass in patients with previous hemispheric infarction and nonrheumatic atrial fibrillation. *Stroke* **28**: 2390-2394, 1997
69) Jorgensen L, et al: Walking after stroke: does it matter? Changes in bone mineral density within the first 12 months after stroke. A longitudinal study. *Osteoporos Int* **11**: 381-387, 2000
70) Hackett ML, et al: Frequency of depression after stroke: a systematic review of observational studies. *Stroke* **36**: 1330-1340, 2005
71) Bhogal SK, et al: Lesion location and poststroke depression: systematic review of the methodological limitations in the literature. *Stroke* **35**: 794-802, 2004
72) Buter TC, et al: Dementia and survival in Parkinson disease: a 12-year population study. *Neurology* **70**: 1017-1022, 2008
73) Hely M, et al: The Sydney multicenter study of Parkinson's disease: the inevitability of dementia at 20 years. *Mov Disord* **23**: 837-844, 2008
74) Ravina B, et al: Donepezil for dementia in Parkinson's disease: a randomised, double blind, placebo controlled, crossover study. *J Neurol Neurosurg Psychiatry* **76**: 934-939, 2005
75) Emre M, et al: Rivastigmine for dementia associated with Parkinson's disease. *N Engl J Med* **351**: 2509-2518, 2004
76) Pouwels S, et al: Risk of fracture in patients with Parkinson's disease. *Osteoporos Int* **24**: 2283-2290, 2013
77) Walker R, et al: Hip fractures in people with idiopathic Parkinson's disease: incidence and outcomes. *Mov Disord* **28**: 334-340, 2013
78) Lyell V, et al: Assessment and management of fracture risk in patients with Parkinson's disease. *Age Ageing* **44**: 34-41, 2015
79) 循環器病の診断と治療に関するガイドライン（2011年合同研究班報告）：心血管疾患におけるリハビリテーションに関するガイドライン（2012年改訂版），2012
80) Hinton CA, et al: Energy expenditure during ambulation with ortho crutches and axillary crutches. *Phys Ther* **62**: 813-819, 1982
81) Holder CG, et al: The effects of assistive devices on the oxygen cost, cardiovascular stress, and perception of nonweight-bearing ambulation. *J Orthop Sports Phys Ther* **18**: 537-542, 1993

IV 各疾患のリハビリテーション
2. 脊髄疾患のリハビリテーション

●はじめに

　脊髄に損傷を起こす原因は，外傷や脊椎疾患，腫瘍など多種多様である．またその損傷の程度もさまざまであり，損傷部位によって障害のタイプも異なってくる．しかし，脊髄損傷を起こした原因が異なっていても，リハは身体機能を細かく評価し，プログラムを作成し，ゴールを決めることに変わりはなく，非常に重要である．外傷による脊髄損傷の評価には，運動機能と感覚機能より評価するAmerican Spinal Injury Association（ASIA）により作成された評価基準（図1）が一般的に使用されている[1]．主な評価項目として，各髄節の筋力と知覚障害を測定することにより神経損傷高位を評価し，脊髄の最尾側にある第4〜5仙髄の運動と知覚障害の有無と残存運動機能より完全麻痺か不全麻痺かを含めた重症度の評価（ASIA impairment scale）を行う（表1）．例えば，損傷高位が第12胸髄レベルであり，完全麻痺（ASIA A）の場合は，下肢機能の改善の可能性は低いため，上肢による車椅子を使用した日常生活の自立をゴールに設定し，リハプログラムを作成することになる．また，外傷が原因でない場合においても，筋力と知覚障害を詳細に評価し，ゴール設定とリハプログラムを作成することが必要である．

　しかし，脊髄損傷は運動機能と感覚機能の障害以外に，自律神経障害に伴う症状を合併する場合があり，身体機能の改善やリハに影響を及ぼすことも多い．主なものとして，呼吸機能障害や膀胱直腸障害，起立性低血圧，自律神経過反射，体温調節障害などがあり，これらの合併の有無を評価し，それぞれの病態を考慮して対応することが重要である．また，脊髄損傷では褥瘡も合併しやすく注意が必要である．褥瘡はリハの進行を遅延させ，感染を伴うと敗血症などの重篤な状態になることもある．このため，褥瘡の予防や早期発見が重要である．そのほか，深部静脈血栓症（DVT）や異所性骨化の合併にも注意が必要である．

　さらに，近年，多くの脊髄損傷者が社会復帰を果たしており，年月を経過するにつれ加齢や低活動の影響により生活習慣病の合併が問題となってきている[2]．このため，脊髄損傷者は社会復帰を果たした後においても，健康維持をしていくため運動やスポーツ参加が推奨される．しかし，脊髄損傷者は，その病態の特殊性により，健康維持管理において注意が必要となる．つまり，脊髄損傷者の健康維持管理を行う場合，健常者とは身体機能が異なり，脊髄損傷者特有の病態生理を十分に認識したうえで行わなければならない．

　以上のように，脊髄損傷に対するリハにおいては，運動機能と知覚機能を正確に評価しゴール設定とプログラムを立てることが重要であるが，脊髄損傷に特徴的な

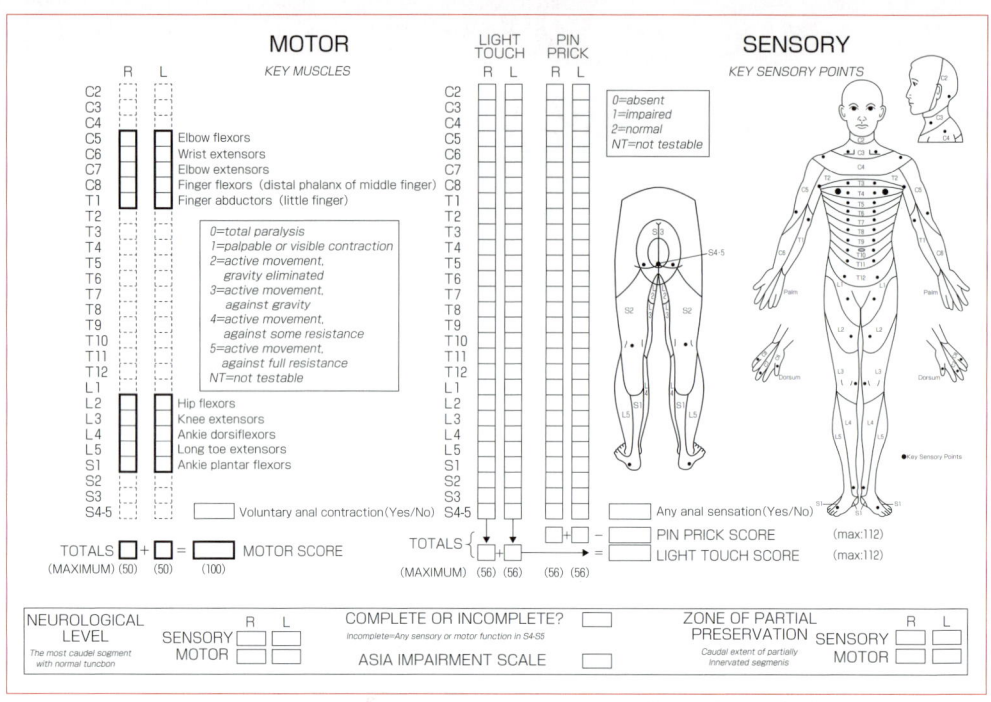

図1 American Spinal Injury Association (ASIA) の評価表

表1 ASIA impairment scale

A＝完全：S4-S5 の知覚機能・運動機能ともに完全麻痺
B＝不全：神経学的損傷レベルより下位に S4-S5 を含めて知覚機能のみ残存
C＝不全：神経学的損傷レベルより下位に運動機能が残存しているが，主要筋群の半分以上が MMT 3 未満
D＝不全：神経学的損傷レベルより下位に運動機能が残存しており，主要筋群の少なくとも半分以上が MMT 3 以上
E＝正常：運動機能，知覚機能とも正常

合併症も理解し考慮しておかなければならない．さらに，脊髄損傷者は社会復帰を果たした後も，その病態の特殊性から低活動や高齢化に伴う生活習慣病の問題も大きくなっており，運動やスポーツ参加を含めたリハの役割を認識する必要がある．

●リハビリテーションの対象疾患

対象患者は，急性期から社会復帰を果たした慢性期の脊髄損傷者まですべてである．

●リハビリテーションの効果

1. 運動機能に対する効果

脊髄損傷の身体機能における予後報告では，ASIA impairment scale（図1，表1）における不全麻痺患者（ASIA B〜E）においては運動機能の改善を認めること

が多いが，完全麻痺患者（ASIA A）では運動麻痺の改善は不良である．Marino ら[3]は，842人の外傷性脊髄損傷者の調査により，入院時の ASIA が A の場合，1年後も A となるのが84.6％，B が7.3％，C が5.8％，D が2.3％，E が0％と報告しており，つまり ASIA A の場合，運動麻痺が改善するのは8.1％である．また，入院時の ASIA が B の場合は，1年後に A となるのが7.8％，B が19.4％，C が38.0％，D が33.3％，E が1.5％としており，ASIA が B であれば70％以上が運動麻痺の改善を認めている．さらに，ASIA が C であれば，1年後には66.7％が D，3.8％が E になると報告している．また，Kirshblum ら[4]は，発症1年〜5年後の経過において，ASIA A の脊髄損傷者では，B への改善が3.5％，C への改善が1.05％，D が1.05％と報告している．つまり，完全麻痺（ASIA A）の脊髄損傷者では，運動麻痺の改善は不良であり著明な改善は期待できない．このため，完全麻痺（ASIA A）の脊髄損傷者におけるリハは，残存能力の強化を行い ADL 能力の向上を目指すこととなる．一方，不全麻痺（ASIA B〜D）の脊髄損傷者では，運動機能の改善も期待されるため，障害を受けた運動機能の改善を目的にリハを行う．そして，不全麻痺の脊髄損傷者における有効なリハの報告もある．

不全麻痺の脊髄損傷者に対するトレッドミルを使用した免荷式立位歩行トレーニングは，歩行能力の改善に有効であることが報告されている[5]．免荷式立位歩行トレーニングでは，療法士のサポートにより体重が脚に加わる立脚期と加わらない遊脚期を周期的に繰り返すことと，股関節の伸展を行うことが重要であると報告されている．そして，立脚期の脚全体への荷重情報と股関節の伸展にかかわる感覚情報が脊髄歩行中枢を賦活し，歩行能力を改善させるとしている[6)7]．さらに，免荷式立位歩行トレーニングにおける下肢サポートを療法士の代わりに行う歩行トレーニングロボット（LOCOMAT®）も開発されており，その有効性も報告されている[8]．

2. 健康維持に対する効果

健常者において日常生活の中での適度な運動やスポーツ参加が，心肺機能の改善に有効であることは一般によく知られている．しかし，脊髄損傷者における日常的な運動が，身体に及ぼす影響については不明な点も多くある．田島ら[9]は，脊髄損傷者の日常的な運動の効果を評価するために，日常生活の余暇の中で週3日以上の運動習慣のある脊髄損傷者と運動習慣のない脊髄損傷者を対象に，心肺機能を評価し検討している．心肺機能を評価する最大酸素摂取量（$\dot{V}O_2\,max$）の比較では，運動習慣のある脊髄損傷者のほうが，運動習慣のない脊髄損傷者に比べ有意に高い酸素摂取量を認めていた．このことから脊髄損傷者においても余暇を楽しむ程度の運動が心肺機能の改善に有効であることが示された．しかし，運動習慣のない脊髄損傷者の $\dot{V}O_2\,max$ は非常に低いため，脊髄損傷者の日常生活活動量はきわめて低いことが考えられる．つまり，脊髄損傷者が健常な心肺機能を維持していくためには，日常生活の中で運動習慣を身につけることが非常に重要である．

生活習慣病を予防するためにも，運動やスポーツ参加が有効である．運動やスポー

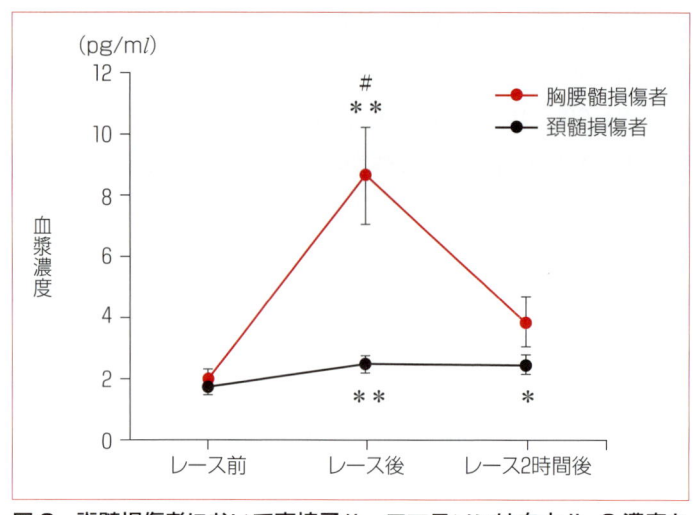

図2 脊髄損傷者において車椅子ハーフマラソンは血中 IL-6 濃度を上昇させる *p＜0.05 vs レース前，**p＜0.01 vs レース前，#p＜0.05 vs 頚髄損傷者

ツが生活習慣病の予防効果を示す要因の1つとして，近年，Interleukin-6（IL-6）の作用が注目されている．サイトカインの1つである IL-6 は，単球やマクロファージなどから分泌され，液性免疫発現の役割を担う炎症性サイトカインとして認知されてきた．しかし，IL-6 は，健常者において運動の際に活動する骨格筋の筋細胞からも産生・分泌されることが報告されている[10)11)]．運動中に増加する IL-6 は，脂肪の分解やインスリン抵抗性の抑制に作用することが報告されており，運動が生活習慣病を予防する効果の一部を IL-6 が担っている可能性が示唆されている[12)]．一方，麻痺のため，健常者に比べ骨格筋量が少ないと考えられる脊髄損傷者は，健常者と同様に運動により IL-6 が上昇しているかどうかは不明であった．そこで筆者らは，脊髄損傷者の運動時と車椅子スポーツ時における IL-6 の動態の測定を行った．胸腰髄損傷者においては，$\dot{V}O_2$ max の 60％の運動負荷でハンドエルゴメータによる2時間の上肢運動により，健常者と同様に IL-6 の上昇を認めた[13)]．さらに，車椅子フルマラソンとハーフマラソンに参加した選手の IL-6 を測定したところ，共にレース直後において上昇を認め，フルマラソンはハーフマラソンに比べ有意に高い上昇を示した[14)]．頚髄損傷者においても，車椅子ハーフマラソンに参加した選手の IL-6 の測定したところ，胸腰髄損傷者と比べ上昇率は低いものの IL-6 の有意な上昇を認めた（**図2**）[15)]．以上の結果から，脊髄損傷者においても運動やスポーツ時において IL-6 の上昇反応を示すことから，脊髄損傷者の運動やスポーツは，IL-6 の作用からも生活習慣病の予防効果があることが示唆される．

●リハビリテーションプロトコール

脊髄損傷者の機能的予後は，完全麻痺と不全麻痺に分けて考慮する必要がある．

表2　Zancolliの上肢機能分類（文献16）より改変引用）

髄節	主要筋群	分類
C5	上腕二頭筋，腕橈骨筋	A 腕橈骨筋なし B 腕橈骨筋あり
C6	長・短橈側手根伸筋	A 手関節背屈力弱い B 手関節背屈力強い 　1 円回内筋なし，橈側手根屈筋なし 　2 円回内筋あり，橈側手根屈筋なし 　3 円回内筋あり，橈側手根屈筋および上腕三頭筋あり
C7	総指伸筋，小指伸筋，尺側手根伸筋	A 尺側指の完全伸展あり，橈側指および母指伸展なし B すべての指の完全伸展あり，母指伸展は弱い
C8	深指屈筋，示指伸筋，長母指伸筋，尺側手根屈筋	A 尺側指の完全伸展あり，橈側指および母指の屈曲は麻痺，母指伸展は完全 B すべての指の完全屈曲，母指の弱い屈曲，母指球筋の弱い収縮，手骨間筋の麻痺，浅指屈筋の収縮あり，またはなし

表3　Zancolliの上肢機能分類における損傷レベルとADL自立度の目標（文献17）より改変引用）

レベル	電動車椅子	車椅子駆動	寝返り	起き上がり	移乗 ベッド	移乗 トイレ	移乗 自動車	移乗 側方	移乗 床車椅子	車椅子積み込み
C4	B	E	E	E	E	E	E	E	E	E
C5A	B	B	E	E	E	E	E	E	E	E
C5B	A	B	C	D	D	D	E	E	E	E
C6A	A	A	B	B	C	D	D	E	E	E
C6B1	A	A	A	A	B	C	C	D	E	C
C6B2	A	A	A	A	A	B	B	C	D	B
C6B3	A	A	A	A	A	B	A	B	C	B
C7A	A	A	A	A	A	A	A	A	C	B
C7B	A	A	A	A	A	A	A	A	C	B
C8A	A	A	A	A	A	A	A	A	B	A
C8B	A	A	A	A	A	A	A	A	B	A

補助具の使用を含む．
A ほぼ間違いなく可能，B 可能性が高い，C 可能性あり，D かなり困難，E まず不可能であろう

　完全麻痺であれば損傷高位にもとづいた機能的予後と獲得可能なADL予測が可能である（**表2～4**）が，不全麻痺であれば時間経過とともに麻痺筋が改善する可能性があり，その変化に合わせてリハプログラムの再検討が必要となる．またリハプログラムを進めていくうえで，大きな影響を与えうるのが合併症の管理である．時間的，体力的，精神的な阻害因子となる合併症による重複障害には細心の注意を払う必要がある．

1. ゴール設定

　損傷高位にもとづいた獲得可能なADL予測と脊髄損傷者個人の特性（年齢や体型，体力，家族や仕事などの社会的背景，合併症など）を含めて，医療従事者だけではなく本人や家族も参加して設定する．予測ADLの獲得という短期的ゴールだけではなく，社会生活，社会復帰を目標とした長期的ゴールも設定することが望ましい．

表4 損傷レベル別の最終獲得可能なADL

残存高位	主な筋肉	運動機能	ADL	自助具・装具など
C2-3	胸鎖乳突筋 僧帽筋	頚部の屈曲・回旋 肩甲骨の挙上	基本的には全介助	人工呼吸器 舌や頭部ポインタ，ストロー型呼気スイッチによる環境制御措置 chin control 電動車椅子の操作
C4	横隔膜	呼吸	基本的には全介助	chin control 電動車椅子の操作 スプリングバランサーやBFOを用い机上動作が一部可能
C5	三角筋 上腕二頭筋	肩関節運動 肘関節屈曲	大部分介助 BFO装具と自助具による食事動作や整容の一部が可能	屋内平地は車椅子，そのほかは電動車椅子
C6	大胸筋 橈側手根伸筋	肩関節内転 手関節背屈	中等度〜一部介助 ベッドでの寝返り，起き上がり ベッドと車椅子の移乗，車椅子駆動 自己導尿，自動車運転などが可能	テノデーシススプリントによるつまみ動作
C7	上腕三頭筋 橈側手根屈筋	肘関節伸展 手関節掌屈	一部介助〜ほぼ自立 さまざまな場所での車椅子移乗，段差や坂道での車椅子駆動	普通型車椅子
C8-T1	手内筋群	手指の屈曲	普通型車椅子でのADL自立	普通型車椅子
T6	上部肋間筋 上部背筋	体幹の前後屈	実用的車椅子移動	骨盤帯付き長下肢装具と松葉杖で歩行可能
T12	腹筋	骨盤の引き上げ	実用的車椅子移動	長下肢装具と松葉杖で歩行可能（実用性は乏しい）
L4	大腿四頭筋 前脛骨筋	膝関節伸展 足関節背屈	実用的歩行可能	短下肢装具と杖で歩行可能

BFO：Ball Bearing Feeder Orthosis

2．リハビリテーションプログラム

ひと昔以前は，外傷などにより生じた脊髄損傷急性期においては救命救急医療が中心であり，リハは状態の安定を得てから行うという風潮がみられた．しかし最近では，脊髄損傷のみならずさまざまな疾患での急性期リハの重要性を示す報告[18]を背景に，受傷後または手術後，できるだけ早期のICU入室中などから開始する方針が一般的となりつつある．この時期のリハの目的は主に，ポジショニング，拘縮予防，ギャッジアップ座位による重力負荷，残存筋の筋力維持・強化などである．その後，車椅子での座位が可能となれば，状態や体力が許すかぎり離床を促し，ベッドでの臥床を避けるようにする．設定された短期的，長期的ゴールを目標に，基本動作（寝返り，起き上がり，座位，プッシュアップ，座位移動）や歩行，ADLの獲得を目指すが，頚髄損傷による四肢麻痺者では，方法や内容，装具などを工夫する

必要性が生じることも多い．リハ室で過ごす時間は限られているため，看護師や介護士と情報を共有しながら，病棟などで行う ADL 動作もリハプログラムの一環ととらえる必要があり，本人や家族への説明，教育が重要である．

3. 合併症の管理

合併症の予防と治療が，脊髄損傷者に対するリハの命運を握っているといっても過言ではない．合併しやすい疾患と障害を十分に理解し，可能なかぎり予防に努めることが重要である．

●リハビリテーション上の注意点

脊髄損傷者は運動機能と感覚機能の障害以外に，自律神経障害に伴うさまざまな症状などを合併する場合が多い．それぞれの障害に対する注意点を含めた詳細を次項でまとめる．

●合併しやすい疾患と障害

1. 呼吸機能障害

脊髄損傷急性期において，罹患率や死亡率の点から最も重要な合併症の1つは，呼吸機能障害である[19]．特に高位頸髄損傷者では，横隔膜や呼吸筋麻痺による換気不全，呼吸不全を生じ，人工呼吸器管理となることも多い．また下位頸髄損傷者でも，呼吸筋の機能低下や肺活量の減少，腹筋の麻痺などにより強く咳をすることができず，自律神経障害に伴う気道分泌物の増加もあるため，排痰困難による肺炎や無気肺を生じやすくなっている．また慢性期においても肺炎は死因の第1位であり[20]，呼吸器感染を生じた場合の喀痰や気道分泌物の増加に対する排痰困難による重症化には注意が必要である．呼吸機能障害に対しては，呼吸筋の筋力強化のほか排痰をしっかりと行うことが重要であり，そのためには，去痰剤などの薬剤やネブライザーを使用して痰の性状の改善をはかることや，重力を利用した体位排痰法により痰の貯留を防ぎ中枢気道への移動を促すこと，スクイージングなどの呼吸，排痰介助を行うことなどが有効である．

2. 膀胱直腸障害

膀胱機能の基本は，蓄尿機能と排尿機能である．蓄尿は副交感神経の活動を低下させ，交感神経活動により膀胱頸部と尿道を締めることで行っており，排尿は交感神経の活動を低下させ，副交感神経の活動により膀胱体部を収縮し行っている．また，仙髄から出ている体性神経である陰部神経は，外尿道括約筋を支配しているため，随意的に括約筋を収縮させ意識的に排尿を止めることができる．脊髄損傷では，これらの機能が障害されるため尿閉，尿失禁，随意排尿の障害などの膀胱機能障害

表5　損傷レベル別排尿法

C5以上	叩打，反射排尿（括約筋切開），膀胱瘻，介助排尿，尿道カテーテル留置
C6	叩打，自己導尿，膀胱瘻
C7以下	自己導尿，叩打，手圧，腹圧

が起こる．さらに，脊髄損傷では，仙髄の排尿中枢のみが残存し上位の排尿中枢のコントロールを失っている場合が多い．このため，仙髄の排尿中枢の反射のみによる膀胱収縮が起こる．これは自動膀胱あるいは反射性膀胱といわれ，排尿管理が不十分な場合は膀胱の変形さらに膀胱尿管逆流が起こり，水腎症や腎盂腎炎，腎不全をきたすことになる．膀胱機能障害に対する排尿管理の基本は，無菌的間欠的自己導尿と薬物治療であるが，難治性の尿失禁や損傷レベルにより導尿手技の獲得が困難な場合には膀胱瘻造設や外尿道括約筋切開術，尿道ステント留置などが行われる場合がある（表5）．

　直腸機能の一部は，腰髄からの交感神経と仙髄からの副交感神経により調整されている．また，内肛門括約筋は自律神経支配であり副交感神経である骨盤神経により弛緩し，交感神経である下腹神経により収縮する．一方，外肛門括約筋は仙髄からの体性神経である陰部神経により，随意的に収縮することができる．脊髄損傷では，これらの神経機能が障害されるため排便困難となることが多く，肛門管にある知覚神経も障害されると便意も消失する．さらに，腹筋の麻痺により，腹圧をかけ排便を促進することができず排便困難の要因となる．排便コントロールには，緩下剤や浣腸などの薬剤を使用する場合が多いが，さらに排出困難な場合には摘便などの処置を行う．

3．起立性低血圧

　起立性低血圧は，一般的に臥位と比較して立位で3分以内に収縮期血圧が20 mmHg以上，または拡張期血圧が10 mmHg以上低下する場合と定義されている．高齢者の約20％に起こるといわれ，日常的にもよく遭遇する病態であるが，脊髄損傷においては急性期有病率で四肢麻痺者の82％，対麻痺者の50％と高率である[21]．さらに，この病態は急性期のみならず慢性期においてもみられることが多く，リハや生活上の阻害となる．脊髄損傷による交感神経活動の障害のため内臓や下肢末梢血管の収縮反応が不十分となり，麻痺部に血液が過剰に貯留してしまい，静脈還流量が減少した状態となる．このため心臓に還流される血液量が減少し，拡張末期心室容積も減少するため，Frank-Starlingの法則に従い1回心拍出量の低下を生じる．その場合，健常者であれば心拍数の上昇と末梢血管の収縮により血圧の維持がはかられる．しかし，脊髄損傷者，特に第5，6胸髄レベル以上の高位損傷者の場合には末梢血管に向かう交感神経遠心路が遮断されているため，末梢血管の収縮が起こらず，血圧の低下をきたすのである．起立性低血圧に対する治療は，失神や倦怠感などの症状の有無をみながら行われる．薬物治療としては，ミドドリン（商品名：メ

トリジン®）が第一選択薬として用いられるほか，腹帯や弾性ストッキングのような補装具の使用，機能的電気刺激（Functional Electrical Stimulation：FES）[22]，運動などが挙げられる．

表6　自律神経過反射の症状

・高血圧	・鳥肌
・頭痛	・鼻閉
・徐脈	・皮膚温低下
・顔面紅潮	・悪心
・発汗	・嘔吐

4. 自律神経過反射

自律神経過反射は，通常は第5，6胸髄以上の高位脊髄損傷者にみられる自律神経の障害である．発症率は完全麻痺と不全麻痺によって大きく異なり，不全四肢麻痺者では27%程度であるのに対して，完全麻痺者では91%であったとの報告もある[23]．自律神経過反射は生命にかかわる可能性のある状態であり，素早く的確な対応を必要とする．一般的に麻痺部に生じたさまざまな侵害刺激が引き金となって，損傷レベル以下の広範囲な血管収縮を惹起し収縮期血圧200 mmHgを超えるような著明な血圧上昇をきたす．健常者であれば血圧が上昇すると，頸動脈洞や大動脈弓の圧受容器を介して心拍数の減少や動脈の拡張により血圧上昇の抑制に働くが，脊髄損傷者では損傷レベル以下に抑制反応が伝わらないため血圧上昇を抑制することができず，さらに迷走神経を介して急激な徐脈発作や損傷レベル以上の領域では，逆に血管拡張に伴う顔面紅潮や頭痛，発汗，鼻閉などを呈することもある（表6）．この過反射による突発性の高血圧を放置すると脳出血などの重篤な合併症をきたす可能性があるため，早急な対応が求められる．原因としては尿貯留による膀胱の充満や便秘による直腸の拡張，褥瘡や外傷による麻痺部の疼痛刺激などが多い．過反射が出現した緊急時の対応としては，まず血圧の低下をはかるため座位をとらせ，次に身体を締め付けている衣服などを緩める．原因検索として膀胱や直腸の充満を確認し，必要に応じて導尿や留置カテーテルの挿入，摘便などを行うほか，創傷の有無を確認して除圧などを行う必要がある．しかし，こうした処置自体が誘因となって，さらに悪化を招く場合もあるため十分な注意が必要である．上記の対応によっても改善が得られず，収縮期血圧が成人で150 mmHg以上（特に青年では140 mmHg以上），6〜12歳では130 mmHg以上，6歳未満であれば120 mmHg以上が持続するようであれば，降圧薬の投与を検討すべきである．脊髄損傷者の過反射については予防が重要であり，原因となる排泄管理や褥瘡について十分な教育に努める必要がある．

5. 体温調節障害

健常者では，高温環境では交感神経の作用により汗を分泌し，皮膚血管を拡張し皮膚血流を増やすことにより体熱を放散し体温の調節を行う．また，低温環境では逆に発汗を抑制し，皮膚血管を収縮し皮膚血流を低下させ体熱の放散を防いでいる．脊髄損傷者では，交感神経障害のため，障害領域における皮膚の発汗と血流の環境温に応じた調節が起こらず，体温調節障害が起こるが，頸髄損傷者では交感神経の障害領域が広いため，特に注意が必要である．夏場の環境温が高くなる時期におい

ては，熱放散ができないためうつ熱により高体温状態となり，熱射病など重篤な状態となることがある．できるだけ日陰などで休息をとり，頚部や腋窩部，鼠径部などの大血管走行部を冷やすことや，霧吹きなどで体表面に水を吹きかけ人工的な気化熱を生じさせることなどが有効である．

6. 褥瘡

2009年の日本褥瘡学会によると，「体に加わった外力は骨と皮膚表層の間の軟部組織の血流を低下，あるいは停止させる．この状況が一定時間持続されると組織は不可逆的な阻血性障害に陥り褥瘡となる」と定義されており，病態の核心は阻血性障害であるとの認識が重要である．脊髄損傷者では四肢麻痺または対麻痺により運動障害と感覚障害を呈するため，同一部位への長時間にわたる圧迫を生じやすく，関節拘縮や骨の突出の影響を受けることもある．また自律神経障害による末梢循環調節機能の障害のため，麻痺領域の末梢血流量の低下を示唆する報告もある[24]．さらに，脊髄損傷者は神経系の障害のみならず，内分泌系や免疫系の障害を重複するため創傷治癒が遅延する可能性も報告されている[25]．褥瘡の発生は，皮膚から形成され，やがて皮下へと浸潤するという top-to-bottom model と，皮膚表面の変化が明らかとなる以前に，筋肉などの深部組織が骨との圧迫などにより阻血状態を生じ，皮下より形成されているとする深部損傷褥瘡（deep tissue injury）を基盤とした bottom-to-top model という2通りが提唱されている[26)27]．2007年のNPUAP（National Pressure Ulcer Advisory Panel）の分類では，これまでのtop-to-bottom modelを中心とした深達度によるstage 1～4の分類に，一部紫色などの皮膚変色を認めるが，皮膚損傷は認めず，しかしながら皮下にすでに損傷を受けている可能性のある「深部損傷褥瘡疑い（suspected deep tissue injury）」というbottom-to-top modelの概念が加えられた（図3）[28]．われわれの経験では，脊髄損傷者のほとんどの褥瘡はdeep tissue injuryの悪化によるものと考えられ，適切な治療にもかかわらず急速に悪化する可能性を秘めているので注意が必要である[29]．褥瘡の成因が組織の圧迫に伴う阻血性障害であるということは，褥瘡の発生しない圧迫圧を考慮する必要がある．個人により体型や姿勢，危険因子は異なるため，一概に「2時間ごとの体位変換により予防できる」という指導は不十分な場合がある．褥瘡予防にとって最も重要なことは褥瘡教育を行うことであり，脊髄損傷者自身に褥瘡を十分に理解してもらい，プッシュアップなどの除圧や毎日の皮膚チェックを含めた自己管理方法を指導していくことが大切である．

7. 深部静脈血栓症（DVT）

DVTは高位の脊髄損傷者に発症しやすく，受傷後1～2カ月の比較的早期に発症することが多く，麻痺肢の活動低下による血流の停滞などが発症要因となる．さらに，肥満や血栓性素因があると合併しやすくなる．また，肺塞栓症を起こす要因の多くはDVTであり，肺塞栓症は突然死を起こす可能性があることからもDVTに

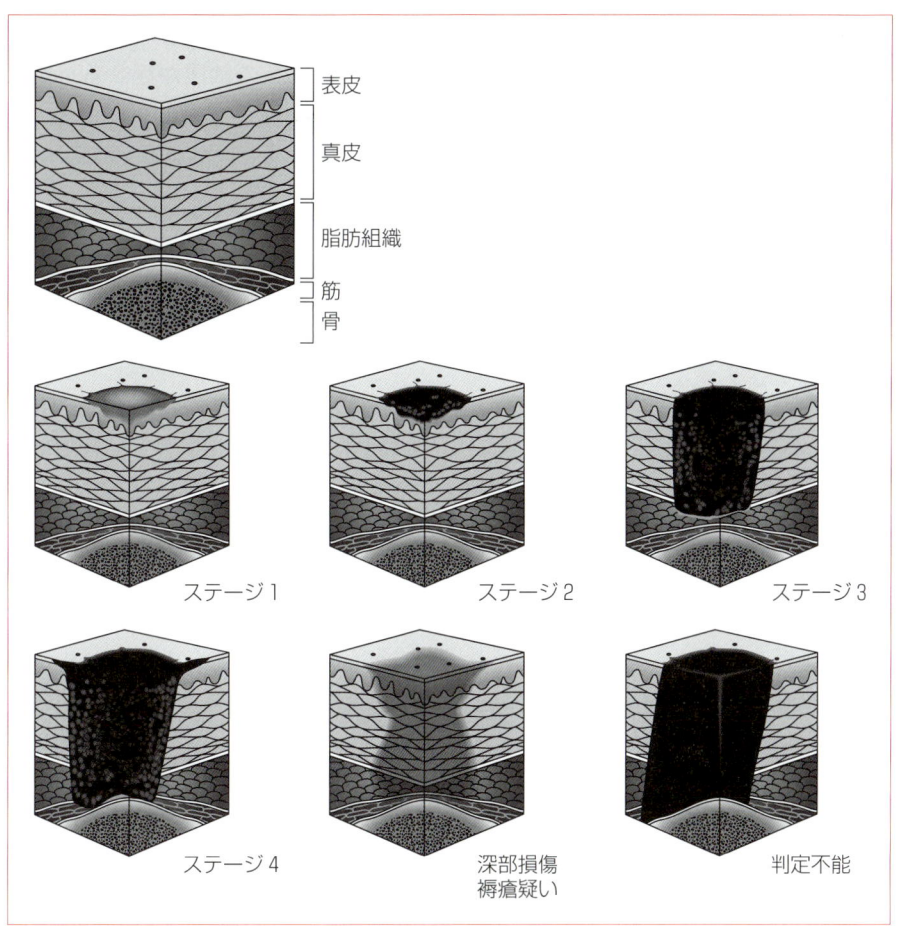

図3　2007年改訂版NPUAPの深達度のシェーマ（文献28）より改変引用）

は注意が必要である．DVTが起こると，一側の下肢の腫脹が起こり，さらに発赤，熱感，疼痛を伴う．ただし，脊髄損傷者では下肢の感覚障害のため疼痛は感じない場合が多い．診断には，血中のD-ダイマー測定や下肢の静脈エコーによる血栓の確認などが行われ，治療は抗凝固薬による薬物治療が一般的であるが，カテーテル治療や外科的除去手術なども適応により考慮される．急性期における安静や運動療法，圧迫療法の是非について結論は出ておらず，明確な指針はない[30]．

8. 異所性骨化

異所性骨化とは，本来骨の存在しない部位に骨形成が起こるものであり，形成された骨は正常な骨組織をもっており，石灰沈着とは異なる．異所性骨化は，脊髄損傷などの基礎疾患が原因となり，局所のうっ血，浮腫，低酸素状態，小出血などのさまざまな要因が関与し，大関節周囲の組織に骨形成が起こると考えられている．好発関節は股関節であり，そのほか，膝関節，肘関節，肩関節などにも形成されることがある．脊髄損傷者では受傷後4～10週頃に股関節周囲に起こることが多く，初期症状は，局所の熱感，発赤，腫脹である．さらに関節部の疼痛を生じるため，

活動が制限され，リハの進行の妨げになる場合もある．その後，初期症状の軽減がみられる一方で，関節周囲の骨形成をきたし，関節可動域の制限が起こる．関節可動域の制限により，ADL能力が低下し，褥瘡発生の誘因となる可能性もある．初期症状は炎症に伴う症状であるため，DVTや血栓性静脈炎，蜂窩織炎などとの鑑別が必要である．特に，脊髄損傷者では，DVTとの鑑別が重要である．発生機序が不明であるため，異所性骨化の予防や治療における決定的な方法はみつかっていないが，運動障害による局所的な血流障害や浮腫を起こさないように，急性期からしっかりと関節可動域練習などの他動運動を行いつつも，関節周囲組織の損傷や炎症を生じないような愛護的な強度とする十分な注意が必要である．

9. 生活習慣病

　脊髄損傷者の多くは，運動障害により日常の移動手段が車椅子となることで，活動性の低下や移動に伴うエネルギー消費の低下を生じており，Cooperら[31]は慢性期脊髄損傷者の基礎代謝量（Basel Metabolic Rate：BMR）は約21％も低下していることを報告している．脊髄損傷者の麻痺領域では，筋萎縮とともに脂肪化を生じるため，年齢や身長，体重を一致させた健常者の体脂肪率より8〜18％高値を示したとの報告もあり[32]，肥満度の指標となるBMIでは適切に評価されていない可能性が指摘されている．これらの変化により，脊髄損傷者はインスリン抵抗性や耐糖能異常，脂質代謝異常を伴いやすい状態と考えられ，メタボリックシンドロームや糖尿病をはじめとした生活習慣病に罹患し，動脈硬化による脳血管障害や虚血性心疾患を発症するリスクを有している．いったん，肥満やメタボリックシンドローム，糖尿病などになると生活習慣の改善や運動療法が必要となるが，脊髄損傷者は全身運動が困難なため活動量や運動量の向上を思うようにはかれない場合も多い．薬物治療が中心となる傾向にあるが，さらに治療やコントロールに難渋するケースもある．日常的な運動習慣を身につけ，日頃から積極的にスポーツなどに参加することで，なにより予防に努めることが重要である．

●重複障害のリハビリテーションを行う際に押さえておくべきポイント

　脊髄損傷者にリハを行う目的は，生命予後と機能予後の向上である．そのためには脊髄損傷による運動機能と感覚機能の障害はもちろんのこと，褥瘡や自律神経障害など特殊性のある病態を十分に理解する必要がある．特に脊髄損傷における重複障害に対しては，予防に勝る治療はないことを肝に銘じ，本人や家族の理解を深めるため患者教育にも熱心に取り組むことが重要である．

●おわりに

　脊髄損傷における重複障害に対するリハの効果と重要性を概説した．今後の脊髄

損傷者に対する医学的リハの一助としていただければ幸甚の至りである．

■文献

1) 陶山哲夫：ASIA, Frankel, Zancolli. 臨床リハ **14**: 660-666, 2005
2) Manns PJ, et al: Fitness, inflammation, and the metabolic syndrome in men with paraplegia. *Arch Phys Med Rehabil* **86**: 1176-1181, 2005
3) Marino RJ, et al: Neurologic recovery after traumatic spinal cord injury: data from the Model Spinal Cord Injury Systems. *Arch Phys Med Rehabil* **80**: 1391-1396, 1999
4) Kirshblum S, et al: Late neurologic recovery after traumatic spinal cord injury. *Arch Phys Med Rehabil* **85**: 1811-1817, 2004
5) Wernig A, et al: Laufband therapy based on "rules of spinal locomotion" is effective in spinal cord injured persons. *Eur J Neurosci* **7**: 823-829, 1995
6) Dietz V, et al: Locomotor activity in spinal cord-injured persons. *J Appl Physiol* **96**: 1954-1960, 2004
7) 中澤公孝, 他：脊髄損傷と歩行の可能性. 臨床リハ **11**: 193-203, 2002
8) Colombo G, et al: Driven gait orthosis for improvement of locomotor training in paraplegic patients. *Spinal Cord* **39**: 252-255, 2001
9) 田島文博, 他：脊椎脊髄損傷者のスポーツの適応と効果. 脊椎脊髄ジャーナル **16**: 493-500, 2003
10) Pedersen BK, et al: Role of myokines in exercise and metabolism. *J Appl Physiol* **103**: 1093-1098, 2007
11) Petersen AM, et al: The anti-inflammatory effect of exercise. *J Appl Physiol* **98**: 1154-1162, 2005
12) Pedersen BK, et al: Muscle as an endocrine organ: focus on muscle-derived interleukin-6. *Physiol Rev* **88**: 1379-1406, 2008
13) Umemoto Y, et al: Plasma IL-6 levels during arm exercise in persons with spinal cord injury. *Spinal Cord* **49**: 1182-1187, 2011
14) Sasaki Y, et al: Wheelchair Marathon creates a systemic anti-inflammatory environment in persons with spinal cord injury. *Clin J Sport Med* **24**: 295-301, 2014.
15) Ogawa T, et al: Elevation of interleukin-6 and attenuation of tumor necrosis factor-alpha during wheelchair half marathon in athletes with cervical spinal cord injuries. *Spinal Cord* **52**: 601-605, 2014
16) Zancolli E: Surgery for the quadriplegic hand with active, strong wrist extension preserved. A study of 97 cases. *Clin Orthop Relat Res* **112**: 101-113, 1975
17) 津山直一（監）, 二瓶隆一, 他（編）：頚髄損傷のリハビリテーション―国立身体障害者リハビリテーションセンター・マニュアル. 協同医書出版, pp132-133, 1998
18) Bernhardt J, et al: A very early rehabilitation trial for stroke（A VERT）. *Stroke* **39**: 390-396, 2008
19) Berlly M, et al: Respiratory management during the first five days after spinal cord injury. *J Spinal Cord Med* **30**: 309-318, 2007
20) 内田竜生, 他：脊髄損傷患者における生活習慣病発症頻度とデータベース調査の問題点. 日職災医誌 **52**: 289-294, 2004
21) Illman A, et al: The prevalence of orthostatic hypotension during physiotherapy treatment in patients with an acute spinal cord injury. *Spinal Cord* **38**: 741-747, 2000
22) Sampson EE, et al: Functional electrical stimulation effects on orthostatic hypotension after spinal cord injury. *Arch Phys Med Rehabil* **81**: 139-143, 2000
23) Curt A, et al: Assessment of autonomic dysreflexia in patients with spinal cord injury. *J Neurol Neurosurg Psychiatry* **62**: 473-477, 1997
24) Teasell RW, et al: Cardiovascular consequences of loss of supraspinal control of the sympathetic nervous system after spinal cord injury. *Arch Phys Med Rehabil* **81**: 506-516, 2000
25) Cruse JM, et al: Review of immune function, healing of pressure ulcers, and nutritional status in patients with spinal cord injury. *J Spinal Cord Med* **23**: 129-135, 2000
26) Marklebust J, et al: Pressure ulcers: Guidelines for Prevention and Nursing Management, 2nd ed. Springhouse Pub Co, the United States, pp19-28, 1996
27) Stekelenburg A, et al: Deep tissue injury: How deep is our understanding? *Arch Phys Med Rehabil* **89**: 1410-1413, 2008

28) NPUAP. http://www.npuap.org
29) Stekelenburg A, et al: Compression-induced deep tissue injury examined with magnetic resonance imaging and histology. *J Appl Physiol* **100**: 1946-1954, 2006
30) 循環器病の診断と治療に関するガイドライン：肺血栓塞栓症および深部静脈血栓症の診断，治療，予防に関するガイドライン（2009年改訂版）．http://www.j-circ.or.jp/guideline/pdf/JCS2009_andoh_h.pdf（2015年3月閲覧）
31) Cooper IS, et al: Metabolic consequences of spinal cord injury. *J Clin Endocrinol Metab* **10**: 858-870, 1950
32) Buchholz AC, et al: A review of body mass index and waist circumference as markers of obesity and coronary heart disease risk in persons with chronic spinal cord injury. *Spinal Cord* **43**: 513-518, 2005

Ⅳ 各種疾患のリハビリテーション
3. 心臓・血管疾患のリハビリテーション

●はじめに

　心臓リハとは，心血管疾患患者の身体的・心理的・社会的・職業的状態を改善し，基礎にある動脈硬化や心不全の病態の進行を抑制あるいは軽減し，再発・再入院・死亡を減少させ，快適で活動的な生活を実現することを目指して，個々の患者の医学的評価・運動処方にもとづく運動療法・冠危険因子是正・患者教育およびカウンセリング・最適薬物治療を多職種チームが協調して実践する長期にわたる多面的・包括的プログラムを指す[1]．

　心臓リハの目的は，長期間の安静臥床による身体的および精神的ディコンディショニングの治療・予防から，QOLの向上，冠危険因子の是正と二次予防による生命予後の延長にその力点が移ってきた．米国心臓学会のガイドラインでは心筋梗塞患者の生命予後を改善する方法として，後期回復期・維持期には心臓リハがスタチン（脂質異常症治療薬）と並んでエビデンスA，クラスⅠ（確実に有効なもの）として挙げられている[2]．

　心臓リハの目的は，単に自宅退院，ADL（日常生活活動）の自立や復職にあるのみではなく，循環器疾患の再発防止，予防，生命予後の延長までを目指すものであり，この点が脳卒中リハなどと大きく異なる．自宅退院や復職が達成できれば心臓リハの目的を完全に達成したと考えることは誤りである[3]．

　心臓リハは，運動療法のみならず，教育やカウンセリングなど多要素のアプローチが含まれる包括的なプログラムである．心臓リハの構成要素として，①運動療法（運動プログラム，運動処方を含む），②患者教育（冠危険因子の評価と是正，禁煙指導など），③カウンセリング（社会復帰・復職相談，心理相談など），が挙げられる．心臓リハでは運動療法のほかに，このような多要素のメニューを加えることで，再発予防のための危険因子の軽減がさらにはかられ，リハの効果が倍増する．このような多要素のメニューをとりそろえた心臓リハを「包括的心臓リハ」と呼ぶ．

●リハビリテーションの対象疾患

　心臓リハの有効性がさまざまな循環器疾患に認められることが明らかになった結果，2008年の診療報酬改定では，心大血管疾患リハの適応疾患が従来の心筋梗塞，狭心症，開心術後に加えて，大血管疾患（大動脈解離，解離性大動脈瘤，大血管術後），慢性心不全，末梢動脈疾患（Peripheral Arterial Disease：PAD），そのほかの慢性の心大血管の疾患により一定程度以上の呼吸循環機能の低下および日常生活能

表1 心大血管疾患リハビリテーション料の適応疾患

疾患	摘要
心筋梗塞	
狭心症	
開心術後	
心不全	EF≦40%，または BNP≧80 mg/d/ または peak $\dot{V}O_2$基準値≦80%
大血管疾患	解離性大動脈瘤 胸腹部大動脈瘤
末梢血管疾患	閉塞性動脈硬化症（Fontaine II以上）

表2 Fontaine分類に応じたPADの治療指針

Fontaine 分類	臨床症状	治療方針
I度	無症状 （冷感，しびれ感）	危険因子の除去 進展の予防
II度	間欠性跛行	同上 運動療法・薬物療法 侵襲的治療
III度	安静時疼痛	侵襲的治療を優先 救肢的処置
IV度	壊疽，虚血性潰瘍	

循環器病の診断と治療に関するガイドライン（2011年度合同研究班報告）．心血管疾患におけるリハビリテーションに関するガイドライン（2012年改訂版）
http://www.j-circ.or.jp/guideline/pdf/JCS2012_nohara_h.pdf（2015年3月閲覧）

力の低下をきたしている患者まで広がった（**表1**）．

　PADにおいては，運動療法の適応となるのは間欠性跛行を呈している症例である．したがって，Fontaine分類ではII度となる（**表2**）．PADの下肢虚血に対する治療としては，軽症例では低侵襲的治療で対処し，重症例ではより積極的に血行再建（血管内治療・手術適応）を考慮する．すなわち，虚血症状，病変部位・程度および患者の希望を参考とし，QOLの改善を意図した方針を立てるように努める．治療法としては，治療の侵襲度からみて運動療法を含めた理学療法，薬物療法などの比較的低侵襲な治療法から選択しているが，安静時疼痛・潰瘍例には運動療法は禁忌となり，侵襲的治療（救肢的処置）を優先する（**表2**）．

●リハビリテーションの効果

1. 運動療法

　心臓リハでは運動療法が中心的な役割を担っており，**表3**に示すようなさまざまな身体効果が証明されている[4]．運動療法により，生存率改善，無事故生存率改善，心不全入院減少，健康関連QOL改善，内皮依存性血管拡張反応改善，一酸化窒素合成酵素（eNOS）発現増加，安静時左室駆出率改善，左室拡張早期機能改善など，その効果は心臓への中枢効果のみならず，骨格筋・呼吸筋・血管内皮などへの末梢効果，自律神経機能・換気応答・炎症マーカーなど神経体液因子への効果など，まさに全身に及んでいる[4]．しかもエビデンスレベルA，クラスIときわめて高く，さまざまな循環器疾患の治療ガイドラインに「きわめて有効な治療」の1つとして収載されている．

表3 運動療法の身体効果

項目	内容	項目	内容
運動耐容能	最高酸素摂取量増加 嫌気性代謝閾値増加	炎症性指標	CRP,炎症性サイトカインの減少
症状	心筋虚血閾値の上昇による狭心症発作の軽減 同一労作時の心不全症状の軽減	骨格筋	ミトコンドリアの増加 骨格筋酸化酵素活性の増大 骨格筋毛細血管密度の増加 Ⅱ型からⅠ型への筋線維型の変換
呼吸	最大下同一負荷強度での換気量減少	冠危険因子	収縮期血圧の低下 HDLコレステロール増加,中性脂肪減少 喫煙率減少
心臓	最大下同一負荷強度での心拍数減少 最大下同一負荷強度での心仕事量（心臓二重積）減少 左室リモデリングの抑制 左室収縮機能を増悪せず 左室拡張機能改善 心筋代謝改善	自律神経	交感神経緊張の低下 副交感神経緊張亢進 圧受容体反射感受性の改善
		血液	血小板凝集能低下 血液凝固能低下
冠動脈	冠狭窄病変の進展抑制 心筋灌流の改善 冠動脈血管内皮依存性,非依存性拡張反応の改善	予後	冠動脈性事故発生率の減少 心不全増悪による入院の減少 生命予後の改善（全死亡,心臓死の減少）
中心循環	最大動静脈酸素較差の増大		
末梢循環	安静時,運動時の総末梢血管抵抗減少 末梢動脈血管内皮機能の改善		

循環器病の診断と治療に関するガイドライン（2011年度合同研究班報告）/心血管疾患におけるリハビリテーションに関するガイドライン（2012年改訂版）
http://www.j-circ.or.jp/guideline/pdf/JCS2012_nohara_h.pdf（2015年3月閲覧）

　循環器医療のめざましい進歩により，循環器疾患患者の入院期間は短縮し，過度な安静臥床による身体的および精神的ディコンデショニングは認められにくくなった．経皮的冠動脈インターベンション（PCI）や心臓バイパス手術を行っても心筋梗塞の再発率は意外に高い．米国の2011年の統計によると，65歳以上の初回心筋梗塞患者の5年以内の再発率は男女とも22％と高率であった[5]．

　一方，急性心筋梗塞後の6カ月間の回復期心臓リハ不参加群の生存曲線は地域住民の予測生存曲線より明らかに不良であるが，参加群の生存曲線は地域住民の予測生存曲線とほぼ一致していた[6]（図1）．心臓リハは，心筋梗塞患者の3年後の死亡率を52％も低下でき，退院後3年以内の死亡の48％が心臓リハ不参加に起因することが明らかになり[6]，回復期心臓リハに参加しないことは，これらのメリットが得られないことを意味し，急性心筋梗塞の二次予防には回復期心臓リハへの参加が特に重要であることが示された．この理由は，心筋梗塞の多くは狭窄度50％未満の血管の不安定プラークが破綻することで発生するためである．わが国の『心血管疾患におけるリハビリテーションに関するガイドライン（2012年改訂版）』[4]では，血管における侵襲的治療を重視してきた医師の反省，すなわち，血管病の予後の改善が侵襲的治療のみでは達成できないという多くの多施設研究から運動療法が再認識されていると明記されている．

　1990年代以降，安定期にある慢性心不全に対して運動療法を実施することによ

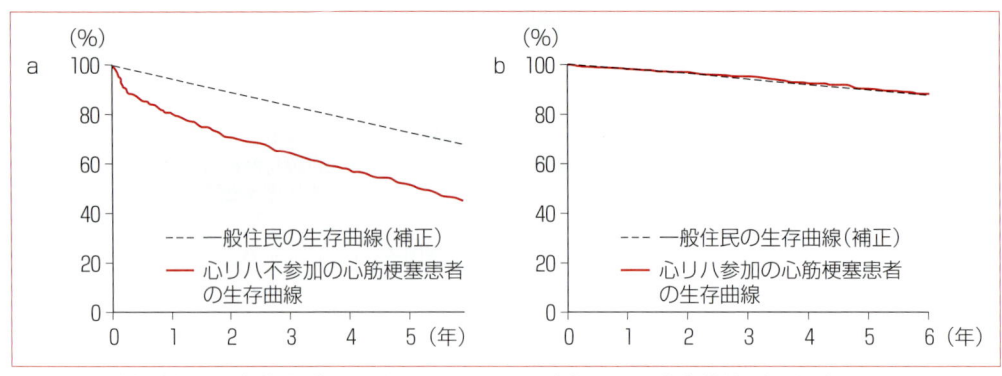

図1 心筋梗塞後の回復期心臓リハビリテーションの有無による生存曲線（文献6）より改変引用）

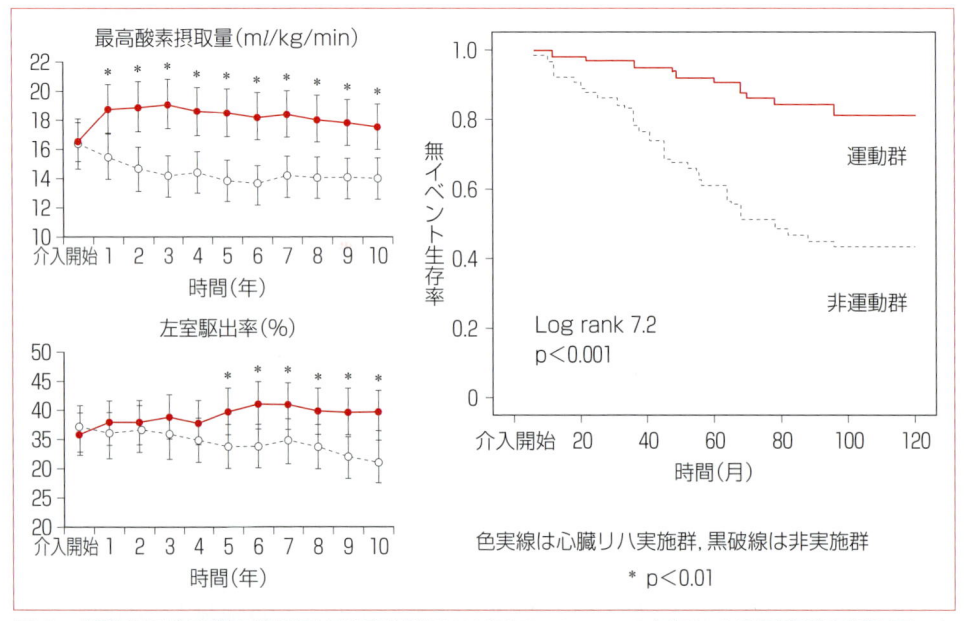

図2 慢性心不全患者の監視下中強度心臓リハビリテーションの有無による最高酸素摂取量，左室駆出率，無イベント生存率（文献7）より改変引用）

り，運動耐容能が増加するのみならず，多くの有益な効果が得られることが報告されている（**図2**）[7]．労作時呼吸困難や易疲労性は，心不全患者における運動耐容能低下を示す特徴的な症状である．しかし，運動耐容能（最高酸素摂取量や運動時間）と左室駆出率との相関は低いこと[7]，種々の治療介入により心拍出量などの血行動態は直後から改善するにもかかわらず運動耐容能の改善は遅れることなどの事実から，運動耐容能低下の主要な機序は左室収縮機能低下ではなく，骨格筋の筋肉量減少や代謝異常，血管拡張能低下，エルゴ受容体反射（ergoreflex）亢進などの末梢因子であると考えられるようになってきた．また，過度の安静や長期臥床により，筋萎縮，骨粗鬆症，自律神経・内分泌障害などの種々の身体ディコンディショニングが生じることが知られており，心不全患者ではこの機序により運動耐容能がさらに低下している．

PADにおいて，間欠性跛行は主要な症状の1つであり，運動パフォーマンスや歩行能力を制限し，身体機能やQOLの低下をもたらす．したがって，PADへの運動療法の目標は，歩行時の症状を軽減し，運動パフォーマンスやADLを向上させることにある[8]．また，運動療法は下肢末梢循環障害の治療だけでなく，他臓器の循環障害の治療および動脈硬化性危険因子への対策でもある．PADへの運動療法の効果としては，運動パフォーマンスの向上，運動時の痛みの軽減がみられる．メタアナリシスでは間欠性跛行患者の介入前の疼痛出現距離は125.9±57.3 m，最大歩行距離は325.8±148.1 mであり，6カ月以上の監視型運動プログラムを行うことにより，疼痛出現距離は179%，最大歩行距離は122%延長したと報告されている[9]．QOLへの運動療法の効果では，SF-36（Medical Outcome Study Short Forum 36-Item Health Survey）の検討で身体機能の改善がみられたとの報告がある．PADの疾患特異的QOL尺度であるWIQ（Walking Impairment Questionnaire）においても，その改善効果が報告されている．生命予後への運動療法の効果では，現時点ではRCTの報告はないが，リハ中断群に比べてリハ完遂群がPAD患者の心血管死を有意に低下させたとの報告がある[10]．

2. 患者教育

心臓リハでの教育として，①胸痛が生じた際の対処方法と連絡先，②ニトログリセリン舌下錠またはスプレーの使用方法，③家族を含む心肺蘇生法講習，④患者の有する冠危険因子についての説明，⑤二次予防のための心臓リハ参加と生活習慣改善への動機づけ，⑥禁煙（とその継続）が挙げられる．すなわち，緊急対処方法と二次予防行動への動機づけが2大教育目標である．このように患者教育を加えることにより，体重減少，血圧，脂質代謝，耐糖能の改善，喫煙率の減少などに運動療法単独よりさらに高い効果を認める[4]．

3. カウンセリング（社会復帰・復職相談，心理相談など）

うつや不安は独立した循環器系の危険因子である．うつが重篤であるほど心筋梗塞後の心死亡率が高まり，うつが軽度から有意にその現象は認められる．心臓リハ参加時のトレッドミル運動負荷試験での心拍数回復がうつ状態の患者では遅れることから，運動耐容能の低下や自律神経機能の脱調節が示唆される．リラクセーション教育を加えることにより不安感やうつ傾向は減少し，狭心症発作の減少を認め，職場復帰が改善され，さらに社会・心理的介入を加えることにより精神的不安が解消し，死亡率や再発率が発症当初の2年間は有意に減少するメタアナリシスの結果が得られている[11]．

●リハビリテーションプロトコール

1. 心臓リハビリテーションの時期的区分

これまでわが国では，身体の安全と日常生活への復帰を目標とした「急性期心臓リハ（第Ⅰ相）」，社会復帰を目標とした「回復期心臓リハ（第Ⅱ相）」，社会復帰以後生涯を通じて行われる「維持期心臓リハ（第Ⅲ相）」と分けてきた．しかし，入院・退院という場所での分類より，離床や社会復帰といったADLで分類すべきと考えられ，心臓リハは，発症（手術）当日から離床までの集中治療室（Intensive Care Unit：ICU）や冠疾患集中治療室（Coronary Care Unit：CCU）で行われる「急性期（第Ⅰ相）」，離床後に一般循環器病棟で行われる「前期回復期（第Ⅱ相）」，原則として外来・通院リハとして行われる「後期回復期（第Ⅱ相）」，社会復帰以後地域の運動施設などで生涯を通じて行われる「維持期（第Ⅲ相）」と分けることになった[4]（図3）．急性期心臓リハのみで終了した群に比較して，後期回復期心臓リハまで行った群では生命予後の改善などめざましい効果があることが示されている[5]．

急性期の心臓リハの目標は，食事・排泄・入浴などの自分の身の回りのことを安全に行うことができるようにすることと二次予防に向けた教育を開始することである．急性心筋梗塞の診療では，急性期心臓リハを包含するクリニカルパス（**表4**）

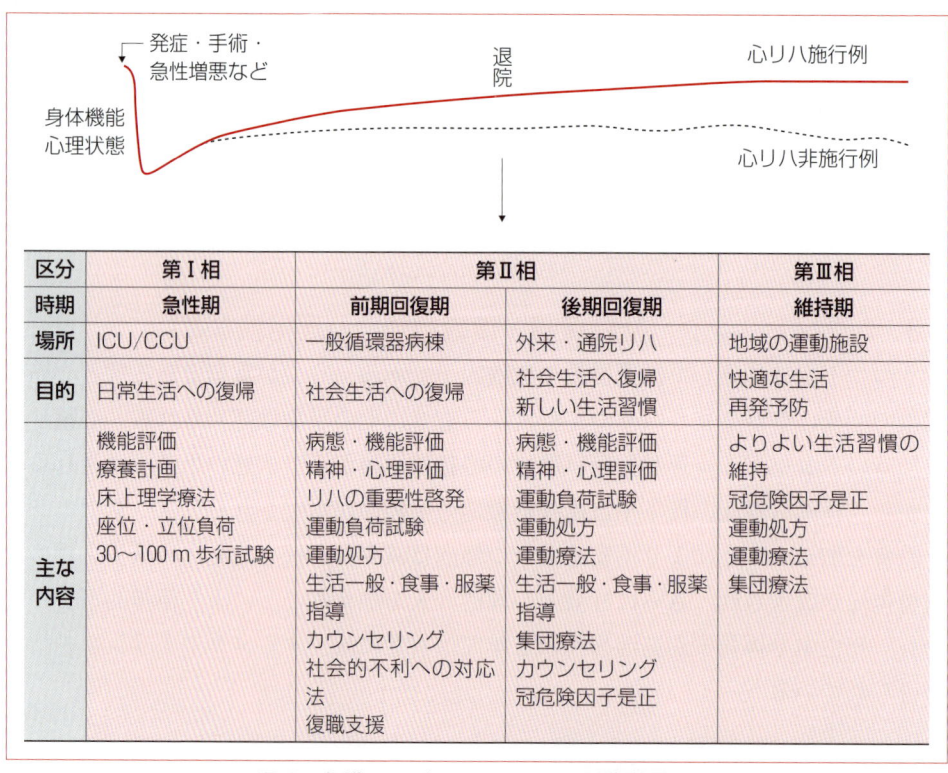

区分	第Ⅰ相	第Ⅱ相		第Ⅲ相
時期	急性期	前期回復期	後期回復期	維持期
場所	ICU/CCU	一般循環器病棟	外来・通院リハ	地域の運動施設
目的	日常生活への復帰	社会生活への復帰	社会生活へ復帰 新しい生活習慣	快適な生活 再発予防
主な内容	機能評価 療養計画 床上理学療法 座位・立位負荷 30〜100m歩行試験	病態・機能評価 精神・心理評価 リハの重要性啓発 運動負荷試験 運動処方 生活一般・食事・服薬指導 カウンセリング 社会的不利への対応法 復職支援	病態・機能評価 精神・心理評価 運動負荷試験 運動処方 運動療法 生活一般・食事・服薬指導 集団療法 カウンセリング 冠危険因子是正	よりよい生活習慣の維持 冠危険因子是正 運動処方 運動療法 集団療法

図3 心臓リハビリテーションの時期的区分
循環器病の診断と治療に関するガイドライン（2011年度合同研究班報告）．心血管疾患におけるリハビリテーションに関するガイドライン（2012年改訂版）
http://www.j-circ.or.jp/guideline/pdf/JCS2012_nohara_h.pdf （2015年3月閲覧）

表4 急性心筋梗塞の急性期・前期回復期クリニカルパス例（国立循環器病研究センター）

病日	PCI後1日目	2日目	3日目	4日目	5日目	6日目	7日目	8日目	9日目	10日目	11日目	12日目	13日目	14日目
達成目標	・急性心筋梗塞およびカテーテル検査に伴う合併症を防ぐ	・急性心筋梗塞およびカテーテル検査に伴う合併症を防ぐ	・急性心筋梗塞に伴う合併症を防ぐ	・心筋虚血が起きない	・心筋虚血が起きない・服薬自己管理ができる・退院後の日常生活の注意点について知ることができる			・心筋虚血が起きない・退院後の日常生活の注意点について理解ができる			・亜最大負荷で虚血がない・退院後の日常生活の注意点について言える			退院
負荷検査・リハビリ	・圧迫帯除去，創部消毒・室内排便負荷	・尿カテーテル抜去	・末梢ライン抜去・トイレ排泄負荷	・200 m歩行負荷試験：・合格後200 m歩行練習1日3回・栄養指導依頼	・心臓リハ依頼・心臓リハ開始日の確認	・心臓リハ室でエントリーテスト・心リハ非エントリー例では500 m歩行負荷試験		・心臓リハ室で運動療法（心臓リハ非エントリー例では，マスターシングル試験または入浴負荷試験）						
安静度	・圧迫帯除去後床上自由	・室内自由	・負荷後トイレまで歩行可	・200 m病棟内自由	・亜最大負荷試験合格後は入浴可および院内自由									
食事	・循環器疾患普通食（1,600 kcal，塩分6 g）・飲水量指示			・循環器疾患普通食（1,600 kcal，塩分6 g）・飲水制限無し										
排泄	・尿留置カテーテル・排便：ポータブル便器	・尿留置カテーテル・排便：ポータブル便器	・排尿・排便：トイレ使用											
清潔	・洗面ベッド上・全身清拭，背・足介助	・洗面：洗面台使用・全身清拭，背・足介助	・洗面：洗面台使用・清拭：背部のみ介助		・洗面：洗面台使用・患者の希望に合わせて清拭			・洗面：洗面台使用・患者の希望に合わせて入浴						

循環器病の診断と治療に関するガイドライン（2011年度合同研究班報告）．心血管疾患におけるリハビリテーションに関するガイドライン（2012年改訂版）
http://www.j-circ.or.jp/guideline/pdf/JCS2012_nohara_h.pdf（2015年3月閲覧）

が用いられる．繰り返す心筋虚血，遷延する心不全，重症不整脈などを合併する例を除いては，ベッド上安静時間は12～24時間以内とする．負荷試験の判定基準（表5）にもとづいて負荷量を増やしていき，室内歩行程度の負荷試験がクリアできれば一般病棟へ転棟し，前期回復期リハに移行する．

回復期心臓リハ（第Ⅱ相）は，離床してから社会復帰（発症後5～6カ月）までをいう．クリニカルパスの第4日目頃に病棟で200 m歩行負荷試験を施行し，合格なら5～7日目以降は，運動療法の禁忌がないかぎり，リハ室での回復期心臓リハプログラムを開始する（図4）．運動処方前に心肺運動負荷試験を行うのが望ましい．通常はトレッドミルや自転車エルゴメータを用いて行い，その結果と心筋梗塞後の病態およびリスクを評価したうえで，合併症，運動歴や運動嗜好，身体的・社会的環境を考慮して，運動処方を行う．また，ホルター心電図で，日常生活中の心筋虚血発作や不整脈の有無，心拍数反応を把握しておくことも有用である．病前のADL

表5 急性心筋梗塞に対する心臓リハビリテーションの負荷試験の判定基準

1. 胸痛，呼吸困難，動悸などの自覚症状が出現しないこと．
2. 心拍数が120/分以上にならないこと，または40回/分以上増加しないこと．
3. 危険な不整脈が出現しないこと．
4. 心電図上1mm以上の虚血性ST低下，または著明なST上昇がないこと．
5. 室内便器使用時までは20mmHg以上の収縮期血圧上昇・低下がないこと（ただし2週間以上経過した場合は血圧に関する基準は設けない）．

負荷試験に不合格の場合は，薬物追加などの対策を実施したのち，翌日に再度同じ負荷試験を行う．

循環器病の診断と治療に関するガイドライン（2011年度合同研究班報告）．心血管疾患におけるリハビリテーションに関するガイドライン（2012年改訂版）http://www.j-circ.or.jp/guideline/pdf/JCS2012_nohara_h.pdf（2015年3月閲覧）

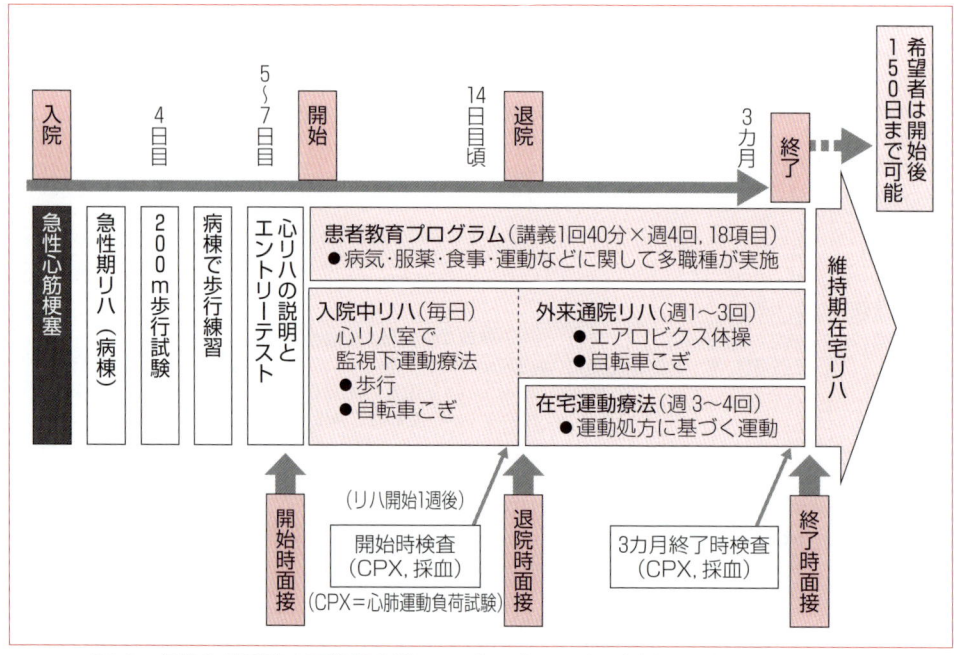

図4 急性心筋梗塞の回復期心臓リハプログラム（国立循環器病研究センター）

循環器病の診断と治療に関するガイドライン（2011年度合同研究班報告）．心血管疾患におけるリハビリテーションに関するガイドライン（2012年改訂版）
http://www.j-circ.or.jp/guideline/pdf/JCS2012_nohara_h.pdf（2015年3月閲覧）

を目標に，リスク管理下で個人に合わせた運動療法プログラムを作成する．心疾患患者は身体に対する不安，経済的問題あるいは職場復帰や性的能力に対する心配などから抑うつ状態に陥ることが少なくないとされる．回復期心臓リハでは精神・心理的側面からも社会生活を送るうえでの自信を獲得させることも必要である．このため，医学的評価，運動療法，禁煙教育，食事療法，冠危険因子の適切な治療，復職指導，心理的サポートといった包括的心臓リハを行う．

退院後は，外来通院型監視下運動療法と在宅運動療法を併用する．開始1週間後

および 3 カ月後に，心肺運動負荷試験および血液検査を施行し，運動耐容能および冠危険因子を評価し，運動処方を決定する．1 カ月後，3 カ月後，6（5）カ月後，または終了時に運動負荷試験を行って，効果判定，予後判定，運動療法の再処方などを行う．保険診療は一部を除いてリハ開始後 150 日間であるので，その後は維持期心臓リハへ移行する．

　維持期心臓リハ（第Ⅲ相）は社会復帰以後生涯を通じて行われるべきもので，回復期心臓リハで獲得した運動能力・生活習慣の是正・危険因子の是正を維持するなど自己の健康管理対策が主となり，年齢，職業，日常生活レベルなどの個人的背景を考慮し，個々の生活レベルに合ったプログラムが遂行される．自宅で，あるいは会員として心臓病専門病院や民間運動療法施設などで行われる．2004 年 5 月から日本心臓リハ学会の後援により，メディックスクラブとして，全国各地で 10〜20 名の運動教室を週 1〜2 回開催している．2015 年 1 月現在，仙台支部（東北大学内部障害学）などの 21 支部が実施中である．

2. 心臓疾患の運動プロトコール

　運動療法による身体効果は，運動療法開始前の身体機能や重症度，用いる運動の種類，持続時間や頻度によって異なる．運動能力，心機能，病態，合併症の有無などは患者により個々に異なるので，運動負荷試験にもとづいた個別的な運動プログラム，運動処方が重要である．通常はトレッドミルや自転車エルゴメータを用いた多段階漸増負荷試験を行うが，わが国では呼気ガス分析併用運動負荷試験（心肺運動負荷試験，図 5）が用いられることが多い．心肺運動負荷試験では，心電図，心拍数・血圧反応以外に呼気ガス分析による最高酸素摂取量や嫌気性代謝閾値（AT）（図 6）を確認する．

　心肺運動負荷試験ができない場合には，予測最大心拍数の 50〜70％，心拍予備能の 40〜60％の処方とする．運動負荷試験中だけでなく運動療法中は危険な不整脈の出現，ST 変化にも注意が必要である．AT 以下で最高血圧 150 mmHg 未満，虚血性 ST 変化のないレベルでの運動強度を処方し，10 分程度から徐々に 30 分程度まで

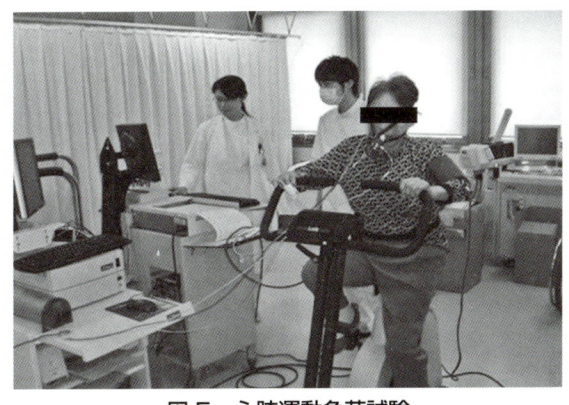

図 5　心肺運動負荷試験

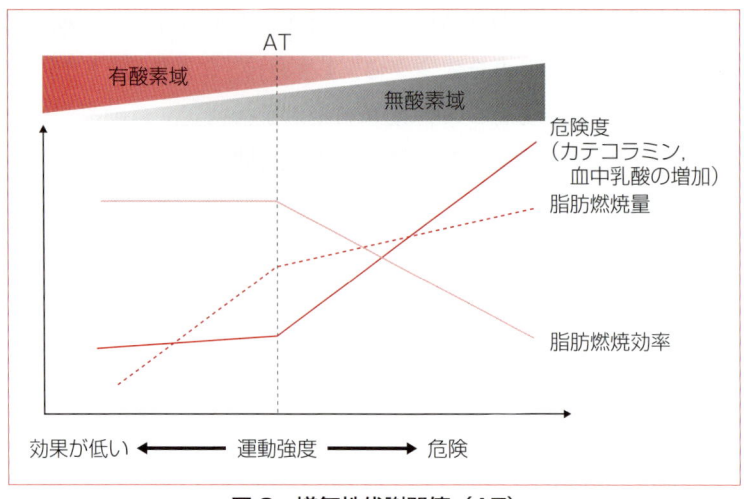

図6 嫌気性代謝閾値（AT）

有酸素運動でも運動強度を強めていくと，徐々に無酸素的な運動に変わっていく．ATは，有酸素運動と無酸素運動のボーダーライン．効率よく脂肪を燃焼させ，しかも疲労を残さず，安全に有酸素運動のできる限界値．ATポイントを境に，脂肪燃焼効率は再び下がっていく．一方，交感神経活動が活発になり，カテコラミンや乳酸など心臓を刺激し，疲労を感じさせる物質が発生し，体に対する負担が急激に増加する

表6 急性心筋梗塞 後期第Ⅱ相以降の運動強度決定方法

A．心拍数予備能（＝最高HR－安静時HR）の40～60％のレベル 　Karvonenの式：[最高HR－安静時HR]×k＋安静時HR 　k：通常（合併症のない若年AMIなど）0.6，高リスク例では0.4～0.5，心不全は0.3～0.5
B．ATレベルまたはpeak $\dot{V}O_2$の40～60％の心拍数
C．自覚的運動強度：「ややつらいかその手前」（Borg指数：12～13）のレベル
D．簡便法：安静時HR＋30 bpm（β遮断薬投与例は安静時＋20 bpm）

ただし，高リスク患者［① 低左心機能（LVEF＜40％），② 左前下行枝の閉塞持続（再灌流療法失敗例），③ 重症3枝病変，④ 高齢者（70歳以上）］では低強度とする．
循環器病の診断と治療に関するガイドライン（2011年度合同研究班報告）．心血管疾患におけるリハビリテーションに関するガイドライン（2012年改訂版）http://www.j-circ.or.jp/guideline/pdf/JCS2012_nohara_h.pdf（2015年3月閲覧）

運動時間を延ばしていく．病前のADLを目標に，リスク管理下で個人に合わせた運動療法プログラムを作成する．

　運動処方における運動強度は最高酸素摂取量の40～60％で処方されることが多い．わが国では心肺運動負荷試験時のAT到達時の心拍数が処方される（AT処方）ことが多い（**表6**）．心肺運動負荷試験を行わない場合には，Karvonenの式を用いて，最大心拍数と安静心拍数の差に係数0.5～0.7を乗じて，安静時心拍数に加える，あるいは最大心拍数の70～85％を目標心拍数とすることが多い．酸素摂取量や心拍数の代用として，Borg指数による自覚的運動強度も実用的である．"13"がほぼ

表7 Borg 指数と new Borg 指数

Borg 指数			new Borg 指数	
指数(Scale)	自覚的運動強度 RPE (Ratings of Perceived Exertion)		指数(Scale)	自覚的運動強度 RPE (Ratings of Perceived Exertion)
20	もう限界		0	何ともない
19	非常につらい (very very hard)		0.5	きわめて楽である
18			1	かなり楽である
17	かなりつらい (very hard)		2	楽である
16			3	中等度
15	つらい (hard)		4	ややつらい
14			5	つらい
13	ややつらい (somewhat hard)		6	
12			7	かなりつらい
11	楽である (fairly light)		8	
10			9	非常につらい
9	かなり楽である (very light)		10	最大
8				
7	非常に楽である (very very light)			
6				

循環器病の診断と治療に関するガイドライン（2011年度合同研究班報告）．心血管疾患におけるリハビリテーションに関するガイドライン（2012年改訂版）
http://www.j-circ.or.jp/guideline/pdf/JCS2012_nohara_h.pdf（2015年3月閲覧）

AT に相当するため，運動強度としては"12～13"を用いる（**表7**）．

運動の時間・頻度については，10分×2回/日から開始し，20～30分×2回/日まで徐々に増加し，安定期には30～60分×2回/日を目指す．週3回以上，できれば毎日行うことが望ましい．前回の運動による疲労が残らないように初期には時間・回数を少なくして，トレーニング進行とともに漸増していく．主運動の前後には準備運動と整理運動の時間を設ける．高齢者では準備運動の時間を十分にとり，運動時の心事故や外傷・転倒事故を予防する．

運動の種類としては，大きな筋群を用いる持久的で，有酸素的な律動運動（等張性運動）が望ましい．歩行，軽いジョギング，水泳，サイクリングのほか，各種のスポーツが挙げられるが，スポーツ種目の場合には競争はさせず，運動療法開始当初は急激に負担のかかる等尺性の無酸素的運動を避けるなどの注意が必要である．

3. 末梢動脈疾患の運動プロトコール

間欠性跛行例には特に禁忌のないかぎり運動療法，それも監視下運動療法が推奨されている[4)8)12)]．歩行距離を延長させる効果から，重症度が中等症以下の症例には，監視下歩行による運動が第一選択として推奨される．自宅で行う「在宅運動療法」（不規則な強度や時間となる）よりも，院内で監視下に実施する「監視下運動療法」がより高い効果が得られることが知られている[9)]（**表8**）．

運動の種類としては，トレッドミルによる歩行を行う．体力トレーニング法よりも効果的であることから[9)]（**表8**），トレッドミルによる歩行が推奨されている[4)8)12)]．運動トレーニングは，①ウォームアップ，②歩行運動，③クールダウンの順番で，

表8　運動療法プログラムと間欠性跛行改善度（文献10より改変引用）

運動プログラム構成	疼痛発現までの距離の変化（m）	最大疼痛発現までの距離の変化（m）
運動時間		
1セッション＜30分（n＝8）	143±163	144±419
1セッション≧30分（n＝6）	314±172*	653±364**
運動頻度		
1週間＜3回（n＝7）	178±130	249±349
1週間≧3回（n＝11）	271±221*	541±263*
プログラム期間		
＜26週間（n＝10）	132±159	275±228
≧26週間（n＝11）	346±162**	518±409**
トレーニング中の跛行疼痛の終了点		
疼痛開始時（n＝15）	105±91	195±78
最大疼痛直前（n＝6）	350±246**	607±427**
運動の種類		
歩行（n＝6）	294±290*	512±483*
運動の組み合わせ（n＝15）	152±158	287±127
監視の程度		
監視下（n＝11）	238±120	449±292
在宅と監視下の併用（n＝8）	208±198	339±472

*$p<0.05$　**$p<0.01$

プログラムを行う．運動の強度を指定できることが有効であるため，トレッドミルや自転車エルゴメータなどの機器を使用するほうが実施しやすいが，ペースメーカつきのトラックを歩行することでもよい．

　運動強度としては，傾斜12％・速度2.4 km/時ではじめは行い，「ややつらい」程度（new Borg指数6〜8/10）の下肢疼痛が生じるまで歩く[4]（**表7**）．メタアナリシスでも亜最大負荷が有効とされている（**表8**）[9]．この強度で10分以上歩けるようなら，次いで速度を3.2 km/時とするか，傾斜を強くする．さらに4.8 km/時と速度を速めることもできる．1回に行う歩行時間は30分以上で，1時間までとする．頻度は日に1〜2回行い，週3回以上は実施する（できれば5日以上/週）．運動時間中は，先の疼痛に達するまでの歩行と，疼痛が緩和するまでの休息（1〜5分程度）とを繰り返す．

　治療期間は，3〜6カ月間が一般的である．報告では約2カ月間以上3カ月は続ける必要があり，運動の効果を維持するためには，効果が不十分とはいえ，合間での「自宅での継続した歩行練習」も欠かせない．入院で行う期間を2週間とし，この間に運動方法や強度ななどを修得してもらい，その後は外来通院での運動療法へと移行する方法をとる．最も重要なことは，「根気よく運動を継続して行うこと」であり，治療者からも頻回に外来受診を勧めて，継続性を維持させるように努める．

　運動施設などがない場合に推奨される方法は，はじめに短期間でも監視下での指導を行った後に，家庭で「間欠性跛行をきたす距離：亜最大歩行距離をやや早足で繰り返して歩くこと」である．家庭で行う場合は，歩数計を用いて早足で「ややつらい」（new Borg指数6〜8/10）という程度まで歩行する．例えば，最大跛行距離の

60〜80％の距離を「通常よりもやや速歩」で歩行し，休息（数分）の後，痛みが消失してまた歩くという「歩行練習」を，30分間に数回繰り返す．頻度は2回/日，5日/週を目指すように指導する．

● リハビリテーションの注意点（禁忌と中止基準）

　心臓リハの運動療法の禁忌について**表9**に示す．一般的に禁忌と思われがちであるが必ずしも禁忌でないものとして，高齢，左室駆出率低下，左室補助人工心臓（LVAS）装着中の心不全，植え込み型除細動器（Implantable Cardioverter Defibrillator：ICD）装着例が挙げられる．NYHA Ⅳ度の心不全では全身的な運動療法の適応にならないが，局所的個別的なレジスタンストレーニングの適応となる可能性はある．

　PAD患者では，運動により虚血の増悪をきたす可能性があることから，禁忌となるのは下肢虚血が高度な安静時疼痛や壊疽などの重症虚血肢および急性動脈閉塞（塞栓症・血栓症），加えて注意が必要なのが膝下病変例である．さらに，全身状態として，不安定狭心症，有症状のうっ血性心不全，大動脈弁狭窄，慢性閉塞性肺疾患（COPD）重症例およびコントロール不能の重症糖尿病なども除外となる．虚血性心疾患や心不全が合併した場合には，そのリハプログラムを参考にして実施する．

表9　心臓リハビリテーションにおける運動療法の禁忌

Ⅰ．絶対的禁忌	1）過去1週間以内における心不全の自覚症状（呼吸困難，易疲労性など）の増悪 2）不安定狭心症または閾値の低い（平地ゆっくり歩行［2 METs］で誘発される）心筋虚血 3）手術適応のある重症弁膜症，特に大動脈弁狭窄症 4）重症の左室流出路狭窄（閉塞性肥大型心筋症） 5）未治療の運動誘発性重症不整脈（心室細動，持続性心室頻拍） 6）活動性の心筋炎 7）急性全身性疾患または発熱 8）運動療法が禁忌となるそのほかの疾患（中等症以上の大動脈瘤，重症高血圧，血栓性静脈炎，2週間以内の塞栓症，重篤な他臓器障害など）
Ⅱ．相対的禁忌	1）NYHA Ⅳ度または静注強心薬投与中の心不全 2）過去1週間以内に体重が2 kg以上増加した心不全 3）運動により収縮期血圧が低下する例 4）中等症の左室流出路狭窄 5）運動誘発性の中等症不整脈（非持続性心室頻拍，頻脈性心房細動など） 6）高度房室ブロック 7）運動による自覚症状の悪化（疲労，めまい，発汗多量，呼吸困難など）
Ⅲ．禁忌とならないもの	1）高齢 2）左室駆出率低下 3）左室補助人工心臓（LVAS）装着中の心不全 4）埋め込み型除細動器（ICD）装着例

循環器病の診断と治療に関するガイドライン（2011年度合同研究班報告）．心血管疾患におけるリハビリテーションに関するガイドライン（2012年改訂版）
http://www.j-circ.or.jp/guideline/pdf/JCS2012_nohara_h.pdf（2015年3月閲覧）

●合併しやすい疾患と障害

　循環器疾患患者の高齢化は最近の顕著な傾向であるが，それとともに，ほかの臓器の血管合併症を有する頻度も増加している．特に，高齢者の虚血性心疾患に，脳血管障害，腎機能障害や末梢血管障害を合併する頻度は高い．アテローム血栓性脳梗塞の危険因子は虚血性心疾患の危険因子と同一であることから，虚血性心疾患患者の診察では，脳の評価や心臓の評価のみならず，危険因子の評価とほかの動脈硬化性疾患の有無，腎機能や末梢動脈の評価も忘れてはいけない[13]．

　PADの大部分を占める閉塞性動脈硬化症は動脈硬化性疾患の1つであり，全身の他臓器に合わせて動脈硬化病変が生じていることが多い．合併頻度は冠動脈疾患（約30～50％）が最も多く，次いで脳血管障害（約30％）が続く．生命予後に関して，欧米での検討では，間欠性跛行での5年間の経過観察で約30％が死亡していた[8]．その死因は，心血管合併症が16％，脳血管障害4％，そのほかの血管合併症3％，血管合併症以外は7％であった．PADの診療に際しては，全身合併症や生命予後への配慮が必要であり，跛行の運動療法の適応に際しても重要臓器の合併症，特に冠動脈疾患の有無に注意が必要である．

●重複障害のリハビリテーションを行う際に押さえておくべきポイント

　心筋梗塞後の病態およびリスクを評価したうえで治療・リハの方針を立てる．梗塞サイズ，左室機能や心不全の有無，心筋虚血の有無，低血圧の有無，不整脈，運動耐容能などにもとづき，そのリスクの程度により運動処方や監視の程度を層別化し（**表10**）[14]，心電図・血圧モニターの必要性などについて決定する．監視下運動での重篤な心血管イベントの発現率は1/5～1/12万・時間程度の報告であり，150万・時間あたりの致死例は2件にすぎない．個人の運動能力および病態に応じて運動処方をすれば運動療法は安全で，運動中の心事故やほかの有害事象の発生を増すことはないとされる．

　短期的に運動を行うと尿タンパクが増加し，腎血流量や糸球体濾過量（GFR）が減少することから，腎障害を有する患者には腎機能障害や腎病変が増悪する危険があると考えられ，従来から運動療法を制限する傾向にあった．これに対して，慢性腎臓病（CKD）を有する急性心筋梗塞患者において心臓リハがGFRを改善させることがわが国から最近報告されている[15]．

　閉塞性動脈硬化症では全身への動脈硬化進展が予想されることから，有害イベントの防止のため，運動療法の際には重要臓器の虚血出現の有無を監視する必要がある．冠動脈疾患，不整脈などの出現に対応できるように，心拍・脈拍数管理，血圧管理を必須として，心電図モニターによる監視も実施する．禁忌とされる疾患の鑑別を行った後に適応とし，有害イベントの防止のため，必ず数回は監視下で実施しておくことが原則である．

表10 心血管疾患のリスクの層別化 (AHA exercise standardを改変)

クラス, 対象者		心血管疾患の状態や臨床所見	制限や監視
クラスA	健康人	1. 無症状で冠危険因子のない45歳未満の男性, 55歳未満の女性 2. 無症状あるいは心疾患のない45歳以上の男性あるいは55歳女性, かつ危険因子が2個以内 3. 無症状あるいは心疾患のない45歳以上の男性あるいは55歳以上の女性, かつ危険因子が2個以上	活動レベルのガイドライン: 制限不要 監視: 不要 心電図・血圧モニター: 不要
クラスB	安定した心血管疾患を有し, 激しい運動でも合併症の危険性が低いがクラスAよりはやや危険性の高い人	以下のいずれかに属するもの 1. 安定した冠動脈疾患 2. 中等症以下の弁膜症, 重症狭窄症と閉鎖不全を除く 3. 先天性心疾患 4. EF 30%未満の安定した心筋症, 肥大型心筋症と最近の心筋炎は除く 5. 運動中の異常応答がクラスCの基準に満たないもの 臨床所見 (以下のすべてを満たすこと) 1. NYHA IあるいはII 2. 運動耐容能6 METs以下 3. うっ血性心不全のないもの 4. 安静時あるいは6 METs以下で心筋虚血のないもの 5. 運動中, 収縮期血圧が適切に上昇するもの 6. 安静時・運動中ともに心室頻拍のないもの 7. 満足に自己管理のできること	活動レベルのガイドライン: 運動処方を作成してもらい個別化する必要あり 監視: 運動セッションへの初回参加時には, 医療スタッフによる監視が有益 自己管理ができるようになるまで習熟したスタッフの監視が必要 医療スタッフは二次救命処置における研修が望ましい 一般スタッフは一次救命処置の研修が望ましい 心電図・血圧モニター: 開始初期6〜12回は有用
クラスC	運動中に心血管合併症を伴う中から高リスクの患者, あるいは自己管理ができなかったり, 運動レベルを理解できないもの	以下のいずれかに属するもの 1. 冠動脈疾患 2. 中等症以下の弁膜症, 重症狭窄症と閉鎖不全を除く 3. 先天性心疾患 4. EF 30%未満の安定した心筋症, 肥大型心筋症と最近の心筋炎は除く 5. 十分コントロールされていない心室性不整脈 臨床所見 (以下のいずれかを満たすこと) 1. NYHA IIIあるいはIV 2. 運動耐容能6 METs未満, 6 METsで虚血が出現する, 運動中に血圧が低下する, 運動中の非持続性心室頻拍出現 3. 原因の明らかでない心停止の既往 (心筋梗塞に伴うものなどは除く) 4. 生命を脅かす医学的な問題の存在	活動レベルのガイドライン: 運動処方を作成してもらい個別化する必要あり 監視: 安全性が確認されるまでは, 毎回, 医学的監視が有益 心電図・血圧モニター: 安全性が確認されるまで, 通常12回以上必要
クラスD	活動制限を要する不安定な状態	以下のいずれかに属するもの 1. 不安定狭心症 2. 重症で症状のある弁膜症 3. 先天性心疾患 4. 代償されていない心不全 5. コントロールされていない不整脈 6. 運動による悪化する医学的な状態の存在	活動レベルのガイドライン: 状態が改善するまで, 活動は薦められない

●おわりに

心臓リハ患者の高齢化が進み, 重複障害や認知障害を合併していることが多く,

それを理由にリハに加われない場合も少なくないとされている．しかし，CABGを受けた血液透析患者が心臓リハを受けると全死亡率が35％減少し，心臓死も35％減少したと報告されており[16]，重複障害があるからといって安易に心臓リハの対象から外すようなことがあってはならない．むしろ循環障害患者の高齢・障害の重複化に対しては，関節拘縮・バランス改善や予防という理学療法や環境対策も含めた広い意味でのリハに熟知したリハ科医に任せることで，心臓リハ対象患者を拡大できる可能性が高く，リハ科医と循環器科医の協力体制のより緊密な構築が望まれる[17]．

■文献

1) 日本心臓リハビリテーション学会：日本心臓リハビリテーション学会ステートメント．http://square.umin.ac.jp/jacr/statement/index.html〔Accessed 2015.03.22〕
2) American College of Cardiology; American Heart Association Task Force on Practice Guidelines; Canadian Cardiovascular Society: ACC/AHA guidelines for the management of patients with ST-elevation myocardial infarction: a report of the American College of Cardiology/American Heart Association Task Force on Practice Guidelines. *Circulation* **110**: e82-292, 2004
3) Kohzuki M, et al: A paradigm shift in rehabilitation medicine: from "adding life to years" to "adding life to years and years to life". *Asian Journal of Human Services* **2**: 1-7, 2012
4) 循環器病の診断と治療に関するガイドライン（2011年度合同研究班報告）．心血管疾患におけるリハビリテーションに関するガイドライン（2012年改訂版）．http://www.j-circ.or.jp/guideline/pdf/JCS2012_nohara_h.pdf
5) Roger VL, et al: Heart disease and stroke statistics—2011 update: a report from the American Heart Association. *Circulation* **123**: e18-e209, 2011
6) Witt BJ, et al: Cardiac rehabilitation after myocardial infarction in the community. *J Am Coll Cardiol* **44**: 988-996, 2004
7) Belardinelli R, et al: 10-year exercise training in chronic heart failure: a randomized controlled trial. *J Am Coll Cardiol* **60**: 1521-1528, 2012
8) TASC II Working group/日本脈管学会（編）：下肢閉塞性動脈硬化症の診断・治療指針2．メディカルトリビューン，pp1-109，2007
9) Gardner AW, Poehlman ET: Exercise rehabilitation program for the treatment of claudication pain. *JAMA* **274**: 975-980, 1995
10) Sakamoto S, et al: Patients with peripheral artery disease who complete 12 week supervised exercise training program show reduced cardiovascular mortality and morbidity. *Circ J* **73**: 167-173, 2009
11) Linden W, et al: Psychosocial interventions for patients with coronary artery disease: a meta-analysis. *Arch Intern Med* **156**: 745-752, 1996
12) Lindon W, et al: 2011 ACCF/AHA focused update of the guideline for the management of patients with peripheral artery disesase (updating he 2005 guideline). *Circulation* **124**: 2020-2045, 2011
13) 堀 正二，他：脳血管障害，腎機能障害，末梢血管障害を合併した心疾患の管理に関するガイドライン．*Circ J* **72**（Suppl. IV）: 1465-1544, 2008
14) Fletcher GF, et al: Exercise standards for testing and training ; a statement for healthcare professionals from the American Heart Association. *Circulation* **104**: 1694-1740, 2001
15) Takaya Y, et al: Impact of Cardiac Rehabilitation on Renal Function in Patients With and Without Chronic Kidney Disease After Acute Myocardial Infarction. *Circ J* **78**: 377-384, 2014
16) Kutner NG, et al: Cardiac rehabilitation and survival of dialysis patients after coronary bypass. *J Am Soc Nephrol* **17**: 1175-1180, 2006
17) Kohzuki M: Cardiac rehabilitation in Japan: prevalence, safety and future plans. *J HK Coll Cardiol* **14**: 43-45, 2006

IV 各種疾患のリハビリテーション
4. 呼吸器疾患のリハビリテーション

●はじめに

　わが国の慢性閉塞性肺疾患（COPD）の患者数は推計530万人であり，日本人の死因の1位は悪性新生物であるが，そのうち肺がんによる死亡は全がん死の1位となっている．また，現在の日本人の死因の3位は肺炎となっており，呼吸器疾患の重要性が人口の高齢化とともにますます高まっている．呼吸器疾患のリハは一般に呼吸リハと呼ばれる．運動療法は呼吸リハの中心的役割を担っており，さまざまな身体効果が証明されている．運動療法に加えて，きちんとした患者教育・日常生活指導，薬物療法・酸素療法，栄養管理・指導，作業療法，環境調整，カウンセリングをセットにした呼吸リハでは，その威力が増すことが明らかである．

　例えば，運動療法だけでは禁煙効果はほとんどない．そのため，患者教育を呼吸リハの必須項目とすべきであり，教育内容には自己管理や病状悪化の予防と治療に関する情報を含めたほうがよい．また，呼吸器疾患の薬物療法と運動療法の併用療法が運動耐容能に対する相加作用も報告されており，呼吸リハの威力が増す結果となる．

　このような多要素のメニューを取り揃えた呼吸リハを「包括的呼吸リハ」と呼び，呼吸リハではいまや包括的呼吸リハを行うことが標準となっている．

●リハビリテーションの対象疾患

　対象患者は，急性期から慢性期に至るまでのありとあらゆる呼吸器疾患となる．実は呼吸器疾患患者だけではなく，術後肺炎を起こす可能性が高い高齢者術前患者や嚥下障害患者など，近年ますます呼吸リハの範囲は広まりつつある．周術期の呼吸リハ介入の効果はさまざまな報告があり，衆目の一致するところである．

●リハビリテーションの効果

　呼吸リハの効果としては，まず直接的な効果として，運動耐容能の向上，正しい機器類の使用の向上，正しい服薬の向上，さまざまな自己管理能力の向上，病態への理解の向上がある．そして，それらを通してQOLの向上，ADL障害の改善，病気が安定化し，入院日数や再入院の回数が減り，患者の不安が減るという効果につながっている．大きく以下のことがあると考えられる．

1. 呼吸困難の改善

呼吸機能自身・換気能力を変えることはできないので、運動療法によって同じ日常生活の中でも少ない酸素量で動けるようになること、換気需要量を軽減させるようになることの効果がある．

2. ADL障害の改善

日常生活の中で呼吸法や動作法をうまく取り入れて運動効率を改善することは、重要である．そうすることによって、患者のADL障害が改善される．

3. 急性増悪のための自己管理能力の習得

急性増悪が多いことから、患者の自己管理能力で、感染を生涯にわたって増悪させないようにすることを理解していただくことが大事である．

以上、さまざまな効果があるが、それらのエビデンスについて**表1**にまとめた．

●リハビリテーションのプロトコール

運動療法の処方、指導に際しては正しい初期評価にもとづいて、頻度、強度、持続時間、種類を明らかにする必要がある（**図1**）．しかし、そういったプログラム構成は患者の重症度によって異なる．ここでいう重症度とは、ADLの視点での重症度であり、ベッド上・車椅子レベルが重症、施設内・家庭内自立レベルが中等症、社会的自立レベルが軽症に分類される[2]．

運動療法の開始時には、効率のよい運動トレーニングを目指したコンディションづくりのために、呼吸パターンの修正や柔軟性トレーニングなどのコンディショニングを行うことが望ましく、重症例の多くは高度のディコンディショニング（de-conditioning，身体機能の失調・低下）をきたしているので長時間を要する場合もある（**図2**）．コンディショニングには身体的介入だけでなく精神的・教育的介入も含まれる．また、ADLのより大きな改善を得るために、運動療法（筋力・持久力訓練）にADLトレーニングを加えることが望ましい．

運動療法開始時のプログラム構成の考え方としては、とりわけ安定期は開始時の重症度別プログラムをもとにするとよい（p209，図1参照）．縦軸は重症度、横軸は開始時における1セッション内で推奨される各トレーニングの割合を示す．同じADLトレーニングでも重症はより基礎的なADLトレーニング中心で、軽症は応用的なADLトレーニング中心となる．また、運動療法（筋力・持久力訓練）も重症では低負荷訓練中心で、軽症ではより高負荷な訓練が中心となる．

1. 運動療法の導入と維持

運動療法の導入は、外来では監視下で最低週2回（多くは3回以上）、通常6～8週実施するとなっているが、実は最適な運動トレーニングの頻度と期間に関しては

表1 Joint ACCP/AACVPR Evidense-Based Clinical Practice Guidline（文献1）より引用）

		推奨レベル	
		1（高い）	2（低い）
エビデンスレベル	A 強	・呼吸リハはCOPDの息切れを軽減 ・呼吸リハはCOPDの健康関連QOLを改善 ・6～12週の呼吸リハはいくつかの有益な効果をもたらし，それらは12～48カ月かけて徐々に減少 ・COPDの運動療法は歩行にかかわる筋群のトレーニングが必須 ・筋力トレーニングを加えることにより筋力が増強，筋量が増加 ・上肢支持なし持久力トレーニングはCOPDに有用であり，呼吸リハに加えるべき ・低強度負荷および高強度負荷によるCOPDの運動療法は，両者とも臨床的に有用	
	B 中	・呼吸リハはCOPD以外のいくつかの慢性呼吸器疾患においても効果的 ・COPDの高強度負荷による下肢運動トレーニングは低強度負荷よりも生理学的効果は大きい ・吸気筋トレーニングを呼吸リハの必須の構成要素としてルーチンに行うことを支持するエビデンスはない ・患者教育は，呼吸リハの不可欠な構成要素．相互的なセルフマネジメント，増悪の予防と治療に関する情報提供が必須	・呼吸リハはCOPDの入院日数や医療資源の利用を減少 ・COPDに対する包括的呼吸リハは心理社会的効果をもたらす ・選択された重症COPDの運動トレーニングにNPPVを併用すると，ある程度の相加的な効果が得られる
	C 弱	・健康関連QOL（HRQOL）などいくつかの呼吸リハの効果は，12～18カ月の時点でも対照群を超えて維持される ・高度の運動誘発性低酸素血症をきたす患者には呼吸リハ中は酸素投与をすべき	・費用対効果が高い ・より長期的なプログラム（12週）は短期的なプログラムより効果の持続性が高い ・呼吸リハ終了後の維持を目的とした介入は，長期的なアウトカムにある程度の効果を示す ・COPDの呼吸リハにタンパク同化ホルモン剤のルーチン併用を支持するエビデンスはない ・高強度負荷運動療法中の酸素投与は運動誘発性低酸素血症をきたさない患者の持久力を改善させる可能性がある

統一見解がない．維持に移行する段階では，全身持久力・筋力トレーニングが主体となり，運動習慣を日常生活に取り込み，日常的に身体活動を高めることが重要である．運動療法は定期的に行うことが重要であり，再評価も導入終了時，維持期でも定期的に行うことが重要である．

2. 全身持久力トレーニング

運動療法の中では，下肢による全身持久力トレーニングが最も強く推奨される．その全身持久力トレーニングの種類には，平地歩行，階段昇降，踏み台昇降，自転車エルゴメータ，トレッドミルなどがあるが，中でも歩行は性別や年齢を問わず，

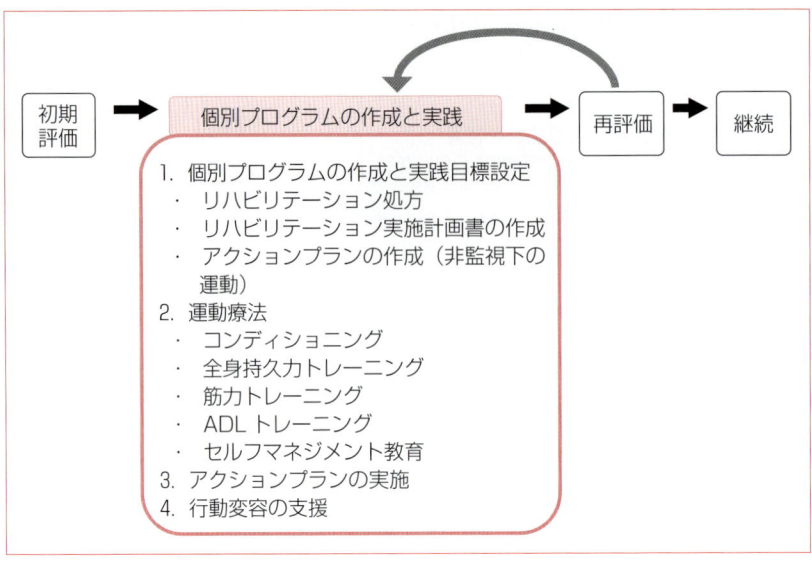

図1　リハビリテーション手順

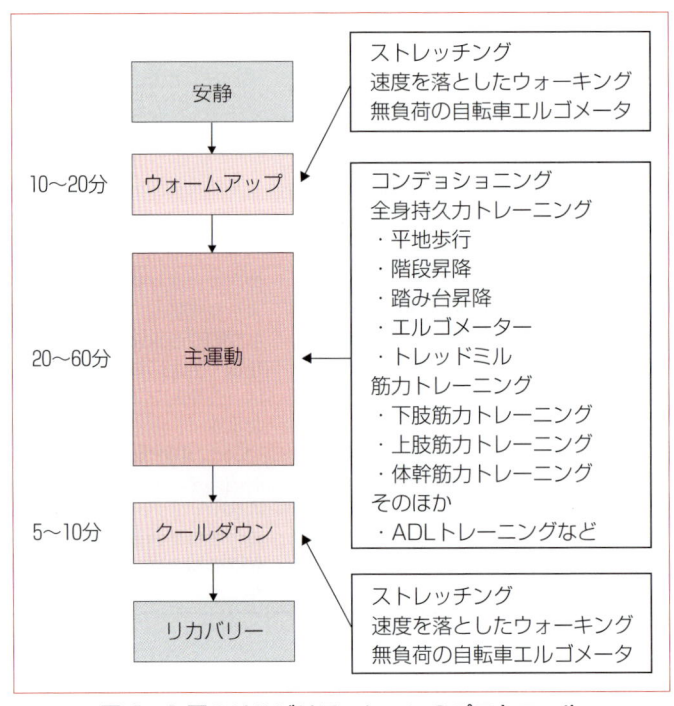

初期評価 → 個別プログラムの作成と実践 → 再評価 → 継続

1. 個別プログラムの作成と実践目標設定
   - リハビリテーション処方
   - リハビリテーション実施計画書の作成
   - アクションプランの作成（非監視下の運動）
2. 運動療法
   - コンディショニング
   - 全身持久力トレーニング
   - 筋力トレーニング
   - ADLトレーニング
   - セルフマネジメント教育
3. アクションプランの実施
4. 行動変容の支援

図2　1回のリハビリテーションのプロトコール

安静

ウォームアップ（10〜20分）
- ストレッチング
- 速度を落としたウォーキング
- 無負荷の自転車エルゴメータ

主運動（20〜60分）
- コンデショニング
- 全身持久力トレーニング
  - 平地歩行
  - 階段昇降
  - 踏み台昇降
  - エルゴメーター
  - トレッドミル
- 筋力トレーニング
  - 下肢筋力トレーニング
  - 上肢筋力トレーニング
  - 体幹筋力トレーニング
- そのほか
  - ADLトレーニングなど

クールダウン（5〜10分）

リカバリー
- ストレッチング
- 速度を落としたウォーキング
- 無負荷の自転車エルゴメータ

最も親しみやすい運動様式である．また，運動強度が強いほどその効果も大きくなるが，低強度負荷も高強度負荷も臨床的には有用である．長期的な維持に関する頻度・強度に関しては統一見解がない．

3. 筋力トレーニング

下肢による全身筋力トレーニングに上肢の筋力トレーニングを加えると，上肢を挙上したときの酸素消費量が低下し，ADL動作に伴う呼吸困難は軽減する．活動性

の低下した呼吸器疾患患者における筋力トレーニングによる持久力の改善が報告されている．筋力トレーニングは，特に全身持久力トレーニングと併用するとより効果的である．

4. 教育

呼吸リハで学ぶ内容は，以下がある．

① 息切れ，動悸，食欲低下，不安感などがどうして起こるのか？（呼吸のしくみ，自分の病気について正確に理解する）．
② 症状をコントロールし，軽減させる（効果的な呼吸法と悪化の兆候，その対処法を学ぶ）．
③ 処方される薬の作用，使用法，副作用について学ぶ．
④ 日常生活の中でできる効果的な運動方法を学ぶ（どのような運動内容，頻度，強さが適当かについて体験し理解する）．
⑤ 体重のコントロール（どのような食事が効果的で，その量，回数，時間などについて学ぶ）．
⑥ 禁煙の効果的な方法．

以上が中心であるが，そのほか心理的サポートの内容などや継続や動機づけについての教育もある（表2）．

●リハビリテーション上の注意点

1. 運動療法の中止基準

運動療法の中止基準は，修正 Borg 指数で 7～9 の呼吸困難が生じたとき，また自覚症状としては胸痛，動悸，疲労，めまい，ふらつき，チアノーゼなどが出現したときが挙げられる．さらに，心拍数が年齢別最大心拍数の 85％に達したとき，また，運動しても変化しなかったり，かえって減少するようなときは運動療法を中止する．さらに呼吸数が 30/分以上になったとき，運動により高度に収縮期血圧が下降したとき，拡張期血圧が上昇したときも中止する．病態にもよるが，一般的に SpO_2 が 90％以下になったときも運動療法を中止する．

表2 教育内容（文献3）より引用）

・疾患の自己管理	・栄養・食事療法
・肺の構造・疾患，検査	・栄養補給療法
・禁煙	・在宅酸素療法
・環境因子	・在宅人工呼吸療法
・薬物療法	・福祉サービスの活用
・ワクチン接種	・心理面の援助
・増悪の予防・早期対応	・倫理的問題
・日常生活の工夫と息切れの管理	
・運動の重要性	

表3　心肺運動負荷試験の絶対的禁忌

- 急性心筋梗塞（3～5日以内）
- 不安定狭心症
- 症状または血行動態障害を起こすコントロールされていない不整脈
- 症候性重症大動脈狭窄
- コントロールされていない症候性心不全
- 急性肺塞栓または肺梗塞
- 運動機能に影響を及ぼすか運動によって悪化する恐れがある急性の非心臓疾患，身体障害
- 急性心筋炎または心膜炎
- 下肢の血栓症

2. 運動負荷試験の禁忌

運動負荷試験を実施することが運動負荷強度の設定に必要であるが，運動負荷試験ができない状態がある．まず，慢性呼吸器疾患の急性増悪時や気管支喘息の急性発作時など，安静時における高度な呼吸困難を呈するときである．また，心臓リハにおける運動負荷試験の禁忌にあてはまる場合（表3）も当然呼吸器疾患においても運動負荷試験は禁忌であるし，そのほか急性感染症や患者の教育が不完全な場合も運動負荷試験は行わない．

●合併しやすい疾患と障害

リハの対象となる慢性呼吸器疾患は，その病態が慢性炎症であることと，病気の性質上，低酸素血症をきたしがちなことより動脈硬化性疾患の合併が多い．そのほか，COPD患者には栄養障害が認められることが多く，特にⅢ，Ⅳ期の気腫型COPDでは高度なことが多い[1]．体重減少のあるCOPD患者では，QOLの低下や増悪・入院のリスクが高く，呼吸不全の進行や死亡のリスクが高いことがわかっている．また，COPD患者に摂食嚥下障害を認めることが多い．男性の外来COPD患者に対して嚥下造影を行ったところ，85％になんらかの摂食嚥下障害を認めたとの報告がある．まず，COPD患者は呼吸回数が多くなりがちで，呼吸と嚥下反射のタイミングに不具合を生じやすくなる．また，上部・下部食道括約筋に機能障害を認めるため，食道の入口部開大不全や胃食道逆流症（Gastroesophageal Reflux Disease：GERD）を生じることも原因の1つとなる．さらに，嚥下筋の筋萎縮による場合が少なくない．

●重複障害リハビリテーションをするときに押さえておくべきポイント

1. 心血管疾患

慢性呼吸器疾患では慢性炎症があることや低酸素になるため，動脈硬化性の心血管疾患の合併が多い[4]．したがって，そのことを念頭に，積極的に心血管疾患をスク

リーニング，またはそのリスクファクターをスクリーニングする必要がある．そして，包括的呼吸リハの教育の場面で，そのリスクファクターの生活習慣の是正について教育していくことが望ましいと考えられる．

2. 栄養障害

COPDの栄養障害に対しては，高エネルギー，高タンパク食の指導が基本である．COPD患者は肺機能が低下しているため，呼吸に必要なエネルギーは健康な人に比べて増加している．この増加した必要エネルギー量を補うためには，健康な人より1.5～1.7倍の食事量が必要になるが，肺胞の壁が壊れているCOPDの患者は，ふくらんだ肺によって胃などが圧迫されているため食欲がなくなりがちである．そこで，必要なタンパク質などの栄養をきちんととるため少しずつ何回かに分けて食べることも必要になってくる．

COPDでは，炭水化物の過剰投与が二酸化炭素の産生を増加させて換気の負担になる可能性が指摘されている．そこで，呼吸商を考えて食事を工夫すると効果があることがいわれている．呼吸商とは，食事の摂取時の消費された酸素1に対して発生した二酸化炭素の量であり，呼吸商の低い食事のほうが同じカロリー摂取でも二酸化炭素の排出量が少なくてすむのである．炭水化物の呼吸商は1で，タンパク質は0.81，資質は0.7となる．

3. 嚥下障害

COPD患者の嚥下障害は，誤嚥による急性増悪の原因となる可能性も指摘されていることより，COPD患者の摂食嚥下対策は栄養管理上のみならず，増悪予防上でも重要である．COPD患者の摂食嚥下対策としては，とろみなどの誤嚥防止用の食事に加えて，栄養療法を併用しながらの摂食嚥下リハが重要である．さまざまな呼吸リハと摂食嚥下リハを同時に行うことで，摂食嚥下機能が改善する患者も存在する．

●おわりに

喫煙は呼吸器疾患および循環器疾患の発症の最大の危険因子のみならず，病気の進行の最大の要因である．禁煙は呼吸器疾患および循環器疾患の発症リスクを減らし，進行を抑制する最も効果的で経済的な方法である．よくタバコの本数を減らして（減煙）して満足している患者がいるが，減煙は効果がない．1本でも吸う人はその1本を深く長く吸ってしまう．きっぱりやめることが，重複障害管理の第一歩である．

禁煙のための介入は禁煙指導という．禁煙指導について，わが国の禁煙ガイドラインにて推奨されている医療従事者向けアプローチがある[5]．それは，あらゆる機会に患者の喫煙状況を尋ね，すべての喫煙者に禁煙するように忠告し，禁煙するつ

もりがあるか確かめて，禁煙の希望がある場合には，禁煙を手伝い，再診日を取り決めるという手順である．禁煙する意思のある人には，禁煙外来のある病院を受診させることも1つの方法である．禁煙外来では，行動療法と薬物療法が並行して行われることが多い．

■文献

1) Ries AL, et al: Palmonary Rehabilitation: Joint ACCP/AACVPR Evidence-Based Clinical Practice Guideline. *Chest* **131**(Suppl): 4S-42S, 2007
2) 日本呼吸ケア・リハビリテーション学会, 他（編）：呼吸リハビリテーションマニュアル─運動療法 第2版. 照林社, 2012
3) 日本呼吸ケア・リハビリテーション学会呼吸リハビリテーション委員会, 他（編）：呼吸リハビリテーションマニュアル─患者教育の考え方と実践. 2007
4) Sin DD, et al: Mortality in COPD: Role of comorbidities. *Eur Respir J* **28**: 1245-1257, 2006
5) 循環器病の診断と治療に関するガイドライン（2009年度合同研究班報告）．禁煙ガイドライン（2010年改訂版）．（2014年10月閲覧）

IV 各種疾患のリハビリテーション

5. 腎臓疾患のリハビリテーション

●はじめに

　わが国の成人人口における慢性腎臓病（CKD）患者数は約1,330万人と推計されている[1]．CKDは一般的に尿異常から始まり，徐々に腎機能が低下してESKD（End-Stage Kidney Disease，末期腎不全）に進行する（**図1**）[1]．CKDの進行に伴って心血管疾患の発症率は加速的に高まる．CKDではESKDに至るよりも心血管系の合併症で死亡する患者が多い．腎機能低下の程度に従って（CKDのステージが進むほど），心血管疾患の発症リスクが高まる[1]．

　CKDが進行すると透析が必要になる．わが国の慢性透析患者数は31万人を突破し，国民400人に1人の割合にまで高まった[2]．超高齢社会を反映して，透析患者も年々高齢化し，2012年末の透析人口全体の平均年齢は66.87歳，2012年新規導入透析患者の平均年齢は68.44歳である．透析導入患者を年齢層でみてみると，男女とも75〜79歳が最も多い[2]．透析人口全体の死亡原因としては心不全が最も多い[2]．

　透析患者では，腎性貧血，MIA（Malnutrition-Inflammation-Atherosclerosis，低栄養・炎症・動脈硬化複合）症候群，骨格筋減少・筋力低下，骨格筋機能異常，運動耐容能低下，易疲労，活動量減少，QOL低下などが認められる透析合併症や超高齢化に伴う併存疾患や透析合併症による重複障害により安静を保つことで，運動耐容能はさらに低下し，廃用症候群に陥ってしまう．実際，SF36でみた透析患者の身体機能は心不全患者や慢性閉塞性肺疾患（COPD）患者のものと同レベルまで低下

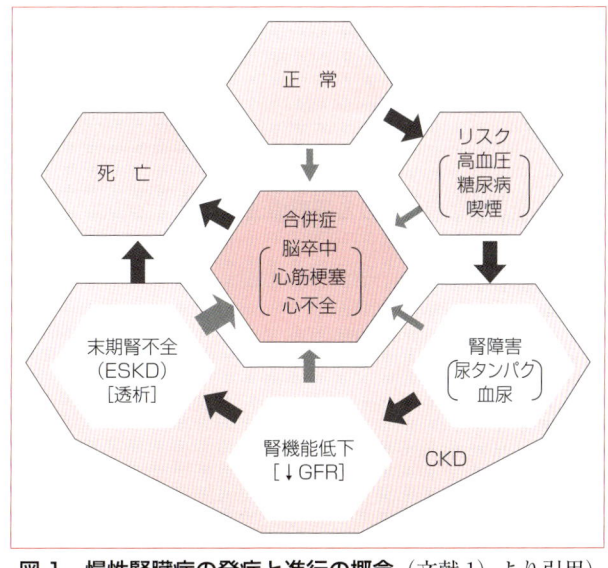

図1　慢性腎臓病の発症と進行の概念（文献1）より引用）

している[3].

　最近では，透析には至らない保存期のCKD患者においても，適度な運動が腎機能には悪影響を及ぼさずに，むしろ運動耐容能やQOLの向上，糖・脂質代謝の改善などのメリットをもたらす可能性があるという報告があり，活動を過度に制限すべきではないことが示唆されている．

　腎臓リハは，腎疾患や透析医療に基づく身体的・精神的影響を軽減させ，症状を調整し，生命予後を改善し，心理社会的ならびに職業的な状況を改善することを目的として，運動療法，食事療法と水分管理，薬物療法，教育，精神・心理的サポートなどを行う，長期にわたる包括的なプログラムである[4]．腎臓リハ，特にその中核である運動療法の必要性に関しては，従来のリハ医学や腎臓病・透析医学の教科書にはほとんど触れられることがなかった．今後は，腎臓リハの主要な構成因子として重要視されていくものと期待される．

1. リハビリテーションの対象疾患

対象患者は，透析患者CKDおよび透析まで至らない保存期CKD患者である．

2. リハビリテーションの効果

1）透析CKD患者に対する腎臓リハビリテーションの効果

　透析患者への運動療法は，運動療法は，透析患者に対して運動耐容能改善，低栄養・炎症複合症候群改善，タンパク質異化抑制，QOL改善などをもたらすことが明らかにされている[4)5)]（**表1**）．また，定期的な運動習慣のある透析患者は，非運動患者に比較して生命予後が良く，週あたりの運動回数が多いほど生命予後が良い[6]．さらに，定期的な運動習慣をもつ透析患者の割合が多い施設ほど，施設あたりの患者死亡率が低い（**図2**）[6]．

　透析患者に対する運動療法に関するメタアナリシスでは，患者の平均peak$\dot{V}O_2$は運動療法前には年齢予測値の70％と著明に低下していたが，対照群ではpeak$\dot{V}O_2$が1.7％減少した一方で，運動群（3〜10カ月の運動療法）では25％も向上し，年齢予測値の88％となった[7]．そのほかにも運動療法により，心拍変動，除脂肪体重減

表1　腎不全透析患者における運動療法の効果（文献5）より引用）

1	最大酸素摂取量の増加
2	左心室収縮能の亢進（安静時・運動時）
3	心臓副交感神経系の活性化
4	心臓交感神経過緊張の改善
5	MIA（低栄養・炎症・動脈硬化複合）症候群の改善
6	貧血の改善
7	睡眠の質の改善
8	不安・うつ・QOLの改善
9	ADLの改善
10	前腕静脈サイズの増加（特に等張性運動による）
11	透析効率の改善
12	死亡率の低下

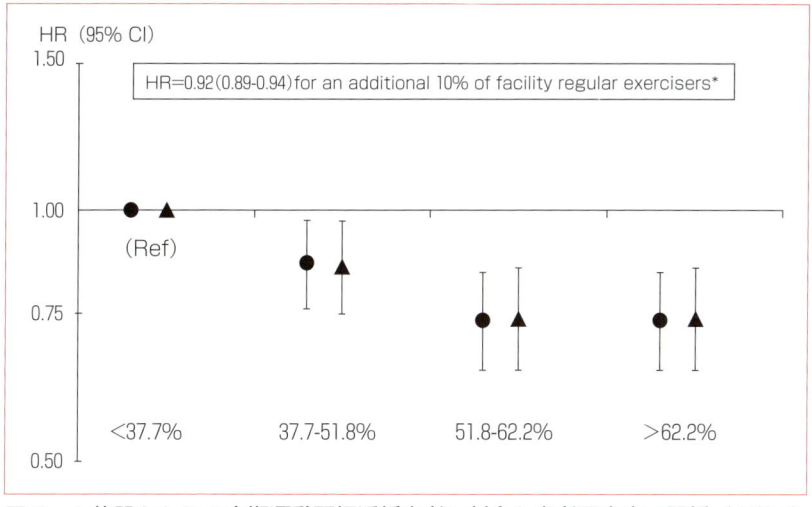

図2 1施設あたりの定期運動習慣透析患者の割合と患者死亡率の関係（文献6）より引用）

HR：ハザード比
横軸：1施設あたりの週1回以上の定期運動習慣透析患者の割合（補正後）
●：患者の特性で補正
▲：患者の特性と臨床ガイドラインの施設での達成率で補正
Exercise frequency（times/week）：運動頻度（回/週）
Age 年齢，sex 性別，race 人種，duration of ESRD 末期腎不全の履病期間，BMI 体格指数，14 summary comobid conditions 14の併存症，laboratory values 検査値，catheter use カテーテル，socio-economic indicators 社会経済指標，ability to walk 歩行能力
Model adjustment：モデル補正

少，大腿四頭筋容量増加，膝関節伸展力や股関節周囲筋力の向上に有効であった．さらに，脱落者の脱落理由を検討してみると，医学的な理由は25％程度で，患者自身の拒絶による脱落（27％）より少なかった．また，運動群と対照群間で脱落者の割合に差はなく，28,400人/年で運動療法による死亡脱落者がまったく出現しなかった[7]．このように透析患者に対する運動療法は有効かつ安全であることが示された．さらに，6ヵ月以上の運動期間の研究では，有酸素運動にレジスタンストレーニングを加える運動療法や透析日よりも，非透析日の運動療法がpeak$\dot{V}O_2$の向上をはかるうえでより効果的であると報告されている[7]．『透析患者の心血管疾患に対するK/DOQI臨床ガイドライン』では，「医療関係者は透析患者の運動機能評価と運動の奨励を積極的に行う必要がある」と明記してある（**表2**）[8]．

2）保存期CKD患者に対する腎臓リハビリテーションの効果

日本腎臓学会や米国スポーツ医学会（ACSM）では，保存期CKD患者の運動療法も推奨されている[1)9)]．

Heiweら[10]は45のスタディにおける1,863名のCKD患者や腎移植後患者の検討を行い，運動療法により歩行能力，心血管動態，QOL，栄養状態が改善したことを示した．また，Kosmadakisら[11]はstage 4～5のCKD患者を非運動群，非運動＋重炭酸投与群，運動群，運動＋重炭酸投与群に分け，後2者に対し速歩を30分，週5日，6ヵ月間施行した．その結果，運動群，運動＋重炭酸投与群では，運動耐容能，

表2　透析患者の心血管疾患に対するK/DOQI臨床ガイドライン（文献8）より引用）

14.1	すべての透析患者には，禁煙のカウンセリングおよび奨励を定期的に実施すべきである（A）．喫煙専門家への紹介が推奨される（C）．
14.1.a	運動能力が乏しい抑うつ状態にある患者では，禁煙を奨励する場合に特に注意を要する（C）．
14.2	すべての透析患者には，腎臓病・透析部門のスタッフが定期的にカウンセリングを実施して，その運動レベルを引き上げるように奨励すべきである（B）．
14.2.a	透析患者の運動に特に問題となる点を特定し，患者を適当な部門（理学療法や心臓リハビリテーション部門）に紹介して，患者が運動処方を守れるようにする必要がある．このような問題点には，整形外科的/筋骨格系の可動制限，心血管系さらには動機づけの問題がある（C）．
14.3	運動機能の測定：
14.3.a	運動機能の評価および運動プログラムの再評価を少なくとも6ヵ月ごとに実施すべきである（C）．
14.3.b	運動機能は運動能力検査や質問紙検査（SF-36など）で測定することができる（C）．
14.3.c	運動の実行を妨げる可能性がある条件を各患者で評価する（C）．
14.4	運動に関する勧告：
14.4.a	多くの透析患者は体力が非常に低下しているため，推奨された運動レベルを受け入れられるように体力と持久力を高めるには，理学療法部門への紹介が必要なことがある．
14.4.a.i	心臓リハビリテーションに適格な患者は，その専門家に紹介する必要がある（C）．
14.4.a.ii	運動の目標として，毎日でなくとも週の大部分で，強度が中程度の心血管運動を1日30分間実施すべきである．現在，運動を積極的にしていない患者では，非常に低レベルで短い運動から始め，徐々にこの勧告レベルまで引き上げる必要がある（C）．
14.4.b.	フォローアップ：
14.4.b.i	患者の運動機能の評価および運動の奨励は，通常の患者ケアプランの一部とすべきである．定期的な再検討では，運動レベルおよび運動機能の変化の評価を含めなければならない（C）．
14.5	透析患者の抑うつを発見して治療すべきである（B）．
14.5.a	透析ソーシャルワーカーが，透析開始時と以後は少なくとも年に2回，すべての透析患者に面接を実施し，抑うつ，不安および敵意の存在に特に注意して，患者の精神状態を評価する必要がある（C）．
14.5.b	透析患者に抑うつ，不安および敵意が存在する場合には，そのような精神状態を治療しなければならない（C）．

A：行うよう強く勧められる
B：行うよう勧められる
C：行うよう勧められるだけの根拠が明確でない
D：行わないよう勧められる

QOL，尿毒症症状を改善したが，血清クレアチニン値，血液尿素窒素には変化がなく，重炭酸投与の効果はみられなかったと報告している．さらにMustataら[12]は，CKD患者に12カ月の有酸素運動療法を行い，身体機能に加えて，動脈硬化やQOL改善に効果があったことを報告している．さらに，Headleyら[13]はstage 2〜4のCKD患者に対する48週間の有酸素運動療法（1日45分，週3日，$\dot{V}O_2peak$の50〜60%の強度）の無作為試験を行い，運動群で$\dot{V}O_2peak$の増加，安静時・運動時脈拍の減少，LDL・TGの増加を認めたと報告している．このように，透析導入前のCKD患者に対する運動療法は，心血管疾患のリスクファクターを改善させる．

運動による腎機能への影響については，上記の試験の中でKosmadakisら[11]は血清クレアチニン値，血液尿素窒素が変化せず，Headleyら[13]はeGFRは変化しなかったと報告している．一方，Toyamaら[14]は，虚血性心疾患を有するCKD患者に対する12週間の運動療法によりHDLコレステロールやGFRが改善したと報告し，その機序として運動療法による脂質代謝の改善が腎機能を改善している可能性を示唆した．

表3 慢性腎臓病発症あるいは腎障害進行のリスクファクター（文献1）より引用）

- 高血圧
- 耐糖能異常，糖尿病
- 肥満，脂質異常症，メタボリックシンドローム
- 膠原病，全身性感染症
- 尿路結石，尿路感染症，前立腺肥大
- 慢性腎臓病の家族歴・低出生体重
- 過去の健診での尿所見の異常や腎機能異常，腎の形態異常の指摘
- 常用薬（特にNSAIDs），サプリメントなどの服用歴
- 急性腎不全の既往
- 喫煙
- 高齢
- 片腎，萎縮した小さい腎臓

表4 心不全の運動療法における運動処方（文献15）より引用）

運動の種類	・歩行（初期は屋内監視下），自転車エルゴメータ，軽いエアロビクス体操，低強度レジスタンス運動 ・心不全患者には，ジョギング，水泳，激しいエアロビクスダンスは推奨されない
運動強度	【開始初期】 ・屋内歩行50〜80 m/分×5〜10分間または自転車エルゴメータ10〜20 W×5〜10分間程度から開始する ・自覚症状や身体所見をめやすにして1ヶ月程度をかけて時間と強度を徐々に増量する ・簡便法として，安静時HR＋30拍/分（β遮断薬投与例では安静時HR＋20拍/分）を目標HRとする方法もある 【安定期到達目標】 a) 最高酸素摂取量（Peak $\dot{V}O_2$）の40〜60％のレベルまたは嫌気性代謝閾値（AT）レベルのHR b) 心拍数予備能（HR reserve）の30〜50％，または最大HRの50〜70％ ・Karvonenの式（[最高HR－安静時HR]×k＋安静時HR）において，軽症（NYHA Ⅰ〜Ⅱ）では$k=0.4$〜0.5，中等症〜重症（NYHA Ⅲ）では$k=0.3$〜0.4 c) 自覚的運動強度（RPEまたはBorg指数）：11（"楽である"）〜13（"ややきつい"）のレベル
運動持続時間	・1回5〜10分×1日2回程度から開始，1日30〜60分（1回20〜30分×1日2回）まで徐々に増加させる
頻度	・週3〜5回（重症例では週3回，軽症例では週5回まで増加させてもよい） ・週2〜3回程度，低強度レジスタンス運動を併用してもよい
注意事項	・開始初期1ヶ月間は特に低強度とし，心不全の増悪に注意する ・原則として開始初期は監視型，安定期では監視型と非監視型（在宅運動療法）との併用とする ・経過中は，常に自覚症状，体重，血中BNPの変化に留意する

3. リハビリテーションプロトコール

CKD患者のための理想的な運動処方は，十分に確立されていない．CKD患者におけるCKD発症あるいは腎障害進行のリスクファクター（**表3**）[1]と透析患者の死亡原因としては心不全が最も多いこと[1]を勘案し，心不全患者に対するリハプロトコール（**表4**）[15]に準じて行われることが多い．さらに，以下のような準備体操やガイドラインが推奨されている．

1)準備体操・ストレッチング（上月[16]の腎臓体操）

運動前後のストレッチング，関節可動域維持・改善訓練，軽度の筋力増強訓練として**図3**に挙げるような体操を紹介している[16]．

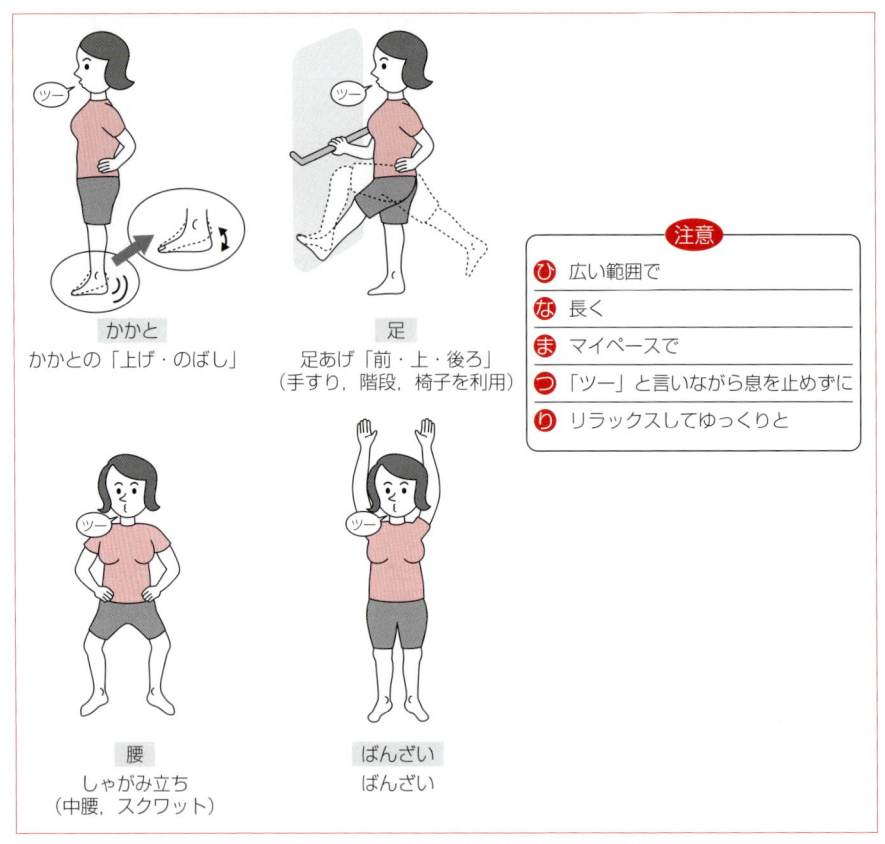

図3　上月の腎臓体操（文献16）より引用）

2) ACSM の Guidelines for Exercise Testing and Prescription (8th ed) による「慢性腎疾患患者のための運動勧告」

本勧告は CKD 患者用のガイドラインであり，透析患者に必ずしも限定していない．運動処方の考え方としては，一般向けの勧告をもとに初期の運動強度を軽度強度（酸素摂取予備能の 40％未満）から中等度強度（酸素摂取予備能の 40～60％）にし，そして患者の耐容能に基づいて時間をかけて徐々に進行させていくように修正すべきであるというものである[9]（表5）．また，安定した慢性腎疾患患者であれば，レジスタンストレーニングは健康のために重要であるとされている[9]．

3) 日本腎臓学会による『腎疾患患者の生活指導・食事療法に関するガイドライン』

日本腎臓学会による『腎疾患患者の生活指導・食事療法に関するガイドライン』[17]では，5 段階の成人の生活指導分類を行い（表6），透析導入原疾患の現在第1位である糖尿病性腎症の透析患者には軽度制限を（表7），また，第2位の慢性糸球体腎炎を含む慢性腎炎症候群の透析患者には高度制限を推奨している．

4) 日本腎臓学会による『エビデンスに基づく CKD 診療ガイドライン 2009』

日本腎臓学会の『エビデンスに基づく CKD 診療ガイドライン 2009』では，「CKD 患者における運動は，尿タンパクや腎機能障害を悪化させるという懸念から推奨し

表5 慢性腎疾患患者（透析患者に限定していない）のためのACSMの運動勧告（文献9）より引用）

頻度：有酸素運動3～5日/週，レジスタンス運動：2～3日/週
強度：中等度強度の有酸素運動［すなわち酸素摂取予備能の40～60％，Borg指数（RPE）6～20点法の11～13点］，およびレジスタンス運動は1-RMの60～75％
時間：
　有酸素運動：持続的な有酸素運動で20～60分/日，しかしこの時間が耐えられないのであれば，10分間の間欠的運動曝露で計20～60分/日
　レジスタンストレーニング：10～15回反復で1セット．患者の耐容能と時間に応じて，何セット行ってもよい）
種類：ウォーキングやサイクリングのような有酸素運動．レジスタンストレーニングのためには，マシンあるいはフリーウエイトを使用する．大筋群を動かすための8～10種類の異なる運動を選ぶ
特別な配慮
血液透析を受けている患者
・トレーニングは透析直後に行うべきでないが，透析をしない日には実施してもよい．もしもトレーニングが透析中に行われるのであれば，低血圧反応を避けるために，その運動は治療の前半中に試みられるべきである
・心拍数は運動強度の指標としての信頼性は低いので，RPEを使用する
・患者の動静脈接合部に直接体重をかけない限りは，動静脈接合部のある腕で運動を行う
腹膜透析を受けている患者
・持続的携帯型腹膜透析中の患者は，腹腔内に透析液があるうちに運動を試みるかもしれないが，この結果が思わしくない場合には，患者は体液を除去することが勧められる

表6 腎疾患の生活指導ガイドラインにおける成人の指導区分表（文献17）より引用）

日本腎臓学会では「腎疾患の生活指導ガイドライン」を作成し，腎臓病の種類や程度に合わせて生活指導区分を決めています．
現在どの程度の生活が適切か，主治医と相談してください．

指導区分	通学・通勤	勤務内容	家事	学生生活	家庭・余暇活動
A：安静（入院・自宅）	不可	勤務不可（要休養）	家事不可	不可	不可
B：高度制限	30分程度（短時間）（できれば車）	軽作業 勤務時間制限 残業，出張，夜勤不可（勤務内容による）	軽い家事（3時間程度）買い物（30分程度）	教室の学習授業のみ 体育は制限 部活動は制限 ごく軽い運動は可	散歩 ラジオ体操程度（3～4 Mets以下）
C：中等度制限	1時間程度	一般事務 一般手作業や機械操作では深夜，時間外勤務，出張は避ける	専業主婦 育児も可	通常の学生生活 軽い体育は可 文化的な部活動は可	速足散歩 自転車（4～5 Mets以下）
D：軽度制限	2時間程度	肉体労働は制限 それ以外は普通勤務 残業，出張可	通常の仕事 軽いパート勤務	通常の学生生活 一般の体育は可 体育系部活動は制限	軽いジョギング 卓球 テニス（5～6 Mets以下）
E：普通生活	制限なし	普通勤務 制限なし	通常の家事 パート勤務	通常の学生生活 制限なし	水泳，登山 スキー，エアロビクス

てきた運動制限に臨床的な根拠はなく，CKD患者においても身体活動の低下は心血管疾患による死亡のリスクであり，運動疲労を起こさない程度の運動（5 METs前後）が安定したCKDを悪化させるという根拠はなく，合併症などの身体状況が許すかぎり，定期的施行が推奨される」とされている[18]．

表7 腎疾患の生活指導ガイドラインにおける糖尿病性腎症の生活指導（文献17）より引用）

病期	生活一般	勤務	運動	家事	指導区分
第1期 （腎症前期）	普通生活	普通勤務	原則として糖尿病の運動療法を行う	普通に可	E
第2期 （早期腎症期）	普通生活	普通勤務	原則として糖尿病の運動療法を行う	普通に可	E
第3期-A （顕性腎症前期）	普通生活	普通勤務	原則として運動可（ただし病態により，その程度を調節する．過激な運動は不可）	普通に可	EまたはD
第3期-B （顕性腎症後期）	軽度制限（疲労の残らない範囲の生活）	軽度制限（業務の種類により，普通勤務〜座業までにする）	運動制限（体力を維持する程度の運動は可）	軽度制限（疲労のない程度に可）	C
第4期 （腎不全）	制限	軽勤務〜制限勤務（疲労を感じない範囲の座業を主とする．残業，夜勤は避ける）	運動制限（散歩やラジオ体操は可）	制限（疲労を感じない程度の軽い家事）	B
第5期 （透析療法期）	軽度制限（疲労の残らない範囲の生活）	原則として軽勤務（超過勤務，残業は時に制限）	原則として軽運動（過激な運動は不可）	普通に可（疲労の残らない程度にする）	C

注）増殖性網膜症を合併した症例では，腎症の病期にかかわらず制限を加える

5）米国K/DOQIによる『透析患者の心血管疾患に対するK/DOQI臨床ガイドライン』

米国K/DOQI（Kidney Disease Outcome QualityInitiative，腎臓病予後改善イニシアチブ）による『透析患者の心血管疾患に対するK/DOQI臨床ガイドライン』[8]では，すべての透析患者に対して，スタッフはその運動レベルを引き上げるように奨励すべきであると述べられている（表2）．そのためには，運動機能の評価，運動の実施を妨げる条件の評価，運動プログラムの再評価を少なくとも6カ月ごとに実施することを推奨している．

6）ESSA（運動スポーツ科学オーストラリア）のCKDの運動療法に対する声明

ESSA（Exercise and Sports-Science Australia，運動スポーツ科学オーストラリア）のCKDの運動療法に対する声明では，最大運動強度の60％以上の有酸素運動は心肺機能を改善させるために推奨されること，レジスタンストレーニングはデータが少なく心肺機能に対する効果は不明であるが骨密度や筋量の向上に効果的であること，CKD患者は合併症が多いため経験豊富な者が運動トレーニングプログラムを作成するべきであることなどが述べられている[19]．

4．リハビリテーション上の注意点

1）運動療法の禁忌と中止基準

すべての透析患者に対して運動療法を奨励すべきであるが，整形外科的・筋骨格

系の可動域制限，心血管系さらには動機づけの問題があれば，その問題点を特定し，患者を適当な部門に紹介し，患者が運動療法を行えるようにする必要がある．禁忌や中止基準については，現時点においては心疾患における運動療法に関するガイドラインに示されている禁忌・中止基準と生活習慣病に対する運動療法の適応と禁忌（p335，表8参照）を適用することが勧められる[15]．また，初回訓練時および強度再設定時には，症状や兆候の有無のみならず，血圧測定や心電図モニターによる安全確認が望ましい．

2) 運動負荷試験

透析患者は高齢であることが多く，狭心発作，心不全などに気づきにくい．運動療法を安全にかつ効果的に行うために，運動負荷試験を行うことは望ましい．運動負荷試験は，標準的な運動負荷試験の中止基準の適応とその運動負荷試験の解釈法をよく知っている医療関係者によって監視されるべきである．運動耐容能試験としては，心血管系フィットネス，筋力テスト，バランス能力テストなどがあるが，一般的にはトレッドミルや自転車エルゴメータのプロトコールが使用される．

透析患者では，運動負荷試験は透析を実施しない日に計画すべきであり，血圧はシャントのない腕で測定する．ピーク時心拍数は，年齢別予測最大心拍数の75％までにとどめるべきである．一方，持続的携帯型腹膜透析を受けている患者は，腹腔に透析液がない状態で運動負荷試験を受けるべきである[9]．

ACSMでは，CKD患者に対する動的筋力測定は3RMやそれより高い負荷（例えば，10〜12RM）を使用して行われるべきであり，同時に裂離骨折をきたす恐れがあるので，1RM試験は禁忌であるとしている[9]．また，筋力および筋の持久力は，60°〜180°/秒の角速度の範囲において等速性マシーンを使用し，安全に評価しうるとしている[9]．

3) 運動療法の時期

ACSMでは運動療法は透析直後に行うべきでないとしている[9]．また，ACSMでは，もしも運動療法が透析中に行われるのであれば，低血圧反応を避けるために，治療の前半中に試みられるべきであるとされている[9]．

4) 透析中の運動療法

透析患者にリハの1つである運動療法をいかにして習慣づけるかは難題である．なぜなら，週3回透析施設に通院するだけでも負担を感じている透析患者にとって，運動のために病院や運動施設にさらに通うのはとても大変である．筆者らは，2005年から透析をしている最中にベッド上の器械（エルゴメータ）で行う運動療法の普及に努めてきた．医師に運動の頻度・強さ・時間・種類の設定を行ってもらい，運動療法を透析時間帯の前半に行うものである．透析の際に運動を行うことで，運動の時間をほかに改めて設定しなくてよいこと，医療関係者が血圧モニターや自覚・他覚症状の確認をしていてくれることから，効率的かつ安全性が高い運動療法であり，患者さんに取り入れてもらいやすい方法である[20]．最近の研究では，透析中の運動療法によっても，表1のような運動の効用が認められることも続々判明して

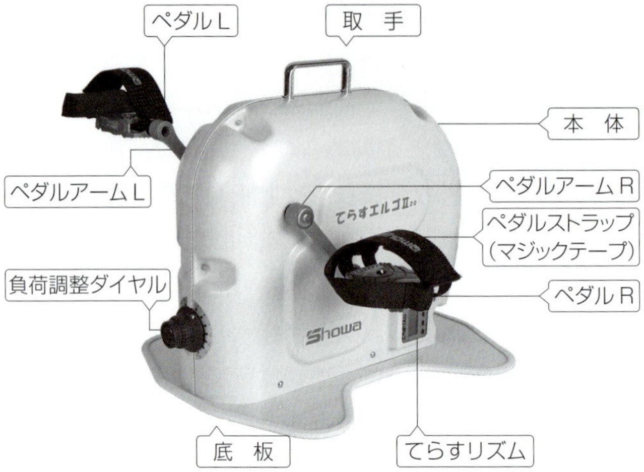

図4 てらすエルゴ（文献21）より引用）

きている．

　筆者らは，電動アシスト付きエルゴメータを用いた下肢運動とゴムバンドやボールを用いたレジスタンストレーニングを行ってきた．エルゴメータ運動は透析開始から原則2時間以内とし，10～15分間の運動後に同時間の休息を取り，それを繰り返す．レジスタンス運動はエルゴメータ運動の合間に行う．運動強度は，可能であれば運動負荷試験を実施して，得られた嫌気性代謝閾値（AT）の40～60％程度から開始し，徐々に100％に近づけて行く．より簡便な運動強度設定法としてBorg指数の13/20（ややきつい）以下と安静時心拍数＋30（β遮断薬投与例では20）拍/分以下とを組み合わせて設定することも有用である．運動頻度は，疲労が翌日にまで残らないならば週3回の透析時とする．電動アシスト付きエルゴメータは運動負荷としては軽すぎる場合が多いために，効果を上げるために足首に重りを装着してそのエルゴメータを漕ぐ手間が必要であった．最近は，安価・軽量で患者の体力に合わせて軽度～中程度の負荷量を調節できるエルゴメータ〔てらすエルゴⅡ（**図4**）〕が開発され，利便性が高まった[21]．

5）栄養との関係

　腎臓リハも包括的に行われるべきで，栄養療法は重要である．特にCKD患者では，タンパク・エネルギー消費状態（Protein-energy Wasting Syndrome：PEW）にあり，予後にも大いに影響を及ぼす[22)23)]．腎不全患者のPEWの主なメカニズムはタンパク合成低下とタンパク分解であるが，透析はこれらのプロセスを助長すると考えられている[24]．

　栄養治療として工夫した食事を投与しても，運動障害を有する患者では，摂取したタンパク質やアミノ酸は体タンパク，特に筋タンパクの合成には利用されにくい．筋タンパク合成の最大の刺激因子は運動であり，これがなければ体タンパクとして

ではなく，体脂肪として蓄積され，窒素は尿素に分解されてしまう．筋肉量や運動耐容能の低い患者ほど，生命予後が不良であり，栄養治療を行う際には，適切な運動量の確保がきわめて重要である．

CKDでも運動療法はタンパク同化促進作用を有する．Pupimら[25]は，6人の透析患者にアミノ酸（ロイシン，イソロイシン）を投与しながら運動療法を実施した結果，運動を行わないでアミノ酸投与のみを行った場合に比較して，骨格筋でのアミノ酸取り込みや筋タンパク付加が有意に増加した．また，Sakkasら[26]の成績では，患者18人に週3回，6カ月間にわたって，ATの90％の強度で透析中に自転車エルゴメータ運動を行った結果，腓腹筋生検により，運動療法前に比較して有意な筋線維の肥大が生じ，萎縮筋線維の比率が減少することが確認された．また，筋線維に接する毛細血管数も増加し，運動耐容能に好影響を与える可能性が示唆された．

最近，CKD患者のPEWに関する声明が国際腎臓病栄養代謝学会から発表され，CKD患者は通常の食事では適切な栄養状態を維持できないため栄養補助剤を用いることが望ましいこと，さらに運動療法や成長ホルモン，ステロイドなどを単独あるいは併用することがタンパク貯蔵に効果的であることなどが提唱されている[23]．

5. 合併しやすい疾患と障害

わが国の透析医療の水準は世界一であり，最長40年以上の生存例など長期延命に成功している．しかし，透析患者では，心血管疾患をはじめさまざまな疾患を合併し，同時にさまざまな障害を有する（表3，8）[1)20)]．糖尿病腎症は，わが国における透析導入原因の第1位である．糖尿病がもたらす障害の基本は血管障害であり，糖尿病大血管病（脳卒中，冠動脈疾患，末梢血管疾患），糖尿病細小血管病（網膜症，神経障害，腎症），足病変など多様かつ全身に及ぶ．糖尿病は，障害者の機能予後や

表8　透析CKD患者のかかえる問題点（文献20）より引用）

1	**循環器系**
	― 死因の第1位は心不全
	― 糖尿病性腎症，高血圧といった生活習慣病を基礎疾患に有する患者の比率が増加
	― 高齢化
2	**腎性貧血**
	― エリスロポエチンの合成能の低下
3	**代謝・免疫系**
	― インスリン感受性の低下
	― 筋タンパクの異化亢進
	― 栄養分の透析液への流出
	― 炎症・線維化・動脈硬化に関係するサイトカインの増加
4	**筋・骨格系**
	― 筋力低下（廃用性筋力低下，尿毒症性ミオパチー，尿毒症性ニューロパチー）
5	**骨・関節系**
	― 腎性骨異栄養症（線維性骨炎，骨軟化症，無形成骨症）
	― 透析アミロイドーシス
6	**心理・精神系**
	― 心理的ストレス
	― 生活の質の低下
7	**運動耐容能の低下**

生命予後に大きな影響を及ぼす．例えば，足病変，網膜症による視力障害，神経障害でみられる四肢末端の異常感覚，自律神経障害としての起立性低血圧などは，患者のADLやQOLを大きく損なわせるとともに，リハ施行の障害になる．また，糖尿病は脳血管障害・虚血性心疾患・腎不全などの初発・再発の重要な危険因子でもある．長期間透析を行っていると，心不全や低血圧などの合併症が発生し，それが透析患者のQOLを一層低下させてしまうことが少なくない（**表8**）[20]．このような背景のもと，透析患者のQOLを向上させたり，廃用症候群を防止・改善させたりするための方策が求められており，腎臓リハはその重要な対応策の1つとして期待されている．

6. 重複障害のリハビリテーションを行う際に押さえておくべきポイント

1) 重複障害者こそリハビリテーションが必要

重複障害を有する患者では，長期の安静・臥床などにより身体・精神活動の抑制を強いられがちである．その非活動性は全身臓器の機能低下，能力低下や心理面やQOLの悪化をもたらし，廃用症候群を合併し，肥満・インスリン抵抗性・糖尿病・脂質異常症・動脈硬化の進行につながり，心血管系疾患などに罹患して寿命を短縮するという悪循環に陥りやすい．その悪循環を断ち，予防するために積極的に運動を行い，フィットネスを維持・向上させる必要がある[27]．重複障害者では，日常生活活動の維持や再発防止のみならず，ほかの動脈硬化性疾患の合併増悪を防止する意味でも日常活動をいかに活発化させるかが重要であるといえる．透析患者でもCABG後の心臓リハは重要であり，心臓リハを行うことで心臓死の36％，全死亡の35％を減少することが報告されている[28]．

CKD患者では，糖尿病による足病変や筋力低下などの運動器障害，歩行障害，バランス異常が明らかにされており，「運動機能障害」としてとらえることも必要である．定期的な足指の観察，靴のフィッティング指導，免荷装具を用いた創傷の保護，インソール，靴型装具を用いた装具療法などでの潰瘍形成予防，微小循環を改善する物理療法，免荷状態で身体活動量やADLを維持する理学療法・運動療法など，運動機能障害に注目したリハを行う．

2) 重複障害の運動療法は意外に負荷が大きい

例えば，脳卒中片麻痺患者の歩行は，健常者と比べエネルギーの消費は大きく，77～224％増しであるため，同じ運動でも脳卒中発症前より心臓に対しても高負荷になることに注意する．CKD患者は虚血性心疾患，心不全，高血圧の合併も多いので，血圧の過上昇や虚血発作にも留意する．歩行時のエネルギー消費は装具や杖の使用で少なくなるため，杖や装具を早期より使用しながら運動療法を行うことが望ましい．また，糖尿病を背景に，狭心痛を感じにくいので，心電図変化の有無など検査をきちんと行うことが必要である．運動療法の中止基準は心不全のものに従い幾分マイルドな運動にとどめるなど全身状態やリスクの十分な把握を行い，重複障害など状況に応じた個別プログラムを作成することが重要である．重複障害のリハ

では，従来の臓器別リハのFITTを見直さなくてはならない．各臓器に特異的な問題を考えるとともに，脳・心・肺・骨関節などの臓器関連を考慮することが必要である[27]．

3) リハビリテーション中の事故防止対策を十分に行う

重複障害患者に対するリハ中の事故として，意識障害（低血糖発作など），胸痛，呼吸困難，不整脈，転倒，骨折などが挙げられる．

脳卒中患者では，失語症や認知障害のために自覚症状を適切に表現できないこともあるため，身体所見や運動療法の効果の指標やリスク管理のためのモニタリングとして，負荷開始時は心電図，心拍数，血圧，SpO_2などの客観的所見を見逃さないようにする．

4) 高齢者への対応も配慮

透析導入患者は男女とも75～79歳が最も多い[2]．重複障害者は高齢者であることが多く，症状・徴候が非定型的であるため本人の自覚症状のみに頼るのは不十分であり，運動負荷試験などの検査の必要性が高い（p35，表3参照）[27]．運動負荷試験を厳密に行ってリスク管理を行い，高強度運動よりも低～中強度運動で，時間と頻度を漸増することが必要である．また，予後が社会や環境面によって支配されることが稀でないので，個々の患者の身体的，精神・心理的，社会的背景および本人の希望の個人差を十分考えて，個々に治療目標を立て，包括的に診療に当たることが肝要である[27)29)]．さらに，高齢者で認知障害を合併していることがあり，それを理由にリハに加われない場合も少なくないとされている[30]．聴覚障害・視覚障害の合併も少なくない．すなわち，パスに沿った型どおりのリハに固執せず，対象患者の特徴を踏まえたリハが必要である．教材に工夫をして「わかりやすさ」を徹底し，患者に加えて家族に教育を徹底することも一案であろう．

●おわりに

腎臓リハの内容と効果，重複障害のリハを行う際の注意点などを述べた．リハメニュー作成に際しては，患者の状態，自己管理能力，環境などを考慮した無理のない現実的なものでなければならない．2011年に腎臓リハの一層の普及・発展を目的として，職種を超えた学術団体である「日本腎臓リハビリテーション学会」が設立され盛況である[31]．今後の腎臓リハの普及・発展が大いに期待される．

■文献

1) 日本腎臓学会（編）：エビデンスに基づくCKD診療ガイドライン2009．東京医学社，2009
2) 社団法人日本透析医学会：図説　わが国の慢性透析療法の現況．http://docs.jsdt.or.jp/overview [Accessed 2015 Jan 24]
3) Painter P: Physical functioning in end-stage renal disease patients: Update 2005. Hemodial Int **9**: 218-235, 2005
4) 上月正博：腎臓リハビリテーションの定義とエビデンス．上月正博（編著）：腎臓リハビリテーション．医歯薬出版，pp10-17，2012

5) Kohzuki M: Renal rehabilitation: present and future perspectives. Suzuki H (ed): Hemodialysis. Intech, pp 743-751, 2013
6) Tentori F et al: Physical exercise among participants in the Dialysis Outcomes and Practice Patterns Study (DOPPS): correlates and associated outcomes. *Nephrol Dial Transplant* **25**: 3050-3062, 2010
7) Smart N, et al: Exercise training in haemodialysis patients: a systematic review and meta-analysis. *Nephrology (Carlton)* **16**: 626-632, 2011
8) K/DOQI Workgroup: K/DOQI clinical practice guidelines for cardiovascular disease in dialysis patients. *Am J Kidney Dis* **45** (Suppl 3): S1-S153, 2005
9) ACSM: ACSM's guidelines for exercise testing and prescription (8th Edition). Lippincoh Williams & Willkins, 2009
10) Heiwe S, et al: Exercise training for adults with chronic kidney disease. *Cochrane Database Syst Rev.* **10**: CD003236, 2011
11) Kosmadakis GC, et al: Benefits of regular walking exercise in advanced pre-dialysis chronic kidney disease. *Nephrol Dial Transplant.* **27**: 997-1004, 2012
12) Mustata S, et al: Effects of exercise training on physical impairment, arterial stiffness and health-related quality of life in patients with chronic kidney disease: a pilot study. *Int Urol Nephrol* **43**: 1133-1141, 2011
13) Headley S, et al: Exercise training improves HR responses and $\dot{V}O_2$peak in predialysis kidney patients. *Med Sci Sports Exerc* **44**: 2392-2399, 2012
14) Toyama K, et al: Exercise therapy correlates with improving renal function through modifying lipid metabolism in patients with cardiovascular disease and chronic kidney disease. *J Cardiol* **56**: 142-146, 2010
15) 循環器病の診断と治療に関するガイドライン（2011年度合同研究班報告）. 心血管疾患におけるリハビリテーションに関するガイドライン（2012年改訂版）. http://www.j-circ.or.jp/guideline/pdf/JCS2012_nohara_h.pdf（2015年1月閲覧）
16) 上月正博：透析患者の運動療法. 上月正博（編著）：腎臓リハビリテーション. 医歯薬出版, pp234-246, 2012
17) 腎疾患患者の生活指導に関する小委員会ならびに腎疾患患者の食事療法に関する小委員会合同委員会：腎疾患患者の生活指導・食事療法に関するガイドライン. 日腎会誌 **39**: 1-37, 1997
18) 日本腎臓学会（編）：エビデンスに基づくCKD診療ガイドライン. http://www.jsn.or.jp/ckd/ckd2009_764.php [Accessed 2015 Jan 24]
19) Smart NA, et al: Exercise & Sports Science Australia (ESSA) position statement on exercise and chronic kidney disease. *J Sci Med Sport* **16**: 406-411, 2013
20) 上月正博：腎臓リハビリテーション：現況と将来展望. リハ医学 **43**: 105-109, 2006
21) 上月正博：てらすエルゴの監修に携わって. http://www.showadenki.co.jp/files/pamphlet/TE2_cata.pdf
22) Kim JC, et al: Frailty and protein-energy wasting in elderly patients with end stage kidney disease. *J Am Soc Nephrol* **24**: 337-351, 2013
23) Ikizler TA, et al: Prevention and treatment of protein energy wasting in chronic kidney disease patients: a consensus statement by the International Society of Renal Nutrition and Metabolism. *Kidney Int* **84**: 1096-1107, 2013
24) Ikizler TA: Optimal nutrition in hemodialysis patients. *Adv Chronic Kidney Dis* **20**: 181-189, 2013
25) Pupim LB, et al: Exercise augments the acute anabolic effects of intradialytic parenteral nutrition in chronic hemodialysis patients. *Am J Physiol Endocrinol Metab* **286**: E589-597, 2004
26) Sakkas GK, et al: Changes in muscle morphology in dialysis patients after 6 months of aerobic exercise training. *Nephrol Dial Transplant* **18**: 1854-1861, 2003
27) 上月正博：総論：重複障害の増加の実態とその注意点. *JJCR* **19**: 19-22, 2014
28) Kutner NG, et al: Cardiac rehabilitation and survival of dialysis patients after coronary bypass. *J Am Soc Nephrol* **17**: 1175-1180, 2006
29) 上月正博：高齢者の特徴とリハビリテーションの重要性. 臨床リハ **20**: 57-64, 2011
30) Kohzuki M: Paradigm shift in rehabiulitation: from "adding life to years" to "adding life to years and years to life". *Asian J Health Service* **2**: 1-8, 2012
31) 一般社団法人日本腎臓リハビリテーション学会：http://jsrr.jimdo.com/ [Accessed 2015 Jan 24]

IV 各種疾患のリハビリテーション
6. 運動器疾患のリハビリテーション

●はじめに

1. 大腿骨頚部骨折術後

　大腿骨近位部の骨折は，骨頭・頚部・頚基部・転子部・転子下に発生するが，高齢者の低エネルギー外傷では頚部・頚基部・転子部の骨折を生じることが多い．これまで日本では，大腿骨近位部の骨折を関節内骨折である大腿骨頚部内側骨折と関節外骨折である大腿骨頚部外側骨折に分けて表記し，両者をあわせて大腿骨頚部骨折としてきた．しかし，海外の文献報告では，大腿骨内側骨折を femoral neck fracture，大腿骨外側骨折を trochanteric fracture, intertrochanteric fracture, pertrochanteric fracture と表記されていることが多く，わが国の呼称との差異があるため臨床現場で混乱を生じているが，本稿では従来どおりの大腿骨頚部内側と外側骨折をあわせた骨折を大腿骨頚部骨折とした．

　日本の高齢化は世界に類をみない速度で進んでいる．高齢化の進行に従って大腿骨頚部骨折の発生数も増加し，2020 年に約 20 万人，2030 年に約 30 万人，2042 年には約 32 万人になると予想されている[1]．

　高齢化の進行により転倒者数も増加しており，在宅高齢者の転倒率は約 10～20％程度となっているが，施設入所者の転倒率は約 10～40％とさらに高率となる．転倒に伴う骨折の頻度は，在宅高齢者の男性で約 9％，女性で約 12％といわれており，その転倒者の約 1 割がなんらかの骨折をきたすとされる．その中で大腿骨頚部骨折は約 10％未満と推定されることから，転倒した高齢者の約 1％前後が大腿骨頚部骨折を受傷している[2]．その転倒は通常のふらつきに伴うものが多く，約 87％を占めている．転倒方向は，後方または後側方がほとんどで，転子部の打撲が最多であった[3]．高齢者は，大腿骨頚部骨折の危険因子である易転倒性，循環器疾患，糖尿病[4]，腎機能低下[5]，副甲状腺機能低下症[6]，視力障害[7]，変形性関節症による膝痛[8]，認知症[9]などの重複疾患を有していることが多く，大腿骨頚部骨折の受傷後から手術加療やリハの重要な治療対象となっている．

2. 変形性膝関節症

　変形性膝関節症は，加齢による一次性と外傷・先天的や後天的な下肢アライメント異常・肥満・シャルコー関節・関節リウマチなどの自己免疫疾患・化膿性関節炎・骨系統疾患などによる二次性に分けられ，関節を構成する軟骨，軟骨下骨，骨組織に退行性変化と反応性の増殖性変化をきたす疾患である．その診断基準は統一されておらず，単純 X 線検査では Kellgren-Lawrence[10] 分類が頻用されている．その分

類ではGrade 0～4の5段階評価がなされ，Grade 2以上を変形性膝関節症と定義している．2005年度より開始されたROAD（Research on Osteoarthritis Against Disability）スタディにより，40歳上の成人において，男性42.6％，女性62.4％の変形性膝関節症の有病率が示され，2005年度の人口比率に当てはめて推測すると，男性860万人，女性1,670万人の計2,530万人の有病者が存在することが明らかとなった．さらに，過去1カ月以内に少なくとも1日以上の膝痛があり，または，医師の診察時に膝痛を訴えた頻度は，男性27.9％，女性35.1％に上り，当時の人口比率に当てはめて推測すると，男性710万人，女性1,090万人の計1,800万人の膝痛有病者数が存在する[11]とされ，まさに国民病の1つであり，早急な対策が望まれる．また，近年注目されているロコモティブ・シンドロームの原因でもあり，関節疾患は2013年度の介護度認定において要支援認定の第1位となっている[12]．国民の健康寿命を延ばすうえでロコモティブ・シンドロームへの対策は欠かせないものであるが，メタボリックシンドローム（以下，メタボ）との関連性も報告されている．肥満，耐糖能異常，脂質異常，高血圧の4つの因子をもとに変形性膝関節症の発生リスクを検討すると，1つ有するものでオッズ比2.3，2つ有するもので2.8，3つ以上で9.8と報告され，変形性膝関節症とメタボとの密接な関係性が明らかとなっている[13]．また，軽度認知障害のある高齢者において，変形性膝関節症の発症リスクは4.9倍と高くなることも知られている[14]．

3. 下肢切断

下肢切断の歴史的変遷をみると外傷や悪性腫瘍が原因で切断に至る症例は減少しており，その代わりに閉塞性動脈硬化症〔Arteriosclerosis Obliterans：ASO，現在は一般的に末梢動脈疾患（PAD）という疾患名で呼称する〕の割合が増加している．PADの中で，下肢の潰瘍や安静時痛を有し，治療を行わなければ早期に切断に至るものを重症下肢虚血（Critical Limbs Ischemia：CLI）と表現している．わが国における下肢切断に関する最近の報告[15]によると，約60％がPADによるとされている．さらに，高齢人口が25％以上の淡路島における橋本[16]の調査によると，85.7％がPADを原因として下肢切断に至っていた．欧米におけるCLIの年間発生率は，人口100万人あたり500～1,000人[17]と推定され，わが国においては人口100万人あたり100～200人[18]と推定されている．わが国の超高齢社会の進行や生活習慣の欧米化などを勘案すると，その年間発生率に近づいていくことが予想される．下肢切断に至る外傷や悪性腫瘍以外のCLI患者のほとんどは，虚血性心疾患，慢性腎臓病〔CKD（透析含む）〕や脳を含む全身の血管性病変を重複していることも稀ではないため，死亡率は悪性腫瘍よりも高いといわれている．PADの臨床症状は下肢虚血により生じ，Fontaine分類では4つの段階に分けられている．Ⅰ度：動脈硬化の閉塞はあるが無症状，Ⅱ度：間欠性跛行，Ⅲ度：安静時痛，Ⅳ度：潰瘍・壊死であり，CLIはⅢとⅣ度になり，その治療は患肢救済のために血行再建の外科的治療が優先して行われる．ここで強調したいのが，PADは全身性の疾患ということである．加

齢や糖尿病などを基盤にして全身の末梢動脈が閉塞していき，CLI として表面化したものであるため，同様の病態である虚血性心疾患や脳疾患を有することが多い．しかし，PAD が徐々に進行し間欠性跛行が出現後，CLI に移行していく症例ばかりでなく，無症状から突然に CLI を発症する症例も多くみられる[19]．このため，いつどのタイミングで下肢切断に至るか予見することは容易でなく，PAD や糖尿病に罹患している患者は日頃から運動を継続し，運動機能を高めておくことが重要である．また，PAD，虚血性心疾患，脳血管障害のうち，1つでも有する患者の1年後の死亡率は1.4%，3つすべてを有する場合は3.8%と，重複疾患が多いほど死亡率は上昇すると報告されている[20]．糖尿病を併発した PAD 患者の大切断に至る率は，非糖尿病患者より5～10倍高く[21]，糖尿病の管理の重要性は明白である．

超高齢社会となった今，これらの運動器疾患の増加を抑制するための対策が重要であり，リハ（運動療法，物理療法，装具療法など）の役割は大きい．

本稿では，大腿骨頚部骨折，人工膝関節置換術（Total Knee Arthroplasty：TKA）などの患者に対し，廃用に至らしめることなく，受傷前の ADL レベルへの早期復帰を目指すためのクリニカルパスやチームアプローチ，また，下肢切断に関連のある PAD や糖尿病の運動療法と下肢切断のリハおよびその重複疾患に関して詳述する．

●リハビリテーションの対象疾患

1. 大腿骨頚部骨折

大腿骨頚部骨折（骨頭，頚部，頚部基部，転子部，転子下を含む）患者である．

2. 変形性膝関節症

基本的には疼痛，関節変形，年齢は関係なく，すべての変形性膝関節症はリハの対象となる．ただし，未治療やコントロール不良な関節リウマチ，急性の化膿性関節炎が疑われる症例などは内科的治療や外科的治療が優先されることもあり，注意を要する．また，TKA の適応のある膝に対して術前後にリハは行われる．

3. 下肢切断

PAD や糖尿病を有する下肢切断リスク保持者や PAD や糖尿病を基礎疾患とした下肢切断者が対象となる．健常者の外傷や悪性腫瘍による下肢切断患者と PAD 患者の病態は大きく異なるため，本稿では重複疾患の多い PAD や糖尿病患者に焦点を当てる．

リハビリテーションの効果

1. 大腿骨頚部骨折

　大腿骨頚部骨折患者においては，術前より上肢機能訓練や腱側下肢機能訓練，患側足関節機能訓練を行うことが重要である．術後翌日より座位訓練を開始し，骨折部の不安定性などの問題がなく全荷重可能であれば，可能なかぎり早期に起立歩行訓練へ進める．

　多くの病院でクリニカルパスが導入されており，リハにおける詳細なゴール設定，術翌日からのリハ開始から退院，もしくは転院までの明確かつ円滑な流れを構築するためのプランニングが示されている．クリニカルパスの導入によって，受傷前のADLレベルが高く術後成績の良好な症例において，4カ月後の身体自立度には違いがなかったが，入院期間の短縮や術後4カ月間の医療費の削減効果がみられたとされている[22]．クリニカルパスは病院ごとに個別に設定されているが，地域連携の成熟度合いによって異なり，画一なプランはない．しかし，大腿骨頚部骨折患者は重複疾患の問題があることが多く，全症例をそれぞれの病院のクリニカルパスに適応することは勧められない．

　リハの実施内容では，患者教育・強力な筋力訓練[23]・トレッドミル併用の歩行訓練[24]・作業療法の追加[25]・大腿四頭筋への電気刺激[26]などの有効性は，それぞれの報告において認められているが，Cochrane Databaseのシステマティック・レビューにおいては一定の結論は得られていない．しかしながら，multidisciplinary rehabilitation（専門的なチームアプローチリハ）は，軽度から中等度の認知症を有する大腿骨頚部骨折患者において有効との報告[27]がある．

　大腿骨頚部骨折患者のすべてが受傷前のADLレベルに戻るわけではなく（**表1**）[28]，歩行再獲得に影響する因子は，年齢・受傷前の歩行能力・認知症の程度と報告されている[29-33]．退院後のリハの継続は有効とされており，大腿四頭筋筋力の増大・歩行速度の向上・転倒リスクの減少効果[34]・股関節機能・健康関連QOLの改善[35]などが報告されている．その継続期間は，術後6カ月の時点でQOL評価，股関節評価ともに最終到達点に達する[36]とされ，RCTにおいて外来リハ介入群が対照群と比べて，歩行能力やQOLに有意な改善を認めたとの報告がある[37]．

表1　本邦における大腿骨近部骨折発症から1年後のADL変化

障害高齢者のADL自立度	骨折前	骨折後
ランクJ	2,317人（56.2％）	1,378人（38.9％）
ランクA	1,327人（32.2％）	937人（26.5％）
ランクB	388人（9.4％）	721人（20.4％）
ランクC	47人（1.2％）	135人（3.8％）
そのほか・不明	40人（1.0％）	374人（10.5％）
計	4,119人（100％）	3,545人（100％）

手術例の1年後死亡率は10.3％．非手術治療は全体の6.1％で，1年後死亡率は32.5％

表2 OARSIおよびAAOSガイドラインの運動療法に関する一部抜粋（文献38)39)より引用）

OARSIガイドライン（変形性膝関節症：運動療法に関して）

非薬物療法	エビデンスレベル
すべての患者に対して，治療の目的と生活様式の変更，運動療法，歩調，歩行速度の調整，減量，および損傷した関節への負担を軽減する方法に関する情報を提供し教育を行う．最初は医療従事者により提供される受動的な治療ではなく，自己管理と患者主体の治療に重点を置き，その後，非薬物療法の積極的な遵守を奨励する	Ia（教育） Ⅳ（遵守）
症候性の患者においては，疼痛緩和および身体機能を改善するための適切な運動療法について，理学療法士による評価と指示・助言を受けさせることが有益である．これにより杖および歩行器などの補助具の適切な提供につながる	Ⅳ
定期的な有酸素療法，筋力強化訓練および関節可動域訓練を実施し，かつこれらの継続を奨励する	Ia

AAOSガイドライン

非薬物療法	エビデンスレベル
症候性変形性膝関節症患者には，arthritis foundation主催の自己管理教育プログラムに参加し，自身の活動様式を変更する（例えば，ランニングの代わりにウォーキングやその代替となる活動を取り入れる）ことを推奨する	Ⅱ
定期的な接触により自己管理を促すことは，症候性変形性膝関節症患者に対する治療の選択肢の1つとなり得る	Ⅳ
体重過多（BMI>25と定義）の症候性変形性膝関節症患者には，減量を行い（少なくとも体重の5%），適切な食事・運動療法プログラムにより体重をより低く維持することを推奨する	Ⅰ
症候性変形性膝関節症患者には，身体への負担の少ない有酸素運動を行うことを推奨する	Ⅰ
関節可動域訓練は，症候性変形性膝関節症患者に対する治療選択肢の1つとなり得る	Ⅴ
症候性変形性膝関節症患者には，大腿四頭筋強化訓練を行うことを推奨する	Ⅱ

2. 変形性膝関節症

変形性膝関節症に対する治療は，非薬物療法（リハ含む）・薬物療法・外科的療法の3つに大別される．世界変形性関節症会議（Osteoarthritis Research Society International：OARSI）とアメリカ整形外科学会（American Academy of Orthopaedic Surgeons：AAOS）から相次いで発表された変形性膝関節症の治療ガイドラインは注目すべき報告である．

1）運動療法

これまで多くのRCTが報告され，その有用性は実証されている．OARSIから2007〜2008年に発表されたガイドライン[38]とAAOSから2008年に発表されたガイドライン[39]の中で，薬物および外科的治療を除いた非薬物療法の内容の中から運動療法に関する一部を抜粋し記載する（表2）．Van Baarら[40]やBennellら[41]は，システマティック・レビューにおいて運動療法の有用性を報告している．その中心となるのが大腿四頭筋強化訓練であり，そのほか膝関節屈筋強化訓練，股関節周囲筋力，足関節背屈底屈筋力，体幹筋力，上肢筋力強化訓練などの複合的な筋力強化訓練も行われている．また，水中訓練はプール内歩行を含め十分なエビデンス[42]を有するが，長期成績や陸上訓練との比較の結論が不十分である[43]．しかし，水中訓練には陸上訓練にはない多くのメリットがあり，膝痛のため陸上訓練を実践しがたい

患者においても有効である．水中における人体への影響には，① 浮力が存在し変形した荷重関節への負荷の減少，② 水の粘性による運動負荷調節，転倒回避，③ 水圧に伴う循環動態の変化，④ 水温によるリラクセーションなどの心理面の改善が挙げられる．運動療法は病院などで理学療法士の指導のもとで行われたものが多いが，在宅での訓練でも同等の効果を得たとの報告[44]がある．保存療法としての運動療法の効果は明らかであるが，将来TKAに移行する際にも術前の下肢筋力や運動機能は術後成績に重要な影響を及ぼすため，変形性膝関節症の治療を受けている全患者が運動療法に取り組むべきである．

2）物理療法

物理療法には，温熱療法（ホットパック，ラジオ波，ジアテルミーなど），寒冷療法（アイスパック），超音波療法，レーザー療法，経皮的電気刺激，過流浴などがある．最も多く臨床使用されているのは温熱療法であり，その効果として組織血流の増加による虚血の改善，痙縮の軽減，コラーゲン線維を多く含む組織の伸張，筋肉再生，軟骨細胞死の抑制[45]などが挙げられる．

3）装具療法

膝関節装具は，変形矯正と予防，関節の運動制限・固定，関節運動の補助，荷重制限などを目的に処方される．軟性膝装具は，関節固有感覚の向上や姿勢制御の改善の報告[46]はあるが，エビデンスに乏しいとされる．硬性膝装具や機能的膝外反装具は，筋電図評価にて膝周囲の筋活動の変化が確認され疼痛が軽減したという報告[47]や中長期的な治療効果の持続が報告されている[48]反面，コンプライアンスが不良の問題がある．

足底板は，足底挿入型と距骨下関節固定型があり，後者が足底板の外反効果をより効果的に膝に伝えるとの報告[49]がある．

3．下肢切断

1）末梢動脈疾患

PAD患者に対する運動療法は，体系的に構築された監視下の運動のみで有効であり，患者の歩行能力や運動パフォーマンスの向上，動脈硬化性因子（血圧，HbA1c，LDLコレステロール）の改善が得られる[21]．Hiattら[50]は，3回/週，12週間の運動療法で，下肢へ流入する血流量が38％増加し，最大歩行距離（Absolute Claudication Distance：ACD）が20％延長したと報告している．村瀬[51]は，心肺運動負荷試験時の最大強度の70％強度で，30分/1日1回，3回/週，6週間の自転車エルゴメータ運動によって，ACDの延長および外側広筋と腓腹筋の酸素化ヘモグロビンの回復時間が有意に改善したと報告している．

2）糖尿病

糖尿病患者に対する運動療法は，急性代謝反応として，交感神経刺激に対する脂肪分解脳は皮下脂肪組織より内臓脂肪組織でより大きく[52]，メタボの改善につながる．メタボ，肥満者，2型糖尿病患者における食事療法と運動療法の併用は，インス

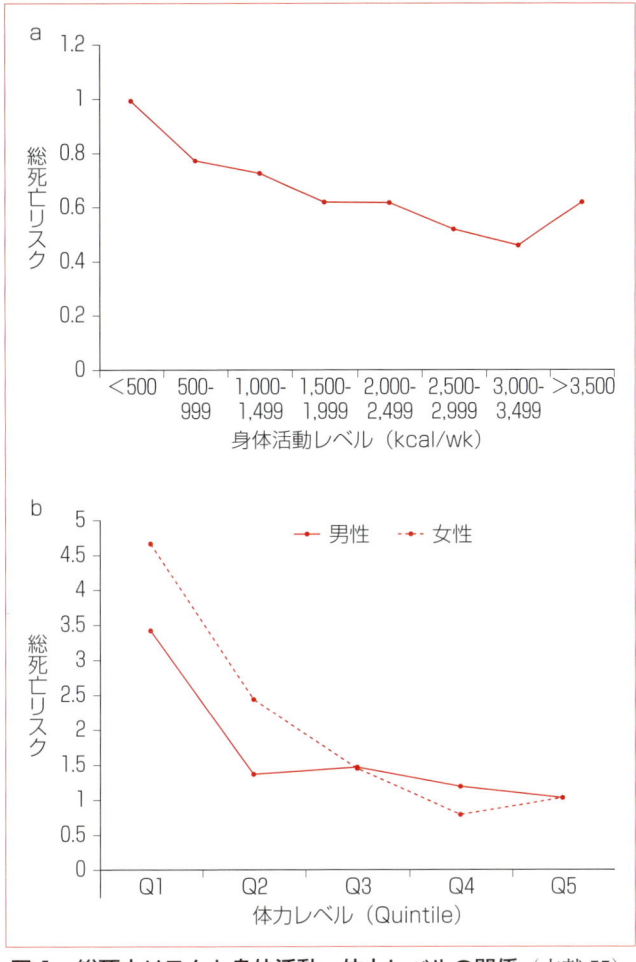

図1 総死亡リスクと身体活動，体力レベルの関係（文献55)より引用）

リン抵抗性を改善させ，筋インスリン抵抗性からの糖尿病発症を予防する[53]．Davidsonら[54]は，有酸素運動とレジスタンストレーニングの併用によって，高齢の腹部肥満者のインスリン抵抗性は有意に改善すると報告している．ただし，インスリン感受性改善を及ぼす運動の効果は3日で低下し，運動を1週間休止するとほぼなくなるといわれている．運動により有酸素運動能（$\dot{V}O_2max$）は増加し，身体活動レベル（kcal/週）が500 kcal 未満の総死亡率と比較して，2,500〜2,999 kcal の者は総死亡率が半減することが報告されている（**図1**）[55]．

3) 末梢動脈疾患（PAD）

PADのない高齢下肢切断者のリハによる義足歩行獲得率は，下腿切断で66〜76％，大腿切断で46〜53％と報告されている[56-59]．しかし，PADを基礎疾患に有する高齢下肢切断者のリハによる義足歩行獲得率は，下腿切断で34〜47.2％，大腿切断で9〜20％と報告されている[60-63]．特にPADが基礎疾患にもある者が再び歩く希望をもつためには，下肢切断における膝関節機能の温存が非常に重要なポイントなると報告されている[64]．

●リハビリテーションプロトコール

1. 大腿骨頚部骨折

　大腿骨頚部骨折術後のリハの目的は，術前の廃用防止のための身体機能訓練に加えて，術翌日からの座位訓練，起立訓練，歩行訓練開始による早期のADLレベルの回復と再転倒を防止することにある．クリニカルパスを含めたリハプロトコールは，骨折型・手術術式・各病院によって異なると思われるが，可能なかぎり早期の荷重訓練と離床を目指すことに違いはない．症例ごとに主治医との密な連絡，骨折型・手術記録の確認，術後骨癒合の経過，神経脱落症状や感染徴候などの臨床所見のチェックを行いつつ，状況に応じた適切なチームアプローチを行う．また，患者の住環境，家族関係，社会背景を確認することも重要である．患者自身の退院後の生活に直結する問題であり，1人暮らしかどうか，トイレや寝室の動線の状態，主要な居住空間の位置，介護保険サービスの必要性など，把握すべきポイントは多岐にわたっている．かかわるチーム全員での将来を見据えた協議を行うべきである．

2. 変形性膝関節症

　運動療法の最適なプロトコールや頻度，強度の結論は出ていないが，効果的な筋力強化プロトコールがまとめられている（**表3**）[65]．TKAの術前後リハは，多くの施設でクリニカルパスが導入されている．その目的は，医療業務の標準化，チーム医療の質の向上と円滑化，治療成績や安全性の向上，在院日数の短縮などである．それぞれの病院によって多少の差異はあると思われるが，多くは術前々日もしくは術前日に入院となり，術後は排液ドレーンが抜去され次第，持続的他動運動（Continous Passive Motion：CPM）や理学療法士による関節可動域訓練が開始となり，可及的早期より荷重歩行へと進み，術後3週前後での退院を目指すことになる．ただし，大腿骨頚部骨折と同様にクリニカルパスにあてはまらない症例が存在することも理解し，合併症などによりバリアンスが発生した際は，早期にオーダーメイド

表3　運動療法の標準プログラム（文献65）より引用）

方法	自重エクササイズ
材料	重錘，ダンベル
ウォーミングアップ	有酸素運動
クールダウン	冷却，ストレッチ，深呼吸
時間	約1時間
頻度	3日/週
初期運動量（進行）	各筋群につき1種類の運動，8〜10回繰り返しを1セット（運動量は増やさないが，単調になれば，訓練内容を変更する）
初期強度（進行）	中等度〜低い強度，1 RM（Repetition Maximum：最大反復回数）の約60％，または，10 RMの50〜100％
休息	1セットごとに約1分，運動ごとに5分間
リズム	ゆっくり

表4 糖尿病の下肢切断者における運動療法の目安（文献67）より引用）

運動強度	Karvonen式で目標心拍数を設定 自覚的運動強度「ややきつい」（RPE13）
頻度	少なくとも3日以上/週
実施時間	食後1～2時間後
運動療法プログラム例	歩行（15～30分，1日2回 自転車エルゴメータ 20 w/10分 筋力増強訓練（抵抗運動）：大殿筋，中殿筋

自覚的運動強度（rating of Peceived Exertion：RPE）

なリハを再構築する．

3. 下肢切断

1) 末梢動脈疾患（PAD）

PAD患者に対する運動療法の方法は，監視下でトレッドミル，またはトラック歩行を30～60分間，3回/週，間欠性跛行が生じる強度で行い，疼痛が中等度になれば安静をとり，治まれば運動を再開するというものである[21]．また，歩行訓練によって生じる疼痛の限界まで実施したほうがいいとの報告もある[66]．

2) 糖尿病

散歩，ジョギング，ラジオ体操，水泳などの全身の筋肉を使う有酸素運動を中等強度（脈拍120回/分，高齢者は100回/分程度）で，1日10～30分，3～5回/週のペースで実施することが望ましい．糖尿病を基礎疾患にもつ下肢切断者の運動療法例を表4に示す．

3) 下肢切断のリハビリテーション

下肢切断のリハを行ううえで，種々の要因で義足訓練対象にならないものを表5，6に示す．リハ適応となる患者に対して，切断前のアプローチ，切断後の断端管理アプローチに分けて記載する．

a. 切断前のアプローチ

治療すべき虚血性心疾患や重度の心不全（左室駆出率35％以下，NYHA分類Ⅲレベルなど）を有する場合，切断前の冠動脈治療実施や心不全の急性増悪による突然死のリスクもあるため慎重に評価を行う必要がある．CLIの治療のために長期の安静を要し，廃用が進んでいることもありうる．患側の残存予定関節機能の温存に加えて，特に，腱側の片脚立位荷重バランス訓練，関節可動域訓練，車椅子移乗および移動の自立を目指すADL訓練や上肢機能向上訓練は必須である．患側の切断に対する受容が得られていない場合は，本来は幻視痛の発生増悪につながるため切断を行うべきではない．しかし，患側の壊疽進行による敗血症などの致命的な全身状態を改善するために切断を行うことはあり，その際は術後の疼痛管理をオピオイド鎮痛薬などでしっかりと行う．下肢切断に対する受容は容易ではなく，その間に廃用を進ませないためにも術前からのリハは重要である．

表5 下腿切断における義足処方の非適応（文献68）より引用）

- 高度な膝関節屈曲拘縮がある
- 上肢機能障害があり，歩行補助具が使用できない
- 訓練意義・内容などを理解できない
- 自立歩行獲得の意欲がない
- 重度の重複疾患がある（神経内科疾患，末期腎機能障害，虚血性心疾患，閉塞性肺疾患など）

表6 大腿切断における義足処方の非適応（文献68）より引用）

- 腱側股関節の重度拘縮がある
- 片脚起立できない（廃用，変形性関節症，片麻痺など）
- 5 METs程度の体力がない
  （5 METs≒50% VO_2max≒酸素消費量 18 ml/kg/min）
- 訓練意義・内容などを理解できない
- 自立歩行獲得の意欲がない
- 重度の内科的疾患がある（神経内科疾患，末期腎機能障害，虚血性心疾患，閉塞性肺疾患など）

b．切断後の断端管理アプローチ

　重複疾患を有する患者も多く，糖尿病患者の血糖コントロール（切断後の低血糖），透析患者の水分管理は特に注意を要する．断端の浮腫をコントロールし，創治癒の促進，断端の成熟を進めるための管理方法には，rigid dressing（ギプス包帯），soft dressing（弾性包帯），シリコンライナーでの断端ケアが存在する．Rigid dressingは，soft dressingと比して断端成熟促進に優れ，訓練期間の短縮も得られる方法である[69-71]．しかし，術後の創部観察はできず，十分なリハ経験も必要とされ，一般市中病院ではsoft dressingも重要な治療選択肢となりうる．シリコンライナーでの断端ケア[72-74]は近年注目を浴び，専門病院にて取り入れられているが，一定のリハプロトコールのコンセンサスはなく，それぞれの施設で経験をもとに独自の方法を採用していると思われる．

●リハビリテーションの注意点（禁忌，中止基準）

1．大腿骨頚部骨折

　大腿骨頚部骨折を受傷する患者の多くは高齢者のため，内科的な基礎疾患を有することも多々ある．術後早期からのリハにおいて，受傷後の安静，手術侵襲による全身状態の変化や廃用の進行のため，もともとコントロールされていた基礎疾患が悪化する場合があり，リハ開始において慎重な観察や内科的治療を要する．また，心機能，呼吸機能低下は高齢者において多くみられ，リハ時のリスク管理は非常に重要である．これまで多くのリハ時のリスク管理におけるガイドラインや提言がなされており，その遵守は必須といえる．心不全における運動療法の禁忌は（**表7**）[75]，その運動処方は（p293，表4参照）[75]であり，慢性呼吸器不全における運動療法の中止基準はBorg指数[76]，（**表8**）[77]である．そして，高齢者のリハ患者の増加により必

表7 心不全の運動療法の禁忌

I. 絶対的禁忌	1)	過去1週間以内における心不全の自覚症状（呼吸困難，易疲労性など）の増悪
	2)	不安定狭心症または閾値の低い［平地ゆっくり歩行（2METs）で誘発される］心筋虚血
	3)	手術適応のある重症弁膜症，特に大動脈弁狭窄症
	4)	重症の左室流出路狭窄（閉塞性肥大型心筋症）
	5)	未治療の運動誘発性重症不整脈（心室細動，持続性心室頻拍）
	6)	活動性の心筋炎
	7)	急性全身性疾患または発熱
	8)	運動療法が禁忌となるその他の疾患（中等症以上の大動脈瘤，重症高血圧，血栓性静脈炎，2週間以内の塞栓症，重篤な他臓器障害など）
II. 相対的禁忌	1)	NYHA IV度または静注強心薬投与中の心不全
	2)	過去1週間以内に体重が2kg以上増加した心不全
	3)	運動により収縮期血圧が低下する例
	4)	中等症の左室流出路狭窄
	5)	運動誘発性の中等症不整脈（非持続性心室頻拍，頻脈性心房細動など）
	6)	高度房室ブロック
	7)	運動による自覚症状の悪化（疲労，めまい，発汗多量，呼吸困難など）
III. 禁忌とならないもの	1)	高齢
	2)	左室駆出率低下
	3)	補助人工心臓（LVAS）装着中の心不全
	4)	植込み型除細動器（ICD）装着例

循環器の診断と治療におけるガイドライン（2011年度合同研究班報告）：心血管疾患におけるリハビリテーションに関するガイドライン（2012年改訂版）．http://www.j-circ.or.jp/guideline/pdf/JCS2012_nohara_h.pdf（2015年3月閲覧）

表8 慢性呼吸器不全における運動療法の中止基準（文献77）より引用）

呼吸困難	Borg CR-10 スケール7以上
そのほかの自覚症状	胸痛，動悸，疲労，めまい，ふらつき，チアノーゼ
心拍数	年齢別最大心拍数（220－年齢）の85％（肺性心を伴うCOPDでは65～70％）不変ないし減少したとき
呼吸数	毎分30回以上
血圧	高度に収縮期血圧が下降したり，拡張期血圧が上昇したとき
SpO_2	90％未満になったとき

要性の高まった『リハビリテーション医療における安全管理・推進のためのガイドライン』[78]が作成され，その内容の多くは循環動態（血圧変動，不整脈）に関連しており，リハ実施時にはそれぞれの患者ごとに評価し，活用されるべきものである（p207，表5参照）[78]．

また，大腿骨頸部骨折の外科的治療法の違いによっても以下の注意を要する．

1) 大腿骨頸部骨折骨接合術後

骨接合術においては，内側骨折か外側骨折，骨折部位の安定性，ラグスクリューなどの固定材料の刺入位置などが問題になる．内側骨折であれば，年齢，基礎疾患，Garden分類などにより骨接合か人工骨頭置換術が選択されることになる．内側骨折に多くみられる骨頭壊死や偽関節（**表9**）[79]にはリハ経過中に十分な注意を払う必要がある．また，外側骨折の再手術原因として最も多いのが，骨癒合不良にとも

表9 大腿骨頚部骨折の骨接合術における骨頭壊死や偽関節のリスク
（文献79）より引用）

骨折型		骨頭壊死の頻度（%）	偽関節の頻度（%）
大腿骨頚部内側骨折	非転位型	4〜21	0〜15
	転位型	46〜57	4〜40
大腿骨頚部外側骨折		0.3〜1.2	0.8〜2.9

なうラグスクリューのカットアウトである．ラグスクリューの適切な挿入を確認するために，TAD（Tip-Apex Distance）を評価することが重要であり，TADが20mm以上ではリスクが高まる[79]．

2）人工骨頭置換術

インプラントの初期固定性が十分であれば，セメント，非セメントは関係なく全荷重可能となる．手術アプローチにより，人工骨頭置換術では脱臼のリスクを念頭におく必要がある．Southern approach（後側方進入）などの後方アプローチを用いた場合，股関節の後方支持組織のダメージのため股関節の屈曲・内転・内旋の動作により後方脱臼を生じることがある．脱臼率は，前方アプローチ1.7％，後方アプローチ4.4％と有意に後方に多いとされる[80]．大腿骨頚部骨折術後には，約20％の症例に異所性骨化を生じることがある[81]．関節周囲の腱，関節包，靱帯，筋・筋膜などに生じ，下肢では股関節，膝関節の大関節に多く発生する．発症初期には，疼痛，腫脹，熱感，圧痛などの局所症状がみられ，リハ中に気がつくこともある．X線検査では1〜2週後に確認できるため発見が遅れることが多く，血液検査（ALP, CPK上昇）や臨床症状に留意する必要がある．発症した場合，骨化が安定するまでは愛護的なリハを心がける．

骨接合術後，人工骨頭置換術後のいずれにおいても生じ得る合併症として腓骨神経麻痺がある．術前は患肢が外旋していることが多く，腓骨頭部での神経麻痺を生じることがあり，下垂足を生じる．重度の下垂足の場合，シューホーンブレースの着用を要することもあり，重要な合併症といえる．患肢の適切な肢位を保持するため，腓骨頭部の観察，ソフトナースなどの使用や適切な体位変換などを行う必要がある．また，深部静脈血栓症（DVT）の予防のための弾性ストッキングの不適切使用により生じることもあり，医原性合併症の発生には注意すべきである．

2. 変形性膝関節症

変形性膝関節症の患者は高齢者が多く，内科的な基礎疾患を有することも十分にあり得る．その中には，心機能，呼吸機能低下を有する患者もおり，運動療法のリスク管理は非常に重要である．大腿骨頚部骨折と同じく，前述した**表7, 8**を遵守する．また，TKA後にみられる主な合併症として，後述する感染，異所性骨化，DVT・肺梗塞などがあり，その徴候がみられた場合は速やかに主治医に報告し，必要な治療を行ったうえ，リハ継続の是非を検討する必要がある．

表 10 糖尿病網膜症を有する者の活動制限 (文献 83) より引用)

網膜症の程度	許容される活動	推奨されない活動	眼科,運動評価の目安
網膜症なし	内科的状態による	内科的状態による	12 カ月
軽症非増殖糖尿病網膜症	内科的状態による	急激な血圧上昇を伴う運動:重量上げ,強いバルサルバ手技	6〜12 カ月
中等症非増殖糖尿病網膜症			4〜6 カ月
重症非増殖糖尿病網膜症		収縮期血圧,バルサルバ手技,衝撃の伴う運動を制限:ボクシング,激しい競技	2〜4 カ月(レーザー治療を要する可能性)
増殖糖尿病網膜症	軽度な運動:水泳,ウォーキング,軽いエアロビクス,自転車エルゴメータ	激しい運動,バルサルバ手技,打撃や衝撃の伴う運動:重量上げ,ジョギング,激しいエアロビクス,ラケット競技,トランペット演奏	1〜2 カ月(レーザー治療を要する可能性)

3. 下肢切断

1) 末梢動脈疾患 (PAD)

PAD 患者に対する運動療法の禁忌は,CLI,不安定狭心症,症状のあるうっ血性心不全,大動脈弁狭窄症,重度の慢性閉塞性肺疾患 (COPD),コントロール不良の糖尿病である[21].

2) 糖尿病

糖尿病を有する場合,高血糖緊急症,尿中ケトン体陽性,低血糖時は,運動により病状の悪化を招く可能性があり,積極的なリハは延期する.しかし,血糖値が 300 mg/dl 以上であっても運動は血糖値を下げるため,脱水症がなければ,不快に感じない範囲でリハを実施することは可能である[82].糖尿病網膜症を合併している場合は,**表 10**[83]に従って判断する.糖尿病性腎症を合併している場合は,米国糖尿病学会は腎症に関して特に運動制限はしていないが,日本糖尿病学会によると微量アルブミン (第 2 期) を認めてもウォーキングや軽いジョギングを許可し,中等度の運動は推奨されている.糖尿病性末梢神経障害を認める場合,足趾の外傷に気づきにくく,潰瘍形成や壊疽進行の引き金となりかねないため,運動の前後では必ず足部のチェックを行い保護に努めることが肝要である.胼胝形成を防止するために,外反母趾などの足部変形を認める場合は治療用靴の作製も視野に入れる.また,自律神経障害に伴う血圧の急激な変動は虚血性心疾患のリスクを高めるため,必要に応じて心機能評価を行うべきである.

3) 下肢切断

下肢切断に至った外傷や悪性腫瘍以外の CLI 患者は,糖尿病を有していることが多いうえに,有症状の虚血性心疾患,CKD (透析含む) や脳血管障害などの全身の血管性病変を重複していることも稀ではない.当然ながら心機能,呼吸機能低下,腎機能低下を有する患者も存在し,運動療法のリスク管理は非常に重要である.安全にリハを施行するために,前述した**表 7, 8**と糖尿病のリスク管理を遵守し,担

当患者の病態をチーム全体で共有することが，リハ中のトラブルを回避するために重要である．

●合併しやすい疾患と障害

1. 大腿骨頚部骨折

　高齢者が多いため，外傷そのものよりも受傷後に発生する合併症にて死亡する例が約10%存在する．受傷後の死亡に影響を及ぼす因子は，男性，80歳以上の高齢者，認知症あり，心疾患，BMI：18 kg/m^{2}未満，術後移動レベル，骨折の既往と報告されている[84]．高齢のため術後合併症として，精神障害9.3%，循環器疾患4.4%，肺炎3.2%を発症する[85]とされ，受傷前からの重複疾患も多く存在しリハ実施には注意を要する．大腿骨頚部骨折のリスクを高める重複疾患として，変形性関節症，骨粗鬆症，関節リウマチなどの骨関節疾患，パーキンソン病などの神経筋疾患，内科的疾患（心疾患，呼吸器疾患，糖尿病，腎不全，高血圧，甲状腺機能亢進症，肝機能異常，貧血，低栄養など），視力障害，聴力障害，認知症などが挙げられる．

2. 変形性膝関節症

　運動療法，TKA前後のリハともに高齢者が多く，基礎疾患に加えて運動機能の低下があり，訓練中の転倒，骨折には十分に配慮する必要がある．また，TKAには頻度は少ないものの多くの合併症や術後障害があり，その理解とチーム全員での対処が望ましく，詳述する．

1) 感染

　TKAは，血行のないインプラントを体内に挿入する手術であり，特に術後感染には注意を要する．一般的には，表層感染も含めると約1～2%に認める．起因菌として，表皮ブドウ球菌・黄色ブドウ球菌・MRSA・大腸菌などが検出されることが多いが，MRSA感染が非常に難治性かつ増加傾向にあり，問題となっている．術後遷延する疼痛，腫脹，発赤，発熱，CRPなどの炎症マーカーには十分な注意を要する．

2) ゆるみ

　TKAにおける無菌的弛み（aseptic loosening）は，初期はインプラントの固定性不良による機械的な要因によって生じるが，中長期にはポリエチレン磨耗によって生じる微粒子をマクロファージが貪食し，そのマクロファージが破骨細胞を刺激して生じる骨融解（osteolysis）が主因である．骨融解の原因の多くは，手術手技や患者の素因によるTKAのアライメント不良や不安定性である．

3) 異所性骨化

　TKAにおいて，大腿骨前面や関節内に術直後には認められなかった骨化陰影がみられることがある．その原因として，骨切りに伴う骨性破片や骨膜剥離や出血などが考えられている．多くは術後2～4週で大腿骨前面に生じる．その発生頻度は，

報告によりさまざまで約4〜40%とされる．重度なものは，関節可動域制限を生じるため，早期発見と愛護的関節可動域訓練が重要となる．初期症状は，局所の遷延する疼痛・熱感・腫脹などで訓練中に気づかれることもあり，適切な治療を要する．

4）疼痛

TKAにおける疼痛は関節可動域制限の主原因であり，その多くが屈曲時の大腿前面痛である．大腿四頭筋を中心とした膝関節伸展機構の拘縮や手術展開による膝蓋上嚢の疼痛によって生じる．TKAの臨床成績は，90%を超える症例で良好なものが得られているが，術後1年時点では，約10%前後の症例が中等度の疼痛を有しているとされる．術直後は，訓練前NSAIDs投与，寒冷療法（cryotherapy），神経ブロックなどの疼痛緩和対策を行い，術後1週で90°を目標に設定し，患者に十分なインフォームドコンセントによる啓蒙を行い，積極的に訓練を実施する．

5）人工関節周辺骨折

TKA後の骨折は，術中にはセメント非使用例・再置換術例・PS型の顆間部骨切り時に生じ，術後には比較的軽微な外傷で，再置換術例・骨欠損の大きい例・骨溶解（osteolysis）の強い例で生じる．治療のゴールドスタンダードはなく，症例の状態（全身状態・骨折前ADL・骨折型・骨転位・loosening など）により最適な方法（保存治療・外科的治療（プレート・髄内釘固定・再置換術など）を行うこととなる．

6）深部静脈血栓症（DVT）・肺梗塞

人工関節置換術は高リスク群であり，リハ実施においても注意を要する．臨床所見として，Homans徴候（膝関節伸展位で足関節を背屈させると，腓腹部に疼痛を生じる）はよく知られているが，感度は10〜54%，特異度は39〜89%と報告されている[86]．また，Wellsら[87]によって，臨床所見と危険因子からDVTを予測する方法が報告されている（**表11**）．各項目の点数を加算し，0点はlow risk，1〜2点はmedium risk，3点以上はhigh riskと評価される．Low risk群は3.0%，medium risk群は16.6%，high risk群は74.6%にDVTを生じていたとされる．この方法は，感度89.5%，特異度64.1%でDVTを予測可能であるが，すべてのDVTを除外することは不可能である．超音波検査，D-ダイマーなどの血液検査，臨床所見を総合

表11　Wellsらによる深部静脈血栓（DVT）の予測（文献87）より引用）

臨床所見	点数
・活動性のある悪性腫瘍（治療中もしくは6カ月以内に治療されていた，もしくは終末期	1
・下肢の麻痺もしくはギプス固定	1
・最近3日間以上臥床していた，もしくは大手術後4週以内	1
・深部静脈の分布に沿った圧痛	1
・下肢全体の腫脹	1
・対側と比較して3cm以上の腫脹	1
・圧痕のできる浮腫（pitting edema）	1
・表層の側副静脈	1
・DVT以外の疑わしい疾患	−2

各項目の点数を加算し，0点はlow risk，1〜2点はmedium risk，3点以上はhigh riskと評価される

して判断することが肝要である．DVTとD-ダイマーの関連性をみると，感度90％，特異度5％，陰性的中率99％との報告[88]があり，つまりD-ダイマーが正常範囲内であれば，DVTの可能性はかなり低いと思われる．

　DVTは肺梗塞を生じる可能性があり，DVTを要する患者のリハは慎重に行われるべきである．特にDVTが大腿部まで及んでいる場合は要注意であり，状況により下大静脈フィルターの設置も検討される．推奨されるDVTの予防法の中にはリハ介入として実施できるもの（早期離床，足関節運動，弾性ストッキング着用など）もあり，術後だけでなく術前より介入することが望まれる．

3．下肢切断

　下肢切断に至る患者の多くはPAD，糖尿病を基礎疾患として罹患しているため，虚血性心疾患，CKDなどの重複疾患も多くみられる．そのため，運動訓練を行う際，適切な運動負荷試験などを行い，義足処方や自立歩行再獲得に向けたプログラムの構築にはチームアプローチとして十分に慎重な判断を行う必要がある．また，PADや糖尿病は全身の血管性病変を有し，下肢切断を行われた患者が脳血管障害を併発し，それに伴う片麻痺，高次脳機能障害に至ることもある．その頻度は，8～18％とされ[89]，麻痺側と同側に起こることが多く，85～95％と報告されている[90,91]．重複した脳血管障害と下肢切断側は，右側であることが有利に働くと思われる．下肢切断と脳血管障害が重複した場合の自立歩行獲得率は，15～43.8％と報告されており[91-93]，しっかりと障害の程度を評価し，リハの適応者を判断すれば，一定の結果は得られる可能性がある．糖尿病による末梢神経障害や網膜症による視覚障害は，下肢切断者のリハ実施に影響を及ぼすため配慮が必要である．

●重複障害のリハビリテーションを行う際に押さえておくべきポイント

1．大腿骨頚部骨折

1）可及的早期のリハビリテーション開始

　交通外傷や悪性腫瘍による病的骨折を除けば，大腿骨頚部骨折の患者のほとんどは高齢者で占められており，年齢が上がるほどその発症率は大幅に増加する[94]（**表12**）．高齢者ほど前述の重複疾患の併存が考えられ，外傷後の安静に伴う廃用や術後合併症の併発によって，既存の重複疾患が増悪するリスクも高まることがあり得る．術前術後リハの遅れは容易に廃用症候群を増悪させ，その結果，最終のADLゴールを低下させるだけでなく，心機能低下，呼吸機能低下，骨質・骨密度の低下などの全身臓器の機能低下を生じる．さらに骨格筋の筋萎縮，筋力低下，筋耐久性の低下をきたし，再転倒かつ再骨折のリスクが増悪する．

2）リハビリテーション中の転倒・再骨折

　大腿骨頚部骨折を生じる高齢者には上述してきた重複疾患を有する者が多く，リハ中に基礎疾患の悪化（狭心症発作，心不全の増悪，呼吸困難，不整脈など）をき

表12 大腿骨頚部骨折の人口1万人あたりの発生率

(文献94)より引用)

年齢	発生率 男性	発生率 女性
40歳以下	0.32	0.15
40～49歳	0.92	0.7
50～59歳	2.03	2.95
60～69歳	4.81	8.11
70～79歳	18.12	39.71
80～89歳	61.03	157.14
90歳以上	146.62	313.58

たすことがあり，慎重な対応が求められる．もともとADLの低下した高齢者も多く運動機能は低いため，骨折によりさらなる運動機能低下をきたしており，リハ中に転倒や骨折を起こすことは最大限回避しなければならない．適切な全身状態のモニタリングや身体症状の訴えに傾聴し，未然に防ぐ努力がなお一層求められる．また，脳梗塞後の失語や構音障害，認知症などの問題で，適宜必要なコミュニケーションを得にくい場合もあり得るため，それぞれの状態の応じた対応をすべきである．

2. 変形性膝関節症

1) TKAにおける術前からのリハビリテーション開始

TKAを受ける変形性膝関節症の患者の多くは高齢者であり，膝痛のために運動機能低下をきたし，また内科的な基礎疾患を有することも十分にありうる．TKAは著明に疼痛の改善が得られる優れた治療法であるが，術早期から大腿四頭筋筋力が低下し，術後1年が経過しても同年代の筋力と比較して，20～30％の筋力低下，歩行速度や階段昇降等の身体機能の低下を認めるとの報告[95-97]があり，術前からの十分なリハ導入が非常に重要である．

2) リハビリテーション中の転倒・骨折，肺梗塞

TKAは早期荷重が可能であり迅速に離床が進むことが多いが，患側の筋力低下に加えて腱側の膝痛を有することもあり，転倒には十分に配慮する必要がある．インプラント周辺骨折は骨折型によっては治療に難渋することがあり，最大限回避する努力を行う．術翌日からリハ開始となることが多いが，患肢の浮腫，Homans徴候などの身体診察，採血結果（D-ダイマーなど），下肢静脈エコー検査などの結果確認を行い，致命的な肺梗塞を生じ得る膝窩静脈から近位部に存在するDVTの有無を常にチェックする必要がある．幸いにも重篤な病状にならなかったが，TKA術後早期に有症状性の肺梗塞をきたした症例の下肢静脈エコーと肺血流シンチグラフィーの検査結果を供覧する（図2, 3）．

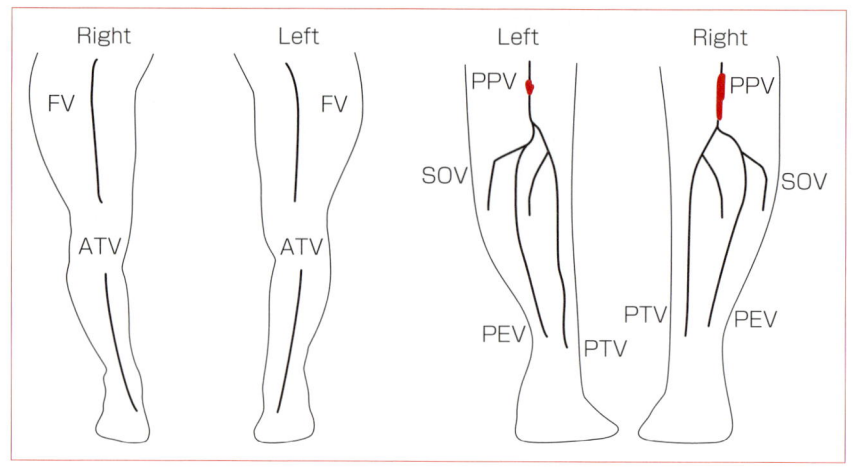

図2　TKA 後に肺梗塞を生じた症例の術後下肢静脈エコー

大腿静脈（FV），前脛骨静脈（ATV），ヒラメ筋静脈（SOV）
　下肢エコー右膝窩静脈（PPV）に厚さ5.3 mm 大の高輝度なエリアが後脛骨静脈（PTV），腓骨静脈（PEV）合流部レベルまで疑われる．圧迫による虚脱は認められない．カラードップラー上，欠損部位が認められる．⇒血栓が疑われる
左膝窩静脈に5.4×15.8 mm 大の非圧迫部が認められる．高輝度なエリア有無は評価困難　カラードップラー上，欠損部位が認められる．⇒血栓が疑われる

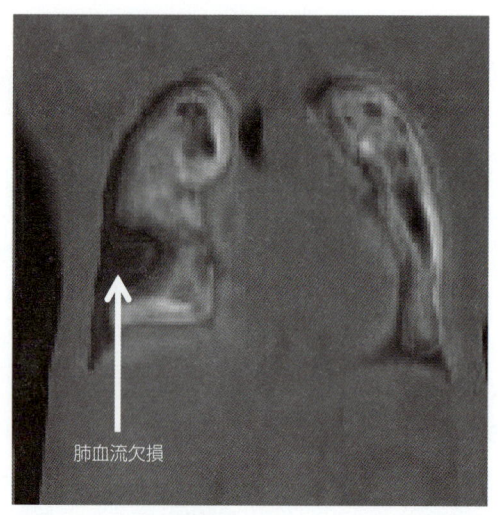

図3　TKA 後に肺梗塞を生じた症例の術後肺血流シンチグラフィー

3. 下肢切断
1）重複疾患そのものの管理

　PAD，糖尿病，虚血性心疾患，CKD などの病態，病期，罹患期間，治療内容（内服薬，抗凝固薬やインスリン使用の有無など）をリハチーム全体で把握し，適切な運動負荷試験を行い，各個人ごとのオーダーメイドな運動訓練を実施すべきである．また，下肢切断者の家族背景，住宅環境，社会的サポートの有無も自立歩行獲得に大きく影響するため情報収集や身体障害者手帳や介護保険の申請を行う必要もある．

2) 義足歩行獲得後の定期的なフォロー

　術前リハや切断後の断端管理から歩行訓練までは前述したが，義足歩行獲得後の適切かつ継続した断端管理も必須である．例えば，透析患者は透析前後での断端周囲径に変化がみられるため，断端とソケットの緩みに対して断端ソックスでの厚み調整を行う．安定した義足装着のためには6～8時間/日の義足装着は行うべきであり，必要以上の水分やカロリー摂取による断端周囲径の変化をきたさないように指導する必要がある．特に，高齢者や透析患者の皮膚は脂肪織が少なく皮膚トラブルが生じやすいため，創形成時は義足装着の中止を指導する．腱側への創形成時にも断端への負荷が増加するため，綿密にフォローする必要がある．PADに対する血管再建術の進歩により，近年，血行再建＋より遠位での下肢切断が行われてきており，患者にとっての福音であるが，血行再建後の再狭窄や閉塞のリスクも忘れてはならない．そのため，患者に対して毎日の断端の皮膚温，冷感，創形成のチェックを指導する必要がある．義足装着後のADLの中で，必要な歩行補助具を不用意に使用せず転倒を起こすこともある．もともとの重症感染後の断端であれば，断端骨の骨折は外科的治療の適応とならないこともあり得るため，転倒骨折予防の患者教育が大切である．高齢の下肢切断者であれば，誤嚥性肺炎，骨脆弱性骨折（椎体，大腿骨頚部など），心不全，腎不全，脱水などのほかの疾患での入院加療を要することも多くなるため，容易に廃用や義足の適合不良を起こすことがあり，専門的なアプローチの継続を行う必要がある．

●おわりに

　大腿骨頚部骨折，変形性膝関節症，下肢切断のリハに関して，対象疾患，効果，リハプロトコール，リハの注意点（禁忌，中止基準），合併しやすい疾患と障害，重複障害のリハを行う際に押さえておくべきポイントを上述した．今後，2040年頃まで高齢者数は増加することが予想されており，ますますこれらの疾患は増加すると思われる．多くの重複疾患やそれぞれの運動機能，社会背景，家族関係などを考慮し，クリニカルパス使用の可否も検討しつつ，早期の社会復帰を目指し，リハに取り組むことが望まれる．

■文献

1) 日本整形外科学会, 他（監）, 日本整形外科学会診療ガイドライン委員会大腿骨頚部/転子部骨折診療ガイドライン策定委員会（編）：大腿骨頚部/転子部骨折診療ガイドライン　改訂第2版. 南江堂, p26, 2011
2) 安村誠司：高齢者の転倒・骨折の頻度. 日医師会誌　**122**：1945-1949, 1999
3) 坪山直生, 他：大腿骨頚部骨折発生機序の調査. *Osteoporosis Japan* **11**：563-566, 2003
4) Ottenbacher KJ, et al: Diabetes mellitus as a risk factor for hip fracture in mexican american older adults. *J Gerontol A Biol Sci Med Sci* **57**: M648-653, 2002
5) Ensrud KE, et al: Renal function and risk of hip and vertebral fractures in older women. *Arch Intern Med* **167**: 133-139, 2007
6) Bruce DG, et al: Secondary hyperparathyroidism in patients from Western Australia with

hip fracture: relationship to type of hip fracture, renal function, and vitamin D deficiency. *J Am Geriatr Soc* **47**: 354-359, 1999
7) Ivers RQ, et al: Visual risk factors for hip fracture in older people. *J Am Geriatr Soc* **51**: 356-363, 2003
8) Arden NK, et al: Knee pain, knee osteoarthritis, and the risk of fracture. *Arthritis Rheum* **55**: 610-615, 2006
9) 石川正晃，他：大腿骨頚部骨折の疫学．臨床リハ **2**: 701-706, 1993
10) Kellgren JH, et al: Radiological assessment of osteo-arthrosis. *Ann Rheum Dis* **16**: 494-502, 1957
11) Yoshimura N, et al: Prevalence of knee pain, lumbar pain and its coexistence in Japanese men and women: The Longitudinal Cohorts of Motor System Organ (LOCOMO) study. *J Bone Miner Metab* **32**: 524-532, 2014
12) 厚生労働省：平成25年 国民生活基礎調査の概況 http://www.mhlw.go.jp/toukei/saikin/hw/k-tyosa/k-tyosa13/dl/05.pdf〔Accessed 2015 Mar 02〕
13) Yoshimura N, et al: Accumulation of metabolic risk factors such as overweight, hypertension, dyslipidaemia, and impaired glucose tolerance raises the risk of occurrence and progression of knee osteoarthritis: a 3-year follow-up of the ROAD study. *Osteoarthritis Cartilage* **20**: 1217-1226, 2012
14) Yoshimura N, et al: Does mild cognitive impairment affect the occurrence of radiographic knee osteoarthritis? A 3-year follow-up in the ROAD study. *BMJ Open* **2**: pii: e001520, 2012
15) Ohmine S, et al: Community-based survey of amputation derived from the physically disabled person's certification in Kitakyushu City, Japan. *Prosthet Orthot Int* **36**: 196-202, 2012
16) 橋本圭祐：当科における上下肢切断者の発生状況．リハ医学 **36**: 912, 1999
17) Management of peripheral arterial disease（PAD）. TransAtlantic Inter-Society Consensus（TASC）. Section D: chronic critical limb ischaemia. *Eur J Vasc Endovasc Surg* **19**（Suppl A）: S144-243, 2000
18) 重松 宏：日本人における閉塞性動脈硬化症．*Vascular Lab* **2**: 390-394, 2005
19) 辻 義彦：重症虚血性下肢に対する血行再建術における皮膚環流圧測定の意義．日本血管外科学会雑誌 **17**: 1-6, 2008
20) Ruff CT, et al: Long-term cardiovascular outcomes in patients with atrial fibrillation and atherothrombosis in the REACH Registry. *Int J Cardiol* **170**: 413-418, 2014
21) Norgren L, et al: Inter-society consensus for the management of peripheral arterial disease（TASC Ⅱ）. *J Vasc Surg* **5**（Suppl S）: S5-67, 2007
22) Cameron ID, et al: Cost effectiveness of accelerated rehabilitation after proximal femoral fracture. *J Clin Epidemiol* **47**: 1307-1313, 1994
23) Ruchlin HS, et al: The economic impact of a multifactorial intervention to improve postoperative rehabilitation of hip fracture patients. *Arthritis Rheum* **45**: 446-452, 2001
24) Baker PA, et al: Treadmill gait retraining following fractured neck-of-femur. *Arch Phys Med Rehabil* **72**: 649-652, 1991
25) Hagsten B, et al: Early individualized postoperative occupational therapy training in 100 patients improves ADL after hip fracture: a randomized trial. *Acta Orthop Scand* **75**: 177-183, 2004
26) Lamb SE, et al: Neuromuscular stimulation of the quadriceps muscle after hip fracture: a randomized controlled trial. *Arch Phys Med Rehabil* **83**: 1087-1092, 2002
27) Toussant E M, Kohia M: A critical review of literature regarding the effectiveness of physical therapy management of hip fracture in elderly persons. *J Gerontol A Biol Sci Med Sci* **60**: 1285-1291, 2005
28) 宮越浩一（編）：高齢者リハビリテーション実践マニュアル．メジカルビュー, p114, 2014
29) Kyo T, et al: Femoral neck fracture. Factors related to ambulation and prognosis. *Clin Orthop Relat Res* （292）: 215-222, 1993
30) 武山憲行，他：手術療法を受けた65歳以上の大腿骨頚部骨折の予後．*Hip Joint* **27**: 116-120, 2001
31) 中山義人，他：高齢者の大腿骨頚部内側骨折の予後．東日臨整外会誌 **8**: 13-17, 1996
32) Matsueda M, Ishii Y: The relationship between dementia score and ambulatory level after hip fracture in the elderly. *Am J Orthop* **29**: 691-693, 2000
33) 藤井裕之，他：軽微な外力による大腿骨頚部骨折後の歩行能力：影響を与える因子と予防について

の考察. 中部整災誌 **49**: 1137-1138, 2006

34) Sherrington C, et al: Home exercise to improve strength and walking velocity after hip fracture: a randomized controlled trial. *Arch Phys Med Rehabil* **78**: 208-212, 1997
35) Tsauo JY, et al: Effects on function and quality of life of postoperative home-based physical therapy for patients with hip fracture. *Arch Phys Med Rehabil* **86**: 1953-1957, 2005
36) Peterson MG, et al: Measuring recovery after a hip fracture using the SF-36 and Cummings scales. *Osteoporos Int* **13**: 296-302, 2002
37) Binder EF, et al: Effects of extended outpatient rehabilitation after hip fracture: a randomized controlled trial. *JAMA* **292**: 837-846, 2004
38) Zhang W, et al: OARSI recommendations for the management of hip and knee osteoarthritis, Part II: OASRI evidence-based, expert consensus guidelines. *Osteoarthritis Cartilage* **16**: 137-162, 2008
39) AAOS ガイドライン 2008: American Academy of Orthopaedic Surgeons: Treatment of Osteoarthritis (OA) of the Knee Recommendation Summary, Illinois, 2008 http://www.aaos.org/Reseach/guidlines/GuidlineOAKnee.asp
40) van Baar ME, et al: Effectiveness of exercise therapy in patients with osteoarthritis of the hip or knee: a systematic review of randomized clinical trials. *Arthritis Rheum* **42**: 1361-1369, 1999
41) Bennell KL, et al: A review of the clinical evidence for exercise in osteoarthritis of the hip and knee. *J Sci Med Sport* **14**: 4-9, 2011
42) Cochrane T, et al: Randomised controlled trial of the cost-effectiveness of water-based therapy for lower limb osteoarthritis. *Health Technol Assess* **9**: iii-iv, ix-xi, 1-114, 2005
43) Foley A, et al: Does hydrotherapy improve strength and physical function in patients with osteoarthritis--a randomised controlled trial comparing a gym based and a hydrotherapy based strengthening programme. *Ann Rheum Dis* **62**: 1162-1167, 2003
44) Börjesson M, et al: Physiotherapy in knee osteoarthrosis: effect on pain and walking. *Physiother Res Int* **1**: 89-97, 1996
45) Hojo T, et al: Effect of heat stimulation on viability and proteoglycan metabolism of cultured chondrocytes: preliminary report. *J Orthop Sci* **8**: 396-399, 2003
46) Chuang SH, et al: Effect of knee sleeve on static and dynamic balance in patients with knee osteoarthritis. *Kaohsiung J Med Sci* **23**: 405-411, 2007
47) Ramsey DK, et al: A mechanical theory for the effectiveness of bracing for medial compartment osteoarthritis of the knee. *J Bone Joint Surg Am* **89**: 2398-2407, 2007
48) Beaudreuil J, et al: Clinical practice guidelines for rest orthosis, knee sleeves, and unloading knee braces in knee osteoarthritis. *Joint Bone Spine* **76**: 629-636, 2009
49) Toda Y, et al: The effects of different elevations of laterally wedged insoles with subtalar strapping on medial compartment osteoarthritis of the knee. *Arch Phys Med Rehabil* **85**: 673-677, 2004
50) Hiatt WR, et al: Benefit of exercise conditioning for patients with peripheral arterial disease. *Circulation* **81**: 602-609, 1990
51) 村瀬訓生：運動療法の実際. 臨床リハ **18**: 607-613, 2009
52) Iwao N, et al: Regional difference in lipolysis caused by a beta-adrenergic agonist as determined by the microdialysis technique. *Acta Physiol Scand* **161**: 481-487, 1997
53) Yamanouchi K, et al: Daily walking combined with diet therapy is a useful means for obese NIDDM patients not only to reduce body weight but also to improve insulin sensitivity. *Diabetes Care* **18**: 775-778, 1995
54) Davidson LE, et al: Effects of exercise modality on insulin resistance and functional limitation in older adults: a randomized controlled trial. *Arch Intern Med* **169**: 122-131, 2009
55) Katzmarzyk PT: Physical activity, sedentary behavior, and health: paradigm paralysis or paradigm shift? *Diabetes* **59**: 2717-2725, 2010
56) Steinberg FU, et al: Prosthetic rehabilitation of geriatric amputee patients: a follow-up study. *Arch Phys Med Rehabil* **66**: 742-745, 1985
57) Moore TJ, et al: Prosthetic usage following major lower extremity amputation. *Clin Orthop Relat Res* **238**: 219-224, 1989
58) Pohjolainen T, et al: Prosthetic use and functional and social outcome following major

lower limb amputation. *Prosthet Orthot Int* **14**: 75-79, 1990
59) Campbell WB, et al: Predicting the use of prostheses by vascular amputees. *Eur J Vasc Endovasc Surg* **12**: 342-345, 1996
60) Toursarkissian B, et al: Major lower-extremity amputation: contemporary experience in a single Veterans Affairs institution. *Am Surg* **68**: 606-610, 2002
61) Norgren L, et al: Inter-Society Consensus for the Management of Peripheral Arterial Disease (TASC II). *J Vasc Surg Jan* **45** (Suppl S): S5-67, 2007
62) Peng CW, et al: Perioperative and rehabilitative outcomes after amputation for ischaemic leg gangrene. *Ann Acad Med Singapore* **29**: 168-172, 2000
63) Fletcher DD, et al: Trends in rehabilitation after amputation for geriatric patients with vascular disease: implications for future health resource allocation. *Arch Phys Med Rehabil* **83**: 1389-1393, 2002
64) Nehler MR, et al: Functional outcome in a contemporary series of major lower extremity amputations. *J Vasc Surg* **38**: 7-14, 2003
65) Benito Peinado PJ, et al: Physical exercise as non pharmacologic therapy in knee osteoarthritis. *Reumatol Clin* **6**: 153-160, 2010
66) Gardner AW, et al: Exercise rehabilitation programs for the treatment of claudication pain. A meta-analysis. *JAMA* **274**: 975-980, 1995
67) 糖尿病治療研究会（編）：糖尿病運動療法のてびき．医歯薬出版，2004
68) 陳　隆明：糖尿病切断と義足作製．*MB Med Reha* **133**: 19-26, 2011
69) Mueller MJ: Comparison of removable rigid dressings and elastic bandages in preprosthetic management of patients with below-knee amputations. *Phys Ther* **62**: 1438-1441, 1982
70) MacLean N, Fick GH: The effect of semirigid dressings on below-knee amputations. *Phys Ther* **74**: 668-673, 1994
71) Wong CK, et al: Unna and elastic postoperative dressings: comparison of their effects on function of adults with amputation and vascular disease. *Arch Phys Med Rehabil* **81**: 1191-1198, 2000
72) van Velzen AD, et al: Early treatment of trans-tibial amputees: retrospective analysis of early fitting and elastic bandaging. *Prosthet Orthot Int* **29**: 3-12, 2005
73) 陳　隆明：整形外科・リハビリテーション医の立場から．*MB Med Reha* **101**: 41-46, 2009
74) Vigier S, et al: Healing of open stump wounds after vascular below-knee amputation: plaster cast socket with silicone sleeve versus elastic compression. *Arch Phys Med Rehabil* **80**: 1327-1330, 1999
75) 循環器の診断と治療におけるガイドライン（2011年度合同研究班報告）：心血管疾患におけるリハビリテーションに関するガイドライン（2012年改訂版）．http://www.j-circ.or.jp/guideline/pdf/JCS2012_nohara_h.pdf（2015年3月閲覧）
76) Ochoa-Gondar O, et al: The burden of community-acquired pneumonia in the elderly: the Spanish EVAN-65 study. *BMC Public Health* **8**: 222, 2008
77) Fine MJ, et al: A prediction rule to identify low-risk patients with community-acquired pneumonia. *N Engl J Med* **336**: 243-250, 1997
78) 日本リハビリテーション医学会（編）：リハビリテーション医療における安全管理・推進のためのガイドライン．医歯薬出版，2006
79) 亀田メディカルセンター　リハビリテーション科　リハビリテーション室（編）：リハビリテーションリスク管理ハンドブック　改訂第2版．メジカルビュー，p77, 2012
80) Keene GS, et al: Hemiarthroplasty of the hip--the anterior or posterior approach? A comparison of surgical approaches. *Injury* **24**: 611-613, 1993
81) 堀川一浩，他：大腿骨頚部内側骨折に対する人工骨頭置換術後の異所性骨化についての検討．日リウマチ・関節外会誌　**16**: 251-258, 1997
82) Sigal RJ, et al: the American Diabetes Association. *Diabetes Care* **29**: 1433-1438, 2006
83) American Diabetes Association: Handbook of exercise in Diabetes. American Diabetes Association, 2001
84) Kitamura S, et al: Functional outcome after hip fracture in Japan. *Clin Orthop Relat Res* (348): 29-36, 1998
85) 鈴木聡美，他：高齢者大腿骨頚部骨折手術525症例の術前・術後合併症の検討．麻酔　**48**: 528-533, 1999
86) McGee S: Evidence-Based Physical Diagnosis 2nd ed. Saynders, 2007
87) Wells PS, et al: Value of assessment of pretest probability op deep-vein thrombosis in clinical management. *Lancet* **350**: 1795-1798, 1997

88) Riuz-Gimenez, N, et al: Rapid D-dimer test combined a clinical model for deep vein thrombosis. Validation with ultrasonography and clinical follow-up in 383 patients. *Thromb Haemost* **91**: 1237-1246, 2004
89) Hebert JS, et al: Comorbidities in amputation: a systematic review of hemiplegia and lower limb amputation. *Disabil Rehabil* **34**: 1943-1949, 2012
90) Garrison JH, et al: Stroke hemiplegia and subsequent lower extremity amputation: which side is at risk? *Arch Phys Med Rehabil* **67**: 187-189, 1986
91) OConnell PG, et al: Hemiplegia and amputation: rehabilitation in the dual disability. *Arch Phys Med Rehabil* **70**: 451-454, 1989
92) Chiu CC, et al: Influencing factors and ambulation outcome in patients with dual disabilities of hemiplegia and amputation. *Arch Phys Med Rehabil* **81**: 14-17, 2000
93) Altner PC, et al: Hemiplegia and lower extremity amputation: double disability. *Arch Phys Med Rehabil* **68**: 378-379, 1987
94) Orimo H, et al: Hip fracture incidence in Japan: estimates of new patients in 2007 and 20-year trends. *Arch Osteoporos*(1-2): 71-77, 2009
95) Mizner RL, et al: Early quadriceps strength loss after total knee arthroplasty. The contributions of muscle atrophy and failure of voluntary muscle activation. *J Bone Joint Surg Am* **87**: 1047-1053, 2005
96) Walsh M, et al: Physical impairments and functional limitations: a comparison of individuals 1 year after total knee arthroplasty with control subjects. *Phys Ther* **78**: 248-258, 1998
97) Meier W, et al: Total knee arthroplasty: muscle impairments, functional limitations, and recommended rehabilitation approaches. *J Orthop Sports Phys Ther* **38**: 246-256, 2008

IV 各種疾患のリハビリテーション
7. 生活習慣病のリハビリテーション

●はじめに

　1996年に公衆衛生審議会による厚生大臣への意見具申の中で、生活習慣病は、「食習慣、運動習慣、休養、喫煙、飲酒の生活習慣が、その発生・進行に関与する疾患群」と定義された。それまで「成人病」と総称されていた各種疾患を生活習慣病という一次予防指向の行政用語に改めたわけであり画期的なことである。

　主な生活習慣とそれを原因とする疾患を**表1**に示す[1]。疾患の発症には複数の危険因子が関係し、それらの危険因子の影響が相乗的であることが多い。例えば、肥満、脂質異常症、高血圧などの個々の危険因子はそれぞれ脳血管疾患の発症を2～3倍に高めるが、3つ以上の危険因子を有する場合には、危険因子のない者に比し脳血管疾患の発症率は30倍以上の高率となる。このような生活習慣病を引き起こすような食習慣、運動習慣、休養、喫煙、飲酒の生活習慣の是正をどのようにして身につけ、どのように継続させるかが問われることになる。

　2007年にわが国での非感染性疾患（Non-Communicable Diseases：NCDs）および外因による死亡数への寄与の大きい危険因子の上位5つは、喫煙、高血圧、低い身体活動、高血糖、高い食塩摂取であった（**図1**）[2]。厚生労働省の作業チームは、

表1　主な生活習慣とそれを原因とする疾患（文献1）より引用）

喫煙	各種のがん（主要：肺、気管、気管支、咽頭、喉頭、口腔、食道）（部分的：膵、腎、膀胱、子宮頚部） 心筋梗塞、冠動脈疾患、脳血管疾患、末梢血管病変 呼吸器疾患（慢性閉塞性肺疾患、肺炎など） ニコチンに対する依存性 骨粗鬆症 非喫煙者への影響（妊婦の喫煙による胎児への悪影響、乳幼児突然死症候群、肺癌、虚血性心疾患、中耳炎、小児の肺機能の低下など）
運動	運動によって病気の罹患率と死亡率が軽減する疾患（虚血性心疾患、高血圧、肥満、糖尿病、骨粗鬆症、精神神経疾患）
栄養	総カロリーの摂取量：糖代謝異常、高血圧、脂質異常症などの原因となる肥満を予防する 脂質：脂質異常症ならびに虚血性心疾患に関連 複合炭水化物（穀物、野菜、果実など）の摂取：脂質や単純炭水化物（砂糖、蜂蜜など）によるカロリーの摂取の代わりとなる 食物繊維：胃腸機能の改善、糖代謝異常の治療、減量、脂質異常症のコントロールなどの働き、大腸がん抑制の可能性 食塩：高血圧に関連 カルシウム：骨粗鬆症に関連 鉄：鉄欠乏性貧血に関連
飲酒	アルコール依存症、肝障害、膵炎、チアミン欠乏症、神経障害、精神障害、認知症、心筋障害
休養	心身症、神経症、うつ病

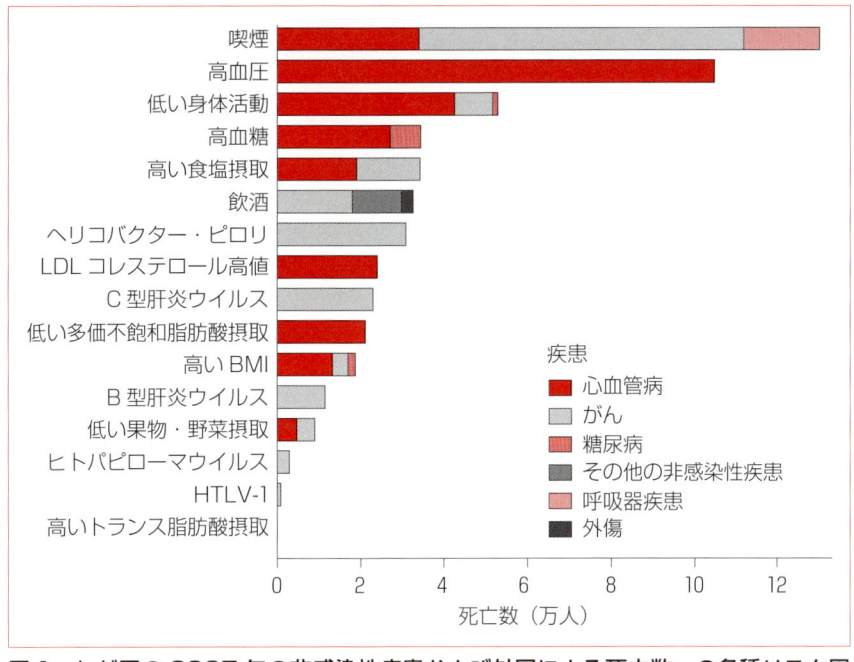

図1 わが国の2007年の非感染性疾患および外因による死亡数への各種リスク因子の寄与(男女計)(文献2)より引用)

2000年度から進めている「21世紀における国民健康づくり運動『健康日本21』」の最終評価を2011年にまとめたところ，身体活動の代表的な指標となっている歩数が，この10年間で，1日あたり1,000歩も減少していることがわかった[3]．私たちは，いわば運動不足による「安静の危機」の状況にある[4]．運動不足は，肥満，がん，糖尿病，脂質異常症，うつ病，認知症などさまざまな国民病の誘因になり，一人暮らしをしていたり，基礎体力が低下していたりする高齢者にとっては，自立を脅かす大敵である[4]．運動不足は疾患であるととらえることもできよう[4]．

●リハビリテーションの対象疾患

生活習慣病はさまざまあるが，ここではその代表的疾患である高血圧，糖尿病，脂質異常症，肥満，メタボリックシンドロームを取り上げる．

1. 高血圧

わが国での高血圧症患者数は4,300万人といわれ，日常診療で医療関係者が最も遭遇することの多い疾患の1つである．高血圧は心血管病の主要な危険因子であり，特に脳卒中の最も重要な危険因子である．「健康日本21」では，国民の収縮期血圧が2mmHg低下することにより脳卒中による死亡者は約1万人減少し，同時にADLが新たに低下する人が3,500人減少すると試算されている．

わが国を含めた世界のガイドラインのいずれにおいても140/90 mmHg以上を高

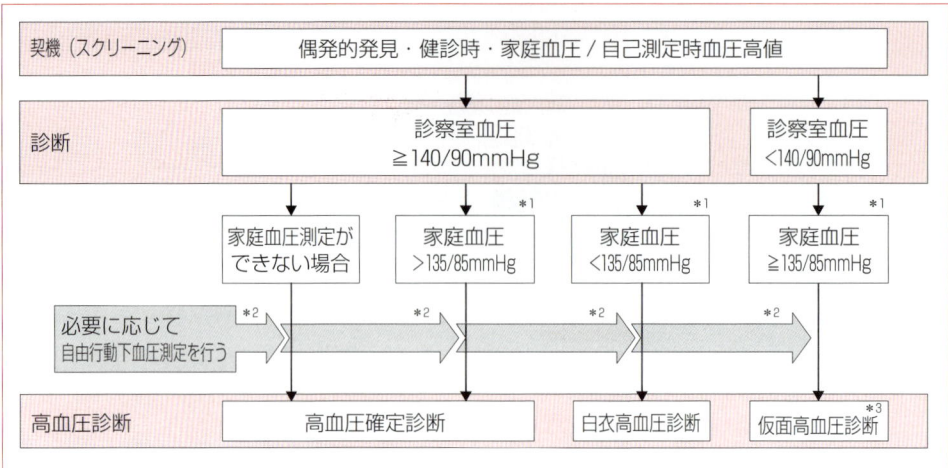

```
契機(スクリーニング)     偶発的発見・健診時・家庭血圧/自己測定時血圧高値
                                        ↓
診断          診察室血圧 ≧140/90mmHg           診察室血圧 <140/90mmHg
```

	家庭血圧測定が できない場合	家庭血圧 >135/85mmHg *1	家庭血圧 <135/85mmHg *1	家庭血圧 ≧135/85mmHg *1
必要に応じて 自由行動下血圧測定を行う	*2	*2	*2	*2
高血圧診断	高血圧確定診断		白衣高血圧診断	仮面高血圧診断 *3

*1 診察室血圧と家庭血圧の診断が異なる場合は家庭血圧の診断を優先する．自己測定血圧とは，公共の施設にある自動血圧計や職域，薬局などにある自動血圧計で，自己測定された血圧を指す．
*2 自由行動下血圧の高血圧基準は，24時間平均130/80mmHg以上，昼間平均135/85mmHg以上，夜間平均120/70mmHg以上である．自由行動下血圧測定が実施可能であった場合，自由行動下血圧基準のいずれかが以上を示した場合，高血圧あるいは仮面高血圧と判定される．またすべてが未満を示した場合は正常あるいは白衣高血圧と判定される．
*3 この診断手順は未治療高血圧対象にあてはまる手順であるが，仮面高血圧は治療中高血圧にも存在することに注意する必要がある．

図2 血圧測定と高血圧診断手順（文献5）より改変引用）

表2 降圧目標（文献5）より改変引用）

	診察室血圧	家庭血圧
若年，中年，前期高齢者患者	140/90 mmHg 未満	135/85 mmHg 未満
後期高齢者患者	150/90 mmHg 未満 (忍容性があれば 140/90 mmHg 未満)	145/85 mmHg 未満（目安） (忍容性があれば 135/85 mmHg 未満)
糖尿病患者	130/80 mmHg 未満	125/75 mmHg 未満
CKD 患者（蛋白尿陽性）	130/80 mmHg 未満	125/75 mmHg 未満（目安）
脳血管障害患者 冠動脈疾患患者	140/90 mmHg 未満	135/85 mmHg 未満（目安）

注）目安で示す診察室血圧と家庭血圧の目標値の差は，診察室血圧 140/90 mmHg，家庭血圧 135/85 mmHg が，高血圧の診断基準であることから，この二者の差をあてはめたものである

血圧とする．高血圧診断手順を**図2**に示す[5]．高血圧は自覚症状に乏しい疾患であるため病識に欠けやすく，若年者の8～9割が未治療であり，全体として高血圧患者のうち治療を受けているのは半数以下と考えられている．さらに，降圧治療を受けている患者でも，その約半数は管理不十分と推測されている．

高血圧患者の予後は，血圧値のみならず，高血圧以外の危険因子と高血圧にもとづく脳・心・腎疾患など臓器障害の程度が深く関与する（p183, 表1参照）[5]．血圧レベル，心血管病の危険因子と臓器障害/心血管病の有無を評価することが必要である[5]．

高血圧患者の治療は単に血圧を下げるのみならず，併存する危険因子や臓器障害/心血管病を改善・コントロールする必要があり，包括的に個々の患者の予後を改善することが重要である．降圧目標を**表2**に示す[5]．

目　標	コントロール目標値[注4]		
	血糖正常化を[注1] 目指す際の目標	合併症予防[注2] のための目標	治療強化が[注3] 困難な際の目標
HbA1c（％）	6.0未満	7.0未満	8.0未満

治療目標は年齢，罹患期間，臓器障害，低血糖の危険性，サポート体制などを考慮して個別に設定する．

注1) 適切な食事療法や運動療法だけで達成可能な場合，または薬物療法中でも低血糖などの副作用なく達成可能な場合の目標とする．
注2) 合併症予防の観点からHbA1cの目標値を7％未満とする．対応する血糖値としては，空腹時血糖値130 mg/dl 未満，食後2時間血糖値180 mg/dl 未満をおおよその目安とする．
注3) 低血糖などの副作用，その他の理由で治療の強化が難しい場合の目標とする．
注4) いずれも成人に対しての目標値であり，また妊婦例は除くものとする．

図3　血糖コントロールの目標（文献7）より引用）

2. 糖尿病

糖尿病はインスリン分泌不全とインスリン抵抗性（末梢での感受性低下）によるインスリン作用不足によって引き起こされる代謝疾患である．厚生労働省の「平成23年国民健康・栄養調査報告」[6]によると，成人の4人に1人以上（27.1％）が糖尿病やその可能性を否定できない予備群であることが明らかになっている．

糖尿病型の診断は，血糖値が空腹時126 mg/dl 以上，75 g 経口糖負荷試験（OGTT）2時間値200 mg/dl 以上，随時200 mg/dl 以上のいずれかであり，かつ，HbA1c（NGSP）6.5％以上である場合とする．

『科学的根拠に基づく糖尿病診療ガイドライン2013』[7]ではHbA1cの表記をHbA1c（NGSP）に統一し，血糖値の管理目標は，従来の優・良・可（不十分・不良）・不可の4段階評価から，管理目標にもとづいてHbA1cによる3段階（6％，7％，8％）表記に変更された（図3）[7]．

糖尿病治療の基本は食事療法と運動療法である．また，血糖降下薬にも進歩がみられ，インクレチン関連薬など，血糖依存性にインスリン分泌を亢進するとともにグルカゴン分泌を抑制し，単独投与では低血糖リスクが少ない薬物も出てきた（図4）[7]．進行例には作用の異なる薬剤との併用が行われる．特に，インクレチン薬の登場を契機として，インクレチン作用の増強やグルカゴン作用の抑制を考えた併用療法が注目されるようになった．インスリン製剤に関しても，生理的なインスリン分泌動態である基礎分泌と追加分泌を構成できる製剤がそろい，個々のインスリン分泌能や日常的な制限を考慮したオーダーメイド治療を行うことができるようになってきた．

3. 脂質異常症

脂質異常症は，血液中の脂質，すなわちコレステロールや中性脂肪が多すぎる疾患のことである．戦後のわが国のライフスタイルの欧米化，すなわち脂肪の摂取量

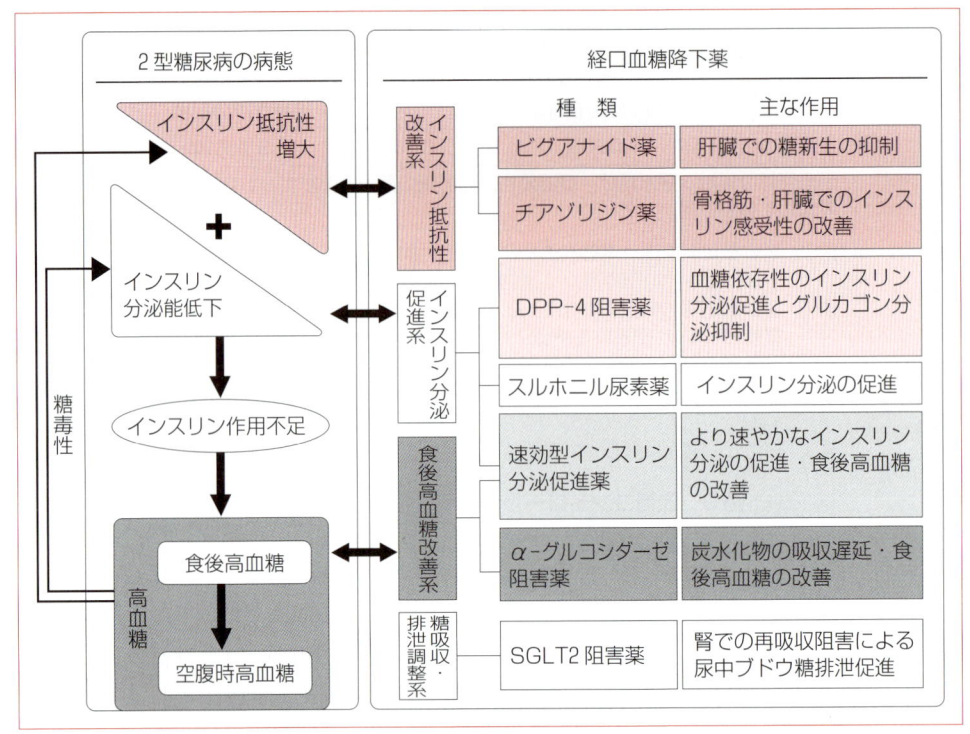

図4 病態に合わせた経口血糖降下薬の選択（文献7）より引用）

や身体活動量の低下などにより，急激に広まっている病態である．「平成22年国民健康・栄養調査結果」では，脂質異常症が疑われる者の割合は，男性22.3％，女性17.7％もいる．

脂質異常症では，禁煙を勧め，受動喫煙を回避する．アルコールの過剰摂取は控えるとともに過食を抑え，標準体重を維持する．肉の脂身，乳脂肪，卵黄の摂取を抑え，魚類，大豆製品，野菜，果物，未精製穀類，海藻類の摂取を増やす．脂質代謝の改善には有酸素運動が有効で，最もよく観察される効果はHDL-Cの増加である．リスク区分を**表3**に，区分別脂質管理目標値を**表4**に示した[8]．生活習慣の修正によっても目標値に届かない場合は，スタチンなど脂質異常症治療薬も使用する．

4. 肥満

世界保健機関（WHO）や米国国立衛生研究所（NIH）における肥満の判定基準ではBMI 30以上を肥満と判定する．しかし，わが国の場合，BMIが25以上になると危険因子が集積しやすいことから，2000年の日本肥満学会でBMI 25以上を肥満と判定することが定められた（**表5**）[9]．また，そのほかの肥満関連サイトカインとしての血清アディポネクチンやCTによる内臓脂肪面積，DEXA法（二重エネルギーX線吸収法）による体組成評価も，肥満重症度，治療効果の指標として重要である．CTによる内臓脂肪面積では，皮下脂肪との比較も可能となる．

肥満に起因ないし関連する健康障害を合併するか，合併が予測される医学的に減量を必要である場合を肥満症といい，疾患単位として扱う（**図5**）[9]．

表3 LDLコレステロールの管理目標設定のためのリスク区分（文献8）より引用）

- 冠動脈疾患の既往がある→二次予防
- 以下のいずれかがある→カテゴリーⅢ
  糖尿病（耐糖能異常は含まない），慢性腎臓病（CKD，ステージG3以上），非心原性脳梗塞，末梢動脈疾患
- 上記に当てはまらなければ以下を基準に層別化

NIPPON DATA80 による 10年間の冠動脈疾患による死亡確率（絶対リスク）	追加リスクの有無	
	追加リスクなし	以下のうちいずれかあり 1）低HDL-C血症（HDL-C＜40 mg/dl） 2）早発性冠動脈疾患家族歴 　［第1度近親者　かつ 　男性55歳未満，女性65歳未満］ 3）耐糖能異常（糖尿病は含まない）
0.5%未満	カテゴリーⅠ	カテゴリーⅡ
0.5～1.9%	カテゴリーⅡ	カテゴリーⅢ
2%以上	カテゴリーⅢ	カテゴリーⅢ

表4 リスク区分別脂質管理目標値（文献8）より引用）

治療方針の原則	管理区分	脂質管理目標値（mg/dl）			
		LDL-C	HDL-C	TG	non HDL-C
一次予防 まず生活習慣の改善を行った後，薬物療法の適用を考慮する	カテゴリーⅠ	＜160	≧40	＜150	＜190
	カテゴリーⅡ	＜140			＜170
	カテゴリーⅢ	＜120			＜150
二次予防 生活習慣の是正とともに薬物治療を考慮する	冠動脈疾患の既往	＜100			＜130

- 若年者などで絶対リスクが低い場合は相対リスクチャートを活用し，生活習慣の改善の動機づけを行うと同時に絶対リスクの推移を注意深く観察する．
- これらの値はあくまでも到達努力目標値である．
- LDL-Cは20～30%の低下を目標とすることも考慮する．
- non HDL-Cの管理目標は，高TG血症の場合にLDL-Cの管理目標を達成したのちの二次目標である．TGが400 mg/dl以上および食後採血の場合は，non HDL-Cを用いる．
- いずれのカテゴリーにおいても管理目標達成の基本はあくまでも生活習慣の改善である．
- カテゴリーⅠにおける薬物療法の適用を考慮するLDL-Cの基準は180 mg/dl以上とする．

表5 肥満の分類（文献9）より引用）

BMI	分類
＜18.5	低体重
18.5≦～＜25	普通体重
25≦～＜30	肥満1度
30≦～＜35	肥満2度
35≦～＜40	肥満3度
40≦	肥満4度

5. メタボリックシンドローム

　メタボリックシンドロームの診断は，肥満（特に内臓脂肪型肥満）を有することを前提とし，正常高値以上の血圧レベル，空腹時血糖110 mg/dl以上，あるいは脂質異常症の3つの構成因子の2つ以上を有するものと定義される（**表6**）．わが国のコホート研究からもメタボリックシンドロームによる心血管病リスク上昇は多く

Ⅳ 各種疾患のリハビリテーション　7. 生活習慣病のリハビリテーション　331

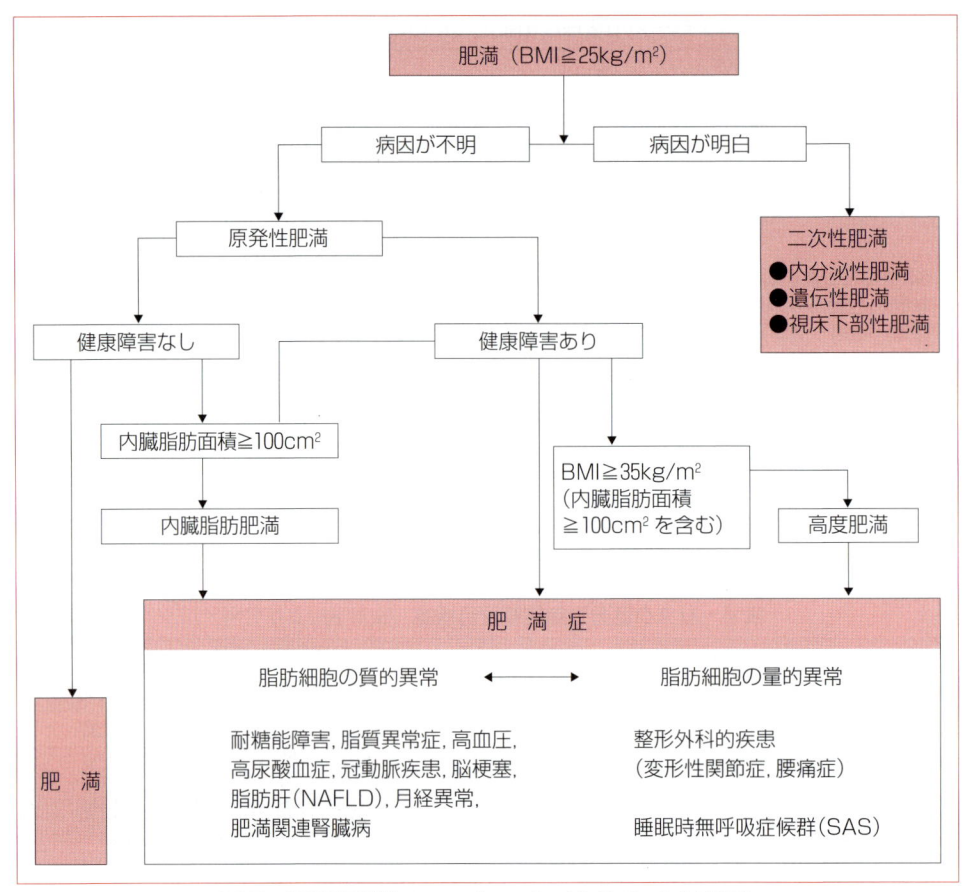

図5 肥満症診断フローチャート（文献9）より引用）

表6 メタボリックシンドローム診断基準（文献10）より引用）

腹囲	まず腹囲により判定し，その後以下の2項目を有する場合メタボリックシンドロームと診断する ≧85 cm（男性） ≧90 cm（女性）
さらに以下のうち2つ	
① 脂質代謝異常	中性脂肪≧150 mg/dl　または HDLコレステロール＜40 mg/dl
② 高血圧	最高血圧≧130 mmHg　and/or 最低血圧≧85 mmHg
③ 空腹時血糖	≧110 mg/dl

報告されており，心血管病の罹患または死亡リスク上昇は1.5～2.4倍である．メタボリックシンドロームは，診断基準を満たす項目数が増すほど心血管疾患のリスクが増加する．

表 7 廃用症候群（文献 11）より引用）

1	筋肉	筋萎縮，筋力低下（1日2％，月50％），酸素摂取能低下
2	関節	腱・靱帯・関節包の硬化・拘縮・屈伸性低下
3	骨	骨粗鬆症，易骨折
4	心臓	心筋萎縮，心収縮力低下，心拍出量低下，心負荷予備力低下
5	血管	毛細管/組織比の低下，循環不全，浮腫，褥瘡
6	血液・体液	血液量減少，貧血，低タンパク
7	内分泌・代謝	ホルモン分泌低下，易感染，肥満，カルシウムバランス負，インスリン抵抗性の増悪，脂質異常症
8	呼吸器	呼吸筋萎縮，無気肺，肺炎，換気血流不均等
9	腎・尿路	腎血流減少，感染，結石，失禁
10	消化器	消化液減少，吸収不全，便秘
11	神経・精神心理	平衡感覚低下，認知症，幻覚，妄想，不安，不眠，うつ状態，QOL低下，起立性低血圧

●リハビリテーションの効果

1. 身体的不活動

　生活習慣の歪みは，多くの疾患の重要な発症危険因子であり，疾患によってもたらされる種々の障害の発生にも深くかかわっている．また，障害者では身体活動は健常者以上に不活発になりがちであり，身体諸器官における廃用症候群を招くが(**表7**)[11]，そのような生活習慣自体が疾患・障害発症の新たな危険因子となる．

　身体的不活動は，全身臓器の機能低下はもとより心理面やQOLの悪化をもたらす．また，身体的不活動は，肥満・インスリン抵抗性・糖尿病・高コレステロール血症・動脈硬化につながり，心血管系疾患などに罹患して寿命を短縮する．運動不足は，運動障害→廃用症候群の発生・増悪→運動障害の増悪という悪循環を形成する．その悪循環を断ち切るために，積極的に運動を行い，体力（フィットネス）を維持・増進させる必要がある[11]．

2. 運動療法の効果

　運動療法により，血圧や末梢血管抵抗を低下させる．また，体脂肪の減少，肥満の予防・解消，心・肺機能の向上，耐糖能・インスリン抵抗性改善やHDL-C増加などといった糖・脂質代謝の改善，血小板凝集能の低下をきたし，免疫機能も強化し，生命予後も改善する．運動は，認知機能の維持，うつ状態の緩和，自己調節能力を改善するという多くの心理学的恩恵や食欲の増進をもたらす．

　また，高齢者や低体力者では，軽い運動であっても，骨，筋肉，関節は強化され，ADLを活動的に維持することができる．このことは，健康寿命（身体的には日常生活が自立して行える生存期間，精神的には認知症がなく生活できる生存期間）の延長に寄与することが大きいと考えられる．

リハビリテーションプロトコール

1. 共通プロトコール
1) 有酸素運動を中心に

運動には有酸素運動と無酸素運動がある．瞬間的に大きな力を発揮する無酸素運動の能力は酸素負債能力であり，一般的にスポーツ選手に要求される能力である．無酸素運動を習慣的に行った場合の効果は，筋肥大，瞬発力の向上，反応時間の短縮などが中心である．

生活習慣病を有する者にとって，健康や体力の維持・増進に必要な運動は，主に有酸素運動である．なぜなら，有酸素運動では，フィットネスを向上させ，体脂肪の減少，肥満の予防・解消，心・肺機能の向上，血圧の低下，耐糖能改善・インスリン抵抗性改善・HDL-C増加などの糖・脂質代謝の改善，血小板凝集能の低下をきたし，免疫機能の強化にもつながり，生命予後も改善するからである．

有酸素運動は，①定常運動であること，②呼吸の乱れや怒責がなく，一定のリズムで運動が続けられること，③局所的運動でなく，全身運動に近いこと，④各人が運動量を自由に調節できるもの，⑤外傷や事故の少ない運動，の条件を満たすことが望ましい．したがってウォーキング，スイミング，サイクリングなどが有酸素運動の代表である[11]．

2) 運動処方の4因子（FITT）

運動処方の4因子は，運動の頻度（frequency：F），運動の強度（intensity：I），1回の運動時間と期間（time：T），運動の種類（type：T）であり，FITTとしてまとめられる．

運動の種類（type：T）は，ウォーキング，トレッドミル，エルゴメータ，スイミング，サイクリングなどが勧められる．

運動の強度（intensity：I）は，主に%$\dot{V}O_2max$，Metabolic Equivalents（METs），心拍数，ATレベルなどによってあらわされる[12]．METsは，運動時の酸素摂取量を安静時の酸素摂取量で割ったもので，安静時のMETsが1であり，3.5 ml/min/kgに相当する．運動時心拍数は$\dot{V}O_2$やATとよく相関することから，実際の運動強度の設定には心拍数を指標とすることが多い．ATレベルの心拍数あるいは目標心拍数〔Karvonenの式〔目標心拍数＝（年齢別予測最大心拍数－安静時心拍数）×0.6 or 0.7＋安静時心拍数〕などより求めた心拍数〕を運動の指標とすることが多いが，厳密には運動負荷試験の検査にもとづいて決められる．ただし，不整脈やβブロッカー使用時にはあてはまらないので注意が必要である．

1回の運動時間と期間（time：T）や運動の頻度（frequency：F）に関しては，相互関係があり．1日の運動の必要時間は運動強度によって異なるが，運動のコンプライアンスの見地から考えた場合，運動強度としては中程度の運動を週2～3回，1日の運動の時間20～60分を連続的または間欠的に行うことが望ましい．少なくとも10分は連続的であることが有酸素運動を行うには必要であるとされている．従

来，それ以下の運動，すなわち，週2回以下，予備酸素摂取量（$\dot{V}O_2R$）の40～50%以下の運動は，フィットネスを発展・維持させるには十分ではないとされてきた．しかし，最近は，低強度の運動でも頻度と時間を多くすれば，多くの恩恵を得ることができることが明らかとなり，この点では，1日を通して10分程度の短い時間に分けて行っても効果は得られると考えられるようになった[12]．

3）筋力増強訓練（レジスタンストレーニング）

高齢者や低体力者では，有酸素性運動のほかに，上下肢および体幹の大きな筋肉での筋力増強訓練を行うことが勧められている[13]．米国スポーツ医学会（ACSM）では，1セットで8～10種類の運動，1つの運動で8～12回の繰り返し（老年者では10～15回の繰り返し）を週2～3回が望ましいと提言している．筋力増強訓練を行うことにより，加齢に伴う筋量の減少に歯止めをかけ，ADLでの自立を助け，さらに運動による骨密度・平衡感覚の維持は動作の転倒防止，安定感・関節可動域の維持につながる[13]．

表8 生活習慣病に対する運動療法の適応と禁忌

疾患	適応	条件付適応	禁忌
高血圧	140～159/90～94 mmHg	160～179/95～99 mmHgまたは治療中かつ禁忌の値でない．男性40歳，女性50歳以上はできるだけ運動負荷試験を行う．運動負荷試験ができない場合はウォーキング程度の処方とする	180/100 mmHg以上．胸部X線写真でCTR：55%以上 心電図で重症不整脈，虚血性変化が認められるもの（運動負荷試験で安全性が確認された場合は除く）．眼底でⅡb以上の高血圧性変化がある 尿蛋白：100 mg/dl以上
糖尿病	空腹時血糖：110～139 mg/dl	空腹時血糖：140～249 mg/dl または治療中かつ禁忌の値でない 男性40歳，女性50歳以上はできるだけ運動負荷試験を行う．運動負荷試験ができない場合はウォーキング程度の処方とする	空腹時血糖：250 mg/dl以上 尿ケトン体（＋） 糖尿病性網膜症（＋）
脂質異常症	TC：220～249 mg/dl または TG：150～299 mg/dl	TC：250 mg/dl以上または TG：300 mg/dl以上，または治療中 男性40歳，女性50歳以上はできるだけ運動負荷試験を行う．運動負荷試験ができない場合はウォーキング程度の処方とする	
肥満	BMI：24.0～29.9	BMI：24.0～29.9かつ下肢の関節障害では整形外科的精査と運動制限	BMI：30.0以上

TC：総コレステロール，TG：中性脂肪，BMI：Body Mass Index〔体重（kg）/身長（m）^{2}〕
循環器病の診断と治療に関するガイドライン（2011年度合同研究班報告）．心血管疾患におけるリハビリテーションに関するガイドライン2012年改訂版．
http://www.j-circ.or.jp/guideline/pdf/JCS2012_nohara_h.pdf （2015年1月閲覧）

表9　各種ガイドラインによる生活習慣病運動指導の内容

疾病	運動種類	強度	頻度	時間
高血圧	動的な等張性運動 例）歩き，ランニング，水中歩行	最大酸素摂取量の50%の軽い*1運動	できるだけ毎日	1日30分以上
脂質異常症	大腿筋や大殿筋などの大きな筋肉をダイナミックに動かす有酸素運動 例）速歩，水泳，水中歩行，サイクリング，ラジオ体操，太極拳	軽い*1運動，50%最大酸素摂取量，心拍数＝138－年齢/2 Borg指数：11〜13	毎日（30分なら），週3回以上（60分なら）	10〜20分以上連続して 30分（毎日なら） 60分（週3回以上なら）
糖尿病	有酸素運動とレジスタンス運動（筋抵抗性運動）	最大酸素摂取量の50%前後 心拍数100〜120，体感「楽である」または「ややきつい」	毎日，少なくとも週3回以上	1回15〜30分間，1日2回 1日1万歩，消費エネルギー160〜240 kcal
肥満	有酸素運動とレジスタンス運動を組みあわせて行う 例）自転車エルゴメータと水泳が肥満者に適している	最大心拍数*2の50%前後	週3回以上，軽いのは，毎日から1日おき	最初10〜30分を目安とし，60分以内 1日300 kcal 1日1万歩以上（最低7,000歩）

*1 ガイドラインには軽い運動と記載あるが，運動生理学からは中等度の強さの運動である
*2 最大酸素摂取量の50%程度の誤りか，計算式では最大心拍数75%が例として挙げられている

2. 疾患別プロトコール

　食事療法および薬物療法に関しては成書を参考にされたい．各学会ガイドラインにもとづく高血圧，糖尿病，脂質異常症，肥満を有する際の運動療法の適応と禁忌（**表8**）[14]ならびに指導の内容（**表9**）[5)7〜9]を示す．患者や障害者は運動自体にあまり慣れていないために，運動をすることに対して恐怖心を抱く恐れがある．運動にレクリエーションの要素を加えるなど参加しやすくしたり，運動を家庭や施設内でできるように工夫することも大事である．

1）高血圧

　高血圧患者に対する運動療法は，一般療法としての有効性が科学的な根拠をもって認められる．対象者としては中等症以下の心血管合併症のない高血圧患者が妥当であるが，専門家のもとでは心血管合併症がある患者もリハの対象者となる．運動による降圧効果は減塩によるものと同等である（**表10，図6**）[5]．

　運動の種類としては，動的な等張性運動である歩行，ランニング，水泳などのほうが腕立て伏せや重量挙げなどの静的等尺性運動より良い．また，運動強度では最大酸素摂取量の50%くらいの軽い運動のほうがよい．これは自覚的所見から推定するBorg指数では「楽である〜ややきつい」程度である．また，運動量としては毎日30分くらいが適当であるとされ，国際ガイドラインに紹介されている30〜45分の早歩きなどが勧められる．

　運動強度が強すぎると高血圧患者においては運動中の血圧上昇が顕著で正常血圧

表10 生活習慣の修正項目 (文献5) より引用

1. 減塩	6 g/日未満
2a. 野菜・果物	野菜・果物の積極的摂取[*1]
2b. 脂質	コレステロールや飽和脂肪酸の摂取を控える 魚(魚油)の積極的摂取
3. 減量	BMI [体重 (kg) ÷ 〔身長 (m)〕^{2}] が25未満
4. 運動	心血管病のない高血圧患者が対象で,有酸素運動を中心に定期的に(毎日30分以上を目標に)運動を行う
5. 節酒	エタノールで男性20〜30 ml/日以下, 女性10〜20 ml/日以下
6. 禁煙	(受動喫煙の防止も含む)

生活習慣の複合的な修正はより効果的である

[*1] 重篤な腎障害を伴う患者では高K血症をきたすリスクがあるので,野菜・果物の積極的摂取は推奨しない.糖分の多い果物の過剰な摂取は,肥満者や糖尿病などのカロリー制限が必要な患者では勧められない.

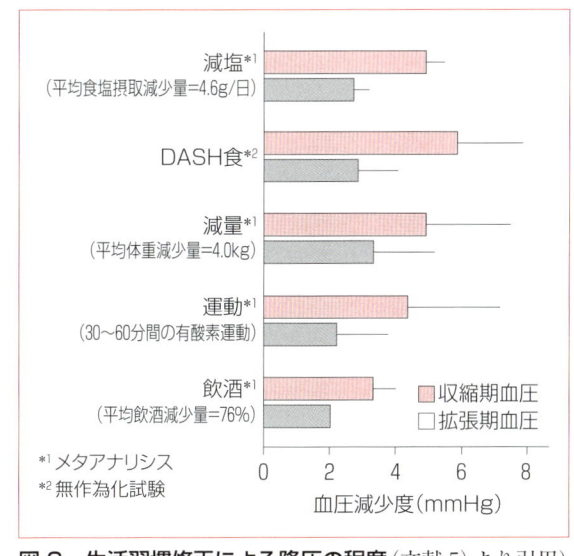

図6 生活習慣修正による降圧の程度(文献5)より引用

者と異なり予後が悪いので,高血圧患者における激しい運動は慎重に行うべきである.実際,運動療法の成績をみると,比較的強い強度(最大酸素摂取量の70%以上)の運動では降圧効果が得られないものが多く,比較的軽い強度(最大酸素摂取量の40〜60%)の運動での有効例の報告が多い[5].

有酸素運動に加えてレジスタンストレーニングやストレッチ運動を補助的に組み合わせると,前者は除脂肪体重の増加や骨粗鬆症・腰痛の防止,後者は関節の可動域や機能の向上が期待でき,有用である.

2) 糖尿病

a. 運動療法

運動療法は,重度な合併症がなく著明な高血糖を認めない症例が適応になる.インスリン欠乏状態が著しい場合,特に1型糖尿病において,肝でのケトン体産生の亢進のみならず,骨格筋でのケトン体利用が低下し,ケトーシス(インスリン欠乏

状態）の症例では運動療法は絶対的禁忌である．さらに，ケトーシスまでには至らないが，高血糖（空腹時血糖 250 mg/dl 以上）症例も運動によりカテコールアミンやグルカゴンなどインスリン拮抗ホルモンの分泌亢進により肝からの糖の放出をきたし，一層の高血糖を招くので禁忌である．また，出血あるいはその恐れのある増殖網膜症例，腎症のためにネフローゼ症候群や腎不全に至った症例，重篤な心血管性障害を合併する症例なども運動療法の禁忌，あるいは適応外であり，身体活動は制限される．

しかし，最近では，透析には至らない保存時腎不全患者においても，適度な運動が腎機能には悪影響を及ぼさずに，むしろ運動耐容能や QOL の向上，糖・脂質代謝の改善などのメリットをもたらす可能性があるという報告があり，活動を過度に制限すべきではないことが示唆されている．日本腎臓学会[15]の『エビデンスに基づく CKD 診療ガイドライン 2009』では，「CKD 患者における運動は，尿蛋白や腎機能障害を悪化させるという懸念から推奨してきた運動制限に臨床的な根拠はなく，CKD 患者においても，身体活動の低下は心血管疾患による死亡のリスクであり，運動疲労を起こさない程度の運動（5 METs 前後）が安定した CKD を悪化させるという根拠はなく，合併症などの身体状況が許すかぎり，定期的施行が推奨される」とされている．一方，ACSM の慢性腎疾患患者のための運動勧告では，腎不全患者の運動処方の考え方としては，一般向けの勧告をもとに初期の運動強度を軽度強度（酸素摂取予備能の 40% 未満）から中等度強度（酸素摂取予備能の 40～60%）とし，そして患者の運動耐容能にもとづいて時間をかけて徐々に進行させていくように修正すべきであるとされている[16]．また，安定した腎不全患者であれば，筋力増強運動は健康のために重要であるとされている[16]．

運動療法でのインスリン抵抗性改善の機序は，筋重量の増大，筋インスリン受容体活性亢進などの受容体レベルでの変化と筋の解糖系，TCA 回路系の酵素活性，糖輸送担体など受容体以降のレベルでの変化も関係していると考えられている．さらに，運動による体脂肪量減少，脂肪細胞サイズの減少に伴う TNF-α の血中レベルの低下やレプチン分泌の低下という脂肪組織性の因子の変化も考えられる．

運動時の筋での主要なエネルギー源は糖質と遊離脂肪酸である．AT を超えて運動強度が高まるにつれて，骨格筋のエネルギー依存が遊離脂肪酸から糖質にシフトし，解糖によって生じた乳酸の蓄積がみられ，脂肪分解はむしろ抑制される．そのうえ糖尿病では強度の高い運動が肝での糖の放出を一層招き，血糖値を上昇させる．したがって，体脂肪減少を目指すためには運動強度は中等度以下である必要がある．また，運動の初期には筋グリコーゲンが主なエネルギー源であり，筋での遊離脂肪酸を効率よく利用するためには 1 回の運動時間が 10 分以上になるようにするのが望ましい．

すなわち，運動の到達目標としては，頻度はできれば毎日，少なくとも週に 3～5 回，$\dot{V}O_2max$（最大酸素摂取量）40～50% 程度の中等度の強度の有酸素運動を 20～60 分間行うことが一般的には勧められる（グレード A）（**表 11**）[7]．運動の前後に

表11 運動療法のステートメント(文献7)より引用)

1. **運動療法の開始**
   - 運動療法を開始する際には，心血管疾患の有無や程度，糖尿病慢性合併症である末梢および自立神経障害や進行した網膜症，腎症，整形外科的疾患などをあらかじめ医学的に評価する必要がある（グレードA）．
   - 進行した合併症のある患者においても，日常生活における身体活動量を可能なかぎり低下させないようにする（グレードA）．

2. **2型糖尿病患者における運動療法**
   - 運動により心肺機能の改善，血糖コントロールの改善，脂質代謝の改善，血圧低下，インスリン感受性の増加が認められる（グレードA）．
   - 有酸素運動とレジスタンス運動は，ともに血糖コントロールに有効であり，併用による効果がある（グレードA）．
   - 運動療法は食事療法と組み合わせることによりさらに高い効果が期待できる（グレードA）．

3. **1型糖尿病患者における運動療法**
   - 進行した合併症がなく，血糖コントロールが良好であれば，インスリン療法や補食を調整することにより，いかなる運動も可能である（グレードB）．
   - 運動の長期的な血糖コントロールへの効果は不明であるが，心血管系疾患のリスク因子を低下させ，生活の質を改善させる（グレードB）．

4. **薬物治療中の糖尿病患者における運動療法**
   - インスリン治療をしている患者では血糖自己測定を行い，運動の時間や種類，量により，運動前や運動中に補食する，運動前後のインスリン量を減らすなどの調整が必要である（グレードB）．
   - 経口血糖降下薬（特にスルホニル尿素薬）では投薬量を減らす必要がある場合もある（グレードB）．

5. **糖尿病患者の運動療法における一般的な注意**
   - 両足をよく観察し，足に合った足底全体へのクッションのある靴を用いる（グレードB）．
   - 血糖コントロールの悪いとき（特に1型糖尿病・2型糖尿病とも尿ケトン体陽性時）は運動を行わない（グレードB）．
   - インスリンや経口血糖降下薬（特にスルホニル尿素薬）で治療を行っている患者において，運動中および運動当日～翌日に低血糖を起こす恐れがある．特にインスリン治療中の患者では，運動前の血糖値が100 mg/dl未満の場合には吸収のよい炭水化物を1～2単位摂取することが望ましい（グレードB）．
   - 運動の到達目標としては，頻度はできれば毎日，少なくとも週に3～5回，中等度の強度の有酸素運動を20～60分間行うことが一般的には勧められる（グレードA）．

グレードA：行うよう強く勧める，グレードB：行うよう勧める，グレードC：行うように勧めるだけの根拠が明確でない，グレードD：行わないよう勧める

ウォームアップとクールダウンを取り入れて適当な体操やストレッチングを5～10分程度行う．もちろん食事療法を併用する．

運動療法を行うにあたって特別な配慮が必要なのは，心血管障害やそのリスクが高い場合，明らかな末梢および自律神経障害のある場合，進行した細小血管障害がある場合，整形外科的疾患がある場合などである[7]．しかし，進行した合併症のある患者においても，日常生活における身体活動量を可能なかぎり低下させないようにするべきである（グレードA）[7]．中等症以上の非増殖性網膜症の場合は急激な血圧上昇を伴う運動は避け，重症または増殖性網膜症では無酸素運動や身体に衝撃の加わる運動は避けるべきである．

b. 低血糖対策

運動による血糖の変化はそのときの血糖値，インスリン投与法，運動の時間帯，持続時間，運動量などによって影響を受けるため，運動前，運動中，運動後の血糖自己測定を行い，運動による血糖の変化を把握し，食物摂取やインスリン療法の調整や運動療法の変更などで対応しなければならず，糖尿病患者は運動の血糖に与える影響を知らせておく必要がある．

低血糖はインスリン作用が相対的に過剰になったときに生じる．すなわち，インスリン分泌薬やインスリン注射の血糖低下作用が摂取カロリーを上回る場合や運動などでカロリー消費が増大した場合に起こる．低血糖は重篤な状態を生じる可能性があるので，運動前の血糖測定や発作時のためのブドウ糖の携行が必要となる．

インスリンや経口血糖降下薬（特にスルホニル尿素薬）で治療を行っている患者において，運動中および運動当日〜翌日に低血糖を惹起する恐れがあるので，注意が必要である．運動は実生活の中で実施可能な時間であればいつ行ってもよいが，食後1時間頃に行うと食後高血糖が改善されると考えられている．インスリンや経口血糖降下薬（特にスルホニル尿素薬）で治療を行っている場合には低血糖になりやすい時間に注意する必要がある．特にインスリン治療中の患者では，運動前の血糖が 100 mg/dl 未満の場合には吸収のよい炭水化物を1〜2単位摂取することが望ましい[7]．

c. シックデイ対策

シックデイの際には原則としてリハは中止する．特に感染症などの炎症がある場合は，内因性のインスリンも注射されたインスリンも効きにくい抵抗性となる結果，急激な血糖上昇をきたしやすい．食欲低下，発熱，嘔吐や下痢などを伴う場合は，ケトーシスや脱水を生じる場合が多い．特に重症の代謝異常やインスリン依存では生命に危険が及ぶので，早目に主治医に相談して処置すべきであり，入院が必要な場合も少なくない．

d. 足病変に気をつける

糖尿病足病変の特徴は，潰瘍や壊疽まで進行しても患者の自覚症状が乏しいことと，足の診察機会が少ないために早期診断が難しいことである．足趾や下肢の切断や足潰瘍の既往，末梢神経障害合併，末梢動脈疾患（PAD）合併，腎不全や透析，視力障害，血糖コントロール不良は糖尿病足病変のリスクが高いので，運動開始前に定期的に足を診察するべきである．適切な靴を履くことも重要である．

糖尿病は，障害者の機能予後に大きな影響を及ぼす．すなわち，末梢血管障害と足病変による足趾の変形や胼胝，足潰瘍，足壊疽，下肢の切断，糖尿病網膜症による視力障害・失明，糖尿病性腎不全による血液透析（透析時間のためのリハ時間確保困難，腎不全による運動耐容能低下，下肢浮腫の変化にもとづく装具調整の困難さなど），さらに，糖尿病性神経障害，自律神経障害としての起立性低血圧や膀胱の機能障害などはADL，QOLを大きく損なわせるとともに，リハの際の大きな障害になる．

糖尿病患者では足病変や筋力低下などの運動器障害，歩行障害，バランス異常が明らかにされており，「運動機能障害」としてとらえることも必要である．定期的な足指の観察，靴のフィッティング指導，免荷装具を用いた創傷の保護，インソール，靴型装具を用いた装具療法などでの潰瘍形成予防，微小循環を改善する物理療法，免荷状態で身体活動量やADLを維持する理学療法・運動療法など，運動機能障害に注目したリハの実践が求められている．

3）脂質異常症

　運動は，脂肪や骨格筋の毛細血管内皮細胞に存在する LPL（リポタンパクリパーゼ）の活性を促進し，中性脂肪を多く含む VLDL（超低密度リポタンパク質）やカイロミクロンの分解を亢進させ，血液中の中性脂肪を低下させる．また，運動はLCAT（レシチンコレステロールアシルトランスフェラーゼ）活性を亢進させ，HDL が末梢よりコレステロールを受け取ってエステル化させて，HDL 内に溜め込むのを促進する．また，運動は CETP（コレステリルエステル転送タンパク質）の活性を抑制して，血中の HDL-C を上昇させることが考えられている[17]．

　運動強度に関しては糖尿病の場合と同様である．脂質異常症患者では虚血性心疾患を合併している場合が少なくないので，運動を習慣的に取り入れる前に運動負荷試験などで運動の安全性を確認してもらうことが望ましい．

4）肥満

　肥満の治療は食事療法を中心とした負のエネルギーバランスを達成して，過剰な脂肪組織を減少させることが基本である．肥満のリハのうち食事療法および薬物療法に関しては成書を参考にされたい．

　運動療法を行わずに絶食や極端な食事療法のみで減量すると体脂肪は減少せず，除脂肪体重が減少してしまい，インスリン抵抗性は改善しない．また，急速な減量に一時的に成功しても再び体重が逆戻りしたり（リバウンド），減量と体重増加を繰り返し除脂肪体重だけが次第に減少していく（ウェイトサイクリング）．すなわち，ゆっくりと無理なく減量するように心がけ，社会的環境や心理的因子の検討や対応にも配慮することが重要である．

　運動療法は，筋肉の異化を防止し，食事制限による食事摂取熱の低下や安静時代謝の低下につながる消費エネルギーの減少を防止し，減量を成功へと導く．さらにインスリン抵抗性そのものを改善する役割を果たす[17]．

　運動は歩行などの有酸素運動を基本とし，$\dot{V}O_2max$ 50％以下の軽度の負荷とし，1日消費エネルギーの約 10％前後または 1 日 300 kcal 前後を目標にする．具体的には，散歩，ジョギング，ラジオ体操，エルゴメータ，水泳などの全身の筋肉を用いる運動を 1 回 10～30 分間（可能であれば 1 時間程度），週 3～5 回以上実施する．

　適度な運動が食欲を刺激し，摂取エネルギーが増加して体重が増加したり，運動により除脂肪量が多くなり体重が増加する場合もあるので，必ず食事療法も併用する．

●リハビリテーション上の注意点

1．個々の疾患の注意事項

　運動療法の有効性は，その危険性をはるかに上回ってはじめて認められるべきものであり，薬物治療により十分疾患がコントロールされていなければ勧められるものではない．運動療法の適応と禁忌（**表 12**）[18]について十分検討することが必要で

表12 運動療法の適応と禁忌（文献18）より引用改変）

適応	禁忌
1. 医学的に安定した心筋梗塞後 2. 安定狭心症 3. 冠動脈バイパス術（CABG） 4. 経皮的冠動脈形成術（PTCA） 5. 代償性うっ血性心不全（CHF） 6. 心筋症 7. 心臓ないし多臓器移植 8. 弁置換およびペースメーカ植込みなどの心臓手術〔植込み型自動除細動器（AICD）を含む〕 9. 末梢血管疾患 10. 外科的適応のないハイリスク心血管疾患 11. 心臓突然死症候群 12. 末期腎疾患 13. 糖尿病，脂質異常症，高血圧症などの冠危険因子保有者 14. 系統だった運動や患者教育が有益とされる患者	1. 不安定狭心症 2. 安静収縮期圧＞200 mmHg ないし拡張期圧＞110 mmHg は個別に評価 3. 症状を伴う 20 mmHg を超える起立性血圧低下 4. 重篤な大動脈弁狭窄症（一般成人で大動脈弁口面積＜0.75 cm^{2}のピーク収縮期圧較差＞50 mmHg） 5. 急性全身性疾患ないし発熱 6. コントロールされていない心房性ないし心室性不整脈 7. コントロールされていない洞頻脈（＞120 bpm） 8. 非代償性心不全 9. Ⅲ度房室ブロック（ペースメーカ植込みなし） 10. 活動性の心膜症，心筋炎 11. 新しい塞栓症 12. 血栓性静脈炎 13. 安静時 ST 変化（＞2 mm） 14. コントロールされていない糖尿病（随時血糖分＞400 mg/dl） 15. 運動禁止が必要な重症の整形外科的問題 16. 急性甲状腺炎，低 K 血症，血液量減少などの代謝的問題

ある．また，各種疾患の学会ガイドラインにもとづく高血圧，脂質異常症，糖尿病，肥満を有する際の運動療法の注意事項（**表8**）[14]を守り，目標心拍数の範囲で安全かつ有効な運動を行うことが望ましい．

2. 施行にあたって特別な配慮

1）併存症の有無

リハを行う際には，併存症の有無について十分な検討を行う必要がある．患者は高齢であることが多く，虚血性心疾患，骨関節疾患などの疾患を合併していることが多いため，あらかじめ既往歴を入念に確認する．

糖尿病患者では，特に，冠動脈の血管狭窄病変が広範囲にわたり，多枝病変例が多いことが挙げられる．また，知覚神経障害を基盤として症状がない，あるいは非典型的であったりして発見が遅れてしまいがちである．リハを行う際に重篤な問題を引き起こしかねない．そこで，年に最低1度は症状がなくても心電図をとる必要がある．

一方，脳卒中片麻痺患者では歩行や階段昇降で健常者の1.5～2倍の酸素消費量を必要とする．すなわち，脳卒中片麻痺患者では，健常者では軽い動作に相当するものでも，心負荷が大きくなり，狭心症や心不全の症状が出やすくなる．したがって，糖尿病患者がリハを行う場合には，運動負荷試験などにより，虚血性心疾患の存在のスクリーニングを行うことが重要である．ただし，脳卒中患者の中には，注

表 13　運動により起こり得る疾患とそのリスク因子（文献 13）より改変引用）

運動により起こり得る疾患	リスク因子
1. 突然死，心不全，心筋梗塞，狭心症，不整脈，大動脈瘤破裂，大動脈解離	虚血性心疾患，心筋症，不整脈，伝導障害，高血圧，脂質異常症，動脈硬化
2. 呼吸不全	COPD，じん肺，間質性肺炎
3. 脳卒中	心房細動，高血圧，脂質異常症，動脈硬化
4. 間欠性跛行	閉塞性動脈硬化症，脊椎管狭窄
5. 骨折，関節・筋・腱の損傷	変形性関節症，関節リウマチ，痛風
6. 肺梗塞	椎間板ヘルニア，骨粗鬆症，骨軟化症，下肢静脈瘤，肥満
7. 気管支喘息	運動誘発性喘息
8. 糖尿病ケトアシドーシス	糖尿病

意障害などのためスタッフの指示に従えず，失語症のために自覚症状を適切に訴えることができずに，負荷試験に難渋する症例も少なくない．

さらに，運動負荷試験や血液生化学検査を行って，未知の併存症をスクリーニングするとともに，適切な運動許容範囲を決定する必要がある．

仙台市医師会では，スポーツ医が仙台市体育館で市民の運動負荷試験の実施・判定や運動処方作成を行っている．筆者はそのガイドライン作成に携わり，2006 年から運用されている．そのガイドラインは米国のスポーツ医学会などのガイドラインなどを参考にして作成したものである．本稿ではこれらを紹介しながら，リスク管理に関して概説する．

3. リスクの層別化

運動により起こり得る疾患とそのリスク因子には**表 13**に示すようなものがある．特に高齢者は「潜在的な心不全患者」であるという考え方もあるので，疾患のスクリーニングは注意深くなされるべきである．しかし，全症例に対し可能なかぎりの検査を行うことは非現実的である．そこで，ACSM の答申[13]に従い，①冠動脈危険因子によるリスクの層別化，②心血管系および呼吸器疾患を疑わせる主要兆候・症状の検出，をもとにリスクを層別化し，運動参加に先立って医学的検査や運動負荷試験が必要か否かを検討する．具体的には**表 14**で，危険因子数を数える（陰性因子があれば危険因子はマイナス1として合計する）．次に，**表 15**で，心血管系および呼吸器疾患を疑わせる主要徴候・症状の数を数える．**表 16**を用いて，リスクの層別化を行う．そして，**表 17**で，運動参加のレベル（中等度または高強度）からみて運動参加に先立って医学的検査や運動負荷試験が必要か否かを検討する[13]．

4. 運動負荷試験の行い方と中止基準・陽性基準

運動負荷試験は，標準的な運動負荷試験の中止基準の適応とその運動負荷試験の解釈法をよく知っている医療関係者によって監視されるべきである．運動耐容能試験としては，心血管系フィットネス，筋力テスト，バランス能力テストなどがある

表 14 リスクの層別化に用いられる冠動脈危険因子基準（文献 13）より改変引用）

	危険因子	判定基準
陽性	家族歴	心筋梗塞，または，冠動脈形成術，突然死が 55 歳以下の父親・兄弟・息子・65 歳以下の母親・姉妹・娘のいずれかにみられる
	喫煙歴	現在喫煙中，あるいは禁煙開始後 6 カ月以内
	高血圧	収縮期血圧≧140 mmHg または拡張期血圧≧90 mmHg（日を変えて 2 回以上測定した値） または，降圧薬服用中
	高コレステロール血症	血清総コレステロール＞200 mg/dl，あるいは HDL-コレステロール＜35 mg/dl，あるいは脂質異常症治療薬服用中（LDL-コレステロール＞130 mg/dl を測定している場合は総コレステロール＞200 mg/dl に優先する）
	空腹時血糖	空腹時血糖≧110 mg/dl（日を変えて 2 回以上測定した値）
	肥満	BMI≧25 kg/m^2，または，へそ周囲径：男性≧85 cm，女性≧90 cm（内臓脂肪面積　男女とも 100 cm^{2}に相当）
	身体活動の少ない生活	規則的な運動をしていない人，あるいは中等度強度の身体活動を合計 30 分/日，ほとんど毎日実施する，に合致しない
陰性	血清 HDL-コレステロール高値	＞60 mg/dl

陽性の危険因子の数を加算する．すなわち HDL-コレステロール高値は 1 つ減じる

表 15 心血管系および呼吸器疾患を疑わせる主要徴候・症状（文献 13）より改変引用）

- 虚血が原因と思われる，胸部，頸部，上肢，その他の部位の疼痛，不快感（または，その他の狭心症を思わせる症状）
- 安静時または低強度労作時の息切れ
- めまいまたは失神
- 起座呼吸または発作性夜間呼吸困難
- 足の浮腫
- 動悸または頻脈
- 間欠性跛行
- 既知の心雑音
- 異常な疲労感または普通の身体活動時の疲労感・息切れ

これらの徴候・症状は心血管系・呼吸器疾患および代謝疾患に特異的ではないので，臨床的背景を考慮して判断すべきである

表 16 リスクの層別化（文献 13）より改変引用）

低リスク	45 歳未満の男性または 55 歳未満の女性で，疾患の徴候・症状がなく冠動脈危険因子を 0〜1 個有する
中等度リスク	45 歳以上の男性または 55 歳以上の女性あるいは冠危険因子を 2 個以上有する
高リスク	心血管系および呼吸器疾患を疑わせる主要徴候・症状を 1 個以上有する．または，既知の心血管系疾患（心・末梢血管または脳血管疾患），呼吸器疾患（慢性閉塞性疾患，喘息，間質性肺疾患，嚢胞性線維症），代謝性疾患（1 型・2 型糖尿病，甲状腺疾患，腎または肝疾患）を有する

が，一般的にはトレッドミルやエルゴメータのプロトコールが使用される．

　運動負荷のかけ方には，一定の負荷量を持続的にかける方法と，徐々に運動強度を増やしていく方法（多段階負荷方法）がある．運動能力のゴールドスタンダードは $\dot{V}O_2max$ とされている．$\dot{V}O_2max$ は単位時間内に好気的過程で産生しうる最大のエネルギー量を意味する．$\dot{V}O_2max$ を測定するためには，症候限界性の負荷を行う

表 17　運動参加に先立って行われる医学的検査と運動負荷試験の必要性に対する米国スポーツ医学会の勧告（文献 13 より改変引用）

	低リスク	中等度リスク	高リスク
中等度強度の運動	必須ではない	必須ではない	勧める
高強度の運動	必須ではない	勧める	勧める

中等度強度の運動：健康成人に対しては，3～6 METs の運動，もしくは 3～4 mph の速歩き，または最大酸素摂取量の 40～60％に相当する．
高強度の運動：～65 歳 6.0 METs（65～79 歳 4.80 METs，80 歳～3.00 METs）以上の運動であり，最大酸素摂取量の 60％に相当する

表 18　運動負荷試験の禁忌

絶対禁忌	相対禁忌
1．2日以内の急性心筋梗塞 2．内科治療により安定していない不安定狭心症 3．自覚症状または血行動態異常の原因となるコントロール不良の不整脈 4．症候性の高度大動脈弁狭窄症 5．コントロール不良の症候性心不全 6．急性の肺塞栓または肺梗塞 7．急性の心筋炎または心膜炎 8．急性大動脈解離	1．左主幹部の狭窄 2．中等度の狭窄性弁膜症 3．電解質異常 4．重症度高血圧[*] 5．頻脈性不整脈または徐脈性不整脈 6．肥大型心筋症またはその他の流出路狭窄 7．運動負荷が十分行えないような精神的または身体的障害 8．高度房室ブロック

[*] 原則として収縮期血圧＞200 mmHg，または拡張期血圧＞110 mmHg，あるいはその両方とすることが推奨されている
循環器病の診断と治療に関するガイドライン．心血管疾患におけるリハビリテーションに関するガイドライン 2012 年改訂版．http://www.j-circ.or.jp/guideline/pdf/JCS2012_nohara_h.pdf（2015 年 3 月閲覧）

表 19　運動負荷の中止基準

1．症状	狭心痛，呼吸困難，失神，めまい，ふらつき，下肢疼痛（跛行）
2．兆候	チアノーゼ，顔面蒼白，冷汗，運動失調，異常な心悸亢進
3．血圧	収縮期血圧の上昇不良ないし進行性低下，異常な血圧上昇（225 mmHg 以上）
4．心電図	明らかな虚血性 ST-T 変化，調律異常（著明な頻脈ないし徐脈，心室性頻拍，頻発する不整脈，心房細動，R on T 心室期外収縮など），Ⅱ～Ⅲ度の房室ブロック

循環器病の診断と治療に関するガイドライン．心血管疾患におけるリハビリテーションに関するガイドライン 2012 年改訂版．http://www.j-circ.or.jp/guideline/pdf/JCS2012_nohara_h.pdf（2015 年 3 月閲覧）

必要があるが，障害者や高齢者に症候限界性の負荷をかけることは危険であり，むしろあらかじめ決めた目標心拍数や運動量に達したら負荷を中止する負荷（亜最大負荷）を採用するほうが安全である．目標心拍数は，年齢別予想最大心拍数（「220－年齢」で算出）の 70％や 80％，あるいは「190－年齢」とすることが多いが，何％までにするかは厳密には患者の病態によって異なる．

また，どのような負荷方法・様式を用いるにしても安全性が考慮されなければならず，負荷に先立って医学的な評価を行い，運動負荷試験の禁忌（**表 18**）[14] でないことを確認し，運動負荷中も中止基準（**表 19**）[14] に該当しないか慎重に観察することが必要である．そして，最終的に運動負荷試験陽性基準（**表 20**）[19] に適合するか

表20　運動負荷試験陽性基準（文献19）より引用）

1. 虚血性ST低下（水平型および下降型ST低下）
   1mm（胸部誘導），0.5mm（四肢誘導）
2. 接合型ST低下，2mm以上でかつQX/QT≧50%
3. ST上昇（1mm以上）
4. T波の陰転，陰性T波の陽性化
5. 陰性U波の出現
6. 心室内伝導障害（右脚ブロック，左脚ブロック）
7. 房室伝導障害（完全および不完全房室ブロック）
8. 多源，多発あるいは連続する心室期外収縮
9. 心房細動，粗動
10. 上室性頻拍，心室頻拍
11. 洞房ブロック，その他の臨床上重要な不整脈の出現

どうかをすばやく判定し，その成績にもとづいて医師に運動の処方をしてもらうことが望ましい．糖尿病患者や高齢者では，運動負荷した際に胸痛または胸部不快感などを伴わずに心電図異常を示すいわゆる無痛性心筋虚血が認められやすいため，自覚症状のみに依存するような負荷は危険である．

5．運動負荷試験ができない状況下での対応

運動負荷試験を行うことができない状況下では，対象者にはこれまでと同じ歩行スピードとし，運動時間や運動距離を延ばすように指導している．運動負荷試験の機器のない医療施設においてはきわめて現実的な対応法であると考える．

●合併しやすい疾患と障害

高血圧，糖尿病，脂質異常症，肥満，メタボリックシンドロームは心血管疾患危険因子であり，互いに合併したり，虚血性心疾患，脳卒中，慢性腎疾患などの重篤な血管障害を引き起こすことが少なくない．

特に，糖尿病は，糖尿病性大血管病（脳卒中，冠動脈疾患，末梢血管疾患），糖尿病細小血管病（網膜症，神経障害，腎症），足病変など多様かつ全身の障害を招き，障害者の機能予後や生命予後に大きな影響を及ぼす．例えば，足病変，網膜症による視力障害，神経障害でみられる四肢末端の異常感覚，自律神経障害としての起立性低血圧などは，患者のADLやQOLを大きく損なわせるとともに，リハ施行の障害になる．リハ中の事故として低血糖発作などに注意する．

●重複障害のリハビリテーションを行う際に押さえておくべきポイント

1．障害者の不活発が生命予後への重要な危険因子

障害者の身体活動は不活発になりがちであり，廃用症候群を招きやすいが，そのような不活発な生活習慣自体が疾患・障害発症の新たな危険因子となる[20]．すなわち，障害に対するリハにとっても生活習慣の是正はきわめて重要である．

筆者らが行った東北大学病院リハ科での調査[21)22)]では，脳卒中回復期リハ患者では，糖尿病を24%，糖尿病を含めた耐糖能異常を76%に認めた．特に歩行困難例においてその割合が高く，脳卒中罹患後の運動量低下が一因である可能性が示唆された[22)]．おそらく，脳卒中発病前から糖尿病やメタボリックシンドロームがある場合が多いことに加えて，脳卒中に起因する身体障害により運動量が低下して，発病後にインスリン抵抗性が増したことの両方の要因が考えられる[23)]．

2. 生活習慣病に対する十分な理解と丁寧な教育

糖尿病患者では，ADLや認知機能の低下のために生活機能障害をもつ例の頻度が高くなる[24)25)]．高血糖自体が認知症やうつといった高次脳機能障害を進展させている場合も多い[26)]．患者の理解度に合わせて繰り返し丁寧に説明をしながら適切に管理することが必要である．ただ，患者の認知度やADLの低下が著しい場合は，患者に対する糖尿病教育はある程度断念せざるを得ない．その場合は家族や介護者への教育が重要となる．

インスリン自己注射が困難で家族や訪問看護，ヘルパーのサポートが必須である場合も少なくなく，介護負担感を増やす要因になっている．そのため，QOLや家族の負担を考えてインスリン療法を導入せずに高用量のスルホニル尿素剤を投与しており，慢性的に高血糖状態が継続し，ケトーシスや感染症になりやすい症例をみかける．また，老健施設への入所に際して，強化インスリン療法をしているという理由で断られる事態も生じている．恐らくインスリン療法に対する恐怖感（アクシデント時にどう対応したらよいかわからないなど）や理由なき重症感からくるものであろう．在宅酸素療法患者の受け入れ拒否などと同根の問題と思われる．食欲もまちまちな糖尿病患者の場合は，スルホニル尿素剤よりむしろインスリン注射のほうが血糖管理は楽な場合もある．また，最近はDPP-4阻害薬などのインクレチン製剤が出てきたが，本薬は単独では低血糖をほとんどきたさないので，安心して運動を行うことができるようになった．このような変化がリハ医療に及ぼす影響は大きく，糖尿病が招いた障害に対するわれわれリハスタッフの十分な理解が必要である．

3. リハビリテーションをトータルケアの1つとして位置づける

リハに必要なトータルケアとは，個々の患者の身体的，精神・心理的，社会的背景および本人の希望の個人差を十分考えて，個々に治療目標を立て，単に薬物療法の選択のみでなく，包括的に診療にあたることである（**表21**）[27)]．

生活習慣病に対するリハは，血圧低下，血糖低下，脂質改善，減量やADLを拡大することを最終目標とするのではなく，動脈硬化性疾患の発症・再発予防，生命予後の延長をもたらすきわめて有効な治療であり，QOLの改善と寿命の延長（adding life to years and years to life）を達成できる医療である．今後ますます重要な分野となると考えられる本領域には，リハスタッフ，心臓リハ指導士，糖尿病療養指導士などの有する「技」と「環境」が大いに役立つ（**表22**）[17)]．

表21 生活習慣病を有するリハビリテーション患者のトータルケアに必要な情報（文献27）より引用）

生活習慣病など併存症と合併症の状態
　併存症の有無，重症度，生命予後など
　体重，腹囲，血圧，脈拍，血糖，HbA1c，病型，血清脂質，腎機能，病態，合併症の有無，状態など

身体機能
　6分間歩行距離，トレッドミルやエルゴメータによる心肺運動負荷試験（嫌気性代謝閾値，最大酸素摂取量など），シャトルウォーキングテスト，筋力，関節角度など

日常生活機能
　基本的ADL：食事，移乗，整容，トイレ，入浴，歩行，階段昇降，着替え，排泄など
　手段的ADL：電話，買い物，調理，家事，洗濯，家計，薬の管理，利用可能な交通手段，社会活動など

精神・心理的状態
　認知機能（HDS-R，MMSEなどで評価）
　うつ状態〔SRQ-D，Geriatric Depression Scale（GDS）などで評価〕
　不安（STAIなどで評価）

本人の希望
　治療内容（食事や薬物に対する嗜好）・住居場所・予防医学・生命予後・機能予後・社会参加・趣味などに対する希望

社会経済的状態
　仕事の有無・内容・地位・場所，家族構成，家族や友人との交流状態，住居の間取り・場所・手すりや階段の有無・気候，経済的状態，医療施設・商業施設・運動施設の場所・内容・質など

社会資源の状態
　障害の等級，介護度，介護者・家族の負担感，福祉施設の場所・内容・質・インスリン使用の受け入れ可能の有無など

健康関連QOL
　一般的QOLや疾患特異的QOL（腎不全患者にはKD-QOLなど）

表22 リハビリテーション医やリハビリテーション医療職の有利な点（文献17）より引用）

1	障害者は，身体活動が不活発になりがちであり，その不活発さが疾患発生や機能障害・能力障害の発症の新たな危険因子となるため，リハに際しては必ずといってよいくらい生活習慣を是正する必要性（「環境」）がこれまでも存在し，その指導に習熟した人材が多い．
2	従来の内科外来などでの指導や保健指導に比較し，運動療法や食事療法を実際にその場で患者に指導し，励まし，確認し，患者が自信をもって行えるようにできる「技」をもっている．
3	その安全かつ専門的な指導技術が，患者の生活習慣の是正に効果的であることは，すでに内部障害，特に心臓機能障害や呼吸器機能障害のリハでは実証されているという歴史的な強みがある．
4	リハの主要な考え方としての，患者のQOLや満足度に配慮しながら，患者の環境や選択権にもとづいた効果的な指導を行うという考え方が，そのまま適応できる．

●おわりに

　生活習慣病のリハを行う際には，併存症の有無について十分な検討を行う必要がある．高血圧，脂質異常症，糖尿病，肥満，メタボリックシンドロームなどを併存する患者や高齢者に運動処方を行うときのリスクの層別化の方法，運動負荷試験の行い方と中止・陽性基準の見方，運動処方についての考え方や注意点に関して概説した．リハは運動機能・生活機能の改善のみならず，心血管病の予防にも貢献する

ことが期待される．リハ医師や関連職種の活躍の場が病院や地域での生活習慣病対策にも拡大していくことが大いに期待される．

■文献

1) 上月正博，他：生活習慣病．MB Med Reha **4**: 1-6, 2001
2) Ikeda N, et al: What has made the population of Japan healthy? Lancet **378**: 1094-1105, 2011
3) 健康日本21評価作業チーム：「健康日本21」最終評価．平成23年10月
   http://www.mhlw.go.jp/stf/houdou/2r9852000001r5gc-att/2r9852000001r5np.pdf〔Accessed 2015 Jan 17〕
4) 上月正博（著）：リハビリ専門医が教える健康な人も病気の人も幸せと元気をよぶ「らくらく運動」．晩聲社，2014
5) 日本高血圧学会高血圧治療ガイドライン作成委員会（編）：高血圧治療ガイドライン2014．ライフサイエンス出版，2014
6) 厚生労働省：平成23年国民健康・栄養調査報告．
   http://www.mhlw.go.jp/bunya/kenkou/eiyou/h23-houkoku.html〔Accessed 2015 Jan 17〕
7) 日本糖尿病学会（編）：科学的根拠に基づく糖尿病診療ガイドライン2013．南江堂，2013
8) 日本動脈硬化学会：動脈硬化性疾患予防ガイドライン2012年版．日本動脈硬化学会，2012
9) 日本肥満学会編集委員会（編）：肥満・肥満症の指導マニュアル第2版．医歯薬出版，pp90-112, 2001
10) メタボリックシンドローム診断基準検討委員会：メタボリックシンドロームの定義と診断基準．日本内科学雑誌 **94**: 188-203, 2005
11) 上月正博：生活習慣病とリハビリテーション．医学のあゆみ **203**: 821-826, 2002
12) 上月正博：内科的リスク管理．臨床スポーツ医学 **23**: 1117-1125, 2006
13) American College of Sports Medicine Position Stand: Exercise and physical activity for older adults. Med Sci Sports Exerc **30**: 992-1008, 1998
14) 循環器病の診断と治療に関するガイドライン（2011年度合同研究班報告）．心血管疾患におけるリハビリテーションに関するガイドライン2012年改訂版．
    http://www.j-circ.or.jp/guideline/pdf/JCS2012_nohara_h.pdf（2015年1月閲覧）
15) 日本腎臓学会（編）：エビデンスに基づくCKD診療ガイドライン2009
    http://www.jsn.or.jp/ckd/ckd2009_764.php〔Accessed 2015 Jan 17〕
16) American College of Sports Medicine: ACSM's Guidelines for Exercise Testing and Prescription 8th ed. Williams & Wilkins, Baltimore, 2010
17) 上月正博：メタボリックシンドローム：予防と将来展望．総合リハ **35**: 679-685, 2007
18) American College of Sports Medicine: ACMS's guidelines for exercise testing and prescription, 6th ed. Williams & Wilkins, Baltimore, 2000
19) 日本循環器学会・運動に関する診療基準委員会：運動療法に関する診療基準（1989年度報告）．Jpn Circ J **55**（suppl 3）: 386-397, 1991
20) 上月正博：脳血管障害（身体活動・運動と生活習慣病―運動生理学と最新の予防・治療）．日本臨床 **67**（Suppl 2）: 276-283, 2009
21) Kohzuki M, et al: Heart disease and hyperlipidemia in Japanese stroke patients. Proceedings of the 1st World Congress of the International Society of Physical and Rehabilitation Medicine. Monduzzi Editore, Bologna, pp531-535, 2001
22) 上月正博，他：シンポジウム：高齢者脳卒中の運動療法．臨床運動療法研究会誌 **3**: 13-16, 2001
23) 上月正博：脳卒中患者における虚血性心疾患の発病の背景．リハ医学 **35**: 209-212, 1998
24) Araki A, et al: Low well-being, cognitive impairment and visual impairment were associated with functional disabilities in elderly Japanese patients with diabetes mellitus. Geriatr Gerontol Intern **4**: 15-24, 2004
25) Gregg EW, et al: Diabetes and physical disability among older U.S. adults. Diabetes Care **23**: 1272-1277, 2000
26) Wbrrall GJ, et al: Cognitive function and glycosylated hemoglobin in older patients with type II diabetes. J Diabetes Complications **10**: 320-324, 1996
27) 上月正博：リハからみた糖尿病のトータルケア：今必要なトータルケアの視点．臨床リハ **16**: 604-610, 2007

IV 各種疾患のリハビリテーション
8. 悪性腫瘍（がん）のリハビリテーション

●はじめに

　悪性腫瘍（以下，がん）は，わが国において疾病対策上の最重要課題として対策が進められ，2003〜2005年にがんと診断された人の5年相対生存率は男性55.4％，女性62.9％と，少なくとも半数以上の方が長期生存可能な時代となった[1]．がんの治療を終えた，あるいは治療を受けつつあるがん生存者が533万人に達しようとする現在，がんが"不治の病"であった時代から"がんと共存"する時代になりつつある．

　がん患者にとっては，がん自体に対する不安は当然大きいが，がんの直接的影響や手術・化学療法・放射線治療などによる身体障害に対する不安も同じくらい大きい．しかし，これまで，がんそのもの，あるいはその治療過程において受けた身体的なダメージに対しては，積極的に対応されることがなかった．がん患者では，がんの進行もしくは治療の過程でさまざまな機能障害が生じ，ADLに制限を生じQOLの低下をきたしてしまう．これらの問題に対して，症状の緩和や二次的障害を予防し，機能や生活能力の維持・改善を目的としてリハ治療を行うことは，質の高いがん医療を行ううえで必要不可欠である．

　がん自体に対する治療のみならず，症状緩和や心理・身体面のケアから療養支援，復職などの社会的な側面にもしっかり対応していく，"がんと共存"する時代の新しい医療のあり方が求められている．

●がんのリハビリテーションの対象疾患

　Lehmannら[2]は，がん患者805名のうち438名でセルフケアや移動などリハに関する問題を抱えており，それはがんの種類によらず，脳・脊髄，乳腺，肺，頭頸部など含め，すべての種類のがん患者で生じていたことを報告した（図1）．がん自体および治療により，さまざまな身体面の障害を生じるとともに，長期臥床を余儀なくされ廃用症候群が進行し，その結果，ADLに支障をきたしてしまうことが推測される．

　がんリハの黎明期には，腫瘍の存在する解剖学的部位の障害や治療の有害反応・後遺症に対する問題が主に扱われていたが，近年ではサポーティブケアの一環として，がん治療中や治療後のがんサバイバーのQOL向上を目的に，後遺症や合併症の軽減を目的とした治療前や治療中の介入，がん関連倦怠感（Cancer Related Fatigue：CRF），がん性疼痛，悪液質（cachexia）への対応，悪液質が進行しつつある

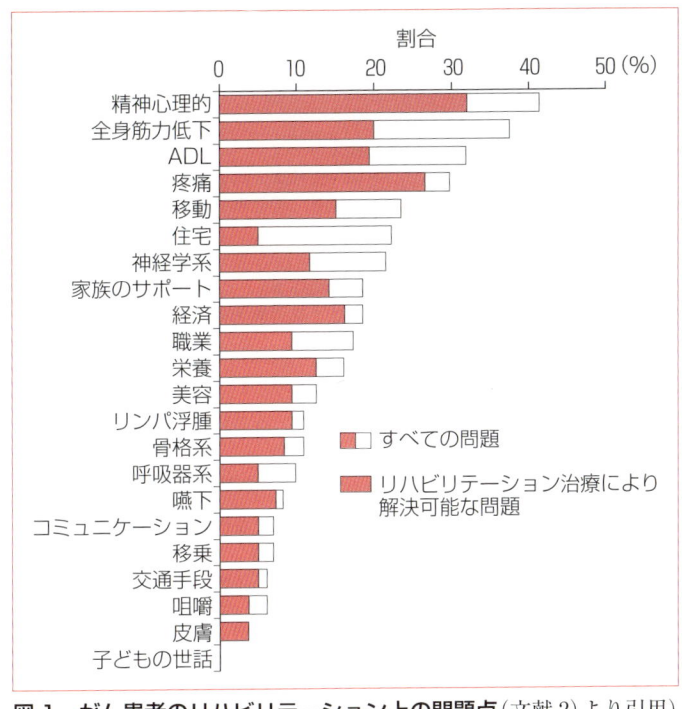

図1 がん患者のリハビリテーション上の問題点（文献2）より引用）

　進行がん患者に対する対応，緩和ケアが主体となる時期の疼痛や全身倦怠感などの症状緩和や自宅での療養生活への支援など，がん患者に影響を及ぼす幅広い問題に対してもニーズは拡大しつつある[3]．

　がんリハの対象となる障害を**表1**に示す[4]．がんそのものによるものと，その治療過程において生じた障害とに分けられる．がん治療中や治療後の全身性の運動能力の低下，活動性低下，廃用症候群といったがんの種類によらない一般的な問題に対するリハも重要である．

　がんリハは，予防的，回復的，維持的および緩和的リハの4つの段階に分けられ（**図2**)[4)5)]，あらゆる病期において役割をもつ．入院においては，手術や化学・放射線療法などの治療中・後の合併症・障害の予防・軽減，病棟でのセルフケアの自立や退院準備が主な目的となる．一方，外来患者においては，自宅療養中のがん患者のQOLの維持・向上を目的に，地域医療や福祉との連携をとりつつ，生活を支援し社会復帰を促進する．

●リハビリテーションの効果

　Sabersら[6]はがん治療目的で入院中の189名を対象に，リハの効果をBarthel Index（BI）で評価し，有意な改善が得られたことを報告した．Marciniakら[7]は，治療により機能障害を生じ入院リハを実施した159名のがん患者を入院時と退院時のFIM運動項目により比較したところ有意な改善を得られ，転移や放射線治療の有無

表1 リハビリテーションの対象となる障害の種類（文献4）から引用）

1. がんそのものによる障害
   1）がんの直接的影響
      骨転移
      脳腫瘍（脳転移）に伴う片麻痺，失語症など
      脊髄・脊椎腫瘍（脊髄・脊椎転移）に伴う四肢麻痺，対麻痺など
      腫瘍の直接浸潤による神経障害（腕神経叢麻痺，腰仙部神経叢麻痺，神経根症）
      疼痛
   2）がんの間接的影響（遠隔効果）
      癌性末梢神経炎（運動性・感覚性多発性末梢神経炎）
      悪性腫瘍随伴症候群（小脳性運動失調，筋炎に伴う筋力低下など）
2. 主に治療の過程において起こりうる障害
   1）全身性の機能低下，廃用症候群
      化学・放射線療法，造血幹細胞移植後
   2）手術
      骨・軟部腫瘍術後（患肢温存術後，四肢切断術後）
      乳がん術後の肩関節拘縮
      乳がん・子宮がん手術（腋窩・骨盤内リンパ節郭清）後のリンパ浮腫
      頭頸部がん術後の摂食嚥下障害，構音障害，発声障害
      頸部リンパ節郭清後の副神経麻痺（僧帽筋の筋力低下・萎縮，翼状肩甲）
      開胸・開腹術後（食道がんなど）の呼吸器合併症
   3）化学療法
      四肢末梢神経障害（感覚障害による上肢巧緻性・バランス障害，腓骨神経麻痺など）
   4）放射線療法
      横断性脊髄炎，腕神経叢麻痺，嚥下障害，開口障害など

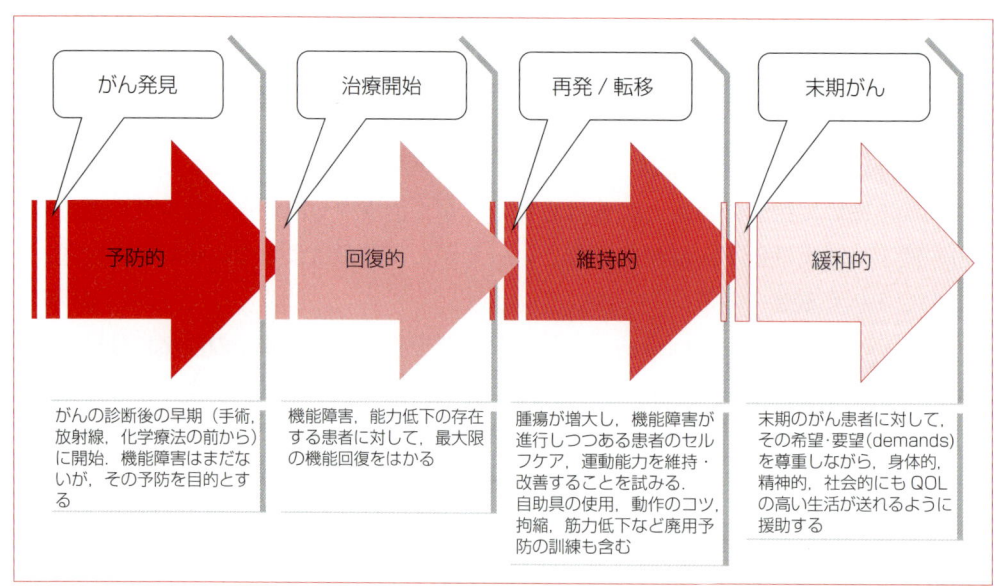

がん発見	治療開始	再発/転移	末期がん
予防的	回復的	維持的	緩和的
がんの診断後の早期（手術，放射線，化学療法の前から）に開始．機能障害はまだないが，その予防を目的とする	機能障害，能力低下の存在する患者に対して，最大限の機能回復をはかる	腫瘍が増大し，機能障害が進行しつつある患者のセルフケア，運動能力を維持・改善することを試みる．自助具の使用，動作のコツ，拘縮，筋力低下など廃用予防の訓練も含む	末期のがん患者に対して，その希望・要望（demands）を尊重しながら，身体的，精神的，社会的にもQOLの高い生活が送れるように援助する

本図はがんのリハビリの流れを示すもので，WHOの緩和ケア定義とは異なることに注意（2002年のWHOの定義では緩和ケアは末期がんに限定されない）

図2 がんのリハビリテーションの病期別の目的（文献4)5）を参考に作図）

は影響しなかったことを報告した．また，Coleら[8]は同様に入院リハを実施した200名のがん患者を，入院時と退院時のFIM運動および認知項目で比較し，運動項目は有意な改善を認め，認知項目は頭蓋内腫瘍と緩和的リハ目的以外の患者で改善を認めたことを報告した．一方，末期がん患者については，Yoshioka[9]はホスピス入院中

患者のうち，ADLに障害のあった239名に対して，BIの移乗，移動項目で評価し，リハ開始時のスコアが12.4点，ADL訓練を行い到達した最高スコアが19.9点であり，169名の家族へのアンケートでも，ホスピスケアに満足98%，リハに満足78%を示したことを報告している．

　原発巣別やリハの介入方法別の臨床研究に関しては，ランダム化比較試験（RCT），メタ分析，系統的レビューが数多く報告されてきている．がんリハに関する包括的なガイドラインとしては，2003年に米国がん協会（American Cancer Society：ACS）が，がん患者の栄養と身体活動に関するガイドラインを発表した（2006年に改訂）[10]．2010年に米国スポーツ医学会（ACSM）から発表されたガイドライン[11]では，がんリハに関して，「がん治療中・後の運動を実施する際には特別のリスク管理を要するが，運動の実施は安全である．運動トレーニングは，乳がん・前立腺がん・血液がん患者において，体力・筋力・QOL，疲労の改善に有効である．レジスタンストレーニングは乳がん患者において，リンパ浮腫の合併の有無にかかわらず，安全に実施できる．ほかのがん患者への運動の効果は十分に明らかでなく，がんの種類・病期，運動の量や内容についてさらに研究が必要である」と総括している．

　一方，わが国においては，「がんのリハビリテーションガイドライン作成のためのシステム構築に関する研究（第3次対がん総合戦略研究事業，主任研究者：辻哲也）」が実施され，日本リハビリテーション医学会と協働して作業に取り組み，2013年4月に出版された[12]．がんリハに関する臨床上の問題が，総論・評価および原発巣・治療目的・病期別に8領域に分けられ，エビデンスの高い臨床研究が多数存在することが実証されている．

　また，リンパ浮腫についてはLymphoedema Framework（日本を含む国際共同研究チーム）のガイドライン[13]やリンパ浮腫ガイドライン[14]がある．

●リハビリテーションプロトコール

1. リハビリテーションプログラムの立て方

　基本的なリハの方針・内容は，がん以外の患者と変わることはないが，がん患者においては，原疾患の進行に伴う機能障害の増悪，二次的障害，生命予後などに特別の配慮が必要である．リハのかかわり方は，がん自体による局所・全身の影響，治療の有害反応，臥床や悪液質に伴う身体障害に大きく左右される．治療のスケジュールを把握し，治療に伴う安静度や容態の変化をある程度予測しつつ，生命予後などの観点から，患者のニーズにあった，より具体的なプログラムを立てていく必要がある．

　表2に主な周術期リハプログラムの例を示した[15]．周術期リハの目的は，術前および術後早期からの介入により，術後の合併症を予防し，後遺症を最小限にして，スムーズな術後の回復をはかることである．術前からスムーズに介入するためには，

表2　原発巣別の周術期リハビリテーションプログラム例（文献15）から引用）

周術期（手術前後の）呼吸リハビリテーション
- **食道がん**：開胸開腹手術症例では全例が対象．摂食嚥下障害に対する対応も行う
- **肺がん・縦隔腫瘍**：開胸手術症例では全例が対象
- **消化器系のがん（胃がん，肝がん，胆嚢がん，大腸がんなど）**：開腹手術では高リスク例が対象

頭頸部がんの周術期リハビリテーション
- **舌がんなどの口腔がん，咽頭がん**：術後の摂食嚥下障害，構音障害に対するアプローチ
- **喉頭がん**：喉頭摘出術の症例に対する代用音声（電気喉頭，食道発声）訓練
- **頸部リンパ節郭清術後**：副神経麻痺による肩運動障害（僧帽筋筋力低下）に対する対応

乳がん・婦人科がんの周術期リハビリテーション
- **乳癌**：術後の肩運動障害への対応，腋窩リンパ節郭清術後のリンパ浮腫への対応
- **子宮がんなど婦人科がん**：骨盤内リンパ節郭清後のリンパ浮腫への対応

骨・軟部腫瘍の周術期リハビリテーション
- **患肢温存術・切断術施行**：術前の杖歩行練習と術後のリハ．義足や義手の作成
- **骨転移（四肢長管骨，脊椎・骨盤など）**：放射線照射中の安静臥床時は廃用症候群の予防，以後は安静度に応じた対応．長幹骨手術（人工関節，骨接合）後のリハ

脳腫瘍の周術期リハビリテーション
- **原発性・転移性脳腫瘍**：手術前後の失語症や空間失認など高次脳機能障害，運動麻痺や失調症などの運動障害，ADLや歩行能力について対応．必要あれば，術後の全脳照射・化学療法中も対応を継続

　まず，原発巣・治療目的別に，治療前・治療後早期からのリハ介入が可能となるシームレスな流れ・しくみをつくることが必要である．

　リハチームは術前から積極的に介入することが望まれる．術前の患者は手術とともに術後の障害の種類・程度，日常生活や社会復帰についても不安を抱いていることが多いので，術前にリハの立場から説明することによりその不安を取り除くことができる．また，術前に患者とリハ専門職が面識をもち，術後のリハの進め方や必要性を説明しておくことは，術後のリハをスムーズに進めるうえでも有用である．

2．脳腫瘍（脳転移）

　周術期には片麻痺，失調症などの運動障害，高次脳機能障害，摂食嚥下障害などに対して，機能回復，社会復帰を目的としてリハを行う．

　再発や腫瘍の増大に伴い神経症状が悪化しつつある症例は，全身状態や症状に応じた維持的もしくは緩和的リハの適応となる．その際には，脳浮腫の悪化，腫瘍からの出血，痙攣発作，水頭症などで意識状態や神経症状の変動がしばしばみられるため，リハを行う際には注意が必要である．

3．脊髄腫瘍（脊髄・脊椎転移，髄膜播種）

　がんに伴う脊髄損傷（四肢麻痺・対麻痺・膀胱直腸障害）のリハは，外傷性脊髄損傷のプログラムに準じて行われる．脊髄転移患者では，原発巣や他臓器転移に対する治療が継続されている場合もあり，訓練が円滑に進行しないことも多い．

　一方，再発や腫瘍の増大に伴い神経症状が悪化しつつある症例については，全身状態や症状をみながら短期ゴールを設定し訓練を進めるのが現実的である．麻痺が増悪し歩行不能となり，ADLが低下することは患者にとって大きな不安であるので，心理的なサポートも重要である．

4. 頭頸部がん

1)口腔・咽頭がん

舌がんをはじめとする口腔がんの術後には，舌の運動障害により，構音障害や嚥下障害（食塊の咀嚼・形成・咽頭への移送困難）を生じる．がんが中咽頭に及ぶと，嚥下の咽頭期における鼻咽腔閉鎖不全，嚥下圧の低下，喉頭挙上障害などによって誤嚥を生じる．ビデオ嚥下内視鏡検査・嚥下造影検査で適宜，評価しながら，経口摂取へ向けて摂食嚥下リハを進める[16]．

2)喉頭がん

喉頭がんによる喉頭摘出術後には，代用音声を獲得するためのリハが必要となる．術後に頸部創が安定した後，まず導入が容易な電気喉頭から開始する．電気喉頭での代用音声に関しては，退院時にほとんどの患者が実用レベルに達する．

食道発声に関しては時間を要するため，退院後に外来訓練に移行し継続する．肺からの呼気を駆動源とするシャント発声は食道発声よりも習得が容易である．気管食道瘻に一方向弁の voice prosthesis（Provox®，ATOS MEDICAL 社，スウェーデン）を挿入する方法は手術手技が比較的簡単で誤嚥も少ないが，手術費用や付属品の定期的な購入などで費用負担が大きいことが欠点である．欧米では主流の方法であり，わが国でも今後普及していくことが予想される[4]．

3)頸部郭清術

全頸部郭清術（Radical Neck Dissection：RND）により胸鎖乳突筋，副神経が合併切除されると僧帽筋が麻痺し，肩関節の屈曲・外転障害・翼状肩甲をきたし，症状として上肢の挙上障害，頸・肩甲帯のしめつけ感を伴う疼痛などを生じる．リハでは，肩に負担のかからない日常生活の指導，肩甲周囲や頸部の温熱，肩・肩甲骨・頸部の関節可動域訓練，肩甲周囲の代償筋の筋力増強訓練を行う[16]．

保存的頸部郭清術（Modified Radical Neck Dissection：MRND）や選択的頸部郭清術（Selective Neck Dissection：SND）にて副神経が温存された場合でも，術中の副神経の長時間の牽引や圧迫などにより，副神経に脱髄や軸索変性が生じ，僧帽筋の完全もしくは不全麻痺に陥ることがしばしばみられるので注意が必要である．障害の程度にもよるが，神経の回復には半年から１年程度を要する．

5. 開胸・開腹術（肺がん，食道がん，胃がん，大腸がんなど）

リハの目的は，患者の不動化により生じる下側（荷重側）肺障害（Dependent Lung Disease：DLD）の発生を未然に防ぐこと，および開胸・開腹術の手術侵襲による術後の呼吸器合併症を予防し，肺胞換気を維持・改善し，早期離床をはかることである[17]．

術前には，患者とその家族に周術期呼吸リハの必要性を説明し，患者自身の協力が得られるようにする．そのうえで，術後の肺胞虚脱，無気肺の予防のための腹式呼吸や最大吸気持続法，すなわちインセンティブ・スパイロメトリー（Incentive Spirometry：IS）を練習する．咳嗽（ハフィング）や胸郭伸長運動（ストレッチ）の

指導も行う.

　術後早期には体位変換を繰り返し（ターニング），DLD を予防する．また，自己排痰を促し，腹式呼吸を励行させ，IS を 1〜2 時間に 1 回行う．血行動態に問題がなければ，早期から端座位，立位，歩行へと早期離床を進める．立位，歩行などの運動により局所の換気が増大し，換気と血流の不均等が改善する．呼気流量が増えて運動による気管支の拡張も生じて，排痰が促進する．

　食道がんに対する開胸開腹術は，胸部操作（開胸・食道切除・縦隔リンパ節郭清），腹部操作（開腹・腹部リンパ節郭清，胃管形成），頚部操作（頚部リンパ節郭清，食道胃管吻合）が行われるため，身体への侵襲が大きく，肺合併症を中心とした術後合併症のリスクが高いため，術前および術後早期からのリハの積極的な介入が必要とされる．前頚筋群の切離や反回神経麻痺を生じやすいことから，呼吸リハだけでなく摂食嚥下障害への対応も重要である．また，栄養面の問題とともに全身持久力や筋力低下に対する対策も必要である[18]．

6. 乳がん

　手術後には，術創部の疼痛と肩の運動障害を生じる．前胸部の軟部組織切除よりも腋窩部の皮膚切開が運動制限に対して影響が大きいため，腋窩リンパ節郭清実施時には肩の運動障害を生じやすい．動作時の疼痛のため肩の不動が続くと，二次的な肩関節の炎症や拘縮，いわゆる癒着性関節包炎を生じ，回復には長期間のリハを要するので，その予防のための関節可動域訓練は重要である．一方，センチネルリンパ節生検のみの場合には術後の障害は軽度である．

　術後の関節可動域訓練の開始時期については，メタ分析の結果から創部が治癒する前に動かしすぎると，リンパ貯留の増加や創部離解などの問題を生じることが報告[19]されているので，創部のドレーンが抜去されるまでは原則として自動関節可動域訓練のみ行い，屈曲 90°，外転 45° まで許可する．ドレーン抜去後は積極的に他動・自動関節可動域訓練を行う．

　退院時に肩関節の関節可動域がほぼ正常であっても，術後 2〜3 週で腋窩ウェブ症候群（Axillary Web Syndrome：AWS）が出現することがある．AWS とは，腋窩リンパ節切除後，腋窩から上腕内側に皮下索状組織（cord）を生じるもので，同部のひきつれや痛みを生じ，肩関節（特に外転）の可動域を制限する原因となる．腋窩リンパ節切除により，リンパ・静脈系の障害やうっ滞・凝固亢進状態が生じ，脈管内に血栓ができることが原因と考えられている[12]．多くは術後 8 週間以内の早期に生じ，2〜3 カ月で自然に軽快する例が多いが，長期化する例や晩発例もある．その間に癒着性関節包炎を生じさせないように関節可動域訓練・ストレッチを継続する．肘関節屈曲位にすると繊維がゆるみ，肩関節運動時の痛みが軽減する．温熱により疼痛緩和をはかることも有用である．

7. リンパ浮腫

　リンパ浮腫とは，リンパ管やリンパ節の先天性の発育不全，または二次性の圧迫，狭窄，閉塞などによって，リンパ流の阻害と減少のために生じた浮腫である．がん治療後の続発性リンパ浮腫は，全リンパ浮腫患者の80％以上を占める．原因となる疾患は，乳がん，婦人科がんが多いため大多数は女性である（図3）．

　浮腫出現時には，患肢の負担を避けるように生活指導し，就寝時には患肢を高めに保つようにする．むくんだ患肢はリンパ流の低下がみられ，易感染性であるので急性炎症性変化（蜂窩織炎やリンパ管炎）に注意する．急性炎症性変化をきたした場合には，患肢の安静・挙上・冷却を行い必要に応じて抗生剤を投与する．

　国際リンパ学会のコンセンサス文書[20]では，リンパ浮腫の保存的治療の中心は複合的理学療法（Complex Physical Therapy：CPT）であると提言されている．CPTはスキンケア，圧迫療法，圧迫下での運動，用手的リンパドレナージを包括的に行うことにより，患肢にうっ滞した過剰なリンパ液の排液を行う治療法である．CPTの集中的排液期には，連日の集中的な治療が必要である．

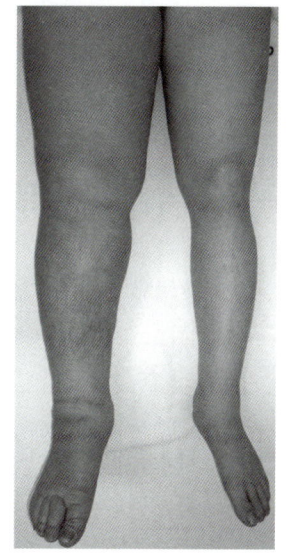

図3　子宮体がん術後（広汎子宮全摘術，骨盤内リンパ節郭清あり）続発性リンパ浮腫

　現在，わが国でリンパ浮腫の入院治療を行える施設は数少ないため，現実にはCPTに準じた治療法を外来通院で実施していることが多い．外来での治療においては，CPTのみでは不十分であり，日常生活に対する指導を加えることが重要である．したがって，わが国においては，CPTに日常生活指導を加えた「複合的治療」または「CPTを中心とする保存的治療」がリンパ浮腫に対する標準的治療として推奨される[21]．

8. 骨・軟部腫瘍術後（患肢温存術後，四肢切断術後）

　下肢骨腫瘍による患肢温存術後には，患肢完全免荷での立位，平行棒内歩行から両松葉杖歩行へと進める．荷重の時期は，手術の術式と創部の治癒の具合により決定される．下肢の軟部腫瘍切除後では，患肢の荷重は早期から可能である．

　一方，骨腫瘍による切断後では，通常の切断術後のリハと同様に，断端管理から義肢装着訓練・義足歩行訓練へと進める．しかし，術後の化学療法によって訓練を中断せざるをえなかったり，創治癒が遅延し断端体積に変動が起こりやすく，ソケットの適合調整などに時間を要したりすることから，訓練は通常よりも時間がかかる[22]．

9. 造血幹細胞移植

　白血病，多発性骨髄腫，悪性リンパ腫などで，造血幹細胞移植を実施される場合には，隔離病棟滞在が長期にわたるため，抑うつや孤立感を生じがちである．また，前処置として実施される全身放射線照射，超大量化学療法に伴う有害事象，移植後の移植片対宿主病（Graft Versus Host Disease：GVHD）などの合併症により，不活動の状態となる機会が多いので，心肺系・筋骨格系の廃用症候群を予防しコンディションを維持することが必要である．

　移植前には，移植後の運動の必要性を説明し体力評価を行い，移植後は体調に合わせて関節可動域訓練，軽負荷での抵抗運動，自転車エルゴメータや散歩のような有酸素運動を体調に合わせて実施する[23]．

10. 放射線や化学療法中・後

　放射線や化学療法中・後のがん患者では，体力（全身性の筋力や心肺機能）の低下が多くみられる．その原因としては，悪液質，すなわち腫瘍細胞や腫瘍に関連する炎症性サイトカインによる代謝の亢進，組織の異化亢進などによる消耗とともに，廃用，すなわち治療によるさまざまな有害事象や疼痛，睡眠障害や精神心理的要因により引き起こされる「がん関連倦怠感（CRF）」が身体活動を制限し二次的に体力低下が生じていることが多い．廃用と悪液質の両者があいまって，歩行や起居動作の能力が低下し，活動性が低下するという悪循環を生じてしまう．また，がん患者の体力低下は，早期がんであっても多くの例で認められることが報告されている[24]．

　がん患者における体力低下は，治療法の選択・生命予後・活動能力・QOLにかかわる重要な課題であるが，化学療法などのがん治療中・後の体力向上を目的とした運動療法（有酸素運動や抵抗運動）を定期的に行うことで，心肺系・筋骨格系機能の改善だけでなく，疲労感の減少・自信や自尊心の保持，ボディイメージの改善，QOL全体の向上といった精神心理面への効果も報告されている[12)25)]．

11. 末期がん

　緩和ケアにおけるリハの目的は，「余命の長さにかかわらず，患者とその家族の希望・要望（demands）を十分に把握したうえで，その時期におけるできるかぎり可能な最高のADLを実現すること」に集約される[4]．医療においては医療者側のニーズ（needs）が優先されがちであるが，緩和ケアでは患者・家族の希望・要望をしっかり受けとめて緩和ケアチームで対応策を検討する必要がある．

　生命予後が月単位と推定される場合には，潜在的な能力が生かされず，能力以下のADLとなっていることが多い．この時期には機能の回復は難しいが，リハの介入により，動作のコツや適切な補装具の利用し，痛みや筋力低下をカバーする方法を指導するなどして，残存する能力をうまく活用してADL拡大をはかり，自分で行える期間をできるだけ延ばすようにする．

　一方，生命予後が週・日単位と推定される場合には，症状緩和や精神心理面のサ

表3 がん患者におけるリハビリテーションの中止基準（文献26）から引用）

1. 血液所見：ヘモグロビン7.5 g/dl以下，血小板50,000/μl以下，白血球3,000/μl以下
2. 骨皮質の50％以上の浸潤，骨中心部に向かう骨びらん，大腿骨の3 cm以上の病変などを有する長管骨の転移所見
3. 有腔内臓，血管，脊髄の圧迫
4. 疼痛，呼吸困難，運動制限を伴う胸膜，心嚢，腹膜，後腹膜への浸出液貯留
5. 中枢神経系の機能低下，意識障害，頭蓋内圧亢進
6. 低・高カリウム血症，低ナトリウム血症，低・高カルシウム血症
7. 起立性低血圧，160/100 mmHg以上の高血圧
8. 110/分以上の頻脈，心室性不整脈

ポートが主体となる．すなわち，楽に休めるように，疼痛，呼吸困難感，疲労などの症状を緩和する．また，「治療がまだ続けられている」という心理支持的な援助もリハ介入の効果となることが多い．

●リハビリテーションの注意点

1. 中止基準

リハを進めるうえで，全身状態，がんの進行度，がん治療の経過について把握し，リスク管理を行うことは重要である．表3はがん患者が安全にリハを行えるかどうかの目安である[26]．現実的には，これらの所見をすべて満たしていなくとも，必要な訓練は継続することが多いが，その場合には，リハ処方の際に運動負荷量や運動の種類の詳細な指示や注意事項を明記すると同時に，訓練時の全身状態の観察を注意深く行い，問題のあるときには躊躇せず訓練を中断する．

2. がん告知

がん告知に関して，特にがん専門病院では「告げるか，告げないか」という議論をする段階ではもはやなく，「いかに事実を伝え，その後どのように患者に対応し援助していくか」という告知の質を考えていく時期にきている．しかし，一般病院ではまだ100％告知には至っておらず，その対応には注意が必要である．

告知されているかどうかは，医師がリハ処方を出す際に明記し，スタッフに周知徹底する必要がある．また，例えば，原発巣である乳がんは告知されていても，骨転移や脳転移については告知をされていないこともあるので，告知の内容についても注意する．

●合併しやすい疾患と障害

1. 精神障害

がん患者では，なんらかの精神心理的問題を抱えていることが多い．Derogatisら[27]による215名のがん患者を対象とした面接調査によると，頻度の高いものとして，適応障害32％，うつ病6％，せん妄4％が挙げられている．

適応障害とは,「心理・社会的ストレスによって起こる不安・抑うつであり,それにより日常生活になんらかの支障を生じるか,または予測されるより反応の程度が強いもの」である.リハに関しては,原則的にはリハを中止する必要はなく,むしろリハ中の患者との会話の中で,患者さんが感情を表出することにより,治療的アプローチ(支持的精神療法)となり,良い効果をもたらすこともある.しかし,逆にリハ中に不安や焦燥感が表出され,意欲の低下からうまくリハが進まなくなったりする場合もあるので注意を要する[28].

うつ病やせん妄に関しては,原則として治療が優先されるが,リハが必要あるいは有効と考えられる場合には患者の状態を考慮しつつ,精神腫瘍科医や臨床心理士と連携をとって慎重に進める[28].

2. 化学療法の有害反応

化学療法による重篤な有害反応としては,腎機能障害,心機能障害,間質性肺炎がある.

腎機能障害としては,白金化合物(シスプラチン:プリプラチン®など),メトトレキサート(メソトレキセート®)などが知られている.心機能障害は,アンスラサイクリン系薬剤であるドキソルビシン(アドリアシン®)やダウノルビシン(ダウノマイシン®)などの使用によってが出現する.薬剤による心筋ミトコンドリア障害であり,蓄積性かつ不可逆性である.ドキソルビシンの場合,体表面積あたりの累積使用量が450〜500 mgを超えると急速に出現率が上昇する.経時的に心エコー検査を行って駆出率を確認することや薬剤の累積使用量を把握することでリスクを減らすことができる[29].間質性肺炎は薬剤性の肺炎でゲフィチニブ(イレッサ®)が有名である.根本的な治療法はなく,重症化しやすく致死率も高い.

高頻度に生じる有害反応には,悪心・嘔吐,骨髄抑制(白血球減少,血小板減少,貧血),末梢神経障害(四肢末梢のしびれ),筋肉痛・関節痛がある.悪心・嘔吐は,抗がん剤投与後,数十分〜数時間以内に出現し,数日〜1週間で軽快するが,個体差も大きい.対策としてはセロトニン受容体拮抗薬(塩酸グラニセトロン:カイトリル®など)の投与や食事内容の改善が行われる.骨髄抑制に対しては,顆粒球コロニー刺激因子(G-CSF)製剤(グラン®など)の投与や必要に応じて血小板輸血・赤血球輸血が行われる[29].

末梢神経障害は,タキサン系薬剤(パクリタキセル:タキソール®,ドセタキセル:タキソテール®など)で頻度が多く,投与後2〜3週で手指や足底のしびれとして出現する.蓄積性で治療回数とともに増悪することが多いが,通常は治療終了後,数カ月〜数年で消失もしくは軽快する.筋肉痛・関節痛はタキサン系薬剤の投与により,数時間〜2日前後で出現し,数日で消失以内に消失する[29].

化学療法後には,臥床に伴う心肺系・筋骨格系の廃用,ヘモグロビン値の低下,多量の水分負荷,もしくは心毒性に伴う心機能の軽度低下などが原因で安静時に頻脈となることがしばしばある.運動負荷の目安について科学的検証はいまだなされ

ていないが，動悸，息切れなどの自覚症状に注意しながら，安静時よりも10〜20多い心拍数を目安に少しずつ負荷量を増加させていくことが現実的である．

3. 放射線療法の有害反応

放射線の正常組織に対する影響は，発生時期によって照射期間中，もしくは照射直後に発生する急性反応と通常半年以降に出現する晩期反応に分けられる．

急性反応には，全身反応と局所反応がある．全身反応である放射線宿酔は照射後早期にみられる吐き気，食欲不振，倦怠感など二日酔い様の症状をいう．全脳や腹部の広い範囲を照射した場合に起きやすい．対症療法としての制吐剤の投与や補液を行う．一方，局所反応には，血管の透過性の亢進による脳や気道などの浮腫，皮膚炎，口腔咽頭粘膜の障害，消化管障害，喉頭浮腫などがある[29]．

晩期反応には，神経系（脳壊死，脊髄障害，末梢神経障害），皮下硬結，リンパ浮腫，骨（大腿骨頭壊死，肋骨骨折），口腔・唾液腺（口腔内乾燥症，開口障害），咽頭・喉頭の障害（嚥下障害・嗄声）などがある[29]．脳壊死は，照射から1年以降に発生する．臨床的には腫瘍の再発との鑑別が困難である．脊髄の照射終了から数カ月後に，脱髄性の変化によりレールミット徴候（Lhermitte's sign）が稀に発生するが自然に消失する．脊髄症は半年以降に発症し運動麻痺となる．末梢神経では腕神経叢麻痺や視神経麻痺が知られているが，いずれも根本的な治療法はなく予防が重要である[29]．頭頸部や乳がんの術後照射の後には，結合組織の増生による皮下の硬結により頸部や肩の運動制限をきたすことがある．

4. 骨髄抑制

化学療法中や放射線治療中は骨髄抑制を生じる可能性があるので，常に血液所見に注意を払う必要がある．白血球が減少すると易感染性が問題となる．特に好中球が500/μl以下の場合は感染のリスクが高く，顆粒球コロニー刺激因子（granulocyte colony stimulating factor：G-CSF）や予防的な抗生剤投与，クリーンルーム管理などの感染予防の対策が必要となる．ヘモグロビン量が10未満に減少している場合には，運動時の貧血症状（心拍数・呼吸数増加，動悸，息切れ，めまい，耳鳴り，倦怠感，頭痛など）に留意する．血小板に関しては，出血のリスクに注意する必要がある．血小板30,000/μl以上であれば運動の制限は必要ない．20,000〜30,000/μlではセルフケア，低負荷での自動・他動関節可動域訓練，基本動作を主体とし，20,000/μl未満では担当科医師からの許可のもと，必要最低限の注意深い運動，歩行，ADL動作にとどめる[30]．

5. 血栓・塞栓症

進行したがん患者では凝固・線溶系の異常をきたしている場合があり，長期の安静臥床もあいまって血栓・塞栓症を生じるリスクが高い．下肢の深部静脈血栓症（DVT）の臨床症候は，局所浮腫，発赤，腓腹部の疼痛，熱感，Homans徴候（腓腹

部の把握痛，足関節の他動的背屈により腓腹部に痛みが出現）である．
　DVTにより，静脈系に生じた血栓が塞栓子となって血流に乗って運ばれ，肺動脈に詰まり閉塞すると，肺血栓塞栓症（Pulmonary Thromboembolism：PTE）を生じる．末梢肺動脈が完全に閉塞すると肺組織の壊死が起こり，肺梗塞をきたす．突然にショック症状で発症する場合も多く，注意を要する．
　DVTが発見されれば，抗凝固療法を開始する．リスクが高い場合には下大静脈フィルターを挿入し，肺塞栓症の予防に努める．PTEの治療には，抗凝固療法と血栓溶解療法および残っている深部静脈血栓が遊離して新たな肺塞栓を生じることを防ぐための安静を要する．下肢のマッサージも禁忌となる．

6. 骨転移

　骨転移は脊椎，骨盤や大腿骨，上腕骨近位部に好発し，初発症状として罹患部位の疼痛を生じるので，がん患者が四肢，体幹の痛みを訴えた場合には常に骨転移を念頭におくことが肝要である．初期に病変をみつけ対処しないと，四肢長管骨の病的骨折や脊髄圧迫症状による対麻痺や四肢麻痺，膀胱直腸障害が生じることも多い（図4）．
　したがって，がん患者が四肢，体幹の痛みを訴えた場合には常に骨転移を念頭に，骨シンチグラフィー，CT，MRI，単純X線などの検査でその有無をチェックする必要がある．
　骨転移に対する治療方針は，腫瘍の放射線感受性，骨転移発生部位と患者の予想される生命予後などにより決定される．多くの場合，放射線照射が第1選択となる

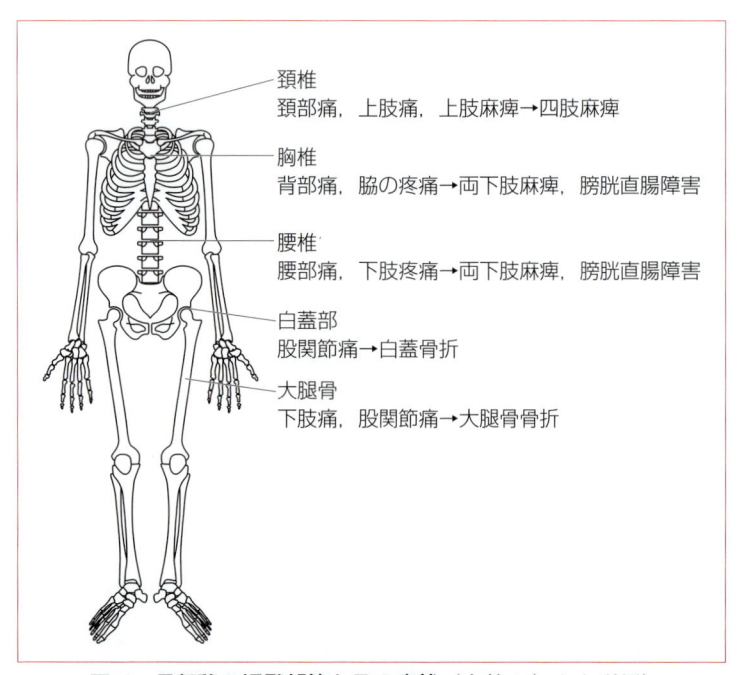

図4　骨転移の好発部位とその症状（文献29）から引用）

が，大腿骨や上腕骨などの長管骨転移では，病的骨折を生じるとQOLの著しい低下をきたすため手術対象となることも少なくない[29]．

　リハの内容は，骨転移の罹患部位と治療方法，原発巣の治療経過，全身状態によって大きく異なるが，リハの目的は，切迫骨折状態にある骨転移を早期に把握し，疼痛の軽減や病的骨折を避けるための基本動作・歩行訓練およびADL訓練を行うことが基本である．長管骨や骨盤の病変であれば松葉杖や歩行器などによる免荷歩行を指導し，頚椎，上位胸椎病変には頚椎装具，下位胸椎から腰椎の病変には胸腰椎コルセットの装着を検討する．適切な対応をすれば歩行やADL向上の可能性の高い患者が安静臥床を強いられたり，病的骨折のリスクの高い患者や切迫骨折患者に免荷を指導せずそのまま放置したりすることは避けるべきである．

　リハに際しては，全身の骨転移の有無，病的骨折や神経障害の程度を評価，骨折のリスクを認識し，原発巣治療科医，腫瘍専門整形外科医，放射線治療医などと情報交換を行い，訓練プログラムを組み立てる必要がある．骨転移カンファレンス（骨転移キャンサーボード）の定期的な開催は，骨転移患者の治療方針とリハの方向性を決定するうえで有用な手段である．リハ開始にあたっては，患者，家族への病的骨折のリスクについての説明を十分に行い，承諾を得る必要がある[31]．

7. 胸水・腹水

　癌性胸膜炎によって胸水が貯留している患者では，動作によってすぐにSpO$_2$が下がりやすいので，できるだけ少ないエネルギーで動作を遂行できるように指導する必要がある．またベッド上の体位を工夫したり，環境を整えたりすることも有効である．

　四肢に浮腫がみられる患者で，胸水や腹水が貯留している場合には，圧迫やドレナージによって胸水や腹水が増悪することがあり注意が必要である．このような場合には，呼吸困難感や腹部膨満感といった自覚症状の悪化，SpO$_2$の低下などに注意しながら対処していく．特に，尿量が少ない場合には慎重な対応が求められる．

8. がん悪液質

　悪液質の特徴は，脂肪組織のみならず骨格筋の多大な喪失を呈することである．一方，飢餓状態では脂肪組織の減少が主であり，骨格筋の大きな喪失を伴わないことと対照的である．がん悪液質は単なる栄養学的異常ではなく，代謝，免疫，神経化学的異常によって引き起こされる病態であると考えられており，関連するサイトカインや腫瘍由来物質の同定と食欲，脂肪，筋肉などに対する作用が分子レベルで解明されつつある．

　骨格筋に関しては，腫瘍産生因子であるProteolysis-Inducing Factor（PIF）が筋肉組織に作用し筋崩壊をきたす．腫瘍壊死因子（Tumor Necrosis Factor：TNF）・アンギオテンシンⅡもPIFと同様，ユビキチン-プロテアソーム系に作用し筋タンパクを分解するとされる．結果，骨格筋は萎縮し筋力や筋持久力の低下を引き起こ

す．さらに，治療に伴う安静臥床は筋骨格系，心肺系などの廃用をもたらし，日常生活のさらなる制限をもたらすという悪循環に陥ってしまう．

がんの進行による悪液質の増悪は避けられないが，早期から栄養介入とともに運動介入を行い，易疲労に注意しながらできるだけ離床を促し，患者の状態に合わせて低負荷で頻回から運動を行い，身体機能の維持・向上に努める必要がある[32]．

●重複障害のリハビリテーションを行う際に押さえておくべきポイント

がんの進行もしくは治療の過程で，1人のがん患者においても，がんの種類による特有の問題やがんの種類によらないさまざまな問題，すなわち，しびれやがん性疼痛，倦怠感，呼吸困難などの症状，精神心理的問題，認知障害，摂食嚥下障害，発声障害，運動麻痺，廃用性や悪液質による筋力低下・筋萎縮や関節拘縮，体力・持久力の低下，四肢長管骨や脊椎の切迫・病的骨折，上下肢の浮腫など，多くの機能障害を抱えていることがごく一般的である．それらによって移乗動作などの起居動作や歩行，セルフケアをはじめとする ADL に制限を生じ QOL の低下をきたしてしまう．

また，入院中，外来を問わず，化学療法，放射線療法などの治療がリハに並行して行われることも多いので，がん医療に携わるリハ専門職は，治療のスケジュールをある程度把握し，治療に伴う安静度や容態の変化，生じ得る症状や障害をある程度予測しながら，リハメニューを考えていく必要がある．

がんリハに携わるリハ専門職は，がん自体やその治療に関する専門的知識とともに，多彩な障害に関する幅広い知識とスキルを有し，がん自体や治療に伴う病状変化や新たな障害の出現に適切に柔軟に対応することにより，リハ医療の立場から，がん患者の cancer journey をサポートしていく術が求められる．

●おわりに

2012 年度からの第二期がん対策基本計画では，「がん患者は病状の進行により，日常生活に次第に障害を来し，著しく生活の質は悪化するということがしばしば見られ，がん患者のリハを充実する必要がある」とされ，目指すべき方向は，「がん患者の療養生活の質の維持向上を目的として，運動機能の改善や生活機能の低下予防に資するよう，がん患者に対するリハ等に積極的に取り組んでいく」と記載されている．がんサバイバーが 500 万人を超える時代を迎えるいま，がんの診断早期から終末期までさまざまな病期におけるがんの患者に対するリハのニーズはさらに高まっていくことが予想され，がんのリハへの取り組みは今後ますます重要になることが予想される．

■文献

1) 厚生労働省：がん対策情報.
   http://www.mhlw.go.jp/stf/seisakunitsuite/bunya/kenkou_iryou/kenkou/gan/index.html〔Accessed 2014 Oct 12〕
2) Lehmann JF, et al: Cancer rehabilitation: assessment of need, development, and evaluation of a model of care. Arch Phys Med Rehabil **59**: 410-419, 1978
3) 辻 哲也：がんのリハビリテーション．日本リハビリテーション医学会（監），リハビリテーション医学白書委員会（編）：リハビリテーション医学白書．医歯薬出版，pp252-261, 2013
4) 辻 哲也（編）：がんのリハビリテーションマニュアル．医学書院，pp23-37, pp68-87, pp254-266, 2011
5) Dietz JH: Rehabilitation oncology. John Wiley & Sons, New York, 1981
6) Sabers SR, et al: Evaluation of consultation-based rehabilitation for hospitalized cancer patients with functional impairment. Mayo Clin Proc **74**: 855-861, 1999
7) Marciniak CM, et al: Functional outcome following rehabilitation of the cancer patient. Arch Phys Med Rehabil **77**: 54-57, 1996
8) Cole RP, et al: Functional recovery in cancer rehabilitation. Arch Phys Med Rehabil **81**: 623-627, 2000
9) Yoshioka H: Rehabilitation for the terminal cancer patient. Am J Phys Med Rehabil **73**: 199-206, 1994
10) Doyle C, et al: Nutrition and physical activity during and after cancer treatment: an American Cancer Society guide for informed choices. CA Cancer J Clin **56**: 323-353, 2006
11) Schmitz KH, et al: American College of Sports Medicine roundtable on exercise guidelines for cancer survivors. Med Sci Sports Exerc **42**: 1409-1426, 2010
12) 日本リハビリテーション医学会がんのリハビリテーションガイドライン策定委員会（編著）：がんのリハビリテーションガイドライン．金原出版，2013
13) Lymphoedema Framework: Best Practice for the Management of Lymphoedema. International consensus, MEP Ltd, UK, 2006
14) 日本リンパ浮腫研究会（編著）：リンパ浮腫診療ガイドライン 2014 年版．金原出版，2014
15) 辻 哲也：がんの周術期リハビリテーションの重要性．日本医事新報（**4563**）：73-81, 2011
16) 辻 哲也，他：口腔癌，咽頭癌の周術期リハビリテーション．多職種チームのための周術期マニュアル．鬼塚哲郎（編）：多職種チームのための周術期マニュアル 4 頭頸部癌．メヂカルフレンド，pp234-261, pp276-298, 2006
17) 辻 哲也：悪性腫瘍（がん）の周術期呼吸リハビリテーション．リハビリテーション医学 **42**: 844-852, 2005
18) 辻 哲也，他：周術期リハビリテーション．坪佐恭宏（編）：多職種チームのための周術期マニュアル 3 胸部食道癌．メヂカルフレンド，pp48-69, 2004
19) McNeely ML, et al: Exercise interventions for upper-limb dysfunction due to breast cancer treatment. Cochrane Database Sys Rev **16**: CD005211. DOI: 10.1002/14651858.CD005211.pub2.
20) The diagnosis and treatment of peripheral lymphedema: 2009 Consensus Document of the International Society of Lymphology. Lymphology **42**: 51-60, 2009
21) 財団法人ライフプランニングセンター：リンパ浮腫研修委員会における合意事項．
   http://www.jarm.or.jp/wp-content/uploads/file/member_news_20111110-1.pdf〔Accessed 2014 Oct 12〕
22) 辻 哲也：悪性腫瘍（がん）．千野直一（編）：現代リハビリテーション医学 第 2 版．金原出版，pp488-501, 2004
23) 石川愛子，他：造血幹細胞移植とリハビリテーションの実際．臨床リハ **17**: 463-470, 2008
24) Schwarz AL: Physical activity after a cancer diagnosis: psychosocial outcomes. Cancer Invest **22**: 82-92, 2004
25) Couneya KS, et al: Randomized controlled trial of exercise training in postmenopausal breast survivors: cardiopulmonary and quality of life outcomes. J Clin Oncol **21**: 1660-1668, 2003
26) Gerber LH, Valgo M: Rehabilitation for patients with cancer diagnoses. DeLisa JA, et al (eds): Rehabilitation Medicine: Principles and Practice, 3rd Ed. Lippincott Williams & Wilkins, Philadelphia, pp1293-1317, 1998
27) Derogatis LR, et al: The prevalence of psychiatric disorders among cancer patients. JAMA **249**: 751-757, 1983
28) 岡村 仁：心のケアとリハビリテーション．MB Med Reha（**140**）: 37-41, 2012

29) 渡邊純一郎：癌の基礎的理解，癌治療の理解，化学療法．辻　哲也，他（編）：癌（がん）のリハビリテーション．金原出版，pp17-26，pp27-33，pp245-256，2006
30) Stampas A, et al: (eds), Cancer rehabilitation. Demos Medical Pub, USA pp401-402, 2009
31) 高木辰哉：転移性骨腫瘍の治療戦略．大森まい子，他（編）：骨転移の診療とリハビリテーション．医歯薬出版，pp28-29，2014
32) 辻　哲也：がんリハビリテーション．荒金英樹，他（編）：悪液質とサルコペニア．医歯薬出版，pp106-114，2014

IV 各種疾患のリハビリテーション
9. 摂食嚥下障害のリハビリテーション

●はじめに

　先進諸国では高齢者人口の増加に伴い高齢者への医療のあり方が問題となっている中，わが国は65歳以上の高齢者が21％を超える世界で唯一の超高齢社会となり，2011（平成23）年の日本人の死因統計では，肺炎は脳卒中を抜き死因の第3位となった[1]．重複障害者の嚥下障害では誤嚥が原疾患の増悪や生命予後にも影響を及ぼすことがあるため，嚥下障害に対する対策はたいへん重要である．

　高齢者は嚥下予備能が低下している場合が多く，あらゆる疾患に伴って嚥下障害が顕在化してくる．嚥下障害の代表的な原因疾患に脳卒中があるが，超高齢社会においては内部障害や運動器障害など重複障害を合併した脳卒中患者も珍しくなくなってきている．心疾患や呼吸器疾患，腎疾患や骨関節疾患などを有する患者において脳卒中の合併率は高いことが報告されており，脳卒中を原因とした嚥下障害の存在は常に念頭においておく必要がある．また重複障害者は高齢者であることが多いが，サルコペニア（筋肉減少症）は重複障害者の嚥下障害を考えるうえで新たな視点として注目されている．

　重複障害を背景に有する嚥下障害患者は，超高齢社会において今後も増加してくることは間違いない．本稿では，重複障害者の嚥下障害の評価や治療，注意すべき点などについて述べることとする．

●リハビリテーションの対象疾患

　嚥下障害はさまざまな疾患に伴って生じてくる症候群である．嚥下リハの施行を妨げる因子や不安定な合併症がなければ，原因疾患にかかわらずほとんどの嚥下障害は嚥下リハの適応になる．嚥下障害の原因と疾患を**表1**に示す[2]．嚥下障害の原因は多様で，複数の要因が重複していることも多い．嚥下障害の治療やリハを行うためには，嚥下障害の原因と病態を理解する必要がある．

●リハビリテーションの効果

1. 嚥下リハビリテーションの効果と予後予測

　リハで特に大切なことは予後予測であるが，リハの効果を予測する場合は有効性と限界を熟知しておく必要がある．例えば，脳卒中急性期などのように機能回復が期待できる嚥下障害であれば積極的に機能訓練を行うが，神経筋疾患で機能回復が

表1　嚥下障害の原因と疾患（文献2）より引用）

器質的障害を起こすもの

口腔・咽頭
・舌炎，アフタ性口内炎，歯周病
・扁桃炎，扁桃周囲膿瘍
・咽頭炎，喉頭炎，咽後膿瘍
・口腔・咽頭腫瘍（良性，悪性）
・口腔咽頭部の異物，術後
・外からの圧迫（頸椎症，膿瘍など）
・そのほか

食道
・食道炎，潰瘍
・食道ウェブ，ツェンカー憩室
・狭窄，異物
・腫瘍（良性，悪性）
・食道裂孔ヘルニア
・外からの圧迫（頸椎症，膿瘍など）
・そのほか

機能的障害を起こすもの

口腔・咽頭
・脳血管障害，脳腫瘍，頭部外傷，認知症＊
・脳膿瘍，脳炎，多発性硬化症
・パーキンソン病，筋萎縮性側索硬化症
・末梢神経炎（ギラン・バレー症候群など）
・重症筋無力症，筋ジストロフィー
・筋炎（各種），代謝性疾患（糖尿病など）
・薬剤の副作用
・そのほか

食道
・脳幹部病変
・アカラシア
・筋炎
・強皮症，全身性エリテマトーデス
・薬剤の副作用
・そのほか

心理的・精神的原因となり嚥下障害を起こすもの

神経性食思不振症，認知症，拒食，心身症，うつ病，うつ状態，そのほか

＊認知症は心理的原因と分類されることもあったが，近年では脳の全般的機能低下に伴い嚥下機能が低下すると考えられている

期待できないか，進行することが予想される場合は代償法を主体においた訓練や対処法を行うことになる．また，重症筋無力症や筋炎などは疾患のコントロール次第で嚥下障害の予後が異なることに留意しなければならない．さらにリハなど保存的治療のみでは，経口摂取の希望をかなえられない場合や制御できない誤嚥があるときなどは外科的な方法も選択肢となる．リハの有効性や限界，嚥下障害の原因や病態を熟知していないと，治療方針を誤ることになる．

2. 総合評価とゴールについて

　機能診断や原因疾患，患者の一般状態などを考慮して，最終的な嚥下の総合的な臨床評価としての摂食レベルを決める．藤島[3]のグレードを用いて現在の摂食能力を評価し，摂食能力のゴールにも用いている（**表2**）．
　リハにおいては「できる」ADLと「している」ADLを区別して使用するが[4]，その考えに従えばグレードは「できる」を示した基準である．嚥下障害において「できる」つまり「食べられる」を決めるためには嚥下内視鏡検査（Videoendoscopic Examination of Swallowing：VE）や嚥下造影検査（Videofluoroscopic Examination of Swallowing：VF）が必要になるが，実際の現場ではVF，VEができるとは限らない．そのため患者が食べている状態をそのまま示す評価として，摂食嚥下障害患者における摂食状況のレベル（Food Intake LEVEL Scale：FILS）[5]がある（**表3**）．レベルは，経時的変化の観察や嚥下訓練の効果の判定に有効である．VEやVFなど検査ができない施設でも，摂食嚥下障害患者の摂食状況を正確に記載することで，

表2 藤島の摂食嚥下障害のグレード（文献2）より引用）

I. 重症 経口摂取なし	1	嚥下困難または不能，嚥下訓練適応なし
	2	基礎的嚥下訓練だけの適応あり
	3	条件が整えば誤嚥は減り，摂食訓練が可能
II. 中等症 経口と補助栄養	4	楽しみとしての摂食は可能
	5	一部（1〜2食）経口摂取
	6	3食経口摂取プラス補助栄養
III. 軽症 経口のみ	7	嚥下食で，3食とも経口摂取
	8	特別に嚥下しにくい食品を除き，3食経口摂取
	9	常食の経口摂食可能，臨床的観察と指導
	10	正常の摂食・嚥下能力

表3 摂食嚥下障害患者における摂食状況のレベル（Food Intake LEVEL Scale：FILS）（文献5）より引用）

経口摂取なし	1	嚥下訓練を行っていない
	2	食物を用いない嚥下訓練を行っている
	3	ごく少量の食物を用いた嚥下訓練を行っている
経口摂取と代替栄養	4	1食分未満の（楽しみレベルの）嚥下食を経口摂取しているが代替栄養が主体
	5	1〜2食の嚥下食を経口摂取しているが代替栄養も行っている
	6	3食の嚥下食経口摂取が主体で，不足分の代替栄養を行っている
経口摂取のみ	7	3食の嚥下食を経口摂取している
	8	特別食べにくいものを除いて，3食経口摂取している
	9	食物の制限はなく3食を経口摂取している
	10	摂食・嚥下障害に関する問題なし

共通言語で評価やゴールの確認が可能である．

　グレードとレベルは使い分けることができる．例えば，グレード4（楽しみならば食べられる）であるが，実際にはレベル1（何もしていない）とか，グレード7（嚥下食なら食べられる）であるが，レベル9（何でも食べている：むせながら）というように使用できる．前者はQOLが著しく低下した状態であるし，後者の場合は窒息や誤嚥性肺炎のリスクが高い状態となる．

　筆者らの施設では，多職種（医師，歯科医師，看護師，管理栄養士，言語聴覚士，歯科衛生士，薬剤師など）が集まる嚥下カンファレンスや，外来患者のフォローなどさまざまな場面でグレードとレベルを使用し，嚥下障害患者の摂食状況を確認しながら治療方針の確認や決定を行っている．

●リハビリテーションのプロトコール

1. 嚥下障害の評価

　嚥下障害の評価は，図1に示すようにスクリーニングと精査からなる．摂食嚥下

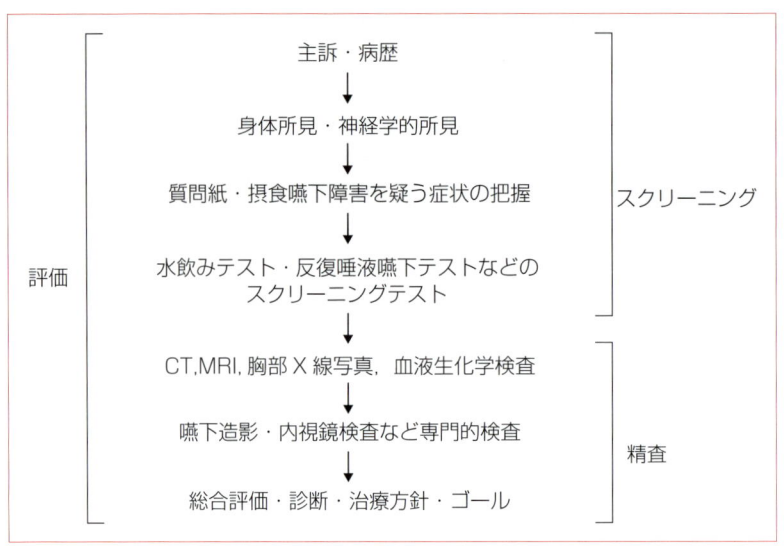

図1 嚥下障害の診断・評価の流れ

評価：
- 主訴・病歴
- 身体所見・神経学的所見
- 質問紙・摂食嚥下障害を疑う症状の把握
- 水飲みテスト・反復唾液嚥下テストなどのスクリーニングテスト
- CT, MRI, 胸部X線写真, 血液生化学検査
- 嚥下造影・内視鏡検査など専門的検査
- 総合評価・診断・治療方針・ゴール

スクリーニング：主訴～スクリーニングテスト
精査：CT, MRI～総合評価

表4 嚥下障害を疑う症状

ムセ	どういう食品を食べたときにムセるか
咳	食事中や食後の咳は多くないか，夜間の咳はないか
痰の性状・量	食物残渣はないか，食事を開始してから量は多くないか
咽頭異常感，食物残留感	部位はどこか
嚥下困難感	食品による差異はあるか
声	食後に声の変化はないか，がらがら声ではないか
食欲低下	ムセたり，苦しいから食べないなど嚥下障害が原因のことがある
食事内容の変化	飲み込みやすい物だけを選んでいないか
食事時間の延長	口の中にいつまでも食べ物をためている，なかなか飲み込まない
食べ方の変化	上を向いて食べる，汁物と交互に食べている，口からこぼれる
食事中の疲労	食事に伴う低酸素血症がないか
口腔内の汚れ	歯垢，食物残渣，口臭は口腔期の問題と関連がある

障害患者の早期発見のためにさまざまなスクリーニング法や評価方法が開発されてきたが，最も大切なことは摂食場面の臨床的な観察であることを忘れてはならない．摂食場面の観察ポイントを**表4**に示した．しばしばみられるのは，一口量が多かったり，摂食のペースが極端に速く，これがムセの原因となっているケースである．問題がある場合にはその場で簡単な指導を行うが，それだけで解決することもある．

1) スクリーニング

　食事は日常的な行為であり，患者本人ならびに患者の日常生活を知る家族，ヘルパー，施設職員，看護師などからの情報は重要であるが，**表4**にも示したような重要な観察項目を簡便に評価できる形にしたものがスクリーニング法である．代表的なものを**表5**に示す．スクリーニング法の誤嚥検出における感度・特異度には，**表6**に示すとおり限界もあるが，これらを組み合わせることで嚥下障害をより正確に検出できるようになる[6]．近年では，3種類の粘稠度の液体を5 m*l*，10 m*l*，20 m*l*と3つの用量で用意して，嚥下後のSpO$_2$の変化を見るVolume-Viscosity Swallowing Test（V-VST）や，最初に声質や舌の動きなどを評価し，その後にスプーンの水の

表5 嚥下障害のスクリーニング法

- **反復唾液飲みテスト（Repetitive Saliva Swallowing Test：RSST）**：口腔内を湿らせた後に，空嚥下を30秒間繰り返す（「できるだけ何回もごっくんと唾液を飲み込むことを繰り返してください」と説明する）．2回/30秒以下で異常とし，誤嚥との相関がある．
- **水飲みテスト**：2〜3 mlで様子をみて，安全を確認した後30 mlの水を嚥下．5秒以内にムセなく飲めれば正常．それ以外は嚥下障害疑いあるいは異常とする．口への水の取り込み，咽頭への送り込み，誤嚥の有無を評価する．
    - ＊**改訂水飲みテスト**：冷水3 mlを嚥下．ムセや呼吸切迫，湿性嗄声などを異常と判断．30 mlの水では誤嚥が多く危険と判断される症例に対しても安全に実施できる．
- **パルスオキシメーター**：水飲みテストや摂食場面で併用する．SpO_2 90%以下あるいは初期値より1分間の平均が3%以上低下した場合，嚥下障害ありと判断．
- **頸部聴診**：輪状軟骨の側方に聴診器を当てて，嚥下音および呼吸音を聴取．嚥下前後で呼吸音の変化があれば，誤嚥および咽頭残留ありと判断．摂食場面で用いたり，前述の水飲みテストに併用するとよい．

表6 簡易嚥下テストの検出率（文献6）より引用）

名称	感度（%）	特異度（%）
① 反復唾液飲みテスト（RSST）	80〜98	39〜87
② 水飲みテスト	27〜85	50〜88
③ SpO_2 ＞2%以上の低下	56〜87	39〜97
④ ②水飲みテスト＋③ SpO_2	73〜98	63〜76

嚥下を評価するという2段階でスクリーニングを行うToront Bedside Swallowing Screening Test（TOR-BSST）など，新しいスクリーニング法も開発されている[7]．

嚥下障害のスクリーニングを行う場合に大切なことは，病状と摂食状況を軽症，中等症，重症に層別化して考え，その目的を明確にもつことである．脳卒中や頭部外傷，肺炎などの急性期に経口摂取を開始したい場合，慢性期患者で経管栄養や胃瘻を使用している患者で経口摂取が可能かどうか知りたい場合，現在経口摂取をしている患者でなんらかの症状があるときにその問題点を知りたい場合など，状況に応じてスクリーニングの目的をはっきりさせておくことが重要である．

効率よく症状をチェックするために，筆者らが使用している質問紙を**表7**に示した[8]．15項目からなり，構造は肺炎の既往，栄養状態，咽頭期，口腔期，食道期，声門防御機構などが反映されるようになっている．Aに1つでも回答があったものを「嚥下障害あり」と判定し，Bにはいくつ回答ありでも「嚥下障害疑い」ないし「臨床上問題ないレベル」と判断する．

摂食場面の臨床的な観察の重要性は上述したとおりであるが，The Mann Assessment of Swallowing Ability（MASA）は，信頼性妥当性が検証された優れた嚥下の臨床評価法である[9]．臨床場面で観察すべき項目を整理した24項目からなり，各項目が3〜5段階でスコア化されている．合計200点のスケールとなっており，点数を基準値と比較することで嚥下障害と誤嚥の重症度を判定することができる．嚥下障害のスクリーニングや嚥下リハの定量的効果判定が可能で，国際論文でも多数引用されている．2014年にはMASAの日本語版が発刊された[10]．また，簡略化された修正MASA（MMASA：12項目）はほぼ5分程度の短時間で実施できる優れたス

表7 聖隷式嚥下質問紙（文献8）より引用）

摂食嚥下に関する質問紙

氏名　　　　　　　　年齢　　歳　　平成　年　　月　　日
　　　　　　　　　　　　　　　　　回答者：本人・配偶者・（　　　）

　あなたの嚥下（飲み込み，食べ物を口から食べて胃まで運ぶこと）の状態についていくつかの質問をいたします．ここ2, 3年のことについてお答え下さい．
　いずれも大切な症状ですので，よく読んでA，B，Cのいずれかに丸をつけて下さい．

1. 肺炎と診断されたことがありますか？	A. 繰り返す	B. 一度だけ	C. なし
2. やせてきましたか？	A. 明らかに	B. わずかに	C. なし
3. 物が飲み込みにくいと感じることがありますか？	A. しばしば	B. ときどき	C. なし
4. 食事中にむせることがありますか？	A. しばしば	B. ときどき	C. なし
5. お茶を飲むときにむせることがありますか？	A. しばしば	B. ときどき	C. なし
6. 食事中や食後，それ以外の時にものどがゴロゴロ（痰がからんだ感じ）することがありますか？	A. しばしば	B. ときどき	C. なし
7. のどに食べ物が残る感じがすることがありますか？	A. しばしば	B. ときどき	C. なし
8. 食べるのが遅くなりましたか？	A. たいへん	B. わずかに	C. なし
9. 硬いものが食べにくくなりましたか？	A. たいへん	B. わずかに	C. なし
10. 口から食べ物がこぼれることがありますか？	A. しばしば	B. ときどき	C. なし
11. 口の中に食べ物が残ることがありますか？	A. しばしば	B. ときどき	C. なし
12. 食物や酸っぱい液が胃からのどに戻ってくることがありますか？	A. しばしば	B. ときどき	C. なし
13. 胸に食べ物が残ったり，つまった感じがすることがありますか？	A. しばしば	B. ときどき	C. なし
14. 夜，咳で眠れなかったり目覚めることがありますか？	A. しばしば	B. ときどき	C. なし
15. 声がかすれてきましたか？（がらがら声，かすれ声など）	A. たいへん	B. わずかに	C. なし

クリーニング法として注目される[11]．

2）精査

　ハイリスク例にはより詳細な評価が必要となり，その場合の嚥下機能検査としてはVEとVFが代表的であるが，嚥下障害の病態や問題点をより明確にし，訓練方針を決定するために有用である．

　VEは外径3～4mm程度の細いファイバースコープを鼻から挿入して実施する嚥下機能検査で，病棟や外来，在宅など場所を選ばずどこでも繰り返し実施できるという利点がある．咽頭・喉頭の器質的・機能的異常の有無などを観察し，検査食や普段食べている食品を嚥下した際に観察される早期咽頭流入，嚥下反射惹起のタイミング，咽頭残留，喉頭流入・誤嚥などを指標に嚥下機能の評価を行う．

　VFは，造影剤または造影剤を含む食品を嚥下させて，造影剤の動きや嚥下関連器官の状態と運動をX線透視下に観察する嚥下機能検査である．嚥下の口腔期，咽頭期，食道期すべてについて嚥下障害の病態を詳細に評価することができる．口腔・咽頭・食道などの器質的病変の有無の判定，機能的異常について評価する．また，嚥下障害に対する治療効果の判定，経口摂取の可否・食物形態の選択についての判断も行う．リハで必要な訓練や代償的方法をその場で行って効果をみることもでき，得られる情報は多い．

2. 嚥下障害の治療

　嚥下障害の治療の目標は，経口摂取能力の回復と呼吸器合併症の予防であるが，必ずしも元の機能を回復することにこだわらず，少量でも楽しみとしての経口摂取を可能とすることで得られる QOL の改善も治療目標となる．

　嚥下リハの訓練の組み立ては，機能予後を考慮して「改善する見込みがあれば機能訓練」を主体に行い，「改善しないか悪化が予想される場合は代償法や環境改善」を優先したり，外科的治療も検討する．嚥下障害では脳卒中などのように障害自体は原則的に進行しないもの，筋萎縮性側索硬化症（ALS），進行性核上性麻痺などのように進行するもの，重症筋無力症やパーキンソン病などのように症状が病状に応じて変動するものを分けて考える必要がある．重複障害者では，嚥下障害の複数の原因を有することも稀ではなく，注意が必要である．

　表8に嚥下障害の治療方針をまとめた．嚥下障害の治療は，まず原疾患の治療をしっかり行うことが前提となるが，使用する薬剤は，嚥下に悪影響を与えるものを控え，好影響を与えるものを使用する．並行してリハを行うが，機能訓練にこだわるのではなく，代償法，環境改善を疾患や障害に応じて使い分ける．保存的治療で対応できない重度嚥下障害に対しては，手術という選択肢があることを忘れてはならない（図2）．

　表9に示すように，基礎訓練や摂食訓練で用いる手技や対処法が多数あるが，実際には嚥下障害の原因や病態を考慮しながら，多岐にわたる訓練法や対処法から，個々の症例に応じて部分的に取捨選択していくことになる．詳細は学会ホームページ訓練法のまとめや成書を参照されたい[12)13)]．

　重複障害者の嚥下障害の治療目的の1つに肺炎の予防があるが，姿勢（リクライニング角度の調整，頸部前屈，頸部回旋など）や食形態の調整などの代償法がしばしば用いられる．嚥下訓練は，実際の食物を利用する「直接訓練」と，食物を利用しない「間接訓練」に分けられるが，運動学習の課題特異性の原理の考えから「嚥下障害治療の最良の方法は嚥下させること」[14)]とされ，経口摂取が可能と評価されれば原疾患に限らず経口摂取を行う．したがって，スクリーニングテストやVE，VFで，安全な摂食条件の設定が可能であれば摂食訓練は積極的に行う．

　なお，経管栄養併用時は，経鼻チューブが嚥下運動の妨げとなる可能性を考慮して，小径（8～10 Fr.）のチューブを用いる[15)]．また，間欠的口腔食道経管栄養

表8　嚥下障害の治療方針

原疾患の治療	治療方針
薬物	嚥下に悪影響を与えるものを減量・中止 嚥下に好影響を与える薬剤使用
リハビリテーション	改善する可能性がある障害→機能訓練 改善しない障害→代償法中心，環境改善
手術	機能改善手術 誤嚥防止手術

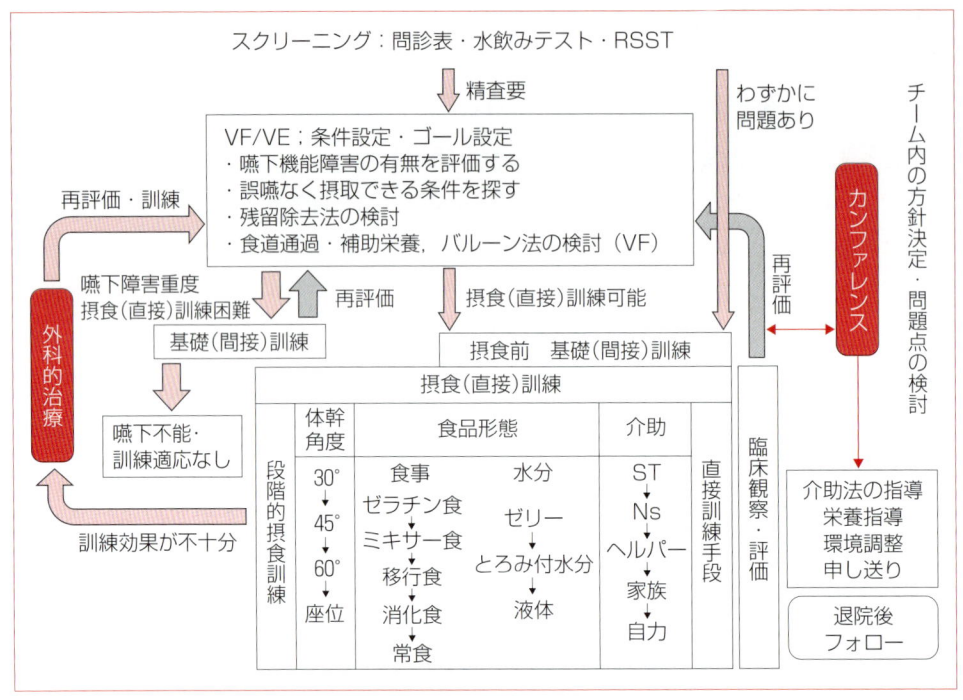

図2 嚥下訓練の流れ（文献2）より引用）

（Intermittent Oro-esophageal Tube Feeding：OE法）の適応も検討する[16]．
　口腔ケアは口腔の衛生状態を改善し，肺炎発症のリスクを軽減するため全症例で適応になるといってよい．嚥下障害における呼吸理学療法は，基礎的訓練の1つで排痰法や呼吸訓練，姿勢管理などを組み合わせて対応することで呼吸機能を維持・改善させる．また，咳嗽訓練は気道防御力を高めて誤嚥性肺炎の予防になる．

●リハビリテーションの注意点（禁忌，中止基準）

　摂食嚥下障害患者において，「誤嚥」と「栄養障害」は，嚥下障害増悪の2大リスクともいえるが，これらと嚥下障害は互いに関連している．さらに重複障害者においては，誤嚥や低栄養は，原疾患の増悪や生命予後にも影響を及ぼすため注意が必要である．例えば，心疾患患者では誤嚥性肺炎は心不全の増悪因子となり，COPD患者では誤嚥性肺炎は予後規定因子でもあるCOPD急性増悪の原因となり得る．また，透析導入患者の嚥下障害は肺炎や心不全増悪の原因となり生命予後にも影響を及ぼす．低栄養では嚥下障害が増悪し誤嚥性肺炎を発症しやすくなるが，肺炎の合併により栄養障害も悪化するという悪循環に陥る可能性がある．誤嚥および栄養障害に対する対策は，すべての嚥下障害患者において行う必要がある．

1. 誤嚥の予防

　絶食から食事を開始する場合は，意識明瞭で（JCS1桁，GCS14点以上，E-4必

表9 訓練法のまとめ（文献12）より引用

基礎訓練（間接訓練）
1. 嚥下体操
2. 頸部可動域訓練
3. 口唇・舌・頬のマッサージ
4. 氷を用いた訓練（氷なめ）
5. 舌突出嚥下訓練（Masako手技 Masako's maneuver, 舌前方保持嚥下訓練）
6. チューブのみ訓練
7. 頭部挙上訓練（シャキア・エクササイズ shaker exercise）
8. バルーン法（バルーン拡張法, バルーン訓練法）
9. ブローイング訓練（blowing exercise）
10. プッシング・プリング訓練（pushing exercise/pulling exercise）
11. 冷圧刺激（thermal-tactile stimulation）
12. のどのアイスマッサージ

基礎訓練および摂食訓練
1. 息こらえ嚥下法（supraglottic swallow）
2. 頸部突出法
3. 咳・ハッフィング（coughing, huffing, forced expiration）
4. 舌接触補助床（palatal augmentation prosthesis：PAP）
5. 前頸皮膚用手刺激による嚥下反射促通手技
6. 電気刺激療法（electrical stimulation therapy）
7. 努力嚥下（effortful swallow, hard swallow）
8. 軟口蓋挙上装置（palatal lift prosthesis：PLP）
9. バイオフィードバック（biofeedback）
10. メンデルソン手技（mendelsohn maneuver）
11. K-point刺激

摂食訓練（直接訓練）
1. 嚥下の意識化（think swallow）
2. 頸部回旋（neck rotation, head rotation）
3. 交互嚥下
4. 食品調整
5. スライス型ゼリー丸飲み法
6. 一口量
7. 体幹角度調整
8. chin down（頭部屈曲位, 頸部屈曲位, chin tuck）
9. 一側嚥下（健側傾斜姿勢と頸部回旋姿勢のコンビネーション）
10. 鼻つまみ嚥下
11. 複数回嚥下, 反復嚥下

須）で，全身状態が安定していることが必要条件となる．口腔内乾燥や汚染がある場合，咽頭も汚染されていることが多い．喀痰や鼻出血後の血塊などは，窒息の原因にもなるが，呼吸筋力が低下し，肺機能が悪い患者では喀出力も弱くリスクが高い．長期間の絶食状態が続き，口腔内の乾燥や汚染がある症例では，摂食開始にあたり十分な口腔ケアや吸引などは必須である．

2. 安全な摂食

意識状態の変調や全身状態の変化を早期に把握し対応する．原疾患の病状，薬剤，電解質異常，脱水などにより意識状態や全身状態は悪化しやすいため，摂食条件の下方修正や経口摂取の中止，代替栄養への切り替えなど予防的対応が必須である．

3. 唾液・胃食道逆流物誤嚥への対策

安静時・就寝中の唾液や食道内残留物の逆流物が誤嚥性肺炎の原因となる．就寝中軽度の頭部挙上，食後に上体を起こしておくなどの対策をとる．

4. 誤嚥物の喀出

発声訓練，咳嗽・ハフィング訓練，呼気筋強化訓練，ACBT（Active Cycle of Breathing Training）などが有効である．脱水状態では気道上皮被覆液の減少により繊毛の働きが低下し感染を助長するとされる[17]ため脱水には注意を要する．

5. 肺炎の発症予防

口腔ケアは，すべての嚥下障害患者において必須である．口腔内を清潔にして口腔内知覚の改善や唾液分泌の調節など口腔環境を改善することで肺炎の発症率を約半分に減少させる効果や，嚥下反射や咳反射を改善する効果もあり[18]，不顕性誤嚥対策としても重要である．栄養状態や体力の維持，改善も重要で，低栄養状態では感染をきたしやすくなるため，栄養管理にも配慮する．身体機能や呼吸機能の評価や訓練もあわせて行い，姿勢保持の安定性や喀出力などの維持，向上に努める．

6. 誤嚥性肺炎の早期発見

誤嚥性肺炎の再燃や重症化は，さらなる嚥下機能低下の原因にもなりうる．臨床症状や血液検査，画像所見などを参考にしながら，誤嚥性肺炎の徴候を早期に発見し，対処することが重要である．

7. 窒息への対応

摂食中の急な呼吸状態の変化やSpO_2の低下に留意する．窒息を疑う場合には，ただちに吸引，背部叩打，ハイムリッヒ法など処置を行う．場合によっては，喉頭展開での異物除去，気道確保も必要となる．

●合併しやすい疾患と障害

1. 重複障害患者は脳卒中を合併しやすい

脳卒中は嚥下障害の代表的な原因疾患であるが，重複障害患者において脳卒中の合併率が高くなることがわかっている．心疾患患者が脳卒中を発症することは稀ではなく，心疾患患者における脳卒中発症率は，狭心症では一般人の1.6〜2.4倍，心筋梗塞では2.7〜3.7倍，両者合併例では3.8〜5.5倍に達したとする報告がある[20]．また急性心筋梗塞（AMI）発症後30日間の脳卒中発症リスクは一般人口の44倍と著しく高く，3年間平均でみても2〜3倍高いとされる．わが国の検討では，冠動脈病変患者における頸動脈病変合併率は約20％で，冠動脈病変重症度と頸動脈病変合併率が相関したと報告されている（1枝15％，2枝21％，3枝36％）[21]．呼吸器疾患

表10 サルコペニアの原因（文献27）より引用）

原発性サルコペニア
　加齢の影響のみ，活動・栄養・疾患の影響はない
二次性サルコペニア
　活動によるサルコペニア：廃用性筋萎縮，無重力
　栄養によるサルコペニア：飢餓，エネルギー摂取量不足
　疾患によるサルコペニア
　　侵襲：急性疾患・炎症（手術，外傷，急性感染症，など）
　　悪液質：慢性疾患・炎症（がん，慢性心不全，慢性腎不全，慢性呼吸不全，慢性肝不全，膠原病，慢性感染症，など）
　　原疾患：筋萎縮性側索硬化症，多発性筋炎，甲状腺機能亢進症，など

患者が脳卒中を発症することもあり，特にCOPD急性増悪患者では1～5日目に脳卒中を発症する危険率が2倍以上高い．また喫煙歴がなくとも，呼吸機能の低下が脳卒中発症の増加や脳卒中死亡率の増加と関連があることが報告されている[22]．慢性腎臓病（CKD）は脳卒中を含む心血管疾患の独立した危険因子で，CKD合併により心血管イベント，心不全，脳梗塞の発症率は高くなり，腎機能が低下するほど発症率は高くなる[23]．GFR＜60 ml/min/1.73 m²の心血管疾患のリスクは，それ以上と比較して脳卒中で男性1.98倍，女性1.85倍とされる[24]．また，脳梗塞の発症予防には，糖尿病の管理と同時にメタボリックシンドロームに含まれる病態もあわせて管理していくことが重要である[26]．さらに，骨関節疾患も加齢により罹患患者が増加するため，脳卒中などの合併症例は明らかに増加するものと予想される．

2. サルコペニアが関与した嚥下障害への配慮

近年注目されているサルコペニア（筋肉減少症）は，筋肉量減少や筋力低下，身体機能低下で特徴づけられる老年症候群である．2010年に「サルコペニアは進行性，全身性に認める筋肉量減少と筋力低下であり，身体機能障害，QOL低下，死のリスクをともなう」と定義された[27]．原因別では加齢のみが原因の場合を原発性サルコペニア，そのほかの原因（活動，栄養，疾患）の場合を二次性サルコペニアとしている（表10）．日常診療において，高齢者（やせ形で虚弱体型）が，誤嚥性肺炎など急性疾患を契機に他の誘因なく嚥下障害をきたす症例をしばしば経験するが，VFでは咽頭収縮の減弱，食道入口部の開大不全といった所見を認め，嚥下リハや治療に難渋することが多い．このような臨床像を呈する症例ではサルコペニアが関与している可能性がある．加齢に伴う萎縮の著しい筋に頸部筋群が含まれており[28]，筋肉量や筋力低下の嚥下障害への関与は必須であろう．重複障害患者では，加齢や原疾患の増悪に伴いサルコペニアを合併し，嚥下障害が増悪する可能性がある．サルコペニアは，重複障害患者の嚥下障害を考えるうえでも新たな視点として重要な位置を占めているものと思われる．嚥下のサルコペニアに関する診断基準，評価方法など確立されたものはなく，今後の研究の成果を待たねばならない．

●重複障害のリハビリテーションを行う際に押さえておくべきポイント

1. 嚥下障害合併患者でも運動療法は積極的に行う

　重複障害を有する患者では，脳卒中患者をはじめ心疾患や呼吸器疾患などを有する患者は身体活動は不活発になりがちであり，身体諸器官における廃用症候群を招くが，不活発な生活習慣自体が疾患，障害発症の新たな危険因子となる[29]．運動療法は，嚥下障害の診療においてはたいへん重要である．嚥下障害における呼吸理学療法は，呼吸機能に直接的に働きかけることにより嚥下機能にも好影響を与えることを期待して行われ，重症例から軽症例までほとんどの患者で適応になる．排痰法や呼吸訓練，姿勢管理など組み合わせて対応することで，呼吸機能の維持・改善および誤嚥性肺炎の予防を行い，摂食嚥下のサポートとなる．全身の筋力，体力，関節運動，基本動作に着目した運動療法の実施は，嚥下機能においても間接的効果をもたらすことが多い[2]．

2. リハビリテーション中の事故防止対策を行う

　重複障害患者では心疾患や呼吸器疾患などさまざまな合併症を有している．嚥下障害患者は，常に誤嚥や窒息，脱水や低栄養といったリスクを有しており，場合によっては原疾患の増悪にも直結することがある．嚥下障害の評価時や訓練時には，身体所見はいうまでもなく，必要に応じてリスク管理のための客観的な指標として心電図，心拍数や血圧，SpO_2などをモニタリングしながら，これらの変化を見逃さないようにする．

3. 嚥下障害の予防が重要

　筆者らは高齢者に特に多い筋肉量低下や筋力低下が関与する嚥下障害の予防効果も期待して，嚥下体操をセットにして指導しており，重複障害患者の嚥下障害の予防にも有効であると思われる．これは嚥下訓練時や食事開始前に行う準備運動で，口腔器官の運動エクササイズ，嚥下おでこ体操，ペットボトルブローイング，頸部ストレッチ，深呼吸（口すぼめ呼吸），咳嗽訓練などが含まれるが，従来のストレッチや関節可動域訓練のみならず，嚥下おでこ体操といったレジスタンストレーニングも含まれている点が特徴的で，筋肉量低下や筋力低下が関与した嚥下障害の予防に有効である可能性がある．浜松市リハビリテーション病院のホームページなどにも掲載されているが，嚥下体操セットのDVDも作成しており，あらゆる施設で利用できるように無料での配布も行っている[30]（表11，図3）．

4. 嚥下に悪影響を与える薬剤にも配慮

　重複障害者では，原疾患に対してさまざまな薬物治療がなされていることが多い．薬剤により嚥下障害が出現，もしくは増悪することがある[2]（表12）．場合によっては，薬剤の変更や中止なども検討する．嚥下障害の予防には多剤併用を避けたほう

表11　嚥下体操セット

① 食べる前の準備体操	意義：頚部の緊張をとり嚥下をスムーズにする
② 嚥下おでこ体操	意義：嚥下筋力強化
③ 発音訓練	意義：声門閉鎖の改善，呼吸筋力強化
④ ペットボトルブローイング	意義：嚥下改善，呼吸改善，鼻咽腔閉鎖機能，口唇閉鎖機能改善
⑤ アクティブサイクル呼吸法	意義：咳嗽力強化，咽頭感覚改善

①を毎食前に実施（1〜2分），②〜⑤を毎日1〜3セット

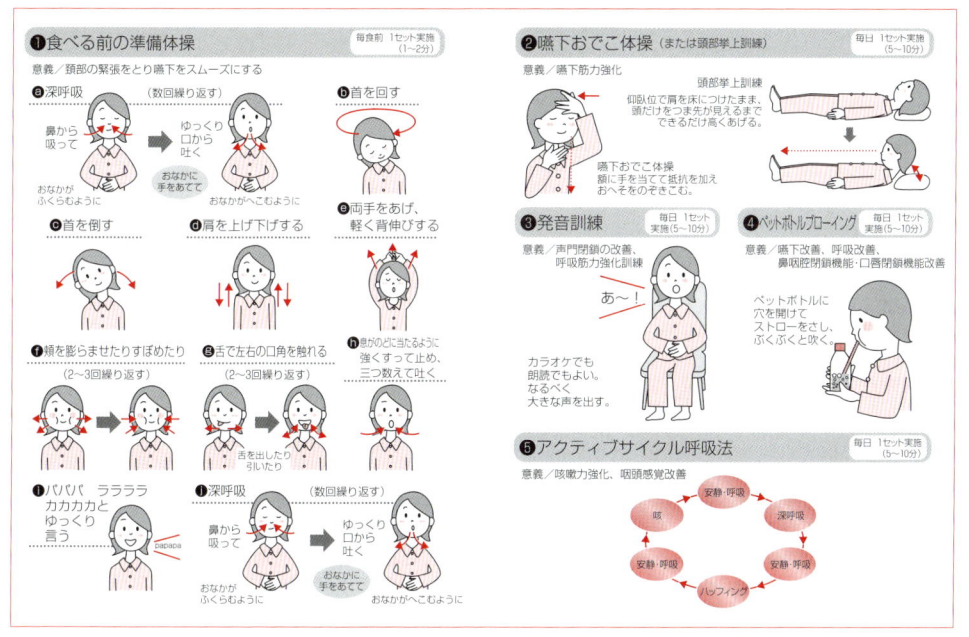

図3　嚥下体操セット（文献2）より引用）

表12　薬剤の影響（文献2）より引用）

トランキライザー	咳-嚥下反射の低下，食欲低下，嘔吐，便秘，口腔内乾燥，錐体外路徴候，精神活動低下（眠気など）
制吐薬，消化性潰瘍薬	錐体外路系の副作用，口腔内乾燥
抗パーキンソン病薬	口唇ジスキネジア，口腔内乾燥，味覚障害，食欲低下
ステロイド	ステロイドミオパチー，易感染性
抗コリン薬	唾液分泌障害，下部食道内圧の低下
筋弛緩薬	過度の筋弛緩，精神活動の低下
抗がん剤	口腔内乾燥，味覚障害，食欲低下，嘔気，嘔吐，易感染性
抗てんかん薬	口腔内乾燥，精神活動低下，食欲低下，嘔吐，便秘
抗ヒスタミン薬	精神活動低下，口腔内乾燥，便秘
利尿剤	口腔内乾燥，脱水

がよいとする報告もあり，中村ら[31]は，定型抗精神病薬の多剤併用を避け，非定型抗精神病薬を単剤で投与することが実用的な経口摂取につながりうると報告している．

おわりに

　重複障害者の嚥下障害の原因や評価，治療や注意点などについて概説した．重複障害者の嚥下障害では，複雑な病態を総合的に分析し対策を立てる必要があるが，誤嚥が原疾患の増悪や生命予後にも影響を及ぼすため，リスク管理や嚥下障害の予防もたいへん重要である．日本嚥下医学会は，嚥下障害の病態にかかわる基礎的なテーマから臨床的な問題まで幅広く扱っている学術団体であるが，2012年より学会誌「嚥下医学」が発行された[32]．今後の嚥下障害診療の普及および発展が大いに期待される．

■文献

1) 厚生労働省：平成23年人口動態統計月報年計（概数）の概況．http://www.mhlw.go.jp/toukei/saikin/hw/jinkou/geppo/nengai11/〔Accessed 2015 Mar 05〕
2) 藤島一郎（監），聖隷嚥下チーム：嚥下障害ポケットマニュアル 第3版．医歯薬出版，p34, p93, pp152-171, 2011
3) 藤島一郎：脳卒中の摂食・嚥下障害 第2版．医歯薬出版，pp62-73, 1998
4) 上田　敏：日常生活動作を再考する―QOL向上のためのADLを目指して．総合リハ **19**: 69-74, 1991
5) Kunieda K, et al: Reliability and Validity of a Tool to Measure the Severity of Dysphagia: The Food Intake LEVEL Scale. *J Pain Symptom Manage* **46**: 201-206, 2013
6) Bours GJJW, et al: Bedside screening tests vs. videofluoroscopy or fibreoptic endoscopicevaluation of swallowing to detect dysphagia in patients with neurological disorders; systematic review. *J Advan Nursing* **65**: 477-493, 2009
7) Kertscher B, et al: Bedside screening to detect oropharyngeal dysphagia in patients with neurological disorders: an updated systematic review. *Dysphagia* **29**: 204-212, 2014
8) 大熊るり，他：摂食・嚥下障害スクリーニングのための質問紙の開発．日摂食嚥下リハ会誌 **6**: 3-8, 2002
9) Mann G: The Mann assessment of swallowing ability. Delmar Cengage Learning, NY, 2002
10) Mann G（著），藤島一郎（監訳）：MASA日本語版 嚥下障害アセスメント．医歯薬出版，2014
11) Antonios N, et al: Analysis of a physician tool for evaluating dysphagia on an inpatient stroke unit: the modified Mann Assessment of Swallowing Ability. *J Stroke Cerebrovasc Dis* **19**: 49-57, 2010
12) 日本摂食嚥下リハビリテーション学会．http://www.jsdr.or.jp/wp-content/uploads/file/doc/14-3-p644-663.pdf〔Accessed 2015 Mar 05〕
13) 藤島一郎：よくわかる嚥下障害．改訂第3版．永井書店，pp175-260, 2012
14) Groher ME, 他（著），高橋浩二（監訳）：成人の治療．Groher & Craryの嚥下障害の臨床マネジメント，医歯薬出版，pp277-312, 2011
15) 大野　綾，他：経鼻経管栄養チューブが嚥下障害患者の嚥下に与える影響．日摂食嚥下リハ会誌 **10**: 125-135, 2006
16) 塚本芳久：重度嚥下障害患者に対する新しい栄養管理法の紹介：OE法（間欠的口腔食道経管栄養）について．*Medical Postgraduate* **34**: 124-127, 1996
17) 寺本信嗣：高齢者の誤嚥性肺炎に対する内科的アプローチ．*ENTONI* **124**: 20-26, 2011
18) Yoshino A, et al: Daily oral care and risk factors for pneumonia among elderly nursing home patients. *JAMA* **286**: 2235-2236, 2001
19) Watando A, et al: Oral care and cough reflex sensitivity in elderly nursing home patients. *Chest* **126**: 1066-1070, 2004
20) Kannel WB, et al: Manifestations of coronary disease predisposing to stroke. The Framingham study. *JAMA* **250**: 2942-2946, 1983
21) Uehara T, et al: Asymptomatic occlusive lesions of carotid and intracranial arteries in Japanese patients with ischemic heart disease: evaluation by brain magnetic

resonance angiography. *Stroke* **27**: 393-397, 1996
22) Truelsen T, et al: Lung function and risk of fatal and non-fatal stroke. The Copenhagen City Heart Study. *Int J Epidemiol* **30**: 145-151, 2001
23) Man SF, et al: Vascular risk in chronic obstructive pulmonary disease: role of inflammation and other mediators. *Can J Cardiol* **28**: 653-661. 2012
24) Anavekar NS, et al: Relation between renal dysfunction and cardiovascular outcomes after myocardial infarction. *N Engl J Med* **351**: 1285-1295, 2004
25) Irie F, et al: The relationships of proteinuria, serum creatinine, glomerular filtration rate with cardiovascular disease mortality in Japanese general population. *Kidney Int* **69**: 1264-1271, 2006
26) 土井康文, 他：急増する代謝性疾患が脳梗塞発症に及ぼす影響：久山町研究. 脳卒中 **33**: 185-190, 2011
27) Cruz-Jentoft AJ, et al: Sarcopenia: European consensus on difinition and diagnosis. *Age Ageing* **39**: 412-423, 2010
28) 苅安 誠：嚥下・音声機能の改善の為の相互乗り入れリハビリテーション訓練変法. 音声言語医 **50**: 210, 2009
29) 上月正博：脳血管障害. 身体活動・運動と生活習慣病：運動生理学と最新の予防・治療. 日臨 **67** (Suppl 2): 276-283, 2009
30) 浜松市リハビリテーション病院えんげと声のセンター. http://www.hriha.jp/section/6_501661d33c819/6_5074f7cb10b62/index.html〔Accessed 2015 Mar 05〕
31) 中村智之, 他：精神疾患を持つ患者における向精神薬の内服種類数・総量と摂食・嚥下障害の帰結との関係―高齢者を主な対象とした事後的検証. *Jpn J Rehabil Med* **50**: 743-750, 2013
32) 日本嚥下医学会. http://www.ssdj.med.kyushu-u.ac.jp/〔Accessed 2015 Mar 05〕

第4章

重複障害の リハビリテーションの実際

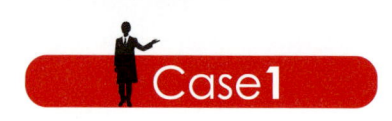

Case1
視覚障害を有する心臓リハビリテーション患者への運動処方

■ **症例**
男性, 50歳.

■ **病名**
心臓バイパス術 (CABG) 後, 不安定狭心症.

■ **併存症**
ベーチェット病による全盲, 糖尿病, 脂質異常症.

■ **主訴**
CABG 後の心臓リハ.

■ **現病歴**
平成 X 年 10 月に労作時, 安静時に両肩痛と心窩部痛あり, 近医でニトロペン®を処方され, 痛みが改善していた. 平成 X+1 年 6 月に痛みが頻回 (1 日 2 回) となり, 7 月 1 日に Y 病院で冠動脈造影を施行し, 3 枝病変〔前下行枝 (#6) =90%狭窄, 左回旋枝 (#11, #13) =100%閉塞, 右冠動脈 (#1) =100%閉塞〕を指摘され, 同月 3 日に CABG 目的で当院胸部外科を紹介され入院し, 同月 8 日に CABG (LITA-LAD, RA-OM, PL, GEA-4PD の 4 カ所) を行う. 冠動脈造影でバイパスグラフトの開存を確認している. 術後は胸痛を認めず, 順調で, 同月 27 日心臓リハ目的で当科に転科する. ベーチェット病により全盲のため, 杖歩行だが, 自立している.

■ **家族歴**
父が心筋梗塞で死亡.

■ **職業**
治療院自営 (鍼灸師).

■ **社会的背景・家族構成**
運動歴としては水泳. 妻とは死別, 子どもなし, 母, 弟と三人暮らし.

■ **現症・検査**
身長 167 cm, 体重 64 kg (最高は 78 kg). 下腿浮腫なし.
心音:清, 心雑音なし. 呼吸音:異常なし. 右上腕血圧 96/66mmHg, 左右上下肢差なし, 脈拍 70/分 (整).
CTR<50%, 心電図:Ⅱ Ⅲ aV_F V_{2-6} に陰性 T 波を認める.
HbA1c 7.8%, FBS 143 mg/dl, 検尿:タンパク (−), 糖 (+++), 沈渣:異常なし. RBC 371×10^4/μl, WBC 4,900/μl, Hgb 11.3 g/dl, Hct 34.7, PLT 27.5, AST 17 U/l, ALT 29 U/l, rGTP 15129 U/l, LDH 35,829 U/l, BUN 9 mg/dl, Cr 0.6 mg/dl, UA 5.0 mg/dl, TP 6.6 g/dl, 蛋白分画に異常なし, TG 93 mg/dl, T-Chol 140 mg/dl, LDL-C 98 mg/dl, HDL-C 23 mg/dl.

■ **薬物療法 (内科的治療)・外科的治療内容**
インスリン皮下注射 (ヒューマリン R® 2-0-0, ヒューマリン N® 4-0-0), ハイペン® (200) 2T 2×1, ミリステープ® 1 枚 1×1, 小児用バファリン 1T 1×1, マーズレン® S 3P. シグマート® (5) 3T 3×1 ハルシオン® (0.125) 1T 1×1, カマ 3.0 g 3×1, プルゼニド® (屯用), ミオコール® スプレー (屯用).

■ **経過**
12 日間の入院型後期回復期心臓リハを行い, 自宅退院した.

■ **アセスメント・運動負荷試験**
7 月 28 日にトレッドミルによる呼気ガス分析を併用した心肺運動負荷試験 (CPX) を施行した. 下肢疲労のため心拍数 113 bpm (予測最大心拍数の 66%, 目標

表1 入院型後期回復期心臓リハプログラムの例（東北大学内部障害リハビリテーション科）

	予定	運動療法	講義
4月8日（月）	入院，一般検査	運動負荷試験	①目的説明
4月9日（火）	総回診，採血，採尿	運動療法	②疾患
4月10日（水）		運動療法	③運動療法
4月11日（木）		運動療法	④危険因子
4月12日（金）	24時間心電図をつけて外泊へ	運動療法	⑤日常生活
4月13日（土）	外泊		
4月14日（日）			
4月15日（月）		運動療法	⑥ストレス
4月16日（火）	心エコー，総回診	運動療法	
4月17日（水）		運動療法	⑦食事療法
4月18日（木）	採血チェック	運動療法	⑧復職
4月19日（金）	栄養士による栄養指導		

心拍数の81％）で負荷を中止した．安静時血圧106/66 mmHg, 安静時心拍数66 bpm, 嫌気性代謝閾値（AT）の心拍数93 bpm, AT/kg：12.59 ml/kg/min（3.6 METs）, peak$\dot{V}O_2$/kg：20.22 ml/kg/min（5.8 METs）．AT/kg, peak$\dot{V}O_2$は同年齢の日本人平均値のそれぞれ68％, 63％と低値で，運動耐容能は著明に低下していた．負荷前後での血圧変化や心電図変化は許容範囲であった．

■ **リハビリテーションプログラム**

当科の心臓リハは外来通院型後期回復期リハと12日間の入院型後期回復期心臓リハの2つのパスで行っている．本症例は失明で外来通院が困難のため，入院型後期回復期心臓リハを行った．入院型後期回復期心臓リハプログラムは，①ATレベルでの週5日間の運動療法，②心臓疾患の病態や危険因子，日常生活や復職などについて心臓リハチームのスタッフによる質疑応答を含む8回の少人数制講義，③個々の患者背景を考慮した栄養指導と退院前の個別指導から成り立っている（**表1**）．

1）運動療法

トレッドミルまたは自転車エルゴメータによる亜最大負荷のCPXを行い，その結果に基づいて運動処方を作成する．運動療法の内容は，ストレッチング，ATレベルの90～100％の強度で，自転車エルゴメータを主体とした監視下運動療法を1回30分（前後にウォームアップ，クールダウンを入れて），1日2回，週5日間と，ATレベルの90～100％心拍数での院内外の歩行コースでの歩行訓練を1週目は1 km, 1日1回, 2週目は1日2回行っている．監視が必要な患者の歩行には医療関係者が付き添う．

2）患者教育

回復期心臓リハでは，夕方から40～60分の小グループ形式の講義を行う．基本的な講義内容は，①心臓の構造と心臓病・心臓リハについて，②動脈硬化と危険因子について，③心臓リハの効果について，④運動療法について（運動療法の効果，種目，時間，運動療法施行時の注意としての自己チェック，飲水，準備・整理体操，

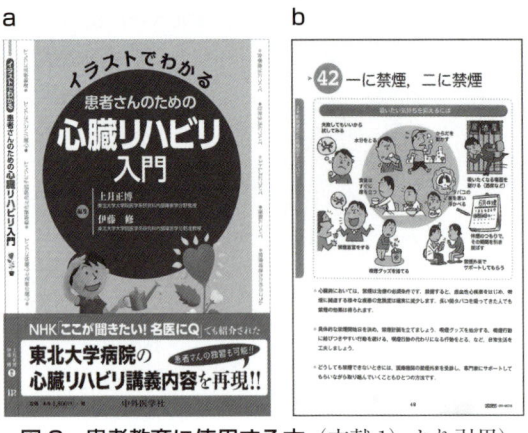

図2　患者教育に使用する本（文献1）より引用

天候，服装など），⑤食事療法について（望ましい食生活，食品交換表に基づいた食事管理，実際の食事づくり，献立など），⑥日常生活について（日常生活での注意点，排便，入浴，運転などの注意点，タバコ，アルコール，性生活など），⑦ストレスについて（ストレスが心臓に及ぼす影響），⑧復職について（通勤や職場での運動量，注意点，不整脈，心不全などの自己チェック）の8項目からなる．患者の興味に合わせて内容も変更する．講義では心臓模型，ビデオ，資料，独自に作成したテキスト（図2-a, b）[1]）を使いながら，主に主治医が説明を行い，その後具体的な患者の不安などに対し質疑応答を行う．患者本人のみならず家族への指導も重要で，可能なかぎり家族の積極的な参加を促している．

3）週末外泊訓練および退院指導

日常生活復帰のための週末外泊訓練を行い，社会復帰後に想定される自動車の運転，通勤，趣味の活動，復職を想定した作業での24時間ホルター心電図を記録し，メンタルストレスも含めた病院内生活では得られない危険徴候のスクリーニングを行う．退院前には，病院の専任管理栄養士による1時間の個別栄養指導を行う．退院前には基礎知識確認試験を再度施行し，退院時指導では，主治医と看護師が個々の患者およびその家族に対し，身体機能や心理的，社会的背景を考慮した個別指導を施行する．内容はそれまでの検査成績に基づく具体的な運動，服薬，生活全般，退院後の日常生活の活動範囲に関する指示，指導である．必要に応じて医療ソーシャルワーカーにも協力してもらう．

4）退院後指導

退院1，6，12カ月後に，患者に当科外来を受診してもらい，日常生活や疾患に関しての問診，採血，CPXを行い，退院後の患者の生活状態の把握と新しい運動処方の作成を行う．これらの結果を，患者自身，患者の通院先の外来主治医（主に開業医）ならびに循環器センター主治医にそれぞれ文書で通知し，生活様式改善達成度の確認や今後の医学的，社会的問題点のデータを共有する．

本症例では，脈拍数93 bpmまでの運動を指示し，午前・午後の2回にわたり

ウォームアップ，クールダウン，ストレッチング，エルゴメータ40分間を入れて各1時間の運動を行った．全盲のために院外歩行コースは使用せず，エルゴメータでの運動量や病棟内歩行量を増やした．外泊中の24時間ホルター心電図検査では平均心拍数73 bpm（57～118）で，有意なST変化を認めず，心室性期外収縮は11個（すべて単発），上室性期外収縮44個で，特に問題なかった．入院中は，1,600 kcalの糖尿病食（塩分5 g）と薬物療法を行った．教育は，講義回数8回，管理栄養士による個別栄養指導1時間，退院時個人面接1時間を行った．退院後は薬物療法，食事療法，運動療法（ヘルパーによる週1回，30分以上の歩行と区民プールでの週2回の2時間の水泳（介助付き）を行うこととした．

■リハビリテーションの効果

12日間の入院中，食事療法，運動療法により空腹時血糖が110 mg/d*l* 以下に落ち着き，使用していたインスリンを中止し，経口糖尿病薬も使用せずにコントロールできるようになった．HDL-Cは23→36 mg/d*l* に増加した．体重は不変であった．

■リハビリテーションの注意点（特に重複障害のため配慮した点）

1）視覚障害を配慮した運動療法

全盲のため，運動療法中の交通事故や転倒の危険を回避するために，院内外歩行コースでの歩行は行わず，リハ室でのエルゴメータでの運動量と病棟内歩行量を増やした．病棟内歩行の際には医療関係者が同行・監視した．

2）視覚障害を配慮した教育

講義中は，テキストの絵や表もイメージできるように詳細に説明した．患者は積極的にプログラムに参加し，講義の要点に関しては，患者自身が点字によるメモやテープレコーダーによる録音で残した．

3）視覚障害を配慮した自己血糖測定とインスリン注射

入院中，血糖が落ち着き，インスリン注射を中止した．しかし，今後，再度インスリン療法が必要になる可能性も考えられるため，後述するように視覚障害を配慮した自己血糖測定やイノレット®による自己注射の手技を指導した．

■日常生活指導

通算で，講義回数8回，管理栄養士による個別栄養指導1時間，退院時個人面接1時間であった．

■その後の転帰・機能的帰結・最終評価

当科外来には1カ月後は患者側の都合で来院できなかったが，6カ月後に来院した．毎日，自宅近くの公園を散歩しており，歩数計では1日平均10,550歩を達成していた．退院時に比較して体重は3 kg減量していた．トレッドミル心肺運動負荷試験にて目標心拍数までの運動負荷を行った．血圧変化や心電図変化は許容範囲であった．AT/kg：17.40 m*l*/kg/min（5.0 METs），peak$\dot{V}O_2$/kg：27.21 m*l*/kg/min（7.8 METs）と，同年齢の日本人平均値のそれぞれ95％，85％と運動耐容能は同年齢の健常者と遜色ないまで著明に改善していた．HDL-Cは退院時36 mg/d*l* から59 mg/d*l* に著明に増加した．

■解説

1)本症例の特徴

　ベーチェット病による視覚障害（失明）を有する心臓リハ患者への運動処方の1例である．糖尿病では日々の血糖コントロールやインスリン注射が重要だが，視力が低下すると，血糖の測定結果が読みとれず，インスリンの「単位合わせ」などの操作が難しいなどの理由から測定や注射を断念してしまう場合が少なくない．そのため，適正な管理が困難になり，網膜症の進行や，腎症，神経障害を併発する危険性が加速する．一方，家族に患者の代わりの測定値の読みとりやインスリン注射を依頼することは，患者・家族互いの精神的負担や注射時間を正確に行うための患者・家族の行動制限などの問題になりやすい[2]．

　本症例は，入院中，血糖が落ち着き，家族（入院中は看護師）が行っていたインスリン注射を中止できた．しかし，今後，再度インスリン療法が必要になる可能性が高い．そのため，患者・家族の精神的負担や行動制限を回避するための視覚障害者用に工夫した自己血糖測定やイノレット®による自己注射の手技を指導した．

2)心臓リハビリテーションは後期回復期が最も重要

　心臓リハのゴールは，脳卒中リハのように単に在宅生活や復職にあるのではなく，心血管疾患の再発防止，生命予後の延長をも含むものである．実際，心臓リハにより，冠動脈疾患患者の生命予後の改善効果が示されている[3]．特に急性期心臓リハに引き続いて半年間行われる回復期心臓リハが生命予後延長に効果的である[4]．

　本症例は失明のため外来通院困難であることから，12日間の入院型後期回復期心臓リハを行った．半年後の運動耐容能は著明に改善し，心臓リハによる運動習慣などの生活習慣の改善が継続されていることが明らかである．当科で12日間の入院型後期回復期心臓リハを実施した心筋梗塞症例の予後については，平均経過年数は5年8カ月の時点で生存率95％と高く，生存例の運動頻度は発症時より高率で，喫煙率は発症時より低率で，状態不安尺度スコアは心臓リハ後の改善を維持していた[5]．本方法は，3〜6カ月外来に回復期心臓リハとして通院させるという従来の形態よりも，患者に対する時間的束縛が少なく，病院に心臓リハ目的で通院しなくても，運動療法，食事療法，薬物療法などの包括的心臓リハを患者自身が行うことができるようになるという利点があると考えられる[6,7]．

3)運動療法を継続させるための方法

　後期回復期心臓リハから脱落した患者や，出席率の低い患者では，その後の心死亡率や全死亡率が高いことも報告されており[8]，運動療法は継続することが何よりも重要である．すなわち，運動療法を継続させるためには，何よりも後期回復期心臓リハへの参加率を高めることが重要である．重複障害患者の場合は通院型の心臓リハに対しての負担感が高まるわけであり，在宅心臓リハ，短期入院型の心臓リハなど多様な形態が望まれる．

　維持期心臓リハに関しては，原則的には診療報酬の対象ではなくなるので，個人が自宅やスポーツ施設で行うべきものである．後期回復期心臓リハをきちんと行っ

図3 自記式運動療法記録用紙（維持期心臓リハ）（文献7）より引用）

運動が自分自身の生活の一部になるように，自身の体調や身体活動状況を記入し，提出していただいている

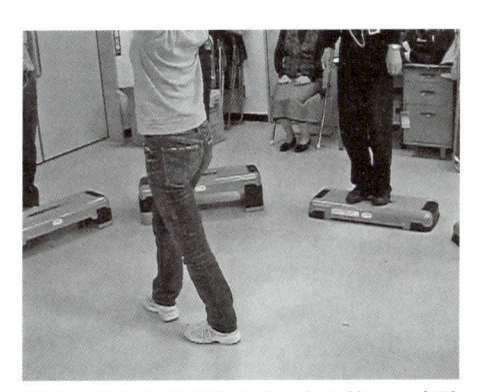

図4 高さ調節可能な踏み台を使った有酸素運動（維持期心臓リハ）（文献7）より引用）

た心臓リハ患者の運動療法継続率は悪くない．さらに，仲間をつくって運動を行うことは離脱しないために有効な方法である．その一環として，メディックスクラブがある．メディックスクラブは日本心臓リハ学会の指導のもと，地域を基盤とした組織による心臓リハ活動を実践する取り組みとして全国で展開している．当科で2005年より行われているメディックスクラブ仙台では，週1回の約70分間の集団型運動教室と「やってみよう，自宅で心臓リハビリテーション」と題した記録用紙を配布し，毎日の体重と血圧（朝・晩），体操や筋力運動の実施歩数運動消費カロリーなどを2週間ごとに報告している（**図3**）[7]．運動教室の内容は，椅子を使った柔軟体操，2.5 cm刻みで高さ調節可能な踏み台を使った有酸素運動，セラバンドや自体重を用いた筋力運動である（**図4**）[7]．柔軟体操と筋力運動については自宅でも再現

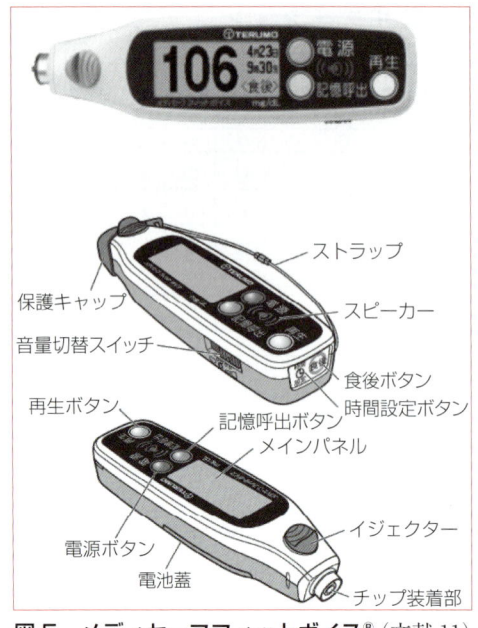

図5 メディセーフフィットボイス®（文献11）より引用）

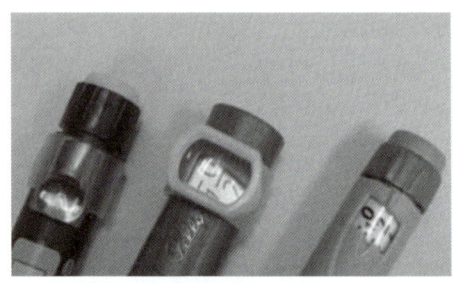

図6 インスリン注入量決定のためのさまざまなルーペ

可能な種目を記した資料を配布し，参加者が選択，実践している．集団型運動教室の出席率は58〜100％である．長期にわたり運動耐容能の向上をみている[9)10)]．このような有効かつ多様なメニューを提示することが，運動療法の継続に重要と考えられる．

■視覚障害者の自己血糖測定とインスリン注射の工夫

1) 自己血糖測定

テルモ株式会社のメディセーフフィットボイス®は，視力障害者でも簡単に操作ができるよう，音声ガイド機能をつけた血糖測定器である[11)]（図5）．準備が完了すると後は開始ボタンを押すだけで，測定を自動で行う．さらに，操作方法や測定結果を聞きやすい音声で読み上げてくれる．また，呼び出しボタンを押すと過去のデータを日時とともに読み上げてくれる（最大500回分）．

2) インスリン注射

インスリン注入量の単位合わせの一般的な工夫としては，注入器の単位合わせ設定数字の文字が大きな機種を選択する，あるいは補助具のルーペを使用する（図6）．しかし，それでも単位数字がみえないような重度視力障害者の場合は，イノレット®を用いるのが便利である．

イノレット®は従来のペン型インスリン注入器とは異なり，タイマー型でダイアルがある面を上に向けダイアルを回すことで単位合わせができる独特の形状をもつ装置である（図7）[12)]．しかも，単位合わせの設定数字の文字が非常に大きくできている．単位を合わせると，ダイアルとは別の位置にある注入ボタンが定率で上昇し，この場所を押すとインスリンが出る仕組みになっている．このように，イノレット®

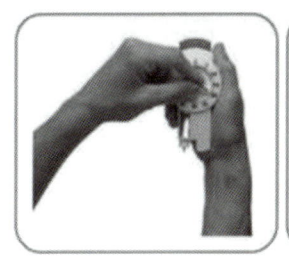

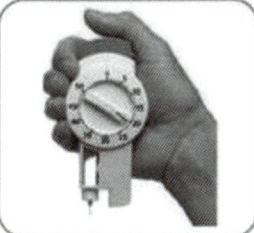

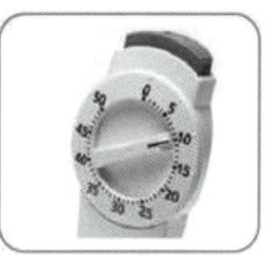

図7 イノレット®（文献12）より引用）

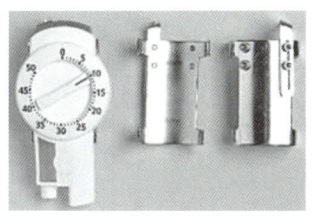

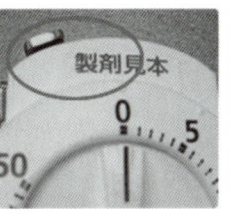

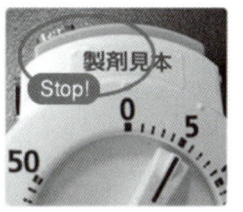

図8 トマレット®（文献13）14）より引用）

は，操作が簡便で単位目盛がみやすく，また握りやすいため注射が簡単であり，視力や握力の低下した患者さんのインスリン自己注射に有用である．

また，イノレット®を容易に使用するためのサポート器具がトマレット®である．トマレット®は，上昇する注入ボタンを一定の位置で止める留め具である．すなわち，トマレット®を使用することで，指定の単位でイノレット®の注入ボタンを止めることができるように考案されている[13)14)]（図8）．トマレット®には右利き用・左利き用があり，また手で触れるだけで朝・昼・夕の器具の区別が可能となるようにボルトがついている[13)]．

■失明原因第1位の糖尿病と障害との関係

成人における失明原因の第1位は糖尿病網膜症である．糖尿病網膜症で視覚障害が生じる頃にはほかの糖尿病合併症を有していることが多い．糖尿病がもたらす障害の基本は血管障害であり，糖尿病性大血管病（脳卒中，冠動脈疾患，末梢血管疾患），糖尿病細小血管病（網膜症，神経障害，腎症），足病変など多様かつ全身に及ぶ．糖尿病は脳血管障害・虚血性心疾患・腎不全などの初発・再発の重要な危険因子でもある．

一方，糖尿病は障害者の機能予後や生命予後に大きな影響を及ぼす．例えば，足病変，網膜症による視力障害，神経障害でみられる四肢末端の異常感覚，自律神経障害としての起立性低血圧などは，患者のADLやQOLを大きく損なわせるとともに，リハ施行の障害になる．リハ中の事故として低血糖発作などに注意する．

糖尿病患者では足病変や筋力低下などの運動器障害，歩行障害，バランス異常が明らかにされており，「運動機能障害」としてとらえることも必要である．定期的な足指の観察，靴のフィッティング指導，免荷装具を用いた創傷の保護，インソール，靴型装具を用いた装具療法などでの潰瘍形成予防，微小循環を改善する物理療法，

免荷状態で身体活動量や ADL を維持する理学療法・運動療法など，運動機能障害に注目したリハの実践が求められる[15]．

■文献

1) 上月正博，他（編著）：イラストでわかる患者さんのための心臓リハビリ入門．中外医学社，2012
2) 上月正博：視覚障害＆内部障害：糖尿病性網膜症で視覚障害がある場合．福祉用具活用研究会（編）：高齢者・障害者のための福祉用具活用の実務．第一法規，pp4070-4071，2007
3) 循環器病の診断と治療に関するガイドライン 2011 年度合同研究班報告．心血管疾患におけるリハビリテーションに関するガイドライン（2012 年改訂版）．http://www.j-circ.or.jp/guideline/pdf/JCS2012_nohara_h.pdf（2015 年 1 月閲覧）
4) Witt BJ, et al: Cardiac rehabilitation after myocardial infarction in the community. *J Am Coll Cardiol* **44**: 988-996, 2004
5) 今西里佳，他．当科における急性心筋梗塞回復期心臓リハビリテーション後の長期予後．心臓リハ **11**: 79-82, 2006
6) Kohzuki M: Cardiac rehabilitation in Japan: prevalence, safety and future plans. *J HK Coll Cardiol* **14**: 43-45, 2006
7) 上月正博，他：東北大学病院内部障害心リハチーム．HEART nursing 2009，春季増刊，145-154，2009
8) Hammill BG: Relationship between cardiac rehabilitation and long-term risks of death and myocardial infarction among elderly Medicare beneficiaries. *Circulation* **121**: 63-70, 2010
9) 石田篤子，他：自己健康管理の定着化を目指したメディックスクラブ仙台での維持期心臓リハビリテーションの試み．心臓リハ **13**: 165-168, 2008
10) 河村孝幸，他：日常生活における中等度以上の活動頻度および活動継続時間の特徴と運動耐容能の関係．心臓リハ **14**: 119-122, 2009
11) テルモホームページ：メディセーフフィットボイス®
    http://mds.terumo.co.jp/professionals/products/fvoice_top.html [Accessed 2015 Jan 23]
12) ノボノルディスクファーマホームページ：イノレット®
    http://www.novonordisk.co.jp/documents/article_page/document/PRO_DM_innolet.asp [Accessed 2015 Jan 23]
13) 富山県薬剤師会 Q & A ホームページ：http://www.tomiyaku.or.jp/q-a.html [Accessed 2015 Jan 23]
14) 昭和大学薬学部やさしい投薬をめざしてホームページ：トマレット®
    http://www10.showa-u.ac.jp/~biopharm/kurata/movement_trouble_n/ [Accessed 2015 Jan 23]
15) 上月正博：オーバービュー：糖尿病と障害，リハビリテーションの考え方．臨床リハ **23**: 208-215, 2014

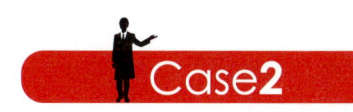

Case2
聴覚障害を有する呼吸リハビリテーション患者への運動処方

■症例
　男性，76歳．

■病名
　慢性閉塞性肺疾患（COPD），喘息，間質性肺炎，心室頻拍（VT）発作に対して植え込み型除細動器（ICD）植え込み．

■併存症
　高度難聴，脂質異常症，慢性腎不全，前立腺肥大症．

■現病歴
　平成X年，息切れあり，喘息の診断で加療開始．VT発作に対し処方されていたアミオダロンで間質性肺炎を発症．2年後にCOPDも併発しHOT導入．呼吸リハ目的に紹介され入院．

■家族歴
　特記すべきことなし．

■職業
　無職（トラック運転手を退職）

■社会的背景・家族構成
　妻と二人暮らし．子どもなし．運動歴特になし．外出はほとんどせず，日中は臥床してすごすことが多い．

■現症・検査
　身長162 cm，体重58.9 kg．BMI 22.3．血圧96/54 mmHg，脈拍86回/分（整）．下腿浮腫なし．心音：清，心雑音なし．呼吸音：両側背側下肺に fine crackles 聴取．RR 22回/分，吸気：呼気＝1：1．在宅酸素：安静時2 l/min，労作時3 l/min．心機能：EF 68%, asynergy（−），PH（−）．
　血液ガス分析：PaO_2 97.7 Torr, $PaCO_2$ 41.9 Torr（CO_2貯留なし）．
　呼吸機能：VC 2.03 l，%VC 61.0%，FEV_1 0.57 l，%FEV_1 22.2%（重度），$FEV_{1\%}G$ 35.8%．
　胸部CT：両側肺野に気腫性変化あり．下肺有意にすりガラス影，肺動脈拡大を認める．
　肺換気血流シンチ：両者とも左下肺野の集積欠損．
　血液検査：KL-6 245 U/ml と正常範囲，Hb 13.4 g/dl，BNP 5.8 pg/l，CRP陰性，総IgE 1,580と高値．

■薬物療法
　アドエア®（500 μg）1日1回，スピリーバレスピマット（18 μg）1日1回，ビソルボン®（4）3T 3×1，メインテート（5）1T 1×1，アルダクトン®（25）1T 1×1，クレストール®（2.5）1T 1×1，ハルナール®（0.2）1T 1×1，マグラックス®（330）3T 3×1，アレロック®（5）2T 2×1，センノサイド（頓用）

■経過
　約2カ月間の入院型呼吸リハを行い，自宅退院された．

■アセスメント
　頚部や肩周囲の筋緊張が高く，胸郭を含む全身の筋肉や関節の柔軟性は低下していた．呼吸も胸式優位であったが，口すぼめ呼吸は無意識的に行われていた．下肢の近位筋優位の筋力低下を認めた．入院時の6分間歩行距離は80 m，開始5分後にはSpO_2が88%まで低下し心拍数（HR）は90 bpm→115 bpm まで増加して休憩した．BODE index[1]は9点であった．心エコー上，肺高血圧などの合併は認めなかっ

た．ホルター心電図でも不整脈や虚血性変化は認めなかった．

■リハビリテーションプログラム
1)運動療法
入院時に6分間歩行で運動耐容能を評価．その際の脈拍上昇や自覚症状，SpO_2の低下をみて運動処方を作成する．重症のCOPDであったため，開始時には，効率のよい運動トレーニングを目指したコンディショニング（呼吸パターンの修正や柔軟性のトレーニング）を時間をかけて行った．自覚症状でややきついを目安に，筋力訓練，有酸素運動の指導をした．有酸素運動は，座位での自転車エルゴメータを主体に10～15ワット5分から開始して，1週間後に10分まで徐々に延長した．呼吸法として，腹式呼吸と口すぼめ呼吸，呼吸と動作の同調を指導し，SpO_2 90％以上を維持するようにスピードを調整した．同時に歩行訓練も行った．作業療法で上肢のストレッチ，筋力訓練とともに基礎的な内容のADLトレーニングも行った．退院後の自宅でのリハプログラムも作成し，外泊中に達成できたかについても確認した．

2)患者教育
呼吸リハでは，栄養状態の評価とともに呼吸リハの効果や酸素療法についての患者・家族指導も行っている．疾患の説明から始まり，薬物療法，栄養管理，運動療法の効果や継続の重要性をご家族を含めて指導する．週末は外泊訓練を行い，自宅での生活での息切れの具合や困難だった動作などを確認し，その後の訓練で改善できるよう指導した．

■リハビリテーションの効果
胸郭の柔軟性が向上し，活動計での活動量もアップした．6分間歩行距離は80 m→216 mまで増加し，SpO_2の低下も89％まで，HR上昇も100 bpmまでにとどまった．BMIやFEV_1％は不変であったが，自覚症状がmMRC息切れスケールで3点→2点に改善したため，BODE indexは9点→7点まで改善した．便秘傾向で腹部膨満が増悪すると呼吸苦が増強するため，下剤で調整し腹部膨満症状を改善するよう心がけた．入院後1カ月で体重は1 kg低下したが，退院時は入院時と変わらなかった．天候によっても呼吸状態が左右されるため，毎日の呼吸状態やバイタルを記録して自己管理に努めた．

■リハビリテーションの注意点（特に重複障害のため配慮した点）
1)聴覚障害を配慮した運動療法
高度の難聴のため，コミュニケーションは筆談やジェスチャーを交えて行った．ストレッチや筋力訓練は，本人の写真を撮影してそれを何枚かカードにして本人に渡し，自主訓練ができるように準備した（図1）．

2)聴覚障害を配慮した教育
講義は，イラストを多用し，さらに解説を文字にしてイメージしやすいようにした．疾患についての正しい知識の習得とともに，運動を継続していかなければせっかく獲得した機能も低下してしまうことを強調して説明した．また，食生活，感染予防や，体調の変化を自覚することなど自己管理能力を高めていくことも指導した．

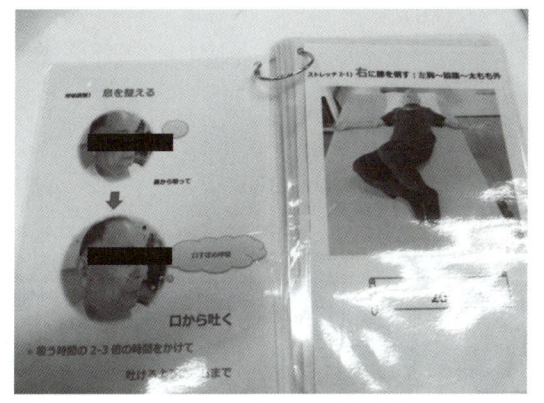

図1　本人の写真を使った自主訓練カード

患者だけではなく，家族も一緒に指導した．患者も積極的に質問し，それに対しては筆談で回答するようにした対応をした．

3) 聴覚障害に配慮した病棟管理

患者は，難聴のため，医療者の訴えに対してあいまいな返答もみられた．本人の訴えを時間をかけて傾聴していくと，さまざまな症状が聴取できた．特に，喘息を合併しており，呼吸状態は安静時のSpO_2モニターだけでは判断できないときも多く，呼吸症状に関して注意を払って対応した．また，医療者にはいわずご家族には訴えることが多かったため，ご家族にも本人の調子をうかがった．

■日常生活指導

呼吸器障害患者では，呼吸困難があると息切れの恐怖感や不安から活動に対して消極的になるため，座ったり寝てばかりいるという活動量の著しく低下した生活に陥りやすい．このような身体活動量の低下は，四肢体幹筋の萎縮をはじめとした身体機能の低下である「廃用」または「デコンディショニング」を招き，労作時の呼吸困難をさらに増す方向に働く．こうして，呼吸困難，活動量低下，身体機能低下という悪循環を繰り返すことになり，その結果ますますADLが低下してQOLが悪化していく[2)3)]．

本症例も，活動量の低下が呼吸苦を増悪させる悪循環に陥っていた．退院後もストレッチとともに筋力訓練，低強度の有酸素運動を継続することの重要性を指導した．増悪の予防と早期発見のため，調子の良い日の状態を抑えておき，少しでも体調の悪い日には，無理をしないこと，感染の兆候があるときや呼吸困難が強い場合は早めに医療機関を受診することを指導した．外泊も行い，自宅での運動療法についても確認した．

栄養に関して，以前に比べると少しずつ食事摂取量が低下してきていた．偏食の傾向もあり，病院食が合わず入院後1カ月で体重は1kg程度減少していた．栄養状態の維持のため，ご本人が好む高脂質のケーキなどの間食をとっていただき，総カロリー量を維持した．また，自宅退院後も現在の体重を維持するよう管理栄養士による栄養指導も行った．

Case2 | 395

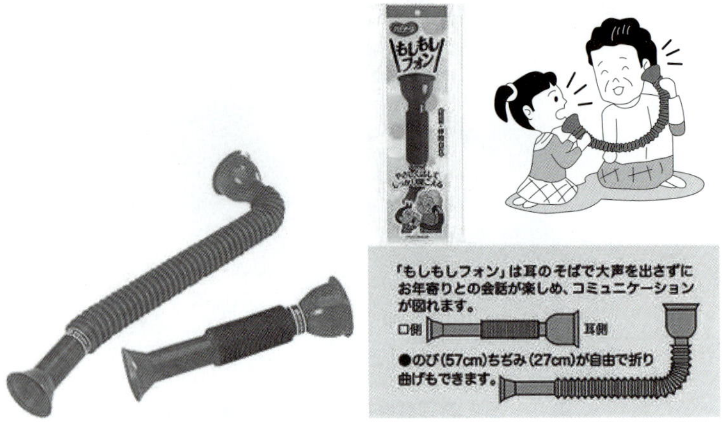

図2　難聴高齢者向け拡声器「もしもしフォン®」

■その後の転機・機能的帰結・最終評価
　自宅周囲は坂道が多く，自宅周囲の歩行継続は困難であったが，臥位，座位でのストレッチと筋力訓練を継続するようになった．また，入院前は買い物に外出しても駐車場で待っていたが，車椅子または歩行で店内まで行くようになった．

■解説
　高度難聴を有するCOPD患者への運動処方の1例である．加齢によって難聴が進行することが知られており[3]，老人性難聴，または加齢性難聴と呼ばれている．本症例は，幼少時の左耳の聴力喪失があり，そこに加齢性の右耳の聴力低下が加わった．右の耳のわずかな聴力を頼りに，補聴器を使用して周囲とのコミュニケーションがかすかにとれる程度であり，右耳の聴力の喪失に対してはかなりの恐怖心をもっていた．長年連れ添った奥さんの声は，聞き取れることが多かったが，医療者との会話は，筆談が必要なことが多かった．難聴のある高齢者とコミュニケーションをとる際に配慮すべき点として，難聴者に対して大声で話さないと聞こえないと思い込んでいる人が多いが，特に補聴器を使用している方には逆効果であり，"はっきり"，"ゆっくり"を心がけることが大切である[5]．当院のリハ病棟には，難聴高齢者患者向けの拡声器を常備しており，高齢者，難聴者とのコミュニケーションに活用している[6]（図2）．
　難聴が進行すると，周囲とのコミュニケーション障害が生じ，社会との接点が減少するため，抑うつ状態や認知症発症の危険性が高まるなど，さまざまな影響が生じると考えられている[4]．また，慢性呼吸器疾患患者は不安が高く，抑うつの傾向になりやすいこと[7-9]，慢性呼吸器疾患による低酸素血症と認知機能低下にも関係があることが示唆されている[10)11]．慢性呼吸器疾患に加えて高度難聴がある症例では，周囲とのコミュニケーションを拒み活動量が低下する可能性，社会的にも孤立する可能性があるため，精神的，社会的に充足した生活が送れているのか，といったQOLの側面も考慮したライフスタイルの検討が必要となる．本人が心を許せるキーパーソンがいるかどうかが，認知症や抑うつの進行とともに呼吸器疾患の長期予後

にとっても重要になる．本症例では，どこに行くときも1人では不安で，信頼している奥さんと一緒に行動されている．以前自宅に1人でいるとき（奥さんの外出時），車の洗車をした際に不整脈でICDが作動したことがあり，電話もかけられず症状が治まるまでたいへん怖い体験をされたそうだ．それ以降は自宅で1人のときはほとんど動かない生活となっている．そのため，呼吸リハも家族と一緒にいるときに行うように家族指導も行った．

呼吸リハでは，筋力トレーニングなどの運動療法が重要視されると同時に，効率のよい呼吸方法を習得し，いかにエネルギー消費を抑え呼吸困難感を最小限にとどめた方法で目的動作を遂行させ，ADL改善に結びつけていくかが重要となる[11]．本人の自己管理能力の向上や，自主訓練を継続していくことが必要となるため，指導する側も本人の理解を確認しながら進める必要がある．筆談やジェスチャーを織り交ぜ，毎日の訓練方法はカードにして指導して一定の効果が表れた．また，キーパーソンとなる家族への指導も行い，自主訓練も本人の体調をみながら一緒に行っていくよう指導した．喘息を合併しており，体調変化と天候の関係や退院後の転倒予防などの環境整備についても指導した．

■文献

1) Bartolome R, et al: The body-mass index, airflow obstruction, dyspnea, and exercise capacity index in chronic obstructive pulmonary disease. *N Engl J Med* **350**: 1005-1012, 2004
2) 上月正博：呼吸リハビリテーションの定義とエビデンス．江藤文夫（編）：呼吸・循環障害のリハビリテーション．医歯薬出版, p56, 2008
3) Gosker HR, et al: Skeltal muscle dysfunction in chronic obstructive pulmonary disease and chronic heart failure: underlying mechanisms and therapy perspectives. *Am J Clin Nutr* **71**: 1033-1047, 2000
4) 石川浩太郎：高齢者の聴覚障害と対応策．臨床リハ **21**: 186-190, 2012
5) 沖津卓司：聴覚障害者用機器．臨床リハ **22**: 190-193, 2013
6) ピジョンタヒラホームページ：もしもしフォン®．
http://www.pigeontahira.co.jp/habinurse/06/01/index.html〔Accessed 2015 Jan 26〕
7) Niti M, et al: Depression and chronic medical illnesses in Asian older adults: the role of subjective health and functional status. *Int J Geriat Psychiatry* **22**: 1087-1094, 2007
8) Holguin F, et al: Comorbidity and mortality in COPD-related hospitalizations in the United States, 1979 to 2001. *Chest* **128**: 2005-2011, 2005
9) Ito K, et al: Depression, but not sleep disorders, is an independ factor affects exacerbation and hospitalization in patient with COPD. *Respitatology* **17**: 940-949, 2012
10) 海老原覚：呼吸器疾患と認知症の合併．*Medicament News* **2126**: 11-12, 2013
11) Huang WW: Cognitive decline among patients with chronic obstructive pulmonary disease. *Am J Respir Crit Care Med* **180**: 134-137, 2009
12) 後藤葉子：作業療法と呼吸リハビリテーション．江藤文夫，他（編）：呼吸・循環障害のリハビリテーション．医歯薬出版, p184, 2008

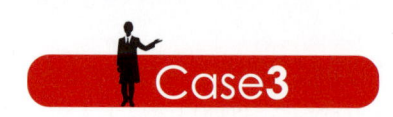

Case3
脳卒中を合併した運動器疾患患者への運動処方

■ 症例
男性，62歳（初診時）．

■ 病名（9年間の病名）
右大腿骨頚部内側骨折，右股関節人工骨頭脱臼および感染，右大腿骨骨幹部骨折，右大腿骨骨幹部骨折遷延癒合．

■ 併存症
右片麻痺（脳出血，45歳時），高血圧，前立腺肥大症．

■ 主訴
歩行困難（脳出血発症17年後の転倒による右大腿骨頚部内側骨折）．

■ 現病歴
45歳時，脳出血．画像所見なし．これまでの生活は，Barthel Index（BI）65点，日常生活自立度判定基準ではランクA1で，介助により外出し，日中はほとんどベッドから離れて生活するレベルであった．脳出血発症17年後の転倒による右大腿骨頚部内側骨折に対し，手術目的に大学病院に紹介となる．

■ 家族歴
特記事項なし．

■ 職業
無職（生活保護）．

■ 社会的背景・家族構成
妻と二人暮らし．

■ 現症・所見
初診時（右大腿骨頚部内側骨折受傷時：62歳時）評価：身長161 cm，体重53 kg．右片麻痺 Brunnstrom stage 上肢Ⅲ，手指Ⅰ，下肢は骨折のため評価困難．左健側上下肢 MMT 5，握力左28.9 kg，右0.0 kg，右患側下肢表在感覚1/10であった．骨折受傷前に利き手交換は完成し，食事動作，移乗動作軽監視，T字杖を用い自立で短距離歩行可能で，排尿・排便障害を認めなかった．また構音障害・嚥下障害・高次脳機能障害も認めなかった．

■ 経過（外科的治療内容を中心に）

62歳時に転倒，右股関節痛あるも歩行可能で，近医受診するが，右大腿骨頚部内側骨折と診断されず．2週後，歩行困難となり他院を受診し，右大腿骨頚部骨折（図1-a）と診断．手術目的に大学病院を紹介され，右股関節に人工骨頭置換術（図1-b）が行われた．

2週間後にはT字杖歩行を再獲得していたが，術後2カ月頃から右股関節痛と脚長差が出現し歩行困難となる．X-P所見から，右股関節人工骨頭の脱臼（図1-c）が指摘され，大学病院に再入院．

大学病院にて骨頭部の穿刺培養により，MRSA（Methicillin-resistant Staphylococcus Aureus）が検出された．

緊急手術として，人工骨頭抜去・洗浄・デブリードマン・抗生剤含浸セメントスペーサーによる治療が開始．その後2回，洗浄・デブリードマン・抗生剤含浸セメントスペーサーの置換術が行われ，人工骨頭抜去後3カ月で，ロングステムの人工股関節全置換術（図2-a）が行われた．

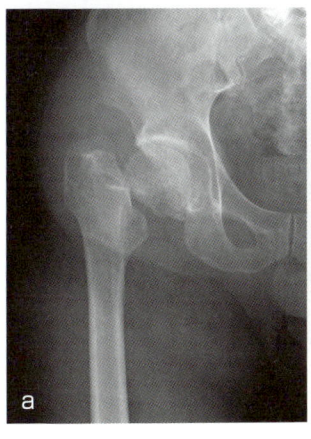

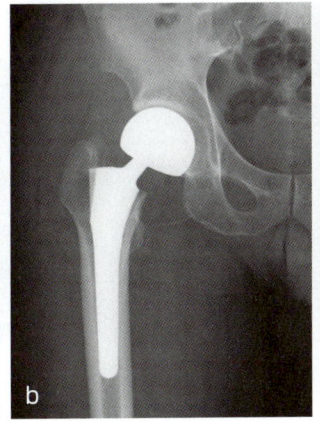

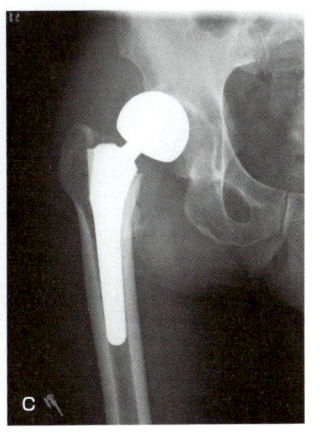

図1　右大腿骨頸部骨折
a：内側型 Garden Ⅳ，b：人工骨頭，c：脱臼

　術後，感染の再燃傾向なく，元のT字杖歩行が再獲得でき，介護保険を導入し，要介護1の認定は受けたが，在宅で自立生活をされていた．年2～3回の定期フォローでもADLが低下することなく，過ごされていた．

　しかし4年後，66歳時に飲酒して自宅階段で転倒し，救急車で大学病院に搬送された．X-Pにて，大腿骨幹部骨折（人工股関節のステム遠位端部骨折）（図2-b）の受傷が確認され，3日後，骨折部の整復固定術（プレート固定）が行われた（図3-a）．

　術後6カ月が経過しても骨癒合がみられず，骨移植術が行われ，超音波骨折治療器を用いた治療が行われ，骨移植3カ月後の骨癒合（図3-b）は良好であった．

　その後，現在まで5年間転倒なく，71歳の現在も歩行スピードは低下したが，大腿骨頸部内側骨折前の状態と同様に，T字杖歩行が可能でBI 65点，要介護1を維持し，閉じこもりにならず，在宅で妻と暮らしている．

■リハビリテーションプログラム

1）術前リハビリテーション

　受傷当日に手術ができない病院では，術前からの対応（廃用症候群予防）が必要と考え，術前から廃用予防を中心とした対応を行った．その具体的内容は多岐にわたる．a.呼吸機能の廃用予防と術前呼吸リハ指導，b.四肢関節拘縮予防，c.上下肢筋の廃用予防，d.深部静脈血栓症（DVT）の予防，e.臥床による局所的合併症対策，f.誤嚥の予防などである．

a.呼吸機能の廃用予防と術前呼吸リハビリテーション指導

　特に重複障害として片麻痺がある場合には，術前より呼吸訓練の意義について，本人・家族に話しておくことが重要であり，訓練内容として，①リラクゼーション法，②腹式呼吸法，③呼気の緩徐化，④口すぼめ呼吸，⑤呼吸筋訓練，⑥排痰法指導を行った．

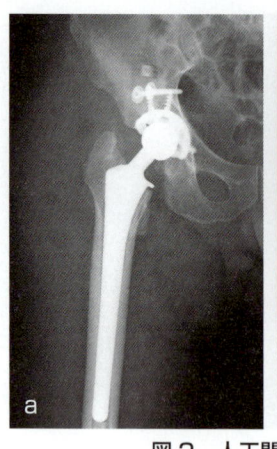

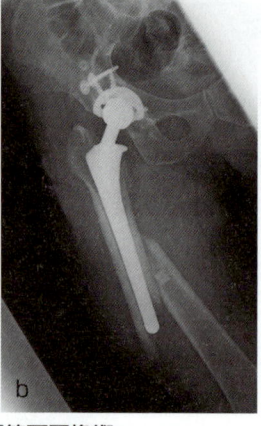

図2　人工関節再置換術
a：置換術直後，b：転倒後骨幹部骨折

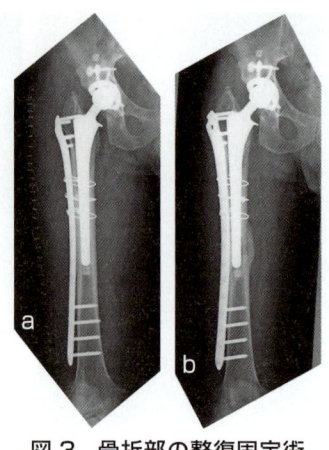

図3　骨折部の整復固定術
（プレート固定）
a：術直後，b：骨移植3カ月後

b. 四肢関節拘縮予防

　理学療法士・作業療法士の上下肢関節可動域訓練に加えて，麻痺側上下肢のポジショニングに注意を払った．麻痺側の上下肢の関節が長時間同じ肢位で保持されないように，看護師に指示した．とりわけ上肢では，肩関節が内旋拘縮に，肘関節・手指関節が屈曲拘縮にならないようにした．下肢では，尖足や膝関節屈曲拘縮を起こしやすいため注意を払い，看護師には時間を決めてポジションを変えてもらった．

c. 上下肢筋の廃用予防―ベッド上等尺性訓練

　廃用症候群による下肢筋力低下を予防するため，健側下肢に対し下肢伸展挙上訓練と両側下肢に対し大腿四頭筋訓練（パテラ・セッティング），足関節背屈・底屈訓練を息を止めることなく，等尺性筋力増強訓練として行わせた．

　廃用予防として，等尺性筋力増強訓練が広く行われている．Müllerら[1]は，等尺性筋力増強訓練では最大筋力の30％以上の筋収縮が必要であると述べているが，現在の等尺性筋力増強訓練では，特に何の指標も示されず，漫然と等尺性筋力増強訓練が行われている．本来なら等尺性筋力増強訓練を処方するには，なんらかの方法で，その人の最大筋力の30％以上が出力されたかどうかが提示されなければならないはずである．そこで，今回われわれは等尺性筋力増強訓練に客観的手法を導入することを目的に，リアルタイムに訓練時の筋放電が最大収縮時の何％出ているのか（％MVC：正規化）を容易に示せる筋電計（リアルタイム積分筋電計）（**図4**）[2)3)]を開発し，症例の同意のもとに適応した．筋収縮の目標値として，あらかじめ設定した筋放電量が5秒間出せれば音で教えてくれるようにして訓練を行った．

d. 深部静脈血栓症（DVT）の予防

　股関節骨折手術は，『肺血栓塞栓症/深部静脈血栓症（静脈血栓塞栓症）予防ガイドライン』において，DVTの高リスクの手術に位置づけられており，かつガイドラインの中で，股関節骨折は受傷直後からDVTが発生する危険性が述べられている．パスに沿って，深部血栓性静脈炎の予防として，静脈還流を促進させるための下肢

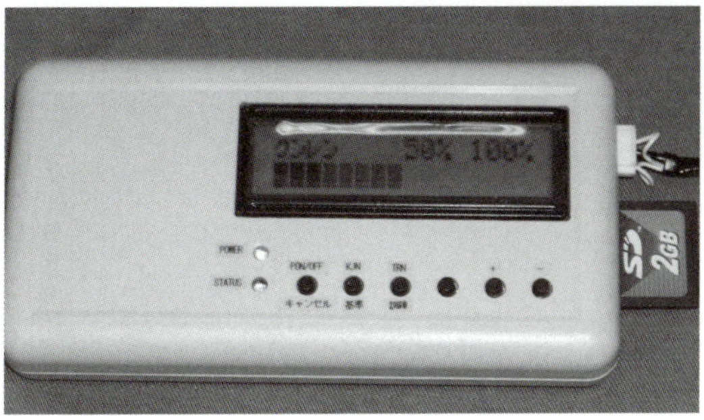

図4 リアルタイム積分筋電計

リアルタイム積分筋電計は，あらかじめ最大筋力を表面筋電図でとり，その単位時間の積分値を計算するプログラムを内蔵した筋電計である．本症例ではあらかじめ健側で最大筋力を発揮させて表面筋電図をとり，その最大筋力の積分値の何％の筋収縮を行わせるか（訓練目標値）を設定した．30％は困難で15％で行った．SDカードには積分値をメモリー可能である

筋訓練のほかに foot pump を，入院後から術後3日目のリハ室に降りてくるまでの間使用した．しかし基本は「不動化」からの解放であり，患側なら足関節の背屈・底屈運動を，理学療法士，作業療法士に限らず，患者家族・看護師も参加して励行させた．また健側下肢に対して，関節可動域訓練・下肢筋力訓練の意義を，患者自身にも説明し，理学療法士，作業療法士の訓練時間外にも朝，昼，夕食後に，30分間行うように指示した．

e. 臥床による局所的合併症対策

臥床による局所的合併症には腓骨神経麻痺や褥瘡がある．前者の対策として，前脛骨筋や長母趾伸筋の動きを患者自身および家族の目で確認させるとともに，看護師には，訪室時に深腓骨神経の感覚枝が分布している第1，2趾間部に感覚障害が生じていないか確認してもらった．

後者の褥瘡予防としては，仙骨部以外に踵部への注意を払った．いずれにしろ褥瘡の治療は予防が最良だといわれるがごとく，頻回の体動，局所清潔，圧分散をはかった．

f. 誤嚥の予防

本症例は重複障害として脳卒中を有しており，妻から問診として，これまでの食事生活や頻繁な発熱の有無を聴取した．幸い問題がないように思われた．実際，反復唾液飲みテスト（RSST）は6回/30秒で，水飲みテストも問題ないと判断した．言語聴覚士には食事風景を観察してもらい，1回量や体位，食事のペースを確認し，さらに咀嚼の様子，嚥下反射の誘発時間，ムセの有無，声の変化などを確認してもらい，口腔内清潔法などを本人・妻に指導した．

2）術後リハビリテーション

術前から行っていた対応は，そのまま継続した．そして人工骨頭・人工股関節全置換術を行った後の運動プログラムは，基本的に人工股関節のクリニカルパス（**表**

表1　大腿骨頚部骨折（人工骨頭・人工関節）のクリニカルパス（リハビリテーションプログラム）

	入院当日	手術前日	手術当日	術後1日目	術後2日目	術後3〜6日目	術後7〜9日目	術後10〜14日目
主治医	患者・家族への病状説明 検査1（採血・尿） 検査2（X線：患部・胸部） 検査3（心電図） 入院治療計画書作成 安静度指示 患者・家族への治療説明 患者・家族への手術同意 術前リハオーダー 手術麻酔申し込み foot pump指示 抗生剤皮内反応 内服指導・指示	術前指示の確認 投薬指示 （内服中止指示）	患者家族への術後説明 術後採血 術後X線 術後指示（血圧・尿量・疼痛時・発熱時・嘔吐時） 術後リハオーダー	検査1（採血・尿） 内服再開指示	ガーゼ交換 ドレーン抜去	ガーゼ交換 foot pump中止	ガーゼ交換 X線（患部）	抜糸 再来予約 退院療養計画転院・退院
リハ施行場所	ベッドサイド	ベッドサイド	ベッドサイド	ベッドサイド	ベッドサイド	リハ室	リハ室	リハ室
理学療法士	術前評価 ベッドサイド訓練 術前呼吸リハ	床上訓練 術前呼吸リハ		床上訓練 術後呼吸リハ	車椅子乗車 術後呼吸リハ	平行棒内起立歩行	歩行器または杖歩行	杖歩行 退院時指導
作業療法士	上肢機能評価 ADL指導	上肢訓練		上肢訓練	上肢訓練	ADL動作指導	ADL動作指導	ADL動作指導
言語聴覚士	嚥下機能評価	嚥下機能評価 術後に向け指導		食事風景観察指導	食事風景観察指導	食事風景観察指導	在宅での食事指導	在宅での食事指導
安静度	床上，痛みに応じベッドアップ	床上，痛みに応じベッドアップ	床上，痛みに応じベッドアップ	床上，痛みに応じベッドアップ	車椅子移乗	車椅子移動	車椅子移動	歩行器または杖歩行

1）に沿って対応した．ただ今回，脳卒中の重複障害があるため，理学療法士に加えて，作業療法士・言語聴覚士にも術前・術後リハに参加させた．その内容は，**表1**のとおりである．

抗生剤含浸セメントスペーサー後の運動プログラムと人工股関節のステム遠位端部骨折部の整復固定術（プレート固定）では，術後運動プログラムは少し異なる．前者では，関節可動域訓練時に疼痛を伴うことと，荷重歩行が困難である．後者は関節可動域訓練に制限はないが，すぐに荷重はかけられず8週間免荷とし，その後部分荷重とし，仮骨形成に応じ術後12週で全荷重とした．

いずれにしろ早期離床を達成し，決して廃用症候群をつくらないことを意識した．

■患者教育・退院後指導・日常生活指導

退院時指導として，大きく分けて，①身体機能・環境改善アプローチと②転倒予防への身体的アプローチを行った．

1）身体機能・環境改善アプローチ

退院時指導として，まずは本人および家族に不安を与えない程度に，脳卒中患側の人工股関節の脱臼予防のための禁止肢位（内・外旋，内転位）がどのように理解されているかを確認した．脱臼がイメージできていなかったので，禁止肢位と股関節の動きを図で示しながら説明した．次に転倒予防の視点で，自宅の生活様式から，トイレ，段差，浴室など家屋上の問題点と対応策を考えてもらい，必要に応じて具体案を提示した．

ADLでは，床からの立ち上がり，杖のつき方，屋外歩行，入浴方法，ソックスエイドやリーチャーを使ったソックスの履き方など，患者の不安に合わせた動作指導

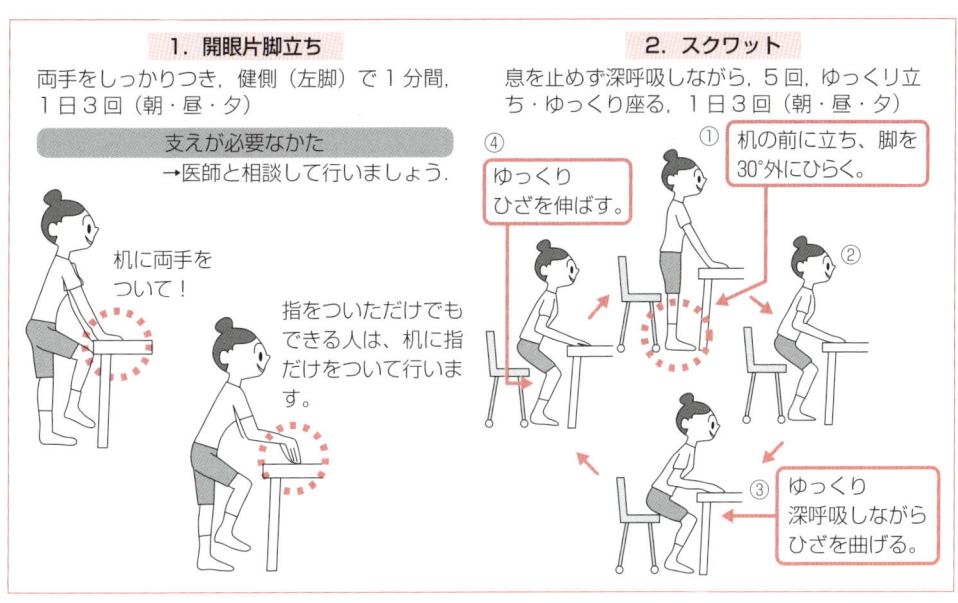

図5 在宅で行わせるロコモ体操（文献4）より引用）
本症例には，健側（左下肢を中心に）開眼片脚立ちとスクワットを行わせた

を行った．

2) 転倒予防への身体的アプローチ

脳卒中を合併した症例では，すり足歩行になることも多く，遊脚期につま先が十分に上がっていない．この説明だけでは理解できる症例は少なく，歩行解析を行って出た結果をみせながら（biofeedback をかけつつ），歩容の改善に努めた．また最近は，ホームエクササイズとして，健側には「ロコトレ」（図5）[4]を行わせている．

■リハビリテーションの効果

術前術後のリハを通して，廃用症候群を予防し，可能なかぎり外傷受傷前の運動機能を再獲得させ，ADL のレベルを元に戻すことが重要で，本症例では，その点は達成できたと考える．

■リハビリテーションの注意点（特に重複障害のため配慮した点）

1) 片麻痺を配慮した運動療法

脳卒中を合併した大腿骨頚部骨折は，多くは麻痺側に多いとされる．麻痺側側への易転倒性と2次性の骨粗鬆症のためとされている．脳卒中を合併した運動器疾患症例では，とりわけリハプログラムの a～f が重要である．術前ならびに術後直後からのリハによりシームレスな流れをつくり，リハ施行時のリスク管理を実践することが必要である．

2) 片麻痺を配慮した教育

入院中のケアは，これまで述べたとおりであるが，脳卒中を合併した大腿骨頚部骨折症例では，転倒後症候群に陥りやすいので，その予防教育が重要である．本症例には，退院後のホームエクササイズ（図5）と家族指導として，必ず最低1日1回以上はロコトレを行うことと，1回は外出することを約束させた．

Case3 | 403

■**転帰・機能的帰結・最終評価**

初回手術退院時〔人工骨頭置換術術後退院時（術後2週時）〕，右片麻痺Brunnstrom stage は，上肢Ⅲ，手指Ⅰ，下肢Ⅱ（Raimiste反応あり）であり，BI 65点で退院した．人工骨頭脱臼および感染発覚までのフォロー時（術後1カ月後）の評価でも，右片麻痺Brunnstrom stage 上肢Ⅲ，手指Ⅰ，下肢Ⅱ．BI 65点であった．また最終フォロー時（71歳時）評価でも，右片麻痺Brunnstrom Stage 上肢Ⅲ，手指Ⅰ，下肢Ⅱ（Raimiste反応あり），左健側上下肢MMT 5を保ち，BI 65点に維持できていた．

■**解説（本症例の特徴）**

脳卒中を合併した運動器疾患（大腿骨骨折）症例の9年間の経過を報告した．この期間に計7回の手術（人工骨頭置換術・3回の洗浄，デブリードマン，セメントスペーサーの置換術・人工股関節全置換術・骨折部の整復プレート固定術・骨移植術）が行われた症例である．

大腿骨頸部骨折の術前リハの目的は，合併症を考慮に入れ，患者の状態を的確に評価し対応すること，次に手術までの期間に廃用が生じないように予防すること，そして受傷前のADLを術後に再獲得できるように精神面を含めた対応をすることである．

最後に，転倒による骨折の場合には，転倒後症候群による「閉じこもり」にならないよう，術前からの本人・家族への対応ならびに介護保険を利用した在宅での生活や社会参加への配慮が必要である．

■**文献**

1) Müller EA: Influence of training and of inactivity on muscle strength. *Arch Phys Med Rehabil* **51**: 449-462, 1970
2) 石田健司，他：筋力訓練の指標になるリアルタイム積分筋電計の開発．中部整災誌 **46**：1113-1114, 2003
3) 石田健司：リアルタイム積分筋電計の開発とメタボリック症候群への展開．research project number: 21650138（挑戦的萌芽研究），project year FY2009～FY2010
4) 浜松ロコモ研究会（監）：ロコトレ手帳．日本整形外科学会，2011

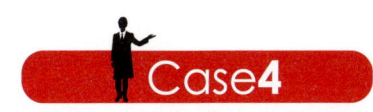

Case4
腎障害のある脳卒中片麻痺合併例のリハビリテーション

■症例
男性，78 歳．

■疾患名
出血性脳梗塞．

■併存症
慢性腎不全，器質化肺炎，2 型糖尿病，高血圧症．

■障害名
右片麻痺．

■現病歴
平成×年 1 月 6 日より起立困難，便失禁，呂律障害あり，1 月 9 日より右片麻痺出現，移動が困難となった．1 月 11 日の CT，MRI にて右中大脳動脈領域の梗塞（左基底核～放線冠，一部出血）を認め当院へ緊急入院となった．

■既往歴
X−43 年，糖尿病にてインスリン開始，X−23 年より内服治療開始．
X−16 年，糖尿病性網膜症にて光凝固術施行．
X−13 年 1 月より糖尿病による慢性腎不全のため近医にて週 3 回透析施行，12 月右前腕内シャント造設．
X−11 年 6 月，右前腕内シャント閉塞，その後再建．
X−7 年 4 月，左前腕内シャント造設．
X−1 年 11 月，器質化肺炎にて PSL 開始．

■家族歴
父は膵臓がんにて死亡，母は老衰．

■職業
40 年間郵便局員（事務職），その後は年金生活．

■家族構成
妻と 2 人暮らし，娘，息子は結婚し子どもがいて，両者とも近所に住んでいる．

■現症
身長 163 cm，体重 53.3 kg，血圧 169/86 mmHg，HR 82 回/分，胸部：心音 清，心雑音なし．呼吸音：清．腹部：腹部膨満，軟，腸蠕動減弱，四肢冷感なし，浮腫なし
神経学的所見：JCS Ⅰ-1, 見当識障害なし，構音障害なし，対光反射迅速，眼球運動正常，軽度右片麻痺，Brunnstrom stage 上肢Ⅴ，手指Ⅴ，下肢Ⅴ，バレー徴候：右上下肢（+），右上下肢軽度感覚障害，バビンスキー反射：右で陽性．

■検査
血液検査：WBC 7,030/μl，RBC 4.35×10^6/μl，Hb 13.0 g/dl，PLT 13.8×10^4/μl，TP 6.0 g/dl，Alb 3.4 g/dl，T-Bil 0.4 g/dl，AST 21 U/l，ALT 43 U/l，LD 323 U/l，ALP 242 U/l，γGTP 37 U/l，CK 34 U/l，BUN 29.0 mg/dl，Cr 4.35 mg/dl，Na 138 mEq/l，K 3.9 mEq/l，CRP 8.62 mg/dl，PT 10.2 秒，PT-INR 0.84，ARTT 30.3 秒，血糖 252 mg/dl，HbA1c 6.8%，T-Chol 255 mg/dl，HDL-C 60 mg/dl，LDL-C 152 mg/dl，TG 108 mg/dl

胸部 X 線：CTR 46%，CPA 右でやや鈍，右上肺野・左上中肺野に間質影．

ECG：HR 88 bpm，左軸偏位，完全右脚ブロック．

頭部 CT：左放線冠，内包後脚，尾状核頭にかけて淡い低吸収域あり（図 1）．

頭部 MRI：拡散強調画像で同部位に高信号域あり，T1 強調画像で高信号，T2 強調画像で等～軽度低信号とその周囲に淡い高信号がみられ（図 2），出血性梗塞と診断．

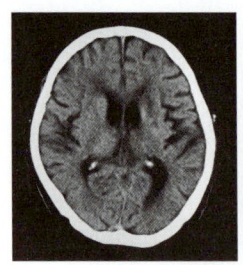

図1　頭部CT画像

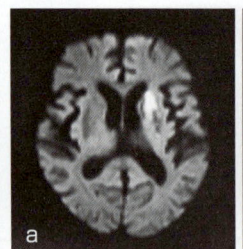

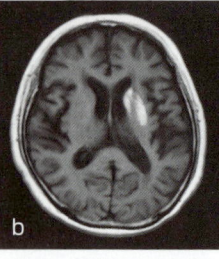

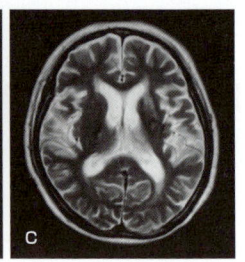

図2　頭部MRI画像
a：拡散強調画像，b：T1強調画像，c：T2強調画像

■経過と内科的治療

1) 脳卒中の治療

入院後オザグレルナトリウム（キサンボン®）の治療を開始したが，出血性梗塞が認められたため中止した．1月19日の頚動脈エコー検査で，左総頚動脈に可動性プラークを認めたため，シロスタゾール（プレタール®）投与を開始した．1月30日に意識レベルの低下と右片麻痺の悪化がみられ，頭部CT検査で若干の出血巣の拡大を認めた．

2) 透析治療

梗塞後急性期は血液透析濾過法（Hemo Dialysis Filtration：HDF）に変更し，グリセオール100 ml/時を透析中に併用し，抗凝固剤としてメシル酸ナファモスタット（コアヒビター®）を投与した．1月20日よりHDFを血液透析（Hemodialysis：HD）に戻しグリセオールは中止した．2月8日からは抗凝固剤は低分子ヘパリン（フラグミン®）2,500単位，2月17日からヘパリンを使用した．血圧低下や不均衡症候群などの大きな問題は生じなかった．貧血に対してはエリスロポエチン製剤（ネスプ®），鉄剤（フェジン®）を使用した．透析間での体重増加が認められたため，食事（水分量700 ml/日）および飲水制限（飲水600 ml/日）を厳格にし，2kg前後の増加でコントロールした．胸部X線上CTRは44%から47%まで増加し，麻痺側上肢に浮腫が強くなったため，dry weightを減量方向とした．

3) 肺炎合併

3月16日に38.6℃の発熱あり，CT上肺炎像（図3）を認めたため，抗生剤（ゾシン®）投与を開始した．4月6日に39℃まで熱発，CRPも15台まで上昇し，SpO₂が80%台まで低下したため，肺炎増悪による敗血症と診断し，血液培養とともにアミノグリコシド系抗菌剤（アミカシン硫酸塩®）とグロブリン（献血ヴェノグロブリン®）投与を3日間行った．

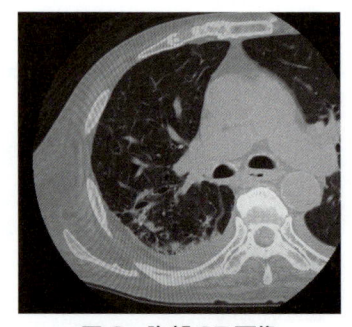

図3　胸部CT画像

4）肺梗塞合併

3月16日の肺炎併発後，酸素投与を行っていたが，酸素化が改善せず凝固能の亢進を認め，胸部造影CTを施行したところ，右中葉に血栓を認め肺梗塞と診断した．ヘパリン800単位/日投与を開始し1,400単位まで増量，PT-INRが2倍となるようにワルファリンの併用も開始した．2週間後の造影CT，肺血流シンチを施行したところ血栓は消失し，酸素化は改善した．ヘパリンは中止し，ワルファリンは1.5〜1mg連日投与とした．下肢静脈エコーで，両腓骨静脈，左ヒラメ筋静脈に血栓形成を認めた．

5）器質化肺炎治療

入院時にはPSL投与量は25mgであった．胸部CTで炎症の活動は低い様子であったため，PSL投与量を漸減し，3月13日より10mgとした．CTでは右下葉に網状影を認め，酸素投与を中止するとSpO$_2$が90％台前半に陥るため，HOTの導入を行った．

6）高血圧・糖尿病治療

発症時には高血圧に対して，ペリジピン®の静注投与を行って調整した．その後はARB（ミカルディス®）とαβ遮断薬（アーチスト®）を投与して，血圧は良好であった．入院時は血糖コントロールが悪かったため，インスリンを導入した．肺炎時には一時的に血糖コントロール不良にて，スケール対応とした．全身状態が安定してからは，αグルコシダーゼ阻害薬（グルコバイ®）投与に戻した．低血糖や高血糖は認めず，FBS 120台，HbA1c 4.9％と安定した．

■リハビリテーションの処方と経過

1月14日（入院後4日目），主科（腎臓内科）よりリハ依頼があり，リハ医が病室にて診察を行った．リハ初診時軽度の右片麻痺，感覚障害を認め，Brunnstrom stageは上肢Ⅴ，手指Ⅴ，下肢Ⅴ，基本動作は，端座位可能，立ち上がりに軽介助を要したが，構音障害，嚥下障害は認めなかった．理学療法（基本動作訓練，歩行訓練），作業療法（巧緻動作訓練，ADL訓練）の処方を行い，ベッドサイドよりリハ開始となった．

1月25日に意識レベルの低下，右片麻痺の悪化があり，CT検査で出血巣の拡大が認められた．数日後リハ再開依頼があり，診察時Brunnstrome stageは上肢Ⅱ，手指Ⅱ，下肢Ⅲに悪化，Barthel index（BI）は10点であった．再開時，理学療法（関節可動域訓練，随意運動促通，基本動作訓練），作業療法（関節可動域訓練，随意運動促通，ADL訓練）の処方を行い，ベッドサイドにてリハ再開となった．透析日は疲労感を訴えたため，軽度の介入とした．

1月30日，嚥下障害に対するリハ依頼があった．嚥下機能評価では，咽頭反射の消失，嚥下反射の減弱を認め，反復唾液嚥下テスト（RSST）は3回/30秒，改定水飲みテスト（3cc）では嚥下遅延はあったが，ムセや呼吸変化は認められなかった．言語聴覚士に対して直接嚥下訓練，食形態・摂食方法の指導を処方した．

その後，肺炎が原因と思われる熱発を繰り返し，透析日・透析時間の問題から，

しばらくの間ベッドサイドでのリハを十分に施行することはできなかった．その結果，非麻痺側の廃用，体力低下，意欲の低下が認められた．3月16日に肺梗塞を併発し，一時リハを中止した．

4月中旬になり，状態は落ち着いたため毎日のリハが可能となった．非透析日は訓練室，透析日はベッドサイドにてリハを施行した．全粥・キザミ食でムセもなく食事は可能となった．

■退院時指導

在宅への希望が強かったため転院は検討せず，家族への移乗動作指導，医療ソーシャルワーカーと協力して在宅に向けての調整（訪問看護ステーション，往診医など）を行い，5月19日自宅へ退院した．

■リハビリテーションの効果

退院時，麻痺の程度に変化はなく，食事以外のADLには介助を要し，BIは35点であった．退院後は送迎付きの透析施設に通うことになった．

■リハビリテーションの注意点（特に重複障害のため配慮した点）

1）血圧変動

透析患者では，しばしば血圧低下をきたし，訓練が施行できないことがある．特に心不全などが合併しているときは，透析中や透析後に著明な低血圧に陥ることがある．本症例では，肺炎や肺梗塞併発時などの全身状態悪化時，透析終了後に血圧が低下することがあった．訓練前には血圧を測定し，低下が認められたときは床上にて訓練を施行した．

2）運動耐容能の低下

透析患者の運動耐容能は低下している．本症例も透析後の疲労を訴えることが多く，透析日はベッドサイドにて訓練を施行した．

3）シャント保護

本症例は内シャント閉塞の既往があり，左前腕に内シャントがあった．訓練時にはシャントに十分注意し，透析後は刺入部位の出血にも気をつけた．

4）在宅移行

本症例は，家族の在宅希望が強かったため，送迎付きの透析クリニックを探し退院した．退院前に家族へ移乗動作などの指導を行った．

■その後の転帰

退院後，誤嚥性肺炎により，2回他院で入院加療を行った．在宅での介護が困難になったため，翌年3月に療養型病院へ入院となった．

■解説（本症例の特徴）

長期間の透析患者で脳血管障害を発症した患者では，併発症を惹起するリスクは高い．臥床による廃用，透析後の疲労などにより満足なリハを行うことはできなかった．在宅移行により家族の介護負担が増大し，最終的に療養型病院に入院となった症例である．

1) 脳血管障害の急性期治療

　脳保護薬として承認されているエダラボン（ラジカット®）は，重篤な腎機能障害患者への使用は禁忌とされている．透析患者では原則使用しない．また抗血小板療法として使用されるオザグレルナトリウムは投与上注意が必要である．正常者と比較して1/4～1/2量での投与が推奨されている[1]．血栓溶解療法（t-PA治療）は慎重投与項目に該当する．透析中のヘパリン投与によりAPTT（Activated Partial Thromboplastin Time）が前値の1.5倍以上に延長している場合は治療禁忌であり，ほとんどの患者では適応がない[2]．

　脳卒中発症直後は頭蓋内圧が急速に亢進しており，発症当日は可能なかぎり透析は避けたほうがよい．脳卒中急性期のHDにより溶質除去と除水が急速に進むと，細胞内外の濃度勾配が生じて不均衡症候群に陥りやすい．透析前後に頭痛嘔吐，痙攣，昏睡，見当識障害などの中枢神経障害や不整脈を惹起する．そのため，脳卒中急性期には透析の必要性を慎重に検討し，循環動態の変動が少なく頭蓋内圧への影響が小さい持続的携行式腹膜透析（Continuous Ambulatory Peritoneal Dialysis：CAPD），持続的血液透析濾過法（Continuous Hemodiafiltration：CHDF），透析効率を低くとどめた短時間の連日HDが推奨される[3-6]．本症例では，発症後一時期HDFが施行された．脳梗塞では，血液濃縮による脳血流減少が脳虚血を増悪させるため，急速で大量の除水は避けるべきである[4,5]．

　脳出血の急性期にはできるかぎり透析は避けるべきであるが，施行時にはグリセオールの持続投与，抗凝固剤はヘパリンに比べ半減期が短いため，メシル酸ナファモスタットを使用する[4,5]．本症例も出血性脳梗塞発症後はメシル酸ナファモスタットを使用し，のちに低分子ヘパリン，ヘパリンへ変更した．低分子ヘパリンは出血傾向を悪化させにくい．くも膜下出血の再出血は発症後24時間以内に多く発生するため，この間の血液透析は避けるべきである．

2) 透析施行中の脳血管障害患者の諸問題と対策

a. 血圧変動

　透析による体重変動や糖尿病などによる自律神経障害により血圧のコントロールが不安定になる．糖尿病患者や高齢患者では起立性低血圧を生じやすい．慢性的に低血圧を示す場合はdry weightを高めに設定して循環血液量を上昇させることで対処する．Dry weightとは，浮腫がなく血圧が正常で心胸比が50％以下の状態で，それ以下では血圧が下がる体重である．心不全を併発すると，透析中に著明な低血圧を生じることがある．

　訓練時には，意識消失や転倒の原因にもなる血圧低下には十分注意する．起立性低血圧に対しては，下肢の弾性ストッキング着用やベッドアップ時間の延長による耐性向上をはかる．ドプス®，エホチール®，リズミック®などの内服が有効な場合もある[7]．

b. 腎性貧血・低栄養

　体重コントロールのために水分と食事摂取を控える習慣がつき，熱量とタンパク

質経口摂取量が低下する．また，透析に関連したタンパク異化の亢進により低栄養状態になる．低栄養状態になると感染に対して免疫力が低下する．腎不全に伴う貧血の主因はエリスロポエチンの欠乏による．慢性貧血のため症状は発現しにくいが，訓練施行により脳や心臓に低酸素血症，冠動脈の虚血をもたらす．

タンパクと熱量の補充は必須であり，体重あたり1日1.2～1.5 gのタンパクと35～40 kcalの熱量投与を基本とする[7]．経口摂取が困難な場合は，経鼻チューブや胃瘻からの経管栄養を行う．水分過剰になることに注意が必要である．本症例では，透析間での体重増加が認められたため，食事および飲水制限を厳格にし，2 kg前後の増加にてコントロールした．腎性貧血の治療には，エリスロポエチン投与を行う．重度な場合は輸血を施行する．本症例では，貧血に対してエリスロポエチン製剤，鉄剤の投与を行った．

c. 運動耐容能の低下・易疲労感

透析患者の運動耐容能は健常人に比べ50～60%程度である[8,9]．運動耐容能の低下の主因は貧血であり，そのほか低栄養，骨格筋の機能低下，心機能障害による．長期透析者や高齢者では運動耐容能の低下は著しい．運動耐容能が低下すると活動量は減少し，ADLやQOLは低下する．脳卒中による機能障害が合併すると活動量がさらに低下する．透析期間が長期化すれば廃用症候群の悪循環に陥り，日常生活にも支障をきたす患者もいる．

運動耐容能低下に対して，1回のリハ時間を短くして，午前午後に分けて施行する[7,10]．透析後に疲労感を訴え訓練を行えない患者に対しては，透析を午後に施行し午前中に訓練を行う．患者の状態により透析日の訓練内容を変更することも必要である．逆に運動耐容能が向上した患者では，夜間透析に変更して1日9単位を行うこともできる[11]．

d. シャント保護

シャント側の肘関節の強い屈曲，長時間の圧迫に注意する．シャントが麻痺側の場合は，感覚障害，意識障害，注意障害などにより患者本人の管理が不十分になりやすいため，十分な配慮が必要である．また，リハ施行側もシャント保護意識が優先し，積極的な訓練を施行しなかったり，長期にわたって三角筋を使用することがある．正しい管理下にシャント側も訓練を行い機能の改善をはかる．リハ施行後はシャント音を確認し，外傷がないことをチェックする[12]．

e. リハビリテーション中止基準

透析患者の脳卒中合併例の明確な訓練診断基準は存在しない．脳卒中早期離床基準や『心血管疾患におけるリハビリテーションに関するガイドライン』[13]に示されている運動負荷試験の中止基準を参考にしたものが利用されている．

筆者[14]は訓練を中止するか，またはベッドサイドでのリハに変更したほうがよい基準を提唱している（**表1**）．

表 1　透析患者のリハビリテーション中止，ベッドサイドでの施行の基準

1. 透析効果が不十分で尿毒症状態にあるとき
2. 最高血圧が 180 mmHg 以上または最低血圧が 100 mmHg 以上
3. 安静時脈拍数が 120 拍/分以上
4. 易疲労感が強いとき
5. 37.5℃以上の熱発時
6. 狭心症症状・心不全の所見があるとき
7. 不整脈が著しいとき
8. 訓練前に動悸，息切れ，めまいなどの症状があるとき

f. 転院・在宅移行

2012 年の診療報酬改定により回復期リハ病棟で人工透析が出来高算定となり，回復期病棟への転院が可能となった．しかし，透析可能な病院はまだ少なく，転院先を探すのに苦労を要する．

退院時には，通常週 3 回の透析を行うため，通院先の外来透析施設の確認が必要である．通院手段が問題となるが，最近では送迎してくれる施設もあり，介護保険で通院援助を利用することも可能である[7]．車の乗り降りと透析室までの移動の確認も必要である[11]．非透析日に介護保険によるデイケアや通所施設でのリハ，訪問リハも検討する．

■文献

1) 平塩秀磨, 他：透析患者の合併症―脳卒中. Mebio **27**: 68-75, 2010
2) 豊田一則：透析患者における脳血管障害の診断と治療. 大阪透析研究会誌 **27**: 121-126, 2009
3) Murakami M, et al: Clinical features and management of intracranial hemorrhage in patients undergoing maintenance dialysis therapy. Neurol Med Chir (Tokyo) **44**: 225-233, 2004
4) 藤崎毅一郎, 他：脳血管障害の診断と治療. 腎と透析 **60**: 813-821, 2006
5) 藤崎毅一郎, 他：脳血管障害における診療の留意点について教えてください. 腎と透析 **66**: 795-800, 2009
6) 鶴屋和彦, 他：維持透析療法―治療と進歩. 脳・末梢血管障害の病態と管理. 医学のあゆみ **227**: 443-450, 2008
7) 太田昭生：透析実施の脳卒中例に対するリハビリテーションプログラム. MB Med Reha (**85**): 222-230, 2007
8) 中村眞人：血液透析患者における運動耐用能. 心臓 **23**: 151-154, 1991
9) Painter P, et al: Effects of exercise training plus normalization of hematocrit on exercise capacity and health-related quality of life. Am J Kid Dis **39**: 257-265, 2002
10) 菅原英和, 他：実例にみる透析リハビリテーションの実際. 臨床リハ **9**: 786-789, 2000
11) 加藤譲司, 他：透析患者の脳卒中リハビリテーション. MB Med Reha (**168**): 59-63, 2014
12) 吉田瑠璃, 他：人工透析と作業療法. OT ジャーナル **44**: 1235-1239, 2010
13) 循環器病の診断と治療に関するガイドライン：心血管疾患におけるリハビリテーションに関するガイドライン（2007 年改訂版）. http://www.j-circ.or.jp/guideline/pdf/JCS2007_nohara_h.pdf〔Accessed 2015 Jan 28〕
14) 猪飼哲夫, 他：脳血管障害後の透析患者のリハビリテーションの実際. 腎と透析 **56**: 223-225, 2004

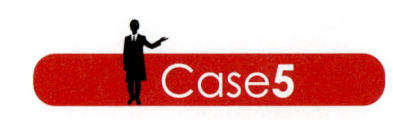

Case 5
COPDを合併した心臓リハビリテーション患者への運動処方

■症例
　78歳，男性．

■病名
　COPD．

■併存症
　糖尿病，高血圧症，高コレステロール血症，メニエール病．

■主訴
　労作時呼吸困難．

■現病歴
　X年5月25日，1カ月前から出現した労作時息切れ，動悸，痰の精査目的で，当院呼吸器内科に紹介受診．COPD I期の診断でスピリーバ®とアドエア®の吸入薬を開始されたが，自覚症状が改善しないため，X年6月22日にリハ科に紹介された．

■家族歴
　父が脳梗塞で死亡．

■職業
　工場勤務，1日4～5時間の立ち仕事．

■社会的背景
　運動歴は特になし．専業主婦の妻と二人暮らし，子ども2人は独立．喫煙歴：50本/日×40年．禁煙後20年．

■現症・検査
　身長158.7cm，体重55.6kg．BMI 22.1，意識清明．血圧145/73mmHg，脈拍68/min，不整なし．呼吸数12/min．心音：清，心雑音なし．呼吸音：wheezeなし．下腿に浮腫なし．
　MMT：上肢4，下肢4．ADL屋外自立．
　CXR：やや樽状肺，肺野の透過性亢進，CTR 48%．胸部CT：気腫性変化．肺尖部に炎症性瘢痕．肺機能検査：FVC 2.88 (96.6%)，$FEV_{1.0}$：1.71 (91.9%)，$FEV_{1.0}$/FVC：59.38．ECG：洞調律，1度AVB，IRBBB．右室肥大．心エコー：EF 77%，肺高血圧の所見なし，壁運動異常なし．

■薬物療法
　バイアスピリン®(100) 1T 1×1，ジャヌビア®(50) 1T 1×1，ソニアス®HD1T 1×1，エチゾラム®(0.5) 1T 1×1，ニューロタン®(25) 1T 1×1，クレストール®(2.5) 1T 1×1，ラシックス®(20) 1T 1×1，ノイダブル®(2.5) 1T 1×1，メトグルコ®(250) 3T 3×1，クリアナール®3T 3×1，セファドール®3T 3×1，麦内冬湯9.0 3×1（紹介医）．スピリーバ®(2.5μg) 1回2吸入 1×1，アドエア®(250) 1回1吸入 2×1（呼吸器内科）．

■運動負荷試験

　当科ではCOPD（Chronic Obstructive Pulmonary Disease，慢性閉塞性肺疾患）に対して呼吸リハの運動負荷試験を実施した．6分間歩行試験（6 Minut Walk Test：6MWT）（room air）では，6分間歩行距離（6 Minutes Walk Distance：6MWD）は357mであった．以下に開始時→終了時の数値を示す．BorgスケールCR-10（Category-Ratio 10 Scale）は，呼吸苦/下肢疲労が0/0→4/4，SpO_2は92→75%であった．自転車エルゴメータによる漸次運動負荷試験（room air）は，呼吸苦により，最

大運動負荷量：5分15秒（Max-watt：53）で終了し，BorgスケールCR-10は呼吸苦/下肢疲労が0/0→6/6，SpO$_2$は96→81%，血圧141/89→163/128，脈拍74→102であった．肺機能や全身状態にそぐわぬ顕著な運動時のSpO$_2$低下を認めた．

■リハビリテーションプログラム

この結果にもとづき運動処方を行った．呼吸リハの持久力トレーニングをFITTの原則に則り，Frequency（頻度）：週2回，Intensity（強度）：最大運動強度53 Max-wattの60%負荷である31 watt，Type（種類）：自転車エルゴメータ自走，Time（時間）：3分実施+2分休憩の5分コースを4セットと処方し，コンディショニング，筋力訓練とともに外来通院リハを開始した．3カ月ごとに6MWT，漸次運動負荷試験で評価し再処方を行った．

■その後の経過とリハビリテーション

1）COPDに対し呼吸リハビリテーションを実施

うつ症状もあり臥床がちで自宅の活動性はきわめて低かったが，3カ月ごとに行った漸次運動負荷試験では，Max-wattが52〜53と一定値を保てており，通院呼吸リハにより運動耐容能を維持できていると考えられた．

X+1年1月24日，左後頭葉の脳梗塞を発症し入院，症状は右視野障害のみで運動障害がなかったため，入院中も持久力トレーニングを中心に呼吸リハを継続した．運動時のSpO$_2$低下は持続しており，X+1年2月9日の退院前評価では，経鼻カニューラ3l投与下の独歩700 mを2セットにて，SpO$_2$は94→83%であった．

退院後の6分間歩行試験（room air）：6分間歩行距離344 m，BorgスケールCR-10：呼吸苦/下肢疲労：0/0→3/2．SpO$_2$：92→87%．入院中に狭心症3枝病変と頚動脈狭窄症を指摘されたため，漸次運動負荷試験は行わず，持久力トレーニングのType（種類）を，エルゴメータ自走から歩行に変更した．

2）COPD，慢性心不全に対し呼吸・心臓リハビリテーションを実施

X+1年3月11〜16日，PCI目的で入院し3枝にPCIを施行された．呼吸器症状が前景に立つため，入院中ならびに退院後も呼吸リハを継続した．呼吸困難と下腿浮腫が軽度持続していたが，X+1年4月4日，浮腫が増悪し安静時の呼吸困難が出現したため，呼吸器内科へ緊急入院したが，慢性心不全の急性増悪と診断されて循環器内科に転科した．

体重は初診時より2.2 kg増加．顔面と両下腿に浮腫著名．CXR：Kerley's B line（+），CTR：51%，右胸水貯留．ECG：洞調率，1度AVB，IRBBB，V1-3：poor R，LVH，肺疾患の疑い．心エコー：EF 59%，BNP：329.9 pg/ml．BiPAPの陽圧換気を実施後，nasal high flowのEPAP 40% 30 lに変換して血中酸素濃度を99%に維持．ヘパリン，ハンプ，利尿剤投与により，血圧低下と心不全の改善が得られ，両下腿浮腫も軽減した．

心収縮力は良好で，「収縮能を保ったままの心機能不全（Heart Failure with Preserved Ejection Fraction：HFpEF）」と診断，心臓拡張障害と肺高血圧により低酸素血症と急性心不全が誘発されたものと考えられた．心不全改善後も肺高血圧症が残

存したが，肺血流シンチや冠動脈造影CTで肺高血圧の所見を認めず，COPDによる肺高血圧症との診断のもと，トラクリアの内服を開始され在宅酸素療法（Home Oxygen Therapy：HOT）を導入された．

入院翌日から心臓リハを開始した．安静時はフェイスマスク2 l/minでSpO$_2$≧90％を維持できていたが，点滴カート押し歩行を行うと，酸素3 l/min投与下でも50 m歩行後にSpO$_2$が85％に低下した．SpO$_2$≧90％を維持できるよう投与酸素量を増減しながら，徐々に歩行距離を伸ばして運動耐容能を拡大した．

4日後にはオキシマイザー4 l/minにて，点滴カート押し歩行で総歩行距離500 m，三輪歩行器歩行320 mの3セットが，SpO$_2$≧90％を維持しつつ可能になった．X＋1年5月9日に退院前6分間歩行試験を，安静時の設定量である経鼻カニューレ1 l/min投与下で行ったところ，独歩206 m，SpO$_2$：89→69％，BorgスケールCR-10：呼吸苦/下肢疲労：0/0→7/6であった．運動時の血中酸素濃度の低下がさらに進行しており，労作時・運動時の酸素投与量調整を一層慎重に行う必要を認めた．

3）COPD，慢性心不全に対し呼吸リハビリテーションを実施

低酸素血症のコントロールが主目的となるため，退院後は呼吸リハにシフトしてリハを継続した．低酸素血症は急速に進行したが，ADL動作のそれぞれの場面においてSpO$_2$≧90％が維持できるよう，各動作時の酸素投与量を細かく設定して，日常生活における低酸素血症の予防に尽力した．具体的には，基本の酸素流量を安静時2 l，食事や更衣時4 l，排便時5 l，入浴時6 lなど動作ごとに設定し，その時々の状態に合わせて酸素投与量をさらに細かく増減するよう指導した．活動性維持のための運動療法は通院リハ時にリハ室で行い，自宅では血中酸素濃度を維持してADL動作を行うことのみを目標とした．また感染予防，栄養管理などの包括的リハに努めた．

その結果，肺高血圧は70〜80 mmHgと高値で推移したが，心機能（Ejection Fraction：EF）は60％前後，BNPは100〜300台を保ち，慢性心不全の急性増悪あるいはCOPDの急性増悪による入院を経験することなく，2年間外来呼吸リハを継続することができた．

■リハビリテーションの効果

本例のように著明な労作時低酸素血症を示す症例であっても，呼吸リハであれ心臓リハであれ，その時々の状況に適したリハを継続して行うことにより，運動耐容能の低下を極力防ぎ，日中の活動性を保つことができた．また，呼吸法やADL動作を習得することにより呼吸困難が軽減した．このことが健康関連QOLを向上させ，原疾患の進行は止められないが，心理支持と急性増悪の予防，さらには生命予後の延長につながったものと考える．

■リハビリテーションの注意点

近年，COPDに合併する不顕性心不全（unrecognized heart failure）の存在が注目されており，COPDガイドライン最新版にも記載されている[1]．気腫性変化が高度となり，肺過膨張，胸腔内圧の上昇から心拡張機能障害を生じるもので，こうした

表1 COPD患者における低酸素血症の要因（文献2）より引用）

安静時・運動時に関わる因子
① 気腫性変化による肺胞ガス交換面積の減少
② 弾性収縮力の低下による換気不全
③ 気道の弾性支持力の低下による閉塞性換気不全
④ 換気血流不均等（$\dot{V}_A/\dot{Q}$ mismatch）
⑤ 肺血管抵抗の増大/肺高血圧

運動時に関わる因子
⑥ 骨格筋機能障害
⑦ 動的肺過膨張

肺外の要因
⑧ 心不全（HFpEF）・虚血性心疾患

EFを保ったままの心不全の病態をHFpEFと呼び，心不全患者の約半数に存在し，高血圧とCOPDが誘因としてかかわると認識されている．

心不全は，運動誘発性低酸素血症の誘因になる．また，COPDに肺高血圧症を合併した場合も，労作時低酸素血症の要因とされる（**表1**)[2]．特に肺高血圧はCOPD患者の予後因子として位置づけられており，治療は酸素療法と肺移植のみとなる．

本症例は，慢性心不全，狭心症にCOPDと肺高血圧を合併していた．労作時血中酸素濃度の低下が著しく，ATを目標とする心臓リハの運動負荷をかける以前の低負荷の段階で，呼吸困難と下肢疲労により歩行が中断された．呼吸症状が前景に立つこのような症例には呼吸リハの運動処方を行い，リハ中や在宅における労作時に低酸素血症を発症させないように注意することが最も重要である．循環器疾患と呼吸器疾患を重複している患者には，より重症の疾患あるいは症状を基準にして運動処方を行うことにより，双方に有益なリハの実施が可能である．

■日常生活指導

本例のように呼吸器疾患を合併した心疾患患者のリハを実施するときは，ADL動作をはじめとする労作時に低酸素血症をきたさないようにすることが最も重要である．常にSpO_2を測定し，90％より下がらないよう，酸素流量をこまめに調整して注意する．また90％を維持できるよう，ゆっくりした動作や動作の開始を呼気の開始に同調させる動作など，動作方法や動作の工夫を指導する．

息切れやSpO_2低下が進行すれば日常活動性が低下する．活動を長く保つことが困難になれば，インターバルを取り入れた短い活動を合算して総活動量を保持できるような日常生活指導を行うことにより，血中酸素濃度を維持しながら運動耐容能の維持拡大をはかることができる．SpO_2を90％以上に維持しながら日常活動性を維持できるように工夫することが，ADLやQOLの拡大，ひいては生命予後の維持改善に直接つながるため，呼吸器疾患や心臓疾患が重症になればなるほど，日常生活指導はきわめて重要な位置づけになる．

■その後の転帰，機能的帰結，最終評価

最後の数カ月は原疾患の進行に伴い，自宅のわずかな労作でSpO_2が50，60％台を記録するようになり，認知症も進行して全介助に近い状態になられた．しかし，

寝たきりを嫌がり，当院の外来呼吸リハを希望され，呼吸器内科主治医の了承と，本人・家族の DNR（Do Not Resuscitate, 蘇生処置拒否）の合意のもと，1〜3 週に一度の通院を継続された．通院そのものがリハであり，リハ室では，オキシマイザー 6〜8 l 投与下で，血中酸素濃度が低いあるいは自覚症状が強ければ，座位をとることのみとし，軽ければ，自重による筋トレや立位訓練，呼吸に同調したトイレ動作の練習などを状況に合わせて行った．緩和的な心理支持目的のリハとなったが，本人のニーズに応えられたものと考えている．

X＋3 年 3 月 14 日を最後に通院が途絶えたが，この頃から下腿浮腫と体重増加，微熱が出現，妻の介護も限界になり X＋3 年 5 月 30 日に入院した．リザーバーマスク 15 L 投与で SpO_2：92％，BNP：637.3，千住らの呼吸 ADL スコア：15/100 であった．車椅子座位を目標としたが，入院中のリハは拘縮予防が主体となり，X＋3 年 7 月 2 日，療養型病院に転院された．転院時の FIM は 45 点（運動 22 ＋ 認知 23），千住らの呼吸 ADL スコアは 24/100 であった．

■解説

1) COPD（慢性閉塞性肺疾患）

COPD は，「タバコ煙を主とする有害物質を長期に吸入曝露することで生じる肺の炎症性疾患であり，呼吸機能検査で正常に復することのない気流閉塞を示す．気流閉塞は末梢気道病変と気腫性病変がさまざまな割合で複合的に作用することにより起こり，進行性である．臨床的には徐々に生じる体動時の呼吸困難や慢性の咳，痰を特徴とする」と，『COPD 診断と治療のためのガイドライン』[1] に定義されている．不可逆的な末梢気管支や肺胞の破壊により，肺は構築変化を起こして異常な排気量分画を呈し，呼気時に肺を虚脱させ気流を閉塞する（図 1）[1)3)]有害物質の持続吸入による肺の炎症は禁煙後も長期間持続し，全身併存症や肺合併症を引き起こす．全身併存症は体重減少，筋力低下，骨粗鬆症，心・血管疾患，消化器疾患，抑うつなどで，肺合併症は肺高血圧症，肺炎，気胸，肺癌に代表される．

日本人の有病率は 40 歳以上では 8.6％，約 530 万人で，70 歳以上では 19.6％となる高齢者に多い疾患である[4]．しかし，厚生労働省の患者調査では，COPD の患者数はこの数年来，20 数万人と報告されるにすぎず，未治療の患者が放置されている．世界的規模で増え続け，WHO の調査では，2020 年には全世界で死因の第 3 位，障害原因の第 5 位になると予想されている[5]．

2) COPD の呼吸障害と運動療法

COPD の主症状は労作時の息切れ（Dyspnea On Exercise：DOE）で，わずかな労作には不釣合いな病的な呼吸困難を特徴とする．この呼吸困難は，①換気能力の低下に伴う換気の物理的制限，②換気効率の低下や低酸素血症に伴う換気需要の異常亢進，③換気メカニクスの変化に伴う呼吸仕事量の増大によるものである．歩行や階段昇降などの労作により呼吸が頻回になると呼出時間が短縮されるが，気流制限のある患者では，呼吸するたびに「吐ききれなかった空気」が肺内に蓄積して，運動時の呼吸困難を増幅する．この現象を動的肺過膨張（dynamic hyperinflation）と

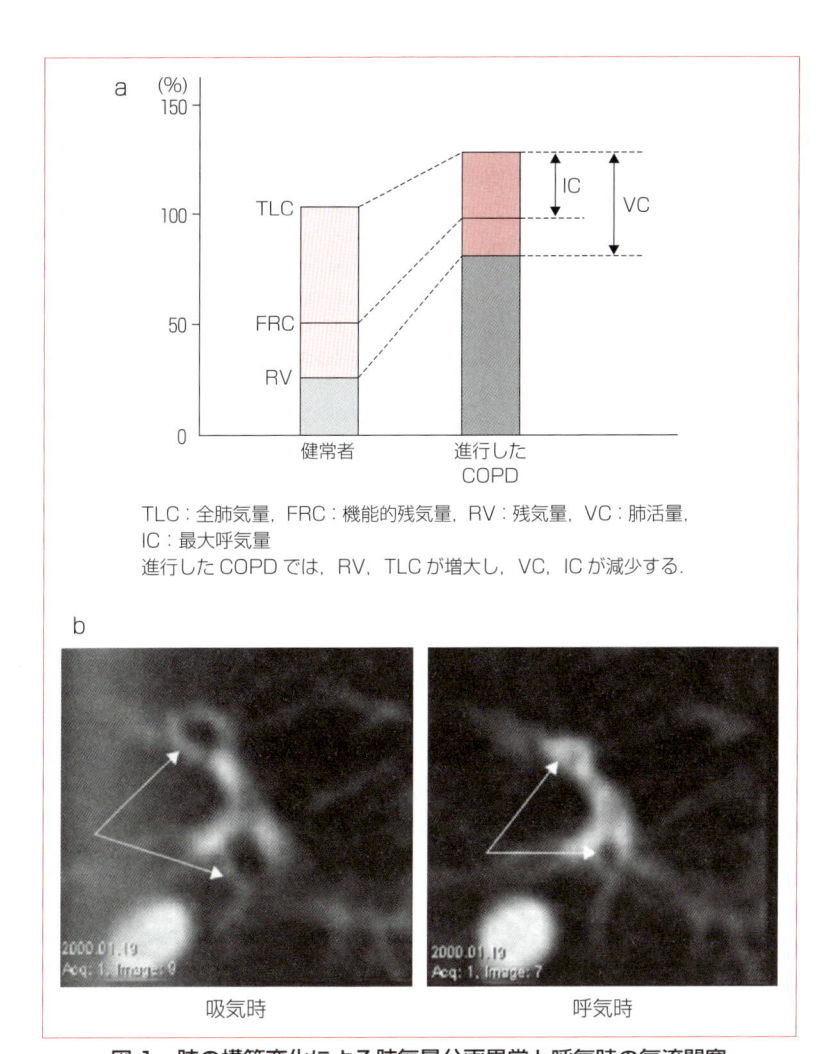

図1 肺の構築変化による肺気量分画異常と呼気時の気流閉塞
a：健常者とCOPDの肺気量分画（文献1）より引用），b：末梢気管支の虚脱により生じるCOPD呼気時の気流閉塞，肺HRCT像（文献3）より引用）

TLC：全肺気量，FRC：機能的残気量，RV：残気量，VC：肺活量，IC：最大呼気量
進行したCOPDでは，RV，TLCが増大し，VC，ICが減少する．

いい，労作時換気制限を生じる主要な要因となる．

　一方で呼吸困難には気流制限とは別に，骨格筋機能異常が重要な役割を果たすことが明らかにされている．呼吸困難により労作が制限されると，骨格筋が廃用性に萎縮してデコンディショニング状態（身体機能の失調，低下）に陥るが，その結果酸素利用効率が低下すると，労作時の乳酸産生が亢進して代謝性アシドーシスを発生，呼吸中枢を刺激してさらに換気を亢進，呼吸困難を増幅し，それがまた労作を制限するという悪循環が成立する．この悪循環はdyspnea spiralと呼ばれ，換気制限では説明のつかない強い呼吸困難を呈し，肺機能低下とは無関係にむしろ自律的に進行する．加えて呼吸困難に対する不安と恐怖は，さらに換気需要を亢進させ，うつ状態や閉じこもりを招いて社会的孤立を助長する．

　運動療法は，この悪循環を断ち切る唯一の治療法である．運動療法によって骨格筋が量的・機能的に改善することにより，好気性代謝酵素の活性亢進や末梢循環動

Case5 417

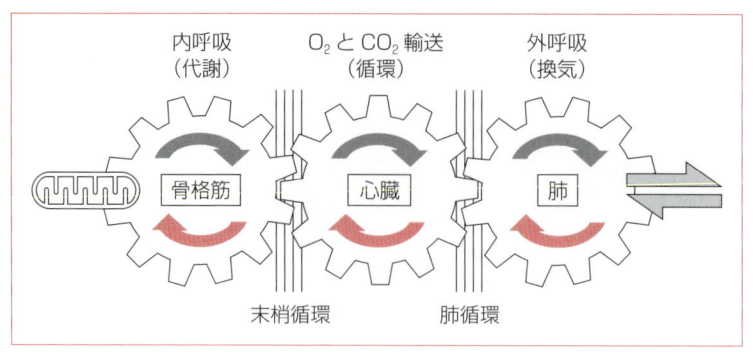

図2 Wassermanの歯車：酸素運搬系の諸因子とその関係（文献7）より一部改変）

態の改善が期待できる[6]．Wassermanの歯車（**図2**）[7]に模式化されるように，骨格筋における酸素利用効率と酸素運搬効率の上昇は，循環系や呼吸系に直接・間接に作用して呼吸困難を軽減する．その結果，運動耐容能が改善し，生活範囲の拡大やQOLの向上を得ることができる．

3）COPDのリハビリテーションと心臓リハビリテーション

COPDと循環器疾患には多くの共通項がある．両者とも内部障害であり，基本的に関節可動域制限や運動麻痺，運動失調などの運動機能の制限を伴わない．原疾患の治療過程で安静臥床を要求されることが多く，活動量低下による骨格筋ないし全身の廃用症候群，デコンディショニング状態に容易に陥り，ADLやQOLを低下させやすい．

COPDの呼吸リハと循環器疾患の心臓リハでは，どちらも運動療法が中心になる．それに加えて患者教育・日常生活指導，薬物療法，栄養管理・指導，理学・運動療法，作業療法，環境調整，カウンセリングなども同時に行う包括的呼吸リハ，あるいは包括的心臓リハによって，さらに有用で総合的な治療効果を期待できるところも共通する．

心臓リハの運動療法では，嫌気性代謝閾値（Anaerobic Threshold：AT）を超えない運動強度の有酸素運動に筋力トレーニングを組み合わせたものが基本となる．一方，COPDの運動療法には，最大運動量の60〜80％で行う高負荷トレーニングと，40〜60％で行う低負荷トレーニングがあるが，両者の効果に差がないことが明らかにされている[8]．加えて，ほかの内科的疾患が潜在的に合併している可能性や在宅における継続しやすさを考えると，低負荷トレーニング，すなわちATを超えない有酸素運動に筋力トレーニングを組み合わせた方法を選択するほうがより安全と考えられ，この点でも両者のリハの共通項が見いだされる．

さらに近年，COPDのリハ，または心臓リハにより，生命予後が改善する可能性が示され注目されている．呼吸・循環障害者の生命予後は最大酸素摂取量に規定され，最大酸素摂取量は骨格筋機能に規定される．Wassermanの歯車に提示される関係，すなわち運動療法により代謝が改善されれば，その影響を受けて循環や呼吸

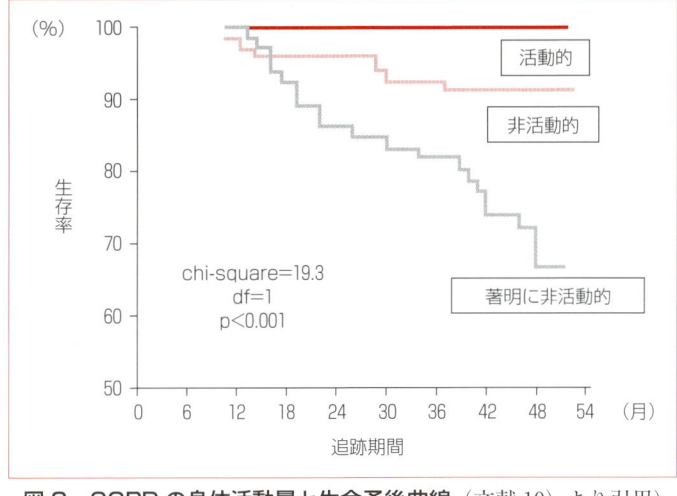

図3 COPDの身体活動量と生命予後曲線（文献10）より引用）

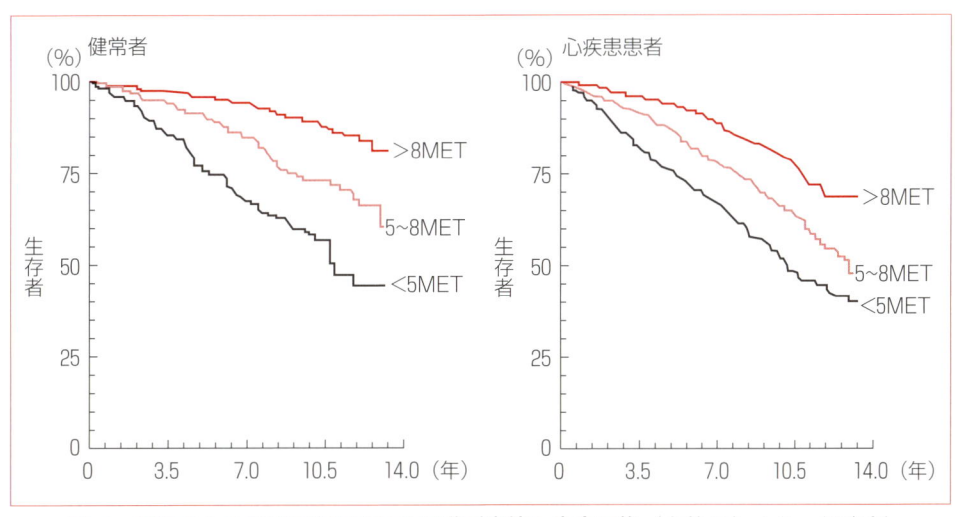

図4 健常者と心疾患患者における運動耐容能と生命予後（文献11）より一部改変）

の状態も改善されるという相方向性の関係を再認識したい.

　COPDの生命予後は必ずしも気流閉塞の重症度によって決まるものではなく，BODE indexに相関するとされている[9]．その中でも日常生活活動度や戸外活動量は，年齢やBMIよりも重要な生命予後の予測因子であり，身体活動量が低いものほどCOPDの急性増悪を起こしやすく，予後の悪いことが報告されている（**図3**）[10]．同様に心疾患患者においても，運動耐容能と生命予後が相関し，運動耐容能が1METs低下するごとに死亡率が14%増加したとする報告もある（**図4**）[11]．このことは，COPDにおいても循環器疾患においても，活動性を維持すること，すなわち運動療法を中心とした呼吸リハや心臓リハを継続して行うことが，患者の生命予後を改善する重要な手段であることを明示するものといえる.

4）COPDを合併した心臓リハビリテーションの処方

　心臓リハで行う運動療法の基本は，前述したようにATを超えない強度の有酸素

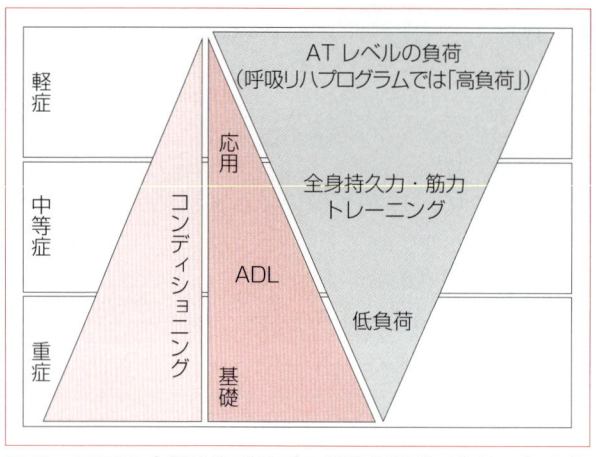

図5 COPD合併の心リハプログラム構成(文献13)より引用，心臓リハ用に一部改変)

運動に筋力トレーニングを加えたものである．ATを超える強い運動は乳酸産生を亢進するうえ，交感神経系を活性化して心血管系リスクを亢進させるので禁忌である．

軽症から中等症のCOPDを合併した呼吸困難がまったくないか軽微である心臓リハ患者では，ATレベルの運動が可能と考えられる．心肺運動負荷試験（Cardio-Pulmonary Exercise Testing：CPX），目標心拍数（Karvonenの式から計算）または自覚症状（BorgスケールあるいはBorgスケールCR-10）を指標に，ATレベルを目標にした運動を，FITTの原則に則り処方する．歩行や水中ウォーキング，エルゴメータやトレッドミルなどの下肢をリズミカルに動かす運動が有効である[12]．この時期の運動療法の目的は，運動能力の向上，生活活動範囲の拡大である．

しかし，重症や最重症のCOPDを合併する患者では，ATレベルに達する前に呼吸困難に陥り運動を続けられなくなることが多い．この時期になると運動療法の目的は，ADLならびにQOLの維持と向上，活動性低下に伴って発症する各種合併症の予防，そして生命予後の延長になる．持久力トレーニングとして，自己ペースによる廊下自由歩行や，低強度で短時間の運動に十分な休憩を繰り返し取り入れて行うインターバルトレーニングを，呼吸困難や血中酸素濃度をモニターしながら行う．これに日常生活で使用する筋肉を主体にした，自重や重錘バンドを用いた筋力トレーニングを組み合わせることにより，ADLの維持・改善を進めていく．

最重症例では運動や活動を行う前に，呼吸法を中心としたコンディショニングを行って呼吸を調整し，胸郭および身体柔軟性の改善をはかるとよい．気管支拡張剤の直前投与も効果的である．症例によっては運動中の十分な酸素投与やNPPV（非侵襲的陽圧換気療法）による換気補助が，呼吸困難の軽減や低酸素血症もしくは高二酸化炭素血症を是正するために必要である．安静時には酸素投与の必要がない患者であっても，運動中のみ低酸素血症を予防するための酸素投与が必要な場合もある．また，HOT導入中で安静時から酸素を投与されている患者でも，運動時に血中酸素濃度が低下する場合には，運動中の酸素流量を増量して，SpO_2を90％以上に維

持できるよう調整する．ただし高二酸化炭素血症を予防するために，運動や労作の後は，必ず酸素流量計の目盛を元の安静時の位置に戻しておくことを忘れないようにする．

重症患者ほどほんのわずかな運動でも高い効果が期待でき，コンディショニングやADL動作そのものでも有益な運動療法となる．個々の患者の病態や病状に最も適した運動処方を選択することが重要である．図5の呼吸リハプログラムでは「高負荷」に相当するところを「ATレベルの負荷」に読み替えて参照にしていただきたい[13]．

循環器疾患におけるCOPD合併率の詳細は不明だが，COPD患者には，前述のHFpEFも含めて循環器疾患の合併が少なからず存在することが指摘されている．COPDの27%に冠動脈疾患，25%にうっ血性心不全を合併したとする報告もある[12]．しかしどのような場合であっても，両疾患のリハに共通する手法を用い，より重症なほうの疾患の重症度にあわせて，最大でもATを超えない運動処方を行うことにより，COPDを合併する心疾患患者に対し有効な運動療法を実践することは可能であると考える．

■文献

1) 日本呼吸器学会COPDガイドライン第4版作成委員会（編）：COPD（慢性閉塞性肺疾患）診断と治療のためのガイドライン 第4版．メディカルレビュー社，2013
2) 佐藤 晋，他：COPDと運動時低酸素血症．呼吸と循環 **62**: 547-551, 2014
3) Kurosawa H, et al: Visualization of airflow limitation in emphysematous lung. *N Eng J Med* **350**: 1036, 2004
4) Fukuchi Y, et al: COPD in Japan: the Nippon COPD Epidemiology study. *Respirology* **9**: 458-465, 2004
5) Murray CJ, et al: Evidence-based health policy—lessons from the Global Burden of Disease Study. *Science* **274**: 740-743, 1996
6) Casaburi R, et al: Reductions in exercise lactic acidosis and ventilation as a result of exercise training in patients with obstructive disease. *Am Rev Respir Dis* **143**: 9-18, 1991
7) Wasserman K, et al: Principles of exercise testing and interpretation. Les & Febiger, Philadelphia. p24, 130, 1997
8) Ries AL, et al: Pulmonary rehabilitation: Joint ACCP/AACVPR evidence-based clinical practice guidelines. *Chest* **131**: 4S-42S, 2007
9) Celli ER, et al: The body-mass index, airflow obstruction, dyspnea and exercise capacity index in chronic obstructive pulmonary disease. *N Engl J Med* **350**: 1005-1012, 2004
10) Benjamin W, et al. Physical Activity is the Strongest Predictor of All Cause Mortality in Patients with chronic obstructive pulmonary disease. A Prospective Cohort Study. *Chest* **140**: 331-342, 2011
11) Myers J, et al: Exercise capacity and mortality among men referred for exercise testing. *N Engl J Med* **346**: 793-801, 2002
12) Global strategy for the diagnosis, management, and prevention of chronic obstructive pulmonary disease, updated December 2011. Available from: http://www.goldcopd.com/〔Accessed 2012 May. 31〕
13) 日本呼吸ケア・リハビリテーション学会，他（編）：呼吸リハビリテーションマニュアル─運動療法─ 第2版．照林社，2012
14) Incalzi RA et al: Construct validity of activities of daily living scale: a clue to distinguish the disabling effects of COPD and congestive heart failure. *Chest* **127**: 830-838, 2005

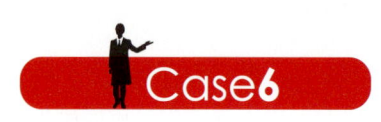

Case 6
腎不全を合併した心臓リハビリテーション患者への運動処方

■症例
68歳，男性．

■病名
労作性狭心症，冠動脈バイパス術後．

■併存症
慢性腎臓病（CKD，CKD重症度分類：G3bA1）（表1）[1]，高血圧症，脂質異常症．

■主訴
労作時の前胸部圧迫感．

■現病歴
高血圧症と脂質異常症があり，近医で投薬治療を受けていた．X年の健康診断では，血清クレアチニン値1.25 mg/dlの上昇を指摘されている．X+7年2月頃から，坂道を歩くと動悸と前胸部圧迫感を自覚するようになったため，当院の循環器内科でホルター心電図検査を受けたところ，症状の出現に一致するST低下を認めた．安静時の心臓超音波検査では，左室駆出率56%であり，左室の壁運動異常は認めなかった．トレッドミル運動負荷試験を施行したところ，運動時の胸部圧迫感とともにV_{2-6}誘導で下降型ST低下が出現したため，同年4月に冠動脈造影検査（CAG）を施行した．CAGでは，冠動脈 #1 90%，#3 75%，#4 PD 90%，#7 近位部99%，#9 90%，#13 75～90%の狭窄による3枝病変を認め，5月下旬に冠動脈バイパス術（大伏在静脈-4PD-4AV，左内胸動脈-左前下行枝，右内胸動脈-後側壁枝）を施行した．術後は，一過性に血清クレアチニンの上昇を認めたが，心臓リハを順調に実施し，術後第15病日に退院となった．

■家族歴
父と祖母に高血圧症あり．

■冠危険因子
CKD，高血圧症，脂質異常症，喫煙歴（40本/日×20年，10年前に禁煙）．

■職業
3年前に退職．

■社会的背景・家族構成
妻と2人暮らし．

■現症・検査
身長 167.8 cm，体重 68.0 kg，BMI 24.2 kg/m²．

血圧 138/76 mmHg，脈拍 70/分（整），呼吸音：清，心音：雑音なし，四肢：下腿浮腫なし，足背動脈：触知良好．

血液検査所見：BUN 28.1 mg/dl，Cr 1.68 mg/dl，eGFR 31.7 ml/min/1.73 m²，WBC 3,600/μl，RBC 351×10⁴/μl，Hb 11.4 g/dl，Ht 34.6%，Plt 22.7×10⁴/μl，TP 7.1 g/dl，Alb 4.4 g/dl，T-bil 0.6 mg/dl，AST 19 IU/l，ALT 18 IU/l，ALP 212 IU/l，γ-GTP 18 U/l，LDH 224 IU/l，CPK 177 IU/l，UA 6.6 mg/dl，Na 145 mEq/l，K 4.5 mEq/l，Cl 109 mEq/l，Ca 9.2 mg/dl，P 3.1 mg/dl，FBS 101 mg/dl，HbA1c 5.1%，T-chol 167 mg/dl，TG 93 mg/dl，LDL-chol 105 mg/dl，HDL-chol 53 mg/dl，BNP 152.4 pg/ml，CRP<0.03 μg/dl．

尿検査所見：尿タンパク 0.8 mg/dl，Cr 101 mg/dl，尿タンパク/Cr比 0.08，尿アルブミン 4.1 mg/g Cr．

生理機能検査・画像診断：心電図 心拍数75/分，正常洞調律，虚血性ST-T変化なし

胸部単純X線：心胸郭比46%，肋骨横隔膜角 鋭，肺うっ血所見なし．

心臓超音波検査：AoD 29 mm，LAD 41 mm，LVDd/LVDs 33/25 mm，IVSth/PWth 12/12 mm，LVEF 56%，IVC 14/7 mm，左室壁運動異常なし，心膜液貯留なし．

■薬物療法
シルニジピン 20 mg，オルメサルタン 40 mg，ロスバスタチン 2.5 mg，アスピリン 100 mg，ランソプラゾール 15 mg．

表1 慢性腎臓病の重症度分類（文献1）より引用

原疾患	蛋白尿区分		A1	A2	A3
糖尿病	尿アルブミン定量 (mg/日)		正常	微量アルブミン尿	顕性アルブミン尿
	尿アルブミン/Cr比 (mg/gCr)		30未満	30～299	300以上
高血圧 腎炎 多発性嚢胞腎 移植腎 不明 その他	尿蛋白定量 (g/日)		正常	軽度蛋白尿	高度蛋白尿
	尿蛋白/Cr比 (g/Cr)		0.15未満	0.15～0.49	0.50以上
GFR区分 (mL/分/ 1.73m²)	G1	正常または高値	≧90		
	G2	正常または軽度低下	60～89		
	G3a	軽度～中等度低下	45～59		
	G3b	中等度～高度低下	30～44		
	G4	高度低下	15～29		
	G5	末期腎不全 (ESKD)	<15		

重症度は原疾患・GFR区分・蛋白尿区分を合わせたステージにより評価する．CKDの重症度は死亡，末期腎不全，心血管死亡発症のリスクを □ のステージを基準に，□，□，□ の順にステージが上昇するほどリスクは上昇する．（KDIGO CKD guideline 2012を日本人用に改変）

■経過

入院中は，入院期監視型心臓リハとして術後翌日に座位，第2病日に歩行練習を開始した．第5病日には，自転車エルゴメータを用いて30分間の有酸素運動が可能となった．術後第14病日の6分間歩行距離は447mであり，第15病日に退院した．

■アセスメント・運動負荷試験

心肺運動負荷試験を施行した．運動負荷終了理由は下肢疲労．最高酸素摂取量（$\dot{V}O_2max$）20.8 ml/kg/min（同年代比89％），最高心拍数130/min，嫌気性代謝閾値（AT）12.4 ml/kg/min（同年代比76％），運動終了時ガス交換比1.17，VE-VCO$_2$ slope 28.7，6分間歩行距離：447 m，等尺性膝伸展筋力体重比（左右平均）：73.3 kgf/kg，10 m快適歩行速度1.06 m/sec．

■退院後の心臓リハビリテーションプログラム

退院後の心臓リハは，① 週1日の監視型運動療法，② 週5日以上の非監視型運動療法，③ 心臓病教室（患者および家族を対象），④ 退院時および外来での個別疾病管理指導，⑤ 管理栄養士による食事指導を行った．

■運動療法

監視型運動療法は，① 下肢骨格筋のストレッチ，② 有酸素運動としてカルボーネ

ン法（Karvonen formula）でk＝0.6に相当する心拍数で1回30分の自転車エルゴメータ駆動を実施した．自宅における非監視型運動療法は，Borg指数13に相当する運動強度で，1日30〜60分，週5日以上施行するよう指導し，活動量計を用いて運動消費カロリーを定期的に評価した．

■疾病管理指導

　①心臓病教室：心臓病教室は，医師，理学療法士，看護師，薬剤師によって，複数の患者とその家族を集めて実施される．狭心症および心筋梗塞の病態，冠危険因子，薬物療法，禁煙，自宅でのセルフモニタリングと早期受診の目安，運動療法，食事療法，心肺蘇生法に関する90分の疾病管理について指導した．

　②食事指導：管理栄養士によって，食事からの摂取エネルギー30 kcal/kg標準体重/日，タンパク質制限0.8〜1.0 g/kg標準体重/日，食塩制限6 g/日未満についての食事指導を実施した．

■心臓リハビリテーションの効果：退院3カ月後のアセスメント

　①20 W ramp負荷による心肺運動負荷試験：運動負荷終了理由は下肢疲労，最高酸素摂取量23.4 ml/kg/min（同年代比104％），最高心拍数137/min，AT 14.1 ml/kg/min（同年代比90％），運動終了時ガス交換比1.15，VE-VCO$_2$ slope 25.9，6分間歩行距離：532 m．

　②等尺性膝伸展筋力体重比（左右平均）：77.6 kgf/kg，10 m快適歩行速度1.23 m/sec．

　③血液検査所見：BUN 20.5 mg/dl, Cr 1.24 mg/dl, eGFR 42.6 ml/min/1.73 m^2, BNP 75.8 pg/ml．

■リハビリテーションの注意点

1）運動療法について

　運動療法は，心血管疾患におけるリハに関するガイドラインに準拠して処方および指導を行った．運動強度や運動量の増加によって腎機能の悪化がないことを確認しながら施行した．

2）食事療法について

　CKDおよび虚血性心疾患に配慮した食事療法として，摂取エネルギー30 kcal/kg標準体重/日，タンパク質制限0.8〜1.0 g/kg標準体重/日，食塩制限6 g/日未満として，管理栄養士による食事指導を行った（**表2**）[2]．

■その後の転帰・機能的帰結・最終評価

　退院時と退院から3カ月後に実施した心肺運動負荷試験では，最高酸素摂取量は20.8 ml/kg/minから23.4 ml/kg/min，嫌気性代謝閾値は12.4 ml/kg/minから14.1 ml/kg/minへと改善を認めた．自宅における運動習慣の定着がはかられ，退院から5カ月後には平均運動消費カロリー310 kcal/日になる運動療法を自宅で行っている．

表2　CKDステージによる食事療法基準（文献2）より引用

ステージ（GFR）	エネルギー (kcal/kgBW/日)	タンパク質 (g/kgBW/日)	食塩 (g/日)	カリウム (mg/日)
ステージ1 （GFR≧90）	25〜35	過剰な摂取をしない	3≦　＜6	制限なし
ステージ2 （GFR 60〜89）		過剰な摂取をしない		制限なし
ステージ3a （GFR 45〜59）		0.8〜1.0		制限なし
ステージ3b （GFR 30〜44）		0.6〜0.8		≦2,000
ステージ4 （GFR 15〜29）		0.6〜0.8		≦1,500
ステージ5 （GFR＜15）		0.6〜0.8		≦1,500
5D （透析療法中）	別表*			

注）エネルギーや栄養素は，適正な量を設定するために，合併する疾患（糖尿病，肥満など）のガイドラインなどを参照して病態に応じて調整する．性別，年齢，身体活動度などにより異なる．
注）体重は基本的に標準体重（BMI＝22）を用いる
詳細は，引用文献を参照のこと

■解説

1）本症例の特徴

重症度 G3bA1 の CKD を合併している不安定狭心症の症例である．冠動脈に3枝病変を認め，冠動脈バイパス術を施行し完全血行再建が得られた．術後早期から心臓リハを施行し，第15病日に退院した．術後は腎機能が悪化することなく経過し，運動療法は日本循環器学会の『心血管疾患におけるリハビリテーションに関するガイドライン（2012年改訂版）』[3]にもとづいて施行し，腎機能の悪化を認めることなく運動耐容能や運動機能の改善が得られた．

2）心腎症候群について

CKD 患者では心血管疾患の発症が多いこと，また，心血管疾患患者は高率に CKD を合併していることから，心腎連関という概念が提唱されるようになった．2008年に，Ronco ら[4]が心腎症候群（Cardio-Renal Syndrome：CRS）という症候群を提唱し，その後の Acute Dialysis Quality Initiative（ADQI）カンファレンスにおいて，CRS は急性および慢性の CRS，急性および慢性の腎心症候群（Reno-Cardiac Syndrome：RCS），そして心臓や腎臓以外の原因で生じる2次性の CRS の5つに分類された（表3）．本症例は，慢性の腎機能低下が先行し，その後に狭心症が発症したことから，CRS の type 4 に属すると考えられる．

3）慢性腎臓病に対する運動療法

CKD 患者および CKD を合併した心疾患患者における運動療法に関しては，運動療法が CKD の進行に影響を及ぼすか否かについて明確なエビデンスはない．過去に行われた CKD 患者に対する運動療法の介入試験やメタアナリシスでは，その多くが血液透析が導入されている末期腎臓病（End Stage Kidney Disease：ESKD）患

表3 carido-renal syndromeの分類（文献4）より改変引用）

Type	病態	例	
acute cardio-renal syndrome（type 1）	急性の心機能悪化が腎障害を引き起こす	急性心不全 心臓手術 急性冠症候群など	急性
chronic cardio-renal syndrome（type 2）	慢性心機能低下が腎障害を引き起こす	虚血性心疾患 高血圧症 先天性心疾患 慢性心不全	慢性
acute reno-cardiac syndrome（type 3）	急性の腎機能低下が心機能障害を引き起こす	急性腎障害後の心不全，急性冠症候群，不整脈など	急性
chronic reno-cardiac syndrome（type 4）	慢性の腎機能低下が心機能障害や心疾患を引き起こす	CKD患者の心肥大，心血管疾患など	慢性
secondary cardio-renal syndromes（type 5）	全身疾患が心機能と腎機能低下を引き起こす	敗血症 全身性エリテマトーデス 糖尿病	ほかの疾患

者を対象としていること，また研究のサンプルサイズが十分でないことなどから，運動療法が保存期CKD患者の腎機能に与える影響はいまだ明らかではない[5)6)]．しかし，観察研究においてCKD患者は運動耐容能，骨格筋筋力，および健康関連QOLが低下していること[6)]，運動習慣を有するCKD患者は心血管死のリスクが低いこと[7)]，有酸素運動を中心とした運動療法が運動耐容能の向上に有効であることなどから[5)6)]，近年では，ESKDや保存期のCKD患者に対する運動療法が推奨されるようになってきた[7)]．しかし，CRSのType 1やType 3のような急性に生じたCRSに対しては，個々の患者の病態に応じて運動療法の適応を検討し，腎機能や心機能の悪化がないことを確認しながら進めていくことが必要である．

2014年に，Takayaら[9)]はCKDを合併した急性心筋梗塞患者に対する運動療法の効果を観察研究によって検証している．その報告では，回復期心臓リハに参加した急性心筋梗塞（AMI）患者528例のうちCKDを合併した180例の運動耐容能を解析した結果，3カ月間の運動療法によってCKD患者の運動耐容能，BNP，eGFRの改善が得られたと述べられている．さらに，外来の心臓リハに積極的に参加したCKD患者はeGFRが有意に増加したのに対して，心臓リハに参加しなかったCKD患者のeGFRは有意な変化を示さなかったと述べられている．心血管疾患とCKDは共に，高血圧症，糖尿病，脂質代謝異常，肥満などの動脈硬化を促進する因子が共通の危険因子であることから，適度な運動はCKD患者における身体活動の維持，あるいは合併症の新規発症や悪化の予防のための有効な手段になると考えられる．これらの結果から，筆者らはCKDを合併したAMI患者も回復期の心臓リハに積極的に参加することを推奨したい．

今後は，CKDやCKDを合併した心疾患患者に対するリハの安全性やその効果に

関するさらなる検討が期待される．

■文献

1) 日本腎臓学会（編）：エビデンスに基づく CKD 診療ガイドライン 2013．東京医学社，p xiii，2013
2) 日本腎臓学会（編）：慢性腎臓病に対する食事療法基準 2014 年版．東京医学社，p 2，2014
3) 循環器病の診断と治療に関するガイドライン（2011 年度合同研究班報告）：心血管疾患におけるリハビリテーションに関するガイドライン（2012 年改訂版）．
http://www.j-circ.or.jp/guideline/pdf/JCS2012_nohara_h.pdf（2015 年 3 月閲覧）
4) Ronco C, et al, Cardio-renal syndromes: report from the consensus conference of the acute dialysis quality initiative. *Eur Heart J* **31**: 703-711, 2010
5) Heiwe S, et al: Exercise training in adults with CKD: a systematic review and meta-analysis. *Am J Kidney Dis* **64**: 383-393, 2014
6) Johansen KL, et al: Exercise in individuals with CKD. *Am J Kidney Dis* **59**: 126-134, 2012
7) Beddhu S, et al: Physical activity and mortality in chronic kidney disease (NHANES Ⅲ). *Clin J Am Soc Nephrol* **4**: 1901-1906, 2009
8) Smart NA, et al: Exercise & Sports Science Australia (ESSA) position statement on exercise and chronic kidney disease. *J Sci Med Sport* **16**: 406-411, 2013
9) Takaya Y, et al: Impact of cardiac rehabilitation on renal function in patients with and without chronic kidney disease after acute myocardial infarction. *Circ J* **78**: 377-384, 2014

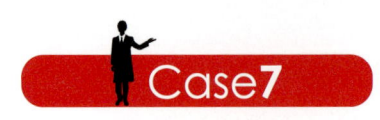

Case7
心不全・呼吸不全を有する超肥満患者への運動処方

■症例
　男性，44歳．

■病名
　病的肥満症，心不全，呼吸不全，睡眠時無呼吸症候群，左下腿リンパ浮腫．

■併存症
　心房細動，高血圧，糖尿病，脂質異常症．

■現病歴
　幼少期から肥満を指摘されていた．24歳で就職して独居開始．次第に体重150kgを超えて体重測定不能となる．36歳，肺炎で入院した際，高血圧，糖尿病，高尿酸血症で内服開始．44歳，左下肢蜂窩織炎で前医入院．その際体重244kgで，糖尿病，慢性心不全，肥満性肺胞低換気，心房細動，睡眠時無呼吸症候群，高血圧，消化管出血など認め内科管理のため循環器内科に転科し，在宅酸素療法（HOT），ASV（Adaptive Servo-Ventilation，適応補助換気）が導入された．2カ月の加療後に減量，合併症管理目的に当科を紹介され転院．

■家族歴
　母親は肥満傾向，父親は糖尿病．

■職業
　中学校教員．

■社会的背景・家族構成
　独身．両親と同居．

■現症・検査
　身長170.7cm，体重211kg，BMI 73.0．血圧119/92mmHg，脈拍102bpm（不整）．意識は清明でコミュニケーションは良好．ROM制限なし，MMT：5/5，握力32.5/28.5kg．心音：不整，肺音：清．腹部皮下脂肪多量．左下腿浮腫（＋＋＋）．在宅酸素：安静時3 l/min，労作時4 l/min．50m程度の歩行でSpO₂ 83%まで低下する（自覚症状なし）．6分間歩行距離：190m．夜間のASVは違和感から1時間程度しか装着できない．ADL：起居動作，立ち上がり，下半身の更衣は介助必要，歩行は監視下，FIM103点（運動項目は68点，認知項目35点）．

　血液生化学検査：FBG 97 mg/dl，HbA1c 5.5%と正常，UA 9.3 mg/dlと高値，脂質はTG82mg/dl，T-Cho 141 mg/dl，LDL-C 88 mg/dlと正常だったが，HDL-C 31 mg/dlと低下あり．Hb 10.1 g/dlと貧血も認める．BNPは312 pg/dlと上昇．

　胸部X線：CTR 56%で心拡大あり，葉間胸水（＋）．

　holterECG：平均HR 92 bpm，Af，PVC（単発）17%，ST変化（－）．

　スパイロメトリー：VC 3.12 l（71.2%），FEV1.0 2.22 l（98.5%），DLCO44%と拘束性障害と肺胞低換気を認めた．

　心エコー：EF 50%，asynergy（－）．

■薬物療法
　ダイアート®（60）1T 1×1，イルベタン®（100）1T 1×1，フェブリク®（20）2T 2×1，アーチスト®（10）1T 1×1，カルブロック®（16）1T 1×1，パリエット®（10）1T 1×1，ワーファリン

■経過
　約4カ月間の入院型包括的リハを行い，自宅退院された．

■アセスメント
1）心機能
　入院時心機能はEF 50%，BNP 312 pg/l．ホルター心電図では心房細動，PVC（単

発）17％と頻発．体重がトレッドミルの耐容量オーバーで運動負荷試験が困難．

心機能の評価のため循環器内科を紹介受診したが，体格，体重の制限でCT，MRI，CAGなどの精査は困難．PVCは経過観察，心負荷軽減のためにもまず減量をとのことであった．リハ開始前に6分間歩行試験を施行し190 m，心電図は運動前後で変化がなかったため有酸素運動のレベルから開始した．SpO_2モニターを使用して，脈拍を自己管理しながら訓練を行った．

2）呼吸機能

呼吸機能検査で拘束性障害と肺胞低換気を認めた．睡眠時無呼吸に対しては呼吸器内科での管理を依頼．腹式呼吸などの呼吸法指導とともに，SpO_2モニターを装着しながら90％以上を保つようスピードを修正しながら訓練を進めた．

3）骨関節障害

痛みの訴えはなく，入院時の膝，腰椎X線でも明らかな変形は認めなかった．

4）皮膚障害

両下腿のリンパ浮腫を認めた．腹部の圧迫や循環不全が問題と思われた．フットケアに努めながらまずは減量を行うこととした．

■リハビリテーションプログラム

1）食事療法

1,400 kcal塩分6 gの食事制限で開始．体重やデータをみながら1,200 kcalに減量した．生活習慣改善のため，頻繁に栄養指導を施行，退院前には家族にも指導を行った．

2）日常生活指導

日常生活改善に向けて，冠危険因子や動脈硬化のリスクについて，心筋梗塞の症例とともに講義を行った．

3）夜間のASV装着の徹底

無呼吸の改善のため，夜間のASV装着の徹底を病棟サイドから呼びかけた．

4）運動療法

運動療法開始前に6分間歩行試験を施行し，前後で心電図変化のないことを確認してからHR安静時＋20 bpmまでの歩行運動から開始した．監視下で問題ないことを確認した後，SpO_2モニターで脈拍，酸素飽和度を自己管理しながら自主歩行範囲を広げ1万歩を励行した．監視下の運動療法としては踏み台昇降訓練，呼吸法指導と筋力増強訓練を行った．トレッドミルの耐容重量である170 kgまで減量したところで運動負荷試験を実施し，心電図変化がないことを確認し，嫌気性代謝閾値（AT）を決定した．その後はATレベルの脈拍での範囲での有酸素運動を励行し階段昇降も行った．作業療法で呼吸法指導と上肢訓練，ADL訓練も行った．

■リハビリテーションの効果

約4カ月の入院での包括的リハにより，体重211→150 kg，体脂肪量100.4→68.0 kg，体脂肪率53.4→44.2％まで減少した．BNPも312→86 pg/dlまで改善．呼吸機能もVC 3.12 l→4.60 lまで改善した．夜間のASVの装着も徹底された．FIM103

点→123 点（階段，トイレ動作で減点）．在宅酸素も不要となり，教員として復職を果たした．リンパ浮腫に関しては，退院時，硬さと周径の改善を認めた．

■リハビリテーションの注意点（特に重複障害のため配慮した点）

1) 心不全を配慮した運動療法

冠動脈疾患が予想されたが精査は困難であったため，自覚症状に注意して過負荷とならないように脈拍数に注意しながら低強度，監視下での運動療法から開始した．肥満患者は体重が重いため，スピードを上げて歩行するとすぐにATに達してしまい，運動に対する不利益感（運動はつらい，きつい）をもちやすい[1]．そのため，自覚症状や心拍数を目安にして適切な強度をしっかり説明する．可能であれば，心肺運動負荷試験を行って心血管リスクを評価してからが望ましいが，体重の関係で難しい場合は，運動前後での心電図の変化がないことを確認し，自覚症状や心拍数を目安にしたATレベルの運動から開始し自己管理を促すことが重要になる．

2) 呼吸不全を配慮した運動療法

肥満による拘束性の呼吸障害を認めたため，腹式呼吸とともに呼吸と動作の同調の指導を徹底した．SpO_2モニターを購入してもらい，90％をきらないよう自己管理を指導した．肥満によるガス交換障害と睡眠時無呼吸による換気応答の減弱が労作時の低酸素を引き起こしていると考えられ，呼吸法の指導と睡眠時無呼吸の治療を徹底したことにより，HOTの使用流量を減量していくことができた．

3) 骨，関節疾患に配慮した運動療法

肥満しても骨の太さはほとんど変わらないため，体重が骨や関節に負担をかけ，腰痛や関節痛の原因となることも多い．リハ開始前に骨変形や痛みの有無をチェックしてから開始した．

4) 皮膚障害に配慮した運動療法

自分の可視範囲では洗体が難しいことも多く，皮膚トラブルに気を配って入院生活を送った．左下腿は蜂窩織炎を繰り返しており，循環不全と思われたため，フットケアにも注意した．

■その後の転機・機能的帰結・最終評価

退院後外来に通院し，食事量と運動習慣の確認を行っている．退院1年後には117 kgとさらに減量が進んだ．

■解説

心不全・呼吸不全を有する超肥満患者への運動処方の1例である．肥満はインスリン抵抗性を介して，脂質異常症，動脈硬化，心筋梗塞，高血圧，糖尿病などの生活習慣病の発症と密接な関係を示す．そのほか睡眠時無呼吸症候群や肥満性肺胞低換気による労作時の低酸素血症や骨関節疾患，皮膚の循環障害の原因にもなる．肥満患者の運動処方の際は，突然死をはじめ不慮の事故を防ぐためにも運動を始める前に必ずメディカルチェックを受けるべきである[2]．可能であれば，心肺運動負荷試験を行って心血管リスクを評価してからが望ましい．本症例では，体重の関係で画像による精査や心肺運動負荷試験が困難であり，6分間歩行試験前後での心電図

の変化がないことを確認し，自覚症状や，心拍数を目安にしたATレベルの運動から監視下で開始し，徐々に自己管理による自主トレーニングの時間を増やすことができた．

1）退院後も包括的リハビリテーションを継続することが重要

　肥満の治療は生活習慣の中で食事療法を中心とした負のエネルギーバランスを達成することを基本として，運動のもつ種々の特性を生かして除脂肪体重（筋量）の維持と内臓脂肪の除去を促進して減量を達成させ，内存する病態，インスリン抵抗性を改善させることになる．生活習慣への介入が奏功し，約4％の体重減少が得られた場合，耐糖能異常をはじめとする種々の代謝異常が改善されることが報告されている[3-5]．盲目的に痩せることだけを目標に入院させるのではなく，退院後の生活の目標をもたせて，生活習慣の改善と食事運動療法の重要性を認識させることが重要である．外泊や外出訓練を行いながら，入院管理から自己管理へとシフトさせていく．本症例も，酸素投与フリーとなり復職することという明確な目標があったため，生活習慣改善や食事，運動に関しても積極的に自主的に取り組んでいた．

　日本人には基礎代謝量が低下した倹約遺伝子をもつ人が多く，ほかの人と同じだけしか食べていなくても肥満する人が30％程度いるといわれている．肥満する原因には，本人が食べるから肥満するタイプと，親からの遺伝子の影響で肥満するタイプ，両方あわせもつタイプがある[6-10]．太りやすい体質の人は何度もダイエットに失敗していることも多く，自信喪失や罪悪感，リバウンドへの不安を抱えていることも多いため，本人の気持ちに寄り添って指導を行う必要がある[11]．また，同居する家族も肥満傾向の場合が多いため，家族を巻き込んで，一家で食事運動療法に取り組むことが求められる．

■文献

1) 大沢　功：運動療法を開始し，続けるためのコツ．佐藤祐造（編）：糖尿病運動療法指導マニュアル．南江堂，pp67-73, pp43-61, 2011
2) 山之内国男：各種疾患の運動療法　肥満・肥満症．佐藤祐造（編）：運動療法と運動処方 第2版．文光堂，pp124-128, 2008
3) 石垣　泰，他：糖尿病と関連する内科疾患：肥満症．日内会誌 **102**: 895-901, 2013
4) Lamon-Fava S, et al: Impact of body mass index on coronary heart disease risk factors in men and women, The Framingham Offspring Study. *Art Thromb Vasc Biol* **16**: 1509-1515, 1996
5) 村本あき子：特定健診・特定保健指導における積極的支援の効果検証と減量目標の妥当性についての検討．肥満研究 **16**: 182-187, 2010
6) 仙田聡子，他：倹約遺伝子　*Life Style Medicine* **4**: 375-378, 2010
7) Neel JV: Diabetes mellitus: a "thrifty" genotype rendered detrimental by "progress"? *Am J Hum Genet* **14**: 353-362, 1962
8) 吉田俊秀：肥満の遺伝子と環境因子．診断と治療 **100**: 1789-1794, 2012
9) Yoshida T, et al: Mutation of beta 3-adrenargic-receptor gene and response to teatment of obesity. *Lancet* **346**: 1433-1434, 1995
10) Sakane N, et al: Beta 3-adrenergic-receptor polymorphism: a genetic marker for visceral fat obesity and the insulin resistance syndrome. *Diabetologia* **40**: 200-204, 1997
11) 伊藤　修：ハイリスクなメタボリックシンドロームにおけるリハ科医の役割．*Jpn J Rehabil Med* **47**: 214-218, 2010
12) 鈴木文歌，他：高度肥満の糖尿病患者のリハビリテーション．臨床リハ **23**: 223-228, 2014

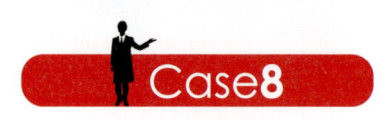

Case8
運動器疾患を合併した心臓リハビリテーション患者への運動処方

■症例
男性，71歳．

■病名
労作性狭心症〔冠動脈バイパス術（CABG）〕，術後脳梗塞，高血圧，脂質異常症，耐糖能異常．

■併存症
両側変形性膝関節症，陳旧性脳梗塞（8年前．日常生活に支障なし，歩行自立）．

■主訴
CABG後脳梗塞のリハ．

■現病歴
10年前より労作性狭心症があり，近医にて内服治療を継続していた．平成X年7月より狭心症状が増悪し，軽労で容易に狭心痛が出現するようになった．冠動脈造影検査を施行され，右冠動脈：#3 90％，#4PD 90％，左前下行枝：#6 75％，#7 100％，左回旋枝：HL 90％，#12 90％の3枝病変と診断され，CABG目的で入院した．9月に4本バイパス術が実施されたが，第1病日より意識レベルが低下し右麻痺が出現した．脳CT所見で多発性脳梗塞との診断を得て，第9病日にリハ科に転科した．

■喫煙歴
40年（1日20本，8年前に禁煙）．

■家族歴
特になし．

■職業
無職．

■家族構成
妻と同居，娘は結婚して別居．

■現症・検査
身長162.5cm，体重65.7kg，BMI 24.6，血圧120/70 mmHg，脈拍64拍/分不整なし，心雑音なし，呼吸音清．
右麻痺：麻痺レベルは軽度．12グレード片麻痺機能テストgrade 11-11-11，下肢MMT 4-5．
ADL：立ち上がりにふらつきあり．
HDS-R：18/30，活気に欠けて表情に乏しい．
脂質代謝：総T-cho 234 mg/dl，中性脂肪142 mg/dl，HDLコレステロール41 mg/dl，糖代謝：HbA1c 5.9％，HOMA 1.41，75gOGTT：2時間後血糖値158 mg/dl．
肝機能および腎機能は異常なし，検尿：タンパク（－），糖（－）．
頸部血管エコー：頸動脈内膜中膜厚1.4/2.1 mm，ABI：1.03/1.05．
膝関節：動作開始時に両側の膝関節内側の痛みを訴えており，単純X線では，骨棘形成や関節裂隙の狭小化を認めた．数年前より変形性関節症との診断を得ており，関節周囲の腫脹や熱感はなく軽度の内反変形を認めた．膝関節関節可動域は屈曲130/130°で，筋力はMMTで大腿四頭筋5/5，ハムストリングス4/4であった．

■経過
変形性膝関節症は軽症であり，リハに支障をきたすほどではないため，通常の理学療法と作業療法に加え，心肺運動負荷試験を実施して，入院中に有酸素トレーニングを導入し退院した．

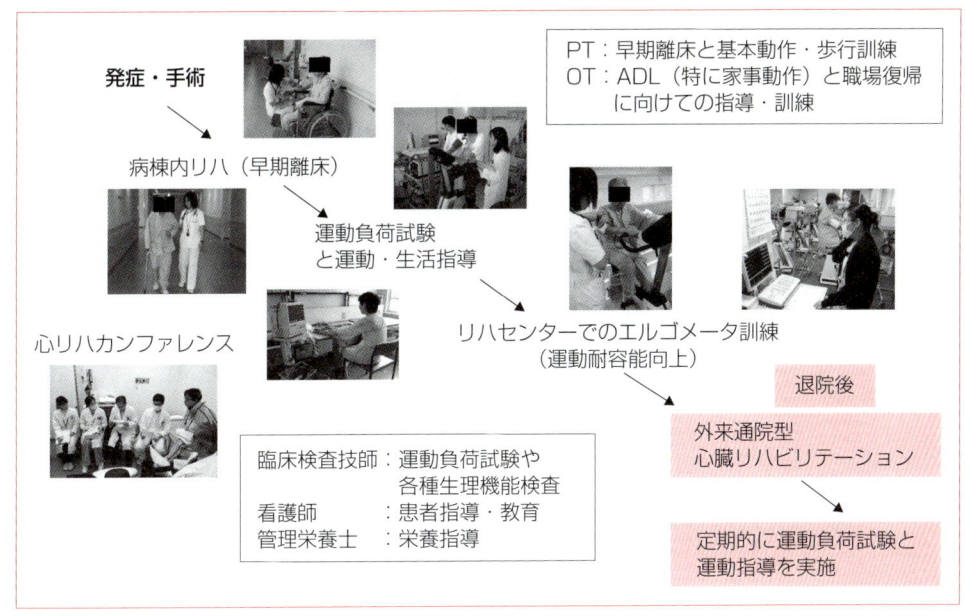

図1 心臓リハビリテーション

■アセスメント・運動負荷試験

　麻痺は軽度であったため，入院期間は短かったが，患者は動脈硬化の危険因子を複数保有しており（喫煙歴，高血圧，脂質異常症，耐糖能異常），再発予防のためには食事療法，禁煙の継続および運動療法が必要と判断し，患者ならびに妻に教育と指導を行った．転科時の心肺運動負荷試験（CPX）は peak$\dot{V}O_2$ 10.7 ml/min/kg（3.1 METs），AT 10.4 ml/min/kg であり，AT を超えた時点で負荷が終了し，運動耐容能の低下を認めた．

■リハビリテーションプログラム（図1）

　術後まず心臓血管外科病棟専属の理学療法士が離床訓練と呼吸理学療法を開始し，全身状態が安定して病棟内歩行が可能となった段階でリハ科に転科し心臓リハを行った．心リハとしては，運動療法以外に栄養士による食事指導や心リハ指導士による生活指導，運動指導を含めた包括的リハを実施した．入院期間中に階段負荷心電図と屋外歩行訓練を行い，異常のないことを確認して退院とした．運動療法の内容は，医師の心電図モニター監視による嫌気性代謝域値（AT）レベルの自転車こぎを原則として1回30分，1日2回，週6日行っている．有酸素トレーニング前の評価としてのCPXは，自転車エルゴメータで3分間の安静に続く4分間の0ワットのウォーミングアップを行った後，毎分15ワットのランプ負荷を症侯限界性に行い，Vスロープ法にてATを決定している．退院後は通院による回復期心リハを実施する[1]．また慢性期心臓病患者を対象として集団スポーツ運動療法も行っている．

■入院中の経過

　食事については1日1,600 kcal，塩分6gとして妻に管理栄養士から栄養指導を

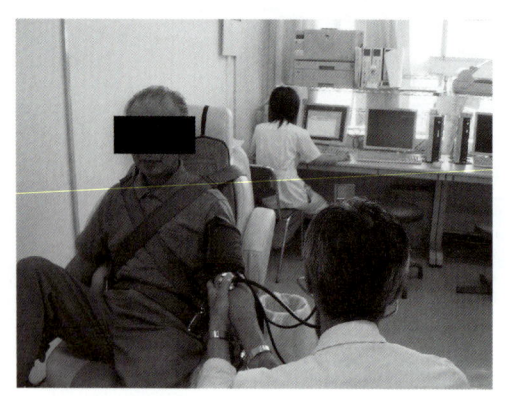

図2 下肢筋力テスト

行った．理学療法士による通常の歩行訓練，応用歩行訓練や筋力増強訓練に並行して，1日2回ATレベル（37ワット）の自転車こぎを30分実施した．これにより入院中は計17日間有酸素トレーニングを行った．また，訓練時以外にも病棟内の歩行を励行して歩数計では1日平均4,732歩を歩いた．

その結果，退院時のCPXではpeak$\dot{V}O_2$ 16.0 ml/min/kg（4.6 Mets），AT 12.0 ml/min/kgと有酸素能力の向上が認められ，脂質代謝：T-cho 212 mg/dl，TG 115 mg/dl，HDL 36 mg/dl，糖代謝：HOMA 0.85，75gOGTT：2時間後血糖値 120 mg/dl となりHDS-Rも24点に改善して，屋外歩行が自立して退院した．

■退院後指導

退院後も回復期心リハに外来通院（週2回）して有酸素トレーニングを実施し，持久的体力は向上した（図2）．変形性膝関節症のために有酸素トレーニングと併用してレジスタンストレーニングを導入した．トレーニング種目は，用具を用いず自重を利用して行う種目の中から，上肢1種目（プッシュアップ），体幹1種目（トランクカール），下肢2種目（スクワット，スタンディング・カーフレイズ）を選択した（図3，4）．トレーニング強度は，ややきついと感じる強度で，1セット10回の反復とし，各種目2～3セット行うように指導した．また，関節にかかる負担を軽減し障害の発生を予防するために，トレーニング動作はゆっくりと行うようにした．トレーニング動作時の呼吸は，基本的に力を入れるときに吐き，力が入っていないときに吸うようにし，トレーニング動作時に呼吸を止めないように注意した．そして，トレーニング頻度は少なくとも週3回以上行うように指示した．

レジスタンストレーニング導入にあたって，各種目の実践方法を詳細に説明したパンフレットを配布し，実技指導を十分行った．また，トレーニングは自宅で行う非監視型を基本とし，アドヒアランス（adherence）は運動実践記録用紙にて評価した[2]．その後は，慢性期の集団スポーツ運動療法に参加している（図5）[3]．

■リハビリテーションの注意点

運動器疾患の合併した患者における心リハにおいての注意点を挙げる．

| ハーフスクワット | カーフレイズ |
| 腹筋 | プッシュアップ（膝をついて実施） |

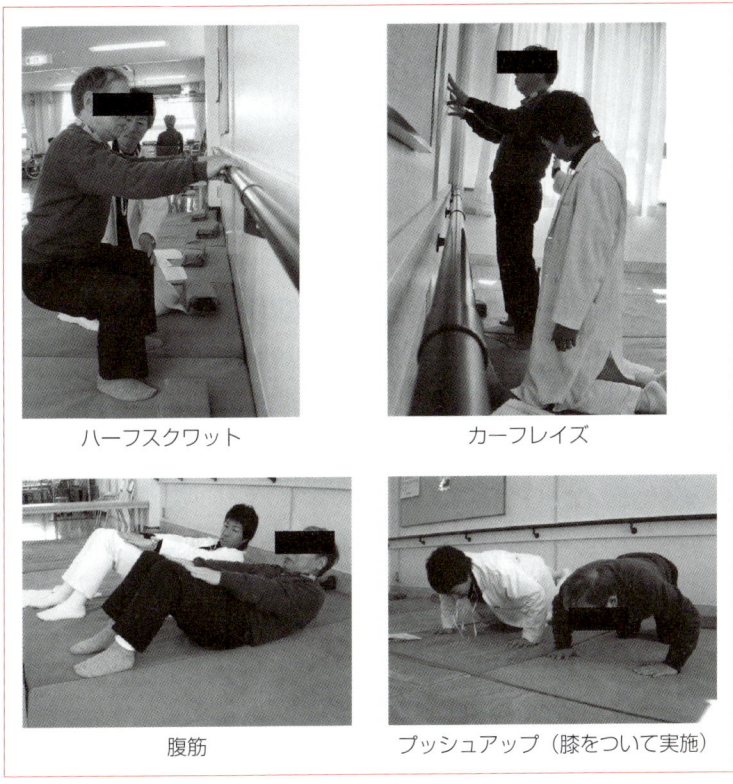

図3 レジスタンストレーニング指導風景

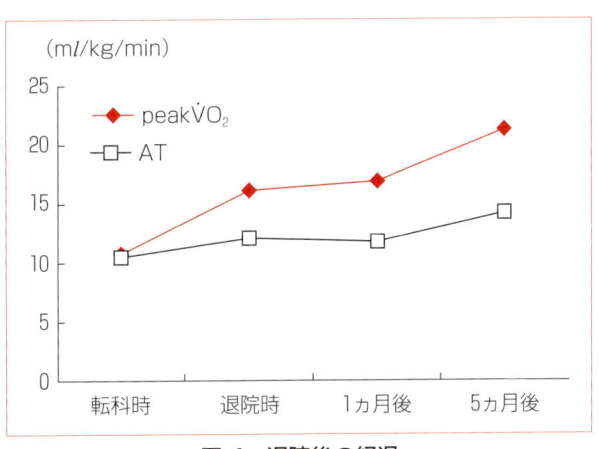

図4 退院後の経過

1）運動の可否判断

　運動器疾患が急性期の場合は運動療法を控える必要がある．運動の可否を整形外科医や理学療法士などに確認する．診察の際には，既往を有する関節の痛みや腫れなどをみて，炎症の有無を観察することが重要である．筋力低下や関節可動域の低下を伴い，その結果として歩行制限につながっていることも多い．

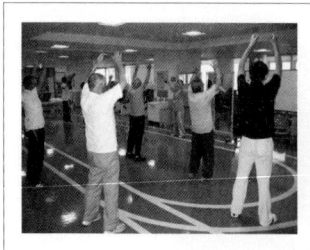

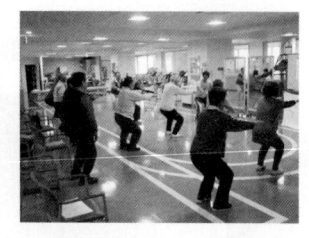

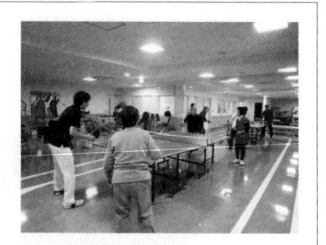

ストレッチ，太極拳，ウォーキング，卓球

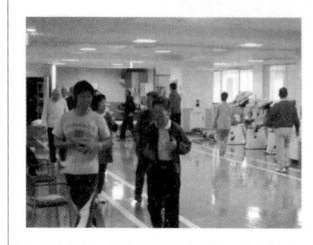

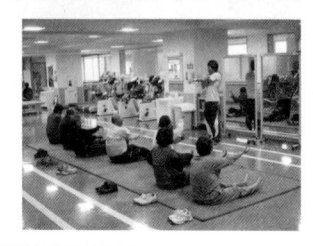

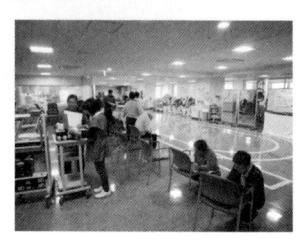

図5　維持期集団スポーツリハビリテーション

2)運動療法実施

運動中のほか，翌日以後にも痛みの出現を認めないか確認し，悪化の恐れがある場合にはその運動を中断して運動内容を再検討し，関節に負担のかからない運動方法を検討する．自転車エルゴメータの使用は，床反力が大きいトレッドミルと比較して関節負担が減るため推奨される．心リハは，主に歩行やエルゴメータを中心とした有酸素運動を行うのが通常であるが，膝や股関節，脊椎の疾患を有する患者では通常の心リハ患者のように漸増負荷によるCPXを行うことが難しく，個別にリハプログラムを検討する場合も多い．

3)心負荷への配慮

運動による痛みで血圧が上昇すると，心臓の過負荷につながるため注意を要する．少し弱めの負荷から開始し，過度な心負荷を避けるため，動作はゆっくり行わせたり，頻回の休みを入れたりして連続した長時間の動作は控える．心拍数，血圧，自覚的運動強度（Borg指数），自覚症状（痛み）などのチェックを行うが，特に運動中にも血圧をチェックするようにする．等尺性運動は血圧が上昇しやすいとされ，レジスタンストレーニングの際に注意を払うべきである．また，心電図モニターで不整脈の有無や運動時の心拍数上昇やST-T変化に注意する．

4)体重コントロール

脊椎，膝関節，股関節疾患いずれに対しても体重を減らして関節負担を軽減することは重要である．食事でのカロリー制限や指導を併用して行う．

リハの際には，心リハプログラムの中に運動器リハの視点を取り入れてメニューを組むことが望ましい．低体力者や高齢者には，早期からベッドサイドでの簡単なレジスタンストレーニングを実施することが重要である．また，運動器疾患の治療においてリハは有用な治療手段であるとされ，長期的な機能的予後に影響する．運動療法として筋力トレーニングは重要な位置づけで運動器疾患のすべてに適応があ

り，特に変形性膝関節症や腰痛には重要で効果が証明されている[4-6]．運動器疾患におけるリハの際には，免荷重，脱臼予防姿位，杖や装具の使用の要否も考慮する．

■ **まとめ**

心臓術後患者は術前の運動制限に加えて，術後の安静や創部痛，そして労作に対する不安感のために，身体活動が制限され運動耐容能は低下している．さらにCABGは虚血心筋の血流改善には貢献するものの，狭窄部位すなわち冠動脈硬化そのものにアプローチするわけではないので，冠動脈疾患の根治的治療とはいえない．したがって，術前の生活習慣をそのまま続けるならば，早晩再発は避けられず予後は不良となる．Sprecherら[7]は，CABG 6,428例を8年間（中央値）追跡し，術前の冠動脈硬化危険因子（肥満，糖尿病，高血圧，高中性脂肪血症）の保有数により予後が左右されることを報告し，特に女性に顕著であったとしている．上記4つの危険因子をもつ病態はdeadly quartet（死の四重奏）といわれているが，この症候群はインスリン抵抗性を本態ととらえる概念である．この報告から，危険因子の矯正が術後いかに重要かがわかる．ライフスタイルの是正をはかり，再発予防とQOLの向上を進め，予後の改善を目指すのがCABG後心リハの目的である．

■ **文献**

1) 牧田 茂，他：急性期特定病院における心臓リハビリテーションの位置付け—過去3年間の当科の実績から—．リハ医学 **38**: 1004, 2001
2) 今村貴幸，他：自重を用いた在宅レジスタンストレーニングが慢性期心疾患患者の運動耐容能に及ぼす効果．体力科学 **60**: 177-184, 2011
3) Nohara, R, et al: Cardiac sports rehabilitation for patients with ischemic heart disease. *Jap Circ J* **54**: 1443-1450, 1990
4) van Baar ME, et al: Effectiveness of exercise in patients with osteoarthritis of hip or knee: Nine months' follow up. *Ann Rheum Dis* **60**: 1123-1130, 2001
5) 黒沢 尚，他：変形性膝関節症に対するSLR訓練の効果—多施設RCTの結果．日整会誌 **79**: S9, 2005
6) 大橋弘嗣，他：変形性関節症に対する運動療法の中期成績．*Hip Joint* **29**: 663-667, 2003
7) Sprecher DL, et al: How deadly is the "Deadly Quartet"? A post-CABG evaluation. *J Am Coll Cardiol* **36**: 1159-1165, 2000

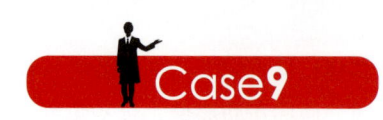

Case9
運動器疾患を合併した呼吸リハビリテーション患者への運動処方

■症例
女性，79歳．

■病名
間質性肺炎，シェーグレン症候群，腰椎圧迫骨折後，右足踵骨骨折後，多発肋骨骨折，左橈骨遠位端骨折．

■併存症
高血圧，糖尿病，脂質異常症，慢性腎不全．

■主訴
呼吸苦，歩行障害．

■現病歴
X年，CTで間質性肺炎を指摘され，KL-6，ANA高値も認めたため血液免疫科受診，シェーグレン症候群と診断された．徐々に労作時の息切れが増悪し，X+3年に在宅酸素療法（HOT）を導入した．X+5年10月，脚立より転落し右足踵骨隆起骨折受傷，整形外科でスクリュー固定術を施行した．術後1カ月で退院するも，労作時息切れ強く活動量が著しく低下し，ADLも介助を要するようになったため，リハ目的でリハ科（以下，当科）入院となった．筋力強化訓練や歩行訓練・ADL訓練など呼吸リハを進めた．3カ月間の入院にてADLは自立し，6分間歩行距離も158mから191mと改善，屋外歩行も自立され自宅退院となった．X+7年11月，階段より転落し当院へ救急搬送された．肋骨骨折，左橈骨遠位端骨折の診断にて保存的に加療（バストバンド固定，シーネ固定），受傷1週間後にリハ目的で当科へ転科となった．

■職業
無職．

■社会的背景・家族構成
妹と二人暮らし．

■現症・検査
身長147cm，体重44kg．下腿浮腫あり，左右差なし．

心音：清，心雑音なし．呼吸音：両肺呼吸音減弱，両下肺に捻髪音聴取．

血圧134/76mmHg，脈拍68/分（整）．呼吸回数24回/分，リズム整．SpO_2 96%（酸素1l/分経鼻下）．

肋骨固定バンド装着，左手関節シーネ固定．疼痛強く体動困難．

呼吸機能検査（X年入院時）：VC1.22L（%VC59.2%），%FEV1.0 59.2%，FEV1.0%：88.34%．

胸部CT：両側肺野胸膜下にすりガラス影，網状影が認められ，牽引性気管支拡張，容積減少を伴っている．

検尿：タンパク（-），糖（-），沈渣：異常なし．

RBC 358×10⁴/μl，WBC 4,900/μl，Hgb 10.3g/dl，Hct 34.7，PLT 27.5，AST 20 U/l，ALT 12 U/l，BUN 35 mg/dl，Cr 1.04 mg/dl，Alb 3.3 g/dl，TG 184 mg/dl，T-Chol l47mg/dl，LDL-C 76 mg/dl，HDL-C 37 mg/dl　CRP 0.4 mg/dl．

■薬物療法（内科的治療内容）
トラムセット®3T/3×，アイトロール®(20) 2T/2×，コニール2T/2×，バイアスピリン®1T 1×1，フルイトラン®0.5T/1×，ミカルディス®2T/1× メバロチン®1T/1×　パリエット®1T/1×

■経過
転科時は骨折部の疼痛が強く体動困難な状況であり，鎮痛管理に重点をおき，理

学療法はベッド上での下肢関節可動域訓練や筋力強化訓練から開始した．一般的に，多発肋骨骨折は呼吸リハの相対的禁忌となっているが，フレイルチェストがないことを確認したうえで，慎重に下肢訓練を進めた．画像検査や理学所見を確認しながら，筋力強化訓練，基本動作，歩行訓練へと進め，作業療法も追加した．歩行の不安定性があることからシルバーカータイプの携帯酸素を使用（図1），歩行訓練時は酸素2～3 l/分まで増やして運動量の確保に努めた．疼痛による呼吸困難感の増悪や活動量の低下を防ぐため，鎮痛薬はVASスケールを活用しながら漸減していった．左橈骨遠位端骨折後，手関節部の疼痛および手指のしびれ感が残存したが，リストサポートをしたうえで，巧緻動作訓練やADL訓練を進めた．疼痛の改善，歩行安定性の向上に伴い，応用歩行訓練や家事動作訓練も取り入れ，自己管理教育も行った．

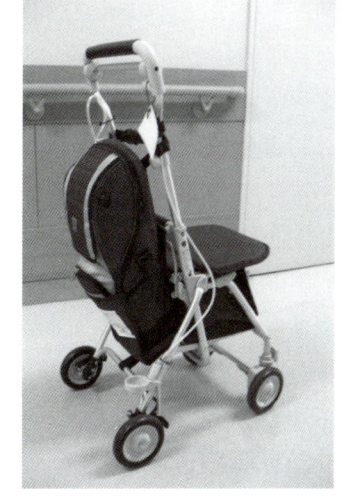

図1　シルバーカータイプの携帯酸素

■運動負荷試験

1）6分間歩行試験

a．1回目入院（左足骨折術後）

① 入院時：歩行距離158 m，SpO$_2$：100％（開始時）→94％（終了時）→99％（終了後3分），HR 73 bpm（開始）→108 bpm（終了）→80 bpm（終了3分），自覚症状：息切れBorg指数4，下肢疲労Borg指数6．

② 退院時：歩行距離191 m，SpO$_2$：99％（開始時）→90％（終了時）→99％（終了後3分），HR 57 bpm（開始）→108 bpm（終了）→64 bpm（終了3分），自覚症状：息切れBorg指数2，下肢疲労Borg指数3．

退院時には歩行距離，自覚症状ともに改善を認めた．

b．2回目入院（肋骨骨折，橈骨遠位端骨折後）

① 入院時は骨折加療急性期のため6分間歩行試験は施行せず．連続歩行距離は受傷1カ月で90 m，2カ月で180 mと徐々に延長していった．

② 退院時（受傷3カ月）の6分間歩行試験（酸素2 l/分下）

歩行距離246 m，SpO$_2$：100％（開始時）→92％（終了時）→99％（終了後3分），HR 75 bpm（開始）→121 bpm（終了）→92 bpm（終了3分），自覚症状：息切れBorg指数2，下肢疲労Borg指数1．

■リハビリテーションプログラム

当科では，慢性呼吸不全患者に対し運動療法・作業療法・酸素療法・薬物療法・食事療法からなる包括的な呼吸リハを実施している．本症例では，慢性呼吸不全に伴う筋力や運動耐容能低下に加えて，骨折後の疼痛や関節可動域制限による歩行障害やADL障害を認めた．運動療法では歩行・応用歩行の自立，筋力や運動耐容能の

向上を目指し，作業療法ではADLの自立，労作時の呼吸困難感軽減，耐久性の向上を目標とした．転落を繰り返した経緯から，医師や理学療法士による転倒予防指導を行い，医療ソーシャルワーカーと相談しながら自宅の環境調整を進めた．

1) 運動療法

運動療法はSpO_2低下や脈拍上昇に留意しながら，呼吸法や動作との協調を指導し，低負荷の運動から開始し徐々に負荷量を上げていった．骨折術後の右足関節背屈制限，歩行障害を認めたため，筋力強化訓練に加えて関節可動域訓練やバランス訓練も行った．歩行安定性の向上に伴いパルスオキシメーター装着にて自主歩行訓練を進め，活動量の向上を心がけた．患者さんの外出時の行動範囲から必要と考えられる屋外歩行訓練も実施した．

2) 作業療法

作業療法においては，橈骨遠位端骨折に対する上肢機能訓練・巧緻動作訓練とADL訓練を進めた．SpO_2や脈拍を確認しながらADL評価を行い，SpO_2低下をきたしにくい動作の工夫について指導した．携帯酸素の操作やシルバーカーのブレーキ操作についても繰り返し確認した．

■リハビリテーションの効果

3ヵ月間の入院で運動耐容能が向上し，ADLも自立した．在宅酸素療法の設定は受傷前と変わらず，労作時1l/分の酸素吸入で歩行・階段昇降も自立した．転倒予防教育も実施し，自宅退院後1年経過するが元気に外来通院している．

■リハビリテーションの注意点（特に重複障害のため配慮した点）

1) 疼痛管理

本症例では，拘束性換気障害があり元来運動時に低酸素血症をきたしやすい状態であった．さらに，骨折部の疼痛は運動を困難にするだけでなく，呼吸数や脈拍を増加させ，リハを進めるうえでの阻害因子となりうる．そのため，呼吸障害を有する患者には疼痛管理に重点をおくことがリハを円滑に進めるうえで重要となる．本症例では，急性期は持続硬膜外麻酔を用いて除痛し，NSAIDSやトラムセット®などの鎮痛剤内服に切り替えていった．

2) 酸素療法

運動時の低酸素血症は運動筋の酸素化障害に加えて，心拍数の増加，換気量の増大，呼吸困難の出現を伴い運動中断に至る場合が多い[1]．本症例では間質性肺炎による慢性呼吸不全にて骨折受傷以前も労作時に1l/分の酸素吸入をしていた．早期に離床を進め運動量を確保するために，運動時の酸素投与を2〜3l/分に増やして負荷強度を徐々に上げていった．

3) リハビリテーションプログラム

呼吸リハにおける運動療法の中止基準（**表1**）に従い，リハを進めていった．右足踵骨骨折術後のリハ入院時は，足関節の背屈制限もあり歩行バランスが低下していた．携帯酸素の運搬にシルバーカーを使用することで歩行が安定し，連続歩行距離も延びた．上肢動作は呼吸困難感をきたしやすいため，急性期は下肢の筋力強化

表1　運動療法の中止基準（文献2）より引用

呼吸困難感	Borg CR-10　スケール7-9
その他の自覚症状	胸痛，動悸，疲労，めまい，ふらつき，チアノーゼなど
心拍数	年齢別最大心拍数の85%に達したとき（肺性心を伴うCOPDでは65～50%），不変ないし減少したとき
呼吸数	毎分30回以上
血圧	高度に収縮期血圧が下降したり，拡張期血圧が上昇したとき
SpO₂	90%未満になったとき

訓練や立位訓練を積極的に行い，疼痛が落ち着いた段階で上肢へのアプローチを追加していった．

4）ゴール設定

骨折後のリハでは歩行やADLの自立をゴールとするのが一般的であるが，本症例では慢性呼吸不全もあることから，さらに運動耐容能の向上，労作時呼吸困難感の軽減，活動性低下予防を目標とした．また，転倒予防教育を行い，在宅酸素のチューブ類の確認など自宅環境を調整した．活動性を維持するために屋外歩行訓練を行い，安全面を重視し，携帯酸素の運搬をリュック型からシルバーカー型に変更した．

■日常生活指導

自己管理能力の向上に向けて，栄養指導，感染予防教育，服薬指導を行った．また，運動療法の継続に向けて，自宅でできる筋力強化訓練メニューを作成し，入院中に自主訓練として取り入れた．歩行スピードや休憩間隔を自身で調整できるよう，パルスオキシメーターを装着しながら自主歩行訓練を進めた．HOT使用の留意点についても再度確認した．転落を繰り返した経緯から高所作業は控えることとし，転倒予防教育や環境調整を実施した．

■その後の転帰・機能的帰結・最終評価

自宅退院後も定期的に当科外来に通院している．ADLは自立，携帯酸素ボンベを押しながら屋外歩行しており，退院後は転倒や外傷なく経過している．

■解説

1）本症例の特徴

間質性肺炎にてHOT使用中の患者が骨折受傷し，入院リハを行った1例である．呼吸器疾患患者は，労作時の呼吸困難感のために身体活動量が低下し廃用に陥りやすい．骨折や整形外科的手術後の安静臥床は，肺炎や深部静脈血栓症（DVT）などの合併症が発症するリスクとなり，早期からリハ介入し離床を目指すことが重要となる．本症例では拘束性換気障害によりもともと労作時にSpO₂が低下しやすい状態であったため，疼痛管理に重点をおいて早期に離床を進め，酸素投与量を調整しながら運動療法の負荷を上げていった．

2）運動器疾患と呼吸障害の重複による運動制限

慢性呼吸器疾患患者は筋力低下や運動耐容能の低下をきたしやすく，そこに運動器疾患による運動障害が加わると，さらに活動量が低下し廃用を進行させる．運動

表2 深部静脈血栓症の危険因子

事項	危険因子
背景	・加齢 ・長時間座位：旅行，災害時
病態	・外傷：下肢骨折，下肢麻痺，脊椎損傷 ・悪性腫瘍 ・先天性凝固亢進：凝固抑制因子欠乏症 ・後天性凝固亢進：手術後 ・心不全 ・炎症性腸疾患，抗リン脂質抗体症候群，血管炎 ・下肢静脈瘤 ・脱水・多血症 ・肥満，妊娠・産後 ・先天性iliac bandやweb，腸骨動脈によるiliac compression ・静脈血栓塞栓症既往：静脈血栓症・肺血栓塞栓症
治療	・手術：整形外科，脳外科，腹部外科 ・薬剤服用：女性ホルモン，止血薬，ステロイド ・カテーテル検査・治療 ・長期臥床：重症管理，術後管理，脳血管障害

循環器病の診断と治療に関するガイドライン（2008年度合同研究班報告）：肺血栓塞栓症および深部静脈血栓症の診断，治療，予防に関するガイドライン（2009年改訂版）．
http://www.j-circ.or.jp/guideline/pdf/JCS2009_andoh_h.pdf（2015年3月閲覧）

器疾患に伴う疼痛やしびれなどの症状は運動療法を進めるうえでの阻害因子となる．保存療法には，薬物療法や物理療法，運動療法，神経ブロック，装具療法などがある．筋弛緩薬や抗不安薬には呼吸抑制をきたすものもあり，重度の呼吸不全患者や高炭酸ガス血症を伴うCOPD患者などでは特に留意する必要がある．骨折手術や人工関節置換術などを待機的に行う際は，術前に呼吸機能を評価し，術前より呼吸訓練や廃用予防の訓練を進めておくことが円滑な離床につながる．

3）骨折・術後合併症と呼吸障害

骨折や人工関節置換術後のリハを阻害する合併症として，末梢神経障害や下肢DVT・肺血栓塞栓症が挙げられる．慢性肺疾患は肺血栓塞栓症の後天的危険因子に含まれ，下肢骨折や整形外科手術はDVTの危険因子となっている（**表2**）．DVT予防のためにも早期離床し，歩行訓練中心に下肢運動を開始することが重要である．発症前の心肺疾患の有無は，肺血栓塞栓症発症後の臨床症状や所見の程度に強く反映し，既往心肺疾患を有する症例では，より小さな塞栓でも重症化につながる[3]．慢性呼吸不全患者ではもともと呼吸困難感や低酸素血症があるために，肺血栓塞栓症の早期兆候が見過ごされる危険性があり注意を要する．臨床的に肺血栓塞栓症の可能性が高い場合には，D-ダイマー検査が陰性でも肺血栓塞栓症である確率は本疾患を否定できるほど低値にはならない．そのため，肺血栓塞栓症の可能性が高い場合は直接，診断を確定できる造影CT，肺動脈造影，肺シンチグラフィを施行することが勧められる（**図2**）．

4）呼吸器疾患と骨粗鬆症

慢性呼吸器疾患患者では，高齢，喫煙，ステロイド使用，ビタミンD不足，体重

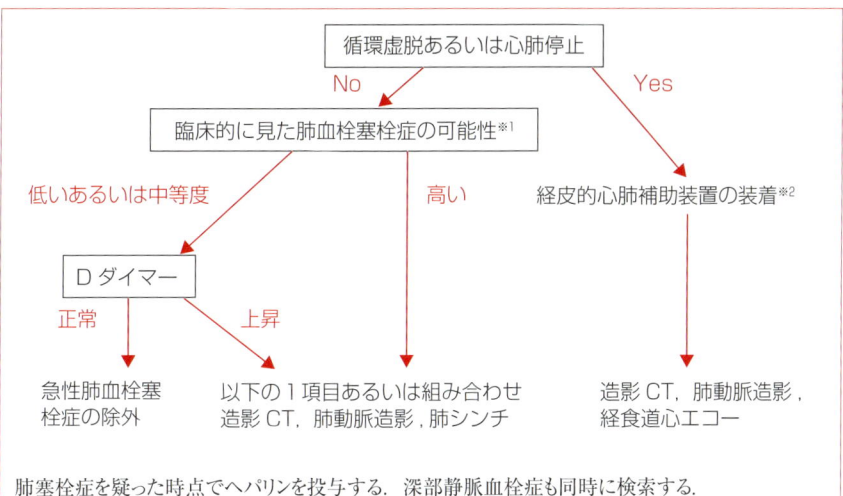

図2 急性肺血栓塞栓症の診断手順

循環器病の診断と治療に関するガイドライン（2008年度合同研究班報告）：肺血栓塞栓症および深部静脈血栓症の診断，治療，予防に関するガイドライン（2009年改訂版）．
http://www.j-circ.or.jp/guideline/pdf/JCS2009_andoh_h.pdf（2015年3月閲覧）

図中テキスト：
- 循環虚脱あるいは心肺停止
- No / Yes
- 臨床的に見た肺血栓塞栓症の可能性※1
- 低いあるいは中等度 / 高い
- 経皮的心肺補助装置の装着※2
- Dダイマー
- 正常 / 上昇
- 急性肺血栓塞栓症の除外
- 以下の1項目あるいは組み合わせ 造影CT，肺動脈造影，肺シンチ
- 造影CT，肺動脈造影，経食道心エコー

肺塞栓症を疑った時点でヘパリンを投与する．深部静脈血栓症も同時に検索する．
※1 スクリーニング検査として胸部X線，心電図，動脈血ガス分析，経胸壁心エコー，血液生化学検査を行う．
※2 経皮的心肺補助装置が利用できない場合には心臓マッサージ，昇圧薬により循環管理を行う．

表3 続発性骨粗鬆症の原因（文献5）より引用）

原発性骨粗鬆症と同様の骨代謝異常をもたらす原因は多彩である．これらの原因については，病歴聴取や診察ならびにスクリーニング検査などを駆使して，慎重に検討することが重要である．

1）内分泌性	副甲状腺機能亢進症，クッシング症候群，甲状腺機能亢進症，性腺機能不全など	
2）栄養性	胃切除後，神経性食欲不振症，吸収不良症候群，ビタミンC欠乏症，ビタミンAまたはD過剰	
3）薬物	ステロイド薬，抗痙攣薬，ワルファリン，性ホルモン低下療法治療薬，SSRI，メトトレキサート，ヘパリンなど	
4）不動性	全身性（臥床安静，対麻痺，廃用症候群，宇宙旅行），局所性（骨折後など）	
5）先天性	骨形成不全症，マルファン症候群	
6）そのほか	糖尿病，関節リウマチ，アルコール多飲（依存症），慢性腎臓病（CKD），肺疾患など	

減少，運動量の低下などの要因が骨粗鬆症のリスクを高める[4]．呼吸器疾患ではステロイドが多用されるが，ステロイドは主に骨形成を抑制して骨量を減少させ，続発性骨粗鬆症の一因となる（**表3**）．呼吸器疾患患者では，疾患そのものが骨粗鬆症のリスクであることを示す報告が多く，骨量の減少が原疾患によるものかステロイドによるものかは議論が分かれている．骨粗鬆症予防として，体重管理，栄養指導，運動励行，禁煙と過度の飲酒を避けることが勧められている[5]．薬物療法では，骨吸収抑制剤と骨形成促進剤が用いられる．骨吸収抑制剤としてビスホスホネート，カルシトニン，選択的エストロゲン受容体モジュレーター，女性ホルモンが，骨形成促進剤として副甲状腺ホルモンがあり，活性型ビタミンD_3も骨粗鬆症治療薬として使用される．骨粗鬆症性骨折の中で最も頻度が高いのが脊椎椎体骨折であり，本症例でも椎体骨折の既往があった．椎体骨折の既往は，将来の椎体骨折のリスクを

約4倍に高めるという報告がある[6]．椎体骨折が多発すると脊柱の後弯変形が強くなり，呼吸障害の悪化を招きやすく，骨折予防対策が重要となる．

5) 呼吸器疾患と転倒・骨折

COPDにおける転倒リスク要因として，四肢筋力やバランス能力の低下，活動量の減少，低栄養や認知機能低下が挙げられる[7]．また，HOTにおけるチューブ類のつまずきも転倒リスクとなる．

転倒予防のための運動介入のシステマティックレビューによれば，転倒予防に最も効果があったのはバランス訓練と十分な筋力訓練の組み合わせであった[8]．また，長時間歩行・速い歩行が骨折を減らすという報告もある．したがって，特に身体活動性が低下しやすい慢性呼吸不全疾患患者においては，活動量を維持することが転倒予防に重要であると考えられる．

■文献

1) 日本呼吸管理学会酸素療法ガイドライン作成委員会（編）：酸素療法ガイドライン．メディカルレビュー社，2006
2) 日本呼吸ケア・リハビリテーション学会呼吸リハビリテーション委員会ワーキンググループ（編）：呼吸リハビリテーションマニュアル─運動療法─第2版，照林社，2012：55
3) 循環器病の診断と治療に関するガイドライン（2008年度合同研究班報告）：肺血栓塞栓症および深部静脈血栓症の診断，治療，予防に関するガイドライン（2009年改訂版）．http://www.j-circ.or.jp/guideline/pdf/JCS2009_andoh_h.pdf（2015年3月閲覧）
4) Romma EA, et al: Osteoporosis in chronic obstructive pulmonary disease. *Expert Rev Respir Med* **7**: 397-410, 2013
5) 骨粗鬆症の予防と治療ガイドライン作成委員会：骨粗鬆症の予防と治療のガイドライン2011年版．ライフ・サイエンス出版，p108, 2011
6) Klotzbuecher CM, et al: Patients with prior fractures have an increased risk of future fractures: a summary of the literature and stasistical synthesis. *J Bone Miner Res* **15**: 721-739, 2000
7) Roig M, et al: Falls in patients with chronic obstructive pulmonary disease: a call for further research. *Respir Med* **103**: 1257-1269, 2009
8) Sherrington C, et al: Effective exercise for the prevention of falls: a systematic review and meta-anarysis. *J Am Geriatr Soc* **56**: 2234-2243, 2008

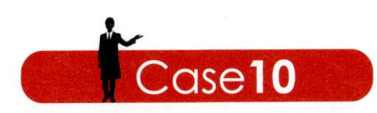

Case 10
下肢切断合併例の透析患者へのリハビリテーション

■症例
　61歳, 女性.

■病名
　糖尿病, 慢性腎不全（週3回血液透析中）, 透析アミロイドーシス, 閉塞性動脈硬化症.

■併存症
　慢性心不全, 脳梗塞後遺症.

■障害名
　腎臓機能障害, 歩行障害, ADL障害, 軽度左片麻痺, 心臓機能障害.

■既往歴
　高血圧, 第12胸椎圧迫骨折, 陳旧性脳梗塞（右視床, 橋右側）.

■主訴
　歩行困難.

■現病歴
　平成X年　糖尿病指摘.
　平成X+14年1月　糖尿病3症増悪, 強化インスリン開始.
　平成X+14年9月　血液透析導入.
　平成X+16年初頭　閉塞性動脈硬化症増悪.
　平成X+16年7月17日　右下腿切断術（他医にて）.
　平成X+16年8月27日　右下腿断端形成術（他医にて）.
　平成X+17年10月5日　当院へ転院.
　平成X+17年12月1日　断端再形成術.

■家族歴
　特記事項なし.

■職業
　主婦.

■社会的背景・家族構成
　夫, 娘と同居.

■現症・検査
　体重56.2 kg, 身長158.0 cm, 全身浮腫著明.
　血液データ：HbA1c 6.4%, BUN 54.6 mg/dl, CRE 8.15 mg/dl, Hgb 9.8 g/dl, Hct 31.4%, TP 5.9 g/dl, Alb 3.3 g/dl, PTH-インタクト 137 pg/ml, β2-MG 28.2 mg/l.
　心電図：I, aVL誘導で虚血所見（軽度）.

■薬物療法（内科的治療内容）
　パリエット®(10) 1T1×朝, パキシル®(10) 2T1×夕, リボトリール®(0.5) 4T1×眠前, アレグラ®(60) 1T1×眠前, センノサイド 4T1×眠前, テグレトール®(200) 1.5T3×, 炭酸カルシウム(500) 3T3×, キネダック® 3T3×, ロキソニン®2T2×, アローゼン®2P1×眠前, ペンレス®（透析日）, ホクナリン®テープ1日1枚

■経過
　全身状態不良, 断端の創状態不良が顕著であった. すなわち, 全身が溢水状態であり, 断端浮腫が著明であった. 耐久性と心肺機能が著明に低下していたため, まず, 全身状態の改善をはかり, 心肺機能を向上させることから開始した. 循環器系合併症を生じないように各種モニターを監視しながら負荷量のコントロールを行った. 基本的なリハは非透析切断患者に対するリハと同様である（後述の11項目に準じてリハを実施）. 特に健側の下肢・患側股関節周囲筋・体幹筋の筋力増強訓練を中心に行い, 車椅子操作訓練も行った. 工夫した点はいかに毎日リハを継続するかで

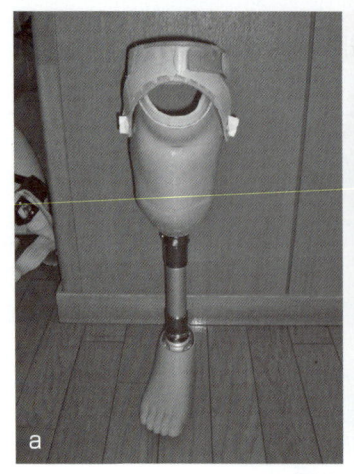

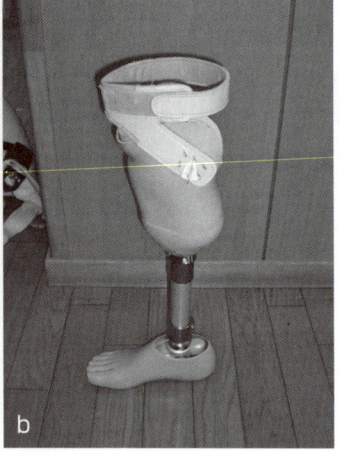

図1 義足
a：正面，b：側面

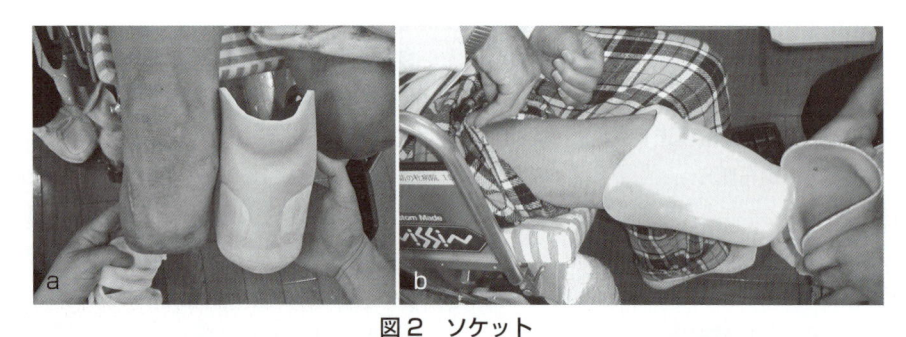

図2 ソケット
a：ソフトインサートと断端，b：アライメント調整（頻回に実施）

あった．そのため，午前中はリハ，透析は午後実施，また，透析中も可能なかぎりエルゴメータなどを利用して筋力増強をはかった[1]．在宅復帰願望を逆手にとり，移動能力向上すれば退院できると，意識づけを強く行った．

さらに，至適透析を実施して標準体重を徐々に落とした．減量に伴い，断端の浮腫が消失し皮膚のたるみが出現，再度断端形成術を実施した．術後より rigid dressing を行い，浮腫と出血を予防し透析前後や透析日・非透析日でも周径差が極力出現しないような工夫を行った．平行棒内での立位訓練，松葉杖の使用訓練も行った．創部が落ち着いた時点で義足作製（PTB，骨格構造，単軸足，PTB カフベルト）．ソケットの調整を必要に応じて頻回に実施．常に適合性を高めるように臨機応変に対処した（**図1，2**）．

次いで，プログラムを変更し，移動能力向上をはかり，住宅訪問を行って，トイレの改修と玄関前段差の解消を行った．断端処置も（自分で）弾性包帯をうまく利用して，虚血を生じないよう，かつ透析による浮腫を可能なかぎり軽減することで義足装着を可能にした．

本症例の目標としては室内義足歩行獲得，室外は車椅子併用の在宅復帰であり可

能なかぎりの ADL 自立と地域社会への再統合である．これは，外来通院する際の介助量軽減および自宅での（特にトイレへの）移動能力獲得を目指し，かつ，なるべく早期に退院をはかるためである．

断端再形成術後 3 カ月を要したが，最終的には心肺機能向上し室内義足歩行獲得，移動能力の向上がはかられ自宅退院，近医通院となった．また，陳旧性脳梗塞後遺症による軽度左片麻痺が残存していたが，右上肢をうまく利用することで代償した．

■アセスメント・運動負荷試験

まず全身状態不良からの脱却を念頭においた．入院当初は運動負荷試験を実施できるような状態ではなかった．

■リハビリテーションプログラム（詳細は別項参照）

全身耐久力向上訓練，呼吸訓練，四肢体幹筋力増強，関節可動域訓練，巧緻性訓練，基本動作・ADL 訓練，座位訓練，起居・移乗動作訓練，立ち上がり訓練，バランス訓練，歩行訓練．

■運動療法

運動メニューの作成および随時更新．

■患者教育

① 自己管理の徹底．
② 合併症のコントロール．
③ 至適透析の実施．
④ 体力・心肺機能維持向上．
⑤ 患者勉強会への参加．
⑥ わかりやすいインフォームド・コンセントの実施，リビング・ウイルの確認，延命治療意思確認など．

■週末外泊訓練および退院指導

外泊訓練の際，スタッフが同行し自宅訪問を実施．在宅に向けて問題点を抽出し，解決をはかった．

■退院後指導

遠方のため当院への通院は困難であり，近医へお願いした．在宅スタッフと情報共有して今後の本人指導をお願いした．

■リハビリテーションの効果

心肺機能の再調整がはかれ，体力向上・ADL 向上・QOL 向上を認めた．その結果，義足を使用しての歩行が確立し，在宅生活が可能となった．

■リハビリテーションの注意点（特に重複障害のために配慮した点）

まず，全身状態の安定を目的に心肺機能の向上をはかった．そのためには，十分な栄養を確保したうえで，至適透析を実施し，心負荷量を漸増した．本人・家族に対する自己管理教育も行い長期的な作戦を立てた．

■日常生活指導

理解力・ライフスタイルに合わせた患者および家族参画型の指導，定期的評価の

```
―生活かんりシート―

　　　　○○　○○　様

これから，自宅での生活がはじまります。
わからないことがあれば，なんでも
このノートに記入してください。

・息が苦しい
・胸が痛い・苦しい
・シャント音が聴こえない
・スリル（シャントの拍動）がわからない
・透析後，血が止まらない
・ご飯が食べれない
・吐き気がある
・こけた，怪我をした

このような，いつもと違う症状が出たら，
いつでもご相談ください。

透析後の体重　　56.2　kgです．
１日あき　　　　57.8　kgまで！
２日あき　　　　59.0　kgまで！
＊１日あきで透析後体重の３％
＊２日あきで透析後体重の５％を増量の目安に
　しましょう．
```

食事	食べ過ぎ，飲み過ぎには気をつけてください． 　生野菜・干物・ねり物は控えめにしてください． 　塩分（塩っけ）の多い物は控えめにしてください． 　水分は毎食湯のみ１杯を目安にしてください．（１日500ml）
整容	歯磨き・うがいは毎日行なってください．
入浴	透析日の入浴は避けてください． 　熱い湯に長く浸からないようにしてください．
お薬	お薬は忘れない様に飲んでください． 　日付け間違いがないように確認してください．
血圧	毎朝起きた時は忘れずに血圧測定を行いましょう． 血圧の値は必ずノートに記入してください．
その他：	・血圧が立って（立位）180以上ある時は当院までご連絡ください． ・朝起きた時，1時間以上横になった時には必ずバージャー運動 　を行って下さい．行わないと血圧が下がりやすくなります． ・散歩・買い物には１人で行かないようにしてください．

＜デイケアで行ってほしい運動＞　　＜自宅での運動＞
＊自主訓練（筋トレ・自転車）　　　＊筋トレ（パンフレット参照）
＊水中運動

図３　生活管理シート

実施とフィードバックを行った．
　指導した項目は以下となる．
　①栄養指導．
　②日常生活の管理：連絡ノート・生活管理シート作成（**図３**）．

■その後の転帰・機能的帰結・最終評価
　在宅生活を継続している．

■本症例の特徴
　心不全，脳梗塞後遺症を合併した下肢切断の透析患者である．通常，これほどの併発症をもつと車椅子レベルでのゴールが多いが，本症例は幸い厳密な内科的加療を実施し，体力を向上させたことで義足作製することができ，自宅でも使用可能となった．

■解説
　重複障害をもつ透析患者が増加している．切断のみを合併するのではなく，本症例のようにさまざまな障害を併発している透析患者が多数である．今後もさらに増加することが見込まれる．
　2013年12月31日時点での慢性透析患者数は31万4,180人であり，毎年約１万人ずつ増加している．近年，特に糖尿病由来（1998年から導入原因第１位）の患者と腎硬化症由来の患者が増え，社会問題となっている[2]．下肢切断合併例へのリハであるが，リハを論じる前に最低限必要なことは至適透析（**表１**）の実施である．すなわち，必要十分な透析が実施されて，かつ心肺機能の向上をはかることがリハ

表 1　至適透析のための理想的な目標（値）

> I. 心胸比 CTR：男性 50％以下，女性 55％以下
> II. 透析指標 kt/V：1.4 以上（十分な透析量の確保）
> III. 蛋白異化率 PCR：1.2 以上
> IV. 神経伝導速度 NCV：可能なかぎり正常範囲内
> V. 心エコーにおける機能（透析後）：左房径 40 mm 以下，左室拡張終末期径 45 mm 以下，左室駆出率 60％以上
> VI. 適切な（生体適合性の良い）透析膜の選択
> VII. 適切な透析液の作製
> VIII. 適切な透析条件の選択
> IX. 貧血の改善（Hgb 10 g/dl 以上，Hct 30％以上）
> X. TP 6.0 g/dl 以上，Alb 3.0 g/dl 以上，透析前 BUN 80 mg/dl 以下，透析後 BUN 35 mg/dl 以下
> XI. エネルギー摂取 35 kcal/kg/day 以上

の成功につながるといっても過言ではない．

下肢切断合併例における管理のポイントに沿って述べることとする．

1）至適透析の実施，体重コントロール，栄養状態改善

各項目における理想値を**表 1**にまとめた．この項目すべてを満たすような内科的コントロールが必須である．

2）原疾患のコントロール

透析患者における切断は，そのほとんどが糖尿病由来，もしくは閉塞性動脈硬化症である．まず，原疾患の病状コントロールが基本である．

3）心肺機能の再調整および向上

切断合併例の透析患者のほとんどは全身的な血管疾患の合併を認める．特に心肺機能が低下している場合が多く，心エコー，CPX などの心負荷試験を積極的に実施し，正確な心肺機能を評価して必要に応じて心血管造影や PCI 治療を行うことが望ましい．心肺機能の再調整を行わないと十分な切断のリハは実施できない．

4）リスク管理

特に心血管イベントを予防するリスク管理が大切であり，循環器系合併症の有無とそのコントロールがリハの成功に強く関与する．

5）適切な切断部位の選択

あらかじめ，血管造影などで切断部位を検討するが，最終的には術中の評価で決められる．その際，できることなら切断部位を評価する時点からリハ医がかかわることが望ましい．あらかじめ，リハの戦略が立てられるからである．

6）義足

まず義足作製適応の検討を行い，適応ありと判断された場合はできるだけシンプルな義足を作製する．この場合は，本人の義足への理解かつ自己脱着可能なことが必須である．具体的には，切断部位によって義足作製の可否を十分に検討しなければならない．術前の ADL，歩行状態，全身状態，退院後に想定される ADL，生活スタイル，環境などを総合して判断する．膝下切断か，膝上切断かで生じる義足歩行

の際のエネルギー消費率の違いも考慮する必要がある．現実的には膝上切断での義足歩行獲得は健常者の切断に比べてかなり困難である．病院内での訓練にとどまることも多い．ただし，その際でも車椅子の使用を目的とした訓練が十分に必要である．

7) 周径差のコントロール

切断部において透析日と非透析日に周径差が出現することが多いが，可能なかぎりその差を小さくする努力を行う．透析間における増量が多いこと，栄養状態（血中総タンパク値やアルブミン値にも影響される）の悪化，末梢循環不全などに起因する．義足作製をした場合は，毎日装着し，かつ，弾性包帯などを用いて浮腫のコントロールをしっかりと行い，せっかく作製したのに使用しないという事態は避けるべきである．

8) リハビリテーションの検討

切断側および非切断側下肢・上肢・体幹筋力増強訓練，移乗および移動能力の獲得，体位変換，ポジショニングなどの検討を要する．透析日のリハに関しては，透析後の疲労感が強く，なかなかリハの実施が困難なため，透析前（午前中および昼過ぎまでリハを実施して，その後透析を行う）や透析中（下肢エルゴメーターの使用がよい）に実施する．毎日実施することが大切である．また，上肢をトレーニングすることで「できるADL」および「しているADL」が増加する．非切断側の下肢や体幹の筋力を増強することで，自力で移乗できるようになる．移乗は移動するために最低限担保されるべき事項であり，自分で移動できることはそれだけで活動の場が広がることであるため，可能なかぎり移動能力獲得のためのリハを行う．自宅退院する際のキーポイントは1人でトイレに行けるか，である．入浴に関しては，デイサービス，デイケア，入浴サービスなどのほかの社会資源を利用すればよい．また，切断者では膝関節，股関節において屈曲拘縮を生じやすいので体位変換やポジショニングが大切である．

9) 自己管理教育（原疾患および自主訓練），日常生活指導

特に現在導入原因第1位である糖尿病そのもの（血糖コントロール，合併症コントロール）や透析に対しての自己管理教育が大切である．その中には食事指導，自主訓練，日常生活指導も含まれる．

10) 褥創予防，切断面の保護

切断のほとんどが糖尿病もしくは閉塞性動脈硬化症によるものであり，外傷は少ない．適切な切断面が選択されないと創傷部位の治癒が遷延することが多い．通常は，あらかじめ術前検査にて最適な切断面を考慮するが，術中所見（特に創部からの出血の程度）で変更することもある．創面での血流が十分に保たれないと創傷治癒が遷延する．この際は，いたずらに時間をかけて創処置を継続するよりも，新たにさらに中枢側での再切断を考慮したほうがよい．切断部位としては指，膝下（下腿），膝上（大腿）切断がほとんどを占める．基本的にdressingは自分で行うこと．血流評価を定期的に実施する．周径差のコントロールも大切な予防因子である．当

然，創を清潔に保つこと，弾性包帯の上手な利用，毎日義足を装着することが大切である．

11) 具体的なリハビリテーション

基本は非透析切断患者に対するリハと同じである．耐久性の低下に対しては，まず心肺機能の再調整を行ったうえで毎日リハを行うこと（透析中もリハ継続）．その重要性を自覚していただき，リハ継続のための工夫も必要である．そのための環境調整を行い，専属チーム（スタッフの協業）でリハを実施する．訓練プログラムとしては，下記のように通常の切断者と同じメニューを実施する．

a. 直後の断端創処置

下記のどの方法がよいかはケースバイケースで決定する．
① soft dressing：弾性包帯を巻いて断端を固定する方法．
② rigid dressing：ギプスソケットを作製し断端を固定する方法．
③ semirigid dressing：上記2方法の利点を生かした固定方法．
④ controlled environment treatment：環境制御による固定方法．

b. 拘縮予防

切断後の肢位に配慮する．中でも大腿切断での股関節の屈曲・外転・外旋拘縮に注意する．早期のリハを開始する．

c. 浮腫予防

透析間の増量，温度，義足の適合具合・装着方法などにより増強するので十分にコントロールする必要がある．このためには適切な弾性包帯を適切な方法で使用することがポイントである．熟練を要するが，最終的には患者本人が1人で巻けないといけない．弾性包帯は1日中装着し，義足もなるべく多くの時間装着することが大切である．

d. 義足装着前訓練

全身耐久力向上訓練，呼吸訓練，四肢体幹筋力増強，関節可動域訓練，巧緻性訓練，基本動作・ADL訓練，座位訓練，起居・移乗動作訓練，立ち上がり訓練（健脚起立訓練），バランス訓練，片足跳び訓練，歩行訓練など．

e. 早期義肢装着訓練

上記の訓練を続行するが，特にADL訓練が大切である．最終的にはどの程度の実用性を目指すかが問題となる．

f. 断端の衛生保持

断端の清拭（透析日），入浴（非透析日）を行う．ソケットは毎日洗浄，断端袋は毎日交換する．断端の観察を毎日注意深く実施する．

g. 環境調整

物的・人的な環境調整が大切である．

12) 文献的考察

透析患者では下肢切断率が2%であり，中でも糖尿病性患者は5%といわれている[3]．義足作製後，装着部位の傷を生じさせないようなケアは当然であるが，反対側

へも荷重負荷がかかるため，機械的な圧迫により反対側の足壊疽を生じないように十分なケアも必要である．

透析患者の活動性は同世代に比べると低く，最大酸素摂取量は健常者の50％程度，身体活動量は40％程度，運動耐容能は50％程度である[4]．これらの原因の1つとして乳酸アシドーシスの遷延状態が挙げられる．疲労感が強く持続し，運動継続の支障になっている[5]．

低負荷の運動強度でも，腎性貧血に起因するミトコンドリアに供給される酸素量が低下し，容易に乳酸生成が増加する嫌気性代謝閾値（AT）レベルを超えてしまう．このため，最低限のADL動作でも疲労が蓄積する運動強度となり，身体活動量が低下，筋肉量も低下するという悪循環に陥ってしまう[6]．

現実的な日常生活を考えると，実際は最低限通院のための移動能力とトイレへの移動能力を保つことができればよい．そのためには，①なるべく軽量でシンプルな構造の義足を作製すること，②義足への理解を十分に深め，自己脱着を可能にし，かつ毎日装着して使用すること，③使用するための環境調整を行うこと，④協業に長けた専属チームを配置して最大限義足を利用すること，⑤透析前後に伴う周径差をなるべく少なくすること，そのためには患者教育（食事や増量に関して）を徹底して行い，なるべく透析1回あたりの除水量を減らす工夫を行うこと，また，栄養状態の改善をはかること，⑥透析後はなかなかリハが実施できないので，透析前もしくは透析中にリハを継続（下肢エルゴメータの利用など）し，廃用症候群を可能なかぎり防止すること，⑦断端に傷をつくりやすく治りにくいため保護に注意すること，が大切である．原疾患である糖尿病や閉塞性動脈硬化症そのもののコントロールは必要最低条件である．

血液透析そのものは主として大循環系の血液の浄化を行っているが，透析中の運動療法により，末梢血流を豊富にすることでより透析効率が向上する可能性が示されている[7]．

実際にOta[8]やHeiwe[9]らは透析患者においても運動を行うことで下肢筋力や移動能力の向上は可能であり，最大酸素摂取量も増加したと報告している．

また，紅露[10]や山崎[11]は非透析日のみの15～30分の運動で循環器系に改善がみられ，運動療法の効果があらわれると報告している．透析導入前の不全期において安静をはかり，みかけ上の腎機能低下を遅らせ導入時期を延ばしても，長期的な予後や廃用症候群に陥る危険性を考えると無用な安静は必ずしも好ましくないと考えている．

両側下腿義足患者のエネルギー消費率は正常肢患者に比べると約123％である[12]．歩行能獲得に際して合併症の有無（特に循環器系）が重要であり，義足歩行訓練そのものが心肺機能維持のために，ひいては長期的なQOLおよびADLの維持のために必要と思われる．また，動機づけにもプラスの方向に働くと思われる．透析患者では易疲労感が強く精神的なストレスも大きいが，わずかなADLの改善でも大きな喜びとなることがある．

及川ら[13]は，血液透析患者の下肢切断症例は2年生存率が50%以下と報告しているが，これらの大きな要因として冠動脈病変の有無が重要である[13].

金[14]は糖尿病性腎症透析患者の下肢切断において虚血性心疾患の合併は実に62%に及ぶと報告した．定期的に心臓超音波検査を行い，必要に応じてCPX，心カテを実施，常に心機能をチェックすることが生命予後改善につながると思われる．心臓超音波は手軽でかつ非浸襲的な検査であり，得られる情報が多いので有意義である．

■文献

1) 上月正博：透析患者の栄養治療としてのリハビリテーション・運動療法．栄養 **25**: 361-366, 2008
2) 日本透析医学会統計調査委員会：図説わが国の慢性透析療法の現況（2013年12月31日現在）．日本透析医学会, 2014
3) 新城孝道：糖尿病腎不全透析患者と足病変．Angiol Front **2**: 41-47, 2003
4) Painter P, et al: Exercise capacity in hemodialysis, CAPD, and renal transplant patients. Nephron **42**: 47-51, 1986
5) 松嶋哲哉：透析患者の運動療法．日本透析医会雑誌 **23**: 349-356, 2008
6) 谷口興一：エリスロポエチンと血液レオロジー──真空採血管粘度計の開発と臨床応用．循環制御 **14**: 41-49, 1993
7) 江口 圭，他：新しいHDF療法（間歇補液HDF）の考案とその臨床効果．透析会誌 **40**: 769-774, 2007
8) Ota S, et al: Exercise rehabilitation for elderly patients on chronic hemodialysis. Geriatr Nephrol Urol **5**: 157-165, 1996
9) Heiwe S, et al: Twelve weeks of exercise training increase muscle function and walking capacity in elderly predialysis patients and healthy subjects. Nephron **88**: 48-56, 2001
10) 紅露恒男：透析患者の運動機能障害と対策──運動療法の適応と禁忌．腎と透析 **44**: 665-669, 1998
11) 山崎裕功：透析患者の健康維持と対策──治療上の問題点と対策──運動療法とリハビリテーション．腎と透析 **42**: 903-907, 1997
12) Steinberg FU: Prosthetic rehabilitation of geriatric amputee patients; a follow-up study. Arch Phys Med Rehabil **66**: 742-745, 1985
13) 及川道雄，他：透析患者の大腿または下腿切断の治療成績の検討．中部整災誌 **45**: 631-632, 2002
14) 金 昌雄：糖尿病性腎症透析患者の下肢切断．腎と透析 **36**: 19-23, 1994

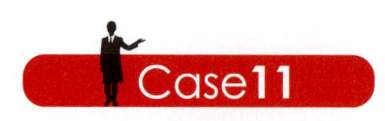

Case 11
腎臓障害のある心不全例へのリハビリテーション

■症例
男性，29歳．

■病名
高血圧性心疾患．

■併存症
慢性腎臓病（CKD），ステージ5（良性腎硬化症の疑い）．

■主訴
高血圧性心疾患による慢性心不全の維持期リハ．

■現病歴
生来健康で検診でも検尿異常や高血圧など異常を指摘されたことはなかった．X－4年（25歳時）に感染を契機に心不全で入院．入院時に高血圧（収縮期血圧200 mmHg以上，眼底出血あり）で，心臓超音波検査では左室拡張末期径（LVDd）/収縮末期径（LVDs）61/45 mm，左室駆出率（EF）32%，左室全体の壁肥厚を認めたため，高血圧性心疾患および良性腎硬化症によるCKDステージ4（Cr 2.27 mg/dl）と診断された．以後，外来通院していたが，X－3年からの2年間は通院を自己中断し治療は断続的であった．そのため，血圧コントロールは不良で慢性心不全の急性増悪で入退院を繰り返していた．X－1年12月より定期的に通院するようになったが，X年4月（29歳時）にCKDステージ5（Cr 4.3 mg/dl）まで進行し腎臓内科を受診，教育目的に入院した．

■家族歴
母：甲状腺がん．

■職業
無職．

■社会的背景・家族構成
運動歴なし．母親と2人暮らし．喫煙なし．アルコール摂取：ビール350 ml/週に2回．

■現症・検査
身長169.6 cm，体重80.3 kg，BMI 27.2．下腿浮腫なし．心音：清，心雑音：駆出性収縮期雑音LevineⅡ/Ⅵ，呼吸音：異常なし．右上腕血圧183/120 mmHg，左右上下肢血圧有意差なし，脈拍68/分（整）．CTR 49.3%，心電図：洞調律，HR 63 bpm，LVH（+）．

検尿：タンパク（3+），糖（+），沈渣：円柱：硝子（+）顆粒（+）．尿中βJP（－）

血液検査：BUN 49.9 mg/dl，Cr 5.97 mg/dl，eGFR 10 ml/min，BNP 111 pg/ml，RBC 376×10^4/μl，WBC 4,320/μl，Hgb 11.5 g/dl，Hct 34.7%，PLT 21.3×10^4/μl，AST 14 U/l，ALT 14 U/l，γGTP 16 U/l，LDH 205 U/l，UA 9.7 mg/dl，TP 5.7 g/dl，タンパク分画：Mタンパク（－），TG 111 mg/dl，T-Chol 179 mg/dl，LDL-C 96 mg/dl，HDL-C 56 mg/dl，HbA1c（JDP）4.9%，FBS 85 mg/dl．

心臓超音波検査：LVDd/Ds 63/50 mm，EF 53%，LAD 47 mm，心室中隔厚12 mm，左室後壁厚11 mm．冠動脈MRI：冠動脈狭窄は認めず．腎動脈エコー：狭窄は認めず．

■薬物療法（内科的治療内容）
シルニジピン20 mg/日，バルサルタン160 mg/日，ビソプロロール5 mg/日，ポリスチレンスルホン酸カルシウム5.17 g/日

■経過
教育入院中に監視下で心臓リハを開始，自宅退院後も監視下に外来リハを行い，

以後は法人内の関連施設にて非監視下維持期リハを施行した．

■アセスメント・運動負荷試験

入院時に自転車エルゴメータによる心肺運動負荷試験（CPX）を施行した．症候限界で終了し安静時血圧 180/111 mmHg，安静時心拍数 61 bpm，嫌気性代謝閾値（AT）の心拍数 96 bpm，AT 10.2 ml/kg/min（2.91 METs），最高酸素摂取量（peak $\dot{V}O_2$/kg）14.3 ml/kg/min（4.08 METs），AT および peak$\dot{V}O_2$ は 57％，44％ と低値であり，運動耐容能は低下していた．負荷中の最高血圧は 201/119 mmHg と高値で AT での血圧も 190/100 mmHg と高値であった．虚血を示唆するような心電図変化は認めなかった．

■リハビリテーションプログラム

CKD 教育入院中に監視下リハを開始し，以後 5 カ月間は当外来で監視下リハを継続した．当院でのリハ終了後には法人内の関連施設のフィットネスで運動療法を継続した．フィットネスは院内のスタッフと連携しており，直接運動処方を指示でき，また病院内の電子カルテを参照できるため，患者の状態や指導内容，血液検査結果や治療方針の変更なども確認することができる．

1）運動療法

前述の CPX により運動処方を作成した．運動療法の内容はストレッチおよび有酸素運動，筋肉トレーニングを施行した．本症例では，有酸素運動は AT レベル 50％ の低強度の運動処方とし筋力トレーニングは軽負荷 20RM で設定した．自転車エルゴメータを主体とした監視下運動療法を 1 回 40 分（ウォームアップ，クールダウンを含む），入院中は週に 6 回施行した．

2）患者教育

栄養指導を中心にカロリー 1,800 kcal・塩分 6 g 未満・カリウム 1.8 g 制限の食事指導を中心に母親・本人に指導した．特に塩分制限を重視した指導とし，タンパク制限については 55 g で指導したがエネルギー量をキープすることを優先した．アルコールはビール 350 ml/週に 2 回を許可した．

3）退院後指導

退院後は 1 カ月ごとに腎臓内科外来で日常生活・疾患についての問診，採血，診察，栄養指導を行い，当院で週に 2 回，監視下運動療法を行うこととした．退院後は 3 カ月ごとに CPX を行い運動処方を見直す方針とし，電子カルテで腎臓内科主治医，循環器科主治医，管理栄養士，リハスタッフが情報を共有することとした．本症例では血圧コントロールが重要であるため，自宅でのトレーニングは有酸素運動（散歩）を中心にし，筋肉トレーニングは基本的に病院での監視下のみとし日常生活でも努責を避けるように指導した．

■リハビリテーションの効果

X 年 7 月（運動療法開始 3 カ月後）に CPX を施行した．AT は 10.2 ml/kg/min（2.91 METs）→11.6 ml/kg/min（3.33 METs），peak$\dot{V}O_2$ は 14.3 ml/kg/min（4.08 METs）→19.8 ml/kg/min（5.66 METs）に改善した．

体重は 80.3→75.3 kg, BUN 49.9→63.8 mg/dl, sCr 5.97→4.62 mg/dl, eGFR 10→14 ml/min, Ccr 20.7→25.1 mL/min と悪化は認めなかった．

■リハビリテーションの注意点（特に重複障害のため配慮した点）

1) 心血管系の評価

運動療法を開始するにあたり，リスク管理として心血管系の評価は重要である．具体的な評価項目としては，① 冠動脈，② 頭部および頚動脈，③ 下肢動脈，④ 腎動脈，⑤ 不整脈の有無である．冠動脈は冠動脈 MRI，頭頚部血管は頭部 MRI および頚動脈エコー，下肢動脈・腎動脈はエコーで評価し，いずれも異常は認めなかった．不整脈は，ホルター心電図および心肺運動負荷試験で安静時および運動時の不整脈は出現しなかった．そのほか，ABI（Ankle Brachial Pressure Index）・眼底検査など全身の動脈硬化性変化について評価した．

2) 今後の腎障害の治療方針

運動療法を実施するにあたり「今後，維持透析を導入するのか？　保存的にみるのか？」は事前に確認しておくべき事項である．本症例では腎臓内科主治医より本人および家族に十分に説明を行い，透析導入もしくは腎移植の方針となった．

3) 腎性貧血

腎障害患者では腎性貧血を合併していることが多く，心不全患者では心不全増悪因子となる．貧血の程度により，運動療法の休止や運動中の酸素吸入も検討した．

4) 腎臓内科主治医との連携

本症例は，循環器科および腎臓内科で管理を行った．循環器科では主に心不全管理および運動処方を担当し，腎臓内科主治医は管理栄養士との連携，日常生活の問診および教育，採血，処方を担当した．運動処方変更時により腎機能が悪化した場合や運動中の血圧コントロールが不良の際には，内服薬の変更や運動指導の強化など連携して対応した．

5) 栄養士との連携

過度のタンパク制限に伴うエネルギー不足や夏期の食欲不振・脱水など腎機能に与える食事の関与は大きく，密に連絡をとり一律した栄養指導ではなく患者の生活背景を常に配慮した栄養指導を行った．

6) 運動療法・レジスタンストレーニング

本症例の原疾患は高血圧性心疾患および良性腎硬化症であり，血圧上昇が最も重要なリスクであった．したがって，安全面を考慮し，CPX の AT レベルの 50％で運動処方を行った．また，導入時にはモニターでの監視下運動療法とした．レジスタンストレーニングについては 20RM と軽負荷で開始したが，若年男性ということもあり，退院後にレジスタンストレーニングを重負荷で怒責する傾向があり一時的に腎機能悪化・血圧上昇を認めたため，繰り返し軽負荷でのトレーニングを指導した．

■日常生活指導

3～6 カ月ごとの運動処方の見直しと特にレジスタンストレーニングを中心にした運動指導，腎臓内科主治医・栄養士による 1 カ月ごとの日常生活指導・栄養指導

を中心に施行した．指導の具体的な内容としては運動の確認や規則的な生活をしているか，減塩の遵守，怒責のリスクについて繰り返し説明した．また，今後の不安（透析導入など）も傾聴し精神的支援を腎臓内科主治医が行った．

■その後の転帰・機能的帰結・最終評価

維持期リハを合計約1年間継続し，X＋1年にはATは11.6 ml/kg/min（3.33 METs），peak$\dot{V}O_2$は23.0 ml/kg/min（6.58 METs），ATおよびpeak$\dot{V}O_2$は67%，73%に改善した．$\dot{V}E/\dot{V}CO_2$ slopeは運動療法開始前より29.5→26と低下した．安静時血圧は140/100 mmHg台に安定，BMIも27.9→27.1と減少した．リハ中の心不全増悪は認めなかった．フィットネスを利用することにより生活が規則的になり，運動習慣の獲得も得られた．また，疾病管理意欲が高まり，食事も自身で調理するようになった．X＋2年に維持透析を導入，今後は腎移植を施行する予定である．

■解説

1）本症例の特徴

若年高血圧性心疾患と良性腎硬化症によるCKDを合併した症例である．CKDは① 尿異常，画像診断，血液，病理で腎障害の存在が明らか，特に0.15 g/gCr以上のタンパク尿（30 mg/gCr以上のアルブミン尿）の存在，② eGFR＜60 ml/分/1.73 m^{2}の①②のいずれか，または両方が3カ月以上持続するものと定義されている[1]．重症度は原疾患・GFR区分・タンパク尿を合わせたステージにより評価される[1]（p423，表1参照）．本症例はCKDG5A3にあたり末期腎不全と評価した．CKDは心血管病の発症，冠動脈疾患，心筋梗塞，心不全，心房細動，脳血管障害，入院，心血管病による死亡および全死亡のリスクを高める[2]．一方，慢性心不全患者は高頻度にCKDを合併し，CKDは慢性心不全患者の独立した予後危険因子であることが報告されている[3]．リハを行う際には，慢性心不全とCKDはお互いの病態を悪化させ，予後を増悪させる可能性があることを認識し多面的にアプローチする必要があり，運動耐容能低下とフレイル（frailty）を予防することがリハの目的であると考える．

2）リハビリテーションを行いフレイルの予防することが腎機能障害患者の生命予後改善につながる

フレイルとは筋肉量や栄養状態以外に移動能力，運動能力，バランス，運動処置能力，認知機能，持久力，活力の低下，疲労感，薬の服用などさまざまな身体面・精神面の要素を含んだとらえ方[4]で，その定義・診断基準はまだコンセンサスが得られていないが[4,5]，Friedら[6]が提唱した定義では，① 体重減少，② 疲労感，③ 活動度の低下，④ 歩行速度，⑤ 筋力の5項目で評価されている（表1）．透析導入時には約80%の患者がフレイルを合併しており，生命予後と関連するとの報告がある[7]．また，慢性心不全患者では血液の循環が滞るため，緩やかに低栄養状態が進行し，また骨格筋量も低下していく．末期には「心臓悪液質」といわれる高度の低栄養とるい痩が著しい状態に陥る．腎機能障害でも代謝性アシドーシスや筋内アンギオテンシンⅡの増加による筋タンパクの分解[4]などによる筋量の低下（サルコペニア）とPEW（Protein-Energy Wasting，表2）による低栄養状態となりやすく，両

表1　frailtyの評価法（文献6）より引用）

項目	定義
①体重減少	4.5kg/年の減少
②疲労感	自己評価：1）先月より疲れやすくなった，2）ここ1カ月弱くなった
③活動度の低下	簡易版ミネソタ余暇活動質問票で活動度を評価
④歩行速度	（男性）身長173cm以下7秒以上，173cm以上6秒以上
（15フィート＝4.57M歩行）	（女性）身長159cm以下7秒以上，159cm以上6秒以上
⑤筋力（握力）低下	（男性） BMI　　　　～24　　　24.1-26　　26.1-29　　29～ 握力（kg）　29以下　　30以下　　　30以下　　32以下 （女性） BMI　　　　～23　　　23.1-26　　26.1-29　　29～ 握力（kg）　17以下　　17.3以下　18以下　　21以下

5項目のうち1～2項目が該当するとpre-frailty，3項目以上でfrailtyと診断する

表2　Protein-Energy Wasting（PEW）の診断（文献4）より引用）

	定義
血液生化学	血清アルブミン＜3.8g/dl 血清プレアルブミン（トランスサイレチン）＜30mg/dl（維持透析患者のみ） 血清コレステロール＜100mg/dl
体格	BMI＜23kg/m² 体重減少（減量をせず）3カ月で5%，6カ月で10% 体総脂肪率＜10%
筋肉量	筋肉量の減少　3カ月で5%，6カ月で10% 上腕筋周囲径の減少（50パーセンタイルより10%の低下） クレアチニン産生量
食事量	食事療法をしない状況でタンパク質摂取量が＜0.8g/kg/日が2カ月以上（維持透析患者），＜0.6g/kg/日（ステージ2～5のCKD） 食事療法をしない状況でエネルギー摂取量が＜25kcal/kg/日が少なくとも2カ月以上

者が同時に存在する場合，筋肉量の低下と低栄養は一層進行しやすいと考えられる．心不全・腎機能障害患者は塩分・飲水制限を中心にした食事療法が必要となり，腎機能障害患者ではタンパク質，リンなどがさらに制限を求められる．

　リハにて運動療法を行う場合には，このような栄養障害と筋力低下がベースにあることを念頭におき，栄養指導では運動療法を行っていることを念頭において指導を行う必要がある．本症例では最終的には維持透析・腎移植に至ったが，リハを介して本人の疾病管理意欲や健康的な生活習慣を得ることができた．心不全を合併したCKD患者の場合，心不全のために透析導入をできない場合もある．「病気を悪化させない」ことを求めるあまり，患者個々の背景を考慮せず，過度の運動制限，食事制限を行えばかえってフレイルを助長させることとなり，生命予後を増悪させることになりかねない．維持透析導入例では透析中の長時間安静によって，透析非導入例では前述した筋力低下の進行によって，運動耐容能低下・フレイルが出現している症例が多く[7]，リハには患者個々に合わせて早期から包括的にサポートを導入

することにより運動耐容能低下・フレイルを予防し，生命予後を改善させる可能性がある．

■文献

1) 日本腎臓学会（編）：CKD診療ガイド2012．日腎会誌 **54**：1031-1189，2012
2) 日本腎臓学会（編）：エビデンスに基づくCKD診療ガイドライン2013．日腎会誌 **55**：581-860，2013
3) Hamaguchi S, et al: Chronic kidney disease as independent risk for long-term adverseoutcomes in patients hoapitalized with heart failure in Japan: Report from the Japanease Cardiac Registry of Heart Failure in Cadiology (JCARE-CARD). *Circ J* **73**: 1442-1447, 2009
4) 日本腎臓学会（編）：慢性腎臓病に対する食事療法基準2014年版．日腎会誌 **56**：553-599，2014
5) 日本老年医学会：フレイルに関する日本老年医学会からのステートメント
http://www.jpn-geriat-soc.or.jp/ (Accessed 2014 Sep 29)
6) Fried LP, et al: Frailty in older adults: evidence for a phenotype. *J gerontol A Biol Sci Med Sci* **56**: M146-156, 2001
7) Bao Y, et al: Frailty, dyalysys initiation, and mortality in end-stage renal disease. *Arch Intern Med* **172**: 1071-1077, 2012

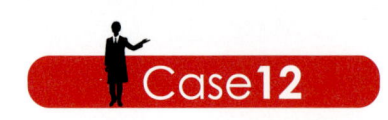

Case 12
摂食嚥下障害合併例への呼吸リハビリテーション

■症例
男性, 82歳.

■病名
COPD, 誤嚥性肺炎.

■併存症
前立腺肥大症.

■主訴
呼吸困難, 発熱, ムセ.

■現病歴
X−5年より坂道, 階段で呼吸困難を自覚しCOPDと診断, X−3年よりCOPD増悪での入退院を繰り返していた. X−1年頃より食事中にムセを認めるようになった. 同年HOT (経鼻1.5 l/min) を導入. X年8月15日に誤嚥性肺炎およびCOPD急性増悪にて入院, II型呼吸不全を認めICUにてNPPV管理となった. 抗菌薬, 気管支拡張薬, ステロイドでの加療がなされ, 経管栄養が導入された. 呼吸リハを入院当日より行い体位管理, 排痰, 早期離床などを継続して実施. 8月24日にNPPVを離脱しICU退室. 一般病棟でもベッドサイドでの呼吸リハを継続したが, 入院前と比較してADLの低下や労作時呼吸苦の悪化あり, 9月6日リハ科に転科となった. 入院前の活動は屋内が中心, 動作時の呼吸困難にて臥床がちの生活であった.

■家族歴
特記事項なし.

■職業
無職 (X−5年前までは農業に従事).

■社会的背景・家族構成
妻, 長男家族と同居 (6人家族), 喫煙:20歳から, 20本/日×62年 (current smoker).

■現症・検査
身長150 cm, 体重38 kg, BMI 16.8, SpO_2 95% (2.0 l O_2), 血圧98/50 mmHg, HR 88/分, BT 36.6℃, 意識:清明, 心雑音:なし, 脈:整, 呼吸音:呼吸音減弱あり, 咳嗽で喀痰の喀出は困難, るい痩あり, 下肢筋力MMT3, 反復唾液のみテスト (RSST) 2回, 水飲みテストでムセを認めSpO_2 (2.0 l O_2) 95→90%に低下, 経鼻胃管挿入あり, 上肢筋力 右12.2 kg, 左11.3 kg.

胸部レントゲン:CTR 40%, 肺過膨張を示し横隔膜は平底化, 滴状心.

心電図:肺性P波あり.

血液ガス (2.0 l O_2): pH 7.375, pCO_2 52.8 Torr, pO_2 56.7 Torr.

血液検査:Alb 2.4 g/dl, CRP 3.3 mg/dl, WBC 10,190/μl.

呼吸機能検査:VC 1.15 l, %VC 42.1%, FEV_1 0.55 l, %FEV_1 33.3%, FEV_1/FVC 62.5%, RV 3.86 l (244.3%).

■薬物療法
スピリーバ (18) 1日1回2吸入, ムコダイン (250) 3T3×, クラリシッド (200) 1T1×, ルプラック (4) 2T1×, ファモチジン細粒 (10) 2包2×.

■経過
嚥下障害にも配慮した呼吸リハを8週間行った. 労作時の呼吸困難は改善し, 3食経口摂取にて自宅退院となった.

■アセスメント・運動負荷試験
GOLD III期 (%FEV_1 33.3%), 呼吸困難度 mMRC 3, 6分間歩行距離は杖歩行で

320 m，SpO₂ 96→88％（O₂ 2.0 l），HR（bpm）88→120，Borg CR-10 スケールで呼吸困難は安静時 3，終了時 6，下肢疲労感は安静時 2，終了時 6．

■リハビリテーションプログラム

　COPD 患者では嚥下障害を認めることが多く[1]，誤嚥性肺炎は急性増悪の原因にもなるため，嚥下障害にも配慮したリハプログラムが必要となる．呼吸リハはいうまでもなくチーム医療であり，専門の医療スタッフに加えて，患者や患者を支援する家族も参加して行われる．介入形態は施設の規模やスタッフのパワー，教育対象の人数など種々の状況を考えながら最適な形式を選択して行うが，本症例では 8 週間の入院型プログラムを行った．

　従来呼吸リハは，嚥下リハの重要な補助療法として位置づけられていた．しかし，最近では呼吸訓練が嚥下機能を改善するという報告もあり，嚥下リハにおいて呼吸訓練の重要性がこれまでにも増して比重を高めている．また呼吸リハは，その中核である運動療法に加えて，薬物療法，食事療法，患者教育，カウンセリングなどをセットにした「包括的呼吸リハ」として行われることで，より大きな効果が得られる．摂食嚥下障害を合併した呼吸リハにおいて，嚥下機能を正しく評価し嚥下訓練を行うことは重要である．後述するように嚥下障害は，急性増悪の原因となる誤嚥性肺炎や栄養障害といった予後規定因子とも密接な関連があり，食事指導や栄養指導など患者教育においても重要であるため，本稿では嚥下訓練，作業療法なども呼吸リハプログラムに含めて概説する．

1）運動療法

　運動療法は呼吸リハの中核となる構成要素で，実施期間は 6〜8 週間，訓練頻度は連日で，1 回の実施時間は 1 回 20 分以上で行うことが望ましい．具体的にはコンディショニング，全身持久力トレーニング，四肢・体幹筋力トレーニング，呼吸筋トレーニングを中心に行う．また，全身の筋力，持久力，関節運動，基本動作などに着目した運動療法の実施は，嚥下機能においても間接的効果をもたらすことが多い．

2）呼吸訓練

　呼吸訓練は，嚥下障害患者すべてにおいて適応があり有用といわれている．呼吸と嚥下の協調性の向上，呼吸予備能力の改善などが主たる目的となる．健常人では，嚥下時には呼気-嚥下-呼気という嚥下呼吸パターンが観察されるが，COPD 患者ではこのパターンの乱れが誤嚥を引き起こし COPD の重症化につながっているとする報告[1]があり，COPD 患者においては，嚥下呼吸パターンの学習は重要である．咳嗽能力向上を目的とした器具を用いての呼気筋トレーニング（Expiratory Muscle Strength Training：EMST）は，呼吸筋のサルコペニア対策とも関連して嚥下機能向上にも期待できるとして近年注目されている[2]．EMST の実施前後で顎下筋群の表面筋電図を比較すると顎下筋群の活動持続時間と振幅（活動量）が増加したとする報告[3]や，パーキンソン病患者で 4 週間の EMST を行ったところ咳嗽能力の改善とともに誤嚥が減ったとする報告[4]がある．不顕性誤嚥や気道分泌物の貯留防止の

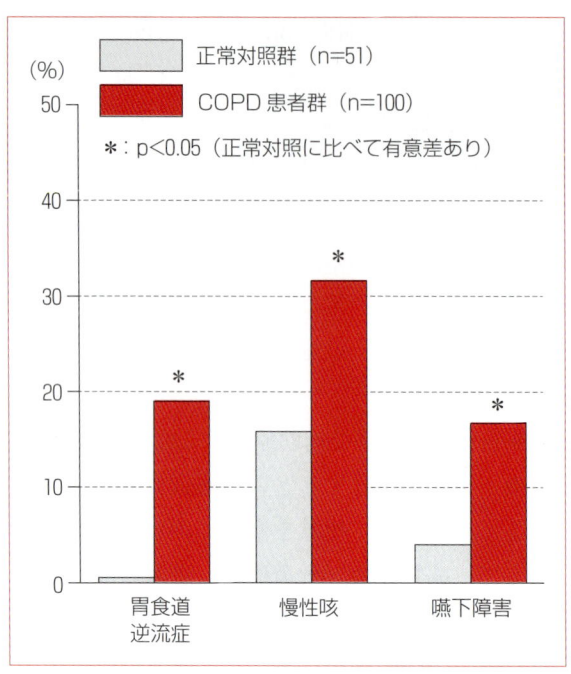

図1 COPD患者の胃食道逆流症，慢性咳，嚥下障害の頻度（文献5）より引用）

ためのポジショニング，排痰法なども必要に応じて指導する．

3) 摂食嚥下訓練

本症例のようなやせ形で虚弱体型の高齢者で嚥下造影検査（VF）を行うと，咽頭収縮の減弱，食道入口部の開大不全といった所見を認めることがあるが，このような臨床像を呈する嚥下障害では，サルコペニアの関与を念頭におく必要がある．サルコペニアが関与した嚥下障害では，炎症などが落ち着いていれば適切な栄養管理のもとでレジスタンストレーニングを含む訓練を行うことは有用であり，嚥下体操をセットにして指導する（p379，表11，図3参照）．姿勢（リクライニング角度の調整，頸部前屈など）や食形態の調整などの代償法も用いて，安全を確認しながら段階的に摂食訓練を進めていく．口腔ケアは入院時より徹底して行う．嚥下に悪影響を及ぼす薬剤の使用があれば中止も検討する．COPDでは胃食道逆流（GERD）の合併率も高い[5]といわれているため，注入後や食後はなるべく座位を保ち逆流防止に努める．

4) 作業療法

身体機能や高次脳機能評価を行い，必要に応じて上肢の訓練や使い方の指導，姿勢の調整，食器の工夫や自助具の提供などを行う．経口摂取を安全に継続していくには，活動量の維持，向上をはかることも重要で，食事動作はもちろん更衣や整容などADL訓練も積極的に行う．

5) 患者教育

患者教育はCOPDの管理において重要な位置を占めており[6)7]，特に呼吸リハプログラムにおいては運動療法とともに中心的な構成要素である[8]．患者が疾患に対

表1 慢性閉塞性肺疾患における患者教育の講義内容（文献8）より引用）

1. 疾患の自己管理	9. 身体活動性の維持
2. 肺の構造・疾患，検査	10. 栄養・食事療法
3. 禁煙	11. 栄養補給療法
4. 環境因子の影響	12. 在宅酸素療法
5. 薬物療法	13. 在宅人工呼吸療法
6. ワクチン接種	14. 福祉サービスの活用
7. 増悪の予防・早期対応	15. 心理面への援助
8. 日常生活の工夫と呼吸困難の管理	16. 倫理的問題

表2 嚥下障害患者の指導内容

- 嚥下障害の病態
- 適切な嚥下調整食の用意
- 誤嚥しにくい姿勢の取り方，介助方法
- 栄養状態の改善（補助食品の利用，頻回の摂食など）
- 口腔ケア
- 誤嚥の早期発見，誤嚥時の対応
- 嚥下訓練（嚥下体操セット，アクティブサイクル呼吸法，活動性の向上など）

する理解を深め，安定期，増悪期におけるセルフマネジメント能力を獲得し，患者と医療者が共同で疾患に取り組む姿勢を向上させることが患者教育の目的である．**表1**に示すような講義内容を，介入形態や個別の事情など状況に応じて選択して行う．嚥下障害を有する患者では，誤嚥性肺炎の再発防止に配慮した指導を行う（**表2**）．

6）週末外泊訓練および退院指導

自宅の環境調整を行い，日常生活復帰のために外泊訓練を行うが，その際に食事のつくり方や姿勢の工夫など摂食条件に配慮した栄養指導を家族も含めて実施し，退院前には再度確認する．運動療法に関しては，FITT（運動の頻度，強度，時間，種類）を明確に示された運動プログラムを患者に書面で渡し説明する．退院時指導の内容を**表3**に示す．

7）退院後指導

基幹病院の支援のもとに地域のかかりつけ医，訪問看護ステーション，訪問理学療法士などの連携のもとに，地域医療連携により患者を支援していくことが大切である（**図2**）．退院後，日常生活や疾患に関しての問診，採血，胸部X線検査などを行い，退院後の患者の摂食状況や生活状況の把握を定期的に行う．誤嚥が疑われれば，嚥下機能の再評価も行い摂食条件の調整を行う．外来での経過は，患者のかかりつけ医などとも連携し，情報の共有に努める．

■リハビリテーションの効果

8週間の呼吸リハにより息切れはmMRC 3から2へ改善，入浴時などADL場面での息切れも改善した．歩行距離も開始時は1日800歩程度であったが退院時には1日2,000歩程度まで増加した．運動耐容能は**表4**のように改善した．経口摂取は，

表3 退院時指導（文献8）より引用）

1	**身体管理面の指導**
	①観察すべき身体所見の教示 　息切れ・咳・痰の性状，呼吸数，チアノーゼ，酸素飽和度，血圧，脈拍，体温，浮腫，体重，食事量などを観察記録する ②低栄養・便秘症・不眠症や感染症の回避・服薬アドヒアランス・禁煙の指導 ③心理面のサポート 　家族や友人からの励ましを依頼する 　趣味の活動やレジャーへの参入を促す 　患者会を通じた勉強会やレクリエーションへの参加を促す
2	**非監視下での在宅運動療法の指導**
	①低強度の運動を日常生活の一環として習慣化する 　歩行訓練・早歩き・階段昇り・ストレッチング・呼吸体操など ②娯楽としての運動療法を提示する 　ジョギング，サイクリング，ハイキング，水泳など ③上記の運動の種類をいくつか組み合わせてメニューを豊富にする ④運動の継続時間（歩行時間・距離）や頻度，中止基準を提示する ⑤実施した運動内容，歩行距離を日誌に記録する
3	**緊急トラブルへの備え**
	①急性増悪時 　吸入薬の追加使用の指示 ②酸素濃縮器の故障 　酸素取扱い業者の連絡先・連絡方法の提示

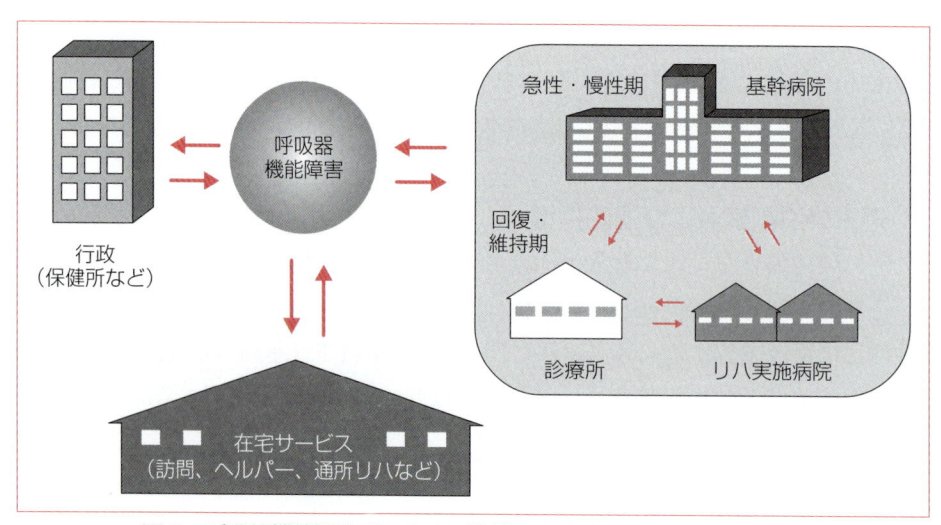

図2 呼吸器機能障害者における地域医療連携（文献9）より引用）

経管栄養を併用して姿勢は30°リクライニング，ペースト食を昼1食（Food Intake LEVEL Scale：FILS 5）の条件から開始，安全を確認しながら段階的摂食訓練を経て，最終的に45°リクライニング，ペースト食3食・トロミありの摂食条件とした（FILS 7）．体重は38 kgから40 kgと増加，血清アルブミン値は2.4 g/dlから3.1 g/dlへ増加した（**図3**）．

■リハビリテーションの注意点（特に重複障害のため配慮した点）
1）摂食嚥下障害に配慮した呼吸リハビリテーション

嚥下と呼吸は形態的，機能的に密接な関係にあり，嚥下障害患者においては非協

表4 運動耐容能の変化

6分間歩行 (酸素 2.0 l/min 吸入下)	リハ科転科時	退院時
歩行距離 (m)	320	400
SpO_2 (%)	96→88	96→90
HR (bpm)	88→120	78→110
Borg CR-10 スケール		
呼吸困難	3→6	2→5
下肢疲労感	2→6	2→4

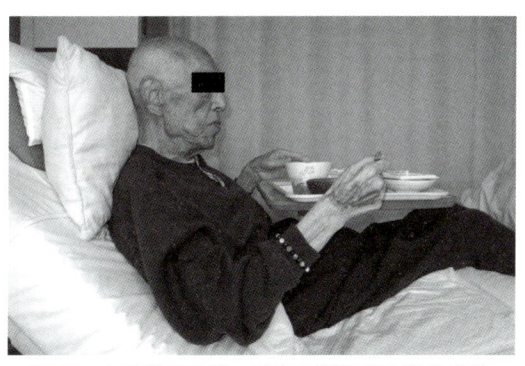

図3 本症例82歳,男性の退院時の摂食条件

ベッドを約45°にリクライニング.枕を2個使用して頸部を前屈させ,体位を調整することで,誤嚥がなくなった.円背が強い患者でも,この体位の調整法は有効である

調的な呼吸パターン,気道分泌物排出力の低下など呼吸機能にも問題を生じていることが少なくない.呼吸理学療法の各種の手技から部分的な取捨選択は必要であるが,呼吸理学療法は嚥下訓練において基礎的訓練の1つとして位置づけられ,積極的に行った.呼吸リハの中核は運動療法であるが,前述したとおり全身の筋力,持久力,関節運動,基本動作などに着目した運動療法の実施は嚥下機能に対しても好影響をもたらすため,しっかり行うことが重要である.

2) 栄養管理への配慮

嚥下障害は低栄養をきたしやすいが,低栄養はCOPDの予後規定因子の1つでもあるため,本症例では経口摂取を開始した後も摂食量が安定するまで経管栄養を併用し,栄養障害が進行しないように配慮した.体重や血清アルブミン値,握力なども評価しながらリハを進めた (**表5**).

3) サルコペニアへの配慮

繰り返す誤嚥性肺炎患者や高齢者の嚥下障害を考えるうえで,近年注目されているサルコペニアの概念は重要である.本症例のような臨床像(高齢で虚弱体型,VFで食道入口部開大不全,咽頭収縮減弱などの所見あり)を呈する症例ではサルコペニアが関与している可能性がある.異化期であれば筋量増加や筋力増強を期待しにくいため,リハは廃用予防や機能維持が目標となるが,同化期であれば,適切な栄養管理のもとでリハを行えば機能改善が期待できる.嚥下関連筋群のレジスタンス

表5 推奨される栄養評価項目（文献6）より引用）

必須の評価項目
体重 食習慣 食事摂取時の臨床症状の有無
行うことが望ましい評価項目
食事調査（栄養摂取量の解析） 安静時エネルギー消費量 ％上腕囲（％AC） ％上腕三頭筋部皮下脂肪厚（％TSF） ％上腕筋囲（％AMC：AMC＝AC－π×TSF） 血清アルブミン
可能であれば行う評価項目
体成分分析（LBM，FMなど） RTP（血清トランスフェリン，血清プレアルブミン，血清レチノール結合タンパク） 血漿アミノ酸分析（BCAA/AAA） 握力 呼吸筋力（最大吸気筋力，最大呼気筋力） 免疫能（総リンパ球数，遅延型皮膚反応，リンパ球幼若化試験）

IBW：80≦％IBW≦90：軽度低下
　　　70≦％IBW≦80：中等度低下
　　　％IBW＜70：高度低下
BMI：低体重＜18.5，標準体重18.5～24.9，体重過多25.0～29.9

トレーニング（嚥下体操セット，舌筋力増強訓練，頭部挙上訓練）や四肢体幹筋や呼吸筋のレジスタンストレーニングを行うことで，筋量増加，筋力増強とともに嚥下機能の改善も期待できる．

■日常生活指導

表1の項目を中心に通算で10回の講義を行った．本症例では小グループ形式の講義を，主治医を中心に看護師やリハスタッフ，栄管理栄養士などが資料などを用いながら行った．退院前には，主治医から家族も含めた個人面接を行った．

■その後の転帰・機能的帰結・最終評価

退院1カ月後の当科外来に来院．週2回の訪問理学療法も利用しながら安定して経過した．毎日自宅近くを散歩できるようになり，労作時の息切れも軽減した．酸素投与量も退院時と同じ投与量（2.0 l）で維持できていた．食形態や姿勢の調整も家族の協力で守ることができており，嚥下体操セット（1日1～3セット）も継続的に行えていた．3カ月後にVFを行ったところ，誤嚥や喉頭侵入はなく咽頭残留は減少し嚥下機能は改善していたため，軟菜食まで摂食条件を上げた（FILS 8）．6カ月後の外来でも，誤嚥性肺炎の再発をきたすことなく経口摂取は良好で体重も41 kgまで増加し，COPDの増悪もなく経過した．

■解説

1）本症例の特徴

COPD患者では嚥下障害を認めることが多いが，嚥下障害は急性増悪の原因となる誤嚥性肺炎や栄養障害といった予後規定因子とも密接な関連がある．したがって，COPD患者では嚥下機能を正しく評価しておくことが大切で，嚥下障害を認めた場

合には摂食嚥下訓練をしっかり行うことが，誤嚥や栄養障害の予防につながり生命予後の延長にも関係してくるといえる．

2) COPD 患者は嚥下障害の合併率が高い

外来 COPD 患者を対象に VF を行うと，85％の患者が嚥下困難を示し，無症候性の誤嚥や喉頭侵入が 56％に認めたとする報告がある[11]．Mokhlesi ら[11]は，肺過膨張のために輪状咽頭筋の弛緩に対応する気道閉鎖の延長や早期の喉頭閉鎖などがみられ，嚥下のタイミングを合わせづらいことを指摘している．また肺過膨張は，喉頭挙上が不十分になりやすいとしている．日本のCOPD患者は高齢者であることが多いことを考慮すると，COPD患者の多くが夜間に不顕性誤嚥を生じている可能性があり[12]，口腔ケアの徹底は必須である．嚥下障害の主要な原因疾患である脳卒中の合併にも注意が必要で，COPD急性増悪後1～5日目に脳卒中の発症率が2倍以上高いとする報告や，喫煙歴がなくとも呼吸機能の低下が脳卒中発症率増加や脳卒中死亡率増加と関連があるとする報告[13]もあり，脳卒中が関与した嚥下障害を念頭に必要に応じて頭部CTやMRIでの画像評価も検討する．

3) チームアプローチの実践

1日3回の食事を扱う嚥下障害の治療は，1人の力では成立せずチームアプローチが必要であることはいうまでもない．リスク管理にも配慮しながら，患者の嚥下機能について情報を共有し目標を統一することが重要である．

聖隷浜松病院リハビリテーション聖隷嚥下チームでは，嚥下障害のリスクを有する患者も含め院内入院中の嚥下障害患者全員の摂食状況を医師，歯科医師，看護師，栄養士，言語聴覚士，歯科衛生士など多職種が集まる嚥下カンファレンスで毎週評価を行っている．その際，患者の摂食状況はもちろん，栄養状態，嚥下訓練の内容，身体活動度，家族背景，自宅環境，今後の方針や，嚥下のゴールなどについて多職種で方針の確認を行い，必要に応じて嚥下造影検査の動画を見たりしながら治療方針の確認や決定をしている．重複障害患者のリハでは，このように多くの医療職によるtransdisciplinary approach（多職種融合）がたいへん重要である．

■文献

1) Gross RD, et al: The coordination of breathing and swallowing in chronic obstructive pulmonary disease. *Am J Respir Crit Care Med* **179**: 559-565, 2009
2) Kim J, Sapienza CM: Implications of expiratory muscle strength training for rehabilitation of the elderly: Tutorial. *J Rehabil Res Dev* **42**: 211-224, 2005
3) Wheeler KM, et al: Surface electromyographic actvity of the submental muscles during swallow and expiratory pressure threshold training tasks. *Dysphagia* **22**: 108-116, 2007
4) Pitts T, et al: Impact of expiratory muscle strength training on voluntary cough and swallow function in Parkinson disease. *Chest* **135**: 1301-1308, 2009
5) Mokhlesi B, et al: Increased prevalence of gastroesophageal reflux symptoms in patients with COPD. *Chest* **119**: 1043-1048, 2001
6) Global Initiative for Chronic Obstructive Lung Disease: Global strategy for the diagnosis, management, and prevention of chronic obstructive pulmonary disease. NHLB/WHO Workshop Report, Update 2011
7) Make BJ: Chronic obstructive pulmonary disease: developing comprehensive manage-

ment. *Respir Care* **48**: 1225-1234, 2003
8) Lacasse Y, et al: The componets of a respiratory rehabilitation program: a systematic overview. *Chest* **111**: 1077-1088, 1997
9) 日本呼吸ケア・リハビリテーション学会呼吸リハビリテーション委員会ワーキンググループ，日本呼吸器学会呼吸管理学術部会，日本リハビリテーション医学会呼吸リハビリテーションガイドライン策定委員会，他：呼吸リハビリテーションマニュアル─運動療法 第2版．照林社，2012．
10) 日本呼吸ケア・リハビリテーション学会呼吸リハビリテーション委員会，他（編）：呼吸リハビリテーションマニュアル─患者教育の考え方と実践．照林社，2007
11) Mokhlesi B, et al: Oropharyngeal deglutition in stable COPD. *Chest* **121**: 361-369, 2002
12) Teramoto S, et al: Altered swallowing physiology and aspiration in COPD. *Chest* **122**: 1104-1105, 2002
13) Truelsen T, et al: Lung function and risk of fatal and non-fatal stroke. The Copenhagen City Heart Study. *Int J Epidemiol* **30**: 145-151, 2001

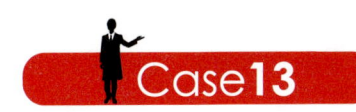

Case13
肝肺症候群へのリハビリテーション

■ 症例
女性，17歳．

■ 病名
先天性胆道閉鎖症，肝肺症候群（hepatopulmonary syndrome：HPS），肝硬変，生体肝臓移植後．

■ 併存症
糖尿病，総腓骨神経麻痺．

■ 主訴
肝肺症候群のリハ．

■ 現病歴
先天性胆道閉鎖症として生まれる．生後49日目にA病院で根治手術（Kasai's operation：Ⅲ-b1-v）を受けた．術後は胆汁流出良好であったが，7歳ごろから門脈圧亢進症をきたし，そのため門脈の選択的塞栓術や食道静脈瘤に対する内視鏡的硬化療法などを繰り返し試行してきた．また，7歳時から息切れを伴う低酸素血症を呈し（HPS），ばち状指を認め，多血症，重度の肝機能障害を認めるようになった．10歳頃から在宅酸素療法を開始したが，息切れが次第に増強し，QOLも障害されてきたため，X年に当院に再入院した．
このため，X年5月に実父から生体部分肝移植術を行った．術後，肝機能はすみやかに正常化したが，患者は依然として低酸素血症を呈していた（表1）[1]．術後のリハ目的でリハ科（当科）を紹介された．

■ 家族歴
特になし．

■ 職業
高校生．

■ 社会的背景・家族構成
祖父，両親，兄弟2名の6人家族．

■ 現症・検査
身長149 cm，体重41 kg．下腿浮腫なし．
心音：清，心雑音なし．呼吸音：異常なし．右上腕血圧102/60 mmHg，左右上下肢血圧差なし．脈拍84/分（整）．CTR＜50%，心電図：異常なし．
検尿：タンパク（－），糖（－），沈渣：異常なし．
血液検査：RBC 596×10^4/μl，WBC 3,900/μl，Hgb 11.7 g/dl，Hct 41.8，PLT 9.1×10^4/μl，AST 185 U/l，ALT 152 U/l，γGTP 343 U/l，LDH 664 U/l，BUN 8 mg/dl，Cr 0.4 mg/dl，UA 4.8 mg/dl，TP 6.3 g/dl，タンパク分画に異常なし，TG 50 mg/dl，T-Cho 217 mg/dl．
スパイロメーター：異常なし．
動脈血ガスデータ（室内気）：PaO$_2$ 37 Torr，PaCO$_2$ 31 Torr．100%酸素を吸入してもPaO$_2$はほとんど増加せず．
肺動脈造影：両肺野に拡張した肺動脈と動静脈瘻．
^{99m}Tcアルブミンを用いての肺シンチグラム：動静脈シャントは58%．

■ 薬物療法
ウルソ®3T，メドロール®8 mg 1×1，アンプラーク®2T 2×1，バクタ®4T 4×1，プログラフ®1.5 mg 2×1（1.0～0.5）

■ 経過
後述するように主に仰臥位での理学療法から開始した．移植後46日目までには立位時の低酸素血症は改善し，立位足踏み訓練や歩行訓練を開始した．移植後103

表1 本症例の経過表（文献1）より引用）

Days After LT	−9	3	22	33	44	50	54	56
Condition of the canula (l/min)	0	10	2	2	2	0	0	0
Condition of the mask (l/min)	0	10	12	10	6	4	4	0
Pco_2 (mmHg)	30.9	37.8	31	31.4	30.5	30.4	33.5	27.4
Po_2 (mmHg)	37.2	49	33.5	35.9	38.4	37.1	34.6	34.1
SaO_2 (%)	73	85.4	67	68	73.9	71.4	67.8	66.4
Tbili (mg/dl)	3.4	3.9	1.1	0.9	0.9		0.8	
GOT (IU/l)	185	187	44	15	30		16	
GPT (IU/l)	152	195	76	16	35		20	
RBC (×10/μl)	626	344	554	605	647		663	
HCT (%)	42.8	27.4	47.4	48.6	51.1		49.7	
PLT (×10/μl)	10.9	6.9	21.4	15.6	13.2		15	
Shunt (%)	57.7							
Supine SpO_2 (2 min) (%)		55	54	58	69	76	68	72
Sitting SpO_2 (2 min) (%)		45	42	40	60	64	60	64
Standing SpO_2 (2 min) (%)					51	55	52	64
Supine exercise SpO_2 (%)			53	48				
Stepping/walking SpO_2 (%)					38	38	38	36
Walking distance (m)			Step	Step	Step			20

Abbreviations: SaO_2, arterial oxygen saturation; Tbili, total bilirubin; GOT, aspartate transaminase; oxygen saturation measured by finger oxymetry.

日目までに低酸素血症は改善し，室内気でのPaO_2が61 Torrとなり，酸素療法を中止することができた．移植後113日目に退院し，外来リハに切り替えた．

■アセスメント・運動負荷試験

初診時のMMTは左右ともに上肢で近位部4⁺，遠位部5⁻，下肢で近位部4⁻，遠位部4，胸腰部体幹3⁻），中等度の肩関節の拘縮とハムストリングスの短縮，総腓骨神経麻痺を認めた．総腓骨神経麻痺のために特に右足関節の背屈が困難であった．立位で息切れと頭痛，めまいを訴え，歩行どころか立位保持も不能であった．

動脈血ガスデータでは室内気でPaO_2 37 Torr，$PaCO_2$ 31 Torrと著明な低酸素血症を認め，立位でさらに増悪した（orthodeoxia）．100％酸素を吸入してもPaO_2はほとんど増加しなかった．

■リハビリテーションプログラム

呼吸不全および廃用症候群に対するリハを行った．Orthodeoxiaを考慮し，通常の呼吸不全および廃用症候群に対するリハとは異なった対応をした[1,2]．

1)酸素飽和度の記録

状態は日によって異なるので，毎日，自覚症状や起立後のSpO_2を患者自身が記録するよう指導した．

2)運動メニュー

a. メニュー①：orthodeoxiaが残存している時期の理学療法

1：仰臥位：全身関節可動域維持・改善訓練，1セット5回，1日3セット．

表 1　つづき

60	63	74	83	87	91	106	113	137	184	289	450
0	2	3	1	0	0	0	0	0	0	0	0
0	0	0	0	0	0	0	0	0	0	0	0
32.2	28.4	31.3	32.1			28.9		28.5	32.4	35.3	37.7
30.3	34.1	42.5	43.4			60.5		78.3	89.5	82.7	99.8
59.6	67.8	73.5	79.8			90.2			96.9	96.1	97.1
0.8	0.7		0.5	0.5	0.6	0.7	0.5	0.4	0.6	0.4	1
24	24		25	25	26	27	27	26	26	59	46
27	31		20	20	24	28	33	33	33	86	33
689	652	708	672	672	677	689	673	616	551	497	465
52.3	48.5	52	49	49	11.9	50.2	50.3	47.8	45.1	41.1	36.4
15	14.6	11.9	14.8	14.8	11.9	16.7	16	12.6	16.7	16.7	17.8
			49.9						26.6		13.4
70	73	75	76	79	83	87	90	98	98	98	98
64	64	73	80	76	78	88	90	98	98	98	98
64	67	74	80	78	81	88	90	98	98	98	98
	69										
55	48	55	58	58	60	70	84	98	98	98	98
20	40	40	80	80	80	80	80	Free	Free	Free	Free

GPT, glutamic pyruvic transaminase；RBC, red blood count；HCT, hematocrit；PLT, platelet；SpO$_2$.

2：仰臥位：両上下肢をそれぞれ伸展したまま1分間挙上する動作を，1セット10回，1日3～5セット．

3：仰臥位：アキレス腱の伸展動作を1分間，1セット3回，1日3～5セット．

　b. メニュー②：orthodeoxia がかなり改善してからの理学療法

1：座位：全身関節可動域維持・改善訓練，1セット5回，1日3セット．

2：立位足踏み訓練：起立して立位保持1分間．そこから立位足踏み訓練を1回5分，SpO$_2$ 90％未満で一時中止し，90％以上に回復したら再開．1セット3回，1日2セット．

　c. メニュー③：orthodeoxia が消失してからの理学療法

1：座位・立位：全身関節可動域維持・改善訓練，1セット5回，1日3セット．

2：歩行訓練：起立して立位保持1分間．そこから歩行訓練を1回5分，SpO$_2$ 90％未満で一時中止し，90％以上に回復したら再開．1セット3回，1日2セット．体力にあわせて次第に長い距離を歩行する．

　中止基準は，COPDのリハメニューに準じた[3]．胸痛，動悸，疲労，めまいなどの自覚症状や，SpO$_2$ 90％未満，あるいは年齢別最大心拍数85％，呼吸困難感が修正Borgスケールで7（とても強い）～9（非常に強いの少し前）になったら運動を中止した．つまり，少しぐらい息切れが出てきても，SpO$_2$ 90％以上を維持していれば，運動療法を中止しなかった．口すぼめや腹式呼吸，胸郭可動域訓練のメニューは疾患から考えて無効と判断されたため行わず，「下肢を中心とした運動療法」を行う比

率を高めるようにした[4].

■リハビリテーションの効果

当初はメニュー①を行っていたが，移植後44日目までにはorthodeoxiaがかなり改善したため，メニュー②を開始し，その後，orthodeoxiaの消失に伴いメニュー③を行った．移植後106日目までに室内気でのPaO$_2$が61 Torrまで改善し，酸素療法を中止することができた．移植後113日目に退院した．

退院時までには廃用性萎縮は著明に改善し，MMTは左右ともに上肢で近位部5$^-$，遠位部5$^-$，下肢で近位部5，遠位部5，胸腰部体幹4まで改善し，ハムストリングスの短縮も軽減，肩関節の関節可動域制限も消失した．総腓骨神経麻痺に関しては一時AFO（Ankle-Foot Orthosis，短下肢装具）を使用したが，足関節背屈も5まで改善したため，AFOなしでの歩行に切り替えた．

■リハビリテーションの注意点（特に重複障害のため配慮した点）

1）低酸素血症に対するリスク管理とモニタリング

パルスオキシメーターによりSpO$_2$，脈拍数をモニターする．息切れや自覚的運動強度（Borg指数）も確認する．低酸素状態が長い患者の場合は，低酸素状態でも体動時呼吸困難などをあまり訴えないことが多いので，患者の自覚症状の有無のみで低酸素状態の有無を判断しないようにすることが重要である．リハの中止基準は原則としてCOPD患者のリハの中止基準に準じるが，本症例のように仰臥位でも低酸素血症の状況の場合は，きわめて慎重にリハを行った．

2）Orthodeoxiaに配慮した運動療法

HPSでは，orthodeoxiaを認めることが少なくないので，通常の呼吸不全患者および廃用症候群に対するリハとは異なった対応が要求される[1)2)]．すなわち，以下のとおりである．

① 運動はまず仰臥位で行うのが安全である．HPSで認められる低酸素血症は100%の純酸素吸入でもほとんど改善しないほど重篤であり，体動後の低酸素状態からの改善には時間を要するので，運動療法の際にはSpO$_2$があまり下がりすぎないうちに小休止をとる必要がある．

② スパイロメーターでの肺活量，1秒量などの肺機能データは正常である．SpO$_2$を測定しないとorthodeoxiaの存在がわからない．

③ 腹式呼吸や口すぼめ呼吸は低酸素血症の改善にはほとんど役立つことはない．

④ 長期間の安静臥床は換気血流不均衡を悪化させ，HPS患者におけるorthodeoxiaや心血管系のデコンデショニングを進める．すなわち，仰臥位でとにかく上下肢の関節可動域訓練や運動を行うことで，心肺のデコンデショニングや廃用症候群を避ける必要がある．

■日常生活指導

体調の日差変動が大きいので，毎朝起床時の脈拍，SpO$_2$測定，起立時のSpO$_2$測定を義務づけた．術後胆嚢炎の合併などが複数回みられたので，SpO$_2$値にかかわらず，有熱時，だるさ，疲れやすさのあるときの運動は控えるように指導した．上下肢・

体幹を中心とする持久力訓練を指導した．肺機能そのものは正常であり，口すぼめ呼吸などの肺理学療法の指導は不要と考え，指導は行わなかった．

■その後の転帰・機能的帰結・最終評価

外来で行った移植後7カ月目の6分歩行距離では493 mまで延長し，中学校に復帰した．移植後14カ月目の室内気 PaO_2 は99 Torr，動静脈シャントは13％まで著明に改善し，ばち状指も改善した．

■解説

胆汁は肝臓でつくられ胆管を通って十二指腸に流れ，ここで食物と混じって栄養素の吸収を助ける．先天性胆道閉鎖症は生下時あるいは生後間もなく胆管が詰まってしまう，原因不明の疾患である．胆汁が肝臓内にたまると黄疸を引き起こし，肝線維化が進み，致死的な胆汁性肝硬変症になる．治療法としては，胆管の閉塞部を取り除いて胆汁の流出をはかる方法と肝臓自体を取り替える肝移植術があるが，前者を行うのが一般的である．

HPSは，①肝疾患，②肺内血管拡張（基礎に心肺疾患を伴わない），③動脈血低酸素血症を三徴とする症候群である．肝硬変患者の5～32％に認められる[5]．

低酸素血症をきたす機序は，換気血流比不均等と拡散障害に大別される．症状は主として労作時呼吸困難である．換気血流比不均等は，拡張した肺内血管による肺血流量の増加や門脈血が大循環に流入することによる循環血漿量の増加によって起こる．また，肺内動静脈シャント（right-to-left shunt）の形成も換気血流比不均等の原因である．一方，拡散障害は，拡張した肺内血管により肺胞から赤血球までの距離が遠くなるため，酸素の拡散が障害されることが原因である[5]．

HPSは進行性で，診断後2年半で41％が死の転帰をとる[5]．肝移植がHPSに対する唯一の根本的治療法である．低酸素血症の程度は肝予備能や患者予後に影響を及ぼすだけでなく，$PaO_2<50$ mmHgとなると肝移植の成績も低下するので，肝移植の時期を判定するうえでも重要である．

HPSではhypoxiaやorthodeoxiaを認め，酸素療法に対しての反応も悪いので，病態の特殊性を考慮したリハを行わなければならない．すなわち，脳卒中患者，心不全患者，呼吸不全患者，廃用症候群患者など共通したリハの手順として，通常は仰臥位からなるべく受動座位，座位保持，受動立位，立位保持，歩行へともっていくわけであるが，HPS患者の場合は，仰臥位のまま関節可動域拡大や筋力増強訓練を行う[1,2]．このように，HPS患者のリハでは運動障害者や呼吸不全患者に対するリハとは運動強度の点だけでなく，運動方法にも留意する必要がある．

肝臓移植をした場合，通常，移植後数日〜数十日までには立位時の低酸素血症は改善し，立位足踏み訓練や歩行訓練が開始できる[5]．ただし，肝移植後のHPSの改善はさまざまで，酸素化能が正常化するには年単位の時間を要することも少なくない．術後死亡率および移植後から低酸素血症の改善までの期間は，HPSの重症度が高く，術前低酸素血症が重篤であるほど延長する[5]．

また，長期臥床による廃用性萎縮によるさまざまな症状を合併することが多い．

低栄養によるるい痩も多く，総腓骨神経麻痺の有無の検討や必要により装具の使用などの知識も要求されることが少なくない．

　HPS患者のリハは，内部障害リハの中でも高度な技術やリスク管理を要求される領域であり，内部障害リハの専門家でなければ在宅・訪問リハとして行うことはかなり困難であることが予想される．肝移植経験の豊富な総合病院に入院させたうえでリハを行うことを推奨する．

■文献

1) Kohzuki M, et al: Rehabilitating patients with hepatopulmonary syndrome using living-related orthotopic liver transplant: a case report. *Arch Phys Med Rehabil* **81**: 1527-1530, 2000
2) 上月正博，他：生体肝移植を行った肝肺症候群患者に対するリハビリテーション．*JJRM* **36**: 655-657, 1999
3) 日本呼吸ケア・リハビリテーション学会，他（編）：呼吸リハビリテーションマニュアル—運動療法 第2版．昭林社，2012
4) 上月正博：呼吸器疾患—慢性閉塞性肺疾患を中心に．総合リハ **35**: 1105-1114, 2007
5) Zhang J, et al: Hepatopulmonary syndrome: update on pathogenesis and clinical features. *Nat Rev Gastroenterol Hepatol* **9**: 539-549, 2012

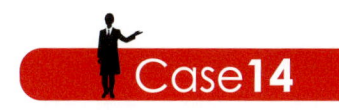

Case14
糖尿病を有する患者への回復期心臓リハビリテーションの実際

■症例
女性, 66歳.

■病名
心臓バイパス術後, 不安定狭心症.

■併存症
糖尿病, 高血圧, 甲状腺機能低下症.

■主訴
冠動脈バイパス術 (CABG) 後の心臓リハ.

■現病歴
X−10年以上前から, 糖尿病の診断を受けるも, コントロール不良. X年から甲状腺機能低下症に対して加療. X+1年10月に胸痛発作あり, かかりつけ医よりK病院紹介. 冠動脈造影を施行したところ, 左冠動脈主幹部を含む病変あり, 10月Y日にCABG (LITA-LAD, rt. RA-D1) を施行.

■家族歴
特になし.

■職業
無職 (50歳まで会社の事務職員).

■社会的背景・家族構成
運動としてはスキーやバレーボールをしていたが, 膝を痛めたため, 5年ほど前から特に行っていない. 最近は旅行や語学, 絵画などを楽しむ傍ら, 近くに住む孫の世話で, 食事の支度や習いごとへの送迎などを担当している. 夫と二人暮らし. 娘が二人 (別居).

■現症・検査
身長161 cm, 体重69 kg (20歳頃は55 kg), BMI 26.7. Ⅲ音, 頚静脈怒張, 下腿浮腫:なし. 膝窩動脈, 足背動脈の拍動:左右差なく触知. 下肢の運動障害, 知覚障害:なし.

皮膚所見:潰瘍形成, 色調変化など認めず.
右上腕血圧 157/76 mmHg, 脈拍 58/分 (整).
検尿:タンパク (−), 糖 (+), 沈渣:異常なし.
CTR:49%, 心電図:洞調律, Ⅱ, Ⅲ, aVFに陰性T波を認める.
RBC 486×10^4/μl, WBC 5,640/μl, Hgb 13.5 g/dl, Hct 41.2%, PLT 25.1×10^4/μl, AST 32 U/l, ALT 28 U/l, LDH 197 U/l, BUN 10 mg/dl, Cr 0.6 mg/dl, UA 3.9 mg/dl, TG 134 mg/dl, HDL-C 40 mg/dl, LDL-C 104 mg/dl, FBS 142 mg/dl, HbA1c 7.4%, BNP 365.4 pg/ml.

■薬物療法
バイアスピリン (100) 1 T, タナトリル (5) 1 T, メインテート (2.5) 2 T, ディオバン (80) 1 T, チラージンS (50) 2 T 1×1, マグラックス (330) 4 T 2×1, シグマート (5) 3 T, ヘルベッサー (30) 3 T, アンプラーグ (100) 3 T 3×1, フランドルテープS 1S 1×1, ノボラピッド 12-10-10-0, ノボリンN 0-0-0-12.

■アセスメント・運動負荷試験
X+1年10月Y+0日にトレッドミルによる呼気ガス分析心肺運動負荷試験を施行した. 安静時血圧166/75 mmHg, 安静時心拍数52 bpm, 最大負荷時の血圧211/75 mmHg, 最高心拍数93 bpm (予測最大心拍数の60%, 目標心拍数の75%), 下肢疲労 (Borg指数17) で負荷を中止した. 嫌気性代謝閾値 (AT) の心拍数は71 bpm,

AT/kg 9.77 ml/kg/min（2.8 METs），peakV̇O₂/kg 18.14 ml/kg/min（5.2 METs）．AT/kg，peakV̇O₂は同年齢の日本人平均値[1]のそれぞれ54％，64％と低値で，運動耐容能は著明に低下していた．負荷前の心電図：陰性T波 in Ⅱ，Ⅲ，aV_F，負荷中：R波増高不良 in Ⅱ，Ⅲ，aV_F，負荷直後：ST低下（0.05〜0.1 mV）Ⅰ，aV_L，V₆．

■リハビリテーションプログラム

前期回復期リハは院内での1週間弱，後期回復期リハは週1回，約3カ月間の外来通院型で行った．有酸素運動は，ATレベルでのエルゴメータを用いて，漸増的に40分間まで運動時間の延長と運動負荷（W）の増加を目指した．ほかの心疾患患者と同じ時間帯に設定し，単調になりがちな運動中における仲間やスタッフとの会話を楽しめるよう配慮した．入院中の教育プログラムは，イラストが豊富に使われているテキスト[2]などを用いて，心リハ指導士の認定を受けた医師や理学療法士により，患者が該当する動脈硬化のリスクファクターの該当項目と自覚度，冠動脈インターベンション（PCI）の内容，現在の心臓の働きや各動脈硬化危険因子に対する現状と，それに対する目標設定，宣言内容を書き込むよう指導した．一般的知識の提供ではなく，行動変容の段階や本人の病態に即して，生活，生きがいとしている事柄に関連づけた教育を行った．

1）運動療法

トレッドミルによる症候限界性の心肺運動負荷試験を行い，その結果にもとづいたATレベルの90〜100％程度の有酸素運動の指導を行った．また，患者の身体状況や必要性に応じて，セラバンドやボール，自重を用いたレジスタンストレーニングや自宅でも行えるよう床や椅子に座って行えるストレッチ（図1）を紹介し，実践している様子を確認するために，家族に写真を撮ってもらうように依頼した（図2）．

2）患者教育

回復期心リハでは，運動療法の合間に個別に教育・カウンセリングを行った．急性期リハで，生死をさまようような経験をした患者の中にも，時間の経過とともに，疾患の重大性や急性期以降のリハ継続の重要性を日常生活に戻った中で再教育を要する機会が必要である．

■リハビリテーションの効果

図3に示すように，回復期外来リハ開始後1カ月後から身体活動量の増加とともに，体重が漸減していた．約6カ月後にトレッドミルによる運動負荷試験を施行した結果，AT V̇O₂/kg 13.79 ml/kg/min（4.2 METs），peak V̇O₂/kg 27.68 ml/kg/min（7.9 METs）と，同年齢の日本人平均値[1]のそれぞれ80％，97％へと運動耐容能が改善していた．なお，血圧変化や心電図変化は許容範囲であった．BNP（pg/ml）は365から126へ減少，HbA1c値（％）は7.4（開始時）→6.9（1カ月目）→6.8（2カ月目）→6.4（3カ月目）と改善した．

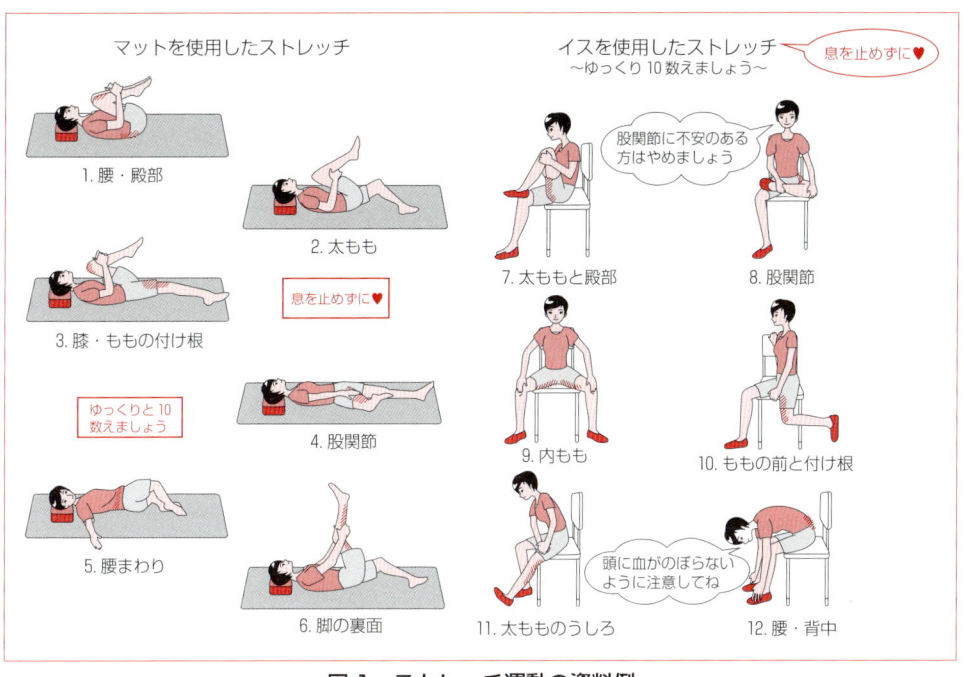

図1 ストレッチ運動の資料例

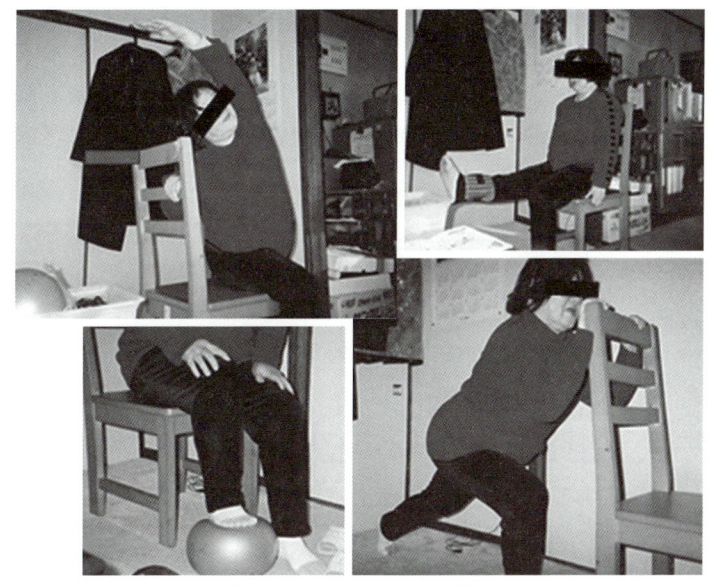

図2 自宅での運動の様子

■リハビリテーションの注意点

1)糖尿病の慢性合併症とリハビリテーションの進め方

　糖尿病の慢性合併症として，糖尿病に特異的な細小血管症（網膜症，腎症，神経障害）と糖尿病に罹患することでリスクが高くなる大血管症（虚血性心疾患，脳血管障害，末梢動脈性疾患）に大別される．糖尿病の状態，合併症や運動障害の有無・程度から，運動療法実施の可否や運動処方が決定される．以下に運動実施上の留意

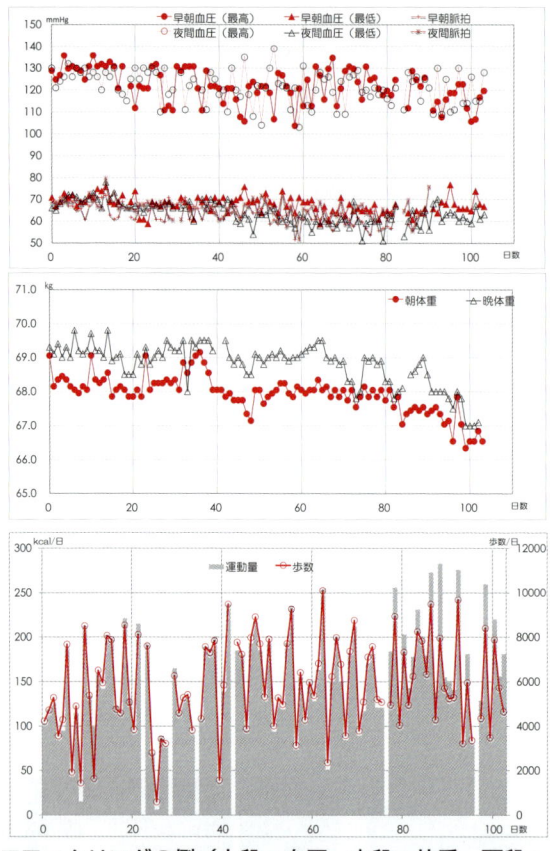

図3 セルフモニタリングの例（上段：血圧，中段：体重，下段：身体活動量）

表1 運動実施上の留意点

① 毎回の運動療法開始時には，食事や服薬，血糖値の推移のほか，合併症に関連する自覚症状や身体所見の有無を確認する．
② 血糖コントロールが特に不良な場合（空腹時血糖：250 mg/dl 以上，尿中ケトン体：陽性）には，運動療法は控える．
③ 急激な血糖値や血圧値の変動は，網膜症を悪化させる可能性があるため，特に糖尿病性網膜症については眼科医の診察を受け，状態を確認する．
④ 素足の状態で，皮膚の状態，感染の有無，爪の長さ，変形など足部の観察を行う．足関節の可動域，アキレス腱反射，下肢動脈の拍動の有無，足底の感覚障害，バランス機能低下，歩容の異常がないか，についてもあわせて確認する．
⑤ 狭心症状が無症候性や非定型的であることも多い．したがって，症状がなくても定期的な心電図（可能であれば運動負荷心電図），心エコーなどでの評価が必要である．
⑥ 運動負荷試験の際には，狭心症状および下肢の虚血症状のほか，心血管応答や発汗異常など自律神経障害の影響を示唆する所見がないか確認する．

点を列記する（表1）．

2）低血糖への対応

　低血糖は，糖尿病の薬物療法中に最も高頻度にみられる急性合併症の1つに挙げられる．糖尿病患者にみられる低血糖の原因や誘因はさまざまであるが，食事の不足，アルコールの多飲，運動の過剰，インスリン注射の過量投与が多いとされる．また，腎不全の進行によるインスリン必要量の減少，自律神経障害による交感神経

反応の低下または欠如など，加齢や合併症の進行に関連した低血糖の出現（無自覚性低血糖）にも注意が必要である．

低血糖時の初期症状としては，脱力感，発汗，手のふるえ，顔面蒼白，動悸などの交感神経症状がみられる．さらに血糖値が低下すると，頭痛，眼のかすみ，動作緩慢，集中力低下などの中枢神経症状があらわれ，痙攣発作や昏睡に至り，治療が遅れると死につながることがある．したがって，低血糖の早期発見と早期治療（対処）が重要となる．特に高齢者における低血糖の発症は，心血管疾患や死亡リスク[3]を高め，さらに認知症の発症[4]，転倒骨折，うつ症状，QOL低下などの老年症候群と関連するため[5]，予防もきわめて重要である．

本症例では，インスリンの量を自己判断で増やしたり，減らしたりしていることが運動療法中の会話から明らかになった．また，低血糖を恐れるあまり，必要以上の炭水化物を間食として摂取していることも血糖コントロールの悪さや体重の増加につながっていることが示唆された．回復期以降においても，患者が正しくインスリン自己調節ができるよう指導し，定期的に医療者がその方法について評価することが大切である．

3) 運動器疾患の合併

本症例は半月板損傷や軽度の変形性膝関節症を有しており，負担のかからない運動種目や運動様式を選択する必要があった．リハ参加者のうち，15.4％の患者でなんらかの運動器疾患を合併しており，その内訳として脊柱管狭窄24％，頚椎症15％，腰部圧迫骨折13％，変形性膝関節症11％，腰椎椎間板ヘルニア9％，変形性股関節症8％であったと報告している[5]．したがって，患者自身は再発予防や予後への効果も大切だと考えているが，膝の痛みそのものや，それに伴う活動制限に対する運動への期待が，継続の動機づけとなることがある．関節疾患や筋力・バランス能力の低下者には，通常のウォーキングが困難な症例にもよく遭遇するため，固定式の自転車エルゴメータなどが導入しやすく継続につながる．

■その後の転帰・機能的帰結・最終評価

リハ終了後は，フラダンス教室や自治体主催の介護予防教室に参加するなど，活動的に過ごしていた．体重のリバウンドもみられなかった．1年後に行ったフォローアップ検査ではAT $\dot{V}O_2$/kg 14.03 ml/kg/min（4.0 METs），peak $\dot{V}O_2$/kg 26.6 ml/kg/min（7.6 METs）と半年前とほぼ同等の運動耐容能を維持できていた．HDLは49 mg/dl，LDL 124 mg/dl，HbA1c値（％）6.6，BNP（pg/ml）が22と安定・改善していた．

■解説

糖尿病は心筋梗塞後の予後規定因子である低運動耐容能，喫煙と並んで重要な因子である[6]．65歳以上の糖尿病患者では，5年間に8人に1人が心不全を発症し，特に虚血性心疾患や末期腎症を合併する患者でそのリスクが高いことが報告されている[7]．非インスリン依存性糖尿病の発症には，遺伝的素因に，加齢，過食，運動不足，肥満（特に内臓脂肪の蓄積）が加わって発症すると考えられている．患者背景には，

糖尿病の家族歴を認めることが多く，就労環境や家族関係などの患者を取り巻く社会・生活環境が関連している場合が少なくない．

糖尿病患者の二次予防には，食事療法も含めた包括的プログラムにより，体重減少によるインスリン抵抗性の改善および脂質代謝の改善が必要であるが，糖尿病患者の特徴として心リハへの参加が非糖尿病患者に比べ少なく，禁煙率も低いとされており[8]，長期的にはHbA1cの改善も認めない[9]ことから，通常の心リハプログラムでは不十分であり，糖尿病の特別プログラムを組むか，薬物療法の強化が必要である[8]．しかし，厳格な糖尿病の管理だけでは，十分な予後改善につながらない[10]ことから，糖尿病患者の心筋梗塞二次予防には，糖尿病の管理に限らず，各種リスクファクターの改善を含めた総合的・包括的プログラムが必要である[11]．また，心血管疾患や生活習慣病の病態や重症度を評価することによってリスクの層別化を行い，適正な運動処方を作成することが重要である[11]．

1)「知っている」・「理解している」・「実践できる」の段階

回復期リハ開始時に，患者に対して「「心筋梗塞」とはどんな病気か説明できますか」という問いかけに対して，意外と正確に答えられないことが多い．「血管が詰まって…」までは知っていても，心筋が壊死して，心臓の働きに影響する，までが理解できていなければ，合併症を予防するための方策の意味や重要性について理解することは難しい．患者の理解度を確認するには，患者本人に言葉に出してもらうのが一番であると考える．したがって，急性期で学習してきた内容を回復期においても基本的な知識がどの程度本人の言葉で表現できるかを再確認する．

週1回の外来リハのみで運動耐容能の向上や糖・脂質代謝の改善効果を得るには不十分であり，むしろ入院時の教育内容が生活へどのように組み込めたか，あるいはどのような苦労，困難，挫折を経験しているかを確認することが大切である．

加えて，運動は実施できていても，そのほかの疾病管理行動が未達成（食事量の節制が不十分，薬の服用が忘れがちになっている，など）の場合もあるため，包括的なアセスメントと，それぞれの問題行動に対する働きかけが求められる．

2) 疾病管理・生活習慣の見える化

血圧や体重の測定，加速度計を用いた身体活動評価を行い，定期的にフィードバックを行う（図3）．自分の生活行動が血圧や体重，体調に反映することに気づき，行動の強化・修正につながる．医療者は臨床データにもとづいた結果だけではなく，行動に対する努力を称賛し，適時的確な助言を与えることが可能となり，必要に応じて治療に生かす情報提供ができる．

3) 継続が困難な食事療法

運動部で活躍している成長期の子どもの食事を支度しているため，揚げ物や高カロリーな献立になることが多い．家庭内の役割を保つことは大切であり，家族に喜ばれることを生きがいに感じている．女性の糖尿病患者は，家庭では食事支援を受ける側ではなく提供する側であることが多いことから，家族全員で取り組むような関係性の構築や教育の機会を提供することが肝要である．

表2 食事療法の継続を妨げうる高危険度状況への対処能力テスト(文献14)より引用)

質問1	昼の定食を注文しました. しかしすべて食べると指示カロリーをオーバーします. そのときあなたは, どうされますか.
質問2	レストランの前を通るとおいしそうな匂いがしました. そのときあなたならどのように思われますか. またどのように行動されますか.
質問3	忘年会, または結婚式に出席しました. 隣の上司, または親類からカロリーの高そうな物を勧められました. あなたならどうされますか.
質問4	友人, または家族が焼き肉パーティーをしています. みんなおいしそうに食べています. 制限のあるあなたはどうされますか.
質問5	仕事などでうまくいかずイライラし, 何か食べたくなりました. どうされますか.
質問6	おなかが空いて空いてたまらないとき, あなたならどうされますか.
質問7	病院の診察時, 予想以上にグリコヘモグロビンがよく, 先生からほめられました. その夜, 家族から今日ぐらいおいしい物を食べようと誘われました. どうされますか.

また,前期回復期リハにおいて,本症例との会話には「帰宅途中に,新しく開店したお菓子屋があると,つい買っちゃうのよ」「親戚の結婚式で,ついたくさん食べてしまったの.でもたまにはいいわよね」「家族が食べているのをみていると,私だけ食べないのもつまらないから…」「お腹すいたらいけないから,カバンにはいつも食べ物を入れておいて食べているの」といった発言を聞くことがあった.長い年月を経て習慣化された生活行動を変えることは決して容易なことではない.

依存行動に対する再発予防理論を提唱したMarlatt[12]は,「高危険度状況」(望ましい行動を続ける自信を脅かし,逸脱の可能性が高まる場面)に直面したときに,問題行動が1回起こることを「逸脱」,逸脱を機に問題行動が元のレベルに戻ってしまうことを「再発」と定義づけている.石井[13]は,Marlattの再発予防理論を食事療法の維持に適応し,糖尿病の教育入院を終えた2型糖尿病患者128名を対象として,退院後に再発へ至る過程を前向きに調査している.結果として,6カ月間の観察期間中に対象者の多くは逸脱または再発につながるような高危険度状況に遭遇しており,その上位4項目として①外的な誘惑(食べ物をみた,出された)37.9%,②他者や集団からの間接的圧力(他者が食べるのをみた)16.1%,③内的な誘惑(欲しくなる,ご褒美として)12.2%,④単純な空腹感,10.4%の順であったと報告している.前述の発言例から,本症例においても10年来の糖尿病療養中に,上記①〜④のすべての高危険度状況に遭遇し,逸脱,再発を繰り返していたことがうかがえる.

再発予防対策としては,患者自身が治療の主体となって問題解決力と自己効力感を高めるような再発予防プログラムを回復期プログラムの中で提供することが望ましい.一例として,食事療法に関連する高危険度状況対処テスト[14](**表2**)に挙げられているような,逸脱しやすい具体的な状況を提示し,個人あるいは集団で個々の考え方や対策を話し合うことが有効である.

■文献

1) Itoh H, et al: Heart rate and blood pressure response to ramp exercise and exercise capacity in relation to age, gender, and mode of exercise in a healthy population. *J Cardiol* **61**: 71-77, 2013
2) 上月正博, 他(編著):イラストでわかる患者さんのための心臓リハビリ入門. 中外医学社, 2012

3) Rathmann W, Kostev K: Lower incidence of recorded cardiovascular outcomes in patients with type 2 diabetes using insulin aspart vs. those on human regular insulin: observational evidence from general practices. *Diabetes Obes Metab* **15**: 358-363, 2013
4) Lin CH, Sheu WH: Hypoglycaemic episodes and risk of dementia in diabetes mellitus: 7-year follow-up study. *J Intern Med* **273**: 102-110, 2013
5) 白石裕一, 他：運動器疾患を合併した心臓リハビリテーション. 心臓リハビリテーション **19**：23-25, 2014
6) Kavanagh T, et al: Prediction of long-term prognosis in 12169 men referred for cardiac rehabilitation. *Circulation* **106**: 666-671, 2002
7) Bertoni AG, et al: Heart failure prevalence, incidence, and mortality in the elderly with diabetes. *Diabetes Care* **27**: 699-703, 2004
8) Suresh V, et al: Standard cardiac rehabilitation is less effective for diabetics. *Int J Clin Pract* **55**: 445-448, 2001
9) Baessler A, et al: Long-term effects of in-hospital cardiac rehabilitation on the cardiac risk profile: A case-control study in pairs of siblings with myocardial infarction. *Eur Heart J* **22**：111-118, 2001
10) Calles-Escandon J, et al: Effect of intensive compared with standard glycemia treatment strategies on mortality by baseline subgroup characteristics. the Action to Control Cardiovascular Risk in Diabetes (ACCORD) trial. *Diabetes Care* **33**：721-727, 2010
11) 循環器病の診断と治療に関するガイドライン（2011年度合同研究班報告）. 心血管疾患におけるリハビリテーションに関するガイドライン（2012年改訂版）http://www.j-circ.or.jp/guideline/pdf/JCS2012_nohara_h.pdf（2015年3月閲覧）
12) Marlatt GA, Gordon JR: Relapse Prevention: Maintenance strategies in the treatment of addictive behaviours (1st ed). Guilford Press, New York, 1985
13) 山本壽一, 他：糖尿病教育後患者における食事療法妨害要因の解析. 糖尿病 **43**：293-299, 2000
14) 石井 均：糖尿病医療学入門—こころと行動のガイドブック. 医学書院, 2011

Case15 がんと運動器疾患

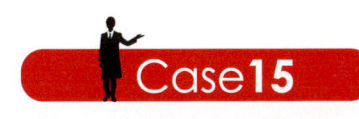

■症例
　82歳，女性．
■病名
　卵巣がん，癌性胸・腹膜炎．
■併存症
　両膝原発性変形性関節症末期（KL4），子宮・右卵巣摘出後，高血圧．
■主訴
　癌性胸・腹膜炎を伴う卵巣がんへの化学療法中のがんのリハ，両膝痛の緩和，ADL拡大．
■現病歴
　X年6月から便回数の増加，下痢が出現した．7月も同様に下痢が続いていたため，家族が心配して近医を受診し，8月5日〜29日近医で入院加療となった．入院中に大腸内視鏡検査と下部消化管造影検査を2回したが，共に有意な病的所見は得られなかった．同院で行った血液検査でCA125高値であったため，婦人科疾患を疑われ，他医へ紹介となった．9月はじめに他医を受診し，婦人科にて内診，MRI検査を行ったが明らかな病変を認めなかったが，血液検査でCA125：1,589と高値であり，なんらかの悪性疾患の可能性を疑われ，PET-CTを含め，精査目的に9月24日に当院婦人科へ紹介となった．以後外来で精査が行われたが，10月5日に胸水貯留から呼吸困難感増悪・全身状態の悪化のため，緊急入院となった．
■家族歴
　特記事項なし．
■職業
　元パン屋．
■社会的背景・家族構成
　運動歴なし，配偶者は肺がん（小細胞がん）で死去，長男（62歳）と二人暮らし．
■月経歴
　初経：15歳，32歳時に子宮筋腫手術で閉経．月経：順調（月経量多），月経痛：あり（3日間くらいひどかった）．
■妊娠分娩歴
　20歳：経腟分娩（男児：3,800g，自宅分娩），22歳：経腟分娩（男児：3,800g，自宅分娩），その後人工妊娠中絶2回．
■手術歴
　20歳代：外耳炎手術，32歳：子宮筋腫摘出術（片側卵巣切除含む），48歳：肺腫瘤に対する右肺下葉部分切除（悪性所見なし），50歳：子宮脱に対する腟式子宮全摘術．
■婦人科検診
　子宮全摘後は受診せず．
■現症・検査
　身長142.4cm，体重46.6kg，体表面積1.339 m^2．
　入院時，胸部単純X線写真：著明な右胸水（図1），心電図：特記事項なし．
　左上腕血圧134/74 mmHg，脈拍101回/分．
　血液検査：TP 5.5 g/dl，ALP 180，γ-GTP 19 U/dl，LDH 389 U/dl，CRN 0.31 mg/dl，UN 15 mg/dl，eGFRcreat 110.7，CRP 2.0，Hgb 13.0 g/dl，PLT 32.4，WBC 7.1/μl（NETU%（好中球）85.5%）
　出血時間（IVY）5.0分，PT 11.7（sec），PT 103（%），INR 0.99，APTT 23.9（sec），APTT 119.2（%），FIB 312，FDP-DD 3.4
　α-フェトプロテイン（ECLIA）3.4，癌胎児性抗原 CEA（ECL）1.2，CA19-9（ECLIA）9.4．
　CA125（ECLIA）2045，CA72-4（ECL）16.7，シアリルTn抗原（STN）77.7
　扁平上皮癌関連抗原 SCC（TA-4）1.1
　尿検査：PH 6.0，グルコース（−），タンパク（+），潜血（−），アセトン体（2+），ビリルビン（−）．
　血液ガス分析（O_2：経鼻，3 l/min）：動脈血 pH 7.450，動脈血 S-HCO_3 29.3，動脈血 TCO_2 30.9，動脈血 pO_2 106．
　下肢静脈エコー（図2）．
■薬物治療
　ノルバスク®OD錠5mg 1TAB 朝，ラシックス®錠20mg 1TAB 隔日投与，マグラックス®錠330mg 3TAB 分3，ハルシオン®錠0.25mg 1TAB 眠前，グラマリール®錠25mg 1TAB 眠前，ベリチーム®配合顆粒3g 分3，モービック錠10mg 1TAB 分1，アルファロール®カプセル1μg 1CAP 分1，タケプロンOD錠30（30mg）1TAB 分1

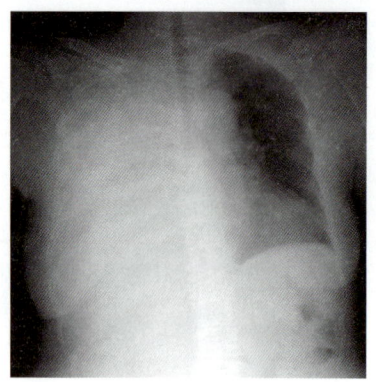

図1 入院時，胸部単純X線写真
著明な右胸水を認める

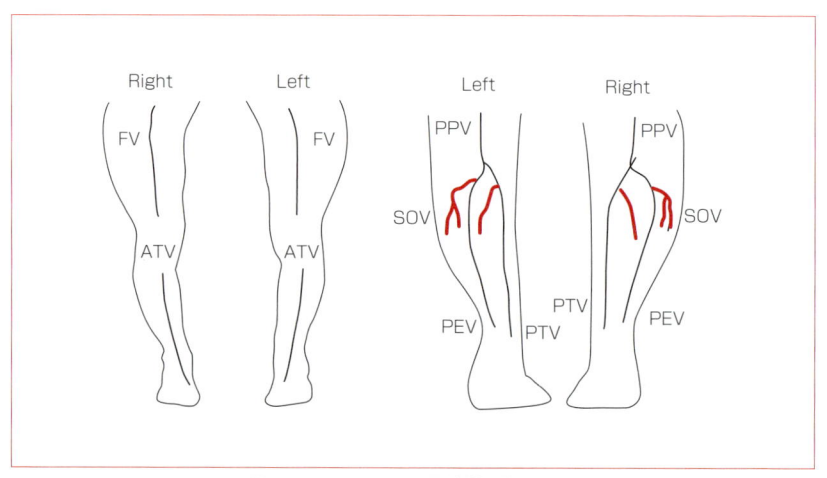

図2 10月7日下肢静脈エコー
左右のヒラメ筋静脈血栓疑い．
大腿静脈（FV），前脛骨静脈（ATV），腓骨静脈（PEV），膝窩静脈（PPV）

■経過

　外来で施行された10月3日のMRI検査（図3）で卵巣腫瘍，腹膜播種病変を認め，10月7日のPET-CT検査（図4）では癌性腹膜炎・癌性胸膜炎の所見を認めた．また，両側鎖骨上窩領域にFDG（18F-fluorodeoxy glucose）の高集積を認めたため，10月9日に外科コンサルトとなり，10月15日に右頸部リンパ節生検を施行され，転移がん，腺がんの診断を得た．大量の胸水貯留に対しては，10月7日に右胸腔ドレナージが行われ，胸水の細胞診は腺がんの所見であった．10月21日に胸膜癒着術（ピシバニール5KE）を施行後，10月23日に右胸腔ドレーンが抜去された．病理結果判明後，胸水コントロールを行ったうえでインフォームド・コンセントがなされ，高齢であり，家族も手術は希望されておらず，化学療法として（10月30日からTC療法（80％）が開始された．嘔気・嘔吐などの有害事象を認めたが，骨髄抑制は軽度（図5～7）で，11月21日，12月12日と3週間ごとにTC療法（80％）を合計3回施行された．治療初期の10月10日に，癌性胸・腹膜炎を伴う卵

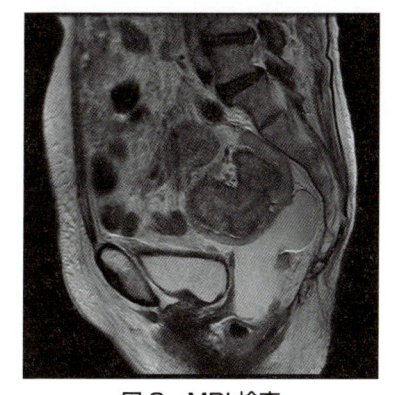

図3 MRI検査
多発性腹膜結節，腹水貯留，左卵巣腫瘍あり

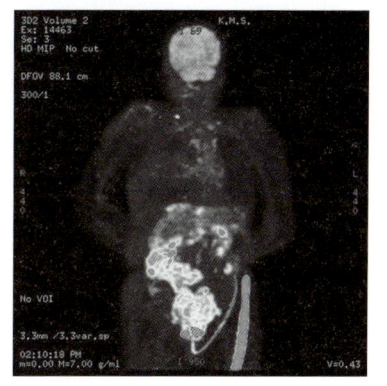

図4 PET-CT検査
卵巣がんおよび癌性腹膜炎の可能性あり，両鎖骨上窩リンパ節転移疑い，右胸膜播種の可能性あり

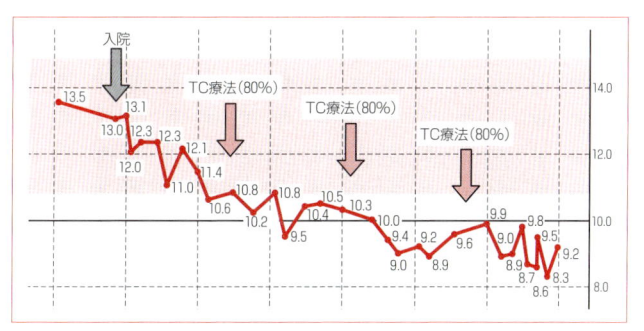

図5 治療経過中のHgb（g/dl）の推移

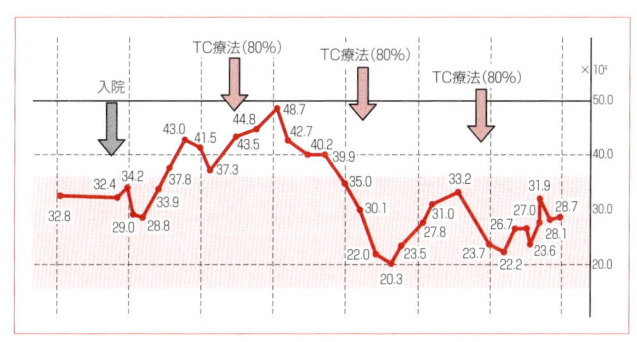

図6 治療経過中のPLTの推移

巣がんへの化学療法中のがんのリハと両膝原発性変形性関節症末期（図8）による両膝痛の緩和，ADL拡大を目的にリハ依頼がなされ，10月11日よりリハが開始された．

化学療法後にCA125（図9）の著明な低下を認め，全身状態が安定したため，12月31日に自宅退院となった．

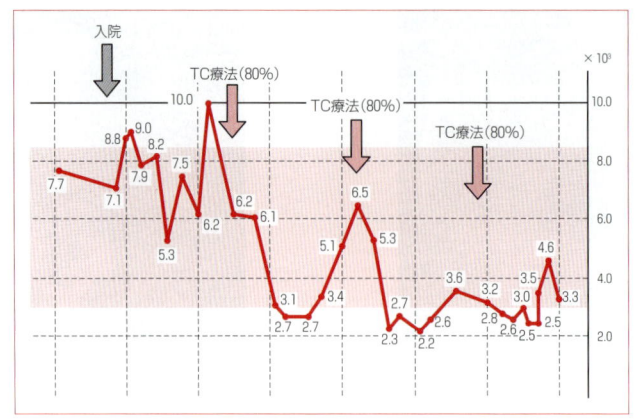

図7　治療経過中 WBC（/μl）の推移

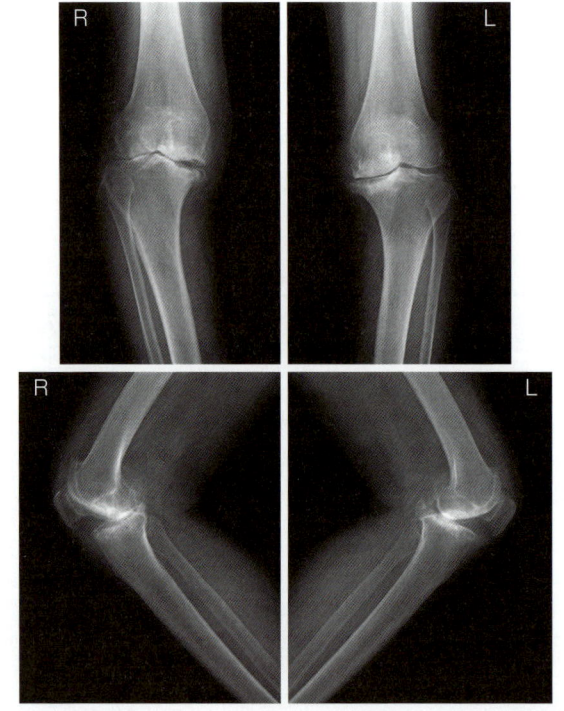

図8　リハビリテーション初診時，両膝単純 X 線写真（臥位）
両膝原発性変形性関節症末期（KL4）

■アセスメント・運動負荷試験

　卵巣がんの胸腹膜転移に伴う呼吸障害，両膝原発性変形性関節症末期による下肢機能低下．BI：55，PS（Performance Status）：グレード3（胸腔ドレナージチューブなければグレード2レベル相当）．

　関節可動域は，膝関節屈曲拘縮右20°，左15°（屈曲右85°，左75°），そのほかの上下肢に著明な制限なし．MMT は，上肢：右4，左4，下肢：腸腰筋右3，左3・大腿四頭筋右4，左3+・前脛骨筋右4，左4・下腿三頭筋右4，左4，握力右7，左10（kg）．

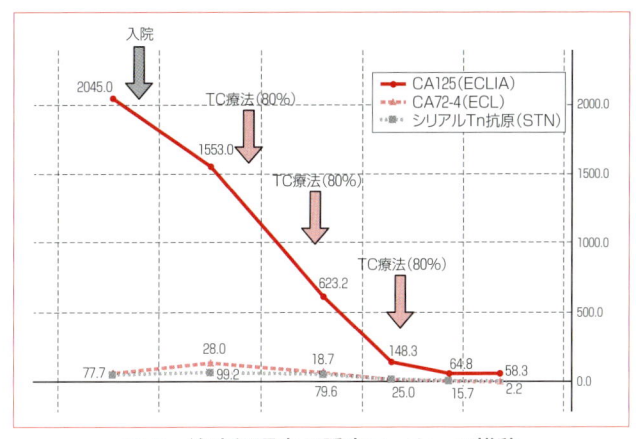

図9 治療経過中の腫瘍マーカーの推移

　しびれ・感覚障害：両上下肢しびれおよび感覚障害訴えなし．疼痛：両膝痛（運動時 VAS 右 70，左 40 mm），腹痛訴えあり，呼吸苦あり：Hugh-Jones Ⅳ．

　運動負荷試験は，癌性胸・腹膜炎を伴う卵巣がんによる呼吸苦を含めた全身状態不良および右胸腔ドレナージ留置中，著明な両膝痛を認めたため非適応として実施しなかった．その代わりとして，年齢から推定される Gellish ら[1]の計算式を用いて最大心拍数（HRmax）を算出し，運動強度を調節する指標とした〔推定 HRmax（206.9 −（0.67×年齢）：206.9 −（0.67×82）= 約 152〕．

■ リハビリテーションプログラム

　当院におけるがんのリハは，個々の病態，治療方法，身体機能，社会的背景などが大きく異なるため，クリニカルパスのような画一的なリハプログラムは設けていない．本症例は，癌性胸腹水による呼吸障害，全身倦怠感，両膝痛の症状を認めた．初診時，癌性胸水コントロールが開始されていたが，呼吸苦改善後に行われるがん治療（化学療法，放射線療法，手術療法）は未定であり，がんのリハにおける予防期（不動・悪液質による筋萎縮・筋力低下，四肢拘縮対策）ととらえ，全身状態不良であることも踏まえて低強度から開始し，目標心拍数を約 46〜90（推定 HRmax 152×30〜59％）として運動訓練を開始した．入院後，FDP-DD の軽度上昇があり，下肢静脈エコー検査で両側ヒラメ静脈に深部静脈血栓を認めたが，循環器科コンサルトし，両下肢弾性ストッキング着用で対処した．安静時や運動療法時の呼吸障害への対策として，呼吸リハ（口すぼめ呼吸指導，腹式呼吸習得，頸部リラクセーションなど）も併用した．その後，胸水コントロールが終了し，呼吸障害が改善したため，目標心拍数を約 91〜120（推定 HRmax 152×60〜79％）として中等強度である運動訓練を試みた．また，リハ実施時間帯以外にも身体活動性を増やすために，高齢であっても利用しやすい運動強度のセルフコントロール目的に，Borg 指数を習得させ活用した（Borg 指数：低強度 6〜10，中等強度 11〜13）．トレッドミルやエルゴメータでの有酸素運動を検討したが，両膝痛が強く，あまり実施できなかった．そのため，等尺性な下肢筋力訓練（セラバンドや重錘も使用）を中心に行い，疼痛

Case15 487

に応じて座位・移乗動作訓練，介助下歩行訓練を実施した．最終的には手術は行われず，化学療法での治療を選択された．化学療法のたびに嘔気・嘔吐・全身倦怠感などを生じたため，回復期のリハとして，体調に応じた運動強度（低強度中心）で，等尺性な下肢筋力訓練と並行しつつ臨機応変に対応した．

■リハビリテーションの効果

リハ開始直後は，呼吸苦が強く，歩行困難であったため病室での対応を行い，体調に応じて筋力トレーニング，端座位訓練，移乗訓練，立位訓練を実施した．その後は，徐々に身体活動性が増加し，退院時には，下肢筋力はMMT4〜5となり，T字杖＋腋窩軽介助で連続歩行80mが可能となった．ただし，それ以上の歩行距離では膝関節痛が著明に増強した．入院後に認められた下肢静脈血栓は追加検査で消失が確認された．

■リハビリテーションの注意点（特に重複障害のため配慮した点）

1）両膝痛のコントロール

がんのリハにおける予防期・回復期の運動療法は，筋力訓練と有酸素運動を主体に行われることが多いが，本症例は両膝原発性変形性関節症末期（KL4）を有しており，有酸素運動のような持続的な下肢運動が疼痛のため容易ではなかった．非ステロイド性消炎鎮痛剤を併用し訓練を行ったが，その効果は十分とはいえなかった．転移のある卵巣がんの治療継続中であり，再発リスクのある現状では，通常であれば行われる人工関節置換術の適応はなく，呼吸状態や化学療法の副作用の出現に留意しつつオピオイドの導入も検討する必要があった症例と思われる．

2）在宅運動の継続指導

両膝原発性変形性関節症末期（KL4）による疼痛のため，運動に対するモチベーションは決して高くはない．しかし，再発のフォローアップを行いつつ維持期のがんのリハを継続していくことが重要となる．通常は，運動を目的とした活動は，150分以上/週，2日以上/週の筋力訓練が推奨されているが，その基準に届かなくても，何もせずにいるより健康・身体能力面において有益と思われ，頻回の在宅運動指導を実施した．

■日常生活指導

疼痛の出にくい等尺性な下肢筋力訓練を中心に，家族も交えて運動継続の重要性を頻回に説明した．

■その後の転帰・機能的帰結・最終評価

幸い，化学療法中の骨髄抑制は重度でなく（図5〜7），リハ実施期間中は厳密な感染コントロールや易出血性対策を必要としなかった．化学療法は著効し，腫瘍マーカーの低下とPET-CT検査の改善が得られた（図10）．在宅での運動も両膝痛に応じて継続されており，良好ながんのリハの結果が得られた．

■解説

1）本症例の特徴

高齢のがん患者で，重度の疼痛のある両膝原発性変形性関節症末期（KL4）を有

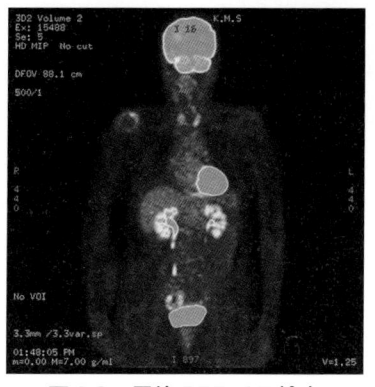

図10 最終PET-CT検査
腹膜播種病変と考える結節と異常集積は消失

する症例への運動処方の1例である．もともとのADLは両膝痛により著明に低下しており，がんの発症にともないさらなるADL低下が危惧された．がんの発見早期から運動療法を導入し，化学療法前・中のADL低下を最小限にとどめ，在宅復帰に至ることができた．

2) 婦人科がんにおける運動療法の方法および効果

婦人科がん患者はほかのがん患者と比較して，治療中・後の身体活動が低下していること多いとされ[2]，肥満やQOLの低下が問題となりやすい[3]．婦人科がんの多くは，手術療法が行われた後に化学療法・放射線療法が行われる．本症例は，高齢，家族の希望にて化学療法が選択されたが，手術療法を受けた20〜30％の症例で術後のリンパ浮腫の問題がみられる[4]ため，積極的な運動・長時間の立位や同一姿勢の回避・弾性ストッキングの着用・臥床時の下肢挙上・適正体重の維持などの生活指導を行う必要がある．運動療法の方法は，有酸素運動と抵抗運動（筋力トレーニング）があり，週3回程度の中等〜高強度の運動を行うことが推奨されている．年齢や運動器障害を考慮しないといけないが，平均年齢47歳，235名の卵巣がんを含む婦人科がん患者への運動療法の報告として，最大心拍数の85〜95％のインターバルエルゴメータ運動15分，1RMの70〜100％の強度で行う複数の筋力トレーニング5〜7回×3セット，週3回，6週間実施するものがある[5]．卵巣がん患者単独での運動療法の効果に関する報告はみられないが，子宮体がん治療後の患者に対する運動療法は，介入6カ月後でも身体活動量が有意に増加し，減量が得られ，抑うつ傾向の改善がみられたとされる[3,6]．ただ，乳がんと比較すると婦人科がん患者に対する運動療法のエビデンスは非常に少なく，今後の報告が待たれる．

また，がんのリハの運動療法においては，中等強度での介入を推奨していることが多いが，超高齢社会が世界で最も進んでいるわが国において，運動強度，頻度，持続時間，内容を個々の状態にあわせて慎重に判断する必要があると思われる．

3) ほかの領域のがんにおけるリハビリテーションの方法および効果

がんは全身の臓器に発生し，死亡原因の第1位であるが，近年の治療法の進歩により長期生存患者は大きく増加している．その反面，がんの進行により直接的な障

害を受け，悪液質などによる衰弱・体力低下，癌性疼痛や全身倦怠感による二次的廃用，腫瘍増大や転移による脳や脊髄障害による麻痺，骨転移による病的骨折などもADLやQOL低下に大きく影響する．また，がんそのものによる衰弱や化学療法・放射線療法などによる悪心・嘔吐・便秘・下痢などにより低栄養状態が容易につくり出され，ADLやQOLの悪化をさらに助長する．抑うつ状態に陥ることもあり，活動性低下からさらに状態は増悪する．このような悪循環サイクルを断ち，治療後に早期の可及的な社会復帰を目指すために，すべてのがん治療を受ける患者にとって，がんのリハは必須といえる．婦人科がんと両膝原発性変形性関節症末期(KL4)を重複する患者のリハの1例を上述したが，そのほかの領域のがんにおけるリハも重要であり，患者数の多い消化器がん・呼吸器がんに関して簡潔に記述する．

4)消化器がん・呼吸器がんにおけるリハビリテーションの方法および効果

開胸術後合併症は周術期死亡の主原因とされており[7]，術後肺合併症は食道がんで15〜30%[8,9]，肺がんで4〜14.5%[10,11]と報告されている．その予防・対策の実施は非常に重要である．

a. 呼吸リハビリテーション（術前）

腹式呼吸指導，インセンティブスパイロメトリー（容量型：コーチ2®など），排痰法指導，頸部・肩甲骨帯ストレッチ，禁煙について術前の余裕のある時期に正しい方法を習得させることが重要である．その効果として，食道がん患者において術前呼吸リハ実施群と非実施群の術後呼吸器合併症の発症率は，実施群6.4%，非実施群24.3%との報告[8]や242名の肺がん患者の術後呼吸器合併症のリスク因子として，術前呼吸リハの非実施が挙げられている[12]．しかし，それぞれの訓練単独での効果は明確にはなっていない．2014年にCochrane database systematic review[12]では，インセンティブスパイロメトリー単独では呼吸器合併症の抑制効果は認められないとされており，個々の状態に応じて種々の訓練方法を組み合わせて行うことが重要である．

b. 呼吸リハビリテーション（術後）

体位変換（体位ドレナージ含む），呼吸訓練（インセンティブスパイロメトリー：術後3〜7日程度行い，術前の最大吸気量の75%に改善すれば終了とする[14]．呼気陽圧バルブ使用：アカペラ®），早期離床，疼痛コントロール，持久力訓練（術後7日程度から持久力向上を目指す）．その効果として，119人の胃全摘患者において，麻酔・輸液・栄養・早期離床などの包括的術後管理（fast-track surgery）群は，従来群よりRCTにおいて有意に術後在院日数が短く，術後肺炎発症率に差はなかったが，術後合併症全体では有意に減少したと報告されている[15]．

c. 運動療法

有酸素運動（持久力向上：HRmaxの60%前後），筋力トレーニングが推奨される．その効果として，大腸がん患者において中等強度，30〜40分/日，2週間実施後に，IL-1受容アンタゴニスト活性が有意に低下したとの報告がある一方[16]，大腸がん患者において低強度，30〜40分/日，2週間実施後に酸化DNA障害の指標である尿中

8-oxo-2′-deoxyguanosine が有意に減少したが，中等強度では有意な変化がなかったとの報告[17]があり，免疫系の賦活に関して，いまだ運動強度のコンセンサスは得られていない．

高齢の消化器がん・呼吸器がん患者においても，変形性関節症や変形性脊椎症，脊柱管狭窄症などの運動器障害を重複していることは十分にあり得るため，運動器障害そのものの重症度や治療法を検討し，個人に合わせた最適なオーダーメイドのリハを構築していくことが望ましい．

■文献

1) Gellish RL, et al: Longitudinal modeling of the relationship between age and maximal rate. *Med Sci Sports Exerc* **39**: 822-829, 2007
2) Stevinson C, et al: Physical activity in ovarian cancer survivors: associations with fatigue, sleep, and psychosocial functioning. *Int J Gynecol Cancer* **19**: 73-78, 2009
3) von Gruenigen VE, et al: Feasibility and effectiveness of a lifestyle intervention program in obese endometrial cancer patients: a randomized trial. *Gynecol Oncol* **109**: 19-26, 2008
4) 田尻寿子，他：乳癌・婦人科がん患者に対する周術期リハビリテーション．看護技術 **52**: 60-67, 2006
5) Adamsen L, et al: Effect of a multimodal high intensity exercise intervention in cancer patients undergoing chemotherapy: randomised controlled trial. *BMJ* **339**: b3410, 2009
6) von Gruenigen VE, et al: A randomized trial of a lifestyle intervention in obese endometrial cancer survivors: quality of life outcomes and mediators of behavior change. *Health Qual Life Outcomes* **7**: 17, 2009
7) Schieman C, et al: Patterns of operative mortality following esophagectomy. *Dis Esophagus* **25**: 645-651, 2012
8) Inoue J, et al: Prevention of postoperative pulmonary complications through intensive preoperative respiratory rehabilitation in patients with esophageal cancer. *Dis Esophagus* **26**: 68-74, 2013
9) Feeney C, et al: Preoperative physical activity levels and postoperative pulmonary complications post-esophagectomy. *Dis Esophagus* **24**: 489-494, 2011
10) Agostini P, et al: Postoperative pulmonary complications following thoracic surgery: are there any modifiable risk factors?. *Thorax* **65**: 815-818, 2010
11) Reeve JC, et al: Does physiotherapy reduce the incidence of postoperative pulmonary complications following pulmonary resection via open thoracotomy? A preliminary randomised single-blind clinical trial. *Eur J Cardiothorac Surg* **37**: 1158-1166, 2010
12) Algar FJ, et al: Predicting pulmonary complications after pneumonectomy for lung cancer. *Eur J Cardiothorac Surg* **23**: 201-208, 2003
13) do Nascimento Junior P, et al: Incentive spirometry for prevention of postoperative pulmonary complications in upper abdominal surgery. *Cochrane Database Syst Rev.* 2014 Feb 8; 2: CD006058
14) 辻　哲也：急性期からの呼吸リハビリテーション—開胸・開腹術後．臨床リハ **12**: 408-415, 2003
15) Feng F, et al: Fast-track surgery could improve postoperative recovery in radical total gastrectomy patients. *World J Gastroenterol* **19**: 3642-3648, 2013
16) Allgayer H, et al: Decreased interleukin-1 receptor antagonist response following moderate exercise in patients with colorectal carcinoma after primary treatment. *Cancer Detect Prev* **28**: 208-213, 2004
17) Allgayer H, et al: Short-term moderate exercise programs reduce oxidative DNA damage as determined by high-performance liquid chromatography-electrospray ionization-mass spectrometry in patients with colorectal carcinoma following primary treatment. *Scand J Gastroenterol* **43**: 971-978, 2008

Case 16
認知症と運動器疾患

■症例
　女性，78歳．
■診断名
　左大腿骨頸部骨折，人工股関節置換術後．
■併存症
　アルツハイマー型認知症，胃潰瘍，骨粗鬆症．
■現病歴
　2年前より，認知症とその周辺症状に対してアリセプト®と抑肝散を内服している．最近は症状は落ち着いていたが入浴の際に転倒し，救急車にて当病院入院．翌日，認知症の周辺症状による術後管理の危険性について家族に説明し，納得のもと，左大腿骨骨頭置換術を施行．術後1週目にリハ依頼．
■家族構成
　夫と息子夫婦の四人暮らし．キーパーソン：息子．
■家屋構造
　築約30年の2階建て．段差は玄関のみ，高さは20cmほど．部屋同士の境目のふすまなどに1cmほどの小さな段差がある．

■術前生活
　息子夫婦は主に2階で暮らしており，本人夫婦は1階で暮らしている．2階に行く機会はない．家事は自分で行っていた．買い物などの移動は自転車をひくか乗る．
■趣味
　畑仕事，自転車．
■薬物療法
　アリセプト®，抑肝散，タケプロン®，アルファロール®，デパス®．
■現症およびアセスメント
　触診：左大腿直筋・大腿筋膜張筋・大腿四頭筋筋緊張亢進．左下肢浮腫あり．疼痛評価：術創部周囲に自発痛・動作時痛．左股関節屈筋，大腿四頭筋に運動時痛．ROM：左股関節屈曲75°，内旋20°，左膝関節屈曲50°．MMT：腹直筋・腹斜筋3．整形外科的テスト：トーマス・尻上がりテスト（＋），ADL：FIM 103/126点，HDS-R 20点．

■経過およびアセスメント
　約2週間の理学療法にて，触診：左大腿直筋・大腿筋膜張筋・大腿四頭筋軽度筋緊張亢進．左下肢浮腫軽減．疼痛評価：自発痛・動作時痛は軽減．左大腿四頭筋に軽度運動時痛．関節可動域：左股関節屈曲110°，伸展15°，内旋30°，左膝関節屈曲130°．MMT：腹直筋4・腹斜筋3．整形外科的テスト：トーマス（－）・尻上がりテスト（＋）（左膝関節屈曲運動の最終域にて出現），ADL：FIM 126/126点となり退院．

■リハビリテーションプログラム
　リハ室では免荷，危険肢位の注意，転倒・転落予防，基本動作練習の工夫，認知症に対する作業療法，集団療法を行い，病棟では転倒・転落予防のための看護，排泄誘導，認知症に伴う行動・精神症状（Behavioral and Psychological Symptoms of Dementia：BPSD）に対するケアを行った．BPSDケアとしては，看護師・家族の協

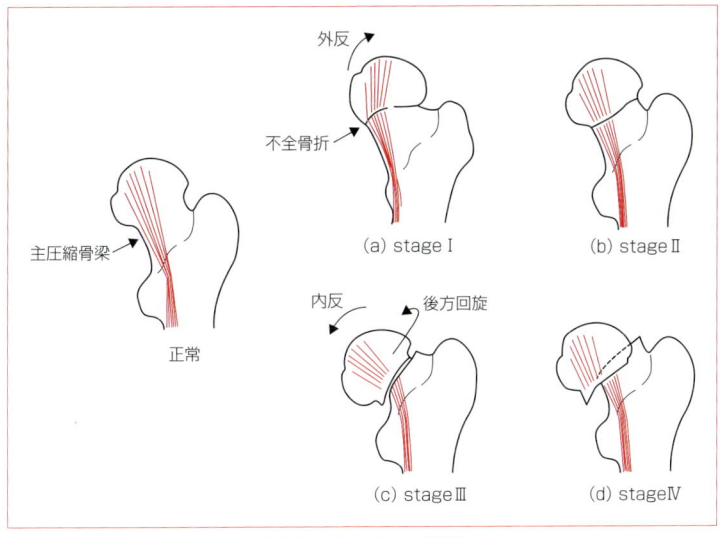

図1　Garden分類

力のもと患者の不安に対して，"今"を心地よいと感じられるよう対応し，環境を整えることとした．高齢患者に対しては，術前から，上肢機能訓練や健側下肢機能訓練，また患肢足関節機能訓練を行うことが有用であり，呼吸理学療法，口腔内ケアも行う必要がある．術後には翌日から座位をとらせ，早期から起立・歩行を目指して下肢筋力強化訓練を開始する．歩行訓練は平行棒，歩行器，松葉杖，T字杖歩行と進めることが多い．特別なリハメニュー（患者教育，強力な筋力訓練，歩行指導など）も試みられ，それぞれの報告では有効性が認められている．しかし，システマティックレビューではその研究デザインやアウトカム設定に問題があると指摘され，一定の結論に至っていないので，特に勧められるリハメニューはまだ確定していない．

■リハビリテーションの効果

術創部，左股関節屈筋，大腿四頭筋の痛みの軽減とともに関節可動域は左股関節伸展15°，膝関節屈曲130°まで改善．また，荷重が可能になったことで歩行は屋内独歩自立，屋外T字杖自立まで改善した．さらに，ADLはFIM 126点と著明に変化した．

■リハビリテーションの注意点

ほとんどの症例で手術治療が選択されるが，手術法は骨接合術と人工物置換術に大別される．手術法の選択についてはGarden分類（図1）にもとづく[1]．非転位型（Garden stage I，stage II）は骨接合術が推奨され，高齢者の転位型（Garden stage III，stage IV）は人工物置換術が推奨されているが，対象患者の全身状態，年齢を考慮して，手術法を選択すべきである．この理由は，転位型は非転位型よりも骨癒合率が低く骨頭壊死やLSCの頻度が高いことによるものである．しかしながら，年齢の若い青壮年者に対しては人工物を安易に選択するべきではなく，慎重な手術法の選択が望まれる．

手術時の麻酔法については，全身麻酔と局所麻酔（脊椎・硬膜外麻酔）では合併症および死亡率に差はなく，いずれの方法も推奨され，術後低酸素血症とせん妄予防のため術後酸素投与も推奨される．術後手術部位感染率は0～15％と報告されており，人工物置換術で高い．抗菌薬の予防投与は，術前0～2時間前および術後24時間までの経静脈的投与が推奨されている．ドレーン使用は感染予防・創傷治癒に有効である．また，術後3日間くらいであれば膀胱内カテーテルを留置してもよいとされ，栄養介入により本骨折患者の死亡率低下，タンパク質の回復，リハ期間の短縮が期待できる．術後合併症として最も多いのは精神障害で，内科的合併症としては肺炎や心疾患が多い．わが国における入院中死亡原因となる合併症で最多のものは肺炎（30～44％）である．適切な手術と後療法を行っても，すべての症例が受傷前のADLレベルへ復帰できるわけではなく，機能予後には年齢，受傷前の歩行能力，認知症の程度が影響し，受傷後1年以内の死亡率は10～30％である．

■日常生活・退院後の指導

　受傷前ADLが高い症例に対しては，クリニカルパスの使用が入院期間短縮と術後合併症予防に有効とされる．退院後のリハ継続は有効で，術後最低6カ月間はリハを行うべきである．薬物療法は，本骨折予防に有効，運動療法は転倒予防には有効，ヒッププロテクターは介護施設高齢者の転倒予防に有効，住環境改善と抗精神病薬漸減は転倒予防に有効という高いレベルのエビデンスがある

■解説

　大腿骨頚部骨折の発生数14万8,000人/年であり，骨折に伴う医療費は1,954億円（132万円/人）にのぼる．骨折由来の寝たきり高齢者は2万127人（13.6％）に達し，骨折にともなう総医療・介護費用は4,153億円であり，骨折例の2～3割に認知症を合併している．

　大腿骨頚部骨折の要因は加齢にともなう身体機能の低下，骨粗鬆症を基盤とした転倒・転落が大部分を占め，認知症を有する患者が多く，約70％に達する．過去1年間の認知症を有するCHS患者のデータを分析したところ，リハ開始時期までの治療経過に差はなく，その後の経過で身体・精神機能の低下に関連したリハ進行の遅延や退院調整の問題が大きく，在院日数が長期化する傾向にあることが明らかになった．今回，これらを解決するため，医師，理学療法士，医療ソーシャルワーカーと連携をとり，認知症を有する患者のパスを作成した．その結果，各職種が患者のゴール達成のために意識的にかかわることができた．また，計画的な家族面談をパス内に組み入れたことで，退院に向けて早期からかかわることができ，家族自身が前向きに退院準備を進められ，在院日数の短縮につながった．別の機会に回復期リハ病棟で治療した大腿骨近位部骨折例を対象に，認知症とFIM効率，歩行能力の獲得，予後との関係について検討したところ，HDS-R≦20例はHDS-R≧21例に比べ，退院時の歩行FIMは低く，リハ効率，居宅退院率も低かった．

　認知症でBPSDなどが強い場合は，術後の管理の難しさが予想され，手術を躊躇する場合も多いかと思われる．そのような場合でも一度はBPSDに対する治療を行

い，それから考えるべきであろう．ケアの基本は，認知症をもつ人をトータルに考え，人や社会とのつながりの中で，その人らしさを尊重してケアを行おうというパーソン・センタードケアである．たとえ間違った内容，不適切な行動でも，患者の発言，言動はすべていったん受け入れたうえで，その発言・言動の裏にある患者の心理を推測し，自尊心を尊重して対応することである．

　本症例においては HDS-R が 20 点であったが，リハ・看護・ケアの各分野での連携と早期介入により比較的 ADL の回復もよく，事故や合併症など起こすことなく退院も早く行えた．このような症例においても多職種の連携は重要である．

■**文献**

1) 野田智之，他：大腿骨頸部・転子部骨折のガイドライン．岡山医学会雑誌　**122**: 253-257, 2010

コラム

重複障害の
リハビリテーション成功へのコツ

コツ① スタッフの教育のコツ

　あらゆる組織において一番重要なものは，人，すなわちスタッフである．スタッフが真摯な性格で，能力が高く，経験が豊富であることは，チームとしてのレベルを高め，貴重な要素となる．そのためにはスタッフ教育が重要であるが，具体的にはどのようにしたらよいのだろうか．大学病院のリハ部長や大学院講座の教授・専攻長として，痛感したことを独断と偏見で列挙してみる．読者のご批判を仰ぎたい．

1．褒める
　叱る 10 倍は褒めなければならない．そのためには，些細な点でも日頃から褒めておく．整理整頓，接遇，報告書，態度など褒めるものは何でもよい．

2．役割をもたせる
　人は自らの役割があることで，自らの存在意義を確認できる．1 年単位でいろいろな当番を決めて役割をもたせることで，チームワークの重要性や維持の困難さを自習させる．

3．ワンパターンにしない
　仕事や役割も慣れてくると，緊張感が失われ，質や効率が落ちがちである．折に触れて課題を課したり，ほかの疾患・障害の患者を担当させるなど，スタッフの仕事や役割がワンパターンにならないように配慮する．

4．2〜3 人のチームにして相互チェックを行う
　スタッフ数が増えてきたら，できれば患者ごとあるいは疾患領域ごとに 2〜3 人のチームにして，リハ内容の相互チェックを行う．相互に意見交換したりすることで，スタッフが自らの仕事内容を客観的に評価できる．また，スタッフ同士で指導を行うことで，知識が増え，自信がつき，指導力を磨けるなどの利点が生じる．

5．モヤモヤをへらす
　スタッフ同士や患者との人間関係，将来の心配など，モヤモヤはつきない．モヤモヤをなるべく抱え込まないように，上司や周囲のスタッフが対応する必要がある．拙編著の『こんなときどうする？ リハビリテーション臨床現場のモヤモヤ解決！』も参考になれば幸いである[1]．

6．月別に困ったことをメールさせる
　筆者の教室でスタッフや大学院生に行っている．今後（1 カ月で）行う予定の内容に加えて，進行の障害となると予想される事柄，そのほか提案，相談などを具体的に報告させて，筆者がその障害を取り除くべく，すみやかに対応している．

7．年次目標をもたせる
　マンネリを防止し，初心に戻るために，年次目標を立てることで向上心，自己統制力が育まれる．

8．年次成果を書かせる

年次目標に対する自己回答・結果報告の役割を果たす．最近は教育機関や病院では個人，グループ，教室ごとの報告書の提出が義務づけられているところは少なくないはずである．

9．達成感を味わわせる

国内外の学会や研究会での発表，論文の執筆，各学会の専門医や指導士資格の取得などがこれにあたる．達成感を味わうことで，スタッフはさらに一段高みを目指すきっかけになることが少なくない．

10．井の中の蛙にしない

学会や研究会で発表せず，専門医や指導士資格も取得しないスタッフは，井の中の蛙であり，どんな言い訳も通用しないはずである．しかし，本人を責めるのではなく，周囲のスタッフにどんどん発表や資格を取得させることで，井の中の蛙でいられない状況をつくり，当該スタッフの自覚を促す．

11．明るい競争を促す・オンリーワンの特技をもたせる

日々研鑽を行わないと，時代遅れになっていく．明るい競争を促すとともに，競争に疲弊しないように，スタッフ個人個人にオンリーワンの特技や役割をもたせるように配慮する．

12．マイナスエネルギーの多い人を避ける

何度指導しても約束や時間が守れない，研鑽を積まない，周囲とトラブルを招いてしまうといったマイナスエネルギーは，周囲に伝染する危険がある．それゆえ，マイナスエネルギーが多く，何度も指導しても改善する努力が少ないスタッフに対しては，心を鬼にして，契約の任期を更新しない，別の進路を勧めるなどして，スタッフメンバーから外す．良好なスタッフ教育を行うためには，このような苦渋の決断をなさねばならないのもリーダーの役割であることをスタッフに示すことも，スタッフ教育の1つであるといえる．

■文献

1) 上月正博（編著）：こんなときどうする？　リハビリテーション臨床現場のモヤモヤ解決！．医歯薬出版，2014

［コツ❷ 運動療法を長く継続させるためのコツ］

患者運動療法を長続きさせるコツ[1]を以下にまとめたので，参考にされたい．

- スタッフと患者との目標を共有しましょう．
- 運動がもたらす5つのメリットを理解しましょう．
  ① 運動で「生活ができる」ようになる
  ② 運動で「仕事に戻れる」ようになる
  ③ 運動は「治らなくても元気を保つ医療」
  ④ 運動は「QOLを改善し，寿命も伸ばす医療」
  ⑤ 運動は「ローリスク，ローコスト，ハイリターン（安全で，安値で，効果が高い）」
- 家族に応援してもらったり，日にちを決めて教室やジムに通うなど，「他人の目の監視下にある運動」から始めましょう．
- とりあえず始めてみましょう．挫折したら，ひと休みしてまた再開しましょう．その積み重ねで運動習慣がついていくのです．
- 歩数計をつけて毎日の記録を残しましょう．
- 仕事中はなるべく階段を使いましょう．
- 昼食を外食する場合は，遠くの店に歩いて行きましょう．
- 休日の買い物は目的の品だけでなく，ウィンドウ・ショッピングも楽しみましょう．
- 景色のよいところを散歩しましょう．
- 音楽を聴きながら散歩しましょう．
- エレベータやエスカレータはなるべく使わず，歩きましょう．
- バス停や駅は1つ手前で降り，ひと駅分歩きましょう．
- 遠回りをして歩きましょう．
- 高層ビルなら，目的階の2〜3階下でエレベータを降り，階段を上りましょう．
- 運動仲間をつくりましょう．
- 服装などファッションをいつもより派手めにし，変化をつけましょう．
- 他人と話をしながら続けられる運動を選び，運動中や運動終了後に，苦しさや痛みを覚えないようにしましょう．
- 「何がなんでも毎日」とは考えず，週休2日程度の休みをとりましょう．
- 栄養や睡眠を十分とりましょう．
- 最初から頑張りすぎず，自分の体調に合わせ，マイペースで運動しましょう．
- 体調の悪いときは休みましょう．
- 頭痛・胸痛・冷や汗・脱力感などがあれば，ただちに運動をやめ，主治医に相談しましょう．
- 運動中や運動後には，水分補給を忘れず行いましょう．

■**文献**

1) 上月正博（著）：リハビリ専門医が教える健康な人も病気の人も幸せと元気をよぶ「らくらく運動」．晩聲社，2014

コツ③ やる気のない患者への対応のコツ

　患者のやる気がなくなる要因として，① 医療スタッフと患者のリハに対する目標の相違，② 治療目標とリハ内容の不一致，③ 患者・医療者の人間関係の破綻，などが考えられる（表1）．
　①，② の要因であれば，リハ目標設定における患者の参画，好みの行動や環境に許可を与える，習慣づけ（セルフモニタリング），抑うつや不安への介入を検討する．医療者-患者間のコミュニケーションに問題があるのであれば，LEARN（表2）を参考に，患者・家族と治療者側の意見の一致点と相違点を明確にし，お互いの意見を認め合うことに努める[1]．そして，最適と考えられる治療を提案し，その提案をもとに両者が同意できる妥協点を交渉し合う．患者にプログラムを十分に説明し，治療のゴールを共同で設定することが，患者のアドヒアランスを高めるのに非常に効果的である．
　スタッフ教育を十分に行ったり，その患者に最適なスタッフを配置する．患者のやる気はかかわる医療者の熱意や態度に依存する．医療者の熱意は，医療者がどれだけ内容を理解して，自信をもって施行できるかであり，日頃の勉強・研鑽が必要である．そのため，スタッフ教育では，評価に必要なさまざまな方法を伝授するとともに，接遇指導も十分に行う．さらにチームにおける情報の共有化を行うことが必要とされる．

表1　患者のやる気がなくなる要因

- 医療スタッフと患者のリハに対する目標の相違
- 治療目標とリハ内容の不一致
- 認知的・心理的機能の制約
- 環境的な不備
- 非協力的な行動が日常的に強化されている場合（注目，心配，叱責）
- 医療者に対する人間関係の破綻（医療スタッフの力量・経験・役職・年齢・性別に対する患者の不満，患者の経歴・専門的知識・社会的地位などの影響）

表2　医療者-患者間のコミュニケーション手順（LEARN）（文献1）より）

- **L：Listen**　聞く（患者自身のもつ問題，考え，希望などを共感をもってよく聴いて，基本的な信頼関係を築く．双方向コミュニケーションを取りやすくしたうえで，教育・情報への患者・家族の受け入れ体制に関する事前の確認とその調整を行う）
- **E：Explain**　説明・指導（患者が理解できる平易な言葉で，誠意をもって，エビデンスにもとづいた医学的情報を説明する．理解度や日常生活の様子に応じて伝える内容・量を決める．学校教育における師弟の関係とはまったく性質が異なる）
- **A：Acknowledge**　認め合う（患者と治療者側の意見の一致点と相違点を明確にし，お互いの意見を認め合う）
- **R：Recommend**　推奨，提案（お互いの一致点，相違点を踏まえたうえで最適と考えられる治療を提案する．患者側からの提案であってもよい）
- **N：Negotiation**　交渉，折衝（提案をもとに両者が同意できる妥協点を交渉し合う．最終的には患者の自己管理能力を高めることが重要）

■文献

1) 上月正博，高橋哲也（編著）：リハビリ診療トラブルシューティング．中外医学社，2009

コツ 4
高齢者への対応のコツ

わが国の超高齢社会を反映して，リハの対象患者の多くは高齢者である．リハに携わるリハスタッフは高齢者の特徴をよく理解したうえで診察，診療，ケアに臨むことが重要である（表 1, 2）[1)2)]．高齢者は多疾患をもつことが多くまさに重複障害を有することが少なくない．高齢者では，息切れ，疼痛，発熱など症状や兆候が非定型的であったり乏しかったりするために，狭心発作，心不全，肺炎などに気づきにくく，発見が遅れる場合が少なくない．例えば，急性心筋梗塞で典型的な胸痛を呈するのは 50 歳代以下 75％，60 歳代 50％，70 歳代 26％，80 歳代 9％と加齢とともに減少し[3)]，呼吸困難，ショック，なんとなく元気がない，食欲が低下したなどの非定形的な症状を契機にようやく発見される症例が著しく増加してくる．

患者は複数の医療施設に通院していることが少なくなく，単一の医療施設からの紹介状の記載内容では不十分なことも少なくない．紹介状に記載されている病名のみを鵜呑みにするのではなく，数回に分けて本人や家族から病歴を聴取したり，可能性があると思われる疾患に関しては，診療科あるいは他科に紹介して，診断をつけることを積極的に行うべきである．

さらに，在宅での生活が可能か否かなど，予後は高齢者をとりまく社会や環境面によって支配されることが稀でない．心身機能・構造（機能障害）のみならず，健康状態，個人因子，環境因子，活動（能力低下），参加（社会的不利）を考え，それぞれに対応策を練ることが必要である．

表 1 高齢者とその疾患の特徴（文献 1）より）

1) 個人差が大きい
2) 1 人で多くの疾患を有する
3) 疾患の病態が若年者と異なる
4) 重篤な疾患があるのに明瞭な臨床症状を欠くことが多く，診断の遅れを招くことがある
5) 認知機能低下（認知症），聴覚障害，視覚障害を合併していることが多く，問診，教育指導が困難なことが多い
6) 侵襲的な検査を行いにくい
7) 1 つの疾患の治療が他の疾患に影響を与えやすい
8) 検査値の正常値が若年者と異なる
9) 本来の疾患と直接関係のない合併症を起こしやすい
10) 廃用症候群を合併しやすい
11) 薬剤に対する反応が若年者と異なる
12) 疾患の完全な治癒は望めないことが多く，いかに社会復帰させるかが問題となることが多い
13) 治療にあたり QOL に対する配慮がより必要となる
14) 疾患の発症・予後に医学の要素とともに，心理，社会（環境）の要素がかかわりやすい

表2 高齢の患者とその関係者への対応の基本（文献2）より）

(1) 個体差・個人差が大きいことを常に意識する
　　高齢者は，肉体的，精神的，さらに社会的背景にも個人差が大きい．同じ年齢でも合併症もなく自己管理をしっかり自立してできている患者もいれば，麻痺や認知症などを有していて日常生活において常時介護が必要な患者もいる．このように暦年齢と身体的年齢とが乖離するケースも多い．高齢者に対しては一人ひとりテーラーメイドされた対応が求められる部分が多くなる．

(2) 自覚症状に乏しいことを理解する
　　高齢者では，痛覚閾値が上がり，狭心症や心筋梗塞でも「胸痛」を感じず，合併症である心不全になってはじめて気づかれる場合が少なくない．

(3) 動作が緩慢になる
　　動作が緩慢になり，名前を呼ばれてから入室するまでの時間や，衣服の着脱の時間は長くなる．むやみにせかさず，診察室の前に前室があればそこで着脱が行えるので便利である．

(4) 相手の名前をきちんと呼ぶ：名前は患者の人格のうちである
　　心の中では気持や意欲はいつまでも若い時代とあまりかわらず，「おじいさん」「おばあさん」と呼ばれることに抵抗感がある場合が多い．相手の名前を呼ぶほうが，患者の取り違えもなく，スムーズである．人生の先輩としての尊敬の念を忘れない．

(5) 大きな声で，はっきり，ゆっくり，丁寧に，対応する
　　お年寄りなどに対して，むやみに幼児言葉を使わない．親しみを込めているつもりだろうが，逆に相手は気を悪くしていることもあるようだ．また，聴力の確認もできる．大きくはっきりした声でゆっくり丁寧に話すことが大切である．

(6) 認知症の有無，服薬管理の有無，理解できたかをこまめに確認する
　　しっかりしているようにみえても，理解力が低下している人もいることを念頭においておく．特に，薬剤の管理，服薬の確認などに注意が必要であり，家族からも情報を得ておく必要がある．同居家族に薬の管理を任せるなどの対応が必要になる場合が少なくない．高齢者の2人暮らし世帯になると，家族の服薬管理も難しくなる場合があり，薬の一包化や処方の単純化などにも気を配る必要がある．

(7) 生活習慣の情報を得ておく
　　減塩や禁煙，水分制限，カロリー制限，運動など日常生活習慣の修正が必要な場合に生活習慣の変容を命ずることは，高齢者の生きがいを奪ってしまうことにもなりかねないので十分注意する．患者の現在の生活習慣とその生きがいなどを十分聴取し，さらに，正しいこととできることのギャップを常に念頭において，相手のプライドを傷つけないように注意することが必要である．また，厳格に指示を守りすぎて，栄養不良や脱水になり，脳梗塞や易感染症になりやすくなる場合もあるので，注意が必要である．

(8) キーパーソンと時々情報を交換する
　　独居老人もいれば，キーパーソンとなるべき人がいなかったり，いても家族内でサポートしきれない場合，あるいは大家族に囲まれている患者など，高齢者は個々に環境も異なる．患者が自分の病状をきちんと伝えていなかったなどの例もある．なるべく血圧手帳などに，薬剤や運動処方，食事や水分の指示内容を書いておき，変更があればそのつど記入してキーパーソンに伝えることが重要である．
　　「1人暮らしなので心配で……」という高齢女性がおり，何年もの間，1人暮らしと思っていたら，家族が働きに出るので日中は家には1人だが，夜間や休日は大家族であったということもある．高齢者から情報を得る場合は，1回のインテークだけですむことは少ないと思ったほうがよい．

■文献

1) 上月正博：高齢者の特徴とリハビリテーションの重要性．臨床リハ　20: 57-64, 2011
2) 上月正博：高齢の患者にはどう対処するか？．上月正博，他（編著）：リハビリ診療トラブルシューティング．中外医学社，pp214-216, 2009
3) 大内尉義，他（編）：新老年学　第3版．東京大学出版会，2009

コツ⑤ クレーム対応のコツ

　スタッフは，業務遂行下において，医療安全上への配慮はもちろんのこと，クレーム，感染の危険性，重度看護の緊張など，日常強いストレスにさらされている．また，セクシャルハラスメントや暴力の対象となることもある．また，不当なクレームやセクシャルハラスメントなどを受けても，「患者だから……」「応対が悪かったのでは……」など，患者を受容しなければいけないとの感情抑制が働き，表面に出ない事案も数多くある可能性も否定できない．

　しかし，過度の受容はストレスの原因ともなるし，決して患者のためにもならない．もしそれが犯罪あるいは犯罪に類する行為であれば，病院としてスタッフの健康で安全な勤務環境の提供と安全保持の視点から毅然とした対応をする責任がある．加害者などに対する最終的判断として，場合によっては「診療中止」および「退院命令」を発することもあり得る．どんな場合でも問題を抱え込まず，上司や事務部門に相談をすることが重要である[1]．

1．スタッフがまずなすべきこと

　スタッフに対する過度のクレーム，暴言，脅し，怪文書・怪電話，各種ハラスメント，ストーカーなどの迷惑行為ならびに病院の施設・設備などの破損など，および重大な暴行，傷害などの犯罪（類似）行為を「業務妨害」とみなす．

　業務妨害レベルは以下のとおりである．

> ① LEVEL Ⅰ-[1]：過度のクレーム，暴言，脅し，不審者など
> ② LEVEL Ⅰ-[2]：怪文書・怪電話など
> ③ LEVEL Ⅱ：各種ハラスメント，ストーカーなど
> ④ LEVEL Ⅲ：器物破損など
> ⑤ LEVEL Ⅳ：重大な暴行・傷害，凶器の所持など（人の生命・身体に危険が及ぶとき）

次項に示すように，レベルに応じた対応をとるよう日頃から備えておく．

2．患者とその関係者への対応の基本

1）LEVEL Ⅰ-[1]：過度のクレーム，暴言，脅し，不審者などへの対応

対応理念は，迅速，誠実，的確．

① 初期対応
- 複数人で対応する（必要に応じ，さらに応援を呼ぶ）．
- プライバシーが守られる場所へ誘導する．
- 落ち着いた対応を心がけ，おだやかに話しかける．
- 相手の話（言い分）をよく聞き，（攻撃性を）やわらげる．
- 危険物（花瓶，湯飲みなど）が周囲にある場合はさりげなく場所を移動する．
- 日時・人物の特徴・言動などを記録する．
- 夜間・休日を含め，警備員に連絡する．

・度を越した「暴言・脅し」の場合は，警察に通報する．

② 不審者対応時の注意点

　不審者を発見した場合は，自分自身の安全に留意しつつ，「どちらに行かれますか？」「何かお手伝いしましょうか？」「何かお困りですか？」などの声かけを行って様子を伺う．不審者への牽制として，日常的な「声かけ」がたいへん効果的である．いつもみられているという印象を与えるとともに，接遇の一環としても，また防犯の面からも「声かけ」は重要である．

2）LEVEL Ⅰ-[2]：怪文書・怪電話などへの対応

対応理念は，迅速，誠実，的確．

① 怪文書・怪電話の定義

　怪電話とは発信元および電話主が不明なものをいい，業務に支障をきたす場合は，警務員室に転送する（再三にわたる場合は，着信拒否の方策を講じる）．怪文書とは，出所（差出人，送信者）が不明であり，組織（病院）や個人の社会的信用の失墜および個人などのプライベート部分の暴露・中傷を意図する文書をいう．

② 初期対応

・郵送されてきた場合は，封筒および便箋などに触れるのは最小限にとどめる（警察で指紋採取する場合がある）．
・当該郵便物は，自宅宛に届いた場合も含め，大き目の封筒やビニール袋などに入れ事務に届ける．
・電子メールの場合はプリントアウトして届けるとともに，メールは保存しておく（必要な場合は転送をお願いする）．
・電話の場合は，できるかぎりの内容（日時，相手の性別，話し方など）を記録する．
・電話および文書の内容がささいな場合は，適宜廃棄などの処置をしてもかまわない．

3）LEVEL Ⅱ：各種ハラスメント，ストーカーなどへの対応

対応理念は悩まず・躊躇せず，まず相談．

① 患者から各種ハラスメント，ストーカーなどの迷惑行為は，主治医および関連診療科も含めた迅速な対応が必要である．ためらわずに上司に相談すること．

② 初期対応

・勇気をもって自分の気持ちを相手に伝える．
・1人で悩まず，信頼できる上司・同僚や相談窓口に相談する．
・「業務妨害報告（申し立て）書」を作成し，言動などの事実関係を明らかにする．

4）LEVEL Ⅲ：器物破損などへの対応．LEVEL Ⅳ：重大な暴行・傷害，凶器の所持などへの対応（人の生命・身体に影響が及ぶとき）

対応理念は，周囲を含めた安全確保・遅滞のない連絡・通報

LEVEL Ⅲ，Ⅳの対応は共通である．

① 初期対応

・身の安全確保を第一義的に考え，防御（制止）に努め，反撃はしない．
・大声を上げ，上司，同僚などに助けを求める．

- 大きな声を聞いた職員は現場に駆けつける．
- 相手が武器をもっている場合は，近づかない．
- 「やめてください」「落ち着いてください」などの声かけなどで相手を説得し，攻撃性をやわらげる．
- ほかの患者および職員の安全確保上，必要に応じて緊急放送を依頼する．
- 夜間休日を含め，警備員に連絡する．
- 器物破損，暴行・傷害などを受けた場合は，ただちに警察に通報する．または，周囲へ「警察への通報」を依頼する．

② 警察への通報

　総務課が病院長と相談・協議により，通報の是非を判断したうえで行うが，「急を要する場合」は警務員室（状況により現場）から，「○○病院」として通報する．

③ 連絡・報告先

　夜間・休日の場合は，業務妨害レベルにもとづき，各科当直医，夜勤看護師長，警備員で対応を協議し，関係部署に連絡する．

④ 事後報告

　関係診療科，部門などの責任者は，日時，場所，被災状況などについて「業務妨害報告書」を作成し，事務（病院長報告）に提出する．

⑤ 事後の対応

　事務は，診療科長，部門長，関係者を招集し対応を協議する．傷害事件とする意思決定がなされた場合は，警察に被害届を提出する．また，必要に応じマスコミ対応を行う．

3. 普段の心構え・安全対策

1) 患者や家族の訴えに傾聴する

　患者や家族が暴言や暴力を振るうようになるには，それより以前に医療者への鬱積した不満があるはずである．普段，よく話を聞くことで，「小さな不満」の段階で対処するように心がける．病状の説明やリハの内容，方針，改善度などを定期的に説明してほしいというのは，患者・家族の当然の希望である．また，さまざまな悩み，疑問，要望を聞いてもらいたいというのも当然の欲求である．

2) 環境を整える

① 患者が興奮しても，暴力などの行為につながりにくい環境にしておくことは重要である．診察室や院内に「武器」となりそうな物を置かないようにする．

② 暴力の恐れがある場合は前もって男性スタッフにも相談しておく．隣にスタッフを控えさせるなど，すぐ協力を求められるような環境にしておく．

③ 無理して引っ張らず，担当を代わってもらう．

■文献

1) 上月正博：リハ場面で患者からの暴力・暴言などの業務妨害を受けた場合．上月正博，他（編著）：リハビリ診療トラブルシューティング．中外医学社，p63-67, 2009

[コツ❻ コンプライアンス，アドヒアランス，コンコーダンス]

1．コンプライアンス

　かつて，医学的見地からの指示を医療スタッフから患者へ一方的に設定し，患者がその指示に従順でいるという時代があった．患者が医療スタッフの指示に従うことをコンプライアンス（compliance）という．コンプライアンスという概念は，直訳で「服従」「受諾」，社会的には「法令遵守」の意味で使用されており，決められたことを守るというニュアンスがある．この場合は，すなわち，患者が医療スタッフの指示を遵守するということになるが，情報は一方向的となり，患者は萎縮し，適切な治療や自己管理が十分達成できない場合が少なくない．例えば，患者が医師の指示に従い，忘れずに服薬し治療を続ける場合「コンプライアンスが良好である」といい，そうでない場合を「ノンコンプライアンス」という．ノンコンプライアンスの原因としては薬の単純な飲み忘れや飲みすぎが多いが，そのほかには指示を理解していなかったため誤って服用した，治ったと思い込み自己中断した，副作用の経験から自己中断した，などがある．

2．アドヒアランス

　一方，英国以外の各国やWHOでは，コンプライアンスに代わるものとしてアドヒアランス（adherence）という概念が広く用いられている．直訳は「支持」「執着」であるが，医療の現場では，「患者が治療方法の決定過程に参加したうえで，その治療法を自ら実行していくことを目指すもの」とされている[1]．つまり，アドヒアランスは患者が病気や治療の必要性について理解し自発的，積極的に治療を続けることで，より望ましい姿勢である．アドヒアランスはコンプライアンスの維持・向上のために志向された概念であり，患者の主体性より，医療専門職の決定を優先するという側面もある．すなわち，アドヒアランスは患者の治療（例えば服薬）への積極的な参加を意味する概念で，服薬を「必須の行動」として正当化し，患者は熱心に服薬すべきだという考えが根底にある[1]．

3．コンコーダンス

　これに対して，英国では，コンプライアンスに代わるものとしてコンコーダンス（concordance）（直訳は「一致」「和合」）という考え方がある[1]．コンコーダンスという言葉には，医師と患者が対等な立場（パートナーシップ）で話し合い，合意のもとに治療方針を決定し続けていくことが含まれ，患者が病気と治療について十分な知識を備えることが前提となる．最近は，患者自らインターネットや医療本などを利用して，疾患や医療に関する情報を容易に入手できるようになり，患者自らの治療を自ら決定したいという意欲が高まった現象などが典型である．コンコーダンスは患者が元来もっている価値観，ライフスタイルを基準にしており，最優先されるのは患者で，服薬遵守は絶対ではない．患者自身が自分の人生・生活に対して服薬が利益をもたらすと判断したとき，彼らは薬を飲む．

表1 アドヒアランス・コンコーダンスを高めるための方法（AIDE-SP2）

A：Assessment（アセスメント） すべての治療（手術，薬物，食事療法など）やリハの内容をアセスメントする→治療やリハの効果とリスクについて話し合う 患者・家族の有する問題を整理する→オープン・クエスチョン（開いた質問）を主に用いる I：Individualization（個別化） 患者の合意，自主的な選択を尊重してリハメニューを個別化する→退院後や転院後にも患者・家族が継続可能なリハメニューであるかを確認する 医療者と患者・家族のゴールを共有する D：Documentation（記録） 紙媒体，視聴覚教材などでわかりやすくコミュニケーションする→内容の定期的な確認を促す リハメニューの施行内容の自己記入を励行し，その評価をフィードバックする→スタッフ間でも情報を共有する	E：Education（教育） 個別化した内容の教育を正確にかつ持続的に行う→患者・家族の用いている言葉を使ってわかりやすく教育する．ステップごとに患者・家族の内容理解を確認する 患者・家族個人の選択とその責任を強調する S：Supervision（監督） リハメニューを継続的に監督・見直しを行う 問題や質問が生じた際には互いに連絡できるようにしておく P2：Passion & Praise（熱意と賞賛） 熱意をもって説明やリハを行う 患者が達成・継続できたことを賞賛する

　リハの継続がうまくいかない要因の1つに，アドヒアランス不良，コンコーダンス不良がある．患者のアドヒアランスやコンコーダンスを高めるための手順・方法として，筆者はBergman-Evansらの提言するAIDES[2]を改変してAIDE-SP2を作成した（表1）．

　治療やリハの内容，患者・家族の有する問題を整理したうえで，患者・家族と十分話し合って，同意を得られた内容でリハメニューを作成する．紙媒体，視聴覚教材などでわかりやすくリハ内容を伝達し，確実に習得してもらうとともに，毎日の達成内容を記録化する（AIDE-SP2）．患者・家族の責任も強調するが，もちろん，リハスタッフの熱意の関与がきわめて重要で，患者が達成・継続できた場合きちんと賞賛することも忘れてはならない．これらの情報は，チームにおいて共有化を行うことも必要である．

　今後は，障害やリハについて十分な知識をもった患者がリハにパートナーとして参加し，患者が医師と合意したリハを共同作業として行う「コンコーダンスリハ」がリハ効果を高める根本的な対策となるだろう．

■文献

1) Horne R, et al: Concordance, adherence and compliance in medical taking: report for the National Co-ordinating Centre for NHS Service Deliverly and Organisation R & D (NCCSDO). December 2005. http://www.nets.nihr.ac.uk/_data/assets/pdf_file/0009/64494/FR-08-1412-076.pdf〔Accessed 2015 Jan 29〕
2) Bergman-Evans B: AIDES to improving medication adherence in older adults. Geriatr Nurs 27: 174-182, 2006

コツ 7
ダイナミックフラミンゴ療法

　年をとって運動量が低下し大腿四頭筋が弱くなると，膝の痛みが生じやすくなり，さらに運動量が減る，といった悪循環を招く．また，腹筋や背筋が弱くなると，腰痛を起こしやすくなる．これらの症状が進行するとバランスも悪くなり，動作が遅くなり，転倒しやすくなる．やがて日常生活にも支障をきたすほど筋力が衰えてくると，寝たきりや要介護になる．

1．ロコモとロコモーション・チェック
　「ロコモティブ・シンドローム（以下，ロコモ）」とは，運動器の障害により歩く機能が低下し，要介護の状態や要介護になる危険性のある状態である．日常生活の中で足腰が弱ってきたと感じ，その原因がほかの臓器の病気でなければ，ロコモである．

　ロコモには，気づかないうちにゆっくりと進行する，という特徴がある．そこで，ロコモに早く気づくための自己チェック法として，日本整形外科学会が提案したのが，ロコモーション・チェック（以下，ロコ・チェック）である．ロコ・チェックは，具体的には，① 2kg 程度の買い物を持ち帰るのが困難である，② 家のやや重い仕事が困難である，③ 片脚立ちで靴下がはけない，④ 階段を上るのに手すりが必要である，⑤ 15 分ぐらい続けて歩けない，⑥ 家の中でつまづいたり滑ったりする，⑦ 横断歩道を青信号で渡り切れない，の 7 つの項目からなり，そのうち 1 つでもあてはまれば，ロコモが疑われる．

2．ロコモーショントレーニング
　ロコモの原因は運動器の障害である．運動器の障害の原因には，運動器自体の病気と，加齢による運動器機能の不全の 2 つがある．

　運動器自体の病気には，変形性関節症，骨粗鬆症に伴う円背，脊柱管狭窄症，関節リウマチなどがある．痛み，関節の動く範囲の狭まり，筋力の低下，麻痺，骨折などにより，バランス能力，体力，移動の能力の低下をきたす．

　一方，加齢による運動器機能不全とは，筋力の低下，持久力の低下，反応時間の遅れ，運動速度の低下，手先の器用さの低下，位置感覚や運動感覚などの鈍麻，バランス能力の低下などである．

　ロコモの場合は，整形外科やリハ科に受診し，腰の病気の有無などをチェックしてもらう．病気が原因ではない，筋力の低下やバランス感覚の鈍麻だとわかれば，さらに運動機能が低下しないように，すなわちロコモにならないように，ダイナミックフラミンゴ療法（図 1）やスクワットなど，ロコモーショントレーニングを行う．

　ダイナミックフラミンゴ療法は，大腿骨頚部の骨密度を上げるために，昭和大学の阪本桂造教授らが考案した治療法で，片脚で立つ姿勢を 1 分間続けさせる簡便なものである．両足とも 1 日 3 回行う．バランスが悪く，1 分間立っていられない人は，何かにつかまって行う．片脚で立てば，大腿骨頭にかかる力は両脚で立つときの 2.75 倍となる．1 分間

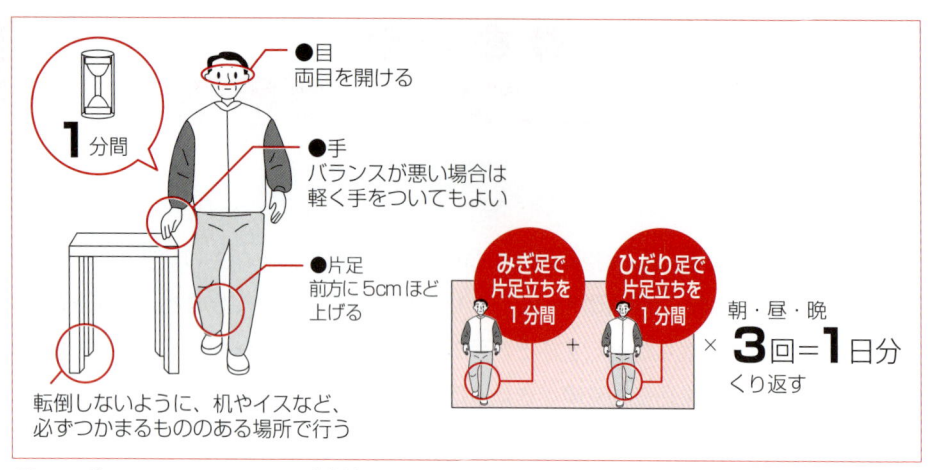

図1 ダイナミックフラミンゴ療法（厚生労働省 2006.8.29 記事．阪本桂造，整形外科学会）
・片足立ちは両足立ちに比して 2.75 倍の負荷がかかる．
・1 分間片足立ち訓練＝約 53 分間歩行に相当．

の片脚起立で得られる大腿骨頭に加わる力は，53 分間歩くことで得られる総負荷量（力）と同じと計算されている．この治療法は，股関節の周囲の骨の強度を増すと同時に，下肢の筋力の増強にもなり，さらにはバランスを改善する訓練にもなる．天候に左右されずに，いつでもどこでもできる運動であり，ぜひ取り入れていただきたい．

■**文献**

1) 上月正博（著）：リハビリ専門医が教える健康な人も病気の人も幸せと元気をよぶ「らくらく運動」．晩聲社，2014

コツ 8 こんなリハ医は嫌われる 15 の条件

　リハは典型的なチーム医療である．筆者はリハ医に憧れて，38 歳にして内科からリハ科に転籍し，とても幸せな人生を送っている．しかし，意外にも，患者や同僚医師を含めたリハスタッフに嫌われているリハ医がいるのに驚くとともに，残念に思う．嫌われる条件を独断と偏見で筆者なりにまとめてみた（**表 1**）[1)2)]．嫌われているリハ医は自省することで，リハの現場での「モヤモヤ」を一気に吹き飛ばし，患者・家族やリハスタッフのみ

表 1　こんなリハ医は嫌われる―15 の条件（文献 2 より引用，一部改変）

(1) 説明が長い一方で相手の意見をあまり聞かないリハ医
　　患者や家族の意見をよく聞いて，リハ医療に落とし込めるかの検討がむしろ重要である．
(2) リハ評価が多すぎて実際のリハの時間を減らすリハ医
　　リハ評価は確かに重要だが，リハを実際行わないで機能予後は改善するはずがない．
(3) 原理原則を振りかざすリハ医
　　リハ技術があっても患者や家族の気持ちや環境を配慮せずに原理原則を振りかざすような融通の利かない人はむしろ迷惑千万である．
(4) 「正しいリハ」を押し付けるリハ医
　　前項と同様の理由である．
(5) リハ処方のみをしたら後はセラピストに任せるリハ医
　　「おまかせリハ」ともいわれる．リハ医たるものは，「運動機能，生活機能，社会環境」を評価し，薬物投与なども含めた重複障害のリスク管理をしながら責任をもつべきである．
(6) セラピストの一挙一動に口を出すリハ医
　　そのくせ患者を毎日見ていない．また，リハ医はセラピストと同じ目線ではいけないのである．
(7) チーム医療の司令塔としての自負が強すぎるリハ医
　　自負が強すぎるとヒエラルキーができやすくチームやリハ現場が暗い雰囲気になってしまいやすく，また「考えないセラピスト」ができてしまう．
(8) 「リハマインド」を振りかざすリハ医
　　リハ医以外の医師にはリハマインドをもちあわせていないというような，排他的な概念のように曲解される危険がある．
(9) 医療とリハをやたら対立的に考えるリハ医
　　前項と同様である．医療とリハは対立するのではなく，協同していくべきものである．
(10) リハ医のみがリハを担当していると思うリハ医
　　他科医や一般医家にリハの重要性を啓発する必要はあるが，リハも担当している他科医や一般医家も少なくない．
(11) チーム医療はリハ医の独壇場だと思いこむリハ医
　　救急病院，手術，慢性疾患管理などでもなされている．
(12) リハのことなら何でもわかるとやたら自信満々なリハ医
　　医師に限らず常識的にはあり得ない発言である．
(13) いつもリハのことしか考えないリハ医
　　患者・家族はリハだけに関心があるわけではない．患者のリハ以外のことにも他科医と折に触れて情報交換をしておくべきである．
(14) 機能予後は考えるが生命予後を考えないリハ医
　　内部障害を中心とするリハ対象患者では，生活機能予後改善のみならず生命予後改善が達成可能である．
(15) 機能予後改善が QOL 改善であると信じるリハ医
　　リハ患者の運動機能や生活機能がわずかばかり改善することが，患者の QOL 改善に本当につながるのであろうか？　その答えは患者の希望や目的次第であろう．QOL もきちんと念頭においたリハが必要である．

ならず，当該リハ医の笑顔が輝く毎日になることに少しでも役立つことに貢献できればと願っている．

■文献

1) 上月正博（編著）：リハ臨床現場のモヤモヤ解決！こんなときどうする？　医歯薬出版，2014
2) 上月正博：医療倫理と安全の基礎知識：医師のモヤモヤ・患者のモヤモヤ．JJRM **51**：551-554, 2014

コツ 9
体力の二極分化

　文部科学省では，国民の体力や体格の現状を明らかにするために，「学校保健統計調査」や「体力・運動能力調査」を実施している．50 m走やソフトボール投げなどの子どもの体力・運動能力は，1975年頃から停滞，1985年頃から低下が続いた．ほとんどのテスト項目において，体力・運動能力は，子どもの世代が親の世代を下回った．

　体力・運動能力の低下傾向は2000年頃にようやく歯止めがかかった．しかし，これは平均値での話であって，現実には，子どもの体力や運動能力の格差が広がり，体力・運動能力の低い子どもの割合が増加している．つまり，スポーツ少年団や部活動などで運動をよくする子どもと，ほとんどしない子どもとの二極化傾向がみられている．そして全体的には今の子どもの体力は親の世代より落ちている[1]．

　運動不足は肥満に直結する．「学校保健統計調査」によれば，1970～2000年の30年間で，平均体重の120％以上の肥満傾向児の割合が男女とも増え，特に男子では2～3倍に増加している．将来，糖尿病や心臓病などの生活習慣病につながる危険性があるので憂慮されている．

子どもたちの運動不足の原因は何であろうか？

　自動車の普及や掃除機や洗濯機など身の回りの家電製品の発達は，子どもが歩いたり，家事手伝いをしたりする機会を減少させた．塾通いは，子どもの外遊びやスポーツの時間を減少させた．さらに，テレビゲームやインターネットは，体を動かす機会の減少を招いた．都市化や少子化は，日常的に外で遊ぶ場所や仲間を減少させた．つまり，今の子どもたちは，よく動き，よく食べ，よく眠るという，子どもとして当たり前の生活を送ることができにくくなっているのである[1]．

　米国では，小学生を対象にテレビなどの視聴を減らすための教育を行った結果，テレビなどの視聴時間が減少し，肥満の予防・改善効果が得られたとする研究結果が報告されている．さらに，テレビの視聴が子どもの健康に及ぼす影響を考慮し，日米の小児科学会では子どものテレビ視聴時間を制限するよう勧告している．

　もちろん，安全な遊び場や遊び時間を確保できるように，社会環境を整えていく必要もあろう．生活習慣は個人が主体的に選択するものだが，とりまく環境に大きな影響を受けるからである．大人の歩数の減少も大きな話題となったばかりであり，身体活動・運動を促進するためには，すべての世代が気軽に取り組むことができる環境を整えることが必要である．また，身体活動を継続するためには，「楽しさ」も重要な要素である．十分な余暇時間があることも，前提として重要と考えられよう．

■文献

1) 上月正博（著）：リハビリ専門医が教える健康な人も病気の人も幸せと元気をよぶ「らくらく運動」．晩聲社，2014

コツ⑩
プラトンの教え

　運動不足はわが国のみならず，もはや「世界的な伝染病」という形でとらえられている（**図1**）[1]．自動車やエアコンなど，文明が生み，世界中に普及した快適な暮らしのための道具や装置は，移動や作業の効率を飛躍的に高めた．いったん手にした便利さは，そう簡単に手放せるものではない．私たちの誰もが運動の重要性を理解してはいるものの，文明の豊かさを享受した結果，運動不足という危険にさらされている．

　厚生労働省の作業チームは，2000（平成12）年度から進めてきた「21世紀における国民健康づくり運動『健康日本21』」の最終評価を2011年にまとめた．それによると，身体活動の代表的な指標となっている歩数が，この10年間で1日あたり1,000歩も減少していることがわかった[2]．

　生活レベルの向上や便利な暮らしを支える科学技術の進歩の一方で，私たち自身は運動不足という大きな病気の危険にさらされている．運動不足は現代の重大な伝染病である．なぜなら，運動不足は，肥満，がん，糖尿病，脂質異常症，うつ病，認知症などさまざ

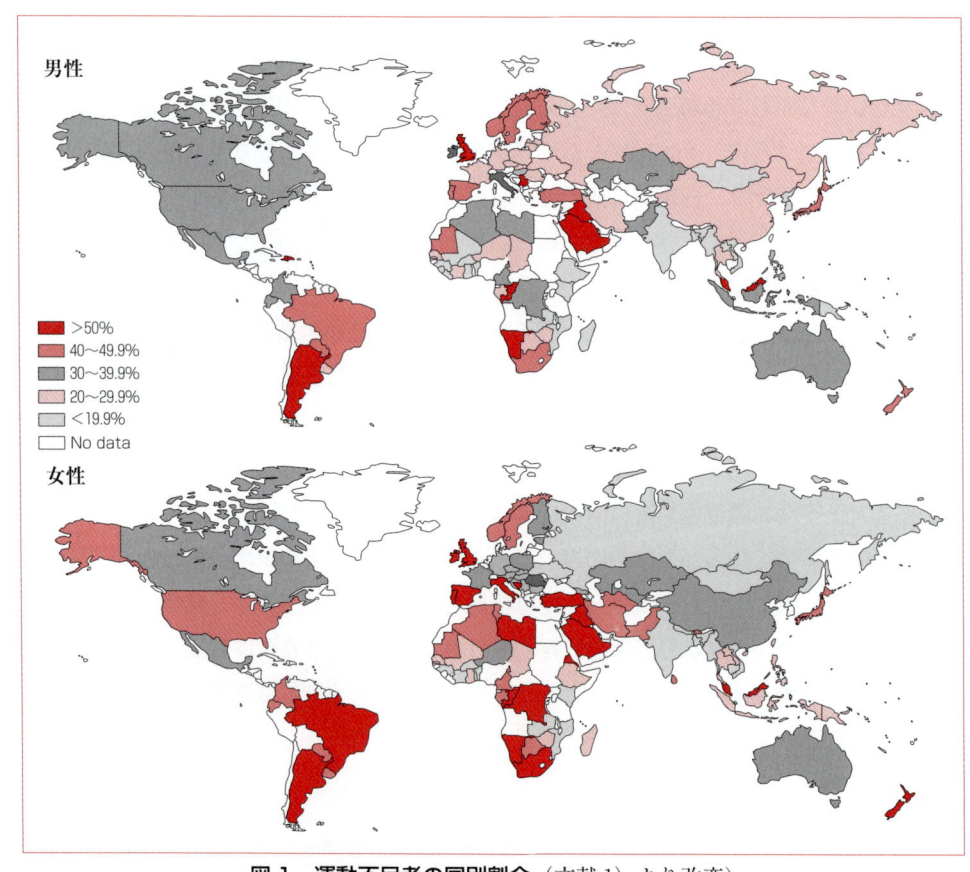

図1　運動不足者の国別割合（文献1）より改変）

な国民病の誘因になり，1人暮らしをしていたり，基礎体力が低下していたりする高齢者にとっては，自立を脅かす大敵だからである．私たちは，いわば運動不足による「安静の危機」の状況にある[3]．

プラトンは，紀元前四世紀の古代ギリシアの哲学者である．ソクラテスの弟子でアリストテレスの恩師にあたる．そんなプラトンが，次のような言葉を遺した．

「人生で成功するために，神は人間に2つの手段を与えた．それは教育と運動である」

わが国が，300年もの長い間鎖国をしていながら文明があまり遅れなかったのは，読み書きそろばんがしっかり行われていたからであり，明治維新以降，欧米の知識を急速に吸収できたのも，その知的基盤がしっかり保持されていたからである．

現今，わが国では，ゆとり教育の結果，学力がどんどん低下した．漢字がろくに読めない，アルファベットが正しく書けない大学生も出現している．

こうした学力低下に加えて，運動不足の人たちが蔓延している現状！ プラトンの言葉はまさに現代にも通じる名言といえるのではないだろうか[3]．

■文献

1) Hallal PC, et al: Global physical activity levels: surveillance progress, pitfalls, and prospects. *Lancet* **380**: 247-257, 2012
2) 健康日本21評価作業チーム：「健康日本21」最終評価．
http://www.mhlw.go.jp/stf/houdou/2r9852000001r5gc-att/2r9852000001r5np.pdf〔Accessed 2015 Jan 29〕
3) 上月正博（著）：リハビリ専門医が教える健康な人も病気の人も幸せと元気をよぶ「らくらく運動」．晩聲社，2014

コツ⑪
らくらく運動

　運動には，寿命を延ばすものと，延ばさないものがある．
　運動には，大きく分けて有酸素運動と無酸素運動の2種類がある．有酸素運動は，ウォーキング，ジョギング，水泳，エアロビクスなど，酸素をたくさん取り入れて脂肪を燃焼させる運動である．厳密には，① 呼吸の乱れや「いきみ」がないこと，② 一定のリズムで運動が続けられること，③ 局所運動でなく全身運動であること，④ 運動量を自由に調節できること，⑤ 安全であること，の条件を満たす．
　一方，無酸素運動は，短距離走や重量挙げなど，瞬発力を必要とする運動である．ただ，同じ水泳でも，オリンピックの100m自由形決勝のような激しいものもあれば，趣味的にのんびり泳ぐものもある．同じ種目でも運動の強さなどで有酸素運動になったり，無酸素運動になったりするわけである．
　有酸素運動と無酸素運動では，体に与える影響が大きく異なる．有酸素運動の効果は，持久力の向上，心・肺機能の向上，体脂肪の減少，肥満の解消，血圧の低下，耐糖能の改善，HDL-Cの増加，血小板凝集能の低下，免疫機能の強化，寿命の延長などである．
　これに対して無酸素運動の効果は，筋肉の肥大，瞬発力の向上，反応するまでの時間の短縮などである．
　つまり，寿命を延ばすために必要な運動は，有酸素運動である．一方，無酸素運動では寿命が延びることはない．無酸素運動で得られるのは，酸素負債能力であり，主にスポーツ選手に要求される能力である．
　スポーツは身体に良いが，だからといって，スポーツ選手は寿命が長いという報告はない[1]．わが国におけるスポーツ競技者の寿命に関する報告資料をみると，瞬発的種目よりは持久的種目，激しく競争する種目よりは，ある程度自分のペースで行える種目のほうが，総じて死亡時年齢が高いことがうかがえる[1]．持久的種目の競技成績には，呼吸循環系の機能が大きな影響を与えることがよく知られている．そのため，持久的種目が専門の競技選手は，素質として，あるいは持久的運動トレーニングの効果として，肺活量が大きかったり，心臓が丈夫だったりするなどの高い呼吸循環機能をもっている．一方で，瞬発的種目の競技者は，解糖系（糖分をエネルギーに変える仕組み）や筋骨格系の高い瞬発的機能をもっている．このような差が生じるのは，競技に応じた体力特性や，それに伴う生理・心理的要因，あるいは社会的要因が違うからなのであろう．
　同一大学の卒業生を対象にした報告では，大学在学中にスポーツに参加していた競技者とそうでない人の死亡年齢には差がなく，大学在学中のスポーツ活動よりも，その後の生活習慣のほうが寿命に与える影響が大きい可能性があることが示されている．若いときに運動することも重要だが，生涯にわたって適度な運動を末永く続けることが，より重要だと思われる．

強い運動をしたあとは，筋肉がほてり，筋肉痛が何日も続き，炎症を招く．一方，低～中強度の運動では，運動のもつ炎症抑制効果が発揮される．強い強度の運動とは正反対の効果である．運動でも「過ぎたるはなお及ばざるがごとし」という先人の格言が生きているわけである．すなわち，身体に負担をかけない「らくらく運動」がベストの運動なのだ[2]．

■文献

1) 野坂俊弥：寿命と体力．長澤純一（編著）：体力とは何か．ナップ，pp143-149, 2007
2) 上月正博（著）：リハビリ専門医が教える健康な人も病気の人も幸せと元気をよぶ「らくらく運動」．晩聲社，2014

コツ⑫ リハビリテーション従事者に望むこと

　重複障害リハに関して，リハ関連職に望むことを**表1**にまとめた．わが国は，平均寿命，高齢者の割合，高齢化のスピードという3点において，世界一の超高齢社会といえる[1]．2050年まで，すなわち，本書の読者が現役のリハ従事者である間は日本が世界一の超高齢国であることは変わらない．2050年にはわが国の高齢化率は40％に達し，支え手側（20〜64歳）と支えられる側（65歳以上）の比率が現在の3人で1人を支える形から，1.2人で1人を支える形の超高齢社会を迎えると予想されている[2]．もはや，ほかに見本となる国はなく，「われわれこそが高齢者のリハの担い手としての世界のトップランナーである」との気概をもって診療・研究にあたる必要がある[1]．超高齢社会はとりもなおさず重複障害社会である．リハ従事者は単に経験症例数を誇るのでなく，深く掘り下げた症例数とその内容を誇りつつ，重複障害のリハのエビデンスづくりに積極的に参加してほしい．

　これまでの医療はいわば寿命の延長（adding years to life），リハは生活機能改善を通じてのQOLの改善（adding life to years）が主目的あった．しかし，心臓機能障害など内部障害リハは，心筋梗塞や脳卒中の再発予防などを通じて，QOLの改善のみならず寿命の延長も達成できる必須の医療（adding life to years and years to life）である[3,4]．つまり，重複障害リハの目的は，障害をもつ人の「全人的復権」だけにとどまらず，疾患の発症・再発予防，生命予後の延長もあることを認識することが重要である．重複障害のリハでは疾患・障害が多様で個人差が大きいので，目標を"adding life to years"と"

表1　重複障害リハビリテーションに関して関連職に望むこと

（1）重複障害リハの目的は，障害をもつ人の「全人的復権」だけにとどまらず，疾患の発症・再発予防，生命予後の延長もあることを認識すること
（2）疾患・障害が多様で個人差が大きいので，目標を"adding life to years"と"adding life to years and years to life"のどちらにするのかを考えた個別プログラムを作成・対処すること
（3）臓器障害や臓器連関に関する十分な知識を有し，重複障害者の特徴とリハのポイントを学ぶ熱意を持続して有すること
（4）熱意や誠実さを具体的に示すこと：患者・家族のもつ問題，考え，希望に対して共感をもって傾聴して対応すること
（5）いかにわかりやすく伝えるかが重要である：患者・家族が理解できる言葉で平易に説明し，理解が得られたか確認すること
（6）エビデンスにもとづいたメニューを作成し，施行し，その評価を行うこと
（7）いかにあきらめずに継続できるかが重要である：患者・家族の希望に沿った，しかも独力でできるようになる内容で指導をすること
（8）多職種のメンバーを尊重したチームワークを確立すること
（9）重篤な疾患があるのに明瞭な臨床症状を欠くことが多いので，自覚症状の有無を過信せず，他職種の技術・知識も取り込んだトランスデスプリナリー・チームメンバーになること（例：心電図，臨床検査値，薬剤など）
（10）単に経験症例数を誇るのでなく，深く掘り下げた症例数とその内容を誇ること

adding life to years and years to life"のどちらにするのかを考えた個別プログラムを作成・対処することが求められる[5].

また，患者の予後が社会や環境面によって支配されることが稀でないので，個々の患者の身体的，精神・心理的，社会的背景および本人の希望に対して共感をもって傾聴し，個人差を十分考えて，個々に包括的な治療目標を立て，そこに熱意や誠実さを具体的に示すことが肝要である[1].

認知障害を合併していることがあり，それを理由にリハに加われない場合も少なくないとされている[1]．聴覚障害・視覚障害の合併も少なくない．すなわち，重複障害のリハでは，いかにわかりやすく伝えるかが重要である．教材に工夫をして「わかりやすさ」を徹底したり[6]，患者に加えて家族に教育を徹底し，理解が得られたか確認することが重要である．また，いかにあきらめずに継続できるかも重要である．パスに沿った型どおりのリハに固執せず，患者自身あるいは患者と家族が自立・継続してリハを行えるようにする工夫が必要である．そのためには，無理のないメニューにすること，最低限何が必要かを的確に患者や家族に伝えること，患者があきらめない，患者が参加したくなるような内容にすることが必要である[1,7].

■文献

1) 上月正博：高齢者の特徴とリハビリテーションの重要性．臨床リハ　20: 57-64, 2011
2) 内閣府：平成25年版　高齢社会白書．http://www8.cao.go.jp/kourei/whitepaper/w-2013/zenbun/25pdf_index.html〔Accessed 2015 Jan 29〕
3) Kohzuki M: Paradigm shift in rehabiulitation: from "adding life to years" to "adding life to years and years to life". *Asian J Health Service* **2**: 1-8, 2012
4) 上月正博："adding life to years"から"adding life to years and years to life"へ　臨床リハ　21: 436-444, 2012
5) 上月正博：重複障害時代における心臓リハビリテーションの役割．心臓リハ　19: 12-18, 2014
6) 上月正博，他（編著）：イラストでわかる患者さんのための心臓リハビリ入門．中外医学社，2012
7) 上月正博，他：重複障害の時代における心大血管疾患リハビリテーション．心臓リハ　15: 75-77, 2010

コツ⑬ 薬剤

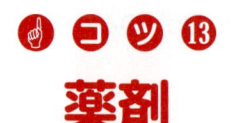

1. 対象疾患と特徴

　リハ科で治療対象となる疾患は，脳血管疾患のみならず関節リウマチや心疾患，呼吸器疾患そしてスポーツ障害とさまざまである．患者の年齢も幅広く分布しており，処方される薬剤も多種多様である．

2. 運動機能障害を有する患者への処方時の注意点

　手指の運動機能障害が認められる患者は，PTP包装シートから錠剤を取り出すことが困難であり，処方時に一包化を検討すべきである．ただし，一包化は，処方内容に変化がない場合に用いるべきで，ワルファリン製剤のように血液凝固能により服用量の調節が必要な薬剤は，一包化に向いていない．また，消炎鎮痛薬や睡眠薬のように頓用で使用される薬剤も別包にすべきである．一包化のメリットとデメリットについては，**表1**にまとめた．手指の障害が軽く，PTP包装シートから薬剤を取り出すことが可能な場合でも，錠剤の形状に配慮し治療薬を選択することが必要である．すなわち，円形の薬剤はつかみづらく転がりやすいことから，楕円形や多角形の薬剤を選択するのがよいであろう．

3. 嚥下障害を有する患者への服薬の工夫

　嚥下機能障害や意識障害で内服が困難な場合は，簡易懸濁法による内服薬の投与が有効である．簡易懸濁法とは，経鼻胃管や胃瘻，腸瘻を使用している嚥下障害患者に対する薬剤の投与法である．錠剤を粉砕したりカプセル剤を取り外さず，投与直前に約55℃の温湯に入れて10分間放置し，懸濁後に経管投与する．しかし，簡易懸濁法は，剤型を破壊するために製剤的な特徴も失われることから，服用後の体内動態の変化が懸念される．また，複数の薬剤を同時に溶解・懸濁することから，成分の化学変化に注意が必要なことはいうまでもない．中和反応や加水分解など，化学変化の起きる可能性がある場合，腸溶性や徐放性が施された薬剤に対して簡易懸濁法を用いることはできない．簡易懸濁の可否については薬剤部薬品情報室や薬剤師を活用し，成分の化学的性質，物理的性質を検討したうえで，実施の可否を判断することを勧める．簡易懸濁法のメリットとデメリットを**表2**

表1　一包化のメリットとデメリット

メリット
PTP包装シートの誤飲防止
用法・用量を間違うことなく薬を服用することが可能
介助者にとっても仕分け作業のミスや負担の軽減
与薬業務の効率化とともに，エラーの防止効果が期待できる
服薬アドヒアランスの向上

デメリット
調剤業務の負荷が増加する
誤調剤に気づきにくい
一包化加算により若干患者負担が増加
30日を超える一包化状態での安定性が検討されていない

表2 簡易懸濁法のメリットとデメリット

メリット
- 錠剤の粉砕やカプセル剤のはずしが必要ない（調剤の手間が軽減）
- 細いチューブ（8 Fr. 程度）が使用可能で，患者のQOLが向上
- 一包化と異なり，懸濁前であれば中止や変更に対応しやすい

デメリット
- 多くの薬剤で，簡易懸濁状態での化学的安定性が証明されていない
- 簡易懸濁時に汚染の可能性がある
- 複数の薬剤を同時に簡易懸濁する際の安定性のデータが少ない
- 投与直前に懸濁する必要がある（事前準備はすべきでない）

表3 誤嚥防止が期待できる薬剤（文献1）から改変引用）

薬剤	作用機序
ACE阻害薬	サブスタンスPの分解を阻害する作用を有する
シロスタゾール	細胞内シグナル伝達系を活性化し，チロシン水酸化酵素の合成を誘導することにより，ドパミン合成を維持し，サブスタンスPの産生も維持する
カプサイシン	唐辛子の辛味成分で，咽頭や下気道に分布する無髄の知覚神経であるC線維末端を刺激し，神経末端に貯蔵されていたサブスタンスPなどを含むタキキニンを遊離させ，咳を誘発する
葉酸	緑黄色野菜などに含まれ，ドパミンなどの神経伝達物質の合成に重要な役割を果たす
漢方薬	半夏厚朴湯が誤嚥性肺炎の予防に有効であるという報告がある

に示した．

軽い嚥下障害を有する患者への服薬は，錠剤の場合は嚥下補助ゼリーを使用してゼリーに薬剤を混ぜることで服用可能になる場合がある．また，口に含むと速やかに溶解する口腔内崩壊錠（OD錠）や口腔内崩壊フィルム（ODフィルム）は咀嚼の必要性がなく，服用しやすい剤形といえる．

1）誤嚥防止や誤嚥性肺炎の予防が期待できる薬剤

嚥下と咳の反射をつかさどる神経伝達物質であるドパミンやサブスタンスPを増加あるいは分解を抑える作用を有する薬剤には，嚥下と咳の反射を改善させ，誤嚥予防と同時に誤嚥性肺炎の予防が期待できる．表3に誤嚥防止効果が期待できる薬剤と作用機序を示した[1]．

4．薬剤各論

1）抗凝固薬服用患者・抗血小板薬の注意点

抗血小板薬と抗凝固薬はいずれも血栓形成を抑制するが，作用機序は異なる．これらの薬剤を併用して血小板と凝固系の両方を抑制することで，血栓予防効果の増強が期待される．抗凝固薬・抗血小板薬の投与量，副作用，休薬期間および各薬剤のポイントを表4に示した．

2）非ステロイド系抗炎症薬（NSAIDs）のまとめ

NSAIDsは，抗炎症作用，鎮痛作用，解熱作用，抗血小板作用などさまざまな薬理作用をもち，関節リウマチ，頭痛，歯痛，外傷，術後痛，発熱などに対し用いられている（表5）．

3）ステロイド薬のまとめ

ステロイド薬は強力な抗炎症作用，免疫抑制作用を有することから，さまざまな疾患の

表 4 抗凝固薬と抗血小板薬の種類とポイント

分類	一般名	商品名	投与量	主な副作用	休薬期間 低危険手技	休薬期間 高危険手技	消化器内視鏡診療 生検・低出血(低危険度)	消化器内視鏡診療 単剤 出血高危険度	消化器内視鏡診療 2剤併用 出血高危険度	消化器内視鏡診療 3剤併用 出血高危険度	ポイント
抗凝固薬	ヘパリンナトリウム	ヘパリン	1回5,000IUを基準に設定	出血、血小板減少症、脱毛など			休薬なし				ヘパリンが過量のときはヘパリン100単位につきプロタミン硫酸塩1～1.5mgを投与する
抗凝固薬	ワルファリンカリウム	ワーファリン	1日1回1～5mg（維持量）	出血、脱毛、蕁麻疹、壊死など	3～4日前（大手術3～5日前）高危険手技は必ずINR測定		休薬なし（治療域内確認）	ヘパリン置換			安定した効果が発揮されるまで7～10日を要する。ビタミンKを多く含むホウレンソウ、納豆などにより作用が弱くなる
抗凝固薬	ダビガトランエテキシラート	プラザキサ	1日2回1回150mg	出血、間質性肺炎、アナフィラキシーなど	1日前（～2日前 出血の危険が高い場合・完全止血を要する大手術時）			ヘパリン置換			直接トロンビン阻害薬。呼ばれる新しいタイプの抗凝固薬。血液凝固能を検査し、用量調節の必要がない
抗凝固薬	リバーロキサバン	イグザレルト	1日1回15mg	出血、肝機能障害、間質性肺炎など	24時間前（添付文書）			24時間休薬 リスクによりヘパリン置換			経口FXa阻害薬。食物との相互作用もないので、より安定した効果が得られる。吸収効率にも優れ、食物との相互作用もないので、より安定した効果が得られる
抗凝固薬	アスピリン	バイアスピリン	1日1回100mg（1回300mgまで）	胃腸障害、出血傾向、アスピリン喘息、腎・肝障害	3日前（チクロピジン併用時は7日間）	7日前	休薬なし	休薬なし（血栓塞栓症の発症リスクが低い場合3～5日休薬）	休薬なし or シロスタゾール置換		気管支喘息患者の既往に注意し、アスピリン喘息が疑われる場合は他の薬に変更する
抗凝固薬	アスピリン・ダイアルミネート配合剤	バファリン81mg錠	1日1回81mg（1回324mgまで）								アスピリンと併用されることが多い
抗凝固薬	ジピリダモール	ペルサンチン、アンギナール	1日75mg内服 1日10～30mg静注	頭痛、めまい、熱感など			休薬なし	1日休薬			
抗血小板薬	チクロピジン塩酸塩	パナルジン	1日200～300mg	出血、食欲不振、肝障害、顆粒球減少など	5日前（アスピリン併用時は7日間）	10～14日前		5～7日休薬（血栓塞栓症の発症リスクが高い場合アスピリン置換 or シロスタゾール置換）	アスピリン併用ありの場合→5～7日休薬アスピリンと併用の場合はアスピリン置換 or シロスタゾール置換		投与開始後3カ月間は血液減少や肝障害の副作用を十分に留意する
抗血小板薬	シロスタゾール	プレタール	1日1回200mg	頭痛、動悸、悪心・嘔吐など	2日前	3日前		1日休薬	休薬なし		血管拡張作用を有し、副作用と頭痛の訴えがある
抗血小板薬	硫酸クロピドグレル	プラビックス	1日1回75mg	白血球減少症、肝障害など	5日前	7～14日前		5～7日休薬（血栓塞栓症の発症リスクが高い場合アスピリン置換 or シロスタゾール置換）	アスピリン併用ありの場合→5～7日休薬アスピリンと併用の場合はアスピリン置換 or シロスタゾール置換		投与開始後2カ月間は2週間に1回の血液検査を行うことが望ましい
抗血小板薬	アピキサバン	エリキュース	1日2回5mg 80歳以上、体重60kg以下、血清クレアチニン1.5mg/dL以上のうち、2つ以上該当する場合は、2.5mg に減量	出血、はげしい頭痛、麻痺・言語障害、胃腸障害、免疫系障害など	24時間以上	48時間以上	休薬なし	2日休薬	ヘパリン置換		経口FXa阻害剤。薬物相互作用が少なく、併用禁忌の薬剤、物相互作用がほとんどなく、より安定して効果が得られる
抗凝固薬	エドキサバントシル	リクシアナ	1日1回 60kg以下：30mg、60kg超：60mg	出血、腟出血（月経過多）、血便など	1日休薬（リスクに応じて判断）		休薬なし	1～2日	ガイドライン記載なし		経口FXa阻害剤。ほとんどなく、より安定して効果が得られる。同系の注射剤としてフォンダパリヌクス（アリクストラ）が発売済

表5 非ステロイド系抗炎症薬のまとめ

a．分類
　NSAIDsは，酸性NSAIDsと塩基性NSAIDsに分類される．酸性NSAIDsはサリチル酸系，フェナム酸系，フェニル酸系，プロピオン酸系，ピロロ-ピロール誘導体，オキシカム系およびコキシブ系に分類される．

b．作用機序
　アラキドン酸からプロスタグランジン（PG）の合成を阻害することによって，鎮痛作用，抗炎症作用，解熱作用をあらわすが，シクロオキシゲナーゼ（COX）の合成を阻害するものやCOXの活性を阻害するもの，COX-2の合成を選択的に阻害するものなどがある．

c．副作用
　・胃腸障害：用量依存性であり，多くの場合致命的となる胃穿孔や，上部消化管出血を起こすことが知られている．副作用を回避するため，プロスタグランジン製剤（ミソプロストール），プロトンポンプ阻害薬，高用量のH₂受容体拮抗薬などが使用される．
　・腎機能障害：腎機能障害がある患者や高齢者に投与する際は，十分に注意する．
　・肝機能障害：投与開始数カ月後に起こるのが特徴．
　・呼吸器障害（アスピリン喘息）

d．相互作用
　ワルファリンとの併用によりワルファリンの抗凝血作用が増強され，出血傾向が増強される．また，メトトレキサート（MTX）との併用で，MTXの血中濃度が上昇し，骨髄抑制，消化性障害，口内炎などの副作用が発現することから，血中濃度を測定するなどの注意が必要である．また，抗生物質との併用では，ニューキノロン系抗菌薬との併用で，中枢のGABAA受容体の阻害作用がNSAIDs存在下で増強し，中枢性痙攣を発症することがあるので注意が必要である．

表6 ステロイド薬のまとめ

a．使用法
　内服ではプレドニゾロン（PSL）が用いられることが多い．初期投与量は適応症にもよるがPSL 20〜60 mg/日で開始し，2〜4週ごとに5〜10 mgずつ減量する．PSL 20 mg以下では，さらにゆっくり減量する必要がある．

b．服用上の注意
　PSLを長期に内服した場合，副腎皮質からのステロイドホルモンが分泌されなくなる．そのため，急に服用を中止すると，体の中のステロイドホルモンが不足し，倦怠感，吐き気，頭痛，血圧低下などの症状がみられることがある（ステロイド離脱症候群）．

c．副作用の注意点
　・易感染性：感染予防のため抗菌薬を併用する．
　・骨粗鬆症（ステロイド骨粗鬆症）：予防薬としてビスホスホネート薬を内服する．
　・糖尿病（ステロイド糖尿病）：投与量が多い期間は，食事療法による予防が必要．
　・消化性潰瘍（ステロイド潰瘍）：胃酸分泌を抑制するH₂ブロッカーやPPIおよび胃粘膜保護薬により予防する．
　・血栓症：抗血小板薬の内服で予防する．
　・満月様顔貌（ムーンフェイス），中心性肥満：減量により改善する．
　・高血圧症，むくみ：塩分の摂取を制限する．

治療に用いられる（**表6**）．

■**文献**

Ebihara T, et al: Capsaicin troche for swallowing dysfunction in older people. *J Am Geriatr Soc* **53**: 824-828, 2005

コツ⑭ 禁煙

1．禁煙指導の進め方とコツ

1）一貫して禁煙をすすめる

　本来，喫煙はするべき行為ではない．重複障害があればなおさらである．習慣喫煙者はニコチン依存症に陥っている．そのため，禁煙の必要性には同意しつつ，本心あるいは潜在意識の中で喫煙を続けたがっている．禁煙の必要性を毅然として明言し，助言（説得ではない）することが，いかなる場合も重要である．禁煙指導は，あらゆる臨床の場面であらゆる医療職種が行いうるものであるし，行うべきものである．信頼する医療者からの「禁煙が必要です！」のアドバイスは，禁煙への大きな動機づけとなる．

2）禁煙指導のプロセス

　必要な医学的評価（喫煙に合併しやすい病態のチェック）と並行し，後述する行動変容の変化ステージを評価する．禁煙への考え方，医学的知識の程度は個人ごとに異なる．何をもって「禁煙しよう」と思ってもらえるか，その開始点となる「動機づけ」は適切でなくてはならない．不適切な動機づけでは，たとえ短期間の禁煙が成功しても長期的には再発する可能性が高くなる．患者の意に反して説得して禁煙させようとするのは，動機づけとしては必ずしも賢いやり方ではない．患者の声に耳を傾け，医療者側が受容する態度が成功の鍵になる．患者の話に対しては感情的になってはいけない．禁煙のように行動変容が必要な治療介入では，禁煙の必要性について，双方でコンセンサスに到達し，力を合わせて解決を見いだしていくパートナー的スタンスが医療者に望まれる．また，その過程の中で，必要な場合には薬物治療を加える．

3）禁煙指導で理解しておくべき知識―ニコチン依存と行動変容の概念

①ニコチン依存―身体的依存と心理的依存

　喫煙習慣はすなわちニコチン依存症である．ニコチン依存には，イライラなどの離脱症状（身体依存）がよく知られている．完全禁煙した場合，身体依存のピークが数日続き，引き続いて短期日で消失する．心理的な依存も想定されている．「タバコはストレス解消のため」「自分はタバコで救われている」などの思い込みがその例である．身体依存と異なり，心理的な依存は，悪ければ一生続く．せっかく完全禁煙にいったん成功しても，再喫煙して失敗する主な要因である．心理的依存に対しては，その内容に関する教育やストレス解消と思っていたことが実は依存症の症状そのままだった，などの気づきを与えたりするアドバイスが対策となる．

②行動変容の変化ステージ

　喫煙者が禁煙するまでの行動変容は，次の5つのステージに分類されている．

　a．未企画期：禁煙を考えていない
　b．企画期：禁煙の意義を理解しているが，禁煙していない

表1 5Aアプローチ

手順	内容
ステップ1：Ask	喫煙者に対しての問診．喫煙者であることを把握．
ステップ2：Advise	すべての喫煙者に禁煙を毅然としてすすめる．
ステップ3：Assess	禁煙の意思の有無を識別する
ステップ4：Assist	禁煙のサポート ・禁煙計画立案サポート ・離脱症状克服法，喫煙者との接触，飲酒時指導 ・家族や同僚の協力とそれらを得るための指導 ・ニコチン代替療法の説明と希望時の実施 ・禁煙補助教材などの提供，呼気CO濃度測定 ・肺機能検査による情報提供
ステップ5：Arrange	フォローアップ（あらゆる手段で） ・再診 ・電話 ・電子メール

　c．準備期：禁煙する意志がある（1カ月以内）
　d．行動期：禁煙が開始されている
　e．維持期：禁煙が維持されている（6カ月以上）

　有効な指導方法はステージによって異なる．未企画期では，情報の提供，患者の考え方や感情を知るなどの介入を行うなど，企画期と準備期では，禁煙に理解が進んできているが，禁煙したくない否定的な側面も共存しており，両者の綱引きに気がつかせるような介入などが有効である．禁煙の薬物治療が保険診療となるためには，患者が準備期であることが条件である．

2．禁煙指導の実際

1）5Aアプローチ

　5Aアプローチ（表1）は禁煙指導の基本である．Aの1番，すなわち「Ask」でタバコを吸うか必ず尋ねて，毅然としてAの2番「Advise」することが大切である．外来治療における禁煙治療としては，マニュアルがある[1]．

2）禁煙治療に用いる薬剤（表2）

①バレニクリン

　バレニクリン（商品名：チャンピックス®）は，中枢神経系への直接作用を期待する内服薬であり，アセチルコリンのニコチン受容体（$α4β2$）の阻害薬であると同時に部分作動薬である．阻害薬としての効果は，タバコを吸った際の快感をブロックし，部分作動薬として効果は，離脱症状を緩和する．ニコチンは含んでいない．標準的治療では，合計12週の治療期間のうち，最初の1週間で通常どおり喫煙してもらい，8日目から完全禁煙する．すぐにやめる自信がないケースでは，禁煙への心理的バリアが多少やわらぐ治療条件ではある．ニコチンを含まないため循環器疾患患者には使いやすい面がある．また，内服薬であるため，貼付剤で皮膚炎を起こす不安がある場合にも使いやすい．一方，嘔気などの副作用や自動車の運転などの制限などは注意すべき点で，精神神経疾患患者への投与の場合も主治医の先生と連携をとりながら行ったほうがよい．

表2　禁煙治療の比較[1]

	ニコチン補充療法	バレニクリン
特徴	・パッチ（貼付剤）またはガム ・消化器系の問題に影響されない ・高容量パッチ以外は医師の処方箋不要 ・基本的に治療開始とともに禁煙	・内服薬 ・内服後1週間から禁煙 ・ニコチンパッチが禁忌である不安定狭心症や皮膚トラブルのケースなどでも使用可能
注意点	・禁忌 　妊婦，授乳婦，不安定狭心症，急性期の心筋梗塞，重篤な不整脈，など ・副作用 　接触性皮膚炎症状（皮膚の紅斑，瘙痒，など），不眠，夢，頭痛，めまい，嘔気，嘔吐（ニコチン過量症状）	・禁忌 　本剤に対して過敏症の既往のある患者 ・慎重投与 　精神神経疾患，またはその既往，未成年者，妊婦，授乳婦，重度腎機能障害 ・副作用 　嘔気，頭痛，便秘，上腹部痛，夢

（注）高容量パッチ，バレニクリンは医師の処方箋が必要

② ニコチン補充療法

　禁煙時に不足するニコチンを外的に補充して，つらい離脱症状を緩和させる．剤形が2種類あり，皮膚から持続的に吸収させて補充させる薬型がニコチンパッチであり，口腔粘膜から一時的に補充させる薬型がニコチンガムである．持続的で長時間安定したニコチン供給は依存を強化することなく効果を得ることができるが，ガムなどによるニコチン供給は，使い方を誤ると新たな依存をつくってしまう可能性に注意が必要である．低容量のニコチンパッチとニコチンガムについては処方箋がなくても購入可能である．パッチの標準的な処方期間は8週間で，最初の4週間は高容量を使い，引き続く後半4週間では2週間ずつ中容量と低容量と漸減していく．貼付剤開始と同時に禁煙することが必要である．循環器疾患患者や皮膚炎のリスクのある患者には注意が必要である．

■文献

1) 日本循環器学会，他（編）：禁煙治療のための標準手順書　第6版.
　　http://www.j-circ.or.jp/kinen/anti_smoke_std/pdf/anti_smoke_std_rev6.pdf

コツ⑮ 酸素療法

1．酸素濃縮器使用におけるトラブルとその対処

酸素濃縮器使用中のトラブルは，1) 酸素濃縮器本体のトラブル，2) 誤った使用方法によるトラブル，に分類することができる．

1) 酸素濃縮器本体のトラブル

酸素濃縮器本体でみられるトラブルは，酸素濃度の低下と酸素流量の低下である．空気取り入れ口のフィルターの目詰まりや，窒素吸着剤の劣化，コンプレッサの性能低下が主な原因で各種警報により異常を知らせる．警報の内容は，取扱説明書などにより確認できる．

フィルターの目詰まりが原因の場合には，フィルターを清掃する．また，機器の故障が原因の場合には，かかりつけの医療機関から委託を受けた在宅酸素事業者へ連絡するとともに，携帯用酸素ボンベからの酸素吸入に切り替えて対応を待つ．在宅酸素事業者は24時間対応を行うことが，財団法人医療関連サービスマーク振興会の認定要件となっており，連絡先は，酸素濃縮器本体などに表示されている．

2) 誤った使用方法によるトラブル

酸素吸入のためのカニューラや延長チューブが折れ曲がったり，椅子やテーブル，ベッドなどの下敷きになって酸素が流れない状態が起こることがある．カニューラの潰れによる酸素流量の低下を検出してアラームを鳴らす機器もあり，また，加湿器が装着されている機器については，加湿器の締め付けや取り付けが悪く酸素が漏れてしまうこともある．酸素濃縮器には酸素の流れを示すランプや視流器が取り付けられているが，鼻まで酸素が流れていないと感じた場合は，原因を明らかにして酸素が流れる状態に戻さなければならない．

停電やコンセントを抜いてしまった場合，あるいは，たこ足配線などによる漏電ブレーカー作動時には濃縮器は作動しない．原因を明らかにするとともに，必要に応じ携帯用ボンベによる酸素吸入に切り替える．

2．在宅酸素療法を行っている患者の旅行

旅行を計画するにあたり，主治医とよく相談し，無理のない日程とすることはもちろん，① 移動中・宿泊先の酸素の手配，② 移動手段の交通機関への申請などが必要となる．旅行などのレクリエーションが QOL を高めるといった研究成果もあるため，しっかりとした準備を行って安全な旅行を行うよう指導する．

1) 旅行前日までの準備

① 移動中・宿泊先への酸素の手配

移動中は携帯用の酸素ボンベを使用することになるため，在宅酸素事業者と打ち合わせし，移動時間に必要な酸素ボンベをあらかじめ旅行前に届けてもらうように手配する．そ

メモ 在宅酸素事業者の中には，携帯電話網や固定電話回線を用いた酸素濃縮装置モニタリングシステムを有する機器（図1）を供給しているケースがある．酸素濃度，酸素流量など機器の運転状態をモニタリングし，予防保全と迅速な緊急対応を可能としている．また，誤ってカニューラの折れ曲がりが発生しても緊急通報で家庭に知らせることが可能となる．

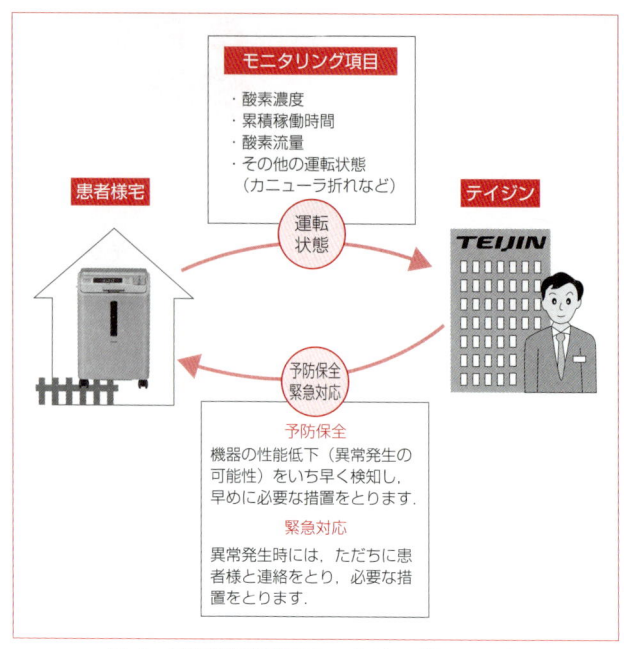

図1 酸素濃縮装置モニタリングシステム

の際，移動のスケジュールには十分な休憩時間を考慮する．あわせて宿泊先に家庭で使用しているものと同機種の酸素濃縮器の設置，必要に応じ旅行先での携帯用酸素ボンベの準備を依頼しておく．また，旅行先での緊急連絡先などを確認しておく．旅行支援サービスの申し込み書類を用意している在宅酸素事業者もあるので，必要事項を記載して申し込む．

宿泊先に対しては，在宅酸素事業者が酸素濃縮器などを運びこむことを事前に連絡することで無用なトラブルを回避することができる．

② 移動手段の交通機関への申請

航空機を使用する場合，搭乗日より数えて14日以内の診断書が必要となるので，主治医に診断書の発行を依頼する．また，航空会社によって申請の方法が異なるが，機内持ち込みの酸素ボンベの申請を行う．なお，航空機内への液体酸素の持ち込みはできない．

JRなど鉄道会社は特別な申請は不要だが，持ち込める酸素ボンベは2本までに限定されている．指定席は移動距離を少なくするよう出入り口の近くを手配する．車椅子の利用などがある場合には，駅員の支援が得られる．

2) 旅行当日

① 体調の確認

旅行当日は体調の確認を行い，少しでもおかしいと感じることがあれば無理をせず旅行を中止することも必要である．

② 宿泊先で

移動は思いのほか体力を消耗する．宿泊先では十分な休養を取れるようにしよう．

コツ⑯ 栄養指導の効果を高める秘訣とは？

　疾病が重なると，食事療法は食事療法の中心となる疾患を中心に，ほかの疾患にも配慮した個別の栄養量が必要となる．また，同時に食事療法が，その人の QOL を高める内容であることが望まれる．ここでは栄養量の考え方と実践のための取り組み方について記す．

1. 複数の病態に応じた食事療法について把握する

　複数の疾患をもつ場合には，指導者は患者がもつ複数の疾患における食事療法について把握する．食事療法の基本は，各疾患別ガイドラインを基本とし，個々の患者がもつ問題点にあてはまる部分を用いる．どの疾患に対するガイドラインをメインに使用するかは主治医と確認しておく．ガイドラインの多くは，栄養量の設定について幅をもたせた内容となっている．そこで，個々の患者に合った食事療法を行うために，患者の身体の状況や栄養状態，食生活，食行動，栄養摂取状況の評価を行い，疾病との関連を検討し，重要視されるポイントが含まれるガイドラインを中心に，栄養量を設定し栄養指導を行う．例えば，慢性腎不全をもつ肥満患者が，脳梗塞後のリハを行うような場合には，肥満治療ガイドライン[1]，CKD ガイドライン[2]，高血圧ガイドライン[3]，動脈硬化性疾患予防のためのガイドライン[4]などを参考に，減量のためのエネルギー設定，筋肉量の維持に必要と考えられるタンパク質量，脂肪エネルギー比率や摂取を勧める脂肪酸の種類やコレステロール制限などにつき，あらかじめ主治医に初期の栄養目標量について確認しておく．

2. 患者の食事療法への意欲に応じた栄養指導を行う

　食生活は人の生活習慣でも大きな部分を占める．先に，重複障害をもつ患者への栄養指導では，主治医と目標栄養量について確認しておく必要性について述べたが，実際には，その栄養量のとおりに食事内容を変えることは容易ではない．一方，疾患による罹患性，これ以上疾患が悪化するとその結果が自己の生活に重大な影響を及ぼすという重大性が脅威となり行動を変えることの有益性が行動を変えることの障害を上回って，はじめて行動が変わるといわれている（健康信念モデル）[5]．栄養指導では，行動が変わるきっかけをつくっていくことが求められる．

　一方，人の行動が変わり，それが維持されるには 5 つのステージを通ると考えられている（変化のステージモデル）[6]．それは次の 5 つのステージで表現される．① 6 カ月以内に行動を変える気がない時期＝前熟考期，② 6 カ月以内に行動を変える気がある時期＝熟考期，③ 1 カ月以内に行動を変える気がある時期＝準備期，④ 行動を変えて 6 カ月以内の時期＝実行期，⑤ 行動を変えて 6 カ月以上の時期＝維持期，である．栄養指導において，患者さんとの良い関係をもち，共に食事療法を進めるには，まずは変化のステージモデルをよく把握することが重要である．その人の疾患に対する思いと食事療法への意欲を十分に把握し，変化のステージに応じた働きかけを行うことは，効果的な栄養指導を行う

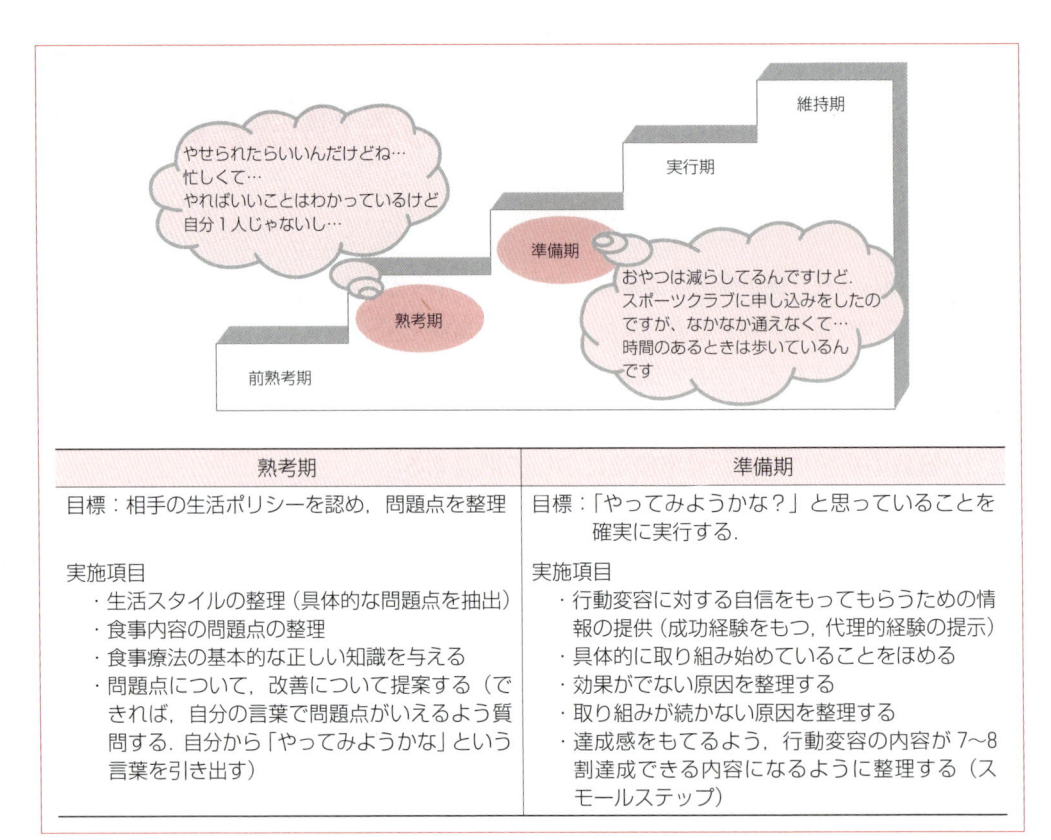

	熟考期	準備期
	目標：相手の生活ポリシーを認め，問題点を整理	目標：「やってみようかな？」と思っていることを確実に実行する．
	実施項目 ・生活スタイルの整理（具体的な問題点を抽出） ・食事内容の問題点の整理 ・食事療法の基本的な正しい知識を与える ・問題点について，改善について提案する（できれば，自分の言葉で問題点がいえるよう質問する．自分から「やってみようかな」という言葉を引き出す）	実施項目 ・行動変容に対する自信をもってもらうための情報の提供（成功経験をもつ，代理的経験の提示） ・具体的に取り組み始めていることをほめる ・効果がでない原因を整理する ・取り組みが続かない原因を整理する ・達成感をもてるよう，行動変容の内容が7〜8割達成できる内容になるように整理する（スモールステップ）

図1　変化のステージモデル（前熟考期と準備期）の目標

一助となる．重複障害をもつような患者では，疾患に対する重大性の認識が乏しく重複障害をもつに至っている場合や，重複障害をもったことによる自責の念に駆られている場合，重複障害をもったことにより疾病の脅威が食習慣の改善への動機となっている場合などが考えられる．すなわち熟考期，準備期にいる患者が多い．熟考期，準備期の目標と実施していることについて整理したものを図1に示す．

3. 行動目標はできることを具体化する

重複障害をもったことにより，行動変容への意欲が十分認められる場合には，図1に示したように，よりその人に応じた7〜8割実行可能な行動目標の設定を行う．患者の中には，食事療法の理想が先行し，重要性は高いが，実行困難な目標を挙げてしまい，実行できないと，すぐに挫折する例は多い．効果を上げるには，患者自身が実行できたことを評価し，7〜8割の実行で効果が出ていること，完全に行うことよりも改善できた食習慣の維持が治療の効果に結びつくことをフィードバックする．そのために行動目標や食事記録などのセルフモニタリングを活用するとよい．行動目標は，患者自身が実行することが重要だと考えている内容で，できそうだと考えているものを実行することが，より実行可能であり効果に結びつきやすい．実行可能な行動目標をみつけるには，患者の言葉を傾聴し，共感を示すことで，患者自身から導き出しやすくなる．

具体的には患者の言葉として語られた内容を自分（栄養士）の言葉に言い換えて，「〜ということですね」と確認することで，患者の考えがどのように構成されているかをより把

握することができる．患者自身が自分の生活習慣に問題があるのはわかっているができないと思っていることが多いため，「なぜできないか（why）？」よりも「どうしたらできるか（how）？」に言い換えることで客観的に考えられることも多い．「もし，〜だったら」と言い換えることも患者自身に考えてもらうきっかけとなる．行動を変えることのメリットばかりでなくデメリットを考えることで，患者は自分自身が 7〜8 割できそうなことに目標を設定しやすくなる．また，行動目標は多すぎると達成率が落ちるため，患者が多くの目標を挙げるような場合には，行動変容により効果が期待できる目標に指導者側で絞ることも必要である．

4．継続した指導を行い，効果が出ていること，問題点として残っている部分を明確にする

食事療法を開始することができるようになったならば，良い行動が続けられるよう，効果が出ていること，問題点として残っていることを評価する．食事内容を変更することができても，その内容が病態との関連が深いものでない場合や，実施頻度の目標が低いと効果が出づらい．行動変容の結果と病態との関係を評価し，食事内容の変更により改善が期待できる点について伝え，新たな行動目標へとつなげていく．また，最初に目標量とした栄養量についても見直しを行い，その患者の病態に適した栄養量について検討していくことも必要である．

5．チームでかかわりをもち，患者が食事に関心をもつ機会を多くする

重複障害をもつ患者では，セルフケアが重要である．食事はセルフケアの重要な一部分であるが栄養指導の場面では，食行動に重点がおかれることは否めない．チームで情報を共有することで，食事内容ばかりではなく生活の中で，食事をどのようにとらえるかについて患者が話す機会をもつことができ，そのことが振り返りにつながることも多い．現在の栄養指導の内容や患者の行動変容の進み具合についてチームで共有し，それぞれの職種に関連する中でかかわりをもつことが大切である．

■文献

1) 肥満症治療ガイドライン作成委員会（編）：肥満症治療ガイドライン 2006．日本肥満学会，2006
2) 日本腎臓学会（編）：エビデンスに基づく CKD 診療ガイドライン 2013．東京医学社，2013
3) 日本高血圧学会高血圧治療ガイドライン作成委員会：高血圧治療ガイドライン 2014．日本高血圧学会，2014
4) 日本動脈硬化学会（編）：動脈硬化性疾患予防ガイドライン 2012 年版．日本動脈硬化学会，2012
5) Rosentock IM: Historical origins of the health belief model. *Health Educ Behav* **2**: 328-355, 1974
6) Prochaska JO, et al: The transtheoretical model of health behavior change. *Am J Health Promot* **12**: 38-48, 1997

住環境―重複障害者住宅のための条件設定

コツ⑰

　住宅には安全性・機能性・快適性が求められる．肢体不自由，視覚・聴覚障害，内部障害では障害による住環境の中でバリア（障壁）となる問題が異なる．それゆえ重複障害の場合には，設計の工夫や設備・器具の設置などにより各バリアを最小限にとどめ，複数の障害にも対応させる条件設定を考える必要があり，障害特性（障害の内容や重症度），介助の有無，生活習慣を考慮したうえで，安全かつ使い勝手を良くするために必要なものは何かを検討することが重要となる（表1）．

　厚生労働省が実施した平成18年身体障害児・者実態調査における住宅の改修場所は，障害の種類にかかわらず「トイレ」が最も多く，次いで「風呂」であったことから，トイレと浴室が住環境の中で特に工夫が必要な場所ということができる（表2）．

表1　住環境に関する障害の特徴と配慮すべき点

障害	障害の特徴	配慮点
肢体不自由 （上肢障害）	・手に力が入りにくい ・腕や指が動きにくい ・関節運動に制限 ・握力が弱い ・手指の巧緻性が低い	・開閉が容易な重くない扉（自動式引き戸，大きな取っ手つきなど） ・施錠・解錠が楽にできる鍵（レバー式もしくはオートロック）
肢体不自由 （下肢障害）	・歩行が困難 ・杖や車いすを使用する ・転倒しやすい（滑りやすい） ・足が上がりにくい（蹴上げの高さ）	・段差，床の凹凸の解消 ・床素材（滑りにくいもの） ・手すりの形状・設置位置 ※車いすの場合 ・出入り口の幅員と移動・回転が可能なスペース． ・移乗のため車いすの高さを基準にベッド・便器・浴槽などの高さを考える ・操作性を考慮したスイッチやコンセントの位置
視覚障害 （全盲・弱視）	・視覚による情報認知が困難 ・色の見分けがつきにくい	・音による認識の工夫 ・照明の工夫（色相差だけでなく明暗差にも配慮） ・誘導床材や手すり ・音信号を利用した移動の工夫 ・室内の整理整頓（動線上の障害物の撤去） ・色対比（色彩のコントラスト）の利用 ・光の反射を弱める ・家具類の角を覆う
聴覚障害 （全聾・難聴）	・音声による情報認知が困難	・静かな環境（目的の音が聞き取れるように遮音・生活音の調節など） ・視覚の活用（音信号を光や振動での代用） ・緊急時の視覚による外部との連絡法を確立 ・補聴器の効果を考えた防音性の仕上げ
内部障害	・易疲労性 ・体力低下 ・オストメイト（人工肛門，人工膀胱）造設 ・ペースメーカーなどの器具を装着	・オストメイト対応トイレ（汚物流し設置） ・段差解消（在宅酸素療法の酸素ボンベ移動） ・休憩できる椅子などの設置 ・心血管系への負担を考え，屋内の寒暖差に注意 ・酸素カニューラ使用の際の動線・ドアへの配慮

表2　障害の種類別にみた住宅の改修場所（複数回答）

	改修した者総数	玄関	風呂	トイレ	台所	廊下	階段	居室	訪問灯など設置	そのほか
総数	738 (100.0)	259 (35.1)	468 (63.4)	495 (67.2)	198 (26.8)	241 (32.7)	150 (20.3)	220 (29.8)	57 (7.7)	101 (13.7)
視覚障害	49 (100.0)	18 (36.7)	27 (55.1)	26 (53.1)	15 (30.6)	15 (30.6)	10 (20.4)	14 (28.6)	9 (18.4)	10 (20.4)
聴覚・言語障害	49 (100.0)	14 (28.6)	25 (51.0)	28 (57.1)	16 (32.7)	13 (26.5)	6 (12.2)	16 (32.7)	5 (10.2)	4 (8.2)
肢体不自由	457 (100.0)	177 (38.7)	314 (68.7)	331 (72.4)	96 (21.0)	161 (35.2)	98 (21.4)	130 (28.4)	28 (6.1)	57 (12.5)
内部障害	183 (100.0)	50 (27.3)	102 (55.7)	110 (60.1)	71 (38.8)	52 (28.4)	36 (19.7)	60 (32.8)	15 (8.2)	30 (16.4)

（　）内は，改修した者の障害種類別の総数を 100 とした場合の割合（％）
（厚生労働省社会・援護局障害保健福祉部企画課「平成 18 年身体障害児・者実態調査」より）

1．トイレにおける環境整備

1）出入り口

段差がない．車椅子の通過に開口有効幅員 850 mm 以上確保．

2）戸

軽く，大きな取っ手つき引き戸．レバー式の鍵．在宅酸素を使用の際はチューブ用にトイレ扉の下に間隙をつくる．

3）便器

立ち座り動作が容易な洋式便器がよい．介助スペースを考えると便器をトイレの左右どちらか側に寄せて配置する（便器に座って利き手側の壁面に寄せて設置）．便器の高さは下肢の筋力低下や関節障害がある場合は，補高便座での補正や身体障害者用腰掛け便器がある．介助を容易に行うには便器の側方，または前方に 500 mm 程度の幅員を確保する．車椅子の場合，出入り口と便器の位置関係は，車椅子が便器に近づきやすい角度に影響を与える．トイレチェアは移動や介助は楽になるが，温水洗浄便座では安全装置（着座センサー）が作動し，使用できない場合がある．

4）手すり

便器からの立ち上がり用には縦手すりを便器の中心から便器側壁まで 400 mm 程度離し，便器先端から 200～300 mm 程度前方（立ち上がりが困難なほど前方に移動）の利き手側壁面に，また座位での安定性も確保するには L 字型手すりがよい．直接壁に設置できないときには，便座設置型や据え置き型の手すりを用いる．

5）そのほか

できるだけ本人の居室に近く，家人の目の届く範囲に配置し，温度差を小さくするためトイレ内に暖房を設置することが望ましい．後始末には温風乾燥機能つきの温水洗浄便座，水洗タンクの洗浄レバーに手が届かないときは後付けできるリモコン式洗浄レバーなどがある．視覚障害がある場合は，センサー式の水洗ボタンは手をかざす位置を点字で表示する．オストメイト造設者には，汚物流しを設置する．照明は人感センサータイプの自動照明が便利である．

2．浴室における環境整備

1）出入り口
グレーチング（排水溝の目皿）は段差解消となる．床材の素材，色を変えて脱衣所とのコントラストをつける．

2）戸
引き戸または折れ戸．開口幅を広くするには 3 枚引き戸がよい（折れ戸は戸枠内に戸の厚みが残るので，手すりと重ならないよう手すりの取り付け位置に配慮）．

3）浴室
床材は滑らないものにする．脱衣所との段差は，浴室の床面をかさ上げして脱衣所床面と高さを揃えるのが望ましい（ただし，洗い場の床面をかさ上げすることにより水栓金具の位置や浴槽縁の高さが低くなるので注意）．すのこ利用の場合は，安定性のため洗い場の全面に敷き詰め，板と板の間隔は 10 mm 以下とし，メンテナンスしやすいように小割りに作製する．浴室入口のスロープ設置は傾斜面が滑りやすく危険であり，洗い場を狭くするので避ける．

4）手すり
浴室内移動・浴槽内での姿勢保持は横手すり，出入り口段差の昇降・身体の回転・入浴椅子の立ち座り・浴槽内の立ち座りには縦手すり，浴槽内の姿勢保持も兼ねる場合はL型手すりが適する．

5）浴槽
両脇に腰かけスペースのある半埋め込み式で，浴槽の高さは床から 400〜450 mm 程度の和洋折衷浴槽が使いやすい．お湯が浴槽から溢れないように自動停止器具を設置するとよい．

6）水栓金具
使いやすさを考慮した形状，取り付け位置を決める．片手操作のレバー水栓やシャワー水栓，安全性から温度調節機能つき水栓，指先の細かな操作不要な自動水栓やサーモスタットつきシャワー水栓，シャワーの高さ変更が可能なスライド式シャワーフックなどがある．

7）福祉用具
シャワーキャリー，入浴椅子や浴槽内椅子，バスボードなどの福祉用具を利用し，できるだけ動作の簡素化と安全性をはかる．

8）脱衣所
更衣用の椅子の設置．浴室との温度差を解消するため暖房機を設置．

3．玄関の環境整備

扉は重くないもの（自動式引き戸，大きな取っ手つきなど），鍵はレバー式もしくはオートロックがよい．上り框の段は式台で小さな段差に分割し，昇降動作の安全性確保として手すりを設置する．休憩や靴の着脱用にベンチや椅子を置く．来客用にカメラモニター付きインターホンを設置する．玄関アプローチの階段には，段差が識別しやすいように踏み面の端部にライン（滑りにくい素材）を引き，手すりを設置する．車椅子の場合には，扉

は段差のない引き戸で，車椅子が通過できる幅員確保（850 mm 以上）．屋内用・屋外用と車椅子を使い分ける場合は移乗スペースが必要．玄関を昇降する際にスロープ（勾配は通常 1/15～1/12）が必要だが，長さが確保できない場合は段差昇降機を考える．

4．そのほか

　車椅子使用者の場合は，段差の解消や通行・回転ができるスペース（車椅子の有効幅に適した開口部幅，通路幅，空間）の確保が重要である．移乗時の負担軽減策として車椅子の高さを基準に生活用品（ベッド・便器・浴槽など）の高さを考える．また，壁のスイッチやコンセントは操作性を考慮した高さに設置する．

　在宅酸素を使用する視覚障害者の場合は，危険回避のため室内環境（特に火の取り扱い）整備が重要となる．室内移動の際にはチューブを引っかけないよう壁にフックを付けて，チューブを掛けるなどの工夫をする．酸素濃縮装置などの使用中は，装置の周囲 2 m 以内には火気を置かないとされているため，調理には IH クッキングヒーターや電子レンジを活用する．最近の IH クッキングヒーターは操作アシストの音声ナビや，人感センサーで調理中の不在や高温注意時に音声で知らせるものが市販されている．また，酸素濃縮装置には，24 時間遠隔から運転状態を見守るモニタリングシステムおよびトラブル発生から解消までを音声で伝える音声メッセージ機能，操作パネルには点字つきスイッチやわかりやすい絵表紙と音声による警報など，安全・操作性に配慮した製品が開発されているが，携帯用酸素ボンベに関しては，視力障害に向けた対策が十分整っていないのが現状である．

　重複障害では生活上のバリアが多岐にわたることから，重複障害のリハにおいては異なる障害特性にも対応可能であり，安全で機能的，かつ快適な住環境の提案が求められる．

付　録

付録 1　eGFR 男女・年齢別早見表

□ G1+2　■ G3a　■ G3b　■ G4　■ G5

① 【男性用】血清 Cr に基づく GFR 推算式早見表（ml/分/1.73 m²）
eGFRcreat＝194×Cr$^{-1.094}$×年齢（歳）$^{-0.287}$

血清 Cr (mg/dl)	20	25	30	35	40	45	50	55	60	65	70	75	80	85
0.60	143.6	134.7	127.8	122.3	117.7	113.8	110.4	107.4	104.8	102.4	100.2	98.3	96.5	94.8
0.70	121.3	113.8	108.0	103.3	99.4	96.1	93.3	90.7	88.5	86.5	84.7	83.0	81.5	80.1
0.80	104.8	98.3	93.3	89.3	85.9	83.1	80.6	78.4	76.5	74.7	73.2	71.7	70.4	69.2
0.90	92.1	86.4	82.0	78.5	75.5	73.0	70.8	68.9	67.2	65.7	64.3	63.1	61.9	60.8
1.00	82.1	77.0	73.1	69.9	67.3	65.1	63.1	61.4	59.9	58.5	57.3	56.2	55.2	54.2
1.10	74.0	69.4	65.9	63.0	60.6	58.6	56.9	55.3	54.0	52.7	51.6	50.6	49.7	48.8
1.20	67.3	63.1	59.9	57.3	55.1	53.3	51.7	50.3	49.1	48.0	46.9	46.0	45.2	44.4
1.30	61.6	57.8	54.9	52.5	50.5	48.8	47.4	46.1	45.0	43.9	43.0	42.2	41.4	40.7
1.40	56.8	53.3	50.6	48.4	46.6	45.0	43.7	42.5	41.5	40.5	39.7	38.9	38.2	37.5
1.50	52.7	49.4	46.9	44.9	43.2	41.8	40.5	39.4	38.4	37.6	36.8	36.1	35.4	34.8
1.60	49.1	46.1	43.7	41.8	40.2	38.9	37.7	36.7	35.8	35.0	34.3	33.6	33.0	32.4
1.70	46.0	43.1	40.9	39.1	37.7	36.4	35.3	34.4	33.5	32.8	32.1	31.4	30.9	30.3
1.80	43.2	40.5	38.4	36.8	35.4	34.2	33.2	32.3	31.5	30.8	30.1	29.5	29.0	28.5
1.90	40.7	38.2	36.2	34.6	33.3	32.2	31.3	30.4	29.7	29.0	28.4	27.8	27.3	26.9
2.00	38.5	36.1	34.2	32.8	31.5	30.5	29.6	28.8	28.1	27.4	26.8	26.3	25.8	25.4
2.10	36.5	34.2	32.5	31.1	29.9	28.9	28.0	27.3	26.6	26.0	25.5	25.0	24.5	24.1
2.20	34.7	32.5	30.9	29.5	28.4	27.5	26.6	25.9	25.3	24.7	24.2	23.7	23.3	22.9
2.30	33.0	31.0	29.4	28.1	27.1	26.2	25.4	24.7	24.1	23.5	23.0	22.6	22.2	21.8
2.40	31.5	29.6	28.0	26.8	25.8	25.0	24.2	23.6	23.0	22.5	22.0	21.6	21.2	20.8
2.50	30.1	28.3	26.8	25.7	24.7	23.9	23.2	22.5	22.0	21.5	21.0	20.6	20.2	19.9
2.60	28.9	27.1	25.7	24.6	23.7	22.9	22.2	21.6	21.1	20.6	20.2	19.8	19.4	19.1
2.70	27.7	26.0	24.7	23.6	22.7	21.9	21.3	20.7	20.2	19.8	19.3	19.0	18.6	18.3
2.80	26.6	25.0	23.7	22.7	21.8	21.1	20.5	19.9	19.4	19.0	18.6	18.2	17.9	17.6
2.90	25.6	24.0	22.8	21.8	21.0	20.3	19.7	19.2	18.7	18.3	17.9	17.5	17.2	16.9
3.00	24.7	23.2	22.0	21.0	20.2	19.6	19.0	18.5	18.0	17.6	17.2	16.9	16.6	16.3
3.10	23.8	22.3	21.2	20.3	19.5	18.9	18.3	17.8	17.4	17.0	16.6	16.3	16.0	15.7
3.20	23.0	21.6	20.5	19.6	18.9	18.2	17.7	17.2	16.8	16.4	16.1	15.7	15.5	15.2
3.30	22.2	20.9	19.8	18.9	18.2	17.6	17.1	16.6	16.2	15.9	15.5	15.2	14.9	14.7
3.40	21.5	20.2	19.2	18.3	17.6	17.1	16.5	16.1	15.7	15.3	15.0	14.7	14.5	14.2
3.50	20.9	19.6	18.6	17.8	17.1	16.5	16.0	15.6	15.2	14.9	14.6	14.3	14.0	13.8
3.60	20.2	19.0	18.0	17.2	16.6	16.0	15.5	15.1	14.8	14.4	14.1	13.8	13.6	13.3
3.70	19.6	18.4	17.5	16.7	16.1	15.5	15.1	14.7	14.3	14.0	13.7	13.4	13.2	13.0
3.80	19.1	17.9	17.0	16.2	15.6	15.1	14.7	14.3	13.9	13.6	13.3	13.0	12.8	12.6
3.90	18.5	17.4	16.5	15.8	15.2	14.7	14.2	13.9	13.5	13.2	12.9	12.7	12.4	12.2
4.00	18.0	16.9	16.0	15.3	14.8	14.3	13.9	13.5	13.1	12.8	12.6	12.3	12.1	11.9

※酵素法で測定した Cr 値を用いてください．18 歳以上にのみ適用可能です．小児には使用できません．
注）GFR 区分は小数点以下 2 桁で考慮していますので，30 ml/分/1.73 m² でも G4，15.0 ml/分/1.73 m² でも G5 としている部分があります．

② **【女性用】血清 Cr に基づく GFR 推算式早見表（ml/分/1.73 m²）**
　eGFRcreat＝194×Cr$^{-1.094}$×年齢（歳）$^{-0.287}$×0.739

血清 Cr (mg/dl)	20	25	30	35	40	45	50	55	60	65	70	75	80	85
0.60	106.1	99.5	94.5	90.4	87.0	84.1	81.6	79.4	77.4	75.7	74.1	72.6	71.3	70.0
0.70	89.6	84.1	79.8	76.3	73.5	71.0	68.9	67.1	65.4	63.9	62.6	61.3	60.2	59.2
0.80	77.5	72.7	68.9	66.0	63.5	61.4	59.5	57.9	56.5	55.2	54.1	53.0	52.0	51.1
0.90	68.1	63.9	60.6	58.0	55.8	54.0	52.3	50.9	49.7	48.6	47.5	46.6	45.7	45.0
1.00	60.7	56.9	54.0	51.7	49.7	48.1	46.6	45.4	44.3	43.3	42.4	41.5	40.8	40.1
1.10	54.7	51.3	48.7	46.6	44.8	43.3	42.0	40.9	39.9	39.0	38.2	37.4	36.7	36.1
1.20	49.7	46.6	44.2	42.3	40.7	39.4	38.2	37.2	36.3	35.4	34.7	34.0	33.4	32.8
1.30	45.5	42.7	40.5	38.8	37.3	36.1	35.0	34.1	33.2	32.5	31.8	31.2	30.6	30.1
1.40	42.0	39.4	37.4	35.8	34.4	33.3	32.3	31.4	30.6	29.9	29.3	28.7	28.2	27.7
1.50	38.9	36.5	34.7	33.2	31.9	30.9	29.9	29.1	28.4	27.8	27.2	26.6	26.2	25.7
1.60	36.3	34.0	32.3	30.9	29.7	28.8	27.9	27.1	26.5	25.9	25.3	24.8	24.4	24.0
1.70	34.0	31.9	30.2	28.9	27.8	26.9	26.1	25.4	24.8	24.2	23.7	23.2	22.8	22.4
1.80	31.9	29.9	28.4	27.2	26.1	25.3	24.5	23.9	23.3	22.7	22.3	21.8	21.4	21.1
1.90	30.1	28.2	26.8	25.6	24.6	23.8	23.1	22.5	21.9	21.4	21.0	20.6	20.2	19.8
2.00	28.4	26.7	25.3	24.2	23.3	22.5	21.9	21.3	20.7	20.3	19.8	19.5	19.1	18.8
2.10	26.9	25.3	24.0	23.0	22.1	21.4	20.7	20.2	19.7	19.2	18.8	18.4	18.1	17.8
2.20	25.6	24.0	22.8	21.8	21.0	20.3	19.7	19.2	18.7	18.3	17.9	17.5	17.2	16.9
2.30	24.4	22.9	21.7	20.8	20.0	19.3	18.8	18.2	17.8	17.4	17.0	16.7	16.4	16.1
2.40	23.3	21.8	20.7	19.8	19.1	18.5	17.9	17.4	17.0	16.6	16.3	15.9	15.6	15.4
2.50	22.3	20.9	19.8	19.0	18.3	17.6	17.1	16.7	16.2	15.9	15.5	15.2	15.0	14.7
2.60	21.3	20.0	19.0	18.2	17.5	16.9	16.4	16.0	15.6	15.2	14.9	14.6	14.3	14.1
2.70	20.5	19.2	18.2	17.4	16.8	16.2	15.7	15.3	14.9	14.6	14.3	14.0	13.8	13.5
2.80	19.7	18.5	17.5	16.8	16.1	15.6	15.1	14.7	14.4	14.0	13.7	13.5	13.2	13.0
2.90	18.9	17.8	16.9	16.1	15.5	15.0	14.6	14.2	13.8	13.5	13.2	13.0	12.7	12.5
3.00	18.2	17.1	16.2	15.5	15.0	14.5	14.0	13.6	13.3	13.0	12.7	12.5	12.3	12.0
3.10	17.6	16.5	15.7	15.0	14.4	13.9	13.5	13.2	12.8	12.5	12.3	12.0	11.8	11.6
3.20	17.0	15.9	15.1	14.5	13.9	13.5	13.1	12.7	12.4	12.1	11.9	11.6	11.4	11.2
3.30	16.4	15.4	14.6	14.0	13.5	13.0	12.6	12.3	12.0	11.7	11.5	11.2	11.0	10.9
3.40	15.9	14.9	14.2	13.5	13.0	12.6	12.2	11.9	11.6	11.3	11.1	10.9	10.7	10.5
3.50	15.4	14.5	13.7	13.1	12.6	12.2	11.8	11.5	11.2	11.0	10.8	10.5	10.4	10.2
3.60	14.9	14.0	13.3	12.7	12.2	11.8	11.5	11.2	10.9	10.7	10.4	10.2	10.0	9.9
3.70	14.5	13.6	12.9	12.4	11.9	11.5	11.1	10.8	10.6	10.3	10.1	9.9	9.7	9.6
3.80	14.1	13.2	12.5	12.0	11.5	11.2	10.8	10.5	10.3	10.0	9.8	9.6	9.5	9.3
3.90	13.7	12.8	12.2	11.7	11.2	10.8	10.5	10.2	10.0	9.8	9.6	9.4	9.2	9.0
4.00	13.3	12.5	11.9	11.3	10.9	10.6	10.2	10.0	9.7	9.5	9.3	9.1	8.9	8.8

〔日本腎臓学会（編）：CKD 診療ガイド. 東京医学社, 2012〕

付録 2　心機能指標正常値

① 心機能評価に用いる指標の日本人の正常値（経胸壁心エコー・ドプラ法を使用）

	男性	女性
左室拡張末期径（mm）	48±4	44±3
左室収縮末期径（mm）	30±4	28±3
左室拡張末期容積係数（ml/m²）	53±11	49±11
左室収縮末期容積係数（ml/m²）	19±5	17±5
左室駆出率（％）	64±5	66±5
左室重量係数（g/m²）	76±16	70±14
左房径（mm）	32±4	31±3
左房容積係数（ml/m²）	24±7	25±8
右室拡張末期径（mm）（心尖部四腔断面像で計測）	31±5	28±5
右室拡張末期面積（cm²）（心尖部四腔断面像で計測）	16±4	13±3
右室面積変化率（％）（心尖部四腔断面像で計測）	44±13	46±11
E/E'（中隔）	7.4±2.2	7.9±2.2
E'（中隔, cm/s）	10.0±2.8	10.8±3.2
E/E'（側壁）	5.5±1.8	6.2±1.8
E'（側壁, cm/s）	13.5±3.9	13.7±4.1
Tei index（左室）	0.35±0.10	0.33±0.09

（Daimon M, et al：Normal values of echocardiographic parameters in relation to age in a healthy Japanese population：the JAMP study. *Circ J* **72**：1859-1866, 2008）

② BNP と NT-proBNP の特徴

	BNP	NT-proBNP
分子量	約 3,500	約 8,500
ホルモン活性	＋	－
交叉性	proBNP, BNP	proBNP, NT-proBNP
半減期	約 20 分	約 120 分
クリアランス	NPR-A, NPR-C, NEP, 腎臓	腎臓
採血法	EDTA 加血漿	血清/ヘパリン加/EDTA 加血漿
添付文書記載基準値	≤18.4 pg/ml	≤55 pg/ml

(1) Masson S, et al：Direct comparison of B-type natriuretic peptide（BNP）and amino-terminal proBNP in a large population of patients with chronic and symptomatic heart failure：the Valsartan Heart Failure（Val-HeFT）data. *Clin Chem* **52**：1528-1538, 2006
(2) Tsutamoto T, et al：Direct comparison of transcardiac increase in brain natriuretic peptide（BNP）and N-terminal proBNP and prognosis in patients with chronic heart failure. *Circ J* **71**：1873-1878, 2007）

③ 年齢・性別の日本人の運動耐容能

			20歳	30歳	40歳	50歳	60歳	70歳	標準偏差	n
自転車エルゴメータ	男	AT	19.5	18.4	17.4	16.4	15.4	14.4	3.41	285
		peakVO₂	36.8	34.1	31.4	28.7	25.9	23.2	6.35	272
	女	AT	18.0	17.3	16.6	15.9	15.2	14.5	3.09	260
		peakVO₂	31.5	29.5	27.5	25.6	23.6	21.7	5.42	251
トレッドミル	男	AT	26.4	24.7	22.9	21.2	19.5	17.8	4.49	102
		peakVO₂	50.9	45.8	40.7	35.6	30.5	25.4	9.78	97
	女	AT	20.8	20.1	19.4	18.7	18.0	17.3	3.11	102
		peakVO₂	36.5	34.4	32.3	30.2	28.2	26.1	5.20	93

負荷装置と年齢別の日本人の運動耐容能．文献1）に示された年齢に対する回帰直線から計算した各年齢における推定値を体重あたりの酸素摂取量（ml/min/kg）で示す．
(1) Taylor RS, et al：Exercise-based rehabilitation for patients with coronary heart disease：systematic review and meta-analysis of randomized controlled trials. *Am J Med* **116**：682-692, 2004
(2) Itoh H, et al：Heart rate and blood pressure response to ramp exercise and exercise capacity in relation to age, gender, and mode of exercise in a healthy population. *J Cardiol* **61**：71-78, 2013）

付録3　関節可動域表示ならびに測定法

（日本整形外科学会，日本リハビリテーション医学会，1995）

I．関節可動域表示ならびに測定法の原則

1．関節可動域表示ならびに測定法の目的

日本整形外科学会と日本リハビリテーション医学会が制定する関節可動域表示ならびに測定法は整形外科医，リハビリテーション医ばかりでなく，医療，福祉，行政その他の関連職種の人々をも含めて，関節可動域を共通の基盤で理解するためのものである．従って，実用的で分かりやすいことが重要であり，高い精度が要求される計測，特殊な臨床評価，詳細な研究のためにはそれぞれの目的に応じた測定方法を検討する必要がある．

2．基本肢位

Neutral Zero Method を採用しているので，Neutral Zero Starting Position が基本肢位であり，概ね解剖学的肢位と一致する．ただし，肩関節水平屈曲・伸展については肩関節外転90°の肢位，肩関節外旋・内旋については肩関節外転0°で肘関節90°屈曲位，前腕の回外・回内については手掌面が矢状面にある肢位，股関節外旋・内旋については股関節屈曲90°で膝関節屈曲90°の肢位をそれぞれ基本肢位とする．

3．関節の運動

1）関節の運動は直交する3平面，すなわち前額面，矢状面，水平面を基本面とする運動である．ただし，肩関節の外旋・内旋，前腕の回外・回内，股関節の外旋・内旋，頸部と胸腰部の回旋は，基本肢位の軸を中心とした回旋運動である．また，足部の内がえし・外がえし，母指の対立は複合した運動である．

2）関節可動域測定とその表示で使用する関節運動とその名称を以下に示す．なお，下記の基本的名称以外によく用いられている用語があれば（　）内に併記する．

(1) 屈曲と伸展

多くは矢状面の運動で，基本肢位にある隣接する2つの部位が近づく動きが屈曲，遠ざかる動きが伸展である．ただし，肩関節，頸部・体幹に関しては，前方への動きが屈曲，後方への動きが伸展である．また，手関節，手指，足関節，足指に関しては，手掌または足底への動きが屈曲，手背または足背への動きが伸展である．

(2) 外転と内転

多くは前額面の運動で，体幹や手指の軸から遠ざかる動きが外転，近づく動きが内転である．

(3) 外旋と内旋

肩関節および股関節に関しては，上腕軸または大腿軸を中心として外方へ回旋する動きが外旋，内方へ回旋する動きが内旋である．

(4) 回外と回内

前腕に関しては，前腕軸を中心にして外方に回旋する動き（手掌が上を向く動き）が回外，内方に回旋する動き（手掌が下を向く動き）が回内である．

(5) 水平屈曲と水平伸展

水平面の運動で，肩関節を90°外転して前方への動きが水平屈曲，後方への動きが水平伸展である．

(6) 挙上と引き下げ（下制）

肩甲帯の前額面の運動で，上方への動きが挙上，下方への動きが引き下げ（下制）である．

(7) 右側屈・左側屈

頸部，体幹の前額面の運動で，右方向への動きが右側屈，左方向への動きが左側屈である．

(8) 右回旋と左回旋

頸部と胸腰部に関しては右方に回旋する動きが右回旋，左方に回旋する動きが左回旋である．

(9) 橈屈と尺屈

手関節の手掌面の運動で，橈側への動きが橈屈，尺側への動きが尺屈である．

(10) 母指の橈側外転と尺側内転

母指の手掌面の運動で，母指の基本軸から遠ざかる動き（橈側への動き）が橈側外転，母指の基本軸に近づく動き（尺側への動き）が尺側内転である．

(11) 掌側外転と掌側内転

母指の手掌面に垂直な平面の運動で，母指の基本軸から遠ざかる動き（手掌方向への動き）が掌側外転，基本軸に近づく動き（背側方向への動き）が掌側内転である．

(12) 対立

母指の対立は，外転，屈曲，回旋の3要素が複合した運動であり，母指で小指の先端または基部を触れる動きである．

(13) 中指の橈側外転と尺側外転

中指の手掌面の運動で，中指の基本軸から橈側へ遠ざかる動きが橈側外転，尺側へ遠ざかる動きが尺側外転である．

(14) 外がえしと内がえし

足部の運動で，足底が外方を向く動き（足部の回内，外転，背屈の複合した運動）が外がえし，足底が内方を向く動き（足部の回外，内転，底屈の複合した運動）が内がえしである．

足部長軸を中心とする回旋運動は回外，回内と呼ぶべきであるが，実際は，単独の回旋運動は生じ得ないので複合した運動として外がえし，内がえしとした．また，外反，内反という用語も用いるが，これらは足部の変形を意味しており，関節可動域測定時に関節運動の名称としては使用しない．

4．関節可動域の測定方法

1) 関節可動域は，他動運動でも自動運動でも測定できるが，原則として他動運動による測定値を表記する．自動運動による測定値を用いる場合は，その旨明記する〔5の2)の(1)参照〕．

2) 角度計は十分な長さの柄がついているものを使用し，通常は5°刻みで測定する．

3) 基本軸，移動軸は，四肢や体幹において外見上分かりやすい部位を選んで設定されており，運動学上のものとは必ずしも一致しない．また，手指および足指では角度計のあてやすさを考慮して，原則として背側に角度計をあてる．

4) 基本軸と移動軸の交点を角度計の中心に合わせる．また，関節の運動に応じて，角度計の中心を移動させてもよい．必要に応じて移動軸を平行移動させてもよい．

5) 多関節筋が関与する場合，原則としてその影響を除いた肢位で測定する．例えば，股関節屈曲の測定では，膝関節を屈曲しハムストリングをゆるめた肢位で行う．

6) 肢位は「測定肢位および注意点」の記載に従うが，記載のないものは肢位を限定しない．変形，拘縮などで所定の肢位がとれない場合は，測定肢位が分かるように明記すれば異なる肢位を用いてもよい〔5の2)の(2)参照〕．

7) 筋や腱の短縮を評価する目的で多関節筋を緊張させた肢位で関節可動域を測定する場合は，測定方法が分かるように明記すれば多関節筋を緊張させた肢位を用いてもよい〔5の2)の(3)参照〕．

5．測定値の表示

1) 関節可動域の測定値は，基本肢位を0°として表示する．例えば，股関節の可動域が屈曲位20°から70°であるならば，この表現は以下の2通りとなる．

(1) 股関節の関節可動域は屈曲20°から70°（または屈曲20°〜70°）

(2) 股関節の関節可動域は屈曲は70°，伸展は−20°

2) 関節可動域の測定に際し，症例によって異なる測定法を用いる場合や，その他関節可動域に影響を与える特記すべき事項がある場合は，測定値とともにその旨併記する．

(1) 自動運動を用いて測定する場合は，その測定値を（　）で囲んで表示するか，「自動」または「active」などと明記する．

(2) 異なる肢位を用いて測定する場合は，「背臥位」「座位」などと具体的に肢位を明記する．

(3) 多関節筋を緊張させた肢位を用いて測定する場合は，その測定値を〈　〉で囲んで表示するが，「膝伸展位」などと具体的に明記する．

(4) 疼痛などが測定値に影響を与える場合は，「痛み」「pain」などと明記する．

6．参考可動域

関節可動域は年齢，性，肢位，個体による変動が大きいので，正常値は定めず参考可動域として記載した．関節可動域の異常を判定する場合は，健側上下肢の関節可動域，参考可動域，(附)関節可動域の参考値一覧表，年齢，性，測定肢位，測定方法などを十分考慮して判定する必要がある．

(リハ医学 32：207-217，1995，一部改変)

関節可動域表示・測定法

a：上肢測定

部位名	運動方向	参考可動域角度	基本軸	移動軸	測定肢位および注意点	参考図
肩甲帯 shoulder girdle	屈曲 flexion	20	両側の肩峰を結ぶ線	頭頂と肩峰を結ぶ線		
	伸展 extension	20				
	挙上 elevation	20	両側の肩峰を結ぶ線	肩峰と胸骨上縁を結ぶ線	前面から測定する	
	引き下げ（下制）depression	10				
肩 shoulder （肩甲帯の動きを含む）	屈曲（前方挙上）flexion (forward elevation)	180	肩峰を通る床への垂直線（立位または座位）	上腕骨	前腕は中間位とする．体幹が動かないように固定する．脊柱が前後屈しないように注意する．	
	伸展（後方挙上）extension (backward elevation)	50				
	外転（側方挙上）abduction (lateral elevation)	180	肩峰を通る床への垂直線（立位または座位）	上腕骨	体幹の側屈が起こらないように 90°以上になったら前腕を回外することを原則とする．⇨［e：その他の検査法］参照	
	内転 adduction	0				
	外旋 external rotation	60	肘を通る前額面への垂直線	尺骨	上腕を体幹に接して，肘関節を前方 90°に屈曲した肢位で行う．前腕は中間位とする．⇨［e：その他の検査法］参照	
	内旋 internal rotation	80				
	水平屈曲（水平内転）horizontal flexion (horizontal adduction)	135	肩峰を通る矢状面への垂直線	上腕骨	肩関節を 90°外転位とする．	
	水平伸展（水平外転）horizontal extension (horizontal abduction)	30				

部位名	運動方向	参考可動域角度	基本軸	移動軸	測定肢位および注意点	参考図
肘 elbow	屈曲 flexion	145	上腕骨	橈骨	前腕は回外位とする.	
	伸展 extension	5				
前腕 forearm	回内 pronation	90	上腕骨	手指を伸展した手掌面	肩の回旋が入らないように肘を90°に屈曲する.	
	回外 supination	90				
手 wrist	屈曲（掌屈） flexion (palmarflexion)	90	橈骨	第2中手骨	前腕は中間位とする.	
	伸展（背屈） extension (dorsiflexion)	70				
	橈屈 radial deviation	25	前腕の中央線	第3中手骨	前腕を回内位で行う.	
	尺屈 ulnar deviation	55				

b：手指測定

部位名	運動方向	参考可動域角度	基本軸	移動軸	測定肢位および注意点	参考図
母指 thumb	橈側外転 radial abduction	60	示指（橈骨の延長上）	母指	運動は手掌面とする. 以下の手指の運動は, 原則として手指の背側に角度計を当てる.	
	尺側内転 ulnar adduction	0				
	掌側外転 palmar abduction	90			運動は手掌面に直角な面とする.	
	掌側内転 palmar adduction	0				
	屈曲（MCP） flexion	60	第1中手骨	第1基節骨		
	伸展（MCP） extension	10				
	屈曲（IP） flexion	80	第1基節骨	第1末節骨		
	伸展（IP） extension	10				

部位名	運動方向	参考可動域角度	基本軸	移動軸	測定肢位および注意点	参考図
指 fingers	屈曲（MCP） flexion	90	第2〜5中手骨	第2〜5基節骨	⇨ [e：その他の検査法] 参照	
	伸展（MCP） extension	45				
	屈曲（PIP） flexion	100	第2〜5基節骨	第2〜5中節骨		
	伸展（PIP） extension	0				
	屈曲（DIP） flexion	80	第2〜5中節骨	第2〜5末節骨	DIPは10°の過伸展をとりうる．	
	伸展（DIP） extension	0				
	外転 abduction		第3中手骨延長線	第2, 4, 5指軸	中指の運動は橈側外転，尺側外転とする．⇨ [e：その他の検査法] 参照	
	内転 adduction					

c：下肢測定

部位名	運動方向	参考可動域角度	基本軸	移動軸	測定肢位および注意点	参考図
股 hip	屈曲 flexion	125	体幹と平行な線	大腿骨（大転子と大腿骨外顆の中心を結ぶ線）	骨盤と脊柱を十分に固定する．屈曲は背臥位，膝屈曲位で行う．伸展は腹臥位，膝伸展位で行う．	
	伸展 extension	15				
	外転 abduction	45	両側の上前腸骨棘を結ぶ線への垂直線	大腿中央線（上前腸骨棘より膝蓋骨中心を結ぶ線）	背臥位で骨盤を固定する．下肢は外旋しないようにする．内転の場合は，反対側の下肢を屈曲挙上してその下を通して内転させる．	
	内転 adduction	20				
	外旋 external rotation	45	膝蓋骨より下ろした垂直線	下腿中央線（膝蓋骨中心より足関節内外果中央を結ぶ線）	背臥位で，股関節と膝関節を90°屈曲位にして行う．骨盤の代償を少なくする．	
	内旋 internal rotation	45				

部位名	運動方向	参考可動域角度	基本軸	移動軸	測定肢位および注意点	参考図
膝 knee	屈曲 flexion	130	大腿骨	腓骨（腓骨頭と外果を結ぶ線）	屈曲は股関節を屈曲位で行う．	
	伸展 extension	0				
足 ankle	屈曲（底屈）flexion (plantar flexion)	45	腓骨への垂直線	第5中足骨	膝関節を屈曲位で行う．	
	伸展（背屈）extension (dorsiflexion)	20				
足部 foot	外がえし eversion	20	下腿軸への垂直線	足底面	膝関節を屈曲位で行う．	
	内がえし inversion	30				
	外転 abduction	10	第1, 第2中足骨の間の中央線	同左	足底で足の外縁または内縁で行うこともある．	
	内転 adduction	20				
母指（趾）great toe	屈曲（MTP）flexion	35	第1中足骨	第1基節骨		
	伸展（MTP）extension	60				
	屈曲（IP）flexion	60	第1基節骨	第1末節骨		
	伸展（IP）extension	0				
足指 toes	屈曲（MTP）flexion	35	第2〜5中足骨	第2〜5基節骨		
	伸展（MTP）extension	40				
	屈曲（PIP）flexion	35	第2〜5基節骨	第2〜5中節骨		
	伸展（PIP）extension	0				
	屈曲（DIP）flexion	50	第2〜5中節骨	第2〜5末節骨		
	伸展（DIP）extension	0				

d：体幹測定

部位名	運動方向		参考可動域角度	基本軸	移動軸	測定肢位および注意点	参考図
頸部 cervical spines	屈曲（前屈） flexion		60	肩峰を通る床への垂直線	外耳孔と頭頂を結ぶ線	頭部体幹の側面で行う．原則として腰かけ座位とする．	0°／屈曲／伸展
	伸展（後屈） extension		50				
	回旋 rotation	左回旋	60	両側の肩峰を結ぶ線への垂直線	鼻梁と後頭結節を結ぶ線	腰かけ座位で行う．	0°／左回旋／右回旋
		右回旋	60				
	側屈 lateral bending	左側屈	50	第7頸椎棘突起と第1仙椎の棘突起を結ぶ線	頭頂と第7頸椎棘突起を結ぶ線	体幹の背面で行う．腰かけ座位とする．	0°／左側屈／右側屈
		右側屈	50				
胸腰部 thoracic and lumbar spines	屈曲（前屈） flexion		45	仙骨後面	第1胸椎棘突起と第5腰椎棘突起を結ぶ線	体幹側面より行う．立位，腰かけ座位または側臥位で行う．股関節の運動が入らないように行う．⇒[e：その他の検査法] 参照	0°／伸展／屈曲
	伸展（後屈） extension		30				
	回旋 rotation	左回旋	40	両側の後上腸骨棘を結ぶ線	両側の肩峰を結ぶ線	座位で骨盤を固定して行う．	右回旋／左回旋／0°
		右回旋	40				
	側屈 lateral bending	左側屈	50	ヤコビー（Jacoby）線の中点にたてた垂直線	第1胸椎棘突起と第5腰椎棘突起を結ぶ線	体幹の背面で行う．腰かけ座位または立位で行う．	0°／左側屈／右側屈
		右側屈	50				

e：その他の検査法

部位名	運動方向	参考可動域角度	基本軸	移動軸	測定肢位および注意点	参考図
肩 shoulder （肩甲骨の動きを含む）	外旋 external rotation	90	肘を通る前額面への垂直線	尺骨	前腕は中間位とする．肩関節は90°外転し，かつ肘関節は90°屈曲した肢位で行う．	
	内旋 internal rotation	70				
	内転 adduction	75	肩峰を通る床への垂直線	上腕骨	20°または45°肩関節屈曲位で行う．立位で行う．	
母指 thumb	対立 opposition				母指先端と小指基部（または先端）との距離（cm）で表示する．	
指 fingers	外転 abduction		第3中手骨延長線	2, 4, 5指軸	中指先端と2，4，5指先端との距離（cm）で表示する．	
	内転 adduction					
	屈曲 flexion				指尖と近位手掌皮線（proximal palmar crease）または遠位手掌皮線（distal palmar crease）との距離（cm）で表示する．	
胸腰部 thoracic and lumnbar spines	屈曲 flexion				最大屈曲は，指先と床との間の距離（cm）で表示する．	

f：顎関節計測

顎関節 temporo-mandibu-lar joint	開口位で上顎の正中線で上歯と下歯の先端との間の距離（cm）で表示する．左右偏位（lateral deviation）は上顎の正中線を軸として下歯列の動きの距離を左右ともcmで表示する．参考値は上下第1切歯列対向縁線間の距離5.0cm，左右偏位は1.0cmである．

（附）関節可動域の参考値一覧表

関節可動域は，人種，性別，年齢等による個人差も大きい．また，検査肢位等により変化があるので，ここに参考値の一覧表を付した．

部位名および運動方向	注1	注2	注3	注4	注5
肩					
屈曲	130	150	170	180	173
伸展	80	40	30	60	72
外転	180	150	170	180	184
内転	45	30		75	0
内旋	90	40	60	80	
肩外転90°				70	81
外旋	40	90	80	60	
肩外転90°				90	103
肘					
屈曲	150	150	135	150	146
伸展	0	0	0	0	4
前腕					
回内	50	80	75	80	87
回外	90	80	85	80	93
手					
伸展	90	60	65	70	80
屈曲		70	70	80	86
尺屈	30	30	40	30	
橈屈	15	20	20	20	
母指					
外転（橈側）	50		55	70	
屈曲					
CM				15	
MCP	50	60	50	50	
IP	90	80	75	80	
伸展					
CM				20	
MCP	10		5	0	
IP	10		20	20	
指					
屈曲					
MCP		90	90	90	
PIP		100	100	100	
DIP	90	70	70	90	
伸展					
MCP	45			45	
PIP				0	
DIP				0	

部位名および運動方向	注1	注2	注3	注4	注5
股					
屈曲	120	100	110	120	132
伸展	20	30	30	30	15
外転	55	40	50	45	46
内転	45	20	30	30	23
内旋				45	38
外旋				45	46
膝					
屈曲	145	120	135	135	154
伸展	10			10	0
足					
伸展（背屈）	15	20	15	20	26
屈曲（底屈）	50	40	50	50	57
母指（趾）					
屈曲					
MTP		30	35	45	
IP		30		90	
伸展					
MTP		50	70	70	
IP		0		0	
足指					
屈曲					
MTP		30		40	
PIP		40		35	
DIP		50		60	
伸展					
MTP					
PIP					
DIP					
頸部					
屈曲		30		45	
伸展		30		45	
側屈		40		45	
回旋		30		60	
胸腰部					
屈曲		90		80	
伸展		30		20-30	
側屈		20		35	
回旋		30		45	

注：1. A System of Joint Measurements, William A. Clake, Mayo Clinic, 1920.
2. The Committee on Medical Rating of Physical Impairment, Journal of American Medical Association, 1958.
3. The Committee of the California Medical Association and Industrial Accident Commission of the State of California, 1960.
4. The Committee on Joint Motion, American Academy of Orthopaedic Surgeons, 1965.
5. 渡辺英夫，他：健康日本人における四肢関節可動域について．年齢による変化．日整会誌 **53**：275-291, 1979.
　なお，5の渡辺らによる日本人の可動域は，10歳以上80歳未満の平均値をとったものである．

付録4　METs換算表

METs	3 METs 未満の身体活動内容
0.9	睡眠
1.0	静かに座って（あるいは寝転がって）テレビ・音楽鑑賞，リクライニング，車に乗る
1.2	静かに立つ
1.3	本や新聞等を読む（座位）
1.5	座位での会話，電話，読書，食事，運転，軽いオフィスワーク，編み物・手芸，タイプ，動物の世話（座位，軽度），入浴（座位）
1.8	立位での会話，電話，読書，手芸
2.0	料理や食材の準備（立位，座位），洗濯物を洗う，しまう，荷作り（立位），ギター：クラシックやフォーク（座位），着替え，会話をしながら食事をする，または食事のみ（立位），身の回り（歯磨き，手洗い，髭剃りなど），シャワーを浴びる，タオルで拭く（立位），ゆっくりした歩行（平地，散歩または家の中，非常に遅い＝54 m/分未満）
2.3	皿洗い（立位），アイロンがけ，服・洗濯物の片付け，カジノ，ギャンブル，コピー（立位），立ち仕事（店員，工場など）
2.5	ストレッチング*，ヨガ*，掃除：軽い（ごみ掃除，整頓，リネンの交換，ごみ捨て），盛り付け，テーブルセッティング，料理や食材の準備・片付け（歩行），植物への水やり，子どもと遊ぶ（座位，軽い），子ども・動物の世話，ピアノ，オルガン，農作業：収穫機の運転，干し草の刈り取り，灌漑の仕事，軽い活動，キャッチボール*（フットボール，野球），スクーター，オートバイ，子どもを乗せたベビーカーを押すまたは子どもと歩く，ゆっくりした歩行（平地，遅い＝54 m/分）
2.8	子どもと遊ぶ（立位，軽度），動物の世話（軽度）

METs	3 METs 以上の生活活動内容
3.0	普通歩行（平地，67 m/分，幼い子ども・犬を連れて，買い物など），釣り（2.5（船で座って）〜6.0（渓流フィッシング）），屋内の掃除，家財道具の片付け，大工仕事，梱包，車の荷物の積み下ろし，階段を下りる，ギター：ロック（立位），子どもの世話（立位）
3.3	歩行（平地，81 m/分，通勤時など），カーペット掃き，フロア掃き
3.5	モップ，掃除機，箱詰め作業，軽い荷物運び，電気関係の仕事：配管工事
3.8	やや速歩（平地，やや速めに＝94 m/分），床磨き，風呂掃除
4.0	速歩（平地，95〜100 m/分程度），自転車に乗る：16 km/時未満，レジャー，通勤，子どもと遊ぶ・動物の世話（徒歩/走る，中強度），高齢者や障害者の介護，屋根の雪下ろし，ドラム，車椅子を押す，子どもと遊ぶ（歩く/走る，中強度）
4.5	苗木の植栽，庭の草むしり，耕作，農作業：家畜に餌を与える
5.0	子どもと遊ぶ・動物の世話（歩く/走る，活発に），かなり速歩（平地，速く＝107 m/分）
5.5	芝刈り（電動芝刈り機を使って，歩きながら）
6.0	家具，家財道具の移動・運搬，スコップで雪かきをする
8.0	運搬（重い負荷），農作業：干し草をまとめる，納屋の掃除，鶏の世話，活発な活動，階段を上がる
9.0	荷物を運ぶ：上の階へ運ぶ

（日本心臓リハビリテーション学会（編）：心臓リハビリテーション必携．pp333-334, 2004）

METs	3 METs 以上の運動活動内容
3.0	自転車エルゴメータ：50ワット，とても軽い活動，ウェイトトレーニング（軽・中等度），ボーリング，フリスビー，バレーボール
3.5	体操（家で，軽・中等度），ゴルフ（カートを使って，待ち時間を除く）
3.8	やや速歩（平地，やや速めに＝94 m/分）
4.0	速歩（平地，95～100 m/分程度），水中運動，水中で柔軟体操，卓球，太極拳，アクアビクス，水中体操
4.5	バドミントン，ゴルフ（クラブを自分で運ぶ，待ち時間を除く）
4.8	バレエ，モダン，ツイスト，ジャズ，タップ
5.0	ソフトボールまたは野球，子どもの遊び（石蹴り，ドッジボール，遊戯具，ビー玉遊びなど），かなり速歩（平地，速く＝107 m/分）
5.5	自転車エルゴメータ：100ワット，軽い活動
6.0	ウェイトトレーニング（高強度，パワーリフティング，ボディビル），美容体操，ジャズダンス，ジョギングと歩行の組み合わせ（ジョギングは10分以下），バスケットボール，スイミング：ゆっくりしたストローク
6.5	エアロビクス
7.0	ジョギング，サッカー，テニス，水泳：背泳，スケート，スキー
7.5	山を登る：約1～2 kgの荷物を背負って
8.0	サイクリング（約20 km/時），ランニング：134 m/分，水泳：クロール，ゆっくり（約45 m/分），軽度～中強度
10.0	ランニング：161 m/分，柔道，柔術，空手，キックボクシング，テコンドー，ラグビー，水泳：平泳ぎ
11.0	水泳：バタフライ，水泳：クロール，速い（約70 m/分），活発な活動
15.0	ランニング：階段を上がる

　METs（Metabolic Equivalents）とは，40歳で体重が70 kgの白人男性が安静座位で呼気ガス分析により得られた酸素消費量（3.5 ml/min/kg）を1 METとした場合の相対的運動強度である．
1 MET≒3.5 ml/min/kg
　運動強度をMETsで表すことの利点は，エネルギー消費量を体重1 kg当たり1時間で表すと，その数値がMETsとほぼ同じとなり，運動での総エネルギー消費量の計算が容易になる点である．
　例えば，4 METsの運動強度では運動中の酸素摂取量は約14 ml/min/kg（4 METs×3.5 ml/min/kg）になるわけだが，これを60倍して1時間当たりの酸素消費量に直すと840 ml/hr/kgとなる．酸素1 l当たりの熱量を4.85 kcalとして計算すると840 ml/hr/kgは4.07 kcalとなり，これは4 METsとほぼ等しいということになる．全米スポーツ医学会（ASCM）ではMETsによる運動強度の記述を積極的に採用しており，各運動別に簡単な算出法を発表している．

付録5　障害者の権利に関する宣言（国際連合，1975）

　本決議は「障害者の権利宣言（Declaration on the Rights of Disabled Persons）」として，1975年12月9日，国際連合総会で総会決議3447（XXX）をもって採択された．

　総会では国際連合憲章のもとに，国連加盟諸国が国連と協力しつつ，生活水準の向上，完全雇用，経済・社会の進歩・発展の条件を促進することを目ざして，共同でまたは独自の行動を起こすという誓約に留意し，国際連合憲章に宣言してある人権，基本的自由及び平和，さらに人間の尊厳と価値及び社会正義の諸原則を誓約することを再確認し，

　世界人権宣言の諸原則（Universal Declaration of Human Rights），世界人権規約（International Convenants on Human Rights），児童憲章（Declaration of the Rights of the Child），及び精神薄弱者の権利宣言（Declaration on the Rights of Mentally Retarded Persons），国際労働機関（International Labour Organization），国連教育科学文化機関（United Nations Educational, Scientific and Cultural Organization），国連児童

基金（United Nations Children's Fund）及び他の関係諸機関の規約，条約，勧告及び決議において，すでに社会発展を目的として定められた規準を想起し，

「障害予防」及び「障害者のリハビリテーション」に関する1975年5月6日の経済社会理事会決議第1921(LVIII)をもまた想起し，

社会の進歩，発展に関する宣言が心身障害者の権利を保護し，また福祉及びリハビリテーションを確保する必要性を宣言したことを強調し，

身体及び精神障害を予防し，障害者ができる限り諸々の活動分野において，その能力を発揮できるよう援助し，かつ，できる限り普通の生活に統合するよう促進する必要性を認知し，

数か国においては，現在の発展段階では，この目的のために限られた努力しか払えないことを認識し，

この「障害者の権利に関する宣言」を宣言し，かつ，これらの諸権利の保護のために共通に基礎，及び指針として使用されることを明確にするために，国内及び国家間の行動を要求する．

1．「障害者」という言葉は先天的か否かにかかわらず，身体的または精神的能力の欠如のために，普通の個人または社会生活に必要なことを，自分自身で完全，または部分的に行うことができない人のことを意味する．

2．障害者は，この宣言で言及されたすべての権利を享受する．これらの権利はいかなる例外もなく，人種，皮膚の色，性別，言語，宗教，政治的または，その他の意見，国または社会的身分，貧富，出生及び障害者自身または，その家族がおかれているいかなる状況下でも区別または，差別なく享受される．

3．障害者は，人間としての尊厳が尊重される生まれながらの権利を有している．障害者は障害の原因，特質及び程度にかかわらず，同年齢の市民と同様な基本的権利を持ち，このことは，まず第一に，できる限り普通の，また十分に満たされた，相応の生活を送ることができる権利を有することである．

4．障害者は，他の人々と同様に市民権及び政治的権利を持つ：「精神薄弱者の権利宣言」の第7条は，精神障害者のこういった諸権利のいかなる制限または抑制にも適用される．

5．障害者は，できる限り，自立を目的とした施策を受ける資格がある．

6．障害者は，補装具を含む医学的，心理学的及び機能的治療を受け，医学的・社会的リハビリテーション，教育，職業教育，訓練リハビリテーション，介助，カウンセリング，職業あっ旋及びその他，障害者の能力と技能を最大限に開発でき，社会統合または，再統合する過程を促進させるようなサービスを受ける権利を有する．

7．障害者は，経済的・社会的保障を受け，生活水準の向上を保つ権利を有する．障害者は，その能力に従い保障を受け，雇用されまたは，有益で生産的かつ十分な報酬を受ける職業に従事し，労働組合に参加する権利を有する．

8．障害者は，経済・社会計画のすべての段階で，特別に考慮される資格を有する．

9．障害者は，その家族または里親とともに生活し，すべての社会的・創造的活動または，レクリエーション活動に参加する権利を有する．障害者の在宅に関しては，障害者の状態によって必要とされ，あるいは，彼らがその状態から行う改善によって必要とされる場合以外，差別的な扱いをまぬがれる．もし，障害者が施設に入所する場合でも，そこでの環境や生活状態は，同年齢の人の普通の生活にできるだけ似通ったものであるべきである．

10．障害者は，あらゆる規則，あらゆる搾取及び差別的，侮辱的または卑しい扱いから保護されるものである．

11．障害者は，その人格及び財産の保護のために法的援助が必要な場合は，それらを受けることができるようにされなければならない．もし，障害者に対して訴訟が起こされた場合には，その手続きの過程では身体的・精神的状態が十分に考慮されるべきものである．

12．障害者の諸権利に関するすべての問題は，障害者の福祉を図る団体に有益な意見を求めるものとする．

13．この宣言で言及されている諸権利は，すべての適切な手段で，障害者，その家族及びコミュニティに，十分に知らしめるべきである．

編著者 略歴

上月 正博（こうづき まさひろ）

1981 年	東北大学医学部卒業
1991 年	東北大学医学部附属助手（第二内科，1995 年より理学診療科）
1997 年	東北大学医学部附属病院 講師（理学診療科）
2000 年	東北大学大学院医学系研究科 障害科学専攻 内部障害学分野 教授／東北大学病院 内部障害リハビリテーション科長（併任）
2002 年	東北大学病院 リハビリテーション部長（併任）
2004 年	東北大学大学院医学系研究科 機能医科学講座 主任教授（2008 年 併任）
2008 年	東北大学大学院医学系研究科 障害科学専攻長（～2015 年 併任）
2010 年	東北大学大学院医学系研究科 創生応用医学研究センター先進統合腎臓科学 教授（併任）

現在に至る

日本腎臓リハビリテーション学会理事長，Asian Society of Human Services 理事長，日本リハビリテーション医学会副理事長，日本心臓リハビリテーション学会理事，日本運動療法学会理事，日本臨床運動療法学会理事，国立大学リハビリテーション部門代表会議会長，宮城県リハビリテーション協議会会長，東北心臓リハビリテーション研究会会長，東北大学医師会副会長，など歴任

重複障害のリハビリテーション
Rehabilitation for Multimorbidity and Multiple Disabilities (MMD)

発　行	2015 年 6 月 1 日　第 1 版第 1 刷Ⓒ
編著者	上月 正博
発行者	青山　智
発行所	株式会社 三輪書店
	〒113-0033 東京都文京区本郷 6-17-9　本郷綱ビル
	電話 03-3816-7796　FAX 03-3816-7756
	http://www.miwapubl.com
表紙デザイン	株式会社イオック
印刷所	三報社印刷 株式会社

本書の内容の無断複写・複製・転載は，著作権・出版権の侵害となることがありますのでご注意ください．

ISBN 978-4-89590-515-2　C 3047

JCOPY ＜(社)出版者著作権管理機構 委託出版物＞
本書の無断複製は著作権法上での例外を除き禁じられています．複製される場合は，そのつど事前に，(社)出版者著作権管理機構（電話 03-3513-6969，FAX 03-3513-6979，e-mail: info@jcopy.or.jp）の許諾を得てください．

■ 解剖学的な観点と病理学的な視点で臨床能力がUP

脳血管障害の解剖学的診断

著　後藤潤・後藤昇

新刊

　脳血管障害を診断する際は、他臓器の疾患に比べて解剖学的知識を多く必要とする。解剖学的知識と並行して病理学的知識を深めることが診断レベルを上げることにつながる。これまで脳血管障害の診断には長年の臨床経験が必須であると信じられてきたが、真に必要なのは解剖学・病理学についての理解である。しかし、臨床に即した解剖学的・病理学的な知見を得るための書物は乏しい。このような諸般の事情を十分に考慮して誕生したのが本書である。

　本書では、脳・脊髄の基礎的知識に始まり、脳血管障害の病理学から脳・脊髄血管の解剖学までを、豊富なカラー図を使用して解説した。臨床現場を意識した症例提示で、診断に対するコツがつかめる点も大きな特徴である。また、脳血管障害の神経症候・疾患概念や医学史などに関するものを「余録」、神経解剖学や神経病理学などの発展に寄与した医学者に関するものを「抄伝」として収録した。

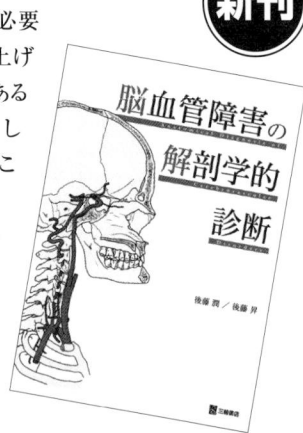

■ 主な内容 ■

序　説

第1章　脳・脊髄の解剖学概論
神経系の区分
大脳について
終脳
間脳
脳幹について
中脳
橋
小脳
延髄
脊髄
末梢神経
神経系の組織学
神経系の病理組織学

第2章　脳室系と髄膜
脳室系
脳脊髄液
髄膜

第I部　脳血管障害の病理学

第3章　脳血管障害の統計
脳血管障害の分類
脳卒中の統計

第4章　脳ヘルニア
頭蓋内膨隆性病変と脳ヘルニア
下方へのテント切痕ヘルニア
眼窩回ヘルニア
大脳鎌下方ヘルニア
上方へのテント切痕ヘルニア
大後頭孔ヘルニア

第5章　脳梗塞
虚血性脳傷害について
脳の動脈硬化
脳血栓症と脳塞栓症

脳梗塞の病理学的分類
梗塞巣の経時的変化
貧血性梗塞と出血性梗塞
脳梗塞と大脳の動脈血供給
内頚動脈の閉塞
多発性脳梗塞
ラクナ梗塞
脳底動脈血栓症
脳幹小脳梗塞
小脳梗塞
後有孔質動脈症候群
脳底動脈分枝の梗塞
外側延髄症候群

第6章　脳内出血
脳内出血と微小動脈瘤
被殻出血
視床出血
皮質下出血
原発性橋出血
小脳出血
脳室内出血

第7章　クモ膜下出血
クモ膜下出血と動脈瘤
クモ膜下出血の重症度
クモ膜下出血の伸展
頭蓋内動脈瘤の種類
動脈瘤性クモ膜下出血の合併症
頭蓋内動脈瘤の特異な例

第8章　他の脳血管障害
特殊なクモ膜下出血・脳内出血
急性硬膜外血腫
急性硬膜下血腫
慢性硬膜下血腫
硬膜静脈洞血栓症
縊死脳

正常圧水頭症
血管性認知症

第II部　脳・脊髄血管の解剖学

第9章　内頚動脈と椎骨動脈
中枢神経系の動脈血供給の原則
脳の区分と脳血管との関係
頭蓋腔に達するまでの経路
頭蓋腔内での走行
Willis動脈輪

第10章　大脳皮質・大脳髄質の動脈系
大脳動脈
大脳動脈皮質枝の微細構造

第11章　大脳核・間脳の動脈系
中心枝について
前脈絡叢動脈
大脳核の動脈血供給
間脳の動脈血供給
内包の動脈血供給

第12章　脳幹の動脈系
脳幹の動脈について
中脳の動脈血供給
後有孔質を経る動脈
橋の動脈血供給
延髄の動脈血供給

第13章　小脳の動脈系
小脳動脈
小脳動脈分枝の微細構造

第14章　脈絡叢・眼窩・内耳の動脈系
脈絡叢の動脈血供給
眼動脈と迷路動脈

第15章　脊髄の動脈系
脊柱管に達するまでの経路
脊髄枝

脊髄の動脈血供給
脊髄血管障害

第16章　脳の静脈系
脳の静脈血灌流の分類
大脳の表在静脈系
大脳の深部静脈系
脳幹小脳静脈系
脈絡叢からの静脈血灌流
下垂体門脈系
頚静脈孔以外の経路
上眼静脈と迷路静脈

第17章　硬膜静脈洞
硬膜静脈洞

第18章　脊髄の静脈系
内脊髄静脈
外脊髄静脈
脊柱管からの静脈血灌流

第19章　硬膜の血管
硬膜の血管とは
硬膜動脈
硬膜静脈

第III部　症例集

第20章　脳梗塞の症例
脳梗塞の症例

第21章　脳内出血の症例
脳内出血の症例

第22章　他の脳血管障害の症例
他の脳血管障害の症例

付　録
付録A　脳・脊髄血管の研究方法
付録B　ニトロセルロース包埋切片作成法

● 定価（本体25,000円+税）　A4　420頁　2014年　ISBN 978-4-89590-497-1

お求めの三輪書店の出版物が小売書店にない場合は，その書店にご注文ください．お急ぎの場合は直接小社に．

〒113-0033
東京都文京区本郷6-17-9 本郷綱ビル

三輪書店

編集☎03-3816-7796　FAX 03-3816-7756
販売☎03-6801-8357　FAX 03-6801-8352
ホームページ：http://www.miwapubl.com